Joan M. **Kiel**
George R. **Kim**
Marion J. **Ball** *Editors*

Healthcare Information Management Systems

Cases, Strategies, and Solutions

5판

의료정보 관리 시스템

사례, 전략 그리고 해법

삼성서울병원 옮김
Samsung Medical Center

범문에듀케이션

First published in English under the title
Healthcare Information Management Systems; Cases, Strategies, and Solutions
edited by Joan M. Kiel, George R. Kim and Marion J. Ball, edition: 5

The editorial work of this volume is dedicated to the memory of:

Thomas D. Kiel, M.D.

by Joan M. Kiel, Ph.D.

Meg Koppel, Ph.D. (in honor of Ross Koppel, Ph.D.)
My parents
Andrew R. Scholnick

by George R. Kim, M.D., F.A.A.P.

My beloved husband John Charles Ball who, throughout my career, had been:

- *a guiding light and supporter of my professional activities,*
- *a dedicated father to our beloved children: Charles Jokl Ball and Elizabeth Ball Concordia, as well as*
- *a devoted grandfather to our five grandchildren: Alexis Marion Concordia, Alexander John Ball, Michael John Concordia, Ryan Jokl Ball, and Erica Adelaide Concordia.*

I was blessed to have John at my side for fifty-eight years. Without him, I would not be where I am today.

In loving memory,
Marion Jokl Ball, Ed.D.

We join our co-editor, Marion Jokl Ball, in honoring and remembering Dr. John Charles Ball, a scholar and a friend.

Joan and George

의료정보 관리 시스템 5판 편집위원회

편집위원장

이풍렬(Poong-Lyul Rhee) 삼성서울병원 소화기내과

편집위원

강미라(Mira Kang) 삼성서울병원 건강의학센터
손명희(Meong Hi Son) 삼성서울병원 응급의학과
차원철(Wonchul Cha) 삼성서울병원 응급의학과
최종수(Jong-Soo Choi) 삼성서울병원 디지털혁신추진단
한덕현(Deok-Hyun Han) 삼성서울병원 비뇨의학과

번역 감수

최서연(Seoyeon Choi)* New York University

역자

강미라(Mira Kang) 삼성서울병원 건강의학센터
고령은(Ryoung-Eun Ko) 삼성서울병원 중환자의학과
김경아(Kyunga Kim) 삼성서울병원 의학통계센터
김지연(Ji-Yeon Kim) 삼성서울병원 혈액종양내과
김태림(Taerim Kim) 삼성서울병원 응급의학과
박종환(Jonghwan Park) 삼성서울병원 정보보호담당
손명희(Meong Hi Son) 삼성서울병원 응급의학과
신동욱(Dongwook Shin) 삼성서울병원 가정의학과
양광모(Kwangmo Yang) 삼성서울병원 건강의학센터
유광선(Kwangsun Yoo) 삼성서울병원 AI 연구센터
유준상(Junsang Yoo) 성균관대학교 삼성융합의과학원
이세욱(Se Uk Lee) 삼성서울병원 응급의학과
이승준(Sungjoon Lee) 삼성서울병원 신경외과
이풍렬(Poong-Lyul Rhee) 삼성서울병원 소화기내과
정규환(Kyu-Hwan Jung) 삼성서울병원 스마트헬스케어연구소
정상훈(Sang Hoon Jung) 삼성서울병원 방사선종양학과
주윤정(Yoonjung Yoonie Joo) 삼성서울병원 삼성유전체연구소
차원철(Wonchul Cha) 삼성서울병원 응급의학과
최종수(Jong-Soo Choi) 삼성서울병원 디지털혁신추진단
한덕현(Deok-Hyun Han) 삼성서울병원 비뇨의학과
허규연(Kyu Yeon Hur) 삼성서울병원 내분비대사내과
허세진(Sejin Heo) 삼성서울병원 응급의학과

(가나다 순)

* Acknowledgment
We sincerely thank Seoyeon Choi from New York University for her invaluable assistance in reviewing and refining the translation of Healthcare Information Management System. Her keen attention to detail greatly contributed to ensuring accuracy and clarity. This work would not have been the same without her support.

역자 서문

Preface

의료정보시스템은 초기에는 단순한 처방 입력 및 전달 기능만 제공했지만, 기술 발전과 함께 의료와 관련된 거의 모든 서비스와 데이터를 다루게 되었고, 인공지능 발전의 핵심요소로 자리 잡으며 끊임없이 진화하고 있습니다.

2020년 COVID-19 팬데믹으로 의료 전달 체계가 붕괴되었고, 전 세계 많은 사람들이 질병과 죽음에 대한 공포를 경험했습니다. 의료 수요가 급격히 증가함에 따라, COVID-19 감염은 물론 다른 질환을 가진 환자들도 적절한 진료를 받기 어려운 상황에 처했습니다. 이러한 위기를 겪으면서, 시공간의 제약을 뛰어넘는 의료 서비스와 더욱 효율적이고 개인화된 시스템의 필요성이 본격적으로 대두되었고, 원격의료와 비대면 진료가 비약적으로 발전했습니다. 환자와 의료진은 이러한 새로운 시스템에 빠르게 적응했으며, 이는 백신과 더불어 COVID-19 팬데믹의 피해를 최소화하고, 일상으로 돌아오는 데 큰 역할을 하였습니다.

이 책을 통해 독자 여러분은 의료 현장에서 전문가들이 마주하는 다양한 과제와 이를 해결하기 위한 접근법, 그리고 창의력과 리더십이 발전해 온 역사를 확인할 수 있을 것입니다.

2023년 보건의료정보관리시스템협회(Healthcare Information and Management Systems Society, HIMSS) 컨퍼런스에서 삼성서울병원의 디지털 혁신에 대한 공식적인 발표가 있었고, 이 자리에서 Marion J. Ball 박사를 만나게 되었습니다. Marion J. Ball 박사는 이 책의 번역과 출판을 삼성서울병원에 제안해 주셨고, 덕분에 국내 독자들에게도 이 책을 소개할 수 있게 되었습니다. 의료정보시스템 분야의 지식과 경험을 공유할 수 있게 되어 매우 기쁘게 생각합니다.

마지막으로, 이 책의 번역에 열정적으로 참여해 주신 역자들께 감사드리며, 범문에듀케이션의 지원과 조언에도 깊이 감사드립니다.

이풍렬 Poong-Lyul Rhee
강미라 Mira Kang
손명희 Meong Hi Son
차원철 Wonchul Cha
최종수 Jong-Soo Choi
한덕현 Deok-Hyun Han

저자 서문

Foreword

정보는 생명과 같습니다. 또는, 그 반대가 될 수도 있습니다. 특히 의료 분야에서는 정확한 (또는 부정확한) 정보가 적시에 올바른 맥락에서 사용되는 것이 많은 환자들의 생사를 가르는 중요한 역할을 합니다. 지금까지 중요한 정보를 수집하고, 저장하고, 검색하고 제공하는 기술 시스템은 끊임없이 발전해 왔지만, 그 과정에는 성공보다 실패가 더 많았습니다. 우리는 실패로부터 배우는 대신 종종 같은 실수를 반복하며 단순히, '혁신'이라는 이름으로 계속 나아가곤 했습니다. 그러나 진정한 혁신은 문제를 명확히 이해하는 데서 시작합니다. 문제를 제대로 이해하고 나면 정보, 프로세스, 기술 혁신이 선순환을 이루는 비옥한 환경이 만들어집니다. 우리가 해결해야 할 과제를 정확히 파악하고 이를 해결하기 위해 창의력을 발휘하며 집단으로 노력할 때, 비로소 우리의 성공은 빛을 발할 것입니다.

이 서문을 쓰는 지금, 우리는 COVID-19 팬데믹에서 벗어나고 있습니다. 지난 한 해 동안 원격의료와 비대면 진료가 비약적으로 발전했습니다. 하지만 동시에 사이버공격으로 인해 의료시스템이 마비되는 사례도 전 세계적으로 증가했습니다. 팬데믹은 변화를 요구하는 환경을 만들었을 뿐만 아니라 변화가 필수불가결한 상황도 만들었습니다. 정치적, 경제적, 물류적, 심지어 기술적인 장벽들이 '즉각적인 필요'라는 긴박한 요구에 의해 무너져 내렸습니다. 이는 클레이튼 크리스텐슨(Clayton Christensen)이 말한 '불타는 플랫폼(burning platform)'과 같은 긴급한 상황이었습니다.

우리는 이번 팬데믹으로 인해 너무나 많은 생명을 잃었습니다. 우리가 의료 분야에 몸담고 있는 이유는 가족과 친구들이 질병과 죽음으로 고통받는 모습을 목격했던 개인적인 경험 때문입니다. 의료인이 된다는 것은 사람을 치유하기 위한 선택이기에 연구, 기술, 임상, 그 외 많은 분야에서 변화를 만들고, 의료에 기여하며, 의미 있는 일을 하고 있습니다.

팬데믹 동안 의료 연구자와 실무자들은 전 세계 수십억 명을 돌보고 치료하기 위해 노력하였습니다. 우리는 비극과 사상자들의 이야기와 더불어 불굴의 의지로 이겨낸 이야기들도 들었습니다. 저는 학생들과의 수업에서 눈을 감고 10년 후 자신이 속한 조직에서 의료가 어떤 모습일지 떠올리게 하는 '비전 실험'을 하곤 합니다. 간호, 의학, 기술, 정보학 등 다양한 전공의 학생들이 공통적으로 느끼는 것은 '낙관적인 미래'입니다. 학생들은 자신들이 속한 조직의 미래를 의료 서비스라는 맥락에서 바라볼 때 모두가 더 편리하고, 효율적이며, 개인화된 시스템으로 발전할 것으로 기대합니다. 그러나 이러한 미래는 저절로 오지 않고 시스템을 만드는 사람들의 노력에 달려 있습니다. 이책은 각자의 영역에서 밝은 미래에 대한 개인적인 비전을 찾을 수 있기를 바라며 의료 정보 기술이 선순환을 이루는 과정에서 얻은 다양한 성공과 실패의 사례를 다루고 있습니다. 우리는 이 책에 참여한 전문가들의 이야기를 통해 의료 정보 기술의 실제와 가능성을 다양하게 경험하게 될 것입니다.

지난 1년 동안 우리는 세계적인 전염병의 비극으로 인해 너무 많은 생명을 잃었습니다. 제가 의료 분야에서 봉사하는 이유는 일상에서 겪는 부상과 질병 등으로 인해 가족과 친구, 사랑한 사람들을 잃는 경험에 뿌리를 두고 있습니다. 우리가 의료 분야에서 봉사하기를 선택했다는 것은 이들이 모두 치유되기를 원하는 것입니다. 우리는 연구, 기술, 임상진료, 또는 무수히 많은 의료의 영역들을 통해서 변화를 창조하고 의료에 기여하며 중요한 존재로서의 의미를 가집니다.

의료, 기술, 그리고 의료 정보 기술에 관한 책은 많지만, 이 책은 의료 정보 시스템 전문가들의 집단적 지혜와 경험을 가장 잘 보여주는 책입니다. 이 책의 각 장에서 간호사, 의사, 기술자, 연구자, 분석가, 교육자, 과학자 등 다양한 직종의 전문가들이 공유하는 통찰력을 만날 수 있습니다. 그들의 경험 범위는 전 세계를 아우르며, 각 분야에서 최고의 전문가들을 대표합니다. 일부는 저의 친구이기도 하고, 나머지 분들은 평판으로 알고 있습니다. 이 책을 통해 그들의 집단적인 지혜를 함께 나누기를 바랍니다.

이 책은 의료의 핵심인 정보와 그 정보를 효과적으로 활용하게 하는 촉매제인 기술이 잘 설계된 의료 정보 시스템에서 구현될 때 엄청난 파급력을 가질 수 있음을 의료 분야에서 헌신하고자 하는 학생, 전문가, 리더들에게 보여줍니다.

혁신, 리더십, 정보학, 윤리, 기술, 분석, 비전, 아키텍처, 상호운용성, 원격의료, 규제, 경제, 안전, 환자 권리, 공중보건, 재난 관리 및 가상 치료 등 이 책에서 다루는 주제는 매우 다양합니다. 그러나 모든 주제를 관통하는 공통된 메시지는 의료 정보 기술의 발전이 반드시 필요하다는 것입니다.

우리는 4차 산업혁명 시대에 들어섰습니다. 디지털과 물리적 세계, 유기적 요소와 무기적 요소의 경계가 허물어지고 있습니다. 기술이 선을 위해 활용될 가능성은 무한하지만, 그만큼 잘못 사용될 위험도 큽니다. 의료와 보건 분야에서 첨단 기술을 어떻게 활용하느냐에 따라 우리의 미래가 치유와 통합으로 나아갈지, 아니면 상처와 분열로 이어질지 결정될 것입니다.

우리는 항상 익숙함에 머물 것인지, 아니면 새로운 변화와 혁신을 향해 나아갈 것인지 선택해야 합니다. 우리의 마음은 변화를 두려워하지만, 우리의 이성은 변화를 요구합니다. 의료와 보건 분야의 리더로서, 우리는 환자, 지역 사회, 조직, 그리고 우리 자신을 위해 익숙한 것을 넘어 더 밝은 미래를 향해 나아가야 할 책임이 있습니다.

The College of Healthcare Information Management Executives (CHIME)
Ann Arbor, MI, USA

Woods College of Advancing Studies
Boston College
Birmingham, AL, USA

Timothy Stettheimer

감사의 글

Acknowledgments

정보 기술의 급속한 성장, 전 세계적인 전염병 대유행, 의료 분야의 발견으로 인해, 분명히 *Healthcare Information Management Systems: Cases, Strategies, and Solutions*의 다섯 번째 판을 출간할 때가 되었습니다. 이 책은 정보 기술이 의료 서비스 제공을 변화시키는 이론 및 실제 접근 방식을 보여주며, 이러한 변화를 주도하는 사람들을 소개합니다. 많은 변화와 도전이 있는 시기에, 이 다섯 번째 판은 수많은 사람들의 노력과 기여 없이는 만들어질 수 없었습니다.

우리는 최종 출간을 위해 편집과 제작에 귀중한 도움을 주신 스프링거 직원인 Grant Weston, Raagai Priya Chandrasekaran, 그리고 Rakesh Kumar Jotheeswaran께 감사드립니다. 또한 이 책의 서문과 각 챕터에서 전문 지식과 경험을 공유해주신 산업 및 각 전문분야 리더들께도 감사드립니다. 저자들의 관점과 개인적인 이야기로 인해 의료 분야에서 정보 기술이 가진 놀라운 잠재력을 보여주었습니다. 그 결과, 의료 서비스와 의료 전달 방식을 증진하는 아이디어와 실현에 대한 모음집이 탄생했습니다.

Joan M. Kiel
George R. Kim
Marion J. Ball

차례

Contents

PART I

현재 상황

The Current State

최근 20년간 진행된 미국 연방의 장려 정책 덕분에 미국 의료의 모든 분야에 인증 전자건강기록 기술(certified electronic health record technology, CEHRT)이 스며들었으며 임상의학 일상업무에서 전자 데이터의 중요성이 확립되었다. 정보기술(HIT)과 미국 의료 인프라가 서로 동조화됨에 따라 의료가 행해지는 방식에 현저한 변화가 일어났다.

- 개인 및 인구집단에 대한 최신의 전자 임상 및 행정 데이터가 전자적으로 활용가능해짐으로써 적시에 대응, 개선 및 예방을 위한 건강 및 의료 지표에 대한 기관의 활용 기능을 유지하기 위해 데이터 인프라를 제공하고 있다.
- 집계 데이터로부터 결과를 측정할 수 있는 능력은 건강의 질과 보수를 연결 지을 수 있는 새로운 기회를 제공하고 있으며, 서비스별 지불제로부터 의료제공자 및 기관의 성과를 바탕으로 하는 가치기반 지불제로 옮겨가고 있다.
- 이러한 환경과 함께, 의료 데이터, 인프라 및 기능의 기밀성, 무결성 및 가용성을 보장해야 할 새로운 필요와 책임이 생겨났다. 이는 결과적으로 내용, 개인정보 및 보안을 보호하기 위한 새로운 전문지식, 자원 및 지출의 필요성으로 이어졌다.

이 섹션에서 다루는 주제는 다음을 포함한다:

- 미국 내 전자건강기록(electronic health record, EHR) 및 기타 의료 정보 기술(healthcare information technologies, HIT)의 지속적인 연간 비용에 대한 고려 및 추정(Ross Koppe 씀)
- 가치 및 품질 측면에서 본 의료 지불/보상 모델의 발전의 개요(Chris Tompkins와 Steve Bandeian 씀)
- 전자건강기록의 시대에 지속적인 그리고 변화하는 의료 리더십의 필요성에 대한 논의(Patricia Hinton Walker와 동료들 씀)
- 전 세계적인 의료 정보학 인력 개발에 대한 고려사항(Man Qing Liang과 동료들 씀)
- 가상 및 원격의료 시대의 의료진 및 환자의 새로운 수요에 대한 탐구(Bridget Calhoun 씀)
- 다음 분야의 발전에 대한 설명:
  - 의료 개인 정보 보호 및 보안(Darren Lacey 씀)
  - 상호운용성(Hans Buitendijk 씀)
  - 의료정보교환(David Horrocks, Lindsey Ferris, Hadi Kharrazi 씀)

CHAPTER 01

미국의 건강정보기술 비용 추정하기

Estimating the United States' Cost of Healthcare Information Technology

지은이 Ross Koppel
옮긴이 차원철

요약

ABSTRACT

현재 미국 의료는 임상 치료, 데이터 수집, 비용 청구 및 규제적 보고를 위해 공유 전자건강기록(EHR)과 건강정보기술의 기타 데이터를 광범위하게 사용한다. 비즈니스 및 규제 절차 또한 EHR과 풍부한 기타 의료 서비스, 기기 및 플랫폼(웨어러블, 재택 건강 모니터, 의료 영상 소프트웨어 등등)에 의존한다. 의료계는 운영, 유지보수 및 업데이트 비용이 드는 막대한 의료 정보 인프라를 구축하였다. 이 챕터에서는 이러한 소프트웨어 비용의 범위 및 규모를 처음으로 추산하려고 시도하며, 열린 논의를 위한 다른 이들을 초대한다.

부가 정보
부가 자료는 다음 링크의 온라인판에서 확인할 수 있다[https://doi. org/10.1007/978-3-031-07912-2_1].

키워드

KEYWORDS

전자건강기록: 분류

- 경제학
- 분류
- 경제학
- 지역 사회보건
- 통계 및 수치자료
- 경제학
- 조직 및 행정
- 경제학
- 추세
- 통계 및 수치자료
- 간호사
- 의료
- 임상약학 정보체계
- 원격진료
- 의사

학습 목표

LEARNING OBJECTIVES

- 미국 의료에 전자건강기록 및 기타 임상 소프트웨어가 미치는 영향과 발생시키는 연간 비용을 설명/논의한다.
- 다양한 임상 기능 및 전문분야의 HIT 비용을 추산하는 데 관련된 고려 사항을 열거 및 설명한다.
- 미국 의료에 발생되는 지속적인 비용의 규모를 인식/설명한다.

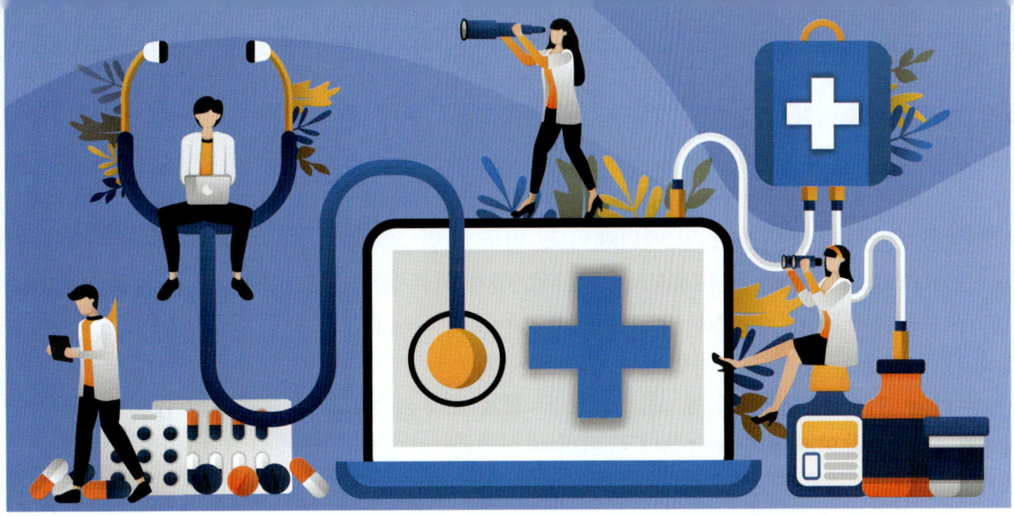

1.1 소개

최근 연구자, 임상의, 저널리스트, 심지어 의료분야에서의 기술도입 지지자들까지 전자건강기록(EHR) 및 기타 의료 정보 애플리케이션의 효과 및 부담에 대한 질문을 재개했다. EHR이 임상의의 분노, 번아웃, 및 조기 퇴직의 주된 이유로 언급되긴 했으나, ***우리는 여기서 의료 IT (HIT)의 이러한 비용/피해를 다루지 않을 것이며, 해당 주제는 다른 문헌에 기록되어 있다***[1-11].

1.1.1 HIT의 무궁무진한 장점

HIT의 비용을 완전히 분석하기 위해서는 HIT가 제공하는 많은 극적인 효율과 장점을 반영해야 한다. 모든 임상의에게 빠르게 정보를 전달하는 것부터, 가독성, 오류 검사 및 추적을 향상하며 임상 의사결정을 지원하는데 이르기까지, HIT는 임상 서비스, 경영 활동 및 일정 관리 이상의 이점을 제공한다. 또한, HIT는 정부[예: 메디케어(Medicare), 메디케이드(Medicaid), 메디케어 및 메디케이드 서비스 센터(Centers for Medicare and Medicaid Services, CMS)]와 보험 회사들에 의해 비용 청구 및 상환에 필수적인 규제적 요구사항이 되었다.

그러나, 지금 우리의 목적은 HIT의 많은 이점을 열거하는 것보다는 다소 소박하다. 여기서 우리는 미국 의료 소프트웨어의 직접적인 재정적 비용, 특히 EHR, 치과 IT, 약국 IT, 방문 간호 IT, 검사실 IT, 원격진료 등등 미국 임상 진료가 의존하게 된 소프트웨어의 구입, 실행 및 유지에 드는 지속적인 비용에 초점을 둘 것이다. 기존의 문헌들을 검토하면서, 우리는 의료 서비스 범위에 대한 *의료 소프트웨어*의 총비용을 조사한 이들은 소수뿐이라는 것을 알게 되었다.

1.1.2 흔한 오해

의료 IT (HIT)의 비용에 대한 많은 기사에서는[4] EHR 채택 및 사용에 박차를 가하기 위한 미국 경제회복 및 재투자법(American Recovery and Reinvestment Act, ARRA)과 HITECH (Health Information Technology for Economic and Clinical Health of 2009)법의 일부분이었던 360억 달러가량의 장려책에 초점을 맞춘다. 그러나, 이 자금은 병원 및 의사들이 EHR을 구입, 실행 및 사용하도록 장려하기 위한 종잣돈에 불과했다. 이러한 노력은 놀라울 정도로 성공적이어서, 병원 EHR 채택률이 2009년에는 약 9%에서 2021년에는 97%로 증가했으며, 의원도 EHR 및 관련 기술을 동등하게 놀라운 수준으로 수용했다.[1]

1.1.3 "당근과 채찍"

EHR 채택을 위한 연방 장려책 및 보조금이라는 "당근"은 미채택자에 대한 메디케어 및 메디케이드 상환금 공제 형태의 미참여 규제라는 "채찍"에 의해 보강되었다. 메디케어와 메디케이드가 각각 미국 전체 환자의 약 42%와 16%에게 적용되기 때문에, 이러한 공제는 대부분의 의료제공자 및 병원에게 사실상 파산이 될 것이다. 실제로, EHR 실행 및 사용을 실행하지 못하는 것(다시 말해, 기관이 재정적으로 감당하기 어려운 정도의 메디케어/메디케이드 삭감을 수용한다는 것)은 많은 (대개 오래되고 소규모의) 의료기관을 폐쇄하게 만들었다.

1.1.4 "실제" 비용

소프트웨어와 구현에는 매우 많은 비용이 들지만, 이는 미국 전체 의료 비용의 작은 부분밖에 차지하지 않는다. 아래에 서술된 바와 같이, 이 비용은 미국이 의료에 지출하는 4조 달러의 약 7~8%에 해당한다.

---

1 행여나, 정부의 360달러 종잣돈에 대한 투자자본수익률에 대해 질문하는 대신, 정부로 하여금 HITECH법을 제정하도록 설득함으로써 판매 회사가 얻는 이익에 대해 물어볼 수도 있다. 그 투자자본수익률은 계산이 불가능할 정도이다. 분명히, 정부가 병원 및 임상의들로 하여금 해당 기술을 구매하도록 만드는 법을 제정하도록 설득하는 데 든 매 달러마다 돌아온 수십억 달러는 최고의 투자였다.

의료 체계 IT 비용의 상당 부분은 기타 HHS 및 NSF 프로그램뿐만 아니라 메디케어 및 메디케이드, 미국 국립 의학도서관(National Library of Medicine, NLM), 국가 의료정보기술 사무국(Office of the National Coordinator of Health Care IT, ONC)를 통해 납세자들에 의해 지원된다.

우리는 HIT 소프트웨어 및 시행에 드는 실제 비용을 거의 3,000억 달러(원래 종잣돈 360억 달러의 거의 9배) 정도로 추산하고 있다. 이러한 추정치는 EHR을 유지, 맞춤화, 수정, 또 기존/구식의 의료 기술(예: 환자 모니터링 장치 및 디스플레이)에 연결하는 데 드는 비용을 반영한다. 또한 교육, 컨설팅, 추가적인 IT 직원, 관련 액세스 유틸리티 및 장치 비용의 아주 작은 부분까지도 반영한다.

1.1.5 우리의 범위와 계획

이 장에서는 먼저 본 검토 및 추산에 포함되는 의료 IT (HIT) 비용을 열거한다. 소프트웨어와 소프트웨어의 구현에만 중점을 두며, 모든 하드웨어 비용은 제외한다. 또한, 해당 소프트웨어 제품의 사용자를 열거한다. 추정치를 얻고 비용을 계산하는 데 사용된 일반적인 방법을 설명한다. 그 다음에는 (출처 표기 및 근거와 함께) 조사 결과에 대한 분야별 해석이 있으며, 연간 비용 추산에서의 각 분야별 특별 고려 사항에 대한 표기를 포함한다. 그 후, 해당 비용을 집계한 결과인 연간 미국 의료 IT 비용의 "최초" 추정치가 나온다. 우리의 간략한 결론이 의료 정보 기술이 미국 의료에 미치는 영향과 지속적으로 발생시키는 비용에 대하여 여러분을 그 대화와 담론의 장으로 초대하길 기대한다.

1.2 우리의 임무

HIT 비용에 대한 본 검토에서, 우리는 다음을 하기 위해 노력한다:

1. HIT 소프트웨어를 구입 및 사용하는 임상 서비스를 열거 및 기록한다.
2. 미국 의료 시설 및 의원에서 의료 소프트웨어와 구현에 지출하는 비용(설치 및 유지 포함)을 대략적으로 설명하고 추산한다.
   (a) 시스템 가격은 다양한데, 일부 공급업체는 정기적으로(매년, 매월) 요금을 청구하고, 다른 업체들은 개인(사용자, 환자) 및 단계(예: 1~10명, 11~100명 등등 사용자 수에 따라 단계적으로 증가)별로 요금을 부과한다.
   (b) 부가(add-on) 서비스는 특정 기능(예: 일정 관리 및 환자 알림, 환자에게 SMS 발송, 설치 및 교육 비용)에 대한 비용이다(일부는 추가 비용이 없고, 다른 경우에는 수천 또는 수만 달러가 발생한다).
3. 그러나, 본 비용 추산에는 생산성 손실, 비효율성, 번아웃 및 추가 교육[12]과 관련된 시간 소모적 데이터 입력 작업[12]을 반영하는, 자주 화제 되는 EHR의 부정적인 비용이 포함되지 않는다.

마찬가지로, 다음도 포함되지 않는다:

(a) 미국 변호사 협회의 의료법 단체(Health Law Group of the American Bar Association)가 중점적으로 다루고 있는, HIT 관련 문제와 연관된 법적 노력과 관련된 손실[13]

(b) 랜섬웨어 및 데이터 유출로 인한 손실(벌금, 복구, 평판 손실 및 개선)

1.3 누가 HIT를 구매하고 사용하는가?

1.3.1 포함 사항

정부 시스템

구급차 서비스/EMS(소방서 시스템의 일부가 아닌 경우)
국방부 의료 소프트웨어
인디언 건강 시스템
교도소 건강 시스템 소프트웨어
주 및 카운티 보건 시스템 IT
국가 보훈처 보건 시스템(VHA)

홈 케어, 장기 케어 및 노인 케어

노인주간보호센터
홈 헬스케어
호스피스
원격 환자 모니터링 시스템(병원 또는 의료기관 시스템으로부터 독립적인 소프트웨어 및 비용일 경우)
전문 간호 시설
방문 간호사

임상 및 기타 서비스(대개 병원 외)

침술
지압요법
임상시험 소프트웨어
치과 치료

투석 센터(독립적)
의원/일차의료 제공자(PCP)
작업요법(일반 병원 소프트웨어에 포함되어 있지 않은 경우)
검안
약국(체인 및 독립)
보험약제관리기업의 소프트웨어
물리치료
족부의학
원격의료 시스템/가상의료 방문(외래환자)

병원 및 일반적인 연계 서비스

병원
병원 시스템 내 중환자실(ICU) 원격 측정 및 모니터링
의료 영상(X선, 자기공명영상 등등)
임상검사실 정보체계
의료영상저장전송시스템(Picture Archiving and Communications Systems, PACS) 소프트웨어(총 시설비에 포함되어 있지 않은 경우)
의료 사회복지

사이버보안 소프트웨어 보험료(하드웨어 제외) 또한 포함된다.

우리가 제시한 사용자 목록은 광범위하고 독특하겠지만, 비용 추정치를 얻는 작업의 복잡성을 잘 보여주지 않는다. 예를 들어, EHR 비용은 병원 연계, 그룹 및 시설에 걸쳐 공유될 수 있다. 심지어 같은 의료 시스템 내에서도, 상이한 구식 장치 및 소프트웨어, 이전 소프트웨어에 대한 직원의 경험, 환자 인구집단, 주 규정 및 보조 서비스(예: 인근 검사실 또는 약국) 가용성 등으로 인해 매번 구현할 때마다 별도의 수고가 필요할 수 있다.

(사립 의료기관과 같은) 시설이 더 크거나 발전된 기관(예: 병원 그룹)과 합병됨에 따라[14], 기존의 EHR 시스템에 이동 및/또는 수정이 이루어질 수 있다. 의약품 표시기재(글꼴 크기, 형식, 추가 정보)에 대한 다양한 주 규정을 수용하기 위한 국가 약국 정보 시스템의 필요성이 하나의 예시이다. 또 다른 예시는 (기후와 같은) 특이한 지역 조건에 맞추어 시스템을 조정해야 할 필요성이다. 후자의 예시로는 이전에는 충분하지 않았던 동상 프로토콜을 필요로 하는 고지대 병원 하나 있는 미국 남부 병원 시스템이 있다. 이러한 차이로 인해 의료 시스템에 추가 비용이 발생한다.

1.3.2 제외

우리는 많은 유형의 HIT를 제외하는데, 일부는 소프트웨어 또는 구현 비용 추정의 정확성이 불확실하기 때문이고, 일부는 이중계산에 대한 우려 때문이다. 의심할 여지 없이, 이들의 부재는 눈에 띄는 과소추정을 초래하겠지만, 우리는 과대추정하는 것보다는 지나치다 싶을 정도로 과소추정하는 편이 낫다고 판단했다. 제외 사항은 다음과 같다:

- 의료비 청구 소프트웨어(수익 주기 소프트웨어 포함)
- 데이터 웨어하우스 소프트웨어
- 혈액은행 IT 소프트웨어
- 심리학자용 소프트웨어 및 모든 행동건강 소프트웨어(병원, 진료소 등 모든 정신건강 시설 포함)
- 대부분의 사회복지사를 위한 소프트웨어
- 의약품 제조업체 또는 유통업체용 소프트웨어
- 패혈증, 치료 프로토콜, 퇴원, 침대 사용 등을 예측하는 데 사용되는 인공지능(AI). 이러한 제외 항목에는 의료 시설 및 서비스와 관련된 막대한 양의 신생 인공지능 회사 및 프로그램이 포함되었다.
- 로봇기기용 인공지능(로봇수술 또는 뇌파를 음성으로 변환하는 기능 등등)
- 데이터 공유(예: 건강 정보 교환(Health Information Exchanges, HIEs), 직접 교환, 질의 기반 교환 등등)
- 원격의료 IT의 연결 비용
- 의사들이 근무시간 이후에 데이터를 입력하는 추가 시간(파자마 타임)
- 다른 시스템과 공유되는 소프트웨어의 구현 비용
- 부작용 모니터링 소프트웨어
- 점점 인기를 끌고 있는 통신 판매 약국용 소프트웨어
- 보건소 및 기타 진료소(에이즈 센터 등 포함)
- 모든 재활시설(일반 병원 시스템의 일부가 아닌 별도의 EHR)
- 긴급치료센터 소프트웨어
- 병원에서 일하며 원격진료 소프트웨어를 사용하는 전문간호사(Nurse Practitioner, NP)와 일차의료가 아닌 의원에서 근무하는 전문간호사
- 연간 소프트웨어 라이선스 및 유지보수로 인해 VHA에게 발생하는 비용(구현 기간이 길기 때문에 제외됨)
- VHA 의료진이 VHA 시설에서 VHA 구현을 돕는 데 소요하는 데 든 수천 시간의 가치. 마찬가지로, Cerner가 도입되는 동안 VHA가 VistA를 유지하기 위해 지출하고 있는

49억 달러도 포함하지 않는다.

- EHR을 사용하고 EHR을 통해 청구하도록 하는 법적 요구 사항 때문에 해당 직종을 떠난 의사들
- 아래 열거된 많은 서비스에 대한 생산성 손실 및 구현 비용(소프트웨어 구현 유형별로 해당 기능에 대한 구체적인 수치가 있을 경우에만 해당 비용을 포함함)
- 전문간호시설(Skilled Nursing Facility, SNF)에서 근무하는 의사에 대한 사용자 요금

위의 항목들을 합계에 더하면 총 추정 비용이 두 배로 늘어날 수 있다. 그러나 우리는 위에 명시한 이유로 그렇게 하지 않는다.

1.4 비용 추정치: 방법

1.4.1 정보 출처

우리는 의료 소프트웨어를 사용하는 많은 임상 서비스를 나열하고("누가 HIT를 구매하고 사용하는가? 포함 사항") 모든 관련 서비스 분야(예: 치과 소프트웨어, 방문간호협회, 호스피스, 지압요법사, 의료기업 EHR, 의료영상센터, 외래진료소, 요양원 등등)의 알려진 모든 공급업체와 접촉을 시도하였다. 우리는 직접 통화, 웹사이트 요청 서식, 계약서, 공급업체에 이메일 요청 등을 통해 정보를 수집했다. 가격에 대한 정보를 요청하기 전에 시연 영상 및 대화를 시청해야 하는 경우가 많았다. 우리는 또한 302건의 HIT 공급업체 가격 견적을 신청하였다. 우리의 개인 대학교 이메일 및 기타 시스템이 과부화되는 것을 방지하기 위해 별도의 웹사이트, 이메일 및 전화번호를 개설했다.

이러한 "직접적인" 노력 외에도 다음 사항을 검토했다:

- 구현 비용(예: 교육, 컨설턴트, 장치 개조, IT 비용)을 다루는 기사를 포함한, 소프트웨어 비용과 EHR을 다루는 동료 평가 문헌. 여기에는 JAMIA, ACI, JAMA, NEJM 등등이 포함되었다.
- 의료 재정, 사이버보안 비용 및 정보 시스템에 관한 문헌
- 소프트웨어 및 구현 비용에 대한 규제기관 웹사이트 및 간행물[미국 보건복지부(DHHS)의 국가의료정보기술조정국(Office of the National Coordinator for Health Information Technology, ONC)과 미국 보건복지부 정보기술부서(Information Technology Agency)의 소프트웨어 지출에 대한 보고서 포함[15]]
- 관련된 전문 및 업계 출판물[예: 미국 의사협회(American Medical Association, 미국 치과의사협회(American Dental Association), 미국 방문간호사협회(Visiting Nurse Associations of America), 미국 보건의료정보관리시스템협회(Healthcare Information and Management Systems Society, HIMSS), 의료정보관리자대학(College of Healthcare Information Management Executives, CHIME), 정보시스템의료책임자협회(Association of Medical Directors of Information Systems, AMDIS)]
- 의료 소프트웨어 비용에 대한 시, 카운티, 주 및 연방 보고서상 예산. 예를 들어, 미국 인디언 보건국(Indian Health Service)과 보훈부(Veterans Administration)는 의회에 예산을 공개할 의무가 있다. 많은 공공자금 지원 병원 및 서비스 또한 예산 문서를 제출할 의무가 있다. 또한, 대부분의 공공 기관은 주 및 자치구 데이터베이스와 보고서에 예산을 공개해야 한다[16, 17].
- 해당 주제에 대한 학술 문헌 및 보고서(예: 미국의료정보학회(AMIA), 국제의료정보협회(IMIA), 유럽 및 기타 정보협회 출처)
- 데이터 마케팅 회사들이 실행한 산업별 소프트웨어 비용 예산 분석[18]에서는 산업별 소프트웨어 지출이 비교되었다. 우리는 "서비스로서의 소프트웨어(Software as a Service, SaaS)"가 기관 내에서 직접 설치하고 운영하는 온프레미스 소프트웨어보다 더 대중화됨에 따라 의료 소프트웨어 비용이 크게 증가할 것으로 예상된다는 점에 주목한다.
- 의료 최고재무책임자(CFO), 최고기술책임자(CTO), 최고정보책임자 등등의 협회
- (주로 개인 연락처, 보고서 또는 문서를 통해) 의료기관의 HIT에 중점을 두는 전문단체(예: CHIME과 AMDIS)
- 소프트웨어 비용에 대한 병원 및 기타 기관의 보고서(CMS와 기타 정부기관에 제출된 보고서 모두)
- 의료진과 공급업체가 진행한 온라인 세미나(보통 능률, 비용효과, 직원 만족도 등등의 개선점을 공유함)[19]
- 우리의 질문에 대한 추가 설명[예: 공공자금이 지원되는 병원과 관련된 알려진 분쟁, 공개된 재판 전 공시 사항으로부터 미국 정보 공개법(Freedom of Information Act, FOIA)을 통해 드러난) 소프트웨어 계약 공시]
- 위의 많은 협회 및 단체를 대상으로 한 이메일 요청

1.4.2 공급업체 응답과 한계

많은 공급업체가 직간접적인 정보 요청에 응답하였다. 많은 서비스 분야의 공급업체 중 거의 3분의 1(32%)이 가격에 대

해 적극적으로 답했는데, 특히 설치, 데이터 마이그레이션, 환자 알림 기능, 사용자 교육(대면 및 원격, COVID-19로 인해 후자), 추가 청구 기능(포함되어 있지 않은 경우), 수익 및 인력 관리, CMS 또는 보험 회사와의 연결(포함되어 있지 않은 경우) 등과 같은 추가 비용은 우리가 캐물은 후에야 알 수 있었다. 우리는 자주 가격표 또는 수수료 표를 명확히 하기 위해 공급업체에 다시 연락했다.

해당 추정치는 우리가 아는 한 가장 포괄적인 노력을 나타낸다. 물론, 우리는 오류가 있을 수 있다는 것을 알고 있다. 많은 추정치는 구할 수 있는 데이터에 기반했으며, 공급자, 관리자, 공급업체와의 인터뷰와 정부 보고서(주 및 연방), 산업 분석, 학술 보고서 및 재정 문서(예: 병원, 정부 기관 등의 보고서)를 통해 데이터가 추가되었다. 우리는 항상 데이터, 추정치 및 출처를 삼각검증하려고 노력했지만, 한계가 있었다: 검열된 데이터(예: 어느 한쪽에서 절단됨), 비용 또는 효율성의 과소 및 과대 주장, 인터뷰 대상자의 솔직성/지식 부족, 비용 또는 기능을 제시하는 데 존재하는 (의도적 또는 비의도적) 편향 등. 게다가, 가정이나 계산에 오류가 있을 수 있다. 하지만 우리는 이러한 계산 및 가정을 투명하게 만들기 위해 노력했다. 더 최근의 또는 자세한 데이터가 있는 이들은 다음 웹사이트: universityhitsoftware@socialresearchcorp.com에 접속하여 추가 자료 또는 더 정확한 데이터를 공유해 주기를 바란다. 우리는 또한 다른 사람들이 이러한 초기 노력을 계속하고 HIT의 비용에 대한 이해를 증진시킬 것을 강력히 추천한다.

1.5 소프트웨어 비용 추정치: 결과

1.5.1 서론

해당 결과는 모든 하드웨어 비용을 제외한다. 모든 경우, 일회성 비용(구현/맞춤화)과 연간 비용(예: 월별 또는 연별 라이선스)은 구별되었다. 일회성 비용의 경우, 아래에 나열된 32개 범주에 대한 연간 추정치를 제공하기 위해 비용이 최소 5년 이상에 걸쳐 분할 상환되었다.

1.5.2 정부 시스템

1.5.2.1 (소방서의 일부가 아닌) 응급 의료 서비스

미국에는 21,283개의 독립적인 응급 의료 서비스(Emergency Medical Services, EMS) 유닛이 존재한다. 그러나, 그중 40%는 많은 지역 사회의 보호 서비스의 일환으로 소방서와 연결되어 있다. 따라서 이는 HIT 소프트웨어 비용 계산에서 제외되며, 그 결과 남는 수는 12,770개에 해당한다. 남은 응급 의료 서비스 부서들은 34개 이상의 기관 및 출처로부터 자금을 지원받는데, 여기에는 주정부 기금, 의료 시스템, 지역 기관, 연방 비상대비 기금 및 미국 국토안보부(Department of Homeland Security) 등 매우 다양한 연방 기금이 포함된다 [20].

응급 의료 서비스 EHR 공급업체 데이터와 공급업체 및 지역 공무원 모두와의 인터뷰에 대한 검토[21-23]를 바탕으로, 해당 응급 의료 서비스 유닛(즉, 소방서와 연결되지 않은 60%의 응급 의료 서비스 유닛)의 구현 비용은 시스템당 약 5,342달러이며, 시스템 12,770개에 대한 일회성 비용은 6,821만 6천 달러에 달한다. 5년에 걸쳐 분할 상환했을 때, 이는 **1,365만 3천 달러**에 해당한다.

응급 의료 시스템 HIT 소프트웨어 라이선스 요금은 각 유닛의 구급차 수에 기반한다. 미국에는 52,000대의 구급차가 있다(군대, 부족 시스템 및 기타 기관 수는 제외). 평균 라이선스 요금은 구급차당 월 57달러이며, 이는 구급차당 연간 654달러에 해당한다. 미국 전체의 경우 총액은 34조 달러(34,008,000백만 달러)에 이른다. 분할 상환된 구현 비용과 라이선스 요금까지 합하면 **47,661,000달러**이다.

1.5.2.2 미국 국방부(Department of Defense): Cerner-Leidos-Accenture EHR 구현

기존의 EHR 및 의료정보체계[자동 전산 시스템(Composite Health Care System, CHCS)/미군병원 전자의무기록(Armed Forces Health Longitudinal Technology Application, AHLTA)[24]]를 상용 솔루션으로 대체하기 위한 미국 국방부 프로젝트의 비용은 원래 40억 달러였는데, 이후 2018년까지 52억 달러로 증가했다[25]. 이 비용은 최근 VHA 시스템과의 상호운용성 문제와 향후 몇 년 동안 각각 특정 지역을 대상으로 예정된 23번의 "물결"의 확장 및 구현과 관련된 문제를 처리하기 위해 증가되었다[26, 27].

우리는 해당 비용을 56억 달러로 추산하며, 이러한 노력을 지원하는 수천 명의 군인 및 민간 인력에 대한 비용은 합하지 않는다. COVID 및 기타 요인으로 인한 지연으로 인해 7년에 걸쳐 분할 상환하면 추정 비용은 56억 달러 나누기 7, 또는 800,000,000달러이다.

연간 유지보수 계약은 8억 5천만 달러로 추정된다. 따라서, 구현 및 유지보수 비용의 총 합계는 **1,650,000,000달러**일 것으로 추산된다.

1.5.2.3 미국 인디언 보건 서비스 (Indian Health Service, IHS)

미국 의회에 제출된 자세한 공개 보고서에 따르면, 인디언 보건 서비스(IHS)의 전자건강기록 시스템(Electronic Health Record System), 전자 치과 기록(Electronic Dental Health Record) 및 원격 행동 건강 센터(TeleBehavioral Health Center)에 대한 2021년 예산은 각각 34,500,000달러, 2,500,000달러, 831,000달러였다[28]. 구현, 라이선스, 유지보수, 패치 또는 수리 비용은 포함하지 않는다.

이것들을 모두 합하면 37,831,000달러이다.

예산 보고서를 바탕으로, 관리, 운영, 품질 및 감독 예산으로 4%(9,898,000달러의 4%)를 추가한다[28] = 395,920달러.

인디언 보건 서비스 EHR/HIT 비용 추정치: **38,226,920달러**

1.5.2.4 교도소 및 구치소 EHR 소프트웨어

교도소(주 및 연방 기관)에 수감된 사람들은 의료 취약 인구로, HIV, 약물 의존도, 간염 및 정신질환의 비율이 일반 인구보다 훨씬 높다. 63%는 의료 서비스를 받고 있으며 53%는 처방된 약물을 복용하고 있다. 구치소(지역 단기 수용 시설)에 수감된 사람의 경우, 45%가 의료 서비스를 받고 있으며 39%는 처방된 약물을 복용한다[29-31]. 또한 입소, 연간 및 출소 건강 검진이 필수이다.

연방법에 따르면 교도소 및 구치소에서 제공되는 모든 의료는 일반적인 EHR과 유사한 소프트웨어(일부는 병원 EHR보다 기능이 덜함)를 통해 의료법을 준수하여 문서화(또 때로는 청구)되어야 한다. 라이선스 비용은 보통 수감자(또는 침대)별로 부과되는데, 비용은 수감자당 월 15달러에서 90달러에 이른다[32]. 기억해야 할 점은 중복이환과 병의 심각성으로 인해 (교도소 내) 입원이 필요한 경우가 많았다는 것이다. 우리는 수감자당 월 30달러(연간 = 360달러)를 평균값으로 사용한다. 또한, 구치소의 인구는 (교도소에 비해) 단기적으로 체류하기 때문에 230만에서 138만으로 인구를 40%만큼 줄인다. 구현, 교육, 생산성 손실 또는 설치 비용은 상당한 금액이기는 하지만 포함하지 않는다. 감소된 후의 인구 수에만 연간 소프트웨어 라이선스 요금을 곱하면 = **496,800,000달러**

1.5.2.5 주 및 카운티 보건국

주 의료 기관들은 총합 1조 5천억 달러 이상을 직접경비로 지출한다. 별도로, 카운티 의료 기관은 직접경비로 1조 7천억 달러 이상을 지출한다. 연방 예산 보고서와 의료 관련 문헌에 따르면 (의료 IT가 아닌) 의료가 전체 비용의 9.4%를 차지하는 것으로 나타났다[33]. 주 및 카운티 보건국의 예상 IT 경비는 해당 비용의 2.9%를 차지한다[34].

따라서, **주 보건국** 소프트웨어 비용 총합[35]은 **98,500,000달러**로 추정된다.

전국 카운티 협회(National Association of Counties)의 데이터에 근거하면, 미국 3006개 카운티의 의료 소프트웨어 비용[36]은 총 **1,856,000,000달러**이다.

이것들을 모두 합치면 **2,398,500,000달러**이다.

1.5.2.6 재향군인 건강 관리국(Veterans Health Administration, VHA) Cerner EHR 구현

원래, 재향군인 건강 관리국(VHA) 병원의 EHR을 재향군인 건강정보시스템 및 기술 아키텍처(Veterans Health Information Systems and Technology Architecture, VistA)에서 Cerner 구현으로 전환하는 VHA 프로젝트는 160억 달러의 노력으로 기록되어 있었으나[37], 200억달러로 빠르게 증가하였다[38]. 최근 보고서와 여러 감찰관 및 의회 보고서에 따르면 현재 이 수치는 265억 달러에 달한다[39-44].

VHA 의료진과의 많은 인터뷰에서는 이 265억 달러가 상당한 과소추정이라고 언급되었는데, 많은 대상 시설에서 의료진의 수많은 인력공수가 구현 노력에 할당되어 구현 절차가 시작되기 전보다 직접 환자 치료 비율이 낮아지기 때문이다. 그러나, 이러한 서비스 손실 및 추가 비용에 대한 정확한 측정 기준이 없으므로 이를 추정치에 포함하지 않는다. 또한 VHA가 Cerner가 도입되는 동안 VistA를 유지하기 위해 지출하고 있는 49억 달러도 포함하지 않는다[45].

일반적으로 소프트웨어 부문에서 평가되는 라이선스/유지보수/수리 비용은 구현 비용의 아주 작은 부분에 불과하며 구현 기간이 길기 때문에 이러한 흔한 요금에 대해서는 비용을 평가하지 않는다.

Cerner 구현이 많은 VHA 병원 및 진료소에서 이루어지고 있기 때문에, 그리고 반복되는 지연 및 "중지" 명령으로 인해, 우리는 5년이 아닌 7년에 걸쳐 비용을 분할 상환했다. 따라서, VHA Cerner 구현 비용 및 소프트웨어 비용에 대한 우리의 추정치는 265억 달러 나누기 7, 즉 **3,785,700,000달러**이다[46-48].

1.5.3 홈 케어, 장기 케어 및 노인 케어

1.5.3.1 노인주간보호센터

미국 질병통제예방센터(Centers for Disease Control and Prevention, CDC)[49]에 따르면, 각각 2~530명의 성인(센터

당 평균 66명의 성인 환자)을 수용하는 4,600개의 노인주간보호센터가 있다. 센터(사용자)의 총 FTE 직원 수는 19,900명이다[50].

공급업체 인터뷰 및 문헌에 따르면 노인주간보호센터(Adult Day Care, ADC)의 소프트웨어 라이선스 평균 비용은 직원 사용자당 연간 1,596.00 달러이다. 19,900명의 FTE 미국 직원 사용자에 대한 연간 총 비용은 **3,176만 달러**이다[51].

이 분야의 대부분의 공급업체는 설치 및 구현 비용을 패키지의 일부로 포함하는 것으로 보인다(즉, 이 기능에 대한 추가 비용 없음). 생산성 손실(평균 = 3주) 및 구현(평균 = 1주)에 대한 추정치는 센터당(사용자당 아님) 3,500.00달러이며, 4,600개 센터의 경우 **1,610만 달러**라는 일회성 총 비용이 산출되는데, 이를 5년에 걸쳐 분할 상환하면 **3,222,000달러**이다.

미국의 ADC 소프트웨어 추정 비용은 3,176만 달러 더하기 322만 달러, 총합 **34,980,000달러**이다.

1.5.3.2 재택 건강 관리(Home Health Care, HHC)

미국 노동통계국에 따르면, 미국 재택 건강 관리 종사자(home healthcare workers, HHW)는 350만명이며, 12,200개 기관 및 서비스를 통해 이들의 업무가 조직되고, 일정이 조정되고, 청구 및 지불된다[52, 53].

HHW당 비용: CDC 데이터, 공급자 및 공급업체와의 인터뷰, 산업 보고서를 바탕으로, 소프트웨어 비용은 HHW당 월 ~40 달러가 평균일 것으로 추정된다[54]. 따라서, 미국 내 재택 건강 관리 소프트웨어 비용에 대한 초기 추정치는 HHW당 월 40달러 × 12개월 = HHW당 연간 480달러이다.

따라서, HHW당 연간 480 달러 추정치 × 미국 내 350만 HHW = 조정(아래)하기 전 16억 8천만 달러

비교하자면, 재택 건강 관리에 대한 미국의 연간 총 지출은 2021년 달러 기준 179억 8,500만 달러이다[55].

그러나, 우리는 HHW의 높은 이직률로 인해 사용자 수가 25%만큼(추정) 감소되어야 한다는 현실[56]을 반영하여 (한 달 동안 일하지 않는 사람들에게는 소프트웨어 서비스 비용이 지불되지 않아도 된다고 예상하며) 비용을 절감한다. 따라서, 16억 8천만 달러 × 0.75(감소) = **12억 6천만 달러**

- 설치(평균 1,117.5달러), 교육(평균 140.00달러, 몇몇 패키지에는 포함되어 있음), 구현(평균 310달러), 구현 및 학습 중 생산성 손실(3주라는 평균을 바탕으로, 비용 범위의 하단인 기관당 12,000달러로 추정함)에 대한 (기관당) 일회성 비용 추가.

  12,200개 미국 재택 건강 기관에 대한 일회성 비용은 다음과 같다:

  기관당 (1,117.50달러 + 140.00달러 + 310.00달러 + 12,000.00달러) = 13,567.50달러, 5년에 걸쳐 분할 상환하면 기관당 2,713.50 달러이며, 12,200개 기관의 경우 **3,310만 5천 달러**라는 미국 재택 건강 관리 초기 추정 비용이 산출된다[57].

- 이러한 조정사항(3,310만 5천 달러 + 12억 6,000만 달러)을 추가하면, 조정된 연간 재택 건강 관리 소프트웨어 비용은 **1,293,105,000달러**로 계산된다.

1.5.3.3 호스피스

미국에는 4,515에서 6,800개의 호스피스가 있다. 그 수는 출처에 따라, 또 재택인지 기관인지의 정의에 따라 다르며[58, 59], CDC 데이터에 따르면 인력은 간호사(RN) 48%, 간호조무사(LPN) 8%, 간호보조원(nursing aids) 31.8%, 사회복지사 11.4%로 이루어져 있다.

호스피스는 일반적으로 병원보다 규모가 훨씬 작으며(일일 평균 재원환자수의 평균은 63명이지만 중앙값은 31명), 대부분(62%)은 환자가 50명 미만이다. 그럼에도 불구하고, 이들은 매년 1,162,500명의 환자에게 서비스를 제공한다[59]. 병원과 다르지만 전문간호시설(SNF)과 유사하게 호스피스는 일반적으로(65.2%) 영리 기관이다[58, 60].

메디케어 및 메디케이드 지원금을 받고 보험사에 비용을 청구하기 위해 호스피스는 EHR과 유사하지만 (보통) 기능이 더 적은 디지털 시스템을 필요로 한다. 대형 공급업체로는 Epic(최대), Homecare, Homebase, Brightree, Wellsky 및 Netsmart가 있다. 미국 인구가 고령화됨에 따라, "실버 쓰나미"로 인해 호스피스 환자 수 및 호스피스 병상 수가 증가하고 있으며, 입원 비용이 인상되고 임종간호에 대한 수용이 증가하고 있다.

호스피스 HIT 비용: 다른 장기 케어 시설(아래 SNF 참조)에 유사한 측정 기준을 사용하여 (비록 요금과 분모가 크게 감소하지만) 구현 비용, 생산성 손실 등을 아래에서 논의된 SNF 비용의 20%만큼 줄인다(SNF가 30,000달러인 것에 비하면, 24,000달러이다); 또한 병상당 비용으로는 검사실 연결, 약국 연결 등의 추가 없이 병상당 월 10 달러(병상당 연간 120달러)를 사용한다.

시설 수를 알아내기 위해, 우리는 두 호스피스 추정치의 평균(4,515와 6,800/2 = 5,672)을 사용하며, 재택 관리 서비스를 이중 계산할 가능성을 피하기 위해 해당 수치의 70%(= 3,970)만 사용한다.

구현 비용(교육, 설치 및 생산성 손실)의 경우, 감소된 시설 수(70% = 3,970)와 시설당 24,000 달러의 감소된 비용을 모두 사용한다. 이는 총합 95,280,000달러이며, 5년에 걸쳐 분할 상환하면 연간 19,560,000달러인 셈이다. 병상 요금은 병상당 연간 120 달러 곱하기 1,162,500 = 139,500,000달러이다. 합쳐진 총액은 **159,060,000달러**이다[61].

1.5.3.4 원격 환자 모니터링 (Remote Patient Monitoring, RPM)

원격 환자 모니터링은 기하급수적으로 성장하고 있다. 센서 및 장치, 실시간 생리학적 및 생화학적 모니터, (체중, 활력 징후, 혈당 수치, 활동) 추적 도구, 무선 및 클라우드 기술 등의 가용성 및 신뢰성의 증가로 치료 범위 및 품질이 개선되고 있다. 병원보다 집에서 더 나은 서비스를 받는 노인 인구의 증가[62], 예방 가능한 (만성질환) 이환과 입원에 대한 인식과 입원(입원 횟수 및 기간) 감소를 통해 의료 비용을 절감하고 결과를 개선하고자 하는 염원, (적은 수의 의사 및 간호사로 더 많은 환자를 돌보기 위해) 임상 인력을 확대할 필요성, 최근 COVID-19 판데믹과 같은 요인들과 기술의 융합은 RPM 사용에 대한 보험급여를 가능하게 만들었으며[63], 이는 소프트웨어 회사들의 광고에서 반복적으로 주장되었다. 88% 이상의 병원이 RPM과 원격 케어를 구현 및 기록하는 능력에 투자하고 있다.

RPM 소프트웨어 패키지는 기술(센서, 녹화, 임상 데이터의 보관 및 회수)에 따라 다르며 기록 및 청구를 위해 EHR 소프트웨어와 연결된다. 패키지의 가격 책정은 환자당 기준이며 환자와의 의사소통 양 및 수준, 분석 기능, 해석, 장치 정비에 따라 환자당 월 30달러에서 98달러에 이른다[64-68].

문헌[69, 70]의 검토와 공급자와의 인터뷰를 바탕으로, 우리는 범위의 최저치와 가까운 평균치를 사용한다: 환자당 월 45달러(환자당 연간 540달러). 미국 중환자의학회(Society of Critical Care Medicine)의 문헌[71]에 따르면 원격으로 모니터링 되는 미국 환자는 2,580만 명에 달한다. 우리는 구현, 설치 또는 전달 비용을 포함하지 않으며 소프트웨어 라이선스 비용에 초점을 맞출 것이다. 2,580만에 환자당 월 45달러(환자당 연간 540달러)를 곱하면 RPM 소프트웨어 추정 비용은 연간 139억 3,200만 달러로 계산된다. 그러나, 모든 환자가 1년 내내 원격으로 모니터링 되는 것은 아니기 때문에 해당 수치는 비용을 과대평가할 것이다. 따라서 환자 수를 25%만큼 줄이면[72] 비용은 **10,449,000,000달러**에 해당한다.

1.5.3.5 전문간호시설(SNF)

미국에는 15,600개의 전문간호시설이 있으며, 총 170만 개의 허가 병상으로 135만 명이 넘는 사람들을 수용하고 있다. 이 중 70% 이상의 시설이 영리 기관이며, 4%는 병원에서 운영한다. 전문간호시설(SNF)과 연속보호 은퇴주거단지(continuing care facilities)는 미국 전체 의료 비용의 약 5%를 나타낸다[73]. SNF는 1,534,120명의 직원을 고용하고 있으며 그 중 43,420명이 관리직이고 6,410명이 최고 경영진이다. 대다수(630,550명)는 간호보조원 또는 관련 분야에 종사하고 있으며, 약 153,000명만이 RN이다[74].

SNF용 EHR 소프트웨어는 환자 예약 및 추적, 간호, 환자 흐름 및 규제 보고와 같은 경영 및 일정 관리 업무는 물론 많은 병원 EHR 기능을 통합한다[75, 76]. 많은 소프트웨어 회사에서 SNF에게 서비스를 제공한다.

이러한 유형의 대부분의 제품과 마찬가지로, 지속적인 비용은 사용자 수 또는 병상 수를 기준으로 하며, 두 가지 모두에 대한 몇 가지 통합 요금이 부과된다. 몇몇 공급업체의 요금은 병상 수를 기준으로 하며 사용자 수를 제한한다.

- 병상당 SNF HIT 비용 추정치 병상별로 요금을 청구하는 공급업체의 경우, 기본 서비스의 비용은 평균 병상당 월 10달러(병상당 연간 120달러)이다[77, 78].
- 사용자당 SNF HIT 비용 추정치 사용자별로 요금을 청구하는 공급업체의 경우, 비용은 사용자당 월 280달러에서 사용자당 월 1000달러까지 다양하며, 평균은 사용자당 월 430달러이다. 일부 공급업체는 최소 이상의 사용자 수에 기반해 할인을 제공하기 때문에 해당 수치는 높을 수도 있다. 따라서, 우리는 훨씬 낮은 숫자인 "기본적" 사용자당 월 80달러(사용자당 연간 960달러)를 사용한다. 일부 플랜은 의사 사용자에게 해당 비용의 3배 이상(즉, 의사당 연간 3,000달러)을 청구한다. 우리는 이를 계산에 포함하지 않는다[79].

모든 SNF가 완전한 기능의 EHR을 갖고 있는 것은 아니다. CMS 및 산업 보고서를 바탕으로, 우리는 허가 환자 병상의 오직 80%만이 완전한 EHR에 연결되어 있을 것이라고 추정한다. 따라서, 병상 수를 170만 개에서 136만 개로 줄인다.

다음 계산은 남은 80%의 시설을 기준으로 한다. 공급업체 인터뷰, SNF 업계 대표자 및 출판물을 기반으로, 우리는 SNF의 60%는 병상별로 소프트웨어 요금을 청구받고 40%는 사용자별로 청구받는 것으로 추정한다.

기본적인 가정 및 추정

- 병상 수: 이전 섹션에서와 같이, 허가된 미국 SNF 병상의 총 개수는 170만 개에서 조정된 136만 개로 추정된다. 그 중 60%(병상 816,000개)는 병상당 연간 요금을 기준으로 소프트웨어 비용이 청구된다. 따라서, 연간 미국 SNF HIT(병상당) 비용 추정치의 60%는 816,000 개 병상 × 병상당 연간 120달러, 즉 연간 97,920,000달러이다.
- (의사 이외의) 사용자 수: 미국 노동통계국(Bureau of Labor Statistics, BLS)에 따르면 간호보조원 또는 관련 전문가는 630,550명, RN은 153,000명이다(총 783,550명). 이러한 사용자의 80%라는 유사한 추정치를 사용하면 모든 시설에 대해 의사가 아닌 사용자는 628,840명으로 추산된다. 사용자별로 요금을 청구하는 HIT당 비용을 추정하기 위해서, 우리는 (위 섹션의 설명에서) 40%를 가져오며, 이로써 425,736명이라는 사용자 수가 산출된다. 그러나 SNF의 직원 이직률이 높고 일부 조무사들은 HIT를 사용하지 않을 수 있기 때문에, 해당 숫자가 3분의 1만큼 감소하여 283,824명이 될 것으로 추정한다. 따라서, 연간 미국 SNF HIT(사용자당) 비용 추정치의 40%는 283,824명의 사용자 × 사용자당 연간 960달러로, 연간 272,471,040달러에 해당한다.

언급한 바와 같이, 일반적인 사용자 요금의 약 3배를 지불하는 의사에 대한 요금은 전혀 포함하지 않는다.

- 분석 소프트웨어 패키지: EHR을 사용하는 SNF의 또 다른 지속적인 비용은 "애드온"으로 판매되는 분석 패키지이다. 공급업체와의 인터뷰에 따르면, 해당 비용은 연간 21,600달러이다. 공급업체 및 SNF 리더와의 인터뷰를 바탕으로, 우리는 SNF의 20%만이 해당 서비스 비용을 지불한다고 추정한다(EHR이 있는 SNF의 80% 중 20%라는 것에 주의). 따라서, (사용되는) 분석 소프트웨어의 추정 비용은 이를 구매하는 SNF 수(12,480의 20% 또는 2,396개 SNF) 곱하기 SNF당 연간 21,600 달러, 즉 연간 5,175만 3천 달러이다.
- 일회성 비용: 병상당 또는 사용자당 요금 구조에 관계없이, 구현 비용은 4,000달러 미만에서 48,000달러 이상까지 다양하다. 이는 각 시설마다 청구되며, 병상 또는 사용자 수를 직접적으로 기준으로 하지 않는다. 마찬가지로, 교육과 생산성 손실로 인해 3주치의 활동이 "비용"이 될 수 있다.

게다가, 해당 기능이 있는 각 시설마다 검사실과 통합하는 데 추가적으로 시설당 월 300달러(시설당 연간 3,600달러)가 들 수 있다. 그러나, 우리는 이러한 비용을 포함하지 않는다.

- *일회성 비용 요약*: 공급업체와의 인터뷰, 공급업체 계약, 호스피스 리더와의 인터뷰를 토대로, 우리는 시설당 30,000달러의 평균 구현 비용을 사용하며, 이는 생산성 손실, 설치 요금 및 교육 시간을 포함한다. 이러한 일회성 구현 비용 계산(교육, 생산성 손실, 설치 등)에는 병상이나 사용자 수가 아닌 시설 수를 사용한다. 80%의 시설만이 EHR를 보유하고 있다고 가정하기 때문에, EHR을 사용할 것이라고 우리가 보수적으로 추정하는 80%의 시설(80% × 시설 15,600개 = 시설 12,480개)에만 이를 적용한다. 따라서 시설 12,480개 × 시설당 평균 구현 비용 30,000달러 = 3억 7,440만 달러이며, 5년에 걸쳐 분할 상환하면 7,488만 달러이다.
- 검사실과 직접적인 연결을 위한 추가 소프트웨어: 공급업체 및 SNF 인터뷰에 기반하고 공급업체 계약 데이터를 사용하여, 우리는 감소된 SNF 수의 40%만이 검사실 연결에 대한 비용을 지불한다고 추정한다. 따라서, SNF에서 실험실로 직접 연결하는 비용은 다음과 같다: 남은 SNF의 40%(2,480의 40% = 4,992개 SNF) × 비용 10,000달러 = 4,992만 달러, 5년에 걸쳐 분할 상환 시 = **9,984,000달러**.

아래 표에 결과가 요약되어 있다(표 1.1):

표 1.1 Cost of SNF Software (minus 20% of SNFs b/c they may not have EHRs)

Beds = 1.7 million reduced to 1.36 million	
Users: 783,550 reduced to 628,840	
We know 60% of vendors charge by beds, and 40% charge by users.	
40% of users = 628,840 × .40 = 251,536 × $960,471,040	$272,471,040
60% of beds = 1.36 × .6 = 816,000 × $120/bed = 97,920,000	$97,920,000
Analytics package: after removing 80% of facilities = 2,396 × cost of $21,600	$51,753,600
One-time: implementation for 80% of SNFs (N = 12,480) × $30,000 = $374,400,000. This is amortized over 5 years to equal	$74,880,000
Total	$497,024,640

요약

SNF용 소프트웨어의 총 비용은 **497,024,640달러**로 추산된다.

비교하자면, 미국은 의료 예산의 5%(4조 달러의 5% = 2,000억 달러)를 요양원 및 연속보호 은퇴주거단지에 지출한다. 따라서, SNF 예산의 비율로 봤을 때, HIT 비용은 놀라울 정도로 소소하다.

1.5.3.6 방문 간호사

미국에서는 12,000개 이상의 *기관*을 대표하는 500개 이상의 방문 간호사 *협회*가 약 *95,000명*의 간호사를 고용하고 있으며, 더 제한된 면허를 보유한 기타 의료 종사자(예: 간호조무사, LPN)의 경우 그 수의 몇 배를 고용하고 있다[80].

많은 소프트웨어 제공업체가 이러한 기관에 프로그램을 제공한다. 요금에는 사용자(간호사, 조무사, 백오피스 직원) 수와 환자 수가 모두 포함된다. 후자의 수는 상당하며, 방문 간호사들이 매년 400만 명 이상에게 서비스를 제공하고 있다[81]. 공급업체 및 방문 간호 기관 임원과의 인터뷰와 공급업체 계약 세부 사항의 검토에 따르면, 환자 수에 상한선이 있을 때 사용자(의료진과 관리자 모두)당 평균 EHR/HIT 라이선스 비용은 사용자당 월 40달러(사용자당 연간 480달러)이다[82].

구현 비용은 간호사/간호보조원/지원부서 직원이 40명 미만인 기관당 평균 약 5,080달러이다. 규모가 큰 기관의 소프트웨어 설치 비용은 더 높다.

기타 재택 건강 서비스를 이중계산 하지 않기 위해서, 우리는 방문 간호 기관의 수를 12,000개에서 6,000개로 줄이며, 기관/구현당 5,080달러의 평균 비용을 사용한다. 그 결과 추정되는 총 구현 비용은 30,480,000달러이며, 5년에 걸쳐 분할 상환하면 연간 6,096,000달러이다.

우리는 총 사용자 수를 간호사 95,000명, 조무사 200,000명, 관리자와 청구 및 보험 직원 12,000명으로 추산하여, 307,000명의 "사용자"를 산출했다. 라이선스 비용/요금(사용자당 연간 480달러)은 연간 147,360,000달러의 추정치를 산출하며, 연간 6,096,000달러의 분할 상환된 구현 비용에 더하면 총 비용은 연간 **153,456,000달러**로 산출된다.

1.5.4 임상 및 기타 서비스 (대개 병원에서는 제공되지 않음)

1.5.4.1 침술사

침술은 메디케어/메디케이드 및 민간보험이 적용되며 통증 관리로 VHA 승인을 받았다. 미국에서는 24,954명의 전문가가 일하며 매년 천만 건 이상의 치료를 제공하고[83] 연간 6억 5천만 달러의 수익원을 창출하고 있다. 모든 의료 서비스와 마찬가지로 청구, 기록 보관 및 보험을 위해서는 소프트웨어가 필요하다.

공급업체 문헌 및 인터뷰[84-86]에 따르면, 평균 소프트웨어 비용은 사용자당 월 122.00달러(연간 1,464 달러)이며, 미국 전문가 24,954명의 경우 **36,532,636달러**이다.

(데이터 마이그레이션, 맞춤형 의료 양식, 교육 등에 대한) 의료기관당 월 20~45달러의 요금은 부분적이거나 불완전한 데이터 범위로 인해 이 계산에 포함되지 않는다.

1.5.4.2 카이로프랙틱

미국에는 70,000명의 독립적인 카이로프랙터와 40,000명의 카이로프랙틱 조무사(chiropractic assistant, CA)가 있으며[87], 이들은 사용자당 연간 평균 1,747.00달러(단, 최고 3,380달러까지 가능하며 기타 서비스(예: 교육, 설치) 추가 요금이 더해질 수 있음)의 사용자 요금을 지불한다. 가장 낮은 추정치를 사용하면 연간 카이로프랙틱 소프트웨어 요금은 미국에서는 **1억 9,217만 달러**로 계산된다.

공급업체에서 추산한 구현 및 생산성 손실 비용은 1회당 7,600.00달러이며, 5년에 걸쳐 분할 상환하면 1회당 1,520.00달러이다[87]. 이를 정식(CA가 아닌) 카이로프랙터에게만 적용하면 연간 총 1억 640만 달러가 산출된다. 연간 소프트웨어 요금에 더하면 연간 소프트웨어 비용은 **298,570,000달러**가 된다.

1.5.4.3 임상 시험 소프트웨어

이 글을 쓰고 있는 시점에, 미국 정부에 알려진 등록된 임상시험(clinical trial, CT)은 387,063건이었으며, 그중 144,853건은 미국 연구자/회사에 의해 진행되었는데, 이 중 125,323건은 완전히 미국에서 진행되었다[88]. 이러한 기관 및 연구단체(독립적인 계약 연구 조직(contract research organization, CRO) 등)를 위한 소프트웨어는 생명윤리위원회 심의, 인간 피험자의 모집/등록, 사전 동의, (피험자 및 관련된 모든 기관에 대한) 지불 추적, 팀과 연구 장소의 조정, 기록을 지원해야 한다. 소프트웨어는 인간 피험자의 보호를 위한 규제 사항에 따라 참가자 정보, 규정 준수, 결과, 유해사례 등의 수집 및 안전한 보관을 보장해야 한다. 갈수록 더 CT 소프트웨어는 여러 기기(스마트폰, 태블릿, 메모장, 노트북)에서 원격으로 안전하게 액세스할 수 있어야 한다. 또한 준수 요구 사항, 프로토콜 변경, 알림 및 업데이트를 관리해야 한다.

데이터의 정보 보증(기밀성, 무결성, 가용성)과 피험자 개인정보 보호는 지속적으로 관리 및 업데이트되어야 한다. 이

산업에 소프트웨어를 제공하는 회사는 최소 60개 이상이다. 가격은 (시험) 횟수와 시험 규모(인간 피험자 수) 또는 사용자(연구진) 수에 따라 결정된다. 부작용 모니터링 소프트웨어의 비용은 보통 직원(사용자) 수보다는 사례(인간 피험자) 수를 기준으로 한다[89-91].

전체 CRO 인력은 450,000명으로 추산된다. 이러한 대규모의 노동력은 (22%에서 27%에 이르는) 매우 높은 직원 이직률, 동시에 진행되는 수많은 시험, 업무에 필요한 광범위한 기술에 부분적으로 기인한다[92]. 직책은 다음을 포함한다: 사례 관리자/코디네이터, 생물통계 전문가, 지불 전문가, 의사, 의료기기 기사, 약사 등. 우리는 시험 및 부작용 모니터링 작업용 유료 소프트웨어를 사용하는 사람들에만 초점을 맞추며, 그 수는 360,000명으로 추산된다[93, 94].

라이선스 비용: 해당 비용은 사용자당 연간 평균 2,300달러로 견적이 나왔다. (시험 규모가 크고 직원이 많은) 대규모 회사는 직원 수가 적은 소규모 회사보다 사용자당 비용이 더 낮을 수 있다. 이러한 평균을 사용하면, 총 라이선스 비용은 연간 8억 2,800만 달러로 추산된다[95].

구현 비용(과 교육 중 생산성 손실): 해당 비용은 장소(연구 프로젝트를 진행하는 회사의 수나 피험자 수가 아닌, 데이터 수집을 위해 환자들이 모집되는 위치)당 비용으로 추산된다. 미국에 있는 연구 장소의 수는 언제든 2,300개인 것으로 추정된다. 구현 비용은 장소당 40,000달러로 추정되며, 5년에 걸쳐 분할 상환하면 장소당 연간 5,000달러가 된다. 따라서, 구현 비용은 보수적으로 계산했을 때 연간 1,150만 달러일 것으로 추산된다.

라이선스와 분할 상환된 구현 비용을 합하면 연간 **839,500,000달러**의 추정치가 산출된다.

1.5.4.4 치과 치료

미국에는 201,117명의 공인 치과의사가 있다. 이들 대부분은 약 193,000개의 치과 의원 시설에서 일한다[96]. 거의 모두 의료 기록, 청구, 일정 관리, 보험금 청구 관리 등을 위해 어떠한 유형의 소프트웨어를 사용한다.

소프트웨어 라이선스 협약과 공급업체 및 공급자와의 인터뷰를 바탕으로, 우리는 월별 사용자 요금을 지불해야 하는 치과위생사(N = 150,000)와 치과보조원(N = 354,600)를 포함한다[97, 98]. 따라서, 총 "사용자" 수는 555,867명이다.

연구, 행정에 참여하거나 다른 환경에서 일하는 (조무사나 위생사가 아닌) 치과의사의 10%는 위의 숫자에서 뺀다. 따라서, 최종 사용자의 N은 536,567명이다. 동일한 미국치과협회(American Dental Association, ADA) 출처를 바탕으로, 연간 라이선스 요금은 평균 4,464달러로 결정되었다. 해당 요금에 사용자 수를 곱하면 총 금액은 23억 9,600만 달러이다.

<u>구현, 생산성 손실 등</u>: 공급업체 데이터와 시장조사 보고서를 토대로, 우리는 설치 요금, 생산성 손실, 교육 및 구현 비용에 더불어 환자의 보험 회사, 검사실, 치과 기기 제조업체, 환자의 EHR 및 환자 알림 등과의 연결에 대해 흔히 부과되는 추가 요금을 계산한다. 이로써 총 비용은 37,640달러가 되며, 5년에 걸쳐 분할 상환하면 의원/기관(n = 193,000)당 7,528달러에 해당한다. 이는 사용자당 비용이 아니라 의원당 비용이다.

<u>요약</u>: 193,000 곱하기 7,528달러 = 14억 5,300만 달러. 라이선스 요금(23억 9,600만 달러)에 더하면 총 비용 = **3,849,000,000달러**

38억 4,900만 달러는 2021년 미국 치과 비용의 2.85%에 불과하다는 점에 주목하라. 2.85%는 대부분의 의료 환경에서 소프트웨어에 지출될 것으로 예상되는 비율보다 상당히 낮다[99].

1.5.4.5 투석

미국에서는 554,038명의 환자가 투석을 받았다. 기본 소프트웨어 요금에 대한 비용 추정치는 치료당 2.30달러이다. 그러나, 투석 소프트웨어는 (진료소와 일차의료 의사뿐만 아니라 투석 부서를 위한) EHR, 임상 서비스(약국 및 검사실 정보 시스템), 일정 관리 및 알림 시스템, 청구(메디케어/메디케이드, 민간보험) 및 수익 관리에 연결되어 있어야 한다. (정기적인) 투석 소프트웨어 운영만에 대한 총 비용은 (설치/교육 또는 투석 치료의 기타 측면에 대한 비용을 제외하고) 치료/환자당 3.85달러로 추산된다[100-102]. 따라서, 미국의 연간 투석 소프트웨어 비용은 (표준 주 3회 일정의 경우) 환자당 주 1회 치료당 3.85달러 × 주 3회 치료 × 연간 52주 = 11.5이다.

투석이 필요한 미국 환자 인구에 대입하면, 환자당 연간 6,006달러 × 미국 환자 554,038명이며, **3,327,552,228달러**의 추정치가 산출된다.

1.5.4.6 의료기관의 EHR (MD, DO, 일부 NP)

일반 의료기관 EHR의 비용을 계산하기 위해서는 다음에 대한 추정이 필요하다:

- 더 큰 병원 시스템에 완전히 속하지 않은 독립적인 의원이 있는 의료진(MD/DO/NP)의 수
- (이중계산을 피하기 위해) EHR이 있는 병원 또는 기타 대규모 조직에서 일하지만 독립적인 의원도 있는 의사는 분

리하는 동시에, 병원과 "개인" 의원 모두 있으며 자신의 EHR 비용을 지불하는 의사는 포함한다.

- 그러한 시스템의 구현, 설치 등의 비용

고려 사항: 2020년에는 거의 40%의 의사가 병원에서 또는 병원이나 건강 시스템 소유의 의원에서 직접적 또는 부분적으로 일했다(2012년 29%에서 2018년 34.7%로 증가). 오직 병원에서만 일하는 의사의 비율은 2012년 5.6%에서 2021년 9.3%로 증가했다.

개인 EHR 라이선스를 요구하지 않는 (병원) 시스템 및 기타 의료 환경(예: 제약 회사, 공중보건 조직, 연구 기관 등) 내에서 일하는 의사의 수는 증가하고 있다. 별도의 의료기관이 있는 의사의 수는 전문 분야와 사업 약인에 따라 크게 다르다[103, 104]. "외과 전문분야의 의원 소유자 비율이 가장 높았고(64.5%), 산부인과(53.8%)와 내과 하위 전문 분야(51.7%)가 그 뒤를 이었다"[105].

의사: EHR이 있는 의사(대규모 조직으로부터 독립적이거나 개인 의원용으로 추가 EHR을 보유한 의사 모두)에 대한 여러 연구에 기반하여, MD/OD의 38%가 별도의 EHR 비용을 지불하는 것으로 추정된다[105]. 관련 의료진의 수로 보면, 자체 EHR을 보유한 현역 의사는 525,000명이 아닌 199,500명으로 추정된다는 것을 의미한다.

전문간호사: 더 나아가, 우리는 190,000명의 NP 중 단 18%인 34,200명만이 EHR 라이선스 비용으로 포함되어야 한다고 추정한다. 또한, NP에 대한 구현 비용은 근무하는 개별 의원에서 흡수한다고 가정하므로 해당 비용은 전혀 포함하지 않는다.

AMA 조사 데이터에 따르면, 환자 진료의의 49.1%가 의사 소유의 의료기관에서 근무했는데, 2018년 AMA 설문조사 수치인 54%보다 감소한 모습이다[106]. 의사 의원 EHR의 구현 비용은 부분적으로는 보장되는 서비스 수에 따라 결정된다. 여기에는 보험사 청구 및 연결, 일정 관리, 환자 알림, 환자 포털, 실험실과의 연결, 의뢰 서비스, 수익 관리, 행정 감독, 분석 기능이 포함된다. 업계 데이터, 공급업체와의 인터뷰, 의사와의 인터뷰를 바탕으로, 우리는 구현 비용을 의사당 215,000달러로 매우 보수적으로 추정했으며, 이를 5년에 걸쳐 분할 상환하면 43,000달러이다.

EHR 라이선스 요금은 기능의 양과 간호사 및 기타 팀원 등이 "무료"로 액세스할 수 있는지 여부에 따라 상당히 다르다. 우리는 의사당 월 5,200달러, 또는 연간 62,400달러가 중앙값이라고 계산한다.

요약하자면: 의사 199,500명에 대한 구현 비용은 분할 상환 후 각 43,000달러로 계산된다. 라이선스 요금은 의사 199,500명과 NP 34,200(총계 = 233,700)명에 대해 62,400달러로 계산된다. 따라서: 구현 비용 43,000달러를 의사 199,500명에 대해 분할 상환하면 = 8,578,500,000달러; 의료진 233,700명에 대한 라이선스 요금은 총 14,528,880,000달러이다. 종합 총액은 23,107,380,000달러이다.

1.5.4.7 작업요법

미국의 작업치료사(occupational therapists, OTs) 126,610명 중 약 69%가 병원, 학계, 정신건강 시설, 장기 건강 시설에서 근무하고 있으며, 우리는 이들이 별도의 소프트웨어에 대한 라이선스 요금을 지불하지 않는다고 추정한다. 다른 환경에서 근무하는 31%는 추가적인 임상/행정 기능을 제공하는 OT용 EHR/HIT를 사용해야만 한다(예: 원격의료, 모바일 액세스, 일정 관리 및 예약 알림)[107-109].

평균적으로, OT는 하루에 5~8명의 환자를 진료한다. 일부 회사에서는 환자 수에 따라 비용을 청구하지만, 소프트웨어 가격은 대부분 전문가/사용자 수를 기준으로 책정된다. 우리는 구현, 설치 또는 교육에 대한 요금이 거의 없다는 사실을 발견했다. 시스템을 학습할 때 생산성 손실이 있지만 해당 비용은 포함하지 않는다.

라이선스 및 총 비용: 이 비용은 전문가/사용자당 월 99달러에서 전문가/사용자당 월 600달러 이상에 이르기까지 다양하다. 계약 검토, 공급업체 및 OT 리더와의 인터뷰를 바탕으로, 우리는 OT 전문가의 31%에 대해 전문가/사용자당 월 245달러(전문가/사용자당 연간 2,940달러)를 평균으로 사용한다. 구현 비용 없이, 총 OT EHR/HIT 라이선스 추정 비용은 (126,610의 31% × 2,940달러) **연간 115,392,060달러**이다.

1.5.4.8 검안

미국에는 41,000명의 검안사가 있다[110]. 소프트웨어 공급업체는 사용자별로 비용을 청구하는데, 평균적인 시설당 사용자 수는 2명 이상이며 (의원당 2명만 있다고 가정할 때) 총 사용자 수는 82,000명이다. 평균 소프트웨어 비용은 사용자당 연간 2,988달러이며, 검안 소프트웨어 라이선스 비용은 연간 **2억 4,500만 달러**로 산출된다.

설치와 구현에 대한 일회성 비용은 의원당 각각 평균 500달러와 400달러이다. 공급업체에서는 생산성 손실과 구현 시간이 3주라고 말하지만, 검안사는 구현 중에도 계속해서 더 낮은 속도로라도 작업을 수행하기 때문에 전체 시간을 계산하지 않는다. 따라서 우리는 검안사만 포함하여(즉, 직원은 제외) 총 예상 일회성 비용으로 굉장히 낮은 사용자당 3,700달러를 사용한다. 따라서, 3,700달러 × 41,000달러 = 1억 5,170만 달러, 5년에 걸쳐 분할 상환 시 = **3,034만 달러**.

이로써 라이선스 비용으로 2억 4,501만 6,000달러와 분할 상환된 일회성 비용 3,034만 달러가 산출된다. 따라서, 미국 검안 소프트웨어 연간 총 비용은 **275,360,000달러**이다.

1.5.4.9 약국—체인점 및 독립점(체인 및 독립 약국)

미국에는 88,000개의 약국이 있다. 이중 대략 4분의 1, 즉 23,000개는 (체인으로부터) "독립적"이다. 체인 약국과 독립 약국의 약국 소프트웨어 가격 책정에는 중요한 차이가 있다.

체인 약국: 체인 약국은 개별 판매 시점(Point-of-Sale, PoS) 소프트웨어를 체인 내 물리적 위치에 연결하는 여러 "백오피스" 소프트웨어 제품(예: SAP, Salesforce) 중 하나를 사용한다. PoS 소프트웨어는 백오피스 소프트웨어와 함께 체인 위치를 보험약제관리기업, 보험회사, 주 기관 및 지역 의료제공자를 포함한 다른 시스템에 연결한다. 백오피스 소프트웨어와 PoS 소프트웨어는 처방전 표기와 규제 약물에 대한 약국 데이터 관리 프로그램(pharmacy data management program, PDMP) 보고에 대한 지역 규제 사항을 충족하도록 맞춤화 되어야 한다는 것에 주목하라.

체인 약국 소프트웨어 요구사항:

- 상업용 라이선스의 연간 유지 요금(보통 비용의 약 20%)
- 맞춤화, 조정 및 수리(Deloitte, Accenture 등 컨설턴트에 의한 설치 후 수리 포함). 여기에는 처방전, 규제상 변경사항과 가격 조정(가격 및 본인부담금 모두)을 업데이트하는 것이 포함된다.
- 여기서 중요한 것은 지불인(보험 회사, 고용주)을 위한 중개자 역할과 개인의 소매 판매/본인부담금을 위한 중개자 역할을 모두 하는 보험약제관리기업(pharmacy benefit managers, PBMs)과의 연결이다.
- 추가 빌드(추가 또는 수정된 소프트웨어)
- 지역 판매 시점 소프트웨어(위에서 언급한 백오피스 소프트웨어의 일부가 아님)
- PoS 소프트웨어에 대한 주별 현지 상황(예: 주 표기 규칙, PDMP 연결)
- 지역 및 지방 병원, 의료진과의 연결
- 지역/지방 보험 회사 등과의 연결

가장 큰 체인의 "백오피스" 소프트웨어는 최대 1,000만 달러에 달하며 소규모 체인의 경우 훨씬 더 저렴하다(비용은 아래에 설명되어 있음).

체인점 데이터: 가장 큰 24개 대형 약국 체인은 총 39,914개의 매장을 보유하고 있으며, 각각 9,900개에서 88개까지 개수가 다양하다; 또 다른 대규모 그룹에는 슈퍼마켓 약국과 "빅박스" 약국(예: Costco, Giant, Publix, Sam's Club, Kroger)이 있다. 이들 중 다수는 수천 개의 할인점을 통해 수백만 개의 처방약을 판매하는 대기업이다. 총 7,086개의 매장이 있는 중규모 체인들도 있다; 나머지 (소규모) 체인들은 총 18,000개의 매장이 있다(총 = 65,000).

앞서 언급했듯이, "백오피스" 소프트웨어 라이선스의 평균 비용은 체인 크기에 따라 다르다. 대규모 소프트웨어 판매사를 기준으로 볼 때, 가장 큰 그룹은 소프트웨어에 약 1,000만 달러를 지불한다(약국 체인과 대규모 슈퍼마켓 및 빅 박스 상점 모두). (약국당 비용이 아니라 모든 할인점을 담당하는 기업 본사 IT 그룹에 대한 비용이라는 것에 주목하라. 또한, 이 비용은 (예를 들어) 부동산을 공동 소유하는 Target 매장에 위치해 있는 CVS의 경우에 해당하지 않는다는 것에 주목하라.) 중규모 체인은 기업 소프트웨어에 평균 540만 달러를 지불한다. 소규모 체인은 더 낮은, 170만 달러의 비용을 지불한다.

각 체인 매장은 기업의 "백오피스" 소프트웨어에 통합되고 현지 수요(유지보수, 수리, 새로운 시스템과의 통합 등에 더불어 지역 공급자, 병원, 지역 건강 시스템, 요양원, 청구 및 재고와의 연결)에 맞춤화된 별도의 PoS 라이선스를 필요로 한다. 여기서 개별 매장 라이선스(매장당 47,000달러), 추가 빌드, 웹 기반 기업(즉 Amazon)은 제외되었다.

아래 표에 체인 유형, 비용 및 시장 규모가 요약되어 있다 표 1.2[111].

독립 약국 23,000개의 독립 약국은 체인 운영(그리고 PBM, PDMP, 청구; 보험금 청구, 재고, 주문, 주 표기 규칙에 대한 맞춤화; 지역 및 지방 병원, 의료진, 처방집, 현지/지역 보험 회사와의 연결)에만 관련된 PoS 기능을 수행하는 소프트웨어를 보유하고 있을 것이다. 또한 독립 약국에 제공되는 소프트웨어 서비스는 필요에 따라 수리 및 수정도 처리해야 한다[112]. 소프트웨어 공급업체가 독립 약국에게 서비스를 제공할 수 있는 시장은 매우 크며, 많은 업체가 통합 서비스를 제공한다. 따라서, 독립 약국은 필요한 것을 달성하는 통합 패키지를 단돈 44,600달러에도 구매할 수 있다[113].

독립 약국의 경우, 우리는 44,600달러에 매장 23,000개를 곱한다 = **10억 2,600만 달러**.

독립 약국은 "백오피스" 서비스에 대해 단일 계약을 사용함으로써 상당한 이득을 얻는 대규모 체인과 같은 비용 절약

표 1.2 독립 약국

체인 규모	N 매장	각 체인(매점 아님)당 백엔드 소프트웨어 요금	총계
주요 체인 *N* = 24	39,914	$1,000만	$2억 4,000만
슈퍼마켓 또는 빅 박스 상점의 일부분인 주요 판매자(예: Kroger, Giant) *N* = 133	4,453	$1,000만	$13억 3,000만
대형 매장 소계	*44,367*		
중규모 *N* = 92	2,643	$540만	$4억 9,680만
소규모 *N* = 943	18,000	$170만	$16억 300만
체인 매장 합계	*65,000*		$36억 7,000만
위치당 개별 PoS 라이선스는 47,000달러이다. 체인 매장 65,000개의 경우에는			$30억 5,500만
체인 약국 백엔드 및 PoS 총액 =			**$67억 2,500만**

효과를 얻지 못한다.

독립 및 체인 약국의 총 소프트웨어 비용: 따라서, 미국의 독립 약국(10억 2,600만 달러)과 체인 약국(67억 2,500만 달러)의 소프트웨어 비용은 총합 **7,863,000,000달러**이다. 구현 또는 하드웨어 비용, 또는 (갈수록 인기가 높아지고 있는 통신 판매 약국용) 통신 판매 소프트웨어 라이선스 비용마저도 포함하지 않는다.

1.5.4.10 보험약제관리기업(PBM) 소프트웨어

최근 몇 년간, 보험약제관리기업(PBM)들은 합병되거나 보험 회사에 수직적으로 통합되었고, 의료제공자와도 수직적으로 통합되는 경우도 많았다. 상장된 PBM은 66개가 있지만[114], 시장의 대부분은 11개의 회사에 집중되어 있으며, 대부분의 일은 보험 회사 및 공급자와 수직적으로 통합된 6개의 회사에 의해 통제된다. 이 중 CVS, Express Scrips, Optum이 각각 시장의 32%, 24%, 21%를 통제한다. 시장 규모는 4,580억 달러로 기록된다[115-117].

PBM은 처방집을 통해 환자와 처방자에게 "승인된" 약물 및 적응증에 대해 "고지"(제한)하고, 처방된 약물 요법의 보험 적용에 대한 사전 승인을 보장하고, 승인된/보험 적용된 약물의 가용성을 보장함으로써 처방약의 보험 적용 범위를 관리한다. 비용은 보험 회사 및 유사한 기관(예: CMS)에 의해 지불된다.

예상할 수 있듯이, 이 산업은 자본 집약적(인건비와 자본 지출의 비율이 1:1)이며 소프트웨어 집약적이다. PBM 소프트웨어 공급업체에 대한 검토, 공급업체 및 PBM 공급자와의 인터뷰와 미국 BLS 데이터를 바탕으로, PBM 직원 수는 총 114,800명으로 추산된다. 그러나, 유료 소프트웨어를 사용하는 일의 비율은 이들 중 50%, 즉 57,400에 불과한다. 57,400을 직원/사용자당 연간 평균 소프트웨어 라이선스 비용인 3,400달러로 곱하면 총액은 **195,160,000달러**가 된다.

구현, 교육, 생산성 손실 등에 대한 비용은 포함되지 않는다.

1.5.4.11 물리치료(physical therapy, PT)

미국에는 약 258,200명의 물리치료사(physical therapist, PT)가 근무하고 있는 것으로 추정되는데, 추가적으로 149,300명의 보조원과 보조자들이 이들을 도우며(총 407,500명)[118, 119], 많은 이들이 병원, 재택 건강 기관, 거주 간호 시설에서 일한다. PT와 서비스 공급업체를 인터뷰한 결과, 그러한 시설에 있는 PT의 절반은 해당 기관에서 일반 EHR의 일부분 또는 별도 PT별 모듈로 제공하는 임상 및 기타 소프트웨어를 사용하는 것으로 추정된다. 우리의 계산은 이러한 PT를 비용 등식에 포함하지 않는다.

따라서, 기록하고, 청구(보험금 청구를 제출)하고, 운동 라이브러리, 환자 포털 및 기타 기능을 제공하기 위해 소프트웨어가 필요한 PT[120-123]에 집중할 것이다:

- PT 의원/진료소 내 사용자(407,500명의 33% = 134, 475명);
- 독자적 PT (407,500명의 8% = 32,600명); 그리고
- 시설에서 근무하지만 별도의 임상 소프트웨어 라이선스가 있어야 하는 PT(나머지 240,425명의 50% = 165,034). 총 사용자 수는 332,068명이다.

<u>*소프트웨어 라이선스 비용*</u>: 소프트웨어 라이선스 비용은

사용자(의료진) 수를 기준으로 한다. 공급업체의 마케팅 문헌, 광고 및 인터뷰 답변을 검토한 결과, 평균 요금은 사용자당 월 85달러인 것으로 나타났다. 연간으로 환산하면 사용자당 연간 1,020달러이다. (사용자당 연간 1,020달러의) 별도의 라이선스 요금을 지불하는 332,068명의 PT, 보조원 및 보조자에 대한 총액은 338,709,360달러이다.

구현 비용: PT(즉, PT를 고용하는 기타 시설(예: 병원, 요양원 등)이 아닌 PT 센터)별 EHR/HIT 비용은 시설당 연간 평균 600달러인 것으로 계산된다. 설치 및 전개 중 의사가 시간/환자 중 하나를 포기할 수 있다는 가정하에 보수적으로 생산성 손실(평균 3주)을 추정한다. 미국 노동부(Department of Labor)의 직업전망서(Occupational Outlook Handbook)에 따르면 PT는 연간 평균 91,010달러를 벌고, PT 보조원은 연간 49,970달러를 번다[124]. 우리는 각 PT 센터마다 PT 단 한 명당 1주일의 손실이 교육 비용을 제외하고 3,640달러의 손실을 낸다고 추산한다. 각 PT 센터가 구현에 2,100달러, 생산성 손실에 3,640달러를 지출한다고 가정한다. 38,000개 시설의 경우 총액은 5,749달러 × 38,000 = 218,120,000달러이며, 이를 5년에 걸쳐 분할 상환하면 43,624,000달러이다.

요약: PT의 경우, EHR 유형 라이선스 추정 비용은 338,709,360달러이다; 분할 상환된 구현 비용(43,624,000달러)는 **382,333,360달러**이다.

1.5.4.12 족부의학

미국에 있는 현역 족부의학 전문의의 수는 15,000명[125]에서 18,000[126]으로 기록되어 있다. 추정치로는 더 낮은 숫자(15,000명)를 사용한다. 족부의학 소프트웨어의 평균 비용은 사용자당 월 268.00달러이다[127]. 그 결과 다음과 같다:

- 사용자당 월 268.00달러 × 12개월 × 사용자 15,000명 = 연간 4,824만 달러
- 일회성 비용(생산성 손실, 구현/설치)은 사용자당 4,850달러로 추산되며, 5년에 걸쳐 분할 상환하면 사용자 15,000명에 대해 사용자당 연간 970.00달러 = 연간 1,455만 달러이다.

이를 합산하면 미국의 연간 발치료 소프트웨어 비용은 **62,790,000달러**로 추산된다.

보통 "사용자"로 간주되며 추정치를 크게 증가시킬, 족부의학와 관련되지 않은 직원은 포함되지 않는다. 마찬가지로 HIT 공급업체가 족부의학 전문의 사용자에게 청구하는, 각 SMS 예약 알림에 대한 비용 0.10달러도 포함되지 않는다.

1.5.4.13 원격의료

원격의료는 COVID 19 팬데믹 동안 기하급수적으로 확대되었다. 최근 AMA 연구에 따르면 3분의 1의 의사들이 원격의료를 사용하고 있으며, 일부 분야(정신과의사)에서는 거의 보편적으로 사용하고 있는 것으로 나타났다[128].

웹 검색을 통해 Zipnosis, Anytime Pediatrics, DoctorConnect부터 Nextgen, Athenahealth, 또는 EpicCare EMR[129]과 같이 유명한 공급업체에 이르기까지, 170개 이상의 공급업체를 찾을 수 있었다.

또한, 우리는 광범위한 PubMed 검색 덕분에 이득을 보았다. 많은 연구 보고서와 정부 및 컨설턴트 서비스는 라이선스, 구현, 사용자당 비용, EHR과의 통합, 미국 개인정보 보호법(HIPAA) 규정 준수 등의 비용에 대한 유용한 세부 내역을 제공해 주었다[130, 131].

제외 사항: 원격진료에 사용되는 하드웨어(예: 전자망원경, 진찰 카메라 또는 ENT 내시경 등 의사를 위해 핸드폰 데이터를 향상시키기 위해 환자에게 전송된 기기; 또는 가정용 전자혈압계 커프, 체중계 등 이른바 "텔레홈(telehome)"을 위한 무수히 많은 기기)

연결성: "휴대용 기기와의 연결성을 설정하거나 추가 API를 통합"하는 데 드는 비용의 추정치는 5,000달러에서 10,000달러 사이였으나, 해당 비용은 의원의 기타 IT 비용과 공유될 것이라는 가정하에 제외되었다.

컨설턴트: 교육은 2~3주(의 생산성 손실)로 추정되며 교육 비용은 사용자 수, 추가 설치, IT 직원을 위한 기술 교육에 따라 위치당 200달러에서 2,000달러까지 다양하다. (학습 시간이 비용 효율적인 방식으로 분배된다는 가정하에) 교육은 200달러, 생산성 손실은 5,000달러의 가장 낮은 추정치를 사용한다. 분할 상환된 비용 5,200달러는 아래의 구현 비용 분석에 통합되었다.

구현: 구현(일회성 비용)에는 놀라울 정도로 많은 비용이 들 수 있다. 원격의료 앱의 복잡성이나 기능성이 높을수록 비용도 높아진다. 만약 매우 복잡하고 기능이 풍부한 솔루션을 선택한다면 원격진료 소프트웨어의 비용은 370,000달러를 초과할 수 있다. 반면에, 솔루션은 50,000달러부터 구입할 수 있다[132]. 원격의료 소프트웨어에 대한 총 비용으로는 더 낮은 범위의 추정치인 **62,600달러**(분할 상환 전)을 사용한다. 따라서 원격의료에 대한 구현 총액은 교육(200달러), 생산성 손실(5,000달러), 소프트웨어 설치 및 EHR로의 통합(62,600달러), 총 63,700달러이다. 총액을 5년에 걸쳐 분할 상환하면, 일회성 비용은 12,740달러가 된다.

관련 인구: 해당 비용은 원격의료를 사용하며 더 큰 시스템 조직의 일부가 아닌(예: 병원 또는 더 큰 시스템의 원격의료 시스템의 일부가 아닌) MD/DO 및 NP만으로 제한된다. 해당되는 사용자를 결정하기 위해, 우리는 현재 운영중인 개인 의원에서 근무하는 MD/DO의 3분의 1만이 원격의료를 사용하는 것으로 계산한다. 따라서, 라이선스가 있는 의사의 수는 900,000명이지만, 활발히 진료행위를 하는 의사는 525,000명에 불과한 것이다. 게다가, 525,000명 중 일부는 더 큰 시스템에 소속되어 있거나 보험 또는 제약 산업, 공중보건 등에 종사한다. 따라서 현역 의사 수의 3분의 1만 사용한다 가정하면, MD/DO 인구는 174,825명으로 파악된다[132].

여기에 전문간호사 총 325,000명 중 유효한 자격증 보유자 290,000명으로 조정된 수치를 더한다[133]. 다음으로, 병원 환경에 있는 모든 사람과 일차 의료에 있지 않은 모든 사람을 빼면 그 수는 원래의 4분의 1, 즉 NP 72,500명으로 줄어드는데, 이는 의심할 여지없이 낮은 추정치이다.

비용 및 수치: 2개의 축소된 수치, MD 및 DO (174,825명)와 NP (72,500명)를 합하면 의료진은 247,325명이며, (위에서) 분할 상환된 구현 비용 12,740달러로 곱하면 = 3,150,920,500달러가 된다.

연간 소프트웨어 라이선스: 보고서에 따르면 소프트웨어 라이선스 요금은 월 420달러에서 월 “수천 달러”에 이른다. 우리는 이 범위의 가장 낮은 수치에 가까운 비용(월 550달러)을 사용한다. 따라서 라이선스에 대한 1년 추정치는 6,600달러이다. 이를 위 문단에서 계산된 의료진 수에 할당하면 = (6,600달러 × 247,325) = 1,632,345,000달러가 된다.

미국 원격진료 협회(American Telemedicine Association) 웹사이트에서 가져온 법적 비용 추정치를 주별 추정치에 더한다. 원래는 대유행 관련 법률로 인해 원격진료 의료진이 추가적인 제약 없이 진료를 할 수 있었기 때문에 법적 비용을 포함하지 않으려고 했다. 그러나, 2021년 6월 이후, 많은 주에서 다시 규제를 가하고 있으며, 이는 법정에서 분쟁되고 있다. 그러나, 이러한 사안이 미국 전역에 걸쳐 일반적인 문제는 아니기 때문에 75,000달러의 법적 비용 보고상 비율 중 단 30%(75,000달러 × 30% = 22,000달러)만 사용한다. 따라서, 국가 전체의 원격의료 법적 비용을 반영하기 위해, 주당 22,500달러씩만 더하고, 이 숫자에 주 25개만을 곱하면 **187만 5천 달러**이다.

요약: 모든 분할 상환된 구현 비용의 총합 = 3,150,920,500달러; 모든 라이선스 요금 총합 = 1,632,345,000달러; 주 법적 비용 총합 = 1,875,000달러. 따라서, 병원이나 기타 기관에 속하지 않은 원격의료 및 관련 서비스의 총 비용은 **4,785,140,500달러**이다.

47억 8,500만 달러는 다른 연구들의 추정치 200억 달러의 4분의 1에도 못 미치는 수치이다.

1.5.5 병원 및 보통 연결된 서비스

1.5.5.1 병원 EHR 비용

병원의 EHR 비용을 계산하는 것은 어렵다. 앞서 언급된 체계적인 비용 과소추정 편향[134]이 여기에 크게 영향을 미친다; 이는 아래에 대략적으로 서술된다. 다른 한편으로는, 말 그대로 수백개의 비용 추정치가 존재하며 그중 상당수는 신뢰할 수 있는 출처를 가지고 있다.

병원 소프트웨어 비용 데이터 출처

추정치를 얻는 데 존재하는 편향과 어려움은 다음을 포함한다:

- 광고 및 기타 비용 때문에 EHR 공급업체 및 컨설턴트에 의존하는 업계지의 소프트웨어 비용 과소보고, 업계지가 동업 조합에서 출판될 수 있다는 것이 추가로 관찰됨
- 공급업체가 인용하는 매우 저렴한 비용 및 인력 견적(공급업체 측에서 제시한 EHR 구현 시간 요구사항 등)[14]
- 구현 후 더 적은 IT 인력이 필요하다는 공급업체 주장(마케팅 노력으로 나타나는 주장이며 비현실적으로 기록됨)[14].
- 구현 과정 중 기존 직원의 사용을 포함하지 않고 계산에서 제외함(예: 처방세트와 임상 의사결정 지원(CDS) 경보를 설계하고, 문제를 검토하고, 문제를 해결하고, 헬프데스크에서 근무하고, 교육하고, 시스템 최적화를 도울 직원의 비용(지속적인 비용)과 “슈퍼유저”의 훈련 및 사용의 비용을 포함하지 않음)
- 권장된 EHR 선택지를 구현하는 데 드는 전체 비용을 반영하지 않는 CMIO 및 CIO의 이기심
- EHR의 판매 및 사용을 장려하는 것이 자신의 임무라고 생각하는 연방 규제 기관. 이러한 동기가 나쁜 의도라고 암시하는 것은 아니다[1, 3, 135, 136].
- 병원 및 (종종) 대규모 회사에 의해 의원에서 구매와 통합이 증가되면, EHR이 병합, 제공, 라이선스, 청구되는 방식에 상당한 영향을 미치게 되고, 특히 병원은 해당 지역 의

료의 "중심지" 역할을 더욱 크게 하게 될 것으로 예상된다.

현재 병원은 의원의 4분의 1 이상을 소유하고 있으며, 기업체는 현재 의원의 5분의 1 이상(참고: 22.1%)을 소유하고 있다[137, 138]. 이 마지막 자료는 병원의 직원이거나 병원 소프트웨어를 사용하기 때문에 별도의 의원 EHR 비용을 지불하지 않는 의사의 수와 비율을 추정하는 데 특히 중요하다.

대조적으로, 삼각검증을 할 수 있는, 신뢰할 수 있고 검증된 추정치 및 비율 정보가 많이 있다. 몇 가지 간단한 예는 다음과 같다:

- Gartner 등은 의료 직원당 평균 HIT 비용[139]을 보고하였는데, 하드웨어 비용은 소프트웨어 비용과 별도로 비용 분리해볼 수 있다[140].
- 병원 운영 비용과 비교했을 때의 IT 운영 비용에 대한 자세한 데이터.
- 소프트웨어, 구현, 교육, 개조, 빌드, 추가 IT 직원 등 구현 비용에 대한 데이터(구현 비용은 일반적으로 소프트웨어 비용의 3~5배이다)(상자 1.1 참조)
- 공급업체 업계 판매량 및 투자 수치
- 공급업체, 시장 분석가 등 출처의 소프트웨어 판매량과 예측[141-144]

상자 1.1 소프트웨어, 구현, 교육, 개조, 빌드, 추가 IT 직원 등의 비용 데이터 출처 예시

- 운영예산의 비율, 임상 소프트웨어 작업 인원의 비율을 포함하는, 병원의 소프트웨어용 예산의 비율
- 자본(25%)과 운영예산(75%)에 투입된 IT 예산의 비율
- IT 기능 영역에 따른 지출(즉, 데이터 센터 20%, 최종 사용자 컴퓨팅 10%)
- 비용 비율: 서비스 데스크 5%, 네트워크 13%, 애플리케이션 개발 9%, 애플리케이션 지원 32%; IT 관리, 재무, 행정 11%
- Gartner 등의 소프트웨어에 대한 모든 병원 지출 추정치와 기타 연구[145]
- 클리블랜드 클리닉(Cleveland Clinic) 메인 캠퍼스; 뉴욕대학교 랭곤 티쉬 병원(NYU Langone Tisch Hospital), 밴더빌트 대학 병원(Vanderbilt Univ Medical Center), 매사추세츠 종합병원(Massachusetts General Hospital, MGH) 외 21개 기관의 운영 IT 예산[146]
- 다양한 주에 있는 모든 병원의 예산 세부 정보[147]
- IT 예산 절차에 대한 여러 안내서(예: "Gartner IT 주요 지표 데이터(Gartner IT Key Metrics Data)"에 나와 있는 IT 비용)[148]
- 소프트웨어 비용에 대한 ONC 및 AHRQ 출판물(예: "이건 얼마일까?(How much is this going to cost me?"))[149]
- *병원에 대한 예산 보고서(예: 병원 IT 서비스 데스크 비용에 대한 보고서)[150]
- *기타 정부 추정치(예: "의료기관 효율 & 비용 절감(Medical Practice Efficiencies & Cost Savings")[151]
- 전자건강기록 – "*건강 IT 전략(Health IT Playbook)*"은 EHR 소프트웨어, 구현, 교육 및 지원(현장 라이선스 모델과 클라우드 기반 플랫폼 모두)의 과목별 비용을 규정한다[152]

비용 추정치

병원 EHR에 대한 비용 추정치는 세 가지로 나눌 수 있다:

1. HIT 운영 비용
2. 새로운 또는 최근 교체된 EHR이 있는 병원의 HIT 구현 비용
3. 라이선스 비용(유지보수, 업데이트, 서비스 포함)

HIT 운영 비용

병원 IT 운영 비용을 추산하기 위해 네 가지의 방법이 사용되었다:

첫 번째 방법: PWC 보고서에 따르면 병원 직원당 HIT 운영 비용은 직원당 6,850달러이다[153]. 760만명의 미국 병원 직원[154]의 경우, 병원 직원당 HIT 평균 비용(6,850달러)을 기준으로 한 2021년 달러 기준 총 비용은 **520억 6,000만 달러**이다.

업계가 2021년에 HIT에 1,200억 달러를 지출한 것으로 추정되므로 이는 보수적인 추정치이다[155].

두 번째 방법: 미국 병원협회(American Hospital Association, AHA)에 따르면 미국 병원의 병상당 연간 HIT 비용은 56,614.28달러이며, 919,599개의 미국 병원 병상에 대입하면 병원 직원당 비용과 0.01퍼센트 이내로 차이나는 수치, 또는 **520억 6,240만 달러**가 산출된다[156].

세 번째 방법: 총 의료 조직/병원 지출에 기반한 HIT 운영 비용. 병원은 모든 의료 지출의 약 3분의 1,즉 4조 달러의 1/3 또는 1조 3,200억 달러에 해당한다[157]. 만약 총 예산의 4%의 추정치가 미국 병원 HIT 운영 비용으로 지출된다면, 추정치는 **528억 달러**이다.

네 번째 방법: 15개 병원의 HIT 운영 예산, 병상 수, 총 환자 수익(추가 노트의 상자 1.S1 참조)에 대해 최근 발표된 이용 가능 데이터에 따르면, 평균 HIT 운영 비용은 병상당 132,030.80달러이다. 미국 전체 병상 수(AHA: 919,599개)에 대한 추정 비용은 **1,214억 1,600만 달러**이다. (이는 나머지 세 추정치의 두 배보다 상당히 크지만, 네 개의 평균을 계산한다. 그러나, 해당 방법에 대한 현실을 직시하기 위해, IT 운영은 총 환자 수익의 3.85%(범위는 2.79~4.77%)를 구성한다는 점에 주목하며, 이는 많은 업계 척도를 통틀어 일관되게 나타난다.)

위에 나열된 병원 HIT 운영 비용에 대한 4개의 추정치의 평균을 계산하면, 미국 HIT 운영 비용의 평균 비용은 **560억 8,500만 달러**라는 것을 알 수 있다.

재차 "현실 직시"를 위해, 위의 평균 미국 HIT 병원 운영 비용(560억 8,500만 달러)를 미국이 병원 치료에 지출하는 전체 병원 비용 1조 4,755억 달러의 백분율로 곱한다[158]. 비율은 3.8%로, 대부분 산업의 전국 평균에 매우 가깝다.

HIT 구매 및 구현 비용(5년에 걸쳐 분할 상환된 일회성 비용)

소프트웨어에 대한 미국 병원 HIT 구현 비용을 계산하기 위해, 우선 EHR에 대한 최근 구입 비용(병상당 비용 포함)이 기록되어 있는 4개 의료 센터의 데이터를 사용한다. 다시 말하지만, 이는 총 시스템 비용이 아니라 소프트웨어와 구현 비용만을 나타낸다. 4개의 시스템은 다음과 같다:

- 펜실베이니아 대학(University of Pennsylvania)(Epic): 병상당 62,906달러
- 애리조나 대학(University of Arizona)(Epic): 병상당 41,641달러
- 케이프 코드 건강 센터(Cape Cod Health Center, CCHC) (Epic): 병상당 66,001달러
- 리하이 밸리 건강 시스템(Lehigh-Valley-Health system) (Epic): 병상당 45,122달러

각 시스템에 대한 데이터는 추가 상자 1.S1에 나와 있다.

4개 기관에서 구매한 HIT 소프트웨어 비용의 병상당 평균을 사용한다. 분할 상환 후(즉 5로 나누어진) 평균 비용은 병상당 **53,917.5달러**이다. 이 비용은 교육, 구식 소프트웨어로의 개조, 맞춤화(처방세트 등) 비용의 일부를 반영하지만, 완전한 구현에 일반적으로 필요한 햇수는 반영하지 않는다.

구현 비용을 추산하기 위해 구매 가격을 구현 비용 대 구매 가격의 일반적인 비율(3배에서 5배)로 곱한다. 우리는 4배의 비율을 사용한다. 하지만, 구현에는 수년이 들기 때문에 실제 구매 가격은 사용하지 않는다. 또한, 상당할 수 있는, 각 EHR 구현에 필요한 추가 IT 직원의 비용을 반영하지 않는다[14]. 따라서, 분할 상환된 비용, 즉 구매 가격의 1/5에 기반해 곱한다. 따라서, 4개 시스템의 분할 상환된 구현 비용은 다음과 같다:

- 펜실베이니아 대학(Epic): 병상당 62,906달러 × 4 = 251,624달러
- 애리조나 대학(Epic): 병상당 41,641달러 × 4 = 166,564달러
- 케이프 코드 건강 센터(Cape Cod Health Center, CCHC) (Epic): 병상당 66,001달러 × 4 = 264,004달러
- 리하이 밸리 건강(Lehigh-Valley-Health) 시스템(Epic): 병상당 45,122달러 × 4 = 180,448달러

위의 상자 1.1에 나와 있는 계산을 바탕으로, 병원 EHR 구현에 대한 평균은 병상당 170,548달러인 것으로 계산된다. 이를 평균 53,917.5달러의 분할 상환된 구매 비용에 더하면 총 비용은 병상당 244,465.5달러가 된다. 그러나, 이 숫자에 병상 919,519개를 곱하면 최근에 EHR을 구매 및 설치한 병원은 일부뿐이라는 현실을 반영하지 못하는 과장된 수치를 산출할 것이기 때문에, 그렇게 하지 않는다. 대신, 보다 최근의 EHR 구매를 반영하는, 전체 병상 중 27.6%만 사용한다[159]. 병상 919,599개의 27.6%는 병상 253,809개와 같다. 해당 병상 수에 244,465.5달러의 비용을 곱하면 **62,047,544,090달러**가 된다. 따라서, 여기 계산에서는 병원 비용의 거의 4분의 3을 제외한다.

라이선스 비용(유지보수, 업데이트, 서비스 포함)

EHR을 보유한 병원의 연간 유지보수, 서비스 및 라이선스 요금은 소프트웨어 구매 가격의 18~23%에 이른다. 그러나, 많은 미국 병원이 연간 HIT 라이선스 비용이 낮은 오래된 시스템을 보유하고 있다는 사실을 고려해야 한다. 최근 비용 전체를 사용하는 것은 라이선스 요금을 부풀릴 것이다. 따라서 우리는 병원들을 EHR 구매 날짜에 따라 나누고[159] 다음과 같이 조정된 라이선스 비용을 적용한다:

- “새로운” EHR – 전체 병상(919,599개)의 27.6% x(위의) 전체 라이선스 비용 53,917.5달러 × 병상 253,809개 = 13,684,746,758달러.
- “오래된” EHR – 전체 병상의 72.4% × 전체 라이선스 비용의 65% = 병상 665,790개의 경우(병상당 35,046달러) = 23,333,276,340달러

13,684,746,75달러와 23,333,276,340달러를 더하면 총 37,018,023,098달러가 된다.

요약하자면, 미국의 연간 병원 HIT 비용은 다음과 같다:

• HIT 운영 비용	$56,085,000,000
• HIT 구매 및 구현 비용:	$62,047,544,090
• 라이선스 비용(유지보수, 업데이트 포함)	$37,018,023,098
• 합계:	**$155,150,567,188**

다시 말하지만, 이는 EHR을 구현하는 데 필요한 많은 햇수(일반적으로 4년인 것으로 알려짐), 전체 병원 4분의 3의 구식 EHR 구매, 의료진 등의 사내 작업을 반영하지 않는다.

1.5.5.2 ICU 모니터링: ICU 병상의 원격 모니터링

ICU 유닛을 보유한 미국 병원의 68% 중 36%에는 원격 모니터링 시스템이 있다. ICU 병상에 대한 데이터에 따르면, 성인 ICU 병상은 68,558개(내과 및 외과용 46,795개, 심장용 14,445개, 기타 ICU 7,318개), 소아과 ICU 병상은 5,137개, 신생아 ICU 병상은 22,901개이다. 또한, 준중환자실(step-down) 병상 25,157개, 화상 병상 1,183개가 있다: ICU 유형 병상은 총 237,684개이다[160].

보다 최근의 연구[161]에 따르면 (부분적으로는 COVID 19에 의해) ICU 병상 수의 크게 증가하면서 병상 수가 (보수적으로) 15%로 증가, 즉 35,653개의 병상이 생길 것이며, 총 병상 수는 **273,337개**에 달할 것이고, 이 중 단 36%만 원격 모니터링을 보유할 것이다(거의 확실히 과소추정인 위의 추정치와 같은 비율). 따라서, 해당 병상의 36%를 사용하면 ICU-T 원격 모니터링 병상의 수는 98,401개로 산출된다.

<u>일회성 비용</u>: 여러 산업 보고서 및 중환자의학 보고서[162, 163]에 따르면 해당 병상들에 대한 초기 소프트웨어 비용은 각 250만 달러에서 100만 달러에 이른다. 우리는 병상당 130만 달러를 사용한다. 여기에 ICU-T 병상 수(98,401개)를 곱하면 = 127,921,300,000달러이며, 5년에 걸쳐 분할 상환하면 연간 **25,584,260,000달러**가 된다.

중앙 모니터링 유닛에는 각 300만 달러가 들며, 병상 25개마다 모니터링 유닛이 한 개 필요한 것으로 계산한다. 따라서, 병상 25개마다 1개의 스테이션, 또는 98,401의 1/25, 즉 3,936.02 × 300만 달러 = 11,808,120,000달러이며, 5년에 걸쳐 분할 상환하면 **2,361,624,000달러**가 된다.

초기 소프트웨어 및 모니터링 스테이션의 총 비용을 분할 상환하면 연간 27,945,884,000달러이다.

<u>라이선스 요금</u>: 병상당 연간 비용(라이선스, 지원, 수리, 패치 등)은 연간 50,000달러에서 100,000달러 사이다. 우리는 75,000달러의 추정치를 사용한다. 따라서, 병상 98,401개에 대한 라이선스 비용은 연간 7,380,075,000달러이다.

분할 상환된 비용과 연간 요금을 합하면 = 연간 **35,325,959,000달러**[164]이다.

1.5.5.3 의료 영상

의료 영상에 대한 미국의 지출은 모든 의료 비용의 10%, 즉 4,000억일 것으로 추정된다[165]. 영상법은 방사선과학, 단층촬영, 초음파촬영, 핵의학 등 밖에도 포함하도록 확장되었고, 의료 영상은 이제 “안과학, 외과 전문분야(복강경수술 포함), 침습적 심장학, 기도학, 신경외과학, 비뇨기과학, 언어병리학, 피부과학, 화상/상처 의학 등에서의 영상 기반 업무의 새로운 영역”에 통합되었다. 또한, 영상은 어디에나 있는 서비스이며 현재 긴급 치료 방문의 10.7%에서 제공 및 수행된다[166].

우리는 영상의 소프트웨어 부분 비용, 소프트웨어의 구현, 사용자 라이선스 비용에만 초점을 맞춘다. 산업 데이터[167], 연방 기관(CMS)[168], 연방 기관에 제출된 세분화된 병원 보고서[169], 병원 리더(CFO, CIO), 의료 영상 공급업체 및 의료제공자와의 인터뷰, (FOIA를 통해 다른 법적 사례로부터 확인한) 의료 영상 계약의 검토에 기반한 비용 정보를 사용했다.

<u>구현 비용</u>: 구현 비용은 시설과 사용되는 장비 유형에 따라 결정된다. 미국에는 19,985개 정도의 시설이 있으며, 이 중 병원은 ~5,200개, 독립 의료 진료소는 7,000개, 긴급 치료 센터는 7,885개이다. 소프트웨어 비용에 집중하기 위해서는 먼저 소프트웨어 비용을 하드웨어 비용과 (자기공명영상(magnetic resonance imaging, MRI) 센터를 위한 시설과 같은) 특정한 유형의 영상 양식의 고유한 구조적 비용으로부터 분리해야 한다.

앞서 설명한 출처를 바탕으로, 우리는 또한 산업 성장률에 대한 데이터[170], 공급자가 CMS에 제출한 보고서, 산업보고서를 사용하여 의료 영상 소프트웨어 구현 비용을 600억 달러로 추정하며, 이는 5년에 걸쳐 분할 상환하면 120억 달러이다[171].

라이선스 비용: 미국 노동통계국에 따르면 현재 활동중인 미국 방사선과의사는 36,134명, 방사선과학 및 MRI 기사는 250,700명으로, 총 286,834명의 "사용자"가 있다[172].

물리적 위치와 장비를 기반으로 하는 구현 비용과 달리, 요금은 보통 "사용자" 수와 연관된다. 여기서 "요금"은 보통 유지보수, 업그레이드, 수정, 패치를 포함하는 포괄적인 용어이다. 이러한 합쳐진 요금 및 서비스는 "사용자"당 평균 100,000달러이며, 장비 유형에 따른 차이가 있다(예: 초음파영상 라이선스 요금과 MRI 라이선스 요금은 크게 다르다). 여기에 많은 환경 속의 "사용자" 수를 곱하면 총 미국 의료 영상 라이선스 비용은 286,834 × 100,000달러 = **286억 8,300만 달러**이다.

구현 및 라이선스 비용을 더하면, 지속적인 미국 의료 영상 HIT 소프트웨어 비용'에 대한 총 비용추정치는 120억 달러 + 286억 8,300만 달러 = **40,683,000,000달러**이다.

이 수치들은 일견 커 보이지만, 의료의 영상관련 부분이 전체 의료 비용(4조 달러의 전체 미국 의료 청구서 중 4,000억 달러)의 10%로 추정되는 점을 고려하면 영상용 소프트웨어 비용은 미국 의료 청구서의 단 1.0%밖에 차지하지 않는다는 점을 알 수 있다.

1.5.5.4 의료 영상 관리 – 의료영상저장전송시스템(PACS)

PACS는 의료 영상 처리를 위한 고용량, 고속 하드웨어 시스템이며, 96% 이상의 병원에서 인하우스 또는 클라우드 서비스로 보유하고 있다[173]. 오늘날 PACS는 영상/방사선과학에만 국한되지 않고 다양한 목적으로 사용되고 있다. 고용량, 저비용, 클라우드 기반의 저장고와 고대역 연결이 출현으로 인해, 대부분의 소프트웨어와 라이선스 비용은 병원 전반에 걸쳐(그리고 개인 의원에도) PACS를 EHR 및 기타 데이터 수집/렌더링 장치와 통합되어 있고, 사용자 액세스를 관리하는 기관에서 부담한다.

소프트웨어 비용에는 IT 지원, 지속적인 서비스(예: 패치 및 업데이트)가 포함된다[174].

소프트웨어 라이선스는 규모와 기능에 따라 다르지만 평균은 병원당 연간 60,000달러이며, 여기에 미국 병원 수(6,090개, 연방 병원 208개 감소 = 5,882개)를 곱한다. 이로써 연간 미국 PACS 소프트웨어 비용은 **352,920,000달러**이다.

1.5.5.5 임상검사실 관리 시스템(LIMS)

임상 검사실은 다른 의료 기관 또는 별도의 기업과 연결되며 운영 및 청구를 위해 소프트웨어를 필요로 한다. 필요한 기능은 다음을 포함한다: 표본 관리, 기구 및 EHR과의 연결, 결과 보고 및 추적, 품질 보증/통제 및 품질 통제, 워크플로우 자동화, 규제 관리/준수, 청구서 발송 등. 2021년 기준, 미국에는 29,227개의 "진단 & 임상 검사실 사업(Diagnostic & Medical Laboratories Businesses)"이 등록되어 있다[175]. 또한, 검사실은 결과를 지역 및 주 정부에 공유 및 보고해야 한다(건강 정보 교환)[176].

검사실 정보 관리 소프트웨어(laboratory information management software, LIMS)는 데이터를 4가지 방법으로 구성 및 저장한다:

- 클라이언트 서버(인하우스)
- 웹 기반
- 독립형
- 씬-클라이언트(thin-client) 서버(정보가 다른 곳에 보관됨)

산업의 30%에 서비스를 제공하는 LIMS의 두 주요 공급업체는 Abbott Laboratories와 Thermo Fisher Scientific이다. 나머지(70%)는 400개 이상의 다른 소프트웨어 공급업체로부터 서비스를 제공받는다.

수익 및 비용 데이터에 대한 보고서는 업계 출판물과 소프트웨어 회사에서 찾아볼 수 있다[177-183]. 이러한 보고서와 해당 업체의 서비스를 사용하는 의료제공자와의 인터뷰를 바탕으로, 29,227개 서비스에 대한 미국 LIMS 비용은 각 평균 15,742.29달러이며, 연간 총 **460,100,000달러**의 비용이 산출된다.

1.5.5.6 의료 사회 복지사

미국에는 176,110명의 보건/의료 사회 복지사가 있으며, 대부분은 병원, 가족 서비스 진료소, 재택 건강 관리, 전문간호시설 등에서 근무한다. 외래 진료 센터에서 근무하는 사람은 13,700명(또는 7.7%)에 불과한 것으로 추정되는데[184], 여기에 전문 소프트웨어 비용에 대한 추정을 기반할 것이다.

라이선스 비용: 공급업체의 견적, 문헌 및 디지털 디스플레이[185, 186]를 바탕으로, 평균 요금은 사용자당 월 68달러(사용자당 연간 816달러)인 것으로 추정된다. 따라서, 의료 사회 복지사 13,700명에 대한 총 라이선스 비용은 연간 **11,179,200달러**인 것으로 추정된다.

구현 비용: 이 비용은 매우 작으며 사용자당 불과 400달러, 5년에 걸쳐 분할 상환하면 사용자당 연간 80달러인 것으로 추정된다. 사용자 13,700명에 대한 연간 추정 총 구현 비용은 다음과 같다: **연간 1,096,000달러**.

문헌 및 공급업체 견적에 따르면 교육 및 생산성 손실에 몇 주가 할당되지만, 이에 대한 비용은 포함하지 않는다.

의료 사회 복지사/HER에 대한 연간 라이선스 비용(11,179,200달러)과 분할 상환된 구현 비용(1,096,000달러)를 합하면 총 **12,275,200달러**라는 추정치가 산출된다.

1.5.6 사이버보안 위험 보험료

지속적인 랜섬웨어 공격, 데이터 유출, 해킹의 증가로 인해 사이버보안이 CIMO, CIO, CISO의 주된 고민이 되었다[187]. 본 추정에는 HIT 사이버보안 소프트웨어 보험료만이 포함된다. 사이버보안 인력, 절차 또는 장비는 포함되지 않으며, 오직 소프트웨어 보험료 비용으로 범위를 제한한다[188-191]. 예를 들어, 평판 손상, 데이터베이스 재구축 등의 "비용"은 포함하지 않는다. 그러나, 데이터 유출로 인한 의료 기관의 평판 하락은 심각한 피해로 여겨진다.

우리는 다음의 내용도 고려해야 한다:

- 의료 소프트웨어 및 데이터는 많은 이해관계자 및 사용자(즉 의료진, 임상 검사실, 약국, 관리자, 보험심사팀 등)가 관련되어 있기 때문에 보안적으로 취약할 수 있다[192, 193].
- EHR 및 의료 보험금 청구 데이터는 보호된 건강 정보(protected health information, PHI), 환자 금융 데이터(신용카드, 사회보장번호(Social Security Number), 보험 계좌), 개인 및 사적 건강 데이터, 보험 회사 및 CMS에게 사기 청구하는 데 사용될 수 있는 정보를 포함하기 때문에 사이버 도둑에게 특히 가치 있다.

결과적으로 사이버보안 보험료가 (실제 보험료 액수와 범위 모두) 크게 인상되었으며(예: 더 많은 보험 하의 소프트웨어 및 더 광범위한 적용범위(데이터 복구, 데이터 유출, 사업 중단, 사이버 갈취 및 제3자 법적책임), 이로써 사이버보안 예산이 전반적으로 약 53%만큼 증가했다[194].

보험료 인상: 의료 시설 CIO와의 인터뷰와 보험사 데이터[195]의 검토 결과, 기존에 전체 시설 소프트웨어 비용의 약 4%였던 사이버보안 보험료가 급격하게 인상한 것으로 나타났으며, 현재 2020년 1~4분기와 2021년 1~2분기 보험료는 6.5%에서 7.5%로 예상된다. 본 추정에서는 7%를 사용한다[196]. 따라서, 전체 HIT 소프트웨어 및 구현 비용(= 298,126,041,732달러 (바로 아래의 표 1.2 참조))에 7%를 더하면 20,868,822,921달러이다.

1.6 최종 합계 및 추정치

위에 서술된 서비스 각각의 소프트웨어 및 구현 비용을 모두 합하면 총계가 산출된다.

우리는 먼저 사이버보안 보험료(**298,126,041,732달러**) 포함 전의 전체 HIT 비용 합계를 보여준 후 사이버보안 보험료를 더한 총계를 보여준다. 표 1.3은 비용을 내림차순으로 보여준다; 첫 번째 열은 사이버보안 보험료가 없을 때, 두 번째 열은 보험료를 합했을 때의 비율이다. (추가 표 1.S1에 추정치가 알파벳순으로 나와 있다.)

보다시피, 사이버보안 보험료를 포함할 시 소프트웨어 및 사이버보안 보험료의 총 비용은 연간 **318,994,864,653달러**이다. 총 미국 의료 지출 4조 달러의 비율로 봤을 때, 이 비용(보험료 포함 전 **298,126,041,732달러**)은 소프트웨어 및 많은 구현 비용이 국가의 의료 비용의 7.45%라는 것을 드러낸다. 여기에 사이버보안 보험료를 더하면 총 합계는 전체 미국 의료 비용의 7.97%이다.

표 1.3은 사이버보안 보험료가 포함 및 제외되었을 때 모두에 대해 비용을 내림차순으로 보여준다.

1.7 결론

의료에는 다른 무엇보다도 정보가 가장 중요하다는 점은 의학 및 정보학 관련 문헌에서 자주 언급되는 사항이다. 그런 만큼, 미국 의료가 그러한 정보를 수집, 공유, 접근, 처리 및 분석하는 데 있어서 소프트웨어에 매우 의존하게 되었다는 점은 놀라운 일이 아니며, 소프트웨어에 상당하고 지속적인 (연간) 비용이 든다는 것도 당연한 일로 볼 수 있다. 여기에서, 우리는 이 중요한 요소의 비용을 추정하려고 시도했다. 해당 비용은 시간이 지남에 따라 증가했으며 미국 전체 의료 비용의 7.5% 미만으로 나타났는데, 이는 거대한 수치로 보이지만, 그 필수적이고 포괄적인 역할에 비하면 상당히 미미한 수치이기도 하다.

우리는 이용 가능한 데이터에 더불어 공급자, 관리자, 공급업체와의 인터뷰, 주 및 연방, 산업 및 학문적 출처의 보고서를 바탕으로 추정치를 계산하였다. 이러한 수치에는 확실히 오류가 있을 수 있으며 공급업체, 공급자, 컨설턴트, IT 직원 등으로부터 얻은 보다 완전한 정보로 보강되어야 한다. 또한, 우리는 비용을 지속적으로 과소추정했는데, 구체적인 수치가

표 1.3 HIT 소프트웨어 및 구현 비용 추정치

모든 데이터는 1년치. 사이버보안 보험료 포함/제외 시 총 비용의 백분율			
	비용	보험 제외 시 비율	보험 포함 시 비율
병원	$155,150,567,188	48.64%	52.04%
의료 영상 소프트웨어	$40,683,000,000	12.75%	13.65%
병원 ICU 원격 모니터링	$35,325,959,000	11.07%	11.85%
의료기관의 EHR (PCP, MD, OD)	$23,107,380,000	7.24%	7.75%
원격 환자 모니터링 소프트웨어만	$10,449,000,000	3.28%	3.50%
약국	$7,863,000,000	2.46%	2.64%
원격의료	$4,785,140,500	1.50%	1.61%
치과 치료	$3,849,000,000	1.21%	1.29%
VHA/Cerner	$3,785,700,000	1.19%	1.27%
투석 소프트웨어(별도 시설)	$3,327,552,228	1.04%	1.12%
카운티 및 주 보건국	$2,398,500,000	0.75%	0.80%
DoD Cerner, Leidos EHR	$1,650,000,000	0.52%	0.55%
재택 건강 관리	$1,293,105,000	0.41%	0.43%
임상시험 소프트웨어	$839,500,000	0.26%	0.28%
전문간호시설(SNF)	$497,024,640	0.16%	0.17%
교도소 건강 서비스	$496,800,000	0.16%	0.17%
임상검사실	$460,100,000	0.14%	0.15%
물리치료	$382,333,360	0.12%	0.13%
PACs(의료영상) 소프트웨어	$352,920,000	0.11%	0.12%
지압요법	$298,570,000	0.09%	0.10%
검안사	$275,356,000	0.09%	0.09%
보험약제관리기업	$195,160,000	0.06%	0.07%
호스피스	$159,060,000	0.05%	0.05%
방문간호사	$153,456,000	0.05%	0.05%
작업요법	$115,392,060	0.04%	0.04%
족부의학 소프트웨어	$62,790,000	0.02%	0.02%
응급 의료 서비스(소방서의 일부 아님)	$47,661,000.00	0.01%	0.02%
인디언 보건 서비스	$38,226,920	0.01%	0.01%
침술사	$36,532,636	0.01%	0.0%
노인주간보호센터	$34,980,000	0.01%	0.01%
의료 사회 복지사	$12,275,200	0.00%	0.00%
사이버보안 보험료 제외 합계	**$298,126,041,732**	93.46%	100%
사이버보안 보험료	$20,868,822,921	6.54%	
총계	**$318,994,864,653**		

없는 비용은 포함하지 않기로 결정했기 때문이다. 우리는 또한 본 추정이 종합적인 추정치를 얻기 위한 첫 번째 시도라는 것을 인정하며, 다른 사람들이 본 결과에 다른 내용을 추가하거나, 수정하기를 오히려 기대한다. 아무튼, 해당 수치는 분명히 중요하며, 미국 HIT의 역할이 계속해서 발전하고 확대되고 있는 만큼 계속되는 후속 연구가 필요하다.

우리는 다른 사람들이 본 연구를 기반으로 하여 관련 지식을 더욱 발전시키고 개선할 것을 권장한다.

복습 문제

01. 미국 의료 내 인증 전자건강기록 기술(certified electronic health record technologies, CEHRTs)의 채택 증가와 광범위한 사용의 주 요인은 무엇인가?

부록: 복습 문제 정답 및 해설

문제 1: 정답

하나의 요인은 HIT를 통한 계속되는 성과 측정, 환자중심 메디컬 홈(patient-centered medical homes, PCMH)과 같은 치료 혁신을 통해 의료의 품질(안전성, 유효성, 환자중심성, 공정성, 적시성, 효율성)을 개선하고자 하는 수요이다. 또 다른 요인은 규제 관련이다: CEHRT 채택과 중요한 메디케어/메디케이드 지불과 관계된 유의미한 사용에 대한 연방 장려책과 미채택에 대한 불이익이 그것이다. 세 번째 요인은 전자 임상 품질 측정(electronic clinical quality metrics)과 연결된 가치기반 지불제도와 성과연동 지불제도(pay-for-performance)에 대한 지금의 관심이다. 그러나, 많은 사람들이 "가치기반 치료"의 활용성과 이를 설명하는 데 사용되는 단위에 대해 논쟁을 벌이고 있다는 점에 주목해야 한다. 또한 현재 다른 의료 기관(병원, 건강 정보 교환, 공중보건기관)과 연결된 의료기관 EHR의 사용은 일부 대중에 의해 의료기관의 품질을 보여주는 마케팅 요인으로 여겨지고 있다.

감사의 말 본 글에는 여러 동료와 친구들의 도움이 있었다. Catherine Mavrich는 수백 개의 공급업체에 전화를 걸고, 그들의 자료를 읽고, (그들이 더 많은 데이터와 면담 대상자들을 제공해 주기 전에) 너무나도 많은 시연을 끝까지 봄으로써 소프트웨어 비용을 얻어내는 데 훌륭하고 성공적인 작업을 수행했다. 그녀는 또한 비용 데이터를 수집 및 정리하기 위해 원본 데이터 구조를 구축하고 정보가 자동으로 추가되도록 만들었다.

이번 권의 편집자인 George Kim (Johns Hpkins) 박사는 이 책의 글과 양식을 개선하는 데 끝없이 많은 시간을 보냈다. 또한 거의 모든 수치에 대해 질문하거나 추가 서류를 요청함으로써 도움을 주었다. 추가 자료를 제안하고 HIT 비용 구조에 대한 전문가들을 추천하는 데 귀중한 역할을 했다. 무엇보다도, George는 친절한 격려로 나를 지지해준 편집자였다.

많은 의료제공자는 귀중한 정보원이었다. 이 범주에서, 존스홉킨스(Johns Hopkins)의 정보보호 최고책임자(Chief Information Security Officer, CISO) Darren Lacey는 사이버보안 보험 비용과 점점 더 변화하고 있는 사이버보안 보험 적용 범위를 확보하는 데 매우 귀중한 도움을 주었다.

훌륭한 친구이자 동료인 Joel L. Telles 박사는 일부 계산 및 스프레드시트에 대단히 큰 도움을 주었다. Joel은 이전에 병원 시스템 및 병원 협회 데이터를 분석하는 데 중요한 역할을 맡았었다.

내 동료이자 친구인, Harvard의 Stephen Soumerai 박사는 항상 추가적이고 중요한 비용을 포함하라고 내게 강력히 권했다. 본 문서에서는 소프트웨어 및 구현 비용에만 집중하기 때문에(그리고 HIT의 부정적인 측면에 대한 논의에 참여하지 않기 때문에) Steve의 조언은 내가 계산에서 제외한 사항의 목록에 국한되어 있었다. 그러나 해당 사항은 향후 분석에서 검토되어야 하는 심각한 문제이다.

수치와 비용 한도를 제공하느라 나와 몇 시간씩이나 보낸 많은 HIT 공급업체 판매원의 이름은 언급하지 않을 것이다. 하지만 그들에게 많은 감사를 전하고 싶다. 가끔씩 그들은 내가 잠재적인 고객이라고 생각하기는 했지만, 그들의 정보는 매우 유용했다. 또, 많은 협회(예: 약국 협회, 호스피스 협회, 물리치료 협회 등)의 리더 등의 이름은 언급하지 않을 것인데, 이따금씩 복잡한 돈 문제에 대해 어디까지 논의가 허용되는지에 대해 우려했기 때문이다. 하지만 그들은 큰 도움이 되었을 뿐만 아니라 경험이 풍부한 다른 이들을 내게 소개해 주기까지 하였다.

내 아들 Jonah Koppel은 양식 문제를 해결하고 200개 이상의 참조문헌에 관해 도움을 주는 데 귀재였다.

펜실베니아 대학(University of Pennsylvania), 버팔로 대학(University of Buffalo), AMIA의 다른 친구 및 동료들은 이 글에 대해 무척 고무되었고, 자료와 통찰력으로 많은 도움을 주었다. 이들 모두에게 감사의 뜻을 전한다.

물론, 모든 오류는 나의 책임이다.

참고문헌

01. Koppel R. Great promises of healthcare information technology deliver less. In: Weaver CA, et al., editors. Healthcare information management systems: cases, strategies, and solutions, health informatics. Switzerland: Springer International Publishing; 2016.

02. Koppel R, Gordon S. First, do less harm: confronting the inconvenient problems of patient safety. Ithaca, NY: Cornell University Press; 2012.
03. Moy AJ, Schwartz JM, Chen R, Sadri S, Lucas E, Cato KD, et al. Measurement of clinical documentation burden among physicians and nurses using electronic health records: a scoping review. J Am Med Inform Assoc. 2021;28(6):998–1008.
04. Fry E, Schulte F. Death by a thousand clicks: where electronic health records went wrong. Fortune Magazine. 2019.
05. Dymek C, Kim B, Melton GB, Payne TH, Singh H, Hsiao C. Building the evidence-base to reduce electronic health record–related clinician burden. J Am Med Inform Assoc. 2021;28(5):1057–61. https://doi. org/10.1093/jamia/ocaa238. (accessed 12/1/2021)
06. Karsh BT, Weinger MB, Abbott PA, Wears RL. Health information technology: fallacies and sober realities. J Am Med Inform Assoc. 2010;17(6):617–23.
07. Amato MG, Salazar A, Hickman TT, Quist AJ, Volk LA, Wright A, McEvoy D, Galanter WL, Koppel R, Loudin B, Adelman J, McGreevey JD 3rd, Smith DH, Bates DW, Schiff GD. Computerized prescriber order entry-related patient safety reports: analysis of 2522 medication errors. J Am Med Inform Assoc. 2017;24(2):316–22.
08. Huang C, Koppel R, McGreevey JD III, Craven C, Schreiber R. Transitions from one electronic health record to another: challenges, pitfalls, and recommendations. Appl Clin Informatics. 2020;11(5):742–54.
09. Koppel R, Lehmann CU. Implications of an emerging EHR monoculture for hospitals and healthcare systems: an analysis of Epic's market power. J Am Medical Inform. 2015;22:465–71.
10. Koppel R. Keynote chapter: is HIT evidenced-based? International medical informatics yearbook. Stuttgart: Schattauer Publisher; 2013.
11. Nelson H Can low EHR use time, clinician demand predict physician departure? EHR Intelligence 10/14/21
12. Lee BY. How doctors may be spending more time with electronic health records than patients. Forbes. 2020; Jan
13. American Bar Association. Health law section. Available from: https://www.americanbar.org/ groups/health_law/ (accessed 11/24/21)
14. Huang C, Koppel R, McGreevey JD III, Craven C, Schreiber R. Transitions from one electronic health record to another: challenges, pitfalls, and recommendations. Appl Clin Informatics. 2019;
15. US Department of Health and Human Services. Information Technology Agency Summary https:// itdashboard.gov/drupal/ summary/009 (accessed 11/23/21)
16. National Association of State Budget Offices. 2020 State expenditure report. Available from: https://higherlogicdownload. s3.amazonaws.com/ NASBO/9d2d2db1-c943- 4f1b- b750- 0fca152d64c2/ UploadedImages/SER%20Archive/2020_State_ Expenditure_Report_S.pdf (accessed Nov 27, 2021)
17. Trust for America's Health. Investing in America's Health: a state-by-state look at public health funding and key health facts. Available from: https://www. tfah.org/report-details/ investing-in- americas- health- a- state- by- state- look- at- public-health- funding- and- key- health- facts/ (accessed Nov 24, 2021)
18. Weins K, IT Spending by Industry. Flexera [internet]. Mar 5, 2020. Available from: 2020 https://www. flexera.com/blog/ technology-value- optimization/ it-spending- by- industry/ (accessed Nov 27, 2021)
19. Kaelber D The journey to enterprise imaging: Best practices and lessons learned from MetroHealth's CMIO Becker's Hospital Review 2021 June 23 Available from: https:// go.beckershospitalreview.com/the-journey- to- enterprise-imaging- best- practices- and- lessons- from- metrohealths-cmio? utm_campaign=Hyland_ Webinar_6.23.2021&utm_ source=website&utm_ content=featured (accessed Nov 27, 2021)
20. US Department of Transportation. Traffic Safety Facts EMS Research Note. June 2014 Available From: https://www.ems. gov/pdf/National_EMS_ Assessment_Demographics_2011.pdf (accessed Nov 17, 2021)
21. Capterra. EMS Software. Available from: https:// www.capterra. com/ems-software/? pricing_options= %5B2%5D&sortOrder=-sponsored
22. ESO Resource Library.www.eso.com. Available from: https:// www.eso.com/resources/#category=Industry%20 Insights&resource_type=Product%20One-Pager& resource_product=EHR%20(ePCR) (accessed Nov 17, 2021)
23. ESO Resource Library. www.eso.com. Available from: https:// www.eso.com/ems/ https://www. eso.com/resources/#category=Industry%20 Insights&resource_type=Product%20 One-Pager& resource_product=EHR%20(ePCR) (accessed October 13, 2021)
24. Defense Health Agency, October, 2020 Fact sheet, composite health care system order entry and results retrieval system. Available from: https://www.health. mil/Reference-Center/ Fact-Sheets/ 2020/10/26/ Composite-Health- Care- System (Accessed 2020 Sept 21)
25. Serbu J. DoD: Price tag for new electronic health record might grow by $1.2 billion. Federal News Network. July 25, 2018 Available from: https:// federalnewsnetwork.com/defense-news/ 2018/07/ dod-price- tag- for- new- electronic- health- record-might- grow- by- 1- 2- billion/ (Accessed 2021 August 21)
26. Jercich K. Department of Defense expands Cerner EHR implementation to 10,000 more providers Healthcare IT News. April 28,2021 Available from: https://www.healthcareitnews.com/ news/department-defense- expands- cerner- ehr- implementation- 10000- more- providers (Accessed 2021 Jun 22)
27. Martin N. Cerner to Continue VA EHR System Deployment Under $134M Task Order GovCon Wire September 10,2021 Available from: https:// www.govconwire.com/2021/09/cerner-awarded- 113m- to- continue- va- ehr- system- deployment (Accessed 2021 Dec 4)
28. Indian Health Service. Operating Plan for FY 2021 Available from: https://www.ihs.gov/sites/budgetformulation/ themes/ responsive2017/display_ objects/documents/FY2021_OperatingPlan.pdf (Accessed 2021 Nov 12)
29. Allen SA, Wakeman S, Cohen R, Rich JD. Int J Prison Health. 2010;6(3):100–6.

30. Department of Nursing Nursing USC Blog. What to expect as a correctional care nurse and how to avoid burnout in challenging settings. Available from: https://nursing.usc.edu/blog/correctional-nurse- career/ (Accessed 2021 Nov 30)
31. Careers in Public Health. Net correctional medicine physician. Available from: https://www.careersinpublichealth. net/careers/correctional-medicine- physician/ (Accessed 11/27/21)
32. Fusion. Fusion EHR for correctional facilities. Available from: https://fusionehr.com/? gclid=CjwKCAiAs92MBhAXEiwAXTi25 7AGbRWq3bjqU35c_92OaIF6O5uQZcvd_ w37pMqlCVgQv_5U8fdAjhoC8vsQAvD_BwE (Accessed 11/27/21)
33. McCullough JM, Leider JP, Riley WJ. Local fiscal allocation for public health departments. Am J Prevent Med. 2015;49(6):921–9. Available from: https://www.ajpmonline.org/article/S0749-3797(15)00205-6/ fulltext. https://doi.org/10.1016/j. amepre.2015.04.021.
34. Hyde JK, Shortell SM. The structure and organization of local and state public health agencies in the U.S.: a systematic review. Am J Prev Med. 2012;42(Suppl. 5):S29–41. https://doi.org/10.1016/j. amepre.2012.01.021.
35. GovPIlot Health Inspection Software https://www. govpilot.com/health-department- software https:// www.govpilot.com/health-department- software (accessed Dec 1, 2021)
36. National Association of Counties, Advocacy Center https://www.naco.org/resources/ featured/2020-advocacy
37. Mitchell H. Former VA IT exec: 6 insights on VA's $16B Cerner EHR [internet] Becker's Health IT. July 27th, 2021 Available from: https://www.beckershospitalreview. com/ehrs/viewpoint-6- reasons- the- va- s- 16b- cerner- ehr- rollout- is- failing. html (Accessed 2021 Nov 11)
38. Haxel C. Inspector general finds fault in rollout of Cerner's $10 billion contract for VA health records. KCUR [internet]. July 12, 2021. Available from: https://www.kcur.org/news/2021-07-12/ inspector-general- finds- fault- in- rollout- of- cerners- 10-billion- contract- for- va- health- records (Accessed 2021 Nov 11)
39. Cohen JK. VA underreported EHR project costs by $2.5B, OIG finds. Modern Healthcare. July 09, 2021 Available from: https://www.modernhealthcare. com/information-technology/ va-underreported- ehr- project- costs- 25b- oig- finds Accessed 2021 Oct 3)
40. Landi H Tech VA underestimated infrastructure costs that could raise EHR price tag by up to $5B: OIG 2021 July 10. Available from: https://www. fiercehealthcare.com/tech/va-underestimated- physical- it- infrastructure- costs- could- raise-ehr- price- tag- by- up- to- 5billion- oig (Accessed 2021 Nov 12)
41. US Government. VA EHR modernization fact sheet. Available from: https://www.ehrm.va.gov/resources/ factsheet (Accessed 2021 Nov 12)
42. Meagher E There's still a chance for VA to save its electronic health record from looming disaster Federal Healthcare News 2021 April 5 Available from: [https://federalnewsnetwork.com/commentary/ 2021/04/theres-still- a- chance- for- va- to- save-its- electronic- health- record- from- looming- disaster/ (Accessed 2021 Nov 1)
43. Phillips D Hidden Costs and Flawed Training Plague the V.A.'s Huge Software Upgrade. A $16 billion effort to modernize health records at the Department of Veterans Affairs ran into major problems in its first installation, two watchdog reports say. NYTimes July 9, 2021 (Accessed 2021 Aug 12)
44. Dept of Veterans Affairs, Office of the Inspector General. Unreliable Information Technology Infrastructure Cost Estimates for the Electronic Health Record Modernization Program Available from: https://www.va.gov/oig/pubs/VAOIG-20- 03185-
45. pdf (Accessed 2021 Nov 11)
46. Cohen JK. VA underreported EHR project costs by $2.5B, OIG finds. Modern Healthcare. July 09, 2021 Available from: https://www.modernhealthcare. com/information-technology/ va-underreported- ehr- project- costs- 25b- oig- finds (Accessed 2021 Nov 11)
47. Philips D. Hidden Costs and Flawed Training Plague the V.A.'s Huge Software Upgrade. A $16 billion effort to modernize health records at the Department of Veterans Affairs ran into major problems in its first installation, two watchdog reports say. NYTimes July 9, 2021 (Accessed 2021 Nov 12)
48. Mitchell H Former VA IT exec: 6 insights on VA's $16B Cerner EHR Becker's Health IT July 27,2021 Available from https://www.beckershospitalreview. com/ehrs/viewpoint-6- reasons-the- va- s- 16b- cerner- ehr- rollout- is- failing. html (Accessed Aug 22, 2021)
49. Haxel C. Inspector General Finds Fault In Rollout Of Cerner's $10 Billion Contract for VA Health Records Inspector General finds fault in rollout of Cerner's $10 billion contract for VA health records. Available from: https://www.kcur.org/news/2021-07- 12/ inspector-general- finds- fault- in- rollout-of- cerners- 10- billion- contract- for- va- health- record (Accessed Aug 28, 2021)
50. CDC. Adult Day Services Centers. Last edited Oct 8, 2021. Available from: https://www.cdc.gov/nchs/ fastats/adsc.htm (accessed Nov 27, 2021)
51. American Healthcare Association and National Center for Assisted Living. Facts and Figures. AHCA, NCAL https://www.ahcancal.org/Assisted-Living/ Facts-and- Figures/ Pages/default.aspx (accessed Nov 30, 2021)
52. Seniorstat Senior Service Software, JMJ Innovations. Available from: https://mjminnovations.com/seniorstat/ accessed Dec 12, 2021)
53. Axis Care. Encouraging home care statistics for
54. January 21, 2021 Available from: https://axiscaresales. com/encouraging-home- care- statistics- for- 2021/ (accessed Nov 27, 2021)
55. US Dept of Labor, Bureau of Labor Statistics. Home health aides and personal care aides Available from: https://www.bls.gov/ooh/healthcare/home-health- aides- and- personal- care- aides.htm (accessed Nov 22, 2021)
56. National Center for Health Statistics, US CDC. Home Health Care https://www.cdc.gov/nchs/ fastats/home-health- care. htm (accessed 11/27/2021)
57. Holly R National home health spending hits record $102.2 billion--with room for growth. Home Health Care News 2019 Dec

5. https://homehealthcarenews. com/2019/12/national-home-health- spending- hits- record- 102- 2- billion- with- room- for-growth/ (accessed Nov 27, 2021)

58. US Dept of Labor, Bureau of Labor Statistics. Home health aides and personal care aides Available from: https://www.bls.gov/ooh/healthcare/home-health- aides- and- personal- care- aides.htm (accessed Nov 18, 2021)
59. Holly R. National Home Health Spending Hits Record $102.2 Billion — With Room for Growth. Dec 5, 2019 Home Health Care News 2019, Dec. Available from: https://homehealthcare-news. com/2019/12/national-home- health- spending- hits-record- 102- 2- billion- with- room- for- growth/ (accessed Nov 7, 2021)
60. National Hospice and Palliative Care Organization. NHP-CO Facts and Figures 2018 EDITION (REVISION 7-2-2019) [internet] NHPCO 2019 7 Feb Available from: https://39k5c-m1a9u1968h g74aj3x51-wpengine. netdna-ssl. com/wp-content/uploads/2019/07/2018_NHPCO_Facts_Figures.pdf (accessed 2021 Nov 11)
61. Definitive Healthcare Corporation. Technologies at Long-Term Care Facilities [internet] Definitive Healthcare]; Available from: https://www.definitivehc. com/blog/technologies-at- long-term- care- facilities [accessed 2021 Nov 16]
62. Arnold C. Home sweet hospital. Hopkins medicine. Johns Hopkins University; 2021. Available from: https://www.hopkins-medicine.org/news/articles/ home-sweet- hospital [Accessed 10 November 2021]
63. Centers for Medicare and Medicaid Services (CMS) CMS.gov Press Release: CMS Announces Comprehensive Strategy to Enhance Hospital Capacity Amid COVID-19 Surge. CMS Website, Nov 25, 2020. Available from: https://www.cms. gov/news-room/press-releases/ cms-announces- comprehensive- strategy-enhance- hospital- capacity- amid- covid- 19- surge [Accessed 10 November 2021]
64. Optimize Health Corporation. Learn How to Create a Successful Remote Patient Monitoring Program. Available from: https://www.optimize.health/request-a- demo?utm_term=remote%20patient%20 monitoring%20system&utm_campaign= OptimizeHealth_Search_TargetC-PA300_AB&utm_ source=Google&utm_medium=cp-c&hsa_net= adwords&hsa_kw=remote%20patient%20 monitoring% 20system&hsa_tgt=kwd-488296512912& hsa_acc=3922845709&hsa_grp=125216688229&hsa_ mt=e&hsa_cam=14239469750&hsa_ver=3&hsa_ ad=467240615216&hsa_src=g&gclid=CjwKCAjwyvaJBhBpEiwA8d38vBePF5abyjo-TOpm07BG SGoQbG1eF3bJ86GaGyDjIAg8iBEMD19S2rRoC FsUQAvD_BwE (Accessed 2021 Nov 2)
65. Clinical Research News Staff clinical research news online. Available from: https://www.optimize.health/request-a-de-mo? utm_term=remote%20patient%20monitoring%20 system&utm_campaign=OptimizeHealth_Search_ Tar-getCPA300_AB&utm_source=Google&utm_ medium=cp-c&hsa_net=adwords&hsa_kw=remote%20patient%20 monitoring%20 system&hsa_tgt=kwd-488296512912& hsa_acc=3922845709&hsa_grp=125216688229&hsa_ mt=e&hsa_cam=14239469750&hsa_ver=3&hsa_ ad=467240615216&hsa_src=g&gclid=CjwKCAjwyvaJBhBpEiwA8d38vBePF5abyjo-TOpm07BG SGoQbG1eF3bJ86GaGyDjIAg8iBEMD19S2rRoC FsUQAvD_BwE (accessed 11/27/21)
66. Coachcare Corporation. Why insurance companies are investing heavily in RPM for telehealth providers. Available from: https://www.coachcare. com/2021/05/05/why-insurance- com-panies- are- investing- heavily- in- rpm- for- telehealth- provid-ers. html (Accessed 2021 Nov 13)
67. Pennic F. HIT consultant 88% of hospitals plan to invest in remote patient monitoring solutions to support value based care. 2019 Nov 4. Available from: https://hitconsultant.net/2019/11/04/remote-patient- monitoring- solutions- value-based- care/#. YSZTHI5KiUk (Accessed 2021 Nov 22)
68. Clear Arch Health Corporation. Remote patient monitoring. Available From: https://www.cleararchhealth. com/?match-type=p&keyword=patient%20 monitoring&device=c&adposi-tion&netwoks (Accessed 2021 Oct 2)
69. Chen J, Sun D, Yang W, et al. Clinical and economic outcomes of telemedicine programs in the intensive care unit: a systematic review and meta-analysis. J Intensive Care Med. 2018;33(7):383–93.
70. Deslich S, Coustasse A. Expanding technology in the ICU: the case for the utilization of telemedicine. Telemed J E Health. 2014;20(5):485–92.
71. Society of Critical Care Medicine. Critical care statistics. Available from: https://www.sccm.org (accessed 11/19/21)
72. Leading Age.org. Telehealth and remote patient monitoring for long-term and post-acute care: a primer and provider selection guide Available from: https://leadingage.org/white-papers/telehealth-and- remote- patient- monitoring- long- term- and-post- acute- care- primer- and (accessed 11/20/21)
73. Centers for Medicare & Medicaid Services, National Center for Vital Statistics, Table 45. National health expenditures, average annual percent change, and percent distribution, by type of expenditure: United States, selected years 1960–2018 https://www. cdc.gov/nchs/hus/contents2019.htm#Table-045 (accessed 11/29/21)
74. Bureau of Labor Statistics, US Dept of Labor, 2020 National industry-specific occupational employment and wage estimates NAICS 623100 - Nursing Care Facilities (Skilled Nursing Facilities) Available from: https://www.bls.gov/oes/2020/may/naics4_623100. htm (Accessed 11/27/21)
75. Bjarnadottir R, Herzig CTA, Travers JL, Castle NG, Stone PW. Implementation of electronic health records in U.S. Nursing. Comput Inform Nurs. 2017;35(8):417–24. https://doi.org/10.1097/ CIN.0000000000000344.
76. Office of the National Coordinator of Healthcare IT. US HHS. ONC Data Brief No. 39 | Electronic Health Record Adoption and Interoperability among U.S. Skilled Nursing Facilities in 2016 Available from: https://www.healthit.gov/sites/ default/files/electronic-health- record- adoption- and- interoperability-among- u. s.-skilled- nursing- facilities- in- pdf (Accessed 2021 Dec 1)
77. Hospice Software Pricing Guide and Cost Comparison. Avail-

able at: https://www.capterra. com/hospice-software/ pricing-guide/ (Accessed 2021 Dec 7)

78. Thornbery Software Ldt. Available at: https://www. thornberryltd.com/hospice-emr (Accessed 2021 Nov 17)

79. Alora Health Hospice Software. Available from: https:// www. alorahealth.com/hospice-software/?gclid=Cj0KCQi AqbyNBh-C2ARIsALDwAsDOEFsyF2ju_tpqg6_5qJs_ PffXNXwtie4MUl-fEeO3XjEoEyWwpqAkaAmLdEALw_ wcB (Accessed 2021 Aug 22)

80. Visiting Nurses Association. Available from: https:// en.wikipedia.org/wiki/Visiting_nurse_association (Accessed 2021 Nov 11)

81. Visiting Nurse Associations of America/Family Caregiver Alliance. Available from: https:// www.caregiver.org/state-resource/ visiting-nurse- associations- america- vnaa/ (Accessed 2021 Nov 12)

82. https://www.statista.com/topics/4049/home-care- in- the- us/ (Accessed 2021 Nov 4)

83. Centers for Medicare and Medicaid Services (CMS). Acupuncture for Chronic Low Back Pain Available from: https://www. cms.gov/medicare-coverage- database/ details/nca-decision-memo. aspx?NCAId=295 (accessed Nov 17, 2021)

84. Kareo Software, Inc.. Available from: https://www. kareo.com/ (Accessed 2021 July 16)

85. Vagaro Software. Available from: https://sales. vagaro.com/ (Accessed 2021 June 26)

86. Power Diary Software. Available from: https://www. powerdiary. com/us/profession/acupuncture-and- chinese- medicine- practice- management- software/ ?gclid=Cj0KCQiAqbyNBhC2A-RIsALDwAsCTI ReDpKhUlaBZ4lEsmFuMS3KbMqDRJK5f-NyZ-FJGM6L24nBnptw4aAu_ wEALw_wcB (Accessed 2021 June 26)

87. American Chiropractic Association. Key facts and figures about the chiropractic profession. Available from: https://www.acatoday.org/News-Publications/ Newsroom/Key-Facts (accessed Nov 17, 2021)

88. US National Library of Medicine ClinicalTrials. gov Trends, Charts, and Maps. ClinicalTrials.gov currently lists 395,692 studies with locations in all 50 States and in 220 countries. As of March, 2021 Available from: https://clinicaltrials.gov/ct2/ resources/trends (Accessed 2021 Nov 21)

89. U.S National Library of Medicine. Trends, Charts, and Maps. Nov 23, 2021 (cited 11/24/2021) Available from: https://clinicaltrials.gov/ct2/ resources/trends#RegisteredStudiesOverTime-Poste dResults (Accessed 2021 Nov 21)

90. Applied Clinical Trials. Business and People News August 16, 2021 Available from: https://www. appliedclinicaltrialsonline. com/view/business-and- people- news- 8- 21 (Accessed 2021 Nov 21)

91. Applied Clinical Trials Apr 2021; 30(4): Available from: https:// cdn.sanity.io/files/0vv8moc6/act/ e231be8fff5d23db589db-9cd334d88d0d1d1ff59.pdf/ ACT0421_DigitalBook-Watermark. pdf (Accessed 2021 Nov 21)

92. Indeed Corporation, Clinical Trial management jobs. Available from: https://www.indeed. com/q-Clinical-Trial-Management-jobs.html?vjk=8e109048efdfa085

93. Get App Corporation: "Web-based Clinical Trial Management Software" Available from: https://www.getapp.com/p/sem/ clinical-trial-management-software?t=Best%20Clinical%20 Trial%20Management%20Software&camp=adw_search&utm_ content=g&utm_source=ps -google& utm_ campaign=COM_ US_Desktop_BE-Clinical_ Trial_Management&utm_medium=cpc&account_campaign_id=9868119584&account_ adgroup_id=104236096230&ad_id=431448993563&utm_ term=clinical%20trial%20management%20system&matchtype=e&gclid=Cj0KCQiAkNiMBhCxARIsAIDDK NWQCKXaOZY-dvPE6kWPS82iI9aUiVZr-D- DBT_ nwMg6-XcsBtve2nU-gaAvRvEALw_ wcB (Accessed 11/18/2021)

94. Wieczerzak M Electronic Clinical trial management systems: the basics, needs, and outputs SOCRA Corporation. Available from: https://www.socra. org/blog/electronic-clinical- trial-management- systems- the- basics- needs- and- outputs/ (accessed 11/18/2021)

95. American Dental Association Table 4: Supply of dentists in the U.S. by practice, research, or administration area, dentists working in dentistry https:// www.ada.org/resources/research/ health-policy- institute/ dentist-workforce (accessed Nov 17, 2021)

96. US Dept of Labor Occupational Outlook Handbook: Dental Assistants cited 2021 Nov 11]; Available from: https://www.bls. gov/ooh/healthcare/dental-assistants. htm (accessed Nov 12, 2021)

97. American Dental Hygienists Association Oral_ Health_Fast_ Facts_&_Stats.pdf Fact Sheet. Available from: https://www. adha.org/resources-docs/ 72210 (accessed Nov 17, 2021)

98. Health Policy Institute, ADA. US Dental Expenditures 1017 Update. https://www.ada. org/~/media/ADA/Science%20and%20 Research/ HPI/Files/HPIBrief_1217_1.pdf [https://journals. plos.org/plosone/article?id=10.1371/journal. pone.0234459] (accessed Nov 17, 2021)

99. Wightman A. Caregiver burden in pediatric dialysis. Pediatr Nephrol. 2020;35(9):1575–83. https://doi. org/10.1007/s00467-019- 04332- Epub 2019 Aug PMID: 31435726

100. Dodd R, Palagyi A, Guild L, Jha V, Jan S. The impact of out-of-pocket costs on treatment commencement and adherence in chronic kidney disease: a systematic review. Health Policy Plan. 2018;33(9):1047– https://doi.org/10.1093/heapol/czy081. PMID: 30247548

101. Lockridge RS Jr. The direction of end-stage renal disease reimbursement in the United States. Semin Dial. 2004;17(2):125–30. https://doi. org/10.1111/j.0894-0959.2004.17209. x.

102. Physicians Advocacy Group and Avalere Health Reports "COVID-19's Impact On Acquisitions of Physician Practices and Physician Employment 2019-2020, June 2021 Revised-6-8-21_PAIPhysician- Employment- Study-2021-FINAL. pdf (accessed Nov 6, 2021)

103. American Medical Association 2020 Physician Practice Benchmark Survey https://www.ama-assn. org/about/research/physician-practice- benchmark- survey (accessed 11/22/2021)

104. American Medical Association AMA analysis shows most physicians work outside private practice. https:// www.ama-assn. org/press-center/ press-releases/ ama-analysis- shows- most- physicians- work- outside- private- practice (accessed Dec 1, 2021)

105. American Medical Association AMA analysis shows most physicians work outside private practice. Available from: https:// www.ama-assn. org/press-center/ press-releases/ ama-analysis- shows- most- physicians- work- outside- private- practice (accessed Dec 3, 2021)

106. WebPT Occupational Therapy Software. Available from: https:// get.webpt.com/occupational-therapy- software/? (Accessed 2021 Nov 1)

107. Clinic Source, Therapy Practice Management Software. clinicsource.com. Available from: https:// www.clinicsource.com/ free-therapy- software- trial/ (accessed Nov 24, 2021)

108. E Therapy Docs. Make patient care your primary focus by reducing practice workload. Available from: https://etherapydocs.com/?utm_ medium=ppc&utm_campaign=etherapy-docs&utm_ term=occupationaltherapy&utm_source=capterra (Accessed Nov 24, 2021)

109. US Dept of Labor, Occupational Outlook Handbook Available from: https://www.bls.gov/ooh/ healthcare/optometrists.htm (accessed Nov 22, 2021)

110. Fein A. Drug channels; The Top 15 U.S. Pharmacies of 2019: specialty drugs drive the industry's evolution; Mar 03, 2020 [cited Nov 10]; Available from: https://www.drugchannels. net/2020/03/the-top- 15- us- pharmacies- of- html (accessed Nov 17, 2021)

111. Data Scan: Software for independent pharmacies. how much does pharmacy management software cost? [Internet].Data Scan. Mar 03, 2020 [cited Nov 10]; Available from: https:// datascanpharmacy. com/blog-how- much- does- pharmacy- management- software- cost/ (accessed Nov 17, 2021)

112. Data Scan: Software for independent pharmacies. how much does pharmacy management software cost? [Internet]. Data Scan. Mar 03, 2020; Available from: https://datascanpharmacy. com/blog-how- much- does- pharmacy- management- software- cost (accessed Nov 27, 2021)

113. National Association of Insurance Commissioners. Pharmacy benefit managers. Available from: https:// content.naic.org/ cipr_topics/topic_pharmacy_benefit_ managers.htm (Accessed 2021 Nov 12)

114. Feldman BS. Big pharmacies are dismantling the industry that keeps US drug costs even sort-of under control. Quartz. 2016;29. Available from: https:// qz.com/636823/big-pharmacies- are- dismantling- the- industry- that- keeps- us- drug- costs- even- sort- of- under- control/ (Accessed 2021 Nov 29)

115. Gryta T. What is a 'pharmacy benefit manager? Wall Street Journal. March. 2016;29

116. Healthcare Medical Pharmaceutical Directory.com

117. https://healthcaremedicalpharmaceuticaldirectory. com/PBMs. html (accessed 11/11/21)

118. US Dept of Labor, Bureau of Labor Statistics, Occupational Outlook Handbook, Physical Therapists, at https://www.bls.gov/ ooh/healthcare/ physical-therapists. htm (visited July 10, 2021)

119. US Dept of Labor, Bureau of Labor Statistics. Occupational outlook handbook, physical therapist assistants and aides. https:// www.bls.gov/ooh/ healthcare/physical-therapist- assistants- and- aides. htm (Accessed July 10, 2021).

120. U.S. Department of Labor, Bureau of Labor Statistics, Occupational Outlook Handbook, Physical Therapists, Available from: https://www. bls.gov/ooh/healthcare/physical-therapists. htm (Accessed July 10, 2021).

121. American Physical Therapy Association. https:// www.apta.org/ Commission on Accreditation in Physical Therapy Education Available from: https:// www.capteonline.org/ (Accessed July 10, 2021).

122. Federation of State Boards of Physical Therapy. Available from: https://www.fsbpt.org/ (Accessed July 10, 2021).

123. American Board of Physical Therapy Specialties. Available from: https://specialization.apta.org/ (Accessed July 10, 2021).

124. Bureau of Labor Statistics, U.S. Department of Labor, Occupational Outlook Handbook. Physical Therapists and assistants. Available from: https:// www.bls.gov/ooh/healthcare/physical-therapist- assistants- and- aides. htm (Accessed 2021 Nov 11)

125. American Association of Colleges of Podiatric Medicine 2018 Podiatric medical college information book Available from: https://www.aacpm.org/ wp-content/ uploads/2017-2018- CIB_ DIGITAL-FINAL. pdf (accessed Nov 7, 2021)

126. American Podiatric Medicine Association, 2021 FAQ about Today's Podiatrists Available from: https:// www.apma.org/contentfull.cfm?ItemNumber=8001 (accessed Nov 9, 2021)

127. American Podiatric Medical Association. FAQ about Today's Podiatrists Apma.org. Available from: https:// www.apma.org/ contentfull.cfm?ItemNumber=8001 (accessed Nov 17, 2021)

128. Wicklund E AMA Survey Charts Explosive Growth of Telehealth Services in 2021 https://mhealthintelligence. com/news/ ama-survey- charts- explosive- growth- of- telehealth- services- in- 2021 mHealth Intelligence (Accessed 9/15/2021)

129. MacDonald N, Smith N, Orans L, Skorupa J 2021 Strategic roadmap for SASE Convergence Gartner Published 25 March 2021—ID G00741491 (accessed Nov 17, 2021)

130. Centers for Disease Control and Prevention Using Telehealth to Expand Access to Essential Health Services during the COVID-19 Pandemic June 10, 2020

131. Harvey JB, Valenta S, Simpson K, Lyles M, McElligott J. Utilization of outpatient telehealth services in parity and nonparity states 2010–2015. Telemed e-Health. 2019;25(2):132–6. https:// doi. org/10.1089/tmj.2017.0265.

132. Vaniukov S, Telemedicine-trends-and-healthcaremarket- statistics. Softermii. Los Angles, 6/2/2021 https://www.softermii.com/ blog/telemedicine-trends- and- healthcare- market- statistics (accessed Nov 1, 2021)

133. American Association of Nurse Practitioners AAN News. More Than 290,000 Nurse Practitioners Licensed in the United States [internet]. AANP. Mar 3, 2020 [cited 2021 Nov 11]; Available from: https:// www.aanp.org/news-feed/ 290-000- nps- licensed- in- us (accessed Nov 14, 2021)

134. Huang C, Koppel R, McGreevey JD III, Craven C, Schreiber R.

Transitions from one electronic health record to another: challenges, pitfalls, and recommendations. Appl Clin Inform. 2019
135. Koppl R, Lehmann CU. Implications of an emerging EHR Monoculture for hospitals and healthcare systems: an analysis of Epic's market power. J Am Med Inform. 2015;22:465–71.
136. Koppel R, Susanne GS. First, do less harm: confronting the inconvenient problems of patient safety. Ithaca, NY: Cornell University Press; 2012.
137. Avalere Health Physicians' Advocacy Group COVID-19' s Impact On Acquisitions of Physician Practices and Physician Employment 2019-2020 June 2021 Available from: file:///C:/Users/rkoppel/Dropbox/cost%20of%20HIT%202/ Revised-6-8-21_PAI-Physician-Employment- Study-2021-FINAL.pdf (accessed Dec 1, 2021)
138. Flexera 2021 State of Tech Spend Report 2021 Available from: pdf report-slo-state-of-techspend- 2021 (accessed Nov 12, 2021)
139. IT Key Metrics Data 2019: Key industry measures: healthcare providers analysis: current year https://www.gartner.com/en/documents/3895083/it-key-metrics-data-2019-key-industry-measures- healthcare (accessed 11/12/21)
140. Gartner Top Strategic Technology Trends for 2022" https://www.gartner.com/en/information-technology/ insights/top-technology- trends (Accessed November 7, 2021)
141. Health Information Management Systems Society Utilizing an Advanced EHR System Case StudyUtilizing an Advanced EHR System Case Study Available from: https://www.himss.org/ resources/utilizing-advanced- ehr- system- case- study (accessed Dec 1, 2021)
142. Health Information Management Systems Society EMR Adoption Maturity Models Available from https://www.himss.org/what-we- do- solutions/ digital-health- transformation/ maturity-models/ electronic-medical- record- adoption- model-emram (accessed Dec 3, 2021)
143. Health Information Management Systems Society Electronic Medical Record Adoption Model (EMRAM) https://empeek.com/ehr-cost- for- a- healthcare- organization- a- detailed-overview/ Dec 18, 2020
144. Bureau of Labor Statistics, US Dept of Labor Number of hospitals and Hospital Employment in Each State, 2019 Available from: https://www. bls.gov/opub/ted/2020/number-of- hospitals- and- hospital- employment- in- each- state- in- htm (accessed Dec 1, 2021)
145. U.S. healthcare organizations spending on IT in health-it-spending-ehrs June 20, 2019 — to a new study by Healthcare Growth Partners. Available from: https://www.lumedx.com (Accessed 2021 Nov 3)
146. Available from: health-it-spending-ehrs (Jun 20, 2019 — U.S. healthcare organizations spending on IT in 2018 g to a new study by Healthcare Growth Partners ...) IT Spend By Industry https://info.flexera. com/statetechspend (accessed 2021 Sep 4)
147. Available from: https://gmcboard.vermont.gov/ sites/gmcb/files/Summary%20of%20FY18%20 Approved%20Budgets.pdf (Accessed 2021 Oct 23)
148. Available from: https://www.jmark.com/wp-content/ uploads/2019/09/JMARK-HEALTHCARE- ANALYSIS- lo. pdf (Accessed 2021 Oct 13)
149. HealthIT.gov. Available from: www.healthit.gov/ faq/how-much- going- cost- me (Accessed 2021 Sept 3)
150. Available from: https://www.nithealth.com. download-pdf- files (Accessed 2021 Sept 30)
151. Available from: www.healthit.gov/topic/health-it- and- health-information- exchange- basics/ medical-practice- efficiencies-cost- savings (Accessed 2021 Sept 30)
152. Available from: www.healthit.gov/playbook/ electronic-health-records/ (Accessed 2021 Oct 3)
153. PWC 2021 Medical cost trend: Behind the numbers https://www.pwc.com/us/en/industries/ health-industries/ library/behind-the- numbers. html (accessed Dec 1, 2021)
154. US Dept of Labor, Bureau of Labor Statistics. Number of hospitals and hospital employment in each state in 2019 APRIL 06, 2020 https://www. bls.gov/opub/ted/2020/number-of- hospitals- and- hospital- employment- in- each- state- in- htm (accessed Dec 3, 2021)
155. Joe McAdory, 4/27/21 Investment in information technology can improve profitability in U.S. hospitals Herbert College of Business, Auburn University, Auburn, Univ Available from: https://harbert.auburn. edu/news/investment-in- information-technology- can- improve- profitability- in- us- hospitals. html (accessed Dec 1, 2021)
156. American Hospital Association Fast Facts on US Hospitals, 2021. https://www.aha.org/statistics/fast-facts- us- hospitals (accessed 11/15/21)
157. Centers for Medicare and Medicaid Services National Health Expenditures 2019 Highlights Available from: https://www.cms.gov/Research-Statistics- Data- and- Systems/ Statistics-Trends-and- Reports/ NationalHealthExpendData/NHE-Fact- Sheet https://www.cms.gov/files/document/highlights.pdf (accessed Dec 3, 2021)
158. Centers for Medicare and Medicaid Services. https://www.cms.gov/Research-Statistics- Data- and- Systems/ Statistics-Trends-and- Reports/ NationalHealthExpendData/NHE-Fact- Sheet (Accessed, 11/15/21)
159. Adler-Milstein J, Jha AK. HITECH Act drove large gains in hospital electronic health record adoption. Health Aff. 2015;36:8.
160. Kahn JM, Cicero BD, Wallace DJ, Iwashyna TJ. Adoption of intensive care unit telemedicine in the United States. Crit Care Med. 2014;42(2):362–8. https://doi.org/10.1097/CCM.0b013e3182a6419f.
161. Douin DJ, Ward MJ, Lindsell C, et al. ICU Bed utilization during the coronavirus disease 2019 pandemic in a multistate analysis—March to June Crit Care Explor. 2021;3(3):e0361. https://doi. org/10.1097/CCE.0000000000000361.
162. Philips NV Acute patient management usa.philips. com/healthcare/resources/landing/acute-patient-management/ advance-your-patient-monitoringsystems? https://www.philips.com/c-dam/ b2bhc/ master/landing-pages/ whatisteleicu/calculating-value- roi- for- teleicu. PDF (accessed 11/27/21)
163. GE Healthcare, The virtual care revolution www. gehealthcare.com/article/the-virtual- care- revolution (accessed 11/25/21)
164. Ofoma UR, Maddox TM, Perera C, Waken RJ, Drewry AM,

Liu L, Boyle W, Kollef M, Maddox KE. Characteristics of U.S. acute care hospitals that have implemented telemedicine critical care medicine. Crit Care Explor. 2021;3(7):e0468. https://doi.org/10.1097/CCE.0000000000000468.

165. Rohman M. JAMA: U.S. spends the most on healthcare—and imaging is a reason why Practice Management. March 14, 2018

166. Experity Health Corporation. The impact of radiology on the urgent care industry. https://www.experityhealth.com/research/radiology-impact- on- urgent- care- industry/ (accessed 11/27/21)

167. Ambra Company. PACS upgrade success kit. Strategies for optimization https://insights. ambrahealth.com/cloud-pacs- from-ambra? utm_ campaign=ONLINEAD%203%2F16%2F17%20JA H%20Capterra%20Request%20Information&utm_source=-Capterrra&utm_ medium=Thirdparty&utm_term=Cloud%20PACS (accessed 11/23/21)

168. Centers for Medicare & Medicaid Services. bundled payments for care improvement (BPCI) initiative: general information, Public Toolkit. July, 2018, revised February 2019 Available from: https://innovation. cms.gov/files/x/bpci-toolkit. pdf (accessed 11/23/21)

169. Bai G, Zar H. Hospital cost structure and the implications on cost management during COVID-19. J Gen Intern Med. 2020;35(9):2807–9. https://doi. org/10.1007/s11606-020- 05996-8.

170. PWC. Medical cost trend: Behind the numbers 2022 https://www.pwc.com/us/en/industries/ health-industries/ library/behind-the- numbers. html (accessed 11/23/21)

171. Garde D. There's a gold rush in health tech. Here's how the smart money stays ahead | MAY 12, 2021. https://www.statnews.com/wp-content/ uploads/2021/06/STAT-eBook- HT-Summit_ final.pdf (accessed 11/25/21)

172. Bureau of Labor Statistics, U.S. Department of Labor, Occupational Outlook Handbook, Radiologic and MRI Technologists, Available from: https://www. bls.gov/ooh/healthcare/radiologic-technologists. htm (accessed 11/8/21)

173. Bresnick J. Picture archive communication system use widespread in hospitals. Health IT Anal 11, Available from: https://healthitanalytics.com/ news/picture-archive- communication-system- use- widespread- in- hospitals (accessed Nov 17, 2021)

174. Intelerad. IntelePACS. intelerad.com. Available from: https://www.intelerad.com/en/radiology/ solutions/intelepacs/?utm_source=capterra&utm_ campaign=capterra-pacs& utm_content=demo (accessed Nov 17, 2021)

175. IBIS World World Diagnostic & Medical Laboratories in the US - Number of Businesses 2005–2027.. Oct 23, 2021 (Updated Oct 23, 2021 Available from: https://www.ibisworld. com/industry-statistics/ number-of- businesses/ diagnostic-medical- laboratories-united-states/#:~: text=There%20are%2029%2C227%20Diagnostic%20%26%20Medical,increase%20 of%202%25%20from%202020 (Accessed 2021 Nov 2)

176. I-Lab Operations Software. Core Facilities Management Available from: https://www.agilent. com/en/service/laboratory-services/ lab-operations- management/ core-facilities- management? gclid=Cj 0KCQiAkNiMBhCxARIsAIDDKNX5CP-7loclxFV yfXFZikW5wOnDhQ7ze7onGcrwYoQ6utlBjTheMUy8aApxQEALw_wcB&gclsrc=aw.ds (Accessed 2021 Nov 22)

177. Dan Spitzer. Industry report OD4171 laboratory information management systems, IBIS World Reports, January 2021

178. Jesse Maida. USD 637.40 Million growth in laboratory information management system (LIMS) Market—Global market analysis and forecast model. Technavio, Oct 20, 2021

179. Agilent.com. Agilent Technologies (cited Nov,25,2021) Available from: https://explore. agilent.com/AgilentSlims?gclid=C-jwKC AjwwsmLBhACEiwANq- tXFrPfiun- g- - mRGnbcDy-7DvHMpRkmOIXbEsy50MqP-mEV2urUqOzvhoCl6AQAvD_BwE&gclsrc=aw.ds (Accessed 2021 Aug 4)

180. Utilizing Laboratory Information Management Systems (LIMS) for Lab Automation. Astrix available from: https://astrixinc.com/ utilizing-laboratory- information- management- systems-lims- for- lab- automation/? gclid=Cjw KCAjwwsmLBhACEi-wANq-tXEymQrQT- RT599r2PlsH1__ Jy9dv5Ou9KB5ggl-6cuIqLg-xVWeOGqBoCkp0QAvD_ BwE (Accessed 2021 July 23)

181. QBench.com. Junction Concepts (cited Nov. 25, 2025) Available from: https://qbench.net/?gclid=Cj wKCAjwwsmLBhA-CEiwANq-tXAsILVvJWbXoK zqRVBlJEQaYd9S2FR0Khpog-jNeWNgjxzDlX8fQ d2xoCePgQAvD_BwE (Accessed 2021 July 14)

182. thermofisher.com. Thermofisher Scientific (cited Nov,25,2021) Available from: https://www.thermofisher. com/us/en/home/digital-solutions/ lab-informatics/ lab-information-management-systems- lims.html (Accessed 2021 Aug 4)

183. Illumina.com Introduction to Lab Information Management Systems Available from: https://www. illumina.com/informatics/infrastructure-pipeline- setup/ lims.html (Accessed 2021 Aug 14)

184. Bureau of Labor Statistics, US Dept of Labor: Occupational Employment and Wages, May 2020 21-1022 Healthcare Social Workers Available from: https://www.bls.gov/oes/current/oes211022.htm (Accessed 11/27/21)

185. Simple Practice Corporation. Available from: https:// www.simplepractice.com/ (Accessed 2021 Aug 21)

186. Casebook Software Available from: https://gohub.casebook.net/free_demo? utm_ campaign=Capterra&utm_source=p-pc&utm_ medium=Gartner&utm_term=Human+Services+Software&utm_source-capterra= capterra (Accessed 2021 Oct 22)

187. McKeon J "2021's Top Healthcare cybersecurity threats, what's coming in 2022" Health IT Security. October 19, 2021

188. Ayers E Cyber risks as much of a threat as COVID for businesses: Beazley survey Advisen 2021 Sept 15 Available from: https://www.advisen.com/ tools/fpnproc/news_detai l3.php?l ist_id=1&email=rkoppel@sas.upenn.edu&tpl=news_ detail3.tpl&dp=P&ad_scale=1&rid=408001636&ad p=P&hkg=XCi4ZxibMZ (accessed 2021 Nov 1)

189. Forge Rock Corporation ForgeRock Consumer Identity Breach Report. ForgeRock. Available from: https://www.forgerock.com/resources/2021-consumer- ident i ty-breach- report? utm_campaign=Amer-All- Security& utm_ source=adwords&utm_me-

dium=search-paid &adgroupid=123770639192&gclid=Cj0KCQjws4aKBhDPARIsAIWH0JVAHrnHS09zhm_ ek4C8T8D-J4EuQOjHu-BPike0g_ pbSf0u66LzgzxoaAuNbEALw_ wcB (Accessed 2021 Dec 3)

190. Morgan S. 2020 The Healthcare Cybersecurity Report A Special Report from the Editors at Cybersecurity Ventures. Herjavec group Available from: https://www.herjavecgroup.com/wp-content/ uploads/2019/12/Healthcare-Cybersecurity- Report- pdf (Accessed 2021 Oct 30)

191. Ayers E, Advisen With cyber prices rising 300% or more, brokers face 'difficult yet important' conversations 10/11/21 Available from: https://www. advisen.com/tools/fpnproc/news_detail3.php?list_ id=1&email=rkoppel@sas.upenn.edu&tpl=news_detail3.tpl&dp=P&ad_scale=1&rid=409889468&a dp=P&hkg=17zx80hqyK (Accessed 2021 Nov 30)

192. Walker J, Koppel R. For healthcare cybersecurity the whole is weaker than the sum of the parts. Healthcare Blog. 2016;23

193. Koppel R, Thimbleby H. Lessons from the 100 Nation Ransomware Attack. The Health Care Blog. 2017;14

194. US Gov Accountability Office. What is cyber insurance, and why is it in high demand?" June 01, 2021 (Accessed 2021 Nov 21)

195. Moorcraft B. Ransomware epidemic triggers major shift in cyber insurance market Insurance Business America 26 Aug 2021 (Accessed 2021 Nov 21)

196. Hemenway C. Carriers continued to approach writing cyber risk with caution in Q2 2021," said Ken A. Crerar, president and CEO of The Council. Advisen Corporation. 2021 September Available from https://cyberguide.advisenltd.com/news/us-commercial- premiums- continue- to- moderate- but- cyber-rates- soar- ciab/ (Accessed 2021 Nov 21)

CHAPTER 02

높은 가치의 의료 서비스를 위한 지불 모델 혁신

Innovating Payment Models for High-Value Healthcare

지은이 Christopher P. Tompkins and Stephen Bandeian
옮긴이 신동욱

요약 ABSTRACT

미국의 지속 불가능한 의료비 지출로 인해 지불 체계를 수정하려는 많은 시도가 있다. 최근 몇 년 동안 대체 지불 모델들(alternative payment model, APM)은 여러 전자 소스의 임상 및 재무 데이터를 기반으로 성과에 따라 더 높은 가치를 보상하고 서비스에 대한 보상을 정의하기 위해 노력해 왔다. 혁신이 어떻게 높은 가치의 의료 서비스에 대한 지불을 최적화할 수 있는지 설명하기 위해 모델의 주요 일반 목표와 구성 요소가 설명되어 있다. 현재 사용 중인 지불 모델에 대한 다중 이해관계자 프레임워크가 설명되어 있다.

키워드 KEYWORDS

- 의료 서비스
- 지불 모델, 재무 위험
- 진료 에피소드
- 묶음 지불
- 인두제
- 질
- 비용
- 가치 책임성

학습 목표 LEARNING OBJECTIVES

- 의료 서비스를 위한 다양한 대체 지불 모델에 대해 설명하고 및 이에 대한 정보가 어디 있는지 알 수 있다.
- 의료 서비스에 적용되는 가치 기반 구매를 정의하고 이를 지원하기 위한 데이터 및 정보 요구 사항을 명확하게 말할 수 있다.
- 현재의 격차를 설명하고, 지불 및 고가치 진료에 대한 추가 HIMS 지원의 향후 기회를 설명할 수 있다.

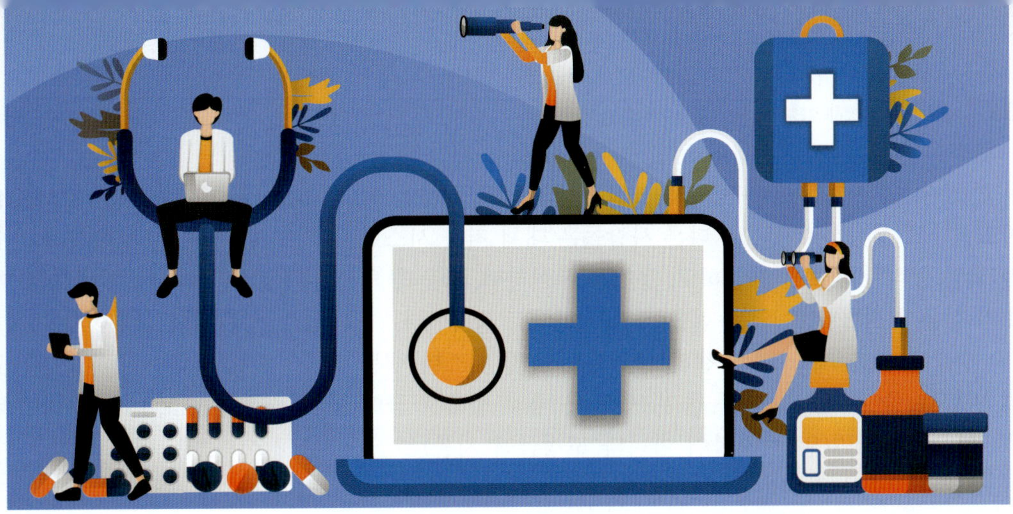

2.1 도입

반세기 이상 지속된 의료비 지출의 끊임없이 증가하고 정치적으로 수용 가능하고 지속 가능한 해결책의 부재로 인해 대체 지불 시스템에 대한 관심이 높아졌다[1, 2]. 이러한 관심의 증가에도 불구하고 미국의 의료비 지출은 다른 국가에 비해 여전히 두 배에 달한다[3].

가치 기반 구매 및 지불(value-based purchasing and payment, VBP) 시스템은 지출과 비용을 줄이는 한편, 의료 서비스의 질과 가치를 정량화하고 개선을 시도한다. 의료 서비스의 가치를 높이는 방법에는 두 가지가 있다: (a) 지출을 줄이면서 현재 서비스의 질과 혜택을 유지하거나, (b) 지출을 유지하면서 진료의 질과 혜택을 개선하는 것이다.

VBP를 실행하는 데 있어서는 두 가지 과제가 있다:

- 제공자 및 진료 환경 전반에 걸쳐 높은 가치에 대한 인센티브를 만드는 것
- 모든 지불자가 이러한 인센티브를 조정하고 강화하는 것

이러한 과제를 해결하기 위한 핵심은 분석 및 지불에 필요한 전자 데이터의 관리 및 처리이다.

2.2 조율되고 포괄적인 의료서비스 지불시스템을 향하여

2.2.1 역사

민간 의료 보험은 병원과 의료 제공자의 수익을 보장하고 안정화하기 위해 미국에서 만들어졌다[4]. 직원들로부터 미리 징수한 보험료를 병원에 지불하여 서비스를 제공함으로써, 보험 가입자들에게 비용을 분산시켰다. 블루크로스 및 블루쉴드와 상업적 배상 보험 상품을 포함한 제3자 지불자 도입은 서비스 접근성을 높이는 메커니즘이었으며, 고용된 인구집단 사이에서 상품 시장이 빠르게 성장했다. 1960년대에는 취업하지 않은 인구에게도 유사한 혜택을 제공하기 위해 공적 보험 프로그램이 시행되었다. 메디케어는 은퇴자, 영구 장애인, 말기 신장 질환 환자에게 보험 혜택을 제공했다. 메디케이드는 일시적 실직자, 가족, 장애인, 시각장애인, 의료 빈곤층에게 보험 혜택을 제공했다. 메디케어와 메디케이드는 블루크로스 및 블루쉴드가 보험이 적용되는 서비스에 대해 의료 서비스 제공자에게 환급하는 데 사용하는 일반적인 행위별 수가제(fee-for-service, FFS) 지불 시스템을 채택했다.

미리 모금된 자금과 낮은 본인부담금은 소비자들로 하여금 실제 서비스 비용에 대한 걱정이나 인식 없이 전문가와 서비스를 찾을 수 있게 하였다. 지출 증가는 세금 인상, 임금 하락, 소비자 물가 상승으로 근로자와 사회에 전가되었다. 그리고 그 결과 50년도 더 전에 의료비 지출 증가라는 미국 국내 정책 '위기'가 시작되었다[5]. 현재 국가 의료비 지출은 2018~2027년 연평균 5.5%씩 증가하여 2027년 미국 국내총생산의 19.4%를 차지할 것으로 예상된다[6].

2.2.2 혁신과 지불

여러 연구에 따르면 다른 국가에 비해 미국의 의료 비용이 높은 것은 주로 서비스에 지불하는 가격이 높기 때문이라는 사실이 반복적으로 밝혀졌다[7, 8]. 또한, 1인당 의료비 지출의 지속 불가능한 증가율은 이전에는 불가능했던 치료 및 검사를 도입하거나 기존 기술을 대체할 수 있는 신기술의 채택으로 인해 치료 환자당 비용이 더 많이 드는 경우가 많기 때문이다[9]. 개방형 지불 시스템은 새로운 치료법의 개발과 채택을 장려하고, 환자를 유치하기 위해 경쟁하는 병의원들 간의 '의료 군비 경쟁'으로 이어졌다[10]. 새로운 서비스에 대해 환급을 해주지 않는 것은 종종 의료 발전을 저해하는 것으로 여겨진다.

현재 의료비 지불제도를 재설계하기 위한 노력은 성과에 대해 지불하는 것과 가치 낮은 서비스를 피하는 것에 중점을

두고 있다. 일부에서는 비용 통제가 접근성과 의료의 질을 떨어뜨린다고 생각하지만[11], 다른 사람들은 대체 지불 시스템과 책임 방식이 정보를 제공하고, 동기를 부여하며, 지출과 의료의 질을 최적화할 수 있는 힘을 가지고 있다고 생각한다.

수정된 지불 제도 및 인센티브는 제공자 및 시스템 행동에 변화를 줄 수 있다. 예를 들어, 입원에 대해 정해진 금액을 제공하게 되면(일당 지불이 아니라 고정금액 지불)은 입원 기간의 단축을 가져온다. 일관된 변화를 위해서는 환자, 상태, 제공자, 보험사 전반에 걸쳐 일관되고 포괄적인 지불 시스템이 필요하다. 한 보험사가 병원 환자 수의 10%를 차지한다고 가정해 보자. 이 보험사가 다른 보험사와 다르거나 심지어 반대되는 인센티브 프로그램을 제공한다면 큰 관심이나 호응을 얻지 못할 수도 있다. 일반적으로 서비스 이용 패턴은 대부분의 환자에게 일반적인 인센티브를 반영하는 경향이 있으며, 변화를 위해서는 관성을 극복하고 환자의 유입과 진료를 재설계하는 것을 정당화할 수 있을 만한 충분한 티핑 포인트(tipping point)에 도달해야 한다.

지불 조정에 대한 요구는 의료 기관이 더 크고 일관된 가치를 제공하도록 유도하기 위한 것이다. 각 의료기관과 시설은 직접적인 인센티브에 나름의 방식으로 대응하는 동시에 전반적인 시스템 개선에 대한 지원과 참여도 병행할 것이다. 그러나 신기술의 채택과 의료 서비스 가격 인플레이션에 대한 기여는 근본적으로 지역 시장이 통제할 수 있는 문제가 아니다. 신기술의 개발, 도입, 가격 책정은 국가, 나아가 글로벌 시장에 의해 결정된다. 지역 이니셔티브가 글로벌 트렌드를 개별적으로 변경하거나 지역 또는 국가적 트렌드에서 크게 벗어나면 다른 시장에서 다른 사람들이 이용할 수 있는 의료 능력들을 지역 시민으로부터 박탈한다는 반발에 직면할 수 있다. 따라서 지역 차원의 조율 외에도 지역 간 조율이 보다 포괄적으로 이루어져야 하며, 가치에 대한 기여도와 관련하여 의료기술의 도입을 다루어야 한다.

2.3 치료 단위, 지불 및 책임성

2.3.1 총비용, 가격, 및 수량

기존의 진료 "단위"는 시술 코드(예: 정기적인 진료실 방문 또는 채혈)이다. 행위별 수가제(FFS)에서 시술 코드는 전문 및 보조 서비스에 대한 지불의 기준이 된다. 병원 입원 또는 외래 시술과 같은 특정 진료에 대한 묶음 지불(lump sum payment)을 위해 코드를 그룹화하거나 번들로 묶는 경우가 많다. 계약 및 예산을 위해, 연간 보장 인원수나 월 가입자수(per-member-per-month, PMPM)의 형태로 묶음 지불이 표현되기도 한다. 이는 보험사가 가입된 인구 집단의 모든 서비스 및 비용을 관리하기 위해 의료 기관에 상환하는 인두제(capitation)하에서의 상황이다.

의료 서비스의 총 비용(total cost, TC)은 단위당 가격(the price per unit, P)에 단위 수량(the quantity of unit, Q)을 곱한 값이다. 즉, 아래와 같은 계산을 통해서 총 비용을 구할 수 있다.

$$TC = P \times Q$$

가설적으로 P가 감소하는 반면 Q가 일정하거나, P가 일정하게 유지되는 동안 Q가 감소하는 경우 TC가 감소한다. 의료 서비스에서 청구 단위가 시술 코드인 경우, 높은 TC는 중복적인 서비스 및 임상적으로 가치가 낮은 서비스를 포함한 높은 서비스 볼륨(Q)으로 인해 발생할 수 있다. 청구단위가 개별 환자인 경우(지불액이 고정되어 있을 때), 의료제공자는 개인당 비용을 통제하고 제한하려는(P 또는 Q, 혹은 둘 모두를 줄이려는) 인센티브를 가지게 된다. 환자에게 필요한 모든 보험 적용 서비스를 제공하려면 비용뿐만 아니라 접근성, 형평성 및 질에 영향을 미치는 광범위한 재량권이 수반된다.

시술 코드와 모든 보장 혜택 사이의 공백을 메우기 위해 책임 단위에 대한 인식과 관심이 증가하고 있다. 여러 치료 단위와 지불 단위가 두 극단 사이의 범위에 속한다. 한 가지 예로 입원 환자 입원에 대해 병원에서 제공하는 일련의 서비스에 대한 전향적 지불(prospective payment)이 있다. 메디케어의 입원환자 전향적 지불 시스템(Inpatient Prospective Payment System, IPPS)은 메디케어 중증도-진단 관련 그룹(Medicare Severity-Diagnosis Related Groups, MS-DRG)을 사용하여 입원에 대한 가격을 정의하고 결정한다.[1] 일반적으로 의료진에 대한 청구서는 진단 관련 그룹(Diagnostic Related Grouping, DRG) 시스템과는 별도로 분리되어 제출 및 지급된다. 이후 메디케어는 외래 환자 시설에 대한 시스템인 외래 환자 전향적 지불 시스템(Outpatient Prospective Payment System, OPPS)을 시행했는데, 이는 외래 서비스를 표준 지불 단위로 묶는 부분적이고 다소 느슨한 시도이다.[2]

병원 입원 및 외래 방문은 여러 개별 시술을 포함하지만 단일 진료 환경과 상대적으로 짧은 시간 간격으로 제한되는 '이벤트'의 예이다. 환자 진료의 핵심 과제는 시간 경과에 따

1 https://www.cms.gov/Medicare/Medicare-Fee-for-Service-Payment/AcuteInpatientPPS/MS-DRG-Classifications-and-Software.

2 https://www.cms.gov/Medicare/Medicare-Fee-for-Service-Payment/HospitalOutpatientPPS.

라 여러 진료 환경에 걸쳐 진료를 조정하는 것이다. 목표는 잠재적으로 피할 수 있는 사건을 예방하고, 그러한 사건이 발생했을 때 사후 진료와 이차 예방으로 이행하는 것이다.

2.3.2 에피소드 기반 책임

유용한 일반적 개념은 진료 에피소드(episode of care)이다. 에피소드는 환자가 진료를 받는 이유(예: 임상적 상태 또는 상태를 진단하거나 치료하기 위해 제공되는 수술과 같은 특정 서비스)에 따라 정의할 수 있다(표 2.1).

책임의 단위는 모든 관련 서비스와 그 비용을 포함한 에피소드 전체일 수 있다.[3,4] 묶음 지불 프로그램(bundled payment program)으로 알려져 있는 이 프로그램은 정의하는 또는 트리거링하는 이벤트로부터 미리 정해진 종료 시점(예: 60일 또는 90일 후)까지 전문 서비스와 함께 시설 및 보조 서비스를 포함함으로써 IPPS 및 OPPS를 뛰어넘는다. 이와 관련된 개념으로 제공자가 에피소드 중 발생하는 부작용에 대한 책임을 주는 '보증 기간(warranty period)'을 들 수 있다[12, 13].

기존의 행위별 수가제를 사용하여 서비스에 대한 비용을 청구하기를 계속하고 있으며 어떤 지불 모델에서는 제공자 조직이 묶음 서비스를 제공하는 대가로 정해진 가격을 지급받는다. 그러나 대부분의 실 적용 상황에서, 제공자는 기존의 행위별 수가제를 사용하여 서비스에 대한 비용을 청구하기를 계속하고 있으며, 최종 결제 조정은 벤치마크(benchmark)라고 불리는 과거 또는 단면적인 데이터 비교 그룹을 사용하여 계산된 예상 금액과 실제 총 지출을 비교하여 이루어진다 예상 고정 금액이 되든 또는 실제 금액과 예상 금액의 조정을 통해 최종 지급된 것이 되든, 최종적인 지불의 단위, 책임 및 추론은 에피소드 또는 번들 전체가 된다.

일반적으로 급성 또는 만성질환에 대한 에피소드는 발병부터 해결 또는 지속적인 상태 관리까지 관련 기간 동안 제공되는 수백 개의 개별 치료 단위(시술 코드)로 구성된다. 특정 기간 내에 임상적으로 적절한 서비스의 조합은 지불 및 책임의 목적에 따라 의료 서비스를 조작적으로 정의할 수 있는 유연한 프레임워크를 제공한다(표 2.2).

특정 만성질환을 최적으로 임상 관리하면 자연스러운 결과로 특정 유형의 합병증이나 시술 에피소드의 발생률과 양을 줄일 수 있다. 예를 들어 허혈성 심장 질환을 관리하면 급성 심근경색(AMI 또는 심장마비)과 같은 급성 악화 또는 경피적 관상동맥 중재술(PCI 또는 "스텐트") 또는 관상동맥 우회술(CABG)과 같은 혈류 회복을 위한 수술의 횟수를 줄일 수 있다. 당뇨병, 골관절염, 고혈압, 약물 남용과 같은 다른 질환을 관리하면 에피소드의 발생률이나 양을 비슷하게 감소시킬 수 있다. 또한 급성 에피소드를 최적으로 관리하면 다른 급성 에피소드의 발생이나 만성질환의 발병을 줄이는 데에도 도움이 될 수 있다. 예를 들어, 대수술 중 급성 심근경색이 발생하지

표 2.1 DRG 및 병원 수익

- 메디케어는 병원에서 제출한 환급 청구 정보를 사용하여 환자의 입원 기간에 해당하는 DRG를 결정한다.
- 주요 데이터 요소에는 주 진단 및 동반질환으로 인정될 수 있는 '입원 시 존재했던' 기타 모든 상태가 포함된다.
- 다른 중요한 진단은 합병증이나 주요 합병증을 밝힐 수 있다.
- 기계식 인공호흡기 사용과 같은 주요 시술 및 이용 이벤트는 최종 DRG를 변경하거나 수정할 수 있다.
- 병원 HIS에는 사례를 더 높은 지불 DRG로 "업그레이드"할 수 있는 기준을 예측하는 소프트웨어가 포함되어 있으며, 제출된 청구서에 모든 관련 정보가 올바른 순서로 포함되어 DRG 수익을 극대화할 수 있도록 한다. 이를 일반적으로 "DRG Creep"[a]이라고 한다.

[a] https://oig.hhs.gov/oei/reports/OEI- 02- 18- 00380.asp

표 2.2 에피소드의 구성

- 어떤 지불자는 수동으로 한 번에 한 유형씩 에피소드를 생성한다. 예를 들어 메디케어는 DRG 또는 치료 유형(예: 항암화학 요법)으로 시작할 수 있으며, 기간을 설정하고 묶음에 포함하거나 제외할 서비스를 지정할 수 있다.
- 소프트웨어 공급업체는 개별 고객을 위한 맞춤형 솔루션을 구축하기도 하고, 일반적인 형식을 따르는 청구 데이터로 에피소드를 구성하는 일반 소프트웨어 솔루션을 제공하는 경우도 있다.
- 흔히 '에피소드 그룹화기(episode groupers)'라고도 하는 이 소프트웨어는 일반적으로 정신 건강 및 소매 약국을 포함하여 사용 가능한 청구 데이터를 사용하여 (트리거) 에피소드를 식별하고 서비스 및 비용을 할당한다.
- 임상 메타데이터는 소프트웨어에서 관리 청구와 함께 사용된다. 이는 청구에 대한 정보를 이해하여 각 환자의 에피소드를 트리거하고 채우는 임상적 로직을 제공한다.
- 어떤 에피소드는 청구서에서 제공되는 것 외에 환자에 대한 추가 정보가 필요하다. 예를 들어, 청구서에는 암의 병기나 중증도에 대한 구체적인 정보가 포함되지 않는다. HIS는 전자건강기록이나 질병 또는 수술 레지스트리와 같은 특수 데이터 저장소와 같은 다른 소스에서 이러한 세부 정보를 검색해야 한다.

---

3 https://innovation.cms.gov/medicare-demonstrations/medicare-participating-heart-bypass-center- demonstration#:~:text=The%20Medicare%20 Participating%20Heart%20Bypass%20Center%20 Demonstration%20was,HCFA%20 originally%20negotiated% 20contracts%20with%20four%20applicants%20(1991).

4 https://innovation.cms.gov/innovation-models/ bundled-payments.

않도록 하면 급성 신장 손상이나 급성 및 만성 심부전과 같은 연쇄적인 사건을 피할 수 있다.

각 유형의 진료 에피소드를 경험하는 환자 및 코호트에 대해 가격 또는 예상 비용 (목표)을 계산할 수 있다. 일반적으로 가격 책정 모델은 두 가지 접근 방식 중 하나를 사용한다. 한 가지 접근 방식은 해당 에피소드를 관리하기 위해 계약을 체결한 특정 제공자 조직에 귀속된 환자에 대해 지불된 누적 금액을 사용하여 에피소드의 과거 평균 비용을 계산한다. 즉, 의료 서비스 제공자의 과거 비용 정보를 예상 계약 이행 기간까지 앞방향으로 추세화하여 향후 지출 목표 또는 가격을 산출한다. 공급자의 성공은 과거 경험을 바탕으로 실제 지출을 목표보다 낮은 금액으로 유지하는 데 있다.

두 번째 접근 방식은 관련 제공자 전반에서 관심 에피소드에 대한 단면 평균 지출 금액을 계산한다. 이 접근 방식에서 성공하려면 실제 지출을 다른 모든 제공업체의 평균을 반영한 목표치 이하로 유지해야 한다. 이 접근 방식은 제공업체들이 실시간으로 서로 경쟁하기 때문에 참조 기준이나 목표를 미리 알 수 없기 때문에 '토너먼트'라고도 불린다. 어느 경우에도, 의도는, 원치 않은 결과나 게임의 기회로서 새로운 에피소드를 발생시키거나 유발하지 않고, 시간이 지남에 따라 단위(에피소드)당 가격을 낮추는 것이다.

의료 서비스 제공자가 자신의 과거 실적을 상회함에 따라 자신의 비용 프로필과 향후 예상 지출 금액(미래 가격)을 낮추게 된다. 제공업체가 전체 평균 지출액보다 낮은 성과를 내기 위해 서로 경쟁함에 따라 실제 전체 평균 지출액에 대한 하락 압력이 발생하고, 이는 미래 지출 기대치와 그에 상응하는 가격을 낮추게 된다. 지불 시스템의 중요한 측면은 가격을 재설정하거나 재기준하는 데 사용되는 일정이다. 벤치마크가 일정하게 유지되는 한, 과거 경험을 바탕으로, 해당 벤치마크를 계속 상회하는 공급자는 보상을 받을 수 있다. 벤치마크가 보다 최근의 성과를 반영하도록 재조정되면 의료진은 낮아진 벤치마크를 이기기 위해 진료 패턴을 다시 수정해야 한다.

제공자 조직과의 성과 계약은 기저 만성질환 및 중첩된 급성 사건과 같은 광범위한 치료 에피소드를 포함하고 에피소드의 수와 유형을 늘림으로써 이러한 역학 관계의 범위를 늘릴 수 있다. 에피소드 프레임워크를 사용하면 계약에서 보장되는 에피소드를 지정하여 단일 전문 진료, 주치의 그룹 또는 다분야 전문진료에 대한 임상적 책임 범위를 조작적으로 정의하고 급성, 급성 후 또는 장기 요양 시설을 잠재적으로 포함할 수 있다. 지불 및 인센티브 구조는 치료를 담당하는 주체에 맞게 커스터마이즈 하고 구축할 수 있다.

2.4 진료의 가치를 측정하기

대상 인구집단에 대해 가치를 최적화하기 위해 의료 비용을 지불하려면 상대적 가치를 정의하고, 높은 가치에 대해서는 보상하고, 최적이 아닌 수행(낮은 가치)에 대해서는 불이익을 주는 인센티브를 설정해야 한다. 이와 관련된 개념은 효율성(efficiency), 즉 특정 제품이나 서비스를 생산하기 위해 소비되는 자원이다. 효율적인 공급자나 시스템은 비효율적인 공급자나 시스템에 비해 더 적은 자원으로 동일한 산출물이나 결과를 만들어낸다. 가치는 관심 있는 산출물 또는 결과를 지정함으로써 그런 개념에 기반하고 있다.

의료 질 포럼(the National Quality Forum, NQF)에 따르면 진료의 가치(value of care)는 특정 이해관계자(환자 개인, 소비자 단체, 지불자, 의료 서비스 제공자 정부 또는 사회)의 선호도에 따라 진료의 질과 비용의 특정 조합에 가중치를 부여한 평가를 측정한다[14]. 의사 결정자는 재량에 따라 전반적인 성과를 측정할 때 질 또는 결과의 다양한 척도와 비용에 더 많은 또는 더 적은 가중치를 부여할 수 있다.

예를 들어, 같은 지출로 더 긴 수명을 달성하거나 질병 부담을 줄이면 더 높은 가치를 나타낸다. 사회적으로 보면, 가장 큰 필요가 먼저 충족되고 편익이 감소하여 비용을 정당화하지 못하는 서비스로 인한 혜택이 최소화될 때까지 지출이 증가하면 총 편익과 가치가 증가한다. 더 많은 지출은 더 많은 서비스에도 불구하고 총 편익이 변하지 않는 소위 "곡선의 평탄화"를 초래하고, 이후 잘못된 치료와 정당화할 수 없는 위험 노출로 인해 해로운 결과가 발생함에 따라 총 편익의 감소를 초래할 수 있다.[5] 가치를 극대화하는 방법은 비용 대비 순이익이 있는 모든 서비스에 자금을 지원하고 제공하는 것이며, 그 이상의 모든 서비스를 피하는 것이다.

개별 환자와 그 가족의 경우 선호도는 매우 주관적이고 상황에 따라 달라질 수 있다. 반면, 제3자 지불자는 전체 인구 또는 환자 코호트에 관심을 가지며 통계적 추론과 편익-비용 비율의 분포를 통해 가치를 결정한다. 지불자의 과제는 환자 집단에서 관찰할 수 있는 '성공' 또는 편익의 수준을 정의하고

---

[5] 이 곡선은 지출 수준을 가로축에 낮은 수준에서 높은 수준으로 표시한다. 개념적으로 사회적 수준에서 지출이 0이면 혜택은 0이 된다. 인구 전체에 대한 지출이 증가함에 따라, 처음에는 치료가 잘 되는 질병과 부상에 대하여 총 편익이 크기 때문에, 지출되는 비용은 잘 사용될 수 있다. 그러나 지출이 증가하고 서비스가 많아지면, 환자의 요구가 덜 급박하고 치료에 대한 반응이 떨어지기 때문에 수익은 필연적으로 감소한다. 더 높은 지출에는 예측 가능한 혜택이나 가치가 낮은 모호하거나 중복된 서비스가 포함된다. 더 지출이 많아지면 득보다 실이 더 많은 다약제 처방(polypharmacy)과 같은 오히려 하지 말아야 하는 서비스가 포함된다. 따라서 이러한 관계를 보여주는 곡선은 처음에 상승했다가 평평해지다가 결국 하강한다.

이러한 수준을 미리 결정된, 예상되는 또는 규범적인 표준과 비교하는 것이다.

2.4.1 건강기대수명(Healthy Life Expectancy, HALE) 점수

흥미로운 목표는 관심 있는 코호트에 속한 인구 또는 환자의 각 개인에 대한 건강 요약 점수를 정의하는 것이다. 좋은 개념적 예로는 세계보건기구(WHO)에서 사용하는 건강 기대 수명(HALE)을 들 수 있으며, 질병 또는 부상으로 인해 건강하지 못한 상태로 살았던 기간을 고려하여 한 사람이 "완전한 건강"으로 살 수 있을 것으로 기대되는 평균 연수로 정의한다[15]. 이를 측정하기 위해 분모는 코호트의 전체 기대수명이고 분자는 전체 기대수명에서 관찰된 건강 지표로 인한 손실 년수 또는 건강 결핍을 뺀 값이다. 이는 전체 건강 요약 측정에서 치명적이지 않은 건강 결과의 중요성을 강조한다.

블루크로스 블루쉴드 협회는 이 접근 방식을 채택하여 동일한 연령과 성별의 전체 기대수명에 대한 비율로 예상되는 건강 수명에 대한 개인별 점수를 구현했다.[6] 이 계산에는 청구 데이터를 사용한다. 각 환자에 대해 이 측정치는 각 임상 상태 또는 상황에 대한 정보를 집계한다. 이 점수는 급성 악화 또는 외과 수술과 같은 중요한 변화가 발생할 때마다 업데이트될 수 있다. 그 결과 최대값이 1.0(기대수명 감소 또는 과도한 질병 부담 없음)인 지수가 산출되며, 조기 사망 가능성 또는 중요한 임상 상태를 나타내는 건강 지표로 인해 값이 낮아진다(표 2.3).

계산은 환자 수준에서 이루어지기 때문에 임상 상태, 질병의 급성기, 근치적 수술 또는 다른 치료와 같은 유사한 맥락를 사용하여 코호트를 구성할 수 있다. 코호트 내 환자에 대한 HALE 측정값은 지역 또는 관련된 제공자와 같은 특정 비교를 사용하여 추세를 분석하고 평가할 수 있다. 전향적으로 사용하면, 기저 기간 동안 확인된 코호트는 시간이 지남에 따라

표 2.3 건강 요약 점수 계산하기[16]

- 각 환자에 대한 청구 정보를 사용하여 상태, 증상 및 중증도를 시작일과 종료일로 식별한다.
- 합병증 및 증상은 원인 질환과 관련이 있다.
- 장애 가중치와 사망률 위험은 각 조건과 기간에 종단적 순서에 따라 부여된다.
- 각 질환의 발생 순서에 따라 회원의 전체 미래 생애(최대 100세까지) 동안 낮은 기대수명 연수와 건강하지 않은 부담의 연수가 계산된다.

6 https://www.bcbs.com/the-health-of-america/health-index.

건강 유지, 급성 악화의 유해한 영향, 합병증 또는 질병 진행률 등을 비교할 수 있다.

2.4.2 질 측정도구(Quality Measures)

일반적으로 이 종합적인 건강 요약 점수에는 다양한 질 측정 도구가 사용된다. 지난 십여 년 동안 상당한 기금이 연방 프로그램을 위한 수천 개의 도구들을 만드는 데 투입되었다[17]. 지금까지 대부분의 질 측정 도구들은 진료의 프로세스(process of care)를 반영했으며, 이는 지정된 서비스를 받는 대상 환자의 비율로 표현된다. 다른 측정에는 중간 결과(intermediate outcomes), 환자 보고 결과(patient-reported outcomes, PRO) 및 환자 경험(patient experience)이 포함된다.

현재 메디케어는 환자 보고 결과(Patient Reported Outcomes, PROs) 및 디지털 질 측정도구(Digital Quality Measure, dQM) 등을 포함한, 데이터 수집 및 보고부담을 줄이면서 환자에게 의미 있는 결과에 초점을 맞춘 질 측정도구를 생산하는 것을 목표로 하는 의미 있는 측정도구 이니셔티브(Meaningful Measures initiatives)를 따르고 있다.[7] National Quality Forum (NQF)는, 측정 도구 활용 파트너십(Measures Application Partnership)의 일환으로, EHR을 사용하는 모범사례, EHR 데이터 품질의 결정 요인, 및 전자 임상 질 측정(eCQM)의 과학적 수용도(예: 신뢰성, 타당성), 사용 및 유용성, 실행가능성 등의 문제를 다루는 모범 사례에 대한 환경 스캔을 수행하고 있다.[8]

dQM에 대한 강조는 전자 처방(e-prescribing)과 건강 정보를 전송, 수신, 조정하여 전자적 진료 의뢰 루프(electronic referral loops)를 지원하는 양방향 건강 정보 교환(health information exchange, HIE) 등을 포함한다. 마찬가지로 소비자주의, 환자 교육 및 자기관리 강화에는 환자에게 자신의 건강 정보에 대한 전자적 접근을 제공하는 것이 포함된다. 이를 위해 미국 보건 정보 기술 국가 조정관실(Office of the National Coordinator for Health Information Technology, ONC)은 상호운용성을 위한 미국 핵심 데이터(US Core Data for Interoperability, USCDI) 버전 1을 발표했다(표 2.4).[9] 이러한 이니셔티브는 질과 가치를 측정할 수 있는 데이터 원천와 요소를 늘려 가치 기반 지불 프로그램에서 활용할 수 있다.

메디케어 지불 프로그램에는 적격 임상 데이터 레지스트

7 https://www.cms.gov/Medicare/Quality-Initiatives- Patient-Assessment-Instruments/QualityInitiativesGenInfo/MMF/General-info-Sub-Page.

8 EHR Data Quality Best Practices for Increased Scientific Acceptability: An Environmental Scan FINAL REPORT, National Quality Forum, May 19, 2020.

9 U.S. Core Data for Interoperability Version 1, Office of the National Coordinator for Health Information Technology, 2019.

표 2.4 상호운용성을 위한 미국 핵심 데이터(USCDI)

포함된 주제 및 분야의 예:
• 실험실 테스트
• 값/결과
• 활력 징후
• 이완기 혈압
• 수축기 혈압
• 키
• 체중
• 심박수
• 체온
• 산소포화도 측정기
• 흡입 산소 농도
• 2~20세 청소년의 연령 및 성별별 BMI 백분위수
• 케어 팀원

리(Qualified Clinical Data Registries, QCDR)[10]가 제출한 측정도구들이 포함되어 있으며, 이는 의료 서비스 제공자가 환자 치료를 모니터링하고 개선하기 위해 이전에 수집하고 분석한 데이터를 2차적으로 사용할 수 있도록 허용한다. 디지털 측정도구에 대한 의존도가 높아짐에 따라 의료 정보 기술 및 상호운용성을 촉진하려는 노력도 함께 증가했다.

프로그램들은 질 또는 기타 성과 차원의 측면을 나타내기 위해 선택한 각 항목에 대한 결과를 집계하는 질 종합 점수(quality composite score)를 생성한다. 건강 또는 질에 대한 요약 점수는 비용 차원과 짝을 이루어 가치를 정의한다. 이러한 차원 간의 연결은 "무조건적"일 수 있는데, 이는 요약 비용 측정값이 다른 종합 점수와 선형적으로 결합되어 총 성과 점수를 산출한다는 의미이다. 보다 정교한 접근 방식은 비용과 질 차원을 조건부로 결합하는 것인데, 이는 총 성과 점수가 각 차원의 상대 점수에 따라 달라지는 것을 의미한다[18]

2.4.3 상대적 건강 및 비용

그림 2.1은 두 차원을 높음과 낮음 영역으로 나눈 상대적 가치 점수의 간단한 버전을 보여준다. 상대적 가치는 건강 또는

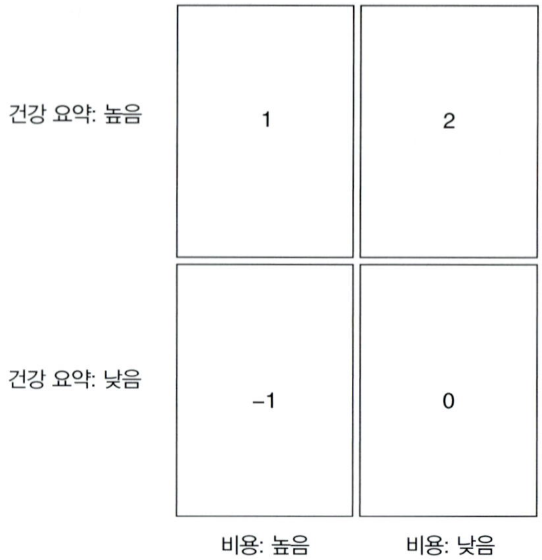

그림 2.1 상대적 건강 및 비용으로 정의된 2 × 2 공간의 예시적 가치 점수

품질 합산 점수가 높고 상대적 비용 또는 리소스 요구 사항이 낮을 때 가장 높다. 이는 가치 점수가 2로 가장 높은 사분면으로 표시된다. 건강 요약 점수는 높지만 상대적으로 높은 비용을 지불해야 하는 경우 다음 범주에 속하며 점수가 1로 표시된다. 이 가치 점수의 예에서 더 낮은 점수는 낮은 비용과 낮은 건강 요약 점수가 짝을 이루는 경우에 나타나며, 여기에서는 0의 점수로 나타난다. 열등한 사분면은 낮은 건강 요약 점수와 높은 비용이 결합되어 −1의 음수 점수를 얻는다.

건강 또는 비용의 각 차원은 두 개 이상의 범주로 나누거나 연속적으로 측정할 수 있다. 높은 성과와 낮은 성과 사이의 대비와 성과 평가에 대한 의미를 높이기 위해 가치 점수 범위를 확장할 수 있다. 예를 들어, 상위 사분면의 상대 점수를 높이면(>2) 채찍보다 보상과 당근을 더 강조할 수 있다. 열등한 사분면의 상대 점수를 낮추면(<−1) 당근보다 벌칙과 채찍이 더 강조될 수 있다. 또한 일부 이해관계자는 중간 사분면의 상대적 위치를 뒤집어 상대적 질 점수보다 효율성에 더 많은 보상을 줄 수도 있다. 한 차원에서의 상대적 성과가 다른 차원의 성과에 따라 달라지는 결과를 측정할 수 있는 기회이다[19].

2.5 임상가, 팀 및 위험 부담 주체에 성과 결과 귀속하기

가치 점수(value scores, 이전 섹션에서 설명)는 지리적 또는 시장 지역(예: health referral region)[11] 또는 기간에 대한 건

[10] 2021 Qualified Clinical Data Registry (QCDR) Fact Sheet, Quality Payment Program, Centers for Medicare & Medicaid Services. https://scorh.net/wp-content/uploads/2020/07/CMS-2021-MIPS-QCDR-Self- -Nomination-Fact-Sheet.pdf.

[11] https://www.dartmouthatlas.org/faq/#research-methods-faq.

강 및/또는 지출 등 질을 합산한다. 가치 기반 구매의 경우, 환자 진료와 관련된 질 및 비용 결과를 해당 진료에 대한 책임과 책임성이 있는 특정 제공자 및 조직에 귀속시키는 것이 필요하며, 이는 일반적인 관행이다.

2.5.1 책임과 책임성

의료 질 및 비용 결과에 대한 책임은 누구에게 있나?

첫째, 예방 치료의 경우 1차 진료 임상의가 건강을 증진하고 조기 개입 기회를 파악할 책임이 있지만, 환자의 필요와 상황에 따라 전문의가 참여할 수 있다(예: 전문의가 관리하는 만성질환이 있는 환자).

둘째, 의학적 상태의 진단 및 치료의 경우 임상 및 비용 결과에 대한 책임 있는 제공자는 상태/문제 및 역할에 따라 다르다. 표 2.5는 환자 치료와 식별된 에피소드의 맥락에서 각 임상의가 수행하는 다양한 역할을 나타내는 프레임워크를 제시한다.

예시:

여러 만성질환을 앓고 있는 환자는 일반 내과 전문의의 1차 진료를 받으면서 일부 질환은 전문의(예: 허혈성 심장 질환(IHD)은 심장내과 전문의, 우울증은 정신건강의학과 전문의)가 관리한다.

환자가 급성 사건/상태를 경험한다(예: 심근 경색으로 인해 혈관 재개통술(심장 전문의) 또는 관상동맥우회술(CABG) 시술(심장 외과 전문의 및 기타 전문의)를 받은 경우).

다른 임상가는 마취, 상담 및 검사와 같은 지원 및 보조 역할을 수행한다.

의료 품질 및 비용 결과에 대한 책임성은 누구에게 있나(가치 기반 지불제도에서)?

책임(responsibility)은 임상 업무에 필수적인 요소이지만, 가치 기반 지불 방식에서의 책임성(accountability)은 계약에 따라 결정된다. 대부분의 모델은 자발적이며 임상의는 책임성에 동의한다. 지불자는 간단한 귀속 규칙을 활용하고 누가 무엇을 하고 있는지 추적하는 복잡성을 피하고자 할 수 있다.

예시:

가치기반지불제도 계약을 맺은 환자의 경우, 1년간의 모든 품질 및 비용 지표는 일차진료의사(primary care physician, PCP)에게 귀속된다. 수술 절차의 경우 모든 품질 및 비용 지표는 수술 팀의 모든 임상가를 대신하여 외과의사에게 귀속된다.

표 2.5 각 진료 에피소드에 대해 정의된 임상 역할

환자와의 관계/에피소드	설명	예제
일차 제공자	주치의 역할, 시간 경과에 따른 환자 관리	• 내과의사 • 소아과의사 • 가정의사
주요 제공자	전문의; 시간이 지남에 따라 특정 상태를 관리	• 정신과 의사 • 신장 전문의 • 심장 전문의
에피소드 제공자	급성 상태 에피소드 또는 시술적 에피소드를 관리	• 외과의사 • 입원전담의 • 전문가
지원 제공자	에피소드 중 지원 역할	• 마취과의사 • 방사선종양학과 • 상담 전문가
보조제공자	단일 서비스 기간의 집중된 역할	• 영상의학과의사 • 병리과의사 • 심장 전문의(심전도 판독)

책임 진료 기관(Accountable Care Organizations, ACO) 또는 메디컬 홈(medical home)에서 환자 코호트의 질적 결과는 대부분의 평가 및 관리(evaluation & management, E&M) 서비스를 제공하는 일차진료 그룹에 귀속된다[20].[12] 일차 진료 제공자는 전문의에게 하청을 주는 일반 계약자와 같으며, 일반적으로 치료를 최적화할 인센티브가 주어지지 않는다. ACO와 메디컬 홈은 의뢰 네트워크를 가지고 있지만 반드시 전문의의 성과를 측정하지는 않는다.

묶음 지불 계약에서 성과는 총 치료 비용과 사전에 결정되어 있는 질 측정도구에 의해 평가된다. 책임성은 환자 결과에 대해 "책임이 있는" 것으로 간주되는 임상의에게 귀속된다. 경우에 따라 특정 임상의와 관계없이 책임성 주체가 병원인 경우도 있다.

일반적으로 진료 재설계 및 개선은 임상의, 관리자 및 의료 전달 체계의 일이다. 지불자의 귀속 규칙은 의료팀이 파편화를 줄이고 협업과 조정을 강화하도록 장려함으로써 성과 개선을 장려할 수 있다. 이러한 포괄적인 접근 방식은 책임성 공유이다.

---

12 건강 유지 조직(Health Maintenance Organizations, HMO) 및 때때로 전문의 서비스에 대한 사전 승인이 필요한 기타 건강 보험의 경우, 가입자(환자)는 전문의 의뢰를 관리할 특정 임상가를 선택하거나 배정받아야 한다. 이러한 경우 책임성에 대한 속은 일반적으로 이러한 할당과 일치한다.

표 2.6 임상의의 역할 파악하기

- 각 환자에 대한 청구 정보를 사용하여 에피소드가 식별(트리거)되고 지정된 기간 동안 열린 상태로 유지된다.
- 임상적 관련성에 따라 각 에피소드에 서비스가 할당된다.
- 에피소드에 대해 관련 서비스를 제출한 각 임상의(국가 의료 제공자 식별자; National Provider Identifier, NPI)는 임상 팀원으로 계산된다.
- 알고리즘을 사용하여 각 에피소드 유형별로 각 환자의 치료에 참여하는 모든 임상의를 식별하고 각 임상의의 역할을 추론할 수 있다.
- 지난 1년간의 서비스 패턴을 사용하여 환자의 치료를 전반적으로 또는 특정(만성) 질환에 대해 관리해 온 주치의를 식별할 수 있다.

2.5.2 귀속을 위한 역할 식별

성과 평가에서 분석 단위는 환자 치료의 에피소드이다. 책임성 귀속의 핵심 단계는 다음과 같다:

- 환자 치료에 참여하는 임상의 또는 팀을 식별한다. 임상 팀을 식별하고 공동 책임을 강조하는 것은 인식과 협업을 높이기 위한 것이다. 표 2.6을 참조하라.
- 여러 치료 에피소드에 걸쳐 각 의료진과 팀의 역할과 성과를 추적한다. 추적은 치료 및 개선에 대한 개인의 기여도를 존중하고 정확하게 파악하기 위한 것이다.
- 성과 요약을 가치 기반 지불을 위해 지불자와 계약을 체결할 수 있는 위험 부담 주체에 귀속시킨다. 귀속은 많은 환자와 개별 임상의에게 재정적 위험을 분산시켜 의료비 지출과 관련된 결과와 가치를 고려하여 전체 성과에 대한 통계적 추론을 가능하게 한다.

2.6 더 높은 치료 가치에 대한 지불

메디케어 및 기타 지불자는 가치 기반 지불 모델을 구현했다. 메디케어 및 메디케이드 혁신 센터(The Center for Medicare & Medicaid Innovation, CMMI)는 현재까지 54개의 모델을 테스트했으며, 의료비 지불 학습 및 실행 네트워크(Health Care Payment Learning & Action Network, HCP LAN)는 가치 기반 구매를 촉진하여[13] 지불 모델의 분류체계(taxonomy)을 만들었다(그림 2.2). 이 분류체계는 지불 범위와 모델에 참여하는 공급자가 감수하는 위험의 정도에 따라 네 가지 일반적인 범주로 구성된다.

[13] Alternative Payment Model (APM) Framework Final White Paper, January 12,2016. https://hcp-lan.org/.

카테고리 1은 기존의 행위별 수가제 시스템이다.

카테고리 2 모델은 행위별 수가제를 유지하지만 질 측정 결과를 성과 평가에 연결한다.

카테고리 2A는 인프라 지원과 카테고리 2B는 데이터 보고에 대한 지불을 포함하며, 이 두 가지 모두 가치 기반 지불 모델에 필수적이다. 여기에는 의료 서비스 제공자가 환자의 자기관리를 도와 이용률 지표를 개선하는(예: 중증 악화 또는 합병증을 감소시키는) 교육 프로그램(예: Million Hearts™ 이니셔티브,[14] Medicare 당뇨병 예방 프로그램[15])이 포함된다.

카테고리 2C는 '성과에 따른 지급(pay-for-performance)'에 해당하며, 질 지표에 대해 설정된 목표를 달성한 제공자에게 보너스를 지급한다. (예시: 프리미어 병원 질 인센티브 시범사업에서는 여러 임상 영역에서 높은 질을 달성한 병원에 보너스를 지급했다.)[16]

카테고리 3은 참여 주체가 벤치마크에 대비되는 자신들의 성과에 따라 재정적 조정 또는 불이익을 받는 가치 기반 지불 시스템의 본질을 반영하며, 참여 주체에게 얼마나 많은 재무 위험이 전가되는지의 측면에서 서로 다른 트랙이 있다.

카테고리 3A는 긍정적인 조정만 허용한다(참여주체가 절감액을 보유하거나 공유하게 해준다). 이는 일방적 또는 상방향만 있는 위험이다. 카테고리 3B에서는 성과가 낮은 조직은 (예상보다 높은 변동이 발생하면) 불이익을 받는다. 이는 양방향 또는 상하방 위험이다. 예시: 메디케어 병원 가치 기반 구매(The Medicare Hospital Value- Based Purchasing, HVBP) 프로그램은 CMMI보다 먼저 시작되어 다른 범주의 서비스[17, 18]에 대한 가치 기반 지불제도의 주력제품(flagship)이자 청사진이 되었다. 행정 청구는 일반적으로 세부 사항 또는 서비스 및 임상 정보의 출처이지만 질병의 단계 또는 중증도 또는 특정 치료 옵션

[14] https://innovation.cms.gov/innovation-models/million-hearts.

[15] https://innovation.cms.gov/innovation-models/medicare-diabetes-prevention-program.

[16] https://www.cms.gov/Medicare/Quality-Initiatives- Patient-Assessment-In

[17] https://www.cms.gov/Medicare/Quality-Initiatives- Patient-Assessment-Instruments/Value-Based-Programs/HVBP/Hospital-Value-Based-Purchasing. Report to Congress (2007): https://www.cms.gov/Medicare/Medicare-Fee-for-Service-Payment/AcuteInpatientPPS/Downloads/HospitalVBPPlanRTCFINALSUBMITTED2007.pdf.

[18] HVBP established the basic components of payment that were later applied to home health and physician reim-bursement under Medicare. The summary cost measure used in HVBP was adapted later into the CMMI bundled payment program for hospitals, as well as the Medicare physician value-based payment program discussed later.

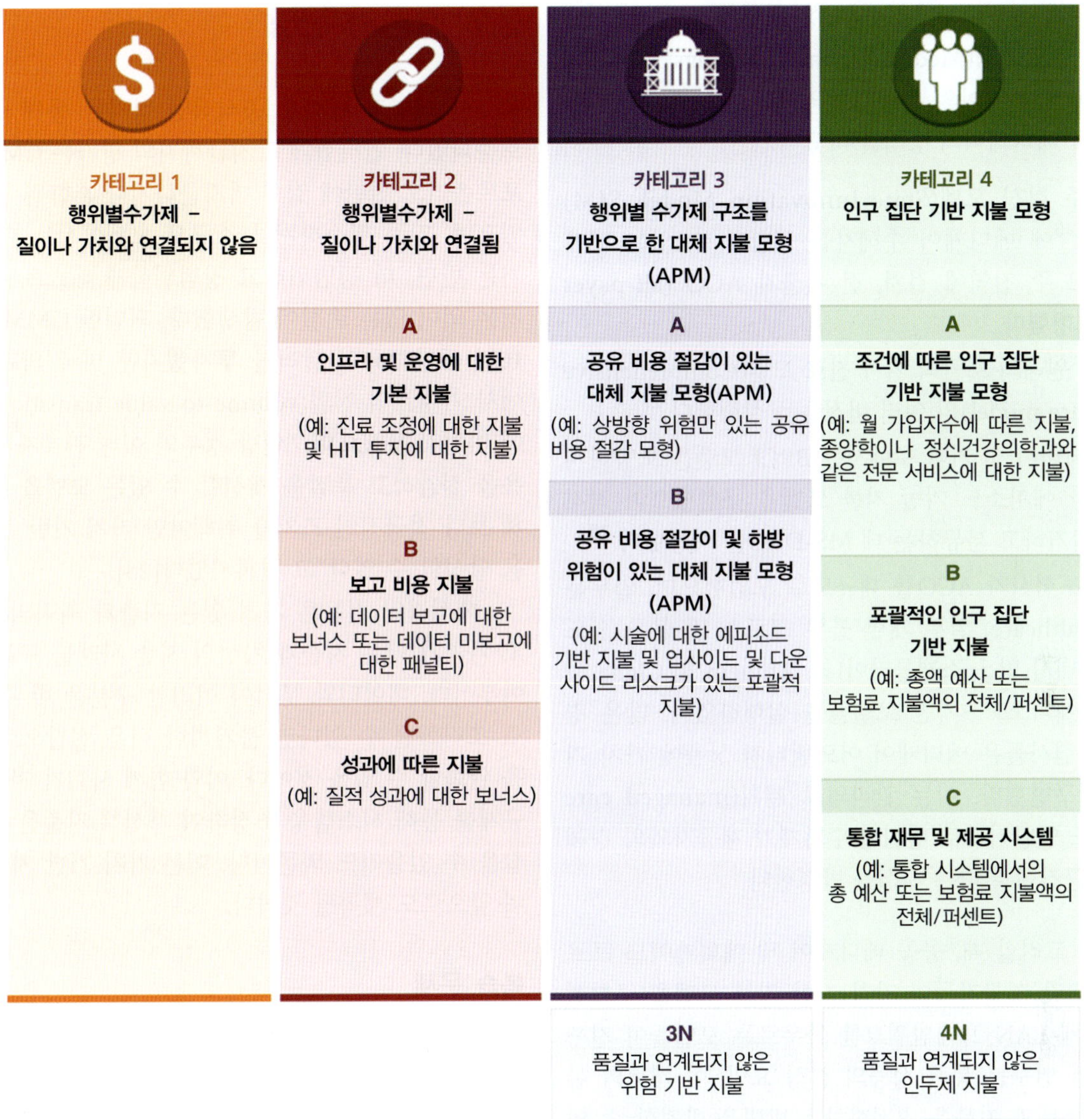
카테고리 1
행위별수가제 –
질이나 가치와 연결되지 않음
카테고리 2
행위별수가제 –
질이나 가치와 연결됨
A
인프라 및 운영에 대한 기본 지불
(예: 진료 조정에 대한 지불 및 HIT 투자에 대한 지불)
B
보고 비용 지불
(예: 데이터 보고에 대한 보너스 또는 데이터 미보고에 대한 패널티)
C
성과에 따른 지불
(예: 질적 성과에 대한 보너스)
카테고리 3
행위별 수가제 구조를 기반으로 한 대체 지불 모형 (APM)
A
공유 비용 절감이 있는 대체 지불 모형(APM)
(예: 상방향 위험만 있는 공유 비용 절감 모형)
B
공유 비용 절감이 및 하방 위험이 있는 대체 지불 모형 (APM)
(예: 시술에 대한 에피소드 기반 지불 및 업사이드 및 다운사이드 리스크가 있는 포괄적 지불)
카테고리 4
인구 집단 기반 지불 모형
A
조건에 따른 인구 집단 기반 지불 모형
(예: 월 가입자수에 따른 지불, 종양학이나 정신건강의학과와 같은 전문 서비스에 대한 지불)
B
포괄적인 인구 집단 기반 지불
(예: 총액 예산 또는 보험료 지불액의 전체/퍼센트)
C
통합 재무 및 제공 시스템
(예: 통합 시스템에서의 총 예산 또는 보험료 지불액의 전체/퍼센트)
3N
품질과 연계되지 않은 위험 기반 지불
4N
품질과 연계되지 않은 인두제 지불

그림 2.2 대체 지불 모델: APM 프레임워크, 출처: THE APM FRAMEWORK, Refreshed 2017, Health Care Payment Learning & Action Network. MITRE Corporation의 허가를 받아 재작성됨

에 대한 기타 중요한 지표를 설명하는 중요한 세부 정보가 부족할 수 있다. 이러한 경우 중요한 지표를 포착하기 위해 청구 데이터를 임상 데이터로 보완해야 한다(예: 종양학 치료 모델 및 신장 선택 모델)[21].[19, 20]

카테고리 4는 특정 인구집단, 환자 코호트 또는 서비스 유형에 대한 전향적 (가입자당 월별) 지불로 행위별 수가제를 대체한다. 예를 들어, 카테고리 4A는 적극적 치료와 완화 치료에 대한 결정에 직면한 호스피스 및 Medicare- Medicaid “이중 자격” 수혜자에게 적용될 수 있다.[21]

카테고리 4B 및 카테고리 4C 직접 계약은 통합적 의료 전달 시스템 또는 관련 구성 요소에 대한 총액 지불(인구에 대한 총 예상 비용 기준)을 제공한다. 직접 계약은 이중 자격 수혜자를 위한 특수 요구 인구, 제한된 수용 능력을 가진 주체, 및 메디케이드 관리 의료 기관(Medicaid Managed Care Organizations, MCO)을 대상으로 하는 여러 옵션이 있다.[22] 지리적 직접 계약 모델(Geographic Direct Contracting Mode)은 거주지를 기준으로 수혜자 집단에 가치기반 지불을 확장하려고 한다.[23]

---

[19] https://www.kidney.org/atoz/content/understanding-your-lab-values.

[20] https://innovation.cms.gov/innovation-models/oncology-care.

[21] https://innovation.cms.gov/innovation-models/medicare-care-choices.

[22] https://innovation.cms.gov/innovation-models/direct-contracting-model-options.

[23] https://innovation.cms.gov/innovation-models/geographic-direct-contracting-model.

ACO에 대한 경험[22][24]은 (상방향 위험만 있는) 메디케어 절감 공유 프로그램(Medicare Shared Savings Program MSSP)[25]이 이 메디케어의 프로그램의 옵션이 되었다. 다른 그룹은 CMS와 메디케어의 방침을 따랐다:

- 버몬트는 주 혁신 모델(State Innovation Model, SIM) 이니셔티브[26]에 메디케어 수혜자를 포함할 수 있는 면제를 획득하고 주 전역에 걸쳐, 전 지불자 ACO (all-payer ACO)를 시행했다.
- 오하이오는 원래의 포괄적 일차 진료 모델(Comprehensive Primary Care model)의 여러 버전들을 실행했다.[27]
- 오하이오, 테네시 및 기타 주에서는 BPCI 모델을 모방하지는 않았지만 에피소드 기반 지불 모델을 구현했으며 적격 번들을 트리거하고 분류하는 데 MS-DRG를 사용했다.[28]
- 많은 민간 보험사가 ACO를 대규모로 도입했으며, 일부는 United Healthcare, 일부 개별 블루 크로스 및 블루 쉴드 플랜(예: 테네시 및 노스캐롤라이나), Anthem 및 Cigna 등을 포함한 에피소드-기반 모델들을 실행하였다. 많은 경우, 민간 보험사들은 메디케어 어드밴티지 상품에 가치 기반 모델을 구현했다. 이는 관리의료 계획(managed care plan)에서도 일반적으로 행위별 수가제가 제공자와의 경제적 거래의 근간이 된다는 사실을 반영한다.

모든 것을 고려할 때, 공공 메디케어 및 메디케이드 프로그램과 많은 민간 지불자들이 가치 기반 지불 모델을 구현했으며, 현재 전체 LAN 프레임워크를 아우르는 모델들이 진행 중이다. 계속된 연구를 통해 성공의 결정 요인, 이 개념의 한계, 그리고 시스템과 지불을 최적화하는 방법을 발견할 수 있을 것이다.

[24] https://innovation.cms.gov/medicare-demonstrations/medicare-physician-group-practice-demonstration.

[25] https://www.naacos.com/mssp.

[26] https://innovation.cms.gov/innovation-models/state-innovations.

[27] https://innovation.cms.gov/innovation-models/comprehensive-primary-care-plus.

[28] 시스템의 존재를 고려한 편의성 때문에 CMMI는 DRG별로 병원 묶음을 정의했다. 모든 지불자가 DRG를 사용하여 병원에 지불하는 것은 아니며, 이는 수용을 제한하는 한 가지 요인이다. 또한 DRG 결정은 치료 선택과 환자 상태를 반영하는 중간 결과이다. 예를 들어 폐렴 치료를 위해 입원한 세 명의 환자를 생각해 보겠습니다. 첫 번째 환자는 폐렴에 대한 DRG를 받고 퇴원하며 BPCI 사례로 포함된다. 두 번째 환자는 중환자실(ICU)로 이동하여 인공호흡기를 부착한 후 인공호흡기 치료를 위한 DRG로 퇴원하고 BPCI에서 제외된다. 세 번째 환자가 사망하고 이 환자 역시 BPCI 계산에서 제외된다. 따라서 BPCI는 첫 번째 환자의 비용과 가치에 대해서는 병원에 책임성이 귀속되지만 나머지 두 환자는 책임성이 귀속되지 않는다.

2.7 결론과 전망

충분한 실험과 경험은 공식적인 평가를 통해 풍부한 결과가 도출되었다. 안타깝게도 지금까지의 평가는 CMMI 지불 모델 포트폴리오 전반에 걸쳐 미지근하거나 혼합된 결과를 보여 주었으며, 일부 협소하거나 소규모 모델에서는 더 많은 성공을 거둔 반면, 더 광범위하고 광범위하게 테스트된 일부 모델에서는 의미 있는 손실이 발생했다. 퇴임한 CMMI 이사는 최근 10년 동안 200억 달러를 투자했지만 미국 의료 시스템의 양에서 가치로의 전환(volume-to-value transition)이라는 목표에 미치지 못했으며, "연방 정부와 이해 관계자가 진정으로 비용을 절감하고 품질을 개선할 수 있는 모델을 우선시하기 위해 보다 적극적인 조치를 취해야만 가치 기반 진료가 그 약속을 달성할 수 있다"고 결론지었다[23].

핵심적인 질문은 가치 있는 지출과 최적의지출을 정의하고 가치가 낮은 지출과 차선의 지출 사례를 구분할 수 있는지 여부이다. 데이터와 분석이 이러한 구분을 할 수 있는 방식으로 조직화될 수 있다면 불가피한 비용 절감으로 인한 부작용을 완화할 수 있을 것이다. 이와 함께 사회가 자발적으로 또는 규제를 통해 시스템을 조정하여 차선책 지출을 식별하고 바로 잡을 수 있을지도 의문이다. 이는 가치 기반 지불의 과제였으며 앞으로도 계속될 것이다.

복습 문제

01. HIT의 발전이 지불 모델이 보다 더 발전되는 것을 촉진하는 데 어떻게 도움이 될 수 있을까?

02. 디지털 교환 프로토콜(digital exchange protocol)은 어떻게 지불자와 제공자가 실시간으로 정보를 공유하여 노력을 조정하는 데 도움이 될 수 있을까?

03. 가치 기반 지불제도를 구현하는 데 있어 두 가지 과제는 무엇인가?

부록: 복습 문제 정답 및 해설

문제 1: 정답

a. 임상 및 사회경제적 데이터를 더 많이 활용하면 제공자가 비용에 대한 예상치를 더 잘 조정하고 통제할 수 없는 재정적 위험을 피하는 데 도움이 될 수 있다.

b. 머신 러닝 기술은 실시간으로 치료 결정을 지원하는 예측 분석을 강화하여, 제공자가 가치를 증진시키고 불필요한 비용을 피할 수 있도록 도울 수 있다.

문제 2: 정답

- **a.** FHIR 및 기타 메커니즘은 가격 투명성 요건과 같은 사용 사례의 우선순위를 정하는 데 도움이 될 수 있다.
- **b.** 지불자는 특히 모든 관련 서비스를 그룹화하는 에피소드 프레임워크에서 가능한 치료 결정과 관련된 본인부담 비용에 대한 실시간 정보를 소비자와 제공자에게 제공할 수 있다.

문제 3: 정답

- **a.** 경쟁 관계에 있는 이해 관계자를 조정하기 위한 인센티브 만들기.
- **b.** 동일한 시장 영역에서 경쟁하는 모든 지불자들과 제공자들을 위한 시스템/규칙을 조정하기.

참고문헌

01. Altman SH, Tompkins CP, Eilat E, Glavin MP. Escalating health care spending: is it desirable or inevitable? Health Aff (Millwood). 2003;22(Suppl. 1):W3–W11.

02. Orszag PR, Ellis P. The challenge of rising health care costs—a view from the congressional budget office. N Engl J Med. 2007;357(18):1793–5.

03. Tikkanen R, Fields K. Multinational comparisons of health systems data, 2020 (Commonwealth Fund, Feb. 2021); 2020. https://doi.org/10.26099/tc4h-db02.

04. Robert Cunningham III, Cunningham RM Jr. The blues: a history of the blue cross and blue shield sys- tem. Dekalb: Northern Illinois University Press; 1997. ISBN 0-87580-224-9

05. Millenson M. Half a century of the health care crisis (and still going strong), September 12, 2018. Health Aff Blog. https://doi.org/10.1377/ hblog20180904.457305.

06. Sisko AM, Keehan SP, et al. National Health Expenditure Projections, 2018–27: Economic and demographic trends drive spending and enrollment growth. Health Aff. 38(3):491–501. https://doi. org/10.1377/hlthaff.2018.05499.

07. Anderson GF, Reinhardt UE, Hussey PS. Varduhi Petrosyan, It's the prices, stupid: why the United States is so different from other countries. Health Aff. 2003;22(3) https://doi.org/10.1377/hlthaff.22.3.89.

08. Anderson GF, Hussey P, Petrosyan V. It's still the prices, stupid: why the US spends so much on health care. Health Aff. 2019;38(1) https://doi.org/10.1377/ hlthaff.2018.05144.

09. Burton A. Weisbrod, Quadrilemma: an essay on tech-nological change, insurance, quality of care, and cost containment. J Econ Literature. 1991;29(2):523–52. https://www.jstor.org/stable/2727522

10. Daniel K, McClellan M. Is hospital competition socially wasteful? Quart J Econ. 2000:577–615.

11. Kissick W. Medicine's Dilemmas. New Haven and New London, CT: Yale University Press; 1994.

12. De Brantes F, Rosenthal MB, Painter M. Building a bridge from fragmentation to accountabil- ity—the prometheus payment model. NEJM. 2009;361(11):1033–6.

13. De Brantes F, D'Andrea G, Rosenthal MB. Should health care come with a warranty? Many goods and services come with warranties; should health care? Analysis of one payment model shows promise and challenges. Health Affairs. 2009;28(4):w678–87.

14. Ryan A, Tompkins C. Efficiency and value in health- care: linking cost and quality measures. Washington, DC: National Quality Forum. Nov 2014. https://www. qualityforum.org/Publications/2014/11/Efficiency_ and_Value_in_Healthcare Linking_Cost_and_ Quality_Measures_Paper.aspx

15. Mathers CD, et al. Methods for measuring healthy life expectancy. In: Murray CJL, Evans D, editors. Health systems performance assessment: debates, methods and empiricism. Geneva: World Health Organization; 2003.

16. Bandeian S. Using a longitudinal patient history sourced from claims data to analyze and predict potentially avoidable utilization, costs, and adverse outcomes. In: Presented at the CHSOR Seminar, Johns Hopkins School of Public Health, December 3, 2019.

17. Wadhera RK, Figueroa JF, Joynt Maddox KE, Rosenbaum LS, Kazi DS, Yeh RW. Quality mea- sure development and associated spending by the centers for medicare & medicaid services. JAMA. 2020;323(16):1614–6. https://doi.org/10.1001/jama.2020.1816.

18. Ryan A, Tompkins C, Markovitz A, Burstin H. Linking cost and quality indicators to measure value and efficiency in health care. Med Care Res Rev. 2016;

19. Tompkins CP, Higgins AR, Ritter GA. Measuring outcomes and efficiency in medicare value-based pur- chasing. Health Aff (Millwood). 2009;28(2):w251–61.

20. Mehrotra A, Adams J, Thomas W, McGlynn E. The effect of different attribution rules on individual physician cost profiles. Ann Intern Med. 2010;152(10):649–54. https://doi.org/10.7326/0003-4819-152-10-201005180-00005.

21. Tompkins C, Bhalotra S, Trisolini M, Wallack S, Rasgon S, Yeoh H. Applying disease man- agement strategies to medicare. Milbank Quart. 1999;77(4):461–84.

22. Tompkins C, Wallack S, Bhalotra S, Chilingerian JA, Glavin M, Ritter G, Hodgkin D. Bringing managed care incentives to medicare's fee-for-service sector. Health Care Financing Rev. 1996;17(4):1–21.

23. Smith B. CMS innovation center at 10 years—progress and lessons learned. N Engl J Med. 2021;384:759–64. https://doi.org/10.1056/NEJMsb2031138.

CHAPTER 03

리더십과 변화

Leadership and Change

지은이 Patricia Hinton Walker, Bonnie Blueford 및 John M. Walker
옮긴이 이풍렬

요약 ABSTRACT

이 장에서는 리더들이 현재 및 장기적인 미래에 다루어야 하는 변화들을 논한다. COVID-19을 시작으로 조직들에게 많은 변화가 있었으나, 이것이 현재 및 장기적인 미래에 의료 리더들이 마주하는 유일한 문제는 아니다. 갈수록 더 화상 회의에 의존하면서, 기술의 발전과 원격의료로 인해 큰 변화가 요구되고 있다. 이 챕터에서는 고위 리더들이 급변하는 시스템을 지원할 수 있도록 자신들의 팀 내에 신뢰를 반드시 구축 및 유지해야 한다는 점과 이러한 신뢰가 고객(의료 서비스 소비자)에게도 전달되어야 한다는 사실을 강조한다. 조직의 구성원들과 고객들 모두가 대유행과 원격(원격진료 서비스) 증가, 환경 재해(최근 텍사스 기상 이변 및 디트로이트 오염수)와 같은 문제들과 씨름하고 있으므로, 리더들은 영향을 받는 모든 이들을 공감하고 배려해야 한다. 외상 후 성장의 요소들에 주목하는 것은 리더들이 최근 대유행의 영향과 기술 및 의료 IT 관련 위기를 포함한 미래에 일어날 가능성이 있는 문제들을 다룰 수 있도록 해준다. 코칭 사고방식과 그룹 및 팀 코칭의 활용은 빠른 속도로 조직 내에서 또 다른 필수 요소가 되고 있다. '코칭 접근법'은 성장을 향상시키고 신뢰를 구축할 뿐만 아니라, 구성원들이 그 조직에 가치 있고 창의적인 기여를 하도록 만듦으로써 조직에게 혜택을 준다. 리더들이 '통제적 사고방식에서 코칭 사고방식으로' 바뀔 때, 조직 내 모두가 성장할 수 있으며 떠오르는 문제/위기를 극복할 새로운 방법들을 설계할 수 있다. 사이버 공격과 (최근 텍사스 기상 이변과 같은) 기후 변화에 의해 계획에 없던 의료 IT 관련 문제들이 증가하고 있으므로, 리더들은 이에 대해 예측하고 대비해야 한다. 이 챕터에서는 리더들이 오늘날 직무를 더 잘 수행하기 위해, 또 빠르게 변화하는 새로운 도전과제들에 대비하기 위해 택해야 하는 중요한 변화들을 다룰 것이다. 진정으로 공감 및 배려하고, 코칭 사고방식을 받아들이고, 성장에 집중하고, 수직적이기보다는 수평적인 구조/의사소통으로 변화하고, 조직 전반에 걸친 동기화를 수용함으로써, 리더들은 변화하는 요구와 예상치 못한 위기를 더 잘 극복할 수 있을 것이다.

키워드 KEYWORDS

- 리더십 • 리더십 변화 • 신뢰 구축 • 코칭 사고방식 • 심리적 안정 • 외상 후 성장 • 팀 지도
- 조직의 탄력성 • 수직적 질서와 수평적 질서 • 원격진료와 혁신 기술들 • 의료 IT 문제 • 리더십과 의료 IT

학습 목표 LEARNING OBJECTIVES

- 현재 빠르게 바뀌고 있는 환경에서 필요한 리더십 특징을 파악하기
- 개인과 팀 리더들에게 있어서 신뢰 구축의 중요성에 대해 논하기
- 현재 및 미래의 리더들에게 필요한 '코칭 사고방식'의 계속되는 가치를 탐구하기
- 팀이 성공적으로 기능하기 위해 팀 리더들이 다루어야 하는 다섯 개의 규율 파악하기
- 팀 기능 개선을 위해 개인 리더들과 팀들이 다루어야 하는 어려운 사고방식을 설명하기
- 불확실한 시기에 조직 탄력성의 필요성에 대해 고찰하기
- 수직적 질서와 수평적 질서의 차이를 설명하고 리더십의 효력을 위해 이러한 조직 구조의 새로운 모델의 필요성을 설명하기
- 떠오르는 의료 IT와 관련해 리더십을 알아보고, 현재에 다루어져야 하는 기술적인 문제들과 변화가 많고 때로는 어렵기도 한 미래에 다루어져야 하는 기술적인 문제들을 알아보기

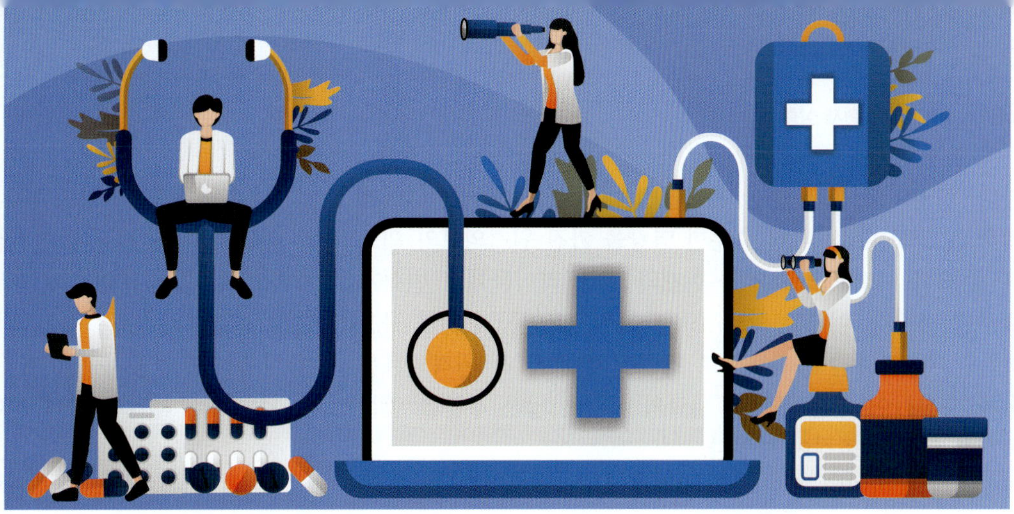

3.1 소개

현재에도 여전히 (어쩌면 더욱 더) 적용되는 1964년 발표된 Bob Dylan의 노래에 따르면, '시대는 변하고 있다(The Times They are a Changin')'. *The Economist*에서 2003년 12월 4일에 William Gibson이 쓴 또다른 중요한, 아직도 적용되는 명언이 있다: "미래는 벌써 왔다. 골고루 퍼지지 않았을 뿐이다." 2020년 Modern Health Care에서 발간된 "원격진료의 미래에 대한 예측(Predicting the Future of Telemedicine)"에서 좋은 예시들이 다루어졌다. "원격진료는 2020년 2월에 1차 진료 방문량의 1% 미만이었으나, 2020년 4월에는 거의 43.5%까지 증가했다. 원격진료의 현재 추세와 빠른 채택 속도를 볼 때, 의료시스템이 운용되고 치료를 제공하며 비용을 관리하는 방식을 붕괴시키고 재정립하며 미래에 크게 다른 의료 경험의 장을 마련할 가능성이 있다. 같은 신문 기사에 포함된 Forrester의 고객 중심 연구와 분석에 따르면 "2020년 말까지 10억번 이상의 원격진료 방문이 이루어질 것으로 추정된다." 또 다른 저자인 VirtualMedStaff의 회장 Jack Williams의 말에 의하면, 환자들이 가상의료에 익숙해질 것이며 의료에 더 쉬워진 접근으로 인해 '혁신적 기술'을 받아들이지 않는 환자들의 수가 줄어들 것이다.

> 또한, 2040년도 건강을 주제로 한 2019년 Deloitte Blog에서는 다음과 같이 이야기하고 있다. "우리가 2040년까지 질병을 박멸할 거라고 예상하지는 않지만, 상호 운용 가능한 데이터와 스마트 인공지능 기반의 실행 가능한 의료 통찰력을 이용해 병을 조기에 파악하고 훨씬 빨리 치료를 시작할 수 있을 것이다. 이것이 치료보다 웰빙에 더 집중된 미래를 위한 길을 열 수 있다." (Health in 2040: 10 archetypes that could define the future of health, 2019 Deloitte Blog: Health Forward.)

예를 들어, 의료 소비자들이 더욱 개인화된 서비스를 원할 뿐만 아니라 (원격의료와 다른 스마트 기술 발전을 통해) 의료 서비스의 많은 부분들을 자신들이 있는 곳에서 제공받을 수 있도록 더 좋은 접근성을 원할 것으로 예상된다. 원격진료는 지난 십 년간 꾸준히 성장해왔지만, 대유행으로 인해 원격진료 도입이 급증했다. 또한, 이 블로그의 저자들은 오늘날의 의료 시스템이 매우, 매우 다를 것이라는 점을 현재와 미래의 리더들이 인지하는 것이 중요할 것이라고 말했다. 또한, 자동화된 개인 건강 모니터의 증가에 따라 투명성이 증가할 것으로 예상되며, 기술을 숙지한 소비자들에게 정교한 인공지능 지원이 있을 것으로 기대된다.

다른 새로운 관점/연구에 의하면, 공감하고 배려하는 리더들이 미래에 필요할 것이다. 두 명의 의사과학자 Stephen Trzeciak과 Anthony Mazarelli의 책 *배려학: 배려가 차이를 낳는다는 혁명적인 과학적 증거*(*Compassionomics: The Revolutionary Scientific Evidence that Caring Makes a Difference*)에 보고된 연구에 의하면, 의료 소비자들은 더욱 인정 많은 의료전달체계 또한 요구할 것이다. 이 의사과학자들이 진행한 연구에 따르면 '동정이 미래를 위한 특효약이 될 수도' 있으며, 이는 의료제공자의 번아웃에 해독제로 작용하기도 하면서 현재 의료 비용 위기의 많은 부분에 반전을 일으킬 수 있다[1]. 리더들은 또한 민첩해야 하며, 충격적인 상황이 팀 구성원들 간 대인관계에 부정적인 영향을 미칠 수 있다는 점과 고객과의 신뢰를 구축 및 유지하고 배려하는 환경을 제공하기 위해 새로운 전략이 필요하다는 점을 예상해야 한다.

3.2 리더십과 변화

앞에 설명했던 이미 부상중인 혁신 기술들의 활용, 그리고 동시에 더욱 배려하고 공감하는 치료에 대한 필요성의 맥락에서 보면, 현재와 미래에 새롭고 색다른 리더들이 필요하다는 것은 분명하다. 이러한 변화의 신호는 이미 임박했으며 현재와 앞으로의 리더십에 대한 새로운 접근법을 확실히 필요로 한다. 명령이나 통제 중심의 접근법 대신, 확실히 훨씬 더 배려하고, 돌보며, 점점 더 충분한 역량을 가진 원격의료와 의료 IT 주도의 시스템으로 인해 현재와 미래 리더들에게 변화가 요구될 것이다. 미래는 의료 소비자들이 AI(인공지능)를 사용하는 실행 가능한 통찰력으로 강화된 전문직 간 원격의료를 통해 자신들이 있는 곳에서 치료의 상당히 많은 부분을 받는 쪽으로 이동할 조짐이 보인다.

미래에 이러한 유의미한 변화를 다루기 위해서, 의료 리더들은 지금 변화를 만들기 시작하는 것이 얼마나 중요한지 인지해야 한다! 인공지능이 계속해서 플랫폼을 바꾸고 원격진료가 자리를 잡음에 따라, 행동과 사고방식의 변화가 더 큰 성공을 가능하게 할 것이다. 또한, 차후 20년간 수요를 확대하고 충족시키기 위해서, 의료 리더들은 끊임없이 자신들의 직무기술서를 발전시켜야 할 것이다. 의료 리더들을 위한 미래의 새로운 직무기술은 통제를 포기하는 것과 부서 간 정보차단벽을 부수는 것을 포함한다. 혁신을 가능하게 하고 새로운 차원의 협력을 이끌어내는 코칭 사고방식을 수용함으로써, 바뀌고 있는 소비자의 요구와 기대를 충족할 수 있을 것이다. 미래의 리더라면 수직적이 아니라 수평적인 문화를 창조하고; 민첩한 직원 사고방식을 창출하고 성과 창출을 위한 교육 방법에 대한 새로운 신흥 팀 리더들의 성장을 지원하고; 대유행에 따른 외상 후 성장의 역할을 이해하는 성장 사고방식을 채택할 필요와 방법을 이해해야 한다. 리더들이 의료의 동향을 공부하고, 동시성을 수용하고, 불편함과 익숙해지면서 미래를 바라보는 것이 굉장히 중요하다. 의료 리더가 된다는 것은 매우 어려운 일이다. 변화를 만들 수 있는 리더들은 우리 공동체와 주민들이 기존의 의료 플랫폼에 의존하지 않고 능동적인 건강을 향해 변화할 수 있도록 할 것이다.

3.3 신뢰 구축

의료 리더들에게는 긴급하고 힘든 임무가 있는데, 그것은 바로 신뢰 구축이다. 대유행, 사회적 문제, 증가하는 사이버보안 위협이 한창일 때, 분열된 세계를 단결시키는 데 도움을 줄 수 있는 몇 개의 근본적인 힘이 있다. 이 중 사회의 "접착제" 역할을 하는 힘은 신뢰라고 불린다[2]. 신뢰를 구축하는 방법을 이해하는 것은 의료 전문직에 필요한 변화 중 일부를 파악하는 첫 단계이다[3]. 신뢰의 부재가 분열, 갈등, 심지어는 전쟁까지 일으킬 수 있는 반면, 신뢰는 환자, 조직 및 공동체가 번창할 수 있도록 한다. 신뢰를 정의하는 것은 어렵지만, 많은 사람들은 신뢰를 잃어버렸을 때 어떤지는 안다(Forbes, Jafee 2019, 우리의 저널 기사).

대유행은 많은 병원과 의료 시스템들을 과부하시키고 치료 전달과 비용 절감에 한계를 드러냈다. 현재 가상의료가 증가하고 있고, 대유행으로 인해 인공지능 및 디지털 기술이 문제를 해결할 수 있는 길이 열렸다. 하지만 만약 리더들이 신뢰를 구축하고 인공지능 플랫폼의 안전을 보장하는 데 능숙하지 않다면, 파국적인 해킹이 일어나 여태껏 구축된 신뢰에 손상을 줄 수 있다. 최근에 보스턴 소아 병원에서 일어난 악성 소프트웨어 공격은 우리가 국가차원에서 마주하는 취약점들을 일견 보여주었다([4], Nov. 2020).

"병원을 대상으로 한 랜섬웨어 공격은 경제 범죄를 넘어 생명을 위협하는 범죄인데, 병원이 환자에게 치료를 전달할 수 있는 능력을 직접적으로 위협하며 안전을 위험에 빠뜨리기 때문이다. 심지어 COVID-19 전에도 의료제공자들을 대상으로 한 랜섬웨어 공격의 빈도, 정교함 및 심각성은 증가하고 있었다. 또한, 주요 범인들은 독자적 개인 해커에서 범죄 집단 및 군 부대 규모로 변화하였다." (AHA Center for Health Innovation, Ransomware Attacks on Hospital Have Changed, 2020).

선두적 사업 사상가 및 저자인 Davis Burkas는 신뢰를 구축하는 데 효과가 있곤 했던 기술들—위계질서, 부서, 영역 싸움이 더이상 효과가 없다고 말한다. "오늘날의 VUCA(변덕스러움(Volatile), 불확실(Uncertainty), 복잡함(Complexity), 애매모호함(Ambiguity)) 환경에서는 수직적인 조직들이 직원들에게 매력적으로 다가오지 않는다. 신뢰는 이제 통합, 파트너십, 협력을 조성해야 한다. 이것은 위계 질서에서부터 힘과 의사결정권이 공유되는 수평적 질서로 변화하는 것을 필요로 한다. 의사소통은 조직의 "접착제"가 되며, 갈등과 위기는 위협이 아닌 성장을 위한 촉매제의 역할을 한다." (Wagner 2018, December 5). 수평적 질서가 수직적 질서의 위기에 대한 해답인가?

리더십 행동 및 마음가짐 변화의 필요를 이해하는 리더들은 의료의 미래를 보장할 수 있을 것이다. 의료에서 신뢰를 구축하는 중요한 업무를 담당하는 자들은 트라우마가 어떻게 문화에 영향을 미치는지 이해하고, 혁신, 창의력 및 성과를 촉진하는 데에 회복탄력성, 공감, 그리고 외상 후 성장을 끌어내는 것이 하는 역할을 이해함으로써 안전 및 웰빙, 사이버보안 및 심리적 안정에 집중해야 할 것이다.

3.3.1 심리적 안정: 코칭 사고방식

"신뢰 없는 팀은 존재하지 않는다"고 구글의 산업책임자 Paul Santagata가 말한다. 그는 팀 퍼포먼스를 주제로 2년 동안 진행된 거대 기술기업의 대규모 연구 결과를 알고 있는데, 그 연구는 가장 성과가 좋은 팀들에게 한 가지 공통점이 있다는 것을 드러냈다: 심리적 안정, 즉 개인들이 실수를 저질렀을 때 처벌받지 않을 것이라는 믿음이다. 연구에 의하면, 심리적 안정은 적절한 위험 감수하기, 자신의 생각을 말하기, 위험을 두려워하지 않고 무릅쓰기를 가능하게 한다; 이러한 행동 유형은 시장 돌파구로 이어진다(Harvard Business Review, High Performing Teams Need Psychological Safety. Here's How to Create It, 2017). 미래의 리더들은 대화, 호기심 및 진실한 논의를 가능하게 하는 코칭 사고방식을 가질 것이다.

3.3.2 외상 후 성장이 혁신 및 공감으로 이어질 수 있다[요다(Yoda) 되기]

탄력적인 문화 구축의 결과는 리더들이 "외상 후 성장"이라는 것을 이용할 수 있다는 점이다. 이는 삶에 대한 더욱 큰 감사, 개인 장점 인식, 정신적 성장에 박차를 가하는 어려운 경험을 취할 수 있는 능력을 말한다. 조직 내에서, 이것은 더욱 많은 창의력, 혁신, 그리고 더 높은 개인 및 집단 성과로 이어진다. 이는 또한 다른 사람들의 공감으로 이어지며, 직원들이 온전한 자신으로서 일터로 갈 수 있는 문화를 만드는 것으로 이어진다.

2030년에는 어떤 기술들이 중요해질까. 리더십 전략가 Bengamin Laker가 미래에 리더들이 필요로 할 기술들을 공유한다(*This is What Leadership will be in 2030, Benjamin Laker, Forbes*).

- 코치: 그들은 코치가 되어 자신의 팀에 동기를 부여하고 격려하는 법을 이해해야 할 것이다.
- 미래주의자: 트렌드에 대해 끈질긴 관점을 가지며 자신의 네트워크에 연결되어 있다.
- 기술 십대: 십대들은 언제나 최신 기술에 연결되어 있는 것처럼 보인다. 미래의 리더들은 기술을 받아들이고 요령을 가지고 있으며 디지털 기술에 능숙해야 한다.
- 번역가: 능수능란한 소통가. 번역가들은 듣고 이해하려고 노력한다. 그들은 언어적 소통과 비언어적 소통 간의 연결점을 이해하며 모든 소통 방법을 통해 사람들과 교감할 수 있다. 듣기와 의사소통은 훌륭한 리더십의 변치 않는 두 측면이다.
- 요다 되기: 미래 리더들은 요다처럼 감정적으로 지능적이어야 하며 공감 및 지식을 발달시켜야 한다. 공감은 좋은 문화를 구축하는 것의 핵심임은 물론 의료 산업의 핵심이다.

3.4 리더십과 팀

조직/리더들은 어려운 시기에 외부 지원을 받고 해결책을 지원하기 위해 '코치-컨설턴트 하이브리드'를 점점 더 찾고 있다[5]. 또한, 조직은 리더들이 기존의 하향식 통제/관리 접근법 말고 코칭하는 관리 접근법에 대한 지식을 더 많이 쌓는데 도움을 주기 위해 리더들과 점점 더 많이 협력하고 있다. Forbes의 VUCA 세계에 대한 설명에서, 리더들은 접근방법을 크게 바꾸어야 한다는 도전과제에 직면했으며, 그중 몇 개는 부록 1에 표시되어 있다[6]. 경영진 코치는 인식을 높이고 아이디어/옵션을 끌어내며 일반적으로 새로운 연구, 모델 및 솔루션을 제공하는 동안 '뒤에' 머물면서 신뢰와 지원을 위한 역할을 함으로써 리더들이 이런 문제들을 해결하도록 돕는다[7]. 게다가, 건강/웰니스 코칭 전문 지식은 특히 COVID 대유행 문제와 같이 스트레스 많은 시기에 부분적으로 개선된 행정 기능과 고용인들의 기능에 귀중한 자산을 제공한다.

우선, 팀의 리더들이 자신들 또한 **팀의 구성원** 이라는 것을 인지하는 것이 중요하다. 따라서, 리더들이 리더십 자리에 있는 동안 자신들이 '팀 행동'을 끊임없이 형성하고 있다는 것을 깨닫는 것이 매우 중요하다. 따라서, 리더가 의도하든 의도하지 않든, 리더가 자신을 관리하는 방식이 모든 팀 구성원의 롤모델이 된다. 신체적, 감정적, 정신적 및 영적 에너지에 대한 의식/평가에 집중함으로써 '시간 말고 에너지를 관리하라'[8]. '하루/순간의 위기' 상황에서, 리더들은 자신의 에너지를 생각하지 않은 채 너무 자주 시간만 생각한다! 건강에 대해 아는데도 불구하고, 건강하지 않은 습관들이 알아차리지 못하는 새에 생겨난다. 먼저, 리더가 리더/경영진과 관련된 신경과학적 관점과 일주기 및 초일주기 리듬에 대한 지식을 알고 있는 것이 중요하다. 첫째, 리더가 저녁형 인간인가, 아침형 인간인가? 생체리듬에 근거했을 때 리더의 가장 생산적인 시간대는 언제인가?[9]. 이 생체리듬을 활용하고 팀의 각 주요 구성원의 자연 리듬을 인지하는 것 또한 매우 중요하며, 특히 조용한 작업을 완수하는 데 가장 적합한 시간과 팀 미팅에 가장 적절한 시간이 언제인 지 고려해 볼 때 중요하다. 한 가지 잠재적인 핵심요소는 지속적인 작업중단을 피하고 (리더와 팀의 핵심 구성원 모두의) 생산성을 높이기 위해 캘린더의 이메일/음성 메일 타이밍에 주의를 기울이면서 미리 계획을 세우는 것이다. 이는 리더가 개인차를 존중하고 팀 구성원들의 각기 다른 요구사항에 민감하다는 '신뢰' 및 인식을 증진시킬 것이다. 이는 COVID 격리로 인해 가상 회의가 증가하고 많은 개인들이 가족/자녀 부담과 같은 다른 일과의 균형을 맞추게 된 상황에서 특히 중요하다.

가상 회의/업무 수요로 인해, 급변하는 세상에서 24시간 연중무휴로 '켜져'있는 것이 중요하다. 따라서, 리더들은 자신을 돌봐야 할 뿐만 아니라 일주기 타이밍 문제의 통합을 장려하기 위해 팀 구성원들과 협력해야 하고, 자기 자신 및 핵심 구성원들이 매일 90~120분마다 짧은 주기의 휴식을 취하도록 격려해야 한다. 또한, 권고된 사회적, 신체적 및/또는 정신적 (짧은 주기의) 휴식 일정을 반영하는 걸 리더들이 우선시한다면 도움이 될 것이다. 예시들은 다음과 같다: 팀 및 최전선 노동자들의 탄력성을 향상하기 위해 동정심/연약함을 가지고 그들과 교감하기, '책상 운동 또는 마음을 챙기기 위한 휴식' 취하기 및/또는 다른 사람들에게 감사를 표함으로써 긍정적인 감정의 '스위트 스팟'을 조성하기. 이러한 종류의 휴식은 가상 회의 동안에 그리고/또는 리더십의 역할 모델링을 통해 행해질 수 있다. 마지막으로, 팀의 구성원들이 수면을 가치 있게 여기도록 장려하고, 만약 스트레스 관리에 적합할 시, 팀 구성원의 개인 탄력성을 위해 걱정/이야기를 쓰는 자기 표현적 글쓰기를 사용하도록 장려하라[10]. 신경과학에 따르면 인간의 뇌와 정신은 밤 및/또는 휴식 동안에(휴식 모드일 때) 작동을 멈추지는 않더라도 빈번히 창의적 및/또는 정신적 해답을 찾아내며, 이는 뇌를 지속적인 '작업 모드'에서 혹사시키는 것보다 효과적이다![11].

앞서 리더십과 관련된 논고에서 이미 언급하긴 했지만, 리더가 진실됨과 자기인식을 사용하고, '제한적 사고방식'이 문제를 야기할 수 있고 신뢰에 부정적인 영향을 끼칠 수 있다는 점을 인지하며 **신뢰와 함께 시작하는 것**이 또다시 중요하다[12]. 리더들이 자각을 하고 이러한 제한적 사고방식을 해결하는 것이 중요하며, 이는 팀/조직이 어려움/위기 시기에 앞으로 나아가는 데 도움을 준다. 알려진 "고정된 사고방식과 성장 사고방식" (Dweck 2017) 말고도, 이 문헌에 나온 다른 '사고방식'들은 다음을 포함한다: 승진/방지, 열린/닫힌, 풍부한/부족한[13] 및 풍부/부족, 역할파괴/위험회피, 장기간/단기간 목표[14]. 더 나은 팀 기능을 구축하기 위해서는, 리더 및 다른 팀 핵심 멤버들이 제한적 사고방식을 더욱 자각하기 위해 스스로 평가하는 것이 중요하다. 그리고, 팀 구성원들 간에 **신뢰**를 가지고 '제한적 사고방식'의 존재를 살피기 위해 서로를 돕는 것이 중요하다. 만약 리더가 목적의식을 가지고 자기관리와 솔직함/털어놓기(구성원들이 솔직해지고 리더 및 서로에게 제한적 사고방식이 생길 때 알아차리도록 요청하기)를 선택한다면, 이 과정은 팀이 개인 및 그룹 자기관리를 할 때 서로에게 더욱 터놓을 수 있도록 돕는다! 팀원 모두가 자기관리를 할 의도가 있다면, 그 그룹은 전체로서 다음의 것들을 할 수 있다:

(1) 습관적으로 쓰이는 '제한적 사고방식'과 관련된 핵심 단어/표현에 귀 기울이기; (2) 특정한 제한적 신념/사고방식이 드러날 때 파악하기; (3) 그것이 언제 드러났는지, 그리고 가능하면 그 이유를 파악하기, 그리고 (4) 팀/조직의 탄력성을 개선하기 위한 의도적 변화에 알맞은 새로운 '습관' 단어들을 사용해서 새로운 '신념(들)' 살펴보기(McGuire 2018).

Peter Hawkins는 자신의 책 리더십 팀 코칭(Leadership Team Coaching)에서 리더가 '팀 관리 접근법' 대신에 팀 코칭 사고방식을 수용하는 데 의도적으로 집중하는 또다른 팀 접근법에 대해 언급했다. Hawkins는 보다 효과적이기 위해 그리고 더 나은 팀 기능을 위해 코칭 사고방식으로 이끌기를 선택하는 리더들에게 중요한 체계적 팀 코칭의 다섯 가지 규율을 제시한다. 이 규율들은 다음을 포함한다: *임무 정하기*, *명확히 하기*, *함께 만들기*, *교감하기*, *핵심 학습하기*. 팀이 분명한 목적, 그리고 무엇이 팀의 성공을 정의하는지에 대한 합의를 포함하는 명확한 임무를 가지는 것이 정말 중요하다. 두 번째는 팀 전체가 팀 임무를 어디에서 지지하는지/받아들이는지 *명확히 하는 것*이며, 이는 핵심 가치, 성공을 위한 비전 및 역할 기대치를 명확히 하는 것을 포함한다. Hawkins에 따르면 팀이 *함께 만들기*를 받아들이기 위해서는, 팀 결과가 여럿이 힘을 합쳤을 때 비로소 이루어진다는 점과 목표를 달성하기 위해 합의된 절차와 행동이 있다는 점을 확실히 해야 한다. 다음은 *교감하기*인데, 더욱 큰 조직 내에서 그리고 조직을 넘어선 차원에서 팀으로서 함께 파트너십을 관리하는 것과 관련된 합의를 수반한다. 마지막으로, Hawkins의 다섯 가지 규율 중 마지막이며 어쩌면 가장 중요한 것은 *핵심 학습*이다. 더 나은 팀 기능을 보장하기 위해 팀이 집단으로서 그리고 개인으로서 기꺼이 배울 마음을 가지고 자신의 일 및 절차를 되돌아보는 것은 핵심 학습에 포함된다. 팀 리더십이 효과적이기 위해서, 리더는 처음부터 코칭 사고방식을 가지고 팀 구성원들과 함께 일할 수 있으며, 팀 기능을 향상시키기 위한 중요한 접근법으로서 이 다섯 가지 규율을 팀 구성원들에게 차근차근 알려줄 수 있다[15].

3.5 조직 탄력성을 위한 리더십

이 챕터 앞부분에서, 저자들은 리더십 및 팀 도전과제를 만들 수 있는 의식 마음가짐(awareness mindset)을 리더와 팀이 가져야 할 필요성에 대해 이야기했다. 조직의 회복탄력성을 창출하기 위한 리더십은 마음가짐을 관리하는 것을 넘어, 미래의 조직적 변화에 대한 필요성을 인식하고 대비해야 한다는 것을 유념하는 것이 중요하다. 과거 성과를 기반으로 성공을 위해 기존의 수직적 구조 및 데이터 기반 결과에 의존하는 것은 변동성(Volatility), 불확실성(Uncertainty), 복잡성(Complexity) 및 모호성(Ambiguity)을 포함하는 VUCA 문제를 불러온다[6]. Wagner (2018)가 옹호하는 매우 중요한 전략 중 하나는 리더들이 수직적에서부터 수평적 조직 구조 및 경영 방식으로 변화하는 것이다. 이는 '수평적 질서가 수직적 질서의 위기에 대한 해답인가?' 라는 중요한 질문을 제기한다(부록 2 아래의 그래픽 참조). 수평적 구조는 현재의 매우 복잡한 상황에, 특히 COVID 대유행 및 리더/팀/조직들이 가상 환경에 강제로 투입되는 상황에 매우 중요한 고려 사항이다. 이러한 접근은 최전선 사람들이 '기존에 여태껏 해오던 방식'을 제시하는 것 대신에 도움이 될 만한 가능한 해결책을 제시할 수 있는 힘을 정말로 느낄 수 있는 기회를 제공한다. 이 색다른 접근은 리더들이 최전선에 있는 개인들에게 오로지 '수직적 사다리 위로'만 기여하면서 우려 사항을 공유하기만을 강요하기보다는 조직 내부 및 조직들 간에 대화를 엶으로써 진정한 공감/동정을 보여줄 수 있도록 한다. 리더들이 "혁신을 하게 되면 결코 아이디어가 부족하지 않는다"[16]는 것을 인지하고 이전의 '제한적 사고방식'이 새로운 아이디어들이 고려/시행되는 것을 방해했을 수 있음을 인식하는 것은 정말 매우 중요하다. 또한, 최전선의 어려움을 해결하기 위해 우려사항, 비판 및 새로운 아이디어를 공유하는 자유로운 분위기는 조직을 개방시킬 뿐만 아니라 최전선에 있는 사람들의 열정 및 소속감/수용감 또한 향상시킨다.

앞서 강조했듯이, 리더들은 신뢰를 구축하는 데에 집중해야 하지만, 우려를 표하고 조금의 연약함을 보여주기를 마다하지 않는 것도 중요하다. 또한, 수평적 구조는 리더들이 '연약함의 힘'을 발휘할 수 있게 해 준다[16]. 하지만, 자신의 두려움을 과도하게 공유하는 리더는 부하들로 하여금 문제가 해결되고 있다는 자신감이 떨어지게 할 수 있다는 점을 유념하는 것이 중요하다[17]. 그러나 점점 중요해지는 것은, 리더들이 주기적으로 부하들의 비판 및 우려를 공개적으로 구해야 한다는 것이다[18]. 이것은 탄력성을 구축하는 매우 중요한 접근 방식이다. Carol Pemberton (2015)는 이것(탄력성)을 최전선 노동자들과 의미 있는 상호작용을 창조하고 부하들의 우려와 '즉각' 문제해결 및 새로운 아이디어들을 공개적으로 모색함으로써 '필요할 때 인출할 수 있는 잔고가 있는 은행 계좌'라고 부른다. 리더들은 조직 탄력성을 조성하기 위해 리더들의 '개인적인 존재감'이 정말로 차이를 만들 수 있으며 그 존재감이 미래의 위기/대유행에 대한 각기 다른 접근 방식의 모델을 세우며 더 나은 조직 기능을 위한 문을 열 것이라는 용기를 가지고 수평적 모델을 사용함으로써 최소한 수직적 질서에서 수평적 질서로의 변화를 탐구하기를 불사해야 한다!

의료 종사자들과 간병인들은 때때로 매일 삶과 죽음의 상황에 직면한다. 대유행은 그들이 사회에서 갖는 중요한 역할의 이러한 현실을 악화시켰다. 자주, 그들은 자신들의 일상적인 연민의 피로를 관리하려고 노력하는 동시에 트라우마 혹은 병을 겪은 다른 사람들을 도우려고 노력하고 있다. 장기간 지속되는 "작은 트라우마"는 피해를 입힐 수 있다. 만약 웰니스 기술이 일상 생활에 통합되면, 개인들은 탄력성 영역(CRM)에서 너무 멀리 튀어나와 우울하고 피곤하거나 화가 나고 불안해질 수 있다. 번창하는 의료 조직 및 노동자를 구축하는 데에 핵심적인 요소는 직원들이 탄력성에 대해 잘 아는 방법을 배우는 것을 돕기 위해 웰니스 기술을 도입하는 것이며, 전문가들은 사람들이 회복탄력성이 있다고 믿으며 그들이 새로운 기술을 배울 수 있도록 하는 배려심을 가지고 있어야 한다. 탄력성에는 건강과 자기 조절 기술이 중요하며, 이는 과학에 기반을 두고 있다[19](부록 2 참조).

부록 1: 리더십 변화

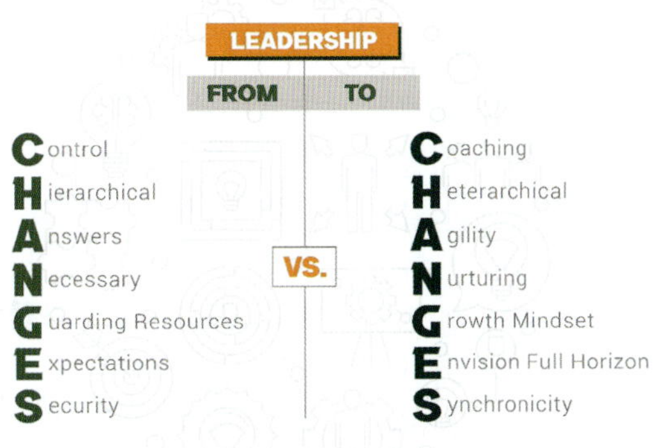

부록 2: 위계적 조직 대 수평적 조직

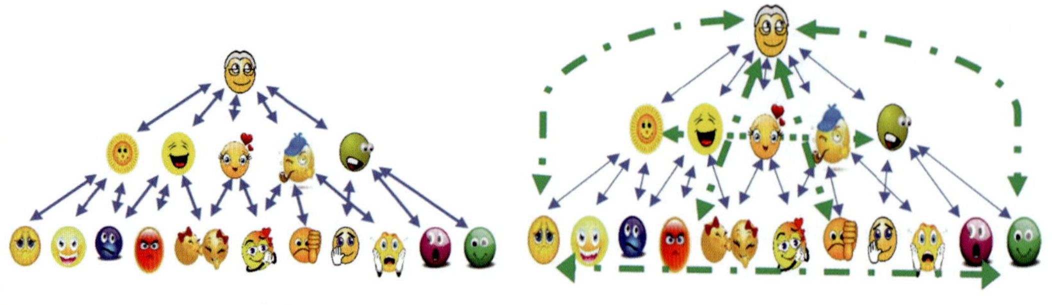

Adapted from: Berntson, Gary; Norman, Greg; Cacioppo, John T.: Laterality and Evaluative Bivalence: A Neuroevolutionary Perspective – Scientific Figure on ResearchGate. Available from: https://www.researchgate.net/Hierarchical-and-heterarchical-organizations-A-heterarchy-differs-from-a-hierarchy-in_fig2_254089716 [accessed 25 Nov, 2018] Copyright belongs to Patricia Hinton Walker, PhD, RN, FAAN, MCC. At: www.coachingsteppingstones.com (2020).

의료 IT 및 리더십 도전과제

최근 Forbes 기사에 따르면, 사이버와 가장 밀접한 산업 목록에서 의료가 최상위를 차지한다(Top 5 Industries at Risk of Cyber-Attacks, Forbes 2020). "사이버보안의 고질적인 투자 부족으로 인해 많은 사람들이 사이버 공격(혹은 악성 소프트웨어 공격)이 발생할 때 감지조차 할 수 없을 정도로 노출되었다."(University of Illinois, 2020). 이 새로운 문제들은 악성 소프트웨어 및 랜섬웨어, 클라우드 위협; 오보 웹사이트; 피싱 공격; 암호화 사각지대; 직원 실수를 포함한다. 의료 시스템의 보안을 보장하는 것은 의료에 대한 신뢰 수준의 토대를 놓을 것이다.

기술을 사용하는 모든 조직의 기술 및 IT 분야(들)의 리더십은 어려우며, 점점 더 어려워지고 있다. 이에 관심이 없고, 정보가 적고, 익숙하지 않은 사람들에게는 마법 같아 보이는 것들이 너무나도 많다; 그 결과, 일부에게는 중요하고 적절한 경영적 판단을 내리는 것이 당연히 힘들게 된다. 상황을 더 복잡하게 만들자면, 이미 어려운 IT 경영적 의사결정 과정에 대유행, 기후 변화, 해킹, 랜섬웨어 및 사이버 스파이 행위의 가능성을 포함시켜야 한다. 게다가, 환자 자신과 의료제공자 모두가 소비자/환자의 의료 관련 데이터를 추적 및 전달하는 웨어러블 기기를 통합시키려면 복잡한 시스템에 대한 확장된 지식이 필요하다. 앞서 언급한 바와 같이, 원격진료를 향한 필연적인 변화는 건강을 추적하는 소비자/환자 수집 데이터, (그냥 치료와 다른) 만성질환 관리, 심지어는 공동체 기반의 건강/웰니스 관련 데이터를 보관하는 시민 과학 관련 데이터 보관소에 더욱 집중하는 것을 필요로 할 것이다. 점점 더 많은 새로운 노인 주택은 하루 종일 '연결'될 것이며 환자 자신 및 원격의료제공자 모두가 쉽고 지속적인 평가를 할 수 있도록 클라우드에 데이터를 전송할 것이다. 이러한 수준의 모니터링은 만성질환이 있는 환자들이 자신의 건강을 보다 잘 관리할 수 있도록 도울 수 있으며, 앞서 언급한 바와 같이 긴급 치료 및 응급실 방문에 관련된 기존의 비용의 일부를 옮길 것이다. 마지막으로, 저장 후 전송 원격진료와 소프트웨어를 포함한 새로운 복잡한 시스템은 소비자/환자와 의료제공자 간의 비실시간 소통을 촉진하여 심지어는 사진, 엑스레이, 문자 및 의료 데이터까지 교환될 수 있게 한다. 이는 노인, 중증 장애인 및 역사적으로 소외된 인구 대상의 의료 지원 주택을 위한 부양 시스템과 연관된 '스마트 홈'에 점점 더 의의가 있을 것이다.

모든 IT 부서의 주 임무는 임무에 의해 지시된 기능을 창조하고 계속하는 것인데, 이는 이미 복잡하며 빠르게 바뀌는 환경 속에서 원격의료와 로봇 공학에 의해 갈수록 더 복잡해질 것이다. 그 기능은 조직에 의해 결정이 되고, IT 부서의 관점에서 보면, 자신의 정보 기술에 의존하는 조직의 나머지 사람들은 자신의 고객이며, 이는 IT 부서 자신도 포함한다. 조직은, 어느 정도는, 고객들의 늘 변화하는 요구 사항들을 만족시키고 (내부 고객을 포함한) 고객의 요구에 맞춰 그 기능들을 바로 이용 가능하게 만들기 위해 IT 부서에 의존한다. 그리고, IT 부서는 자신의 고객들의 요구를 파악하기 위해 그들과의 상호작용에 의존한다. 이와 같이 잘 기능하며 매끄러운 상호 의존 관계가 없다면, 조직은 임무 성적의 저하를 겪을 것이다. 경영 의사결정 수준에서는 IT의 일부 측면이 마법 같아 보일 수 있지만, 그것들은 쉽게 이해할 수 있는 IT 시스템의 기본 요구사항이다. 모든 조직의 IT와 점점 더 증가하는 원격의료 및 원격 협력의 수요에 적응해야 할 많은 시스템의 소프트웨어 및 하드웨어를 포함한 기타 기술적 기능을 지원하기 위해 전력, 소프트웨어, 하드웨어, 데이터 통신, 인적 자원 및 보안이 고려되어야 한다. (2021년 3월 16일 검색 출처: https://www.intel.com/content/www/us/en/healthcare-it/telemedicine.html#:~:test=Intel%20Provides%20a%20Foundation%20for%20Telemedicine%20Technology%20,enable%20manufacturers%20...%20%201%20more%20rows.)

분명히, 전력이 제공되어야 하지만, 그 질이 정상 한도 이내여야 하며 이용 가능성이 조직의 필요에 알맞아야 한다. 예를 들어, 병원의 임무가 자연 재해 동안에 서비스를 제공하는 것이고 그 재해 동안에 IT 시스템이 필요하다면, 자립 발전 시스템의 구입, 설치 및 시험하는 것을 고려하거나 전력을 위해 제3자와 계약하는 것을 고려해야 한다. 최근 텍사스에서 일어난 한파가 이 상황의 좋은 예이다. "많은 병원 직원들이 집에 난방이나 물이 없다는 것을 알고 일주일 내내 의료 시설에 머물렀다. 병원들은 최소한 기본적인 전기를 위한 발전기를 가지고 있다"[1].

신뢰할 수 있고 충분히 빠른 컴퓨터, 유선 또는 무선 통신 매체 및/또는 기타 데이터 장비(예: 바이오 센서)에서 실행되는 무해하고 작동하는 소프트웨어는 조직의 IT 부서에 필요하다. 만약 소프트웨어 및/또는 네트워킹 시스템이 악의적으로 변경되었거나 컴퓨터들이 만족스러운 서비스를 제공하기에 충분하지 않은 경우 조직의 임무 실적이 저하될 것이다. 조직의 소프트웨어에 대한 악의적인 변경의 경우, 범죄 활동 및/또는 서비스 거부를 수행하는 악의적인 개인/조직 또는 국가의 조치로 인해 발생할 수 있다는 점에 유의해야 한다. 이는 성난 직원 또는 해커들을 포함할 수 있다. 일부 더욱 악의적인 공격자들은 "피해자가 암호화된 파일에 접근하기 위해 돈을 지불하도록 요구하는 악성 소프트웨어"인 랜섬웨어를 사용한다[2]. 랜섬웨어와 달리, SolarWinds 주식회사에 대한 악성 소프트웨어 공격은 엄청나고 위험한 사이버 스파이 행위였으며, 만약 발견되지 않았더라면 랜섬을 포함하여 향후 사이버 공격을 악화시킬 수 있었다. 기본적으로, 사건의 순서는 Malwarebytes Labs이 출간한 한 기사에 요약되어 있는데, 그들의 위협 정보 팀이 말하길, "공급망 공격으로 불리는 이 상황은 어쩌면 가장 교활하며 감지하기 어려운데, 이미 신뢰받고 있던, 또 즉시 널리 유통될 수 있는 소프트웨어에 의존하기 때문이다. 악의적인 업데이트를 받은 피해자들 중에는 FireEye, Microsoft, 미국 재무부 및 상무부가 있으며, 이 공격은 우리가 몇 년 동안 목격한 가장 큰 사이버 사건 중 하나이다"[3]. 가해 소프트웨어에 대한 상세한 전문적 설명은 CrowdStrike의 웹사이트 글에서 찾아볼 수 있다[4].

IT 자산의 물리적 보안 또한 중요하며 조직 리더들에 의해 간과되어서는 안 된다. 물리적 보안 실수는 랜섬웨어, 화재, 자연 재해 또는 대유행만큼이나 임무 실적을 위태롭게 할 수 있다. "정보 관리 보안 시스템은 정보가 어떻게 전송, 공유 또는 보관되든 상관없이 정보가 항상 적절한 방법으로 보호된다는 것을 보장한다." 그래서, 정보를 악의적인 물리적 접근으로부터 보호하는 것이 정보를 사이버 공격과 기타 같은 종류의 것으로부터 보호하는 것만큼 중요하다. 리더들은 물리적 IT 시스템 보안의 다음 요소들을 고려해야 한다:

물리적 보안 방책

캠퍼스, 빌딩, 층, 방, 자산 보안
물리적 장벽
화재, 홍수, 침입자 및 장비 온도
카드 판독기 또는 번호 자물쇠
출입 기록 또는 녹화
경비 요원[5]

앞서 언급한 바와 같이, IT 부서는 고객들의 수요를 파악하기 위해 그들의 상호작용에 의존한다. 작년 동안 COVID-19의 영향은 의료 IT 시스템의 이 측면을 특별히 강조했다. Cerner Corporation은 "…의료제공자들이 대유행 동안 자신들의 인력 스케줄을 전략적으로 조정하고 직원 부족을 피하기 위해, 데이터와 Cerner 툴을 이용하고 있는 몇 가지 방식"을 보고했다. 그들의 고객들은 직원이 부족한 교대 근무 시간을 시각화하고, 수요가 높은 시간대에 일정을 자동화하고, 이전까지 추적되지 않았던 비용들을 추적하고, 원격 근무자를 추적하고, COVID-19 양성 환자들의 움직임을 의료 시스템을 통해 추적할 수 있는 능력을 필요로 했다고 언급되었다. "적절한 간병인이, 적절한 장소에, 적절한 시기에 있을 때 보다 나은 환자 치료 결과를 얻는다"[6].

조직의 정보 시스템이 정상적 시기와 긴장된 시기 동안에 계속해서 작동하기 위해서는 자격 있는 기술자 수준의 IT 직원과 감독 역할의 IT 직원이 충분히 있어야 한다. 그들 없이는 조직은 어느 정도의 임무 저하를 겪을 것이다. "리더십에 장기적인 부재는 너무 위험하다. 이는 회사의 내부 재능 풀에 대해 의문을 제기한다. 그게 충분히 탄탄한가? 고위 간부 단계에서 시작해서, 내부 재능을 성장시키는 데에 얼마나 많은 주의를 기울였는가? 모든 핵심적인 위치에 준비된 후보자가 있는가?"[7]. 리더들은 자신의 조직이 필요한 기술들을 가르칠 수 있거나 제3자 교육 단체를 통해 자신의 고용인들을 위해 그 기술들을 습득해줄 수 있지 않는 이상 최신 기술을 가진 사람들을 고용해야 한다. CompTIA 주식회사에 따르면, "지난 일년간 많은 변혁적 변화가 가속화되면서 디지털 운영이 여느 때보다도 더 중요하다. 모두에게 공평한 대우는 절대적인 의무이며, 다양성, 형평성 및 포용성을 최우선 순위로 삼는다"[10].

세계적 IT 산업은 거대하며 대부분의 사람들에게 어떤 방식으로든 영향을 미친다. "2020년, 세계의 정보 기술 산업은 전체 수익 면에서 일보 후퇴했다. 2020년 8월 현재, 연구 자문 회사 IDC는 원래 추정치인 5조 2천억 달러에 비해 올해 전 세계 매출이 4조 8천억 달러에 이를 것으로 추정했다. 기술 분야가 다른 많은 산업보다 나은 성과를 거두었지만, 지출 패턴의 삭감과 주요 투자의 연기를 피하지는 못했다"[10]. 많은 단계에서 리더들이 만든 좋은 IT 의사결정 덕에, 사람들은 이제 휴대폰 또는 개인 컴퓨터에서 몇 번의 클릭/누르기만으로 제품을 찾고, 주문하고, 빠르고 믿을 만한 배송을 기대할 수 있다. 적은 노력과 시간으로도 정보를 이용할 수 있다. 시장은 여느 때보다도 더 평등해졌다; 소기업들이 더 큰 기업들과 경쟁할 수 있다. 교육과 조언은 단 몇 초 거리에 있다. 그리고, 예를 들면 데스크탑 3D 프린팅 및 밀링(milling)과 같은 새로운 디지털 창의적 도구들과 함께, 차고 수준의 혁신 및 제품이 번창하는 사업과 예술적 표현의 기초를 형성할 수 있다. "우리가 기술의 시대에 살고 있다는 것을 부인할 수 없다. 어떤 산업 혹은 오늘날 삶의 측면을 살펴보든, 기술이 어떻게든 영향을 미친다. 기술은 우리가 모든 걸 보고, 하는 방식을 바꾸었다…" [8]. COVID-19와 그 변이들은 우리가 다른 사람들과 일하고 상호작용하는 방식을 바꾸도록 만들었다. 하지만, 우리는 모든 미래의 바이러스 대유행에 이렇게 변화할 필요성을 제거하기 위한 생물학적 기술을 현재 보유하고 있지 않다. 리더들은 우리의 IT 시스템 및 항바이러스 연구가 COVID-19 팬데믹이 일어났을 때 그만큼 성숙했다는 것에 감사해야 한다. 만약 그렇지 않았다면 상황이 훨씬 나빴을 수 있다. 그러나 리더들은 주시해야 한다.

이 챕터는 또다른 파괴적 시대(1960년대)로부터의 주제로 시작했다. 그래서, 챕터의 주제를 마무리하기 위해 오래됐지만 좋은 Buffalo Springfield의 노래(1966)의 가사가 떠오른다. 그러나, 이 챕터의 맥락을 잊지 않기 위해 가사가 수정되어야 한다. 괄호 안은 저자가 쓴 것이다:

여기 무언가 일어나고 있네 그게 무엇인지 정확히는 모르겠네
저기 총(쥐)를 가진 한 남자가 있네 내게 조심하라고 말하네
잠깐 멈춰봐 얘들아, 이게 무슨 소리야?
다들 봐봐, 무슨 일이야?

참고문헌

01. Trzeciak Stephen, Anthony Mazzarelli's (2019) Compassionomics: The revolutionary scientific evidence that caring makes a difference. Studer Group, 1st ed.
02. Hinton Walker P, Blueford B, Grabbe L, Ramsey G. Exploring the phenomenon and perspectives of empathy and compassion in the caring professions and enhancing resiliency: Part II. J Health Human Exp. 2020;6(3):53–74. http://jhhe.sempervifoundation.org/files/6616/0159/9371/04_Walker.pdf
03. Hinton Walker P. Resilience: a necessary requirement for health, well-being, and survival for caring professionals. J Health Hum Exp. 2020;6(1):21–36. 02_Hinton_Walker.pdf (sempervifoundation.org)
04. Deloitte Health Forward Blog Health in 2040: 10 archetypes that could define the future of healthcare. 2019. Reference from https://www2.deloitte.com/us/en/blog/health-care-blog/2019/health-care-current-january15-2019.html (accessed March 15, 2020).
05. Fleming P. The value of the trusted advisor. Choice. 2010:31–3.
06. Kraaijenbrink, Jeroen. 2018. FORBES. Retrieved from: https://www.forbes.com/sites/jeroenkraaijenbrink/2018/12/19/what-does-vuca-really-mean/#7d7a7d9117d6
07. Homan Blanchard M, Miller LJ. Coaching and consulting: meeting client expectations with an artful blend of these two synergistic disciplines. Choice. 2010;8:23–6.
08. Schwartz, Tony & McCarthy, Catherine. Manage your energy, not your time. Harvard Business Review; 2007. pp. 1–10.
09. Smolensky, Michael & Lamberg, Lynne. (2001, May 8). Body clock reference: the body clock, guide to better health. In: Smolensky, Michael and Lamberg, Lynne (eds). Holt, Henry & Company. Inc. ISBN-13: 9780805056624
10. Pennebaker JW, Evans JF. Expressive writing: words that heal. Enumclaw, WA: Idyll Arbor, Incorporated; 2014.
11. Betz, Ann with contributions by Amorah Ross. 2016. This is your brain on coaching. Retrieved from: https://www.beaboveleadership.com/this-is-your-brain-on-coaching/
12. Frei, Frances X. & Morriss, Anne. (2020). Begin with trust. Harvard Business Review. Retrieved from: https://hbr.org/2020/05/begin-with-trust
13. Gottfredson, Ryan. 2018. https://ryangottfredson.com/blog/2018/6/11/what-are-the-four-mindsets-necessary-for-success/
14. Scudamore, Brian. 7 Mindsets of highly successful (and happy) people. FORBES. 2017, August 28. Retrieved from: https://

www.forbes.com/sites/brianscudamore/2017/08/23/7-mind-sets-of-highly-successful-and-happy-people/#8e6058723edc

15. Hawkins, Peter, 2017. Leadership team coaching: developing collective transformational leadership. 3rd ed., by Kogan Page Limited. London, United Kingdom. pp. 46–60.
16. Brown, Brene. The power of vulnerability: teaching on authenticity, connection and courage. Sounds True, Incorporated, Louisville, CO, 2013.
17. Fosslien, Liz & Duffy, Mollie West. Harvard Business Review. 2019. Retrieved from:https://hbr.org/2019/02/how-leaders-can-open-up-to-their-teams-without-oversharing
18. Meeker, Amy. 2020. Harvard Business Review. Retrieved from: https://hbr.org/2020/03/a-subordinates-criticism-makes- you-more-creative
19. Miller-Karas, Elaine. (version 721, 2020). Community Resiliency Model (CRM) Training Manual.

CHAPTER 04

전 세계적 이니셔티브를 통한 정보학 인력 개발 촉진

Promoting Informatics Workforce Development Through Global Initiatives

지은이 Man Qing Liang, Trisha Pongco, and Toria Shaw Morawski
옮긴이 유광선

요약

ABSTRACT

이 장은 의료(healthcare) 정보학(informatics) 인력의 개발을 촉진하기 위한 이니셔티브에 초점을 두고, 전 세계적인 기술 혁신을 이루기 위해 국제적인 전문가 공동체를 육성하는 것의 중요성을 논의한다. 이 장에서는 의료 정보 및 관리 시스템 협회(Healthcare Information and Management Systems Society, HIMSS) 국제 공동체가 다른 전문 조직들과 협력하여 공동으로 개발한 학생과 교육자 및 의료 전문가들을 위한 자원 및 도구들을 소개할 것이다. 이러한 자원들은 핵심 역량 추천 프레임워크부터 영상(imaging) 전문가를 위한 채택 모델에 이르는 다양한 의료 정보학 주제를 다룰 것이다. 마지막으로 이 장에서는 디지털 헬스 인력의 현재 상태를 소개하고 COVID-19가 그 발전에 주는 영향을 다룰 것이다.

키워드

KEYWORDS

- 채택 모델
- 역량 개발
- 교육 개혁
- 전 세계적 인력 개발
- HIMSS TIGER 이니셔티브
- 학제간 공동체
- 간호(nursing) 정보학
- 기업(enterprise) 영상

학습 목표

LEARNING OBJECTIVES

- 의료 정보학 인력 개발을 촉진하는 국제적 이니셔티브의 중요성 검토
- 학생, 성인 학습자, 교육자 및 의료(health) 정보학 전문가를 위한 현재 자원과 도구 논의
- COVID-19가 의료 정보학 인력과 전문적 개발에 미치는 영향을 이해
- 간호 정보학 인력의 역할, 훈련과 교육, 책임, 및 장벽 설명

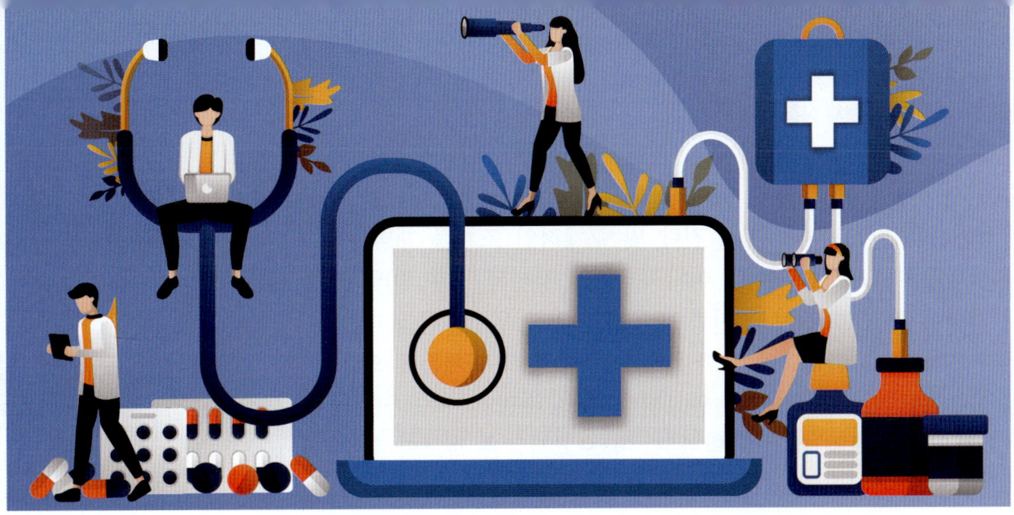

4.1 소개

의료 정보(information) 시스템은 의료 전달(delivery)의 품질, 안전 및 효율성을 향상시키기 위한 해결책으로 지난 수십 년 동안 발전해 왔다[1, 2]. 비록 인센티브는 의료 정보 시스템의 신속한 채택을 이끌었지만[3], 이 디지털 헬스의 변환과 연관된 모든 이점을 실현하는 것에 기여할 수 있는 정보학 인력의 개발에는 격차가 있었다[4-7].

2016년에 유럽 위원회(European Commission, EC)의 호라이즌 2020(Horizon 2020) 연구 및 혁신 보조금 프로그램은 유럽 연합(European Union, EU) 및 미국을 통해, 숙련된 전자의료(eHealth) 인력을 조사하고, 알리고, 교육하고, 개발을 촉진하기 위한 컨소시엄에 기금을 지급했다. 컨소시엄의 6개 조직은 'EU*US 전자의료 업무 프로젝트'를 제공하기 위해 힘을 모았다[8].

특히 이 프로젝트는 미래 세대 의료 전문가들을 위한 교육 자원에 존재하는 다음과 같은 격차를 확인했다[9]:

- 교수 및 교육자들의 지식과 기술 부족
- 의료 전문가들의 지식과 기술 부족
- 이용가능한 강의와 프로그램
- 교육 자료의 품질 및 양
- 대학들이 실용적이고 새로운 학습 기회에 대한 요구를 충족시키기 어려움

따라서 이러한 격차를 해소하기 위해 의료 시스템, 전문가 연합 및 대학들은 학습자를 위한 필수적인 교육 기회와 교육가를 위한 도구를 제공해야 한다[10]. 또한 의료 정보학은 여러 분야의 교차점에 있기 때문에 다양한 의료 인력 스펙트럼의 전문가들의 참여를 필요로 한다.

이러한 노력을 주도하기 위해, HIMSS는 정보와 기술의 힘을 활용하는 데 초점을 맞춘 공동체를 육성해 왔다. 10만 명의 개인 회원, 480개의 제공 조직, 470개의 비영리 단체 및 650개의 의료 서비스 기관들로 구성된 광범위한 네트워크를 통해, HIMSS는"의료 혁신, 공공 정책, 인력 개발, 연구 및 분석 분야에서 고유한 깊이와 넓이의 전문성"을 제공함으로써 의료의 디지털 전환(transformation)을 위한 최선의 방침(practices)을 확인하고자 한다[11].

전문가 공동체에서 소비하는 주제 전문가(subject matter expert, SME)로서 전 세계 회원들이 콘텐츠를 함께 제작할 수 있게 하기위해 수많은 HIMSS 이니셔티브가 만들어지고 있다. 이러한 노력은 다음을 포함한다:

1. HIMSS TIGER 이니셔티브
2. HIMSS 간호 정보학 공동체
3. 의학 영상 정보학 협회(Society for Imaging Informatics in Medicine, HIMSS-SIIM) 공동체

이 장에서는 이 세 이니셔티브를 소개하고, 전 세계적인 인력 개발 필요와 기회에 초점을 맞춘 도구를 개발하기 위해 의료 정보학의 다양한 영역에서 자원들과 최선의 방침을 확인하는 데 초점을 맞춘 전 세계적 전문가 공동체를 어떻게 구축하고 있는지 논의할 것이다.

4.2 HIMSS TIGER 이니셔티브

기술 정보학 지침 교육 개혁(Technology informatics Guiding Education Reform, TIGER) 이니셔티브는 2005년 첫 번째 국가 건강정보기술 조정관실(ONC Health IT) 회의에서 눈에 띄는 간호 분야의 대표성이 부족한 간호 지도자 그룹에 의해 공식화되었다.

TIGER 선구자들은 국가의 의료 IT를 위한 전략이 간호 인력의 의견을 포함할 수 있도록 풀뿌리(grassroots) 이니셔티브를 만들기 위해 열심히 조직했다. 그들은 "의료 정보 기

술을 사용하여 간호 실무, 교육 및 환자 진료(care)의 제공을 개선하기 위한 공유된 시각, 전략 및 구체적인 조치를 개발" 하는 것을 목표로 했다[12]. 이니셔티브가 창설된 직후, 미국에 기반을 둔 간호 정보학 인력의 개발을 위한 우선순위를 다루기 위해 주요 협력단체가 만들어졌다. 이 협력 단체들에 의해 2006년부터 2014년까지 완료된 작업은 수많은 랜드마크 보고서의 출판으로 정점에 달했고, 이 보고서들은 정보학 역량, 사용가능성 및 임상 적용 설계, 리더십 개발 및 다른 간호 정보학 측면들에서 추천사항을 제공했다[13]. 2012년 TIGER의 비전은 전 세계 자원자들이 대표하는 위원회의 설립과 함께 세계적으로 확장되었다. TIGER 이니셔티브의 역사에 대한 추가 정보는 "TIGER 이니셔티브의 진화"라는 제목의 이전 출판물에서 자세히 다루어지고 있다[14].

이전에는 간호 정보학에만 초점을 둔 독립적인 재단이었던 TIGER 이니셔티브는 2014년에 HIMSS로 전환되었다. 선두 개척자들은 해당 분야가 어디로 향하는지에 대한 선견지명을 갖고 있었기 때문에, 이러한 전환은 다학제적인 건강정보학에 대한 새로운 초점을 맞추면서 이루어졌다. 오늘날의 TIGER는 교육과 개혁, 공동체 개발 및 성장 촉진, 인력 개발에 초점을 맞춘 국제적 이니셔티브이자 다학제적 공동체이다. "학습자는 자신의 기술을 발전"시킬 수 있고, 교육자는 기술 및 의료 정보학 교육과정과 보충 자원들을 개발할 수 있도록 TIGER는 도구와 자원을 제공한다[15]. 그림 4.1에서 볼 수 있듯이, 분야에 상관없이 모든 학습자 수준을 위한 자원 및 전문적 개발 기회가 이용가능 하다.

다음 섹션에서 그림 4.1에 표시된 자원과 기회를 설명할 것이다.

4.2.1 TIGER 국제적 정보학 정의

국제적으로 의료 정보학 정의를 정리해야 할 필요에 따라 TIGER 이니셔티브는 핵심 의료 정보학 용어들을 정의하는 *국제 정보학 정의(Global Informatics Definitions)* 문서를 발표했다[16]. 이 문서는 TIGER 자원들에서 나오는 다양한 단어들에 대한 맥락을 제공하며, TIGER의 세계적이고 다학제적 공동체에 정의가 적용되도록 TIGER 국제 태스크포스 구성원들에 의해 개정되었다[17]. 그 문서의 인포그래픽은 지난 수십 년 동안 빠르게 변화하는 정보학 분야 및 의생명(biomedical) 정보학의 교차점에 있는 수많은 분야를 보여준다.

4.2.2 국제 의료 정보학 지침

지난 6년간 TIGER의 작업, 특히 EU*US 전자의료 업무 프로젝트의 영향을 받아 *HIMSS 의료 정보학 가이드*는 "의료 정보학에 대해 학습하는 사람들에게 전 세계에서 사용가능한 역량 기반 도구 및 자원들을 어디에서 찾고 어떻게 활용할 수 있는지 알리는 것을 목표"로 하고 있다[9]. 이 가이드는 역량 개발에 초점을 맞춘 도구와 자원들의 위치에 상관없이 학습자와 교육자들을 연결한다.

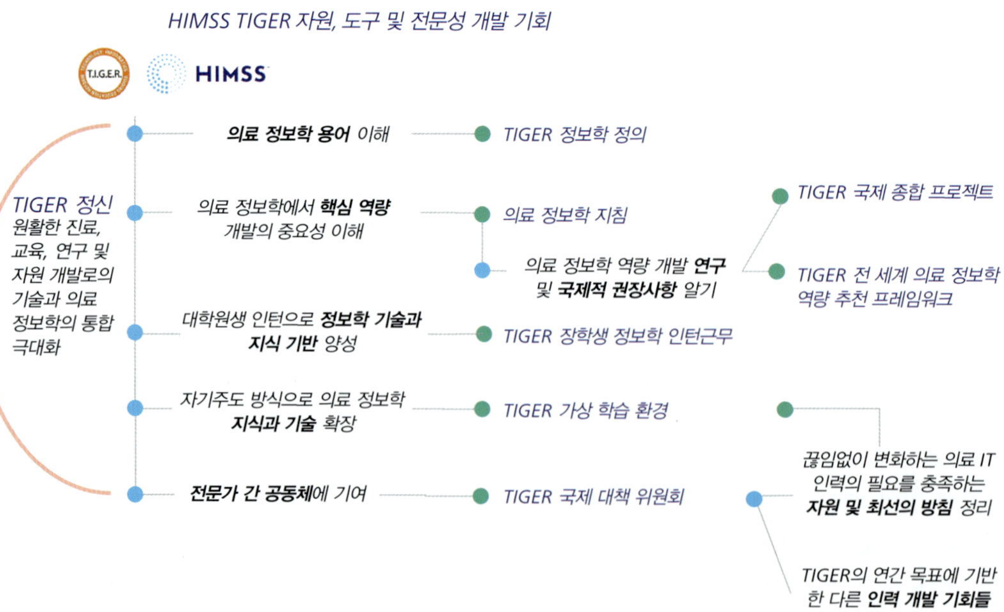

그림 4.1 HIMSS TIGER 자원, 도구 및 전문성 개발 기회 의사결정 트리

4.2.3 TIGER 학자 정보학 인턴십

HIMSS 재단의 지원을 받아 매년 의료 석사 또는 박사 학위를 추구하는 인턴 2명(국내 1명, 해외 1명)이 선발되어 프로그램에 참여한다. 이 프로그램은 학생들이 졸업을 준비하고 진로 기회를 추구하는 동안 정보학 기술과 지식 기반을 키울 수 있도록 돕는 것을 목표로 한다. 프로그램 구성 요소는 다음을 포함한다[18]:

- 전 세계 TIGER 자원봉사자 네트워크 및 HIMSS 직원을 통한 멘토십
- HIMSS 국제 의료 컨퍼런스에서 프로그램 보조자로 참여할 기회
- HIMSS 학생 회원 자격
- 강의를 수강하고 수료증서를 받을 수 있는 TIGER 가상 학습 환경(Virtual Learning Environment, VLE) 사용 권한

4.2.4 TIGER 국제 역량 종합 프로젝트

2015년에 TIGER는 여러 국가, 과학 협회 및 연구 프로젝트를 반영하는 핵심 권장 정보학 역량을 정리하기 시작했다[19]. 그림 4.2는 TIGER 국제 역량 종합 프로젝트(International Competency Synthesis Project, ICSP)와 EU*US 전자의료 업무 프로젝트에서 나온 결과를 요약한다.

이 프로젝트는 처음에는 5가지 간호 영역 [(1) 임상 간호, (2) 간호 관리, (3) 품질 관리, (4) 간호에서의 IT 관리, (5) 전문가 간의 조정]에 중점을 둔 3단계를 수반했다:

1. 간호 정보학 역량에 초점을 맞춘 설문 조사 배포
2. 호주, 브라질, 중국/대만, 핀란드, 독일(오스트리아와 스위스 포함), 아일랜드, 뉴질랜드, 필리핀, 포르투갈, 스코틀랜드 및 미국의 자원자들이 제출한 국가별 사례 연구들 모음
3. 사례 연구 결과, 설문 조사 결과 및 이해 관계자 의견으로부터 도출한 *추천 프레임워크 1.0* 제작. 이 간호 중심 프레임워크는 정보학 역량, 전문적 역할, 우선 순위 및 실무 경험에 관한 지식 제공을 목표로 한다.

4.2.5 전자의료 역량 개발: 프로젝트들의 시너지

그 후, 간호에서 일련의 다른 전문 역할 [(1) 환자 치료를 직접 제공하는 의료 전문가, (2) 의료 정보 관리 전문가, (3) 임원, (4) 최고 정보 책임자, (5) 의료 IT 전문가, (6) 연구자와 교육자]들로 확장하기 위한 *추천 프레임워크 2.0*이 제작되었다.

이 프레임워크를 추가적으로 설명하고 검증하기 위해 TIGER ICSP와 EU*US 전자의료 업무 프로젝트가 협력하였다. TIGER ICSP의 결과는 EU*US 전자의료 업무 프로젝트가 시작하는 기반으로 활용되었다.

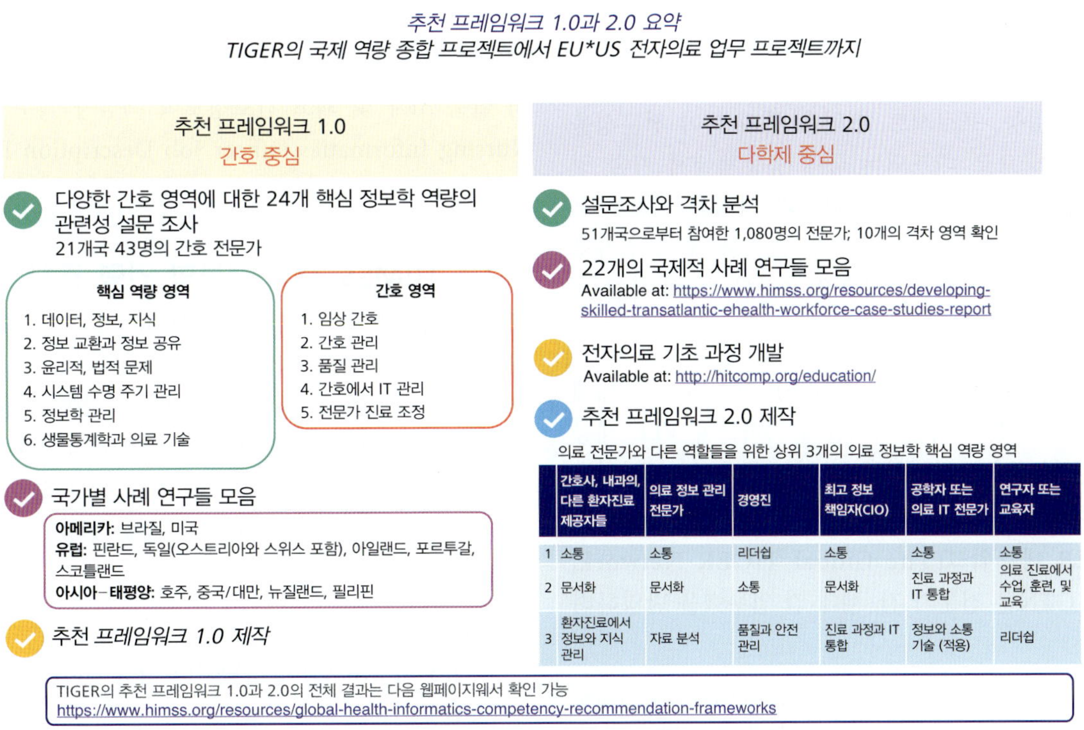

	간호사, 내과의, 다른 환자진료 제공자들	의료 정보 관리 전문가	경영진	최고 정보 책임자(CIO)	공학자 또는 의료 IT 전문가	연구자 또는 교육자
1	소통	소통	리더십	소통	소통	소통
2	문서화	문서화	소통	문서화	진료 과정과 IT 통합	의료 진료에서 수업, 훈련, 및 교육
3	환자진료에서 정보와 지식 관리	자료 분석	품질과 안전 관리	진료 과정과 IT 통합	정보와 소통 기술 (적용)	리더십

그림 4.2 TIGER ICSP와 EU*US 전자의료 업무 프로젝트의 결과 요약

EU*US 전자의료 업무 프로젝트는 인력의 IT 기술, 역량 및 교육 프로그램의 필요성, 개발 및 배포를 해결하는 것을 목표로 했다. 이 프로젝트의 전체 목표는 현재와 미래에 걸쳐 디지털 역량을 갖춘 의료 전문가의 유산을 만드는 것이었다.

TIGER ICSP 추천 프레임워크에서 총 33개의 핵심 역량이 확인되었다.[1] 각 역량은 Springer Nature에서 발행한 "간호 정보학: 의료 정보학, 다학제적 국제적 관점" 제5판의 개별 챕터에 맞춰질 것이다.

4.2.6 TIGER 가상 학습 환경(Virtual Learning Environment, VLE)

"HIMSS가 제공하는 TIGER VLE는 학계 전문가, 학생, 성인 학습자와 임상 교육자를 위한 대화형 온라인 학습 플랫폼이다. 강좌와 웨비나를 포함하는 이 개인화된 학습 경험은 자기 주도적인 형식으로 지식과 기술을 확장한다"[20]. 교육 포털의 주요 기능은 수료증을 발급하는 강의들, 강력한 자원 라이브러리 및 웨비나 기록(archive)을 포함한다.

오픈 소스 협업자의 작업을 강조함으로써 TIGER는 VLE 작업 스트림의 SME와 함께 전 세계로부터의 정보를 선별하여 구독자를 위한 콘텐츠를 정리한다. 구독자들은 그들의 지식 기반을 확장하기 위해 이러한 자원들을 쉽게 활용하거나 이 자원과 모듈들을 강의실 교육이나 그 이상으로 통합할 수 있다.

4.2.7 TIGER 국제 태스크포스

TIGER 국제 태스크포스(TIGER International Task Force, TITF)는 다양한 활동, 프로젝트, 협업을 통해 분야 전문성을 제공함으로, 29개국으로 대표되는 국제 공동체에게 기술 및 정보학 교육 개선을 위한 지식, 리더십과 지침을 제공한다. TITF는 각 연도의 목표에 맞춰진 작업 흐름을 통해 추가로 지원된다. 2021년 현재, TITF는 다음을 포함한 5개의 작업 흐름으로 구성된다.

- **가상 학습 환경**(VLE) 작업 스트림(WS): 이 WS는 전 세계적으로 관련성이 있고 최신 상태를 유지하도록 VLE 제공 사항을 개선하는 것에 전념한다. 작업 흐름은 역량 영역들의 격차를 해소하는 새로운 자원을 식별하고자 한다.
- **국제 TIGER 네트워크**(The Global TIGER Network, GTN) WS: GTN은 전문가 간, 세대 간 업무력을 반영하려는 네트워크들의 네트워크를 나타낸다. WS는 과거 및 현재의 모든 TIGER 자원자들이 TIGER의 목표, 프로젝트 및 자원에 대한 최신 정보를 알고 있도록 한다.

4.3 HIMSS 간호 정보학 공동체

HIMSS 간호 정보학 공동체는 의료 정보 및 관리 시스템에서 정보학 간호 전문가의 역할이 확대됨에 따라 2003년에 설립되었다. 조직 내 간호사 회원 수가 증가하면서, HIMSS에서 정보학 간호사를 위한 일관된 의견을 내도록 장려되었다. 현재 HIMSS 간호 정보학 공동체는 HIMSS의 활동, 이니셔티브 및 국제 간호 정보학 공동체와의 협력에 대한 분야 전문성, 리더십 및 지도를 제공하는 8,000명 이상의 회원으로 확장되었다[21].

이니셔티브를 주도하기 위해, 공동체는 다양한 병원 시스템, 시장 공급 조직, 학계, 비영리 부문, 정부 기관 등에서 역할을 맡고 있는 미국 전역의 저명한 간호 정보학 리더 12명으로 구성된 HIMSS 간호 정보학 위원회가 주도한다. 이 공동체와 위원회는 간호 정보학 분야의 리더들에게 권한을 주기위한 포럼 역할을 하는 HIMSS 간호 정보학 교육 및 네트워킹 태스크포스의 지원을 받는다.

HIMSS 간호 정보학 공동체의 전 세계적 노력의 결과로, 의료 분야 전반에 걸쳐 간호사들은 정보학의 업무력에 영향을 주는 자신들의 가치를 계속해서 입증해왔다. HIMSS 간호 정보학 공동체의 최근 간행물은 HIMSS 2020 간호 정보학 인력 설문 조사 및 최고 간호정보학 책임자 직무 기술서(Chief Nursing Informatics Officer Job Description Document)를 포함한다.

4.3.1 HIMSS 간호 정보학 인력 조사

2004년 이후의 연구에 기반한 HIMSS 2020 간호 정보학 인력 설문조사는 총 1359명의 응답자가 완료하였고, 직장 환경, 간호 정보학 훈련과 교육, 그리고 업무 경험에 대한 통찰력을 제공했다(그림 4.3). 설문조사는 의료 및 건강 기록의 개발, 이행 및 최적화, 간호 임상 문서, 현장 진료 임상 결정 지원 및 전산화된 의료인 주문 입력에 대한 정보학 간호사의 요구를 재확인했다.

- **작업 장소**:
  - 2/3 이상(68%)이 병원이나 다중 시설 의료 시스템에서 근무한다.

---

[1] The 33 core competencies identified in the EU*US eHealth Work Project can be explored via https://www.himss.org/resources/global-health-informatics-competency-recommendation-frameworks.

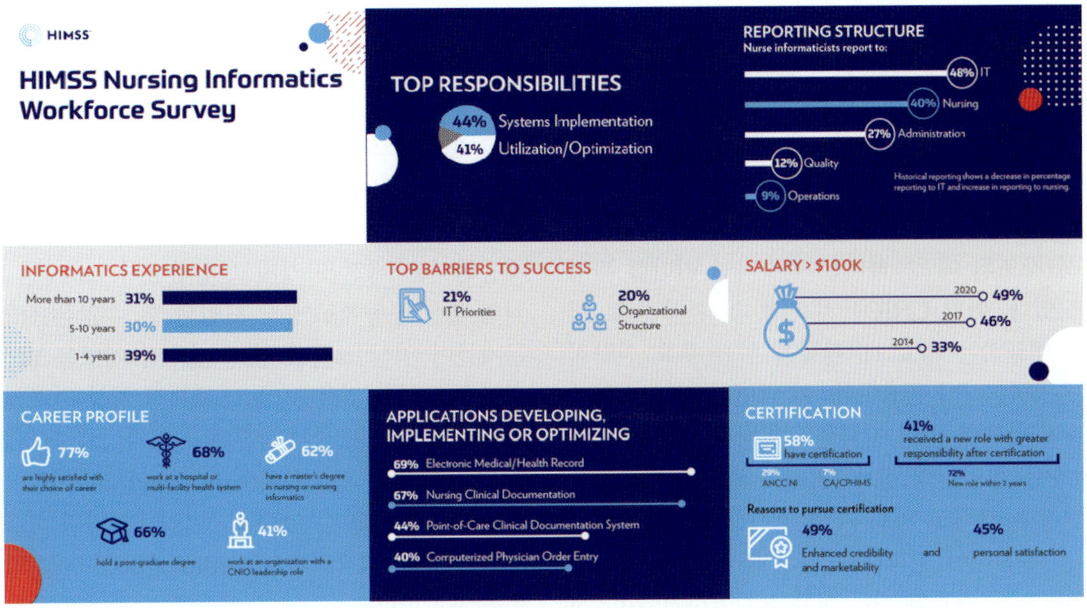
HIMSS
HIMSS Nursing Informatics Workforce Survey
TOP RESPONSIBILITIES
44% Systems Implementation
41% Utilization/Optimization
REPORTING STRUCTURE
Nurse informaticists report to:
48% IT
40% Nursing
27% Administration
12% Quality
9% Operations
INFORMATICS EXPERIENCE
More than 10 years 31%
5-10 years 30%
1-4 years 39%
TOP BARRIERS TO SUCCESS
21% IT Priorities
20% Organizational Structure
SALARY > $100K
2020 49%
2017 46%
2014 33%
CAREER PROFILE
77%
68%
62%
66%
41%
APPLICATIONS DEVELOPING, IMPLEMENTING OR OPTIMIZING
69% Electronic Medical/Health Record
67% Nursing Clinical Documentation
44% Point-of-Care Clinical Documentation System
40% Computerized Physician Order Entry
CERTIFICATION
58% have certification
41% received a new role with greater responsibility after certification
Reasons to pursue certification
49% Enhanced credibility and marketability
and
45% personal satisfaction

그림 4.3 2020 HIMSS Nursing Informatics Workforce Survey 요약. (Adapted from: https://www.himss.org/resources/nursing- informatics- workforce- infographic. Used with permission of HIMSS)

절반 이상(53%)이 마그넷 지정 병원에서 일하며,[2] 41%는 EMRAM 6/7 단계 병원에서 일하고,[3] 이는 의료 시스템 성과에서 정보학의 증가하는 가치와 연관되어 있다.

- 나머지 응답자 대부분은 벤더/구매자, 정부나 군대, 또는 학계에서 일하는 것으로 확인되었다.

- **훈련 및 교육**은 2020년 정규 교육이 크게 증가하면서 계속해서 우선 사항이었다.
  - 간호 정보학에서 석사 또는 박사 학위를 취득한 응답자의 비율이 2017년 31%에서 37%로 증가했다.
  - 개인들은 계속해서 간호 정보학에서 자격증을 취득하기 위해 노력했으며, 2017년 20%에서 2020년에는 25%로 증가했다. 어떤 자격증이라도 소지한 응답자 수는 2017년 49%에서 2020년에는 58%로 확대되었다.
  - 자격증을 획득한 응답자들에게는 취득한 이유를 물었다. 높아진 신뢰성과 시장성(49%), 그리고 개인적인 만족도(45%)가 가장 큰 이유였다. 전체적으로 자격증은 응답자의 진로에 큰 영향을 미치는 것으로 나타났다.

- **업무 경험**: 2017년에는 응답자의 8%가 정보학 분야에서 1년 미만의 경험을 갖고 있다고 보고한 것과 비교하여 2020년에는 응답자의 14%로 이 직업군의 확대를 입증했다. 정보학 간호사들은 현재 역할 내에서 경력을 쌓아가고 있으며, 2017년에는 31%의 개인이 현재 직무에서 5년 이상 근무한 경험이 있었던 것에 비해 2020년 현재에는 38%가 이러한 경험을 가지고 있다[22].
- **최고 간호정보학 책임자**(CNIO) 및 고위 간호 정보학 임원들은 다양한 전문직으로 이루어진 간호팀 내에서 자신들의 가치를 계속해서 선보이고 있다.
  - 간호 정보학 설문 조사에 따르면, 약 10명 중 4명의 응답자는 고위 간호 정보학 직함을 가지고 있고, 간호 정보학자의 41%가 공식적인 CNIO 또는 다른 고위 간호 정보학 책임자가 있는 조직에서 일하고 있다.
- 이 조사에서 나온 데이터들은 간호 정보학 분야의 산업 및 경력 기회가 매년 계속해서 증가하고 있음을 증명한다. 간호 정보학자들은 이제 EHR 구현을 넘어서 분석가, 교육자, 정책 개발자 등으로 역할을 혁신하는 것까지 초점을 확장하고 있다. 지속적인 교육은 간호 정보학자들이 기술의 속도에 대비하고 임상적으로나 기술적으로 고품질의 환자 치료를 제공하게 할 수 있다.

4.3.2 최고 간호정보학 책임자 직무 기술서

CNIOs의 수가 매년 증가함에 따라 다양한 직함을 가진 많은

---

[2] Magnet-designated hospitals are "organizations where nursing leaders successfully align their nursing strategic goals to improve the organization's patient outcomes". For more information, visit https://www.nursingworld.org/organizational-programs/magnet/.

[3] The Electronic Medical Record Adoption Model (EMRAM) developed by HIMSS Analytics is available at https://www.himssanalytics.org/emram.

신규 자리가 생겼다. 이 역할을 체계화하기 위해, HIMSS 간호 정보학 공동체와 위원회의 구성원들은 특정 직함에 관계없이 보유해야 하는 역량을 위한 참고 자료로 사용할 수 있는 표준화된 CNIO 직무 기술서를 작성했다[23]. 이 기술서는 C-Suite 수준 CNIO 또는 비슷한 직무를 위한 자격과 경험, 주요 책임 및 보고 구조 등을 포함하는 권장 사항을 제공한다.

이 문서에서 강조된 예 중 하나는 전략적인 리더십 관점에 중점을 두고 있다. 어떤 CNIO든지 간호 및 환자 치료 팀의 요구 사항을 대표하는 의료 IT 활동을 위한 주요 전략적 연락담당 역할을 하는 것이 중요하다. 이 역할의 리더는 환자 치료, 정보학 개념과 변화 관리 지식을 결합하여 의료 전문가와 그들이 치료하는 환자들의 정보 및 지식 요구를 효과적으로 해결하고, 임상 환경에서 의료 IT의 안전하고 효과적이며 효율적인 사용을 촉진해야 한다[23]. 다른 영역 중에서도 이들은 양질의 환자 치료 결과와 전문 실무를 지원하기 위한 정보학 전략의 식별, 개발, 계획, 시행 및 가치 측정에서 변화의 주체 역할을 한다. 정보학이라는 다학제적인 성장 분야에서의 이러한 역할을 국제적 관점에서 인식하는 것이 필수적이다.

4.4 HIMSS-SIIM 기업(Enterprise) 영상(Imaging) 공동체

기업 영상은 모든 임상 영상과 멀티미디어 자료들을 일관성있게 최적으로 기록, 색인화, 관리, 저장, 배포, 확인, 교환 및 분석하여 전자건강기록(electronic health record)을 향상시키기 위해 의료 기업 전반에 걸쳐 시행되는 일련의 전략과 이니셔티브, 워크플로우를 의미한다[24]. 아래에 논의되는 많은 이니셔티브를 통해, HIMSS는 기업 영상의 중요성과, 의료 정보와 기술 분야를 교육할 수 있는 기업 영상의 잠재력을 깨달았다. 2015년부터 HIMSS와 SIIM은 임상의와 IT 전문가가 기업 영상 전략들에 참여하고 진전시키기 위한 효과적인 연결 지점을 제공한다는 비전을 가지고 협력했다. 2019년 HIMSS-SIIM 기업 영상 공동체로 공식 도입된 후, 수많은 산업계의 의료 전문가들이 영상 교육을 통해 전문적 개발을 발전시키고, 네트워킹을 통해 연결을 늘리고, 국제적 영상 전략 발전을 위한 협력을 하고자 공동체에 합류하고 있다[25]. HIMSS-SIIM 기업 영상 공동체는 영상의학(radiology) 분야 외의 수많은 의료 전문가를 수용할 수 있도록 성장했고, 병원 시스템 경영진, 임상 정보학자, 심장전문의(cardiologists), 영상 업체, IT 전문가 등을 포함한다.

4.4.1 HIMSS-SIIM 기업 영상 작업그룹

여러 기여와 노력을 통해, HIMSS-SIIM 기업 영상 공동체는 그림 4.4에서 볼 수 있듯이 다양한 활동을 통해 성장하는 분야의 가치를 계속해서 보여주고 있다. 지금까지 기업 영상 기여자들에 의해 10개 이상의 백서가 작성되었고 61,000회 이상의 다운로드를 한 독자층을 보유한다. 주제는 기업 이미징의 기초, 기술 및 워크플로 및 거버넌스에 이르기까지 다양하다. 현재 사진 문서화와 대화형 멀티미디어 보고, 데이터 표준 평가와 같은 시의적절한 주제를 기반으로 특정 이니셔티브를 탐

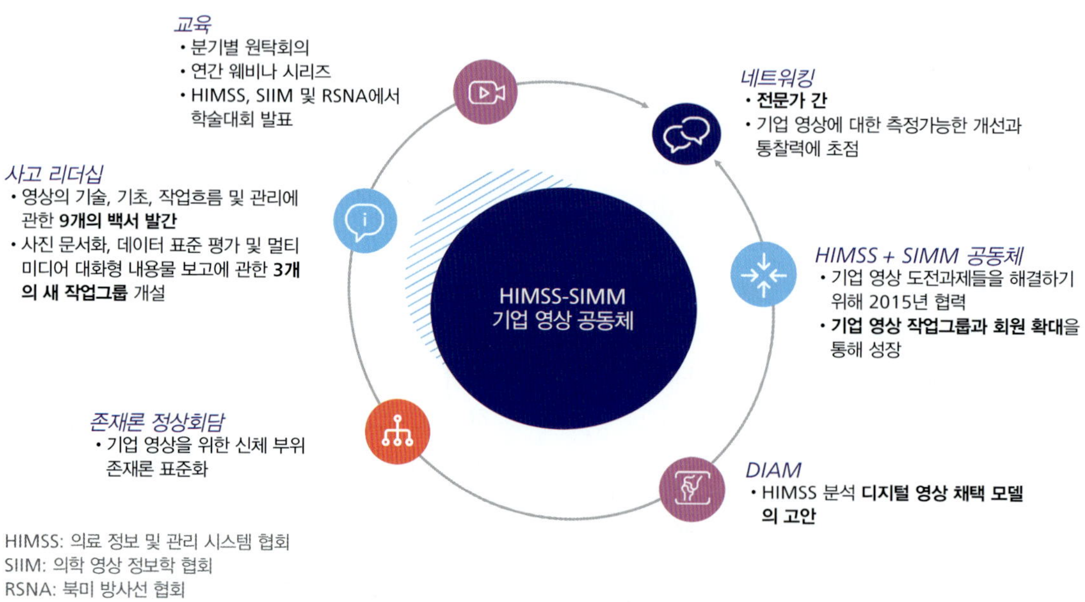

그림 4.4 HIMSS-SIIM 기업 영상 커뮤니티 활동 요약

색할 수 있는 3개의 작업그룹이 공동체의 회원들을 위해 시작되었다.

- 첫 번째 작업그룹은 의료 상태를 기록하기 위해 사용되는 모든 사진을 의미하는 **사진 문서화**에 중점을 둔다. 현재 주 도구는 디지털 카메라와 스마트폰이다. 이 작업그룹은 사진 문서화와 관련된 임상적이고 기술적인 어려움과 기회에 대한 다학제적인 토론을 위한 포럼을 제공한다. 이 작업그룹의 시작은 영상의학 환경을 벗어나 다른 세부전공 분야와 협력하며 범위를 확장하는 HIMSS-SIIM 기업 영상 공동체의 새로운 기회를 의미한다. 이러한 세부전공 분야는 피부과(dermatology), 소아청소년과(pediatrics), 가정의학과(family medicine), 응급의학과(emergency medicine), 정형외과(orthopedic surgery), 두경부외과(head and neck surgery), 원격진료 의사(telehealth practitioner) 등을 포함한다.
- 두 번째 주제는 의료 전문가 사이와 의료 전문가와 환자 사이의 의사소통을 최적화하기 위해 의료 영상(clinical images), 비디오 또는 영상 주석을 텍스트, 그래프 또는 표, 교육 자료와 결합하는 대화형 의료 문서화로 정의되는 대화형 **멀티미디어 보고**에 초점을 둔다. 이 다학제적 작업그룹의 의도는 이 주제의 임상적이고 기술적 측면에 집중하여 많은 세부전공에 걸쳐 토론하고, 도전과 성공사례들을 공유하고, 혁신을 촉진하는 포럼을 만드는 것이다.
- 마지막은 **데이터 표준 평가**에 중점을 두고 의료조직 전반에 걸쳐 내외부적으로 제공되는 다학제적 상대성과 시스템 상호운용성의 목적을 위해 신체 부위와 해부학 영역(anatomic regions)들과 관련하여 기존 명명법(nomenclature)을 분석한다.

4.4.2 HIMSS-SIIM 디지털 영상 채택 모델

이 공동체가 백서와 작업그룹을 통해 계속해서 기하급수적으로 빛을 발하면서, 의료 및 IT 공동체와의 긍정적인 협력은 SIIM, 유럽 방사선학회(the European Society of Radiology, ESR), 유럽의료영상학회(the European Society of Medical Imaging, EUSOMII)의 지원을 받아 **디지털 영상 채택 모델**(Digital Imaging Adoption Model, DIAM)을 고안하게 되었다[26]. 본질적으로 DIAM은 디지털 영상의 완성을 향한 전략적 로드맵이고, 소비자가 올바른 디지털 전략을 식별 및 채택하고 환자의 건강 결과를 개선할 수 있도록 해준다. 병원 영상 부서와 영상 센터의 복잡하고 지속적으로 진화하는 환경에서, 의료 영상을 올바른 상황에서 정확한 시점에 올바른 채널을 통해 안전하게 전달하는 것이 필요하다[26]. 또한, 가치 기반 진료로의 전환과 모바일 기기 사용의 증가로 인한 수많은 변화는 임상의들이 디지털 영상을 활용하는 방식에 영향을 미치고 있다.

4.5 국제적 제휴와 협력 육성

이 장에서 공유된 다양한 이니셔티브와 작업그룹 들에서 나타나듯이, 의료 정보학에는 많은 고유한 영역과 주제가 존재한다. 다양한 전문 공동체의 생성은 기술과 정보학을 통해 환자 치료를 개선하기 위해 전체 의료 인력의 동원을 가능하게 한다. 야심차고 경험이 풍부한 (의료) 정보학 전문가는 전 세계 다양한 분야의 국제 SME와 이해관계자들과 협력하고 자원 개발에 기여할 수 있는 기회가 있다. 외부 조직과 협력함으로써, 공동체 구성원들이 완수한 작업은 전 세계 의료 생태계 전반에 걸쳐 활용될 수 있다.

이전에 논의한 협업 프로젝트들(예: EU*US 전자의료 업무 프로젝트, HIMSS-SIIM DIAM) 외에도, HIMSS는 다른 조직과 협력하여 자원을 공동 생성하고 넓은 범위에서 영향을 미치면서 정보학 인력 개발을 촉진했다.

4.5.1 TIGER의 학계 기관과의 협력

특히 TIGER는 강의와 세미나, 워크샵을 개발하기 위해 전 세계 주요 학문적 기관과 양해각서를 체결하고 있다.

- 국립 양밍 대학교(National Yang Ming University, 대만)
- 텍사스 대학교 알링턴 캠퍼스의 의료 정보학을 위한 다중 전문가 센터(University of Texas at Arlington's Multi-Interprofessional Center for Health Informatics)
- 멕시코 국립 자치 대학교(National Autonomous University of Mexico)

이러한 협력은 모든 수준의 학습자 및 교육자를 위한 정보학 교육과 지식의 전 세계적인 확장을 지원하기 위한 것이다. 향후 공동 개발되는 강좌들은 역량 달성과 관련된 TIGER의 추천 프레임워크에서 파생된 역량 추천사항과 TIGER의 자원을 활용할 것이다. 모든 제공물은 수료증에 맞춰진다.

4.5.2 HIMSS 유럽 간호 정보학 공동체(Europe Nursing Informatics Community)

비슷하게, HIMSS 유럽 간호 정보학 공동체로 알려진 HIMSS 간호 정보학의 유럽 지부는 "유럽 전역의 간호 전문가들에게 디지털 헬스 변환의 다음 물결을 주도하는 데 필요한 자원을 지원하는" 것을 목표로 국제 간호 협의회와 핀란드 간호협회와 협력하여 2019년에 시작되었다[27]. 이 협력은 HIMSS의 파트너 혁신 교환(PIE) 프로그램을 통해 가능해졌고, 전문 조직과 제공자, 비영리 단체, 학문적 기관을 한자리에 모았다[28].

HIMSS 유럽 간호 정보학 공동체에 속하는 HIMSS 간호 조산술(영국) 정보학 공동체[Nursing and Midwifery (England) Informatics Community]도 영국의 기존 네트워크를 통합하고 현지 간호사와 조산사(midwife)의 전문적성을 결합시키기 위해 2019년에 시작했다[29]. 이 커뮤니티는 최선의 실천 방침을 공유하고, 간호사와 조산사의 워크플로를 개선하는 정보기술을 개선하고, "디지털 역량이 아닌 디지털 자신감"에 초점을 맞춰 환자 안전을 촉진하고자 한다[30]. 더 나아가, 영국의 간호사 및 조산술 생태계에서 디지털 점들을 연결함으로써, 이 공동체는 "국가 및 지역 디지털 전략에 영향"을 미치는 통일된 목소리를 내게 한다[30].

4.6 정보학과 COVID-19

지난 10년간 의료 분야에서 능숙한 정보학 인력의 필요가 급격히 증가하고 있었지만, COVID-19 팬데믹(pandemic)은 이러한 필요성을 모든 분야에서 가속시키고 있다.

2021년, 전 세계적 간호사 부족이 악화된 상황에서 HIMSS 유럽 간호 정보학 공동체는 간호사의 전문적이고 기술적인 발전을 보장하기 위해 훨씬 더 많은 투자를 위한 요구사항을 발표했다. 이 요구사항들은 다음을 포함한다[31]:

- **간호 정보학 교육**
  - *"필수 전공 분야로 정보학을 포함;*
  - *고등 교육 수준에서의 훈련과 간호 정보학 교육 강좌를 필수로 포함하여 간호 교육 과정을 업데이트."*
- **최고 간호정보학 책임자 역할 통합**
  - *"의료와 진료 조직의 신규 직책에 간호 정보학 임원을 포함하기 위해 국가 고급 간호 정보학 훈련 계획 도입.*
  - *의료부처들에 디지털 간호 전략을 도입하고, 해당되는 경우 해당 간호 협회와 협력하여 지방 보건 당국이 개발.*
  - *간호 정보학의 학부 및 대학원 전문화를 위해 고등 교육 프로그램을 시작하거나, 기존 보건 행정 정보학, 공중보건 행정 및 관련 학술 프로그램에 간호 정보학을 포함.*
  - *간호 주도의 해커톤을 가능하게 하고, 특허 보장과 특허 적용 훈련, 그리고 간호 주도 솔루션의 공공 또는 민간 투자를 통한 간호 혁신 지원"*

간호 혁신 지원의 필요성은 국립 의학 아카데미의 "간호의 미래 2020~2030: 건강 평등 달성을 위한 경로 작성(The Future of Nursing 2020 – 2030: Charting a Path to Achieve Health Equity)" 보고서에도 나타난다[32]. 특히 보고서는 "다양한 디지털 플랫폼, 인공지능, 그리고 기타 혁신적인 기술을 사용하여 건강 평등과 건강의 사회적 결정 요인에 초점을 맞춘 이니셔티브를 지원하기 위해, 모든 공공 및 민간 의료 시스템은 데이터를 설계, 생성, 분석 및 적용하는 간호 전문성을 통합할 것"을 권장한다[33]. COVID-19로 인해 만들어진 간호 주도 이니셔티브의 예로는 임상 진료의 진보를 위한 표준화된 간호 용어 사용, 지식 발견, 그리고 COVID-19에 대한 대응이 있다[34].

게다가 COVID-19 팬데믹과 연관되어 증가하는 업무량과 간호사의 부족은 간호사의 건강 및 복지 보장의 부족함을 확연히 드러냈다[32]. 마찬가지로, 내과의사(physician)와 같은 다른 의료 전문직들도 향후 10년 동안 유사한 부족 및 복지 문제에 직면할 것이다[35].

따라서 특히 자원이 제한된 지역에서는 의료 전문가의 극도의 피로, 심리적 안전 및 복지를 해결하는 것이 필수적이다. 궁극적으로 이러한 중요 인력들의 복지는 그들이 제공하는 진료의 질, 안전 및 효과에 영향을 미칠 것이다[32]. 정보 기술 솔루션은 임상의 극도의 피로에 대한 부담과 해결책 모두로 확인되었다. 예를 들어 낮은 사용편의성 점수를 가진 전자건강기록(electronic health records, EHRs)의 사용은 간호사 및 임상의들의 전문성의 극도의 피로와 연관 있다[36, 37]. 이에 더해, 간호 설문조사는 대부분의 간호사들이 병원 기술 설계 또는 결정에서 제외되어 있다는 점을 드러냈다[36]. 따라서 진료를 위해 간호사들이 의존하는 기술이 그들의 요구에 부합하도록 만들기 위해 간호사들의 목소리는 더 커져야 한다[36]. 반대로, 온라인 진단 및 증상 검사기, 가상 간호사, 전문 워크플로우 기술, 그리고 지능형 인력 관리 정보 시스템과 같은 디지털 헬스 도구들이 간호사의 극도의 피로를 경감시키는 데 도움이 되는 해결책으로 등장했다[38].

대유행은 또한 의료계 학생들이 다양한 학습 플랫폼을 사용하여 학습하는 방식에 변화를 주었다. 미래 의료 인력은 "유연하고 대화형 학습을 장려하는 학습 플랫폼"과 효율적인 협업을 가능케 하는 팀워크 도구들, 데이터 공유, 그리고 "연구 및 학술 역량에서의 데이터 관리"의 혜택을 누릴 것이다[39]. 예를 들어, TIGER의 가상 학습 환경과 같은 디지털 학습 솔루션은 모든 수준의 학습자가 활용할 수 있는 역동적인 마이크로 강좌와 자원을 제공한다. 게다가 TIGER VLE에 통합된 정보학 교육 자원 탐색기(Informatics Educators Resource Navigator, IERN)를 통해, TIGER는 빠르게 변화하는 분야를 탐색하고 이해하고자 노력하는 정보학 교육자를 지원하고자 한다.

실시간 데이터 분석, 보안 메시징, 원격의료와 같은 정보학 도구들은 COVID-19 팬데믹에 대처하는 것에 도움을 주는데 매우 중요해졌다[40]. 이러한 신기술들은 정보학 기술 강화의 필요성을 강조했다. 유능하고 전문적인 인력을 개발하는 것은 모든 분야가 정보학 생태계에 기여하고 대표할 수 있도록 할 것이다.

4.7 결론

전자 의료 솔루션들의 사용 급증으로 지난 10년 동안 의료 정보학 분야에서는 많은 흥미로운 경력 기회를 만들었다. 코로나19 팬데믹은 또한 의료 전문가 부족을 악화시키고 가상 솔루션에 대한 의존도를 높여, 유능한 정보학 인력의 더 큰 수요를 만들었다. HIMSS와 같은 협회들은 다양한 이니셔티브와 함께 "정보학과 기술의 힘을 통해 전 세계 의료 생태계를 개혁"하고자 한다[11]. 전 세계의 야심찬 전문가와 교육자는 TIGER 이니셔티브의 다양한 자원과 도구들을 활용하여 그들의 기술력을 발전시키거나 모범 사례를 기반으로 교육과정을 개발할 수 있는 기회가 있다. 모든 의료 스펙트럼에서 활동하고 있는 전문가들은 자신의 열정을 따르면서 이니셔티브에 기여할 것을 장려받는다. 특히, HIMSS 회원들은 P2P 네트워킹 기회를 활용하고 그들의 지역[예: D-A-CH(독일-오스트리아-스위스), 네덜란드, 프랑스, 이탈리아, 일본, 북유럽 지역 사회 등] 또는 초점 분야(예: 교육 개혁, 간호, 영상, 건강 평등, 혁신, 임상의, 원격의료 등)에 영향을 미치는 문제와 해결책에 대한 아이디어를 교환하기 위해 수많은 공동체나 태스크포스 중 하나에서 자원자 또는 회원으로 기여하는 기회를 갖는다[41]. 모든 수준의 경험, 분야, 부문(예: 의료 기관, 학계, 산업계 등), 국가의 개인들은 의료와 정보학의 미래를 재상상하는 데 영향력 있는 기여를 할 수 있다.

4.8 온라인 자료 링크

HIMSS 기술 정보학 지침 교육 개혁(TIGER) 이니셔티브:

- **HIMSS TIGER 랜딩 페이지**: https://www.himss.org/tiger
- **Health 정보학 안내**: https://www.himss.org/resources/health-informatics
- **TIGER 정보학 정의**: https://www.himss.org/resources/tiger-informatics-definitions
- **TIGER 가상 학습 환경(VLE)**: https://www.himss.org/tiger-virtual-learning-environment
- **TIGER 국제 역량 종합 프로젝트**: https://www.himss.org/tiger-initiative-international-competency-synthesis-project
- **TIGER 국제 건강정보학 역량 추천 프레임워크**: https://www.himss.org/resources/global-health-informatics-competency-recommendation-frameworks
- **TIGER 국제 태스크포스 랜딩 페이지**: https://www.himss.org/tiger-international-task-force
- **문의 사항 이메일**: tiger@himss.org

HIMSS 간호 정보학 공동체:

- **HIMSS 미국/북미 간호 정보학 공동체 랜딩 페이지**: https://www.himss.org/membership-participation/nursing-informatics-north-american-community
- **HIMSS 유럽 간호 정보학 공동체**: https://www.himss.eu/communities/nursing-informatics-community
- **HIMSS 2020 간호 정보학 인력 설문 조사**: https://www.himss.org/resources/himss-nursing-informatics-workforce-survey
- **최고 간호정보학 책임자 직무 기술서**: https://www.himss.org/resources/chief-nursing-informatics-officer-job-description
- **온라인 간호 정보학 논문집**: https://www.himss.org/resources/online-journal-nursing-informatics
- **문의 사항 이메일**: informatics@himss.org

HIMSS 의료 영상 정보학 협회(SIIM):

- **HIMSS-SIIM 기업 영상 공동체**: https://www.himss.org/membership-participation/himss-siim-enterprise-imaging-community
- **HIMSS-SIIM 기업 영상 공동체 랜딩 페이지**: https://siim.org/page/himss_siim_wgp_inter
- **HIMSS-SIIM Workgroups**: https://siim.org/page/himss_siim_workgroups
- **HIMSS-SIIM 협업 백서**: https://siim.org/general/custom.asp?page=himss_siim_white_pap
- **HIMSS-SIIM 웨비나**: https://siim.org/page/himss_siim_webinars
- **디지털 영상 논문집**: https://www.springer.com/journal/10278
- **문의 사항 이메일**: enterpriseimiaging@himss.org

기타 온라인 자료:

- **HIMSS 자원 센터**: https://www.himsss.org/resources-all

복습 문제

01. 학습자가 자기 주도 방식으로 의료 정보학 지식과 기술을 확장하길 원하는 경우 어떤 자원을 활용해야 하는가?
- **a.** TIGER 정보학 정의
- **b.** 의료 정보학 안내서
- **c.** TIGER 가상 학습 환경
- **d.** TIGER 국제 의료 정보학 역량 추천 프레임워크

02. 추천 프레임워크 1.0에 포함되지 않은 간호 영역은 무엇인가?
- **a.** 간호 관리
- **b.** 임상 간호
- **c.** 간호 교육
- **d.** 품질 관리
- **e.** 간호 분야의 IT 관리

03. 다음 중 2020년 간호정보학 인력 설문조사에 관한 잘못된 내용은 무엇인가?
- **a.** 간호정보학 석사 또는 박사 학위를 취득한 응답자의 비율은 2017년에 비해 2020년에 감소했다.
- **b.** 간호사 정보학자의 41%는 공식 CNIO 또는 기타 고위 간호 정보학 담당자가 있는 조직에서 근무한다.
- **c.** 응답자의 2/3 이상이 병원이나 다중 시설 의료 시스템에서 근무한다.
- **d.** 간호정보학 자격증을 가진 응답자의 수가 2017년에서 2020년 사이에 증가했다.

04. 다음 중 HIMSS-SIIM 기업 영상 공동체의 활동이 아닌 것은 무엇인가?
- **a.** 웨비나 시리즈
- **b.** 백서 발간
- **c.** 네트워킹
- **d.** 회원 사회활동
- **e.** 멘토십 프로그램

05. 다음 설명 중 틀린 것은 무엇인가?
- **a.** 간호 전문가 부족은 향후 10년 동안 줄어들 것으로 예상된다.
- **b.** 연구에 따르면 미국 내과의와 간호사들의 전자건강기록(EHR) 사용성과 직업적 극도의 피로 사이에는 연관성이 있다.
- **c.** 디지털 헬스 도구는 간호사의 극도의 피로를 경감시키는 데 도움이 될 수 있다.
- **d.** 학생들은 유연하고 대화형의 학습을 장려하는 학습 플랫폼의 혜택을 누릴 수 있다.

부록: 복습 문제 정답 및 해설

문제 1: 정답 c

그림 4.1에서 볼 수 있듯이 TIGER 가상 학습 환경은 자기 주도 방식으로 지식과 기술을 확장하기 위한 개인맞춤형 학습 경험을 제공하는 온라인 학습 플랫폼이다.

문제 2: 정답 c

그림 4.2에서 볼 수 있듯이 추천 프레임워크 1.0의 간호 영역은 임상 간호, 간호 관리, 품질 관리, 간호 IT 관리 및 전문가 간 진료 조정이다.

문제 3: 정답 a

간호정보학 석사 또는 박사 학위를 취득한 응답자의 비율은 2017년 동일한 학위를 취득한 응답자의 31%에 비해 37%로 증가했다. 다른 진술은 사실이다.

문제 4: 정답 e

그림 4.4에서 볼 수 있듯이 HIMSS-SIIM 기업 영상 공동체는 웨비나 시리즈와 네트워킹 기회를 제공하고, 백서를 출판하고, 회원 사회활동에 참여한다. 공식적인 멘토링 프로그램은 없다.

문제 5: 정답 a

'정보학과 COVID-19' 섹션에 설명된 대로, 간호 전문가 부족은 향후 몇 년 동안 증가할 것으로 예상된다. 다른 사실인 항목들도 같은 구절에서 언급된다.

참고문헌

01. Blumenthal D. Stimulating the adoption of health information technology. N Engl J Med. 2009;360(15):1477–9.

02. Lin SC, Jha AK, Adler-Milstein J. Electronic health records associated with lower hospital mortality after systems have time to mature. Health Aff. 2018;37(7):1128–35.

03. Adler-Milstein J, Jha AK. HITECH act drove large gains in hospital electronic health record adoption. Health Aff. 2017;36(8):1416–22.

04. Hersh W, Margolis A, Quirós F, Otero P. Building a health informatics workforce in developing countries. Health Aff. 2010;29(2):274–7.

05. Marcotte L, Seidman J, Trudel K, Berwick DM, Blumenthal D, Mostashari F, et al. Achieving meaningful use of health information technology: a guide for physicians to the EHR incentive programs. Arch Intern Med. 2012;172(9):731–6.

06. Cummings E, Borycki EM, Madsen I. Teaching nursing informatics in Australia, Canada and Denmark. In: Context sensitive health inform many places many users many contexts many uses; 2015. p. 39–44.

07. Hübner U, Thye J, Shaw T, Elias B, Egbert N, Saranto K, et al. Towards the TIGER international framework for recommendations of core competencies in health informatics 2.0: extending the scope and the roles. Stud Health Technol Inform. 2019;264:1218–22.

08. EU*US eHealth Work. n.d.. http://www.ehealthwork.eu/consortium.html. Accessed 19 May 2021.

09. HIMSS. Health informatics. 2020. https://www.himss.org/resources/health-informatics. Accessed 19 Dec 2021.

10. Kinnunen U-M, Rajalahti E, Cummings E, Borycki EM. Curricula challenges and informatics competencies for nurse educators. Stud Health Technol Inform. 2017;232:8.

11. HIMSS. Who we are. 2019. https://www.himss.org/who-we-are. Accessed 9 Jan 2021.

12. Hübner U, Ball M, de Fátima MH, Chang P, Wilson M, Anderson C. Towards implementing a global competency-based nursing and clinical informatics curriculum: applying the TIGER initiative. Stud Health Technol Inform. 2016;225:762–4.

13. The TIGER Initiative Foundation. The leadership imperative: TIGER's recommendations for integrating technology to transform practice and education. 2014. http://s3.amazonaws.com/rdcms-himss/files/production/public/FileDownloads/the-leadership-imperative.pdf.

14. Shaw T, Sensmeier J, Anderson C. The evolution of the TIGER initiative. Comput Inform Nurs. 2017;35(6):278–80.

15. HIMSS. Technology informatics guiding education reform (TIGER). 2020. https://www.himss.org/tiger. Accessed 19 Dec 2020.

16. HIMSS. HIMSS TIGER global informatics definitions. 2020. https://www.himss.org/resources/tiger-informatics-definitions. Accessed 13 Nov 2020.

17. Shaw Morawski T, Fanberg H, Pitts J. Responding to the need to curate global informatics definitions. Nurs Manag. 2021;52(1):52–4.

18. TIGER. Scholars informatics internship. HIMSS. 2020. https://www.himss.org/tiger-scholars-informatics-internship. Accessed 13 May 2021.

19. HIMSS. TIGER international competency synthesis project. 2020. https://www.himss.org/tiger-initiative-international-competency-synthesis-project. Accessed 19 Dec 2020.

20. HIMSS. Virtual learning environment. TIGER education reform. https://www.himss.org/tiger-virtual-learning-environment. Accessed 9 Jan 2021.

21. HIMSS. Nursing informatics community (US). https://www.himss.org/membership-participation/nursing-informatics-north-american-community. Accessed 30 Apr 2021.

22. HIMSS. HIMSS 2020 nursing informatics workforce survey. 2020. https://www.himss.org/sites/hde/files/media/file/2020/11/19/nursinginformaticsworkforcesurveyexective-summary-2-final.pdf. Accessed 23 Apr 2021.

23. Blahna B, Bowen J, Carroll K, Cooper P, Dieckhaus T, Hack R, et al. Chief nursing informatics officer job description. 2020. https://www.himss.org/resources/chief-nursing-informatics-officer-job-description. Accessed 30 Apr 2021.

24. Roth CJ, Lannum LM, Persons KR. A foundation for enterprise imaging: HIMSS-SIIM collaborative white paper. J Digit Imaging. 2016;29(5):530–8.

25. HIMSS. HIMSS-SIIM enterprise imaging community. 2020. https://www.himss.org/membership-participation/himss-siim-enterprise-imaging-community. Accessed 30 Apr 2021.

26. HIMSS. Digital imaging adoption model. HIMSS analytics - North America. 2019. https://www.himssanalytics.org/north-america/digital-imaging-adoption-model. Accessed 30 Apr 2021.

27. HIMSS. Europe nursing informatics community. 2020. https://www.himss.org/membership-participation/nursing-informatics-european-community. Accessed 18 May 2021.

28. HIMSS. Partners innovation exchange. 2020. https://www.himss.org/what-we-do-opportunities/himss-partners-innovation-exchange. Accessed 18 May 2021.

29. HIMSS. HIMSS launches nursing and midwifery informatics (England) network. 2019. https://www.himss.org/news/himss-launches-nursing-and-midwifery-informatics-england-network. Accessed 2 Jun 2021.

30. HIMSS UK. HIMSS nursing and midwifery (England) informatics community: 1st October meeting report. 2021. https://www.himss-uk.org/sites/default/files/HIMSS_NMIN_report_v3.pdf. Accessed 1 Jun 2021.

31. HIMSS. Beyond recognition: an unequivocal demand for greater investment in nursing practice, Nurses' technological skills and inclusion in healthcare decision-making. 2021. https://www.himss.org/resources/beyond-recognition-unequivocal-demand-greater-investment-nursing-practice-nurses. Accessed 18 May 2021.

32. Committee on the Future of Nursing 2020–2030, National Academy of Medicine, National Academies of Sciences, Engineering, and Medicine, Wakefield M, Williams DR, Menestrel SL, Flaubert JL. The future of nursing 2020-2030: charting a path to achieve health equity. Washington, DC: National Academies Press; 2021. https://www.nap.edu/catalog/25982. Accessed 1 Jun 2021.

33. National Academy of Medicine. Recommendations: future of nursing 2021-2030: charting a path to achieve health equity. 2021. https://www.nap.edu/resource/25982/Recommendations_Future%20of%20Nursing_final.pdf. Accessed 1 Jun 2021.

34. Austin R, Chi C-L, Delaney CW, Kirk L, Michalowski M, Pruinelli L, et al. COVID-19 response empowered through nursing knowledge generated through existing IT infrastructure. Online J Nurs Inform. 2021;25:1. https://www.himss.org/resources/covid-19-response-empowered-through-nursing-knowledge-generated-through-existing-it. Accessed 1 Jun 2021.

35. Association of American Medical Colleges. The complexities of physician supply and demand: projections from 2018 to 2033. 2020, p. 92. https://www.aamc.org/media/45976/download.

36. Melnick ER, West CP, Nath B, Cipriano PF, Peterson C, Satele DV, et al. The association between perceived electronic health

record usability and professional burnout among US nurses. J Am Med Inform Assoc. 2021;28:1632.

37. Melnick ER, Dyrbye LN, Sinsky CA, Trockel M, West CP, Nedelec L, et al. The association between perceived electronic health record usability and professional burnout among US physicians. Mayo Clin Proc. 2020;95(3):476–87.

38. Subaiya I, et al. Alleviating nurse burnout with digital health tools. HIMSS. 2020. https://www.himss.org/resources/alleviating-nurse-burnout-digital-health-tools. Accessed 2 Jun 2021.

39. Deloitte Czech Republic. Global health care outlook. 2020. https://www2.deloitte.com/cz/en/pages/life-sciences-and-healthcare/articles/2020-global-health-care-outlook.html. Accessed 18 May 2021.

40. Reeves JJ, Hollandsworth HM, Torriani FJ, Taplitz R, Abeles S, Tai-Seale M, et al. Rapid response to COVID-19: health informatics support for outbreak management in an academic health system. J Am Med Inform Assoc. 2020;27(6):853–9.

41. HIMSS. Communities. 2019. https://www.himss.org/membership-participation-communities. Accessed 21 May 2021.

CHAPTER 05

가상진료와 원격의료의 미래를 대비한 의료진과 환자 준비

Preparing Clinicians and Patients for the Future of Virtual Medicine and Telehealth

지은이 Bridget C. Calhoun
옮긴이 한덕현

요약

ABSTRACT

과거 원격의료(telehealth)와 원격진료(telemedicine)는 의료 산업 내에서 작고 특화된 분야에 불과했다. 이러한 의료 제공 방식이 주로 적합했던 분야는 청진(auscultation), 촉진(palpation), 타진(percussion)보다는 병력 청취와 시진(inspection)에 더 많이 의존하는 환자와 의료진 간 상호 작용(patient:provider interaction) 분야였다. 그러나 2020년 COVID-19 팬데믹과 이에 따른 사회적 거리두기 권고는 의료 환경을 영구적으로 변화시켰고 원격의료와 원격진료의 활용을 눈에 띄게 증가시켰다.

의료 소비자로서 환자들은 이제 자신들의 집 안에서 적절히 이루어질 수 있는 원격진료에 훨씬 더 기꺼이 참여하고 있다. 2020년 팬데믹 당시, 원격진료의 기술적인 한계에 대한 우려가 있었지만 가정에서 느끼는 안전함과 안도감은 이보다 컸다. 오늘날 만성질환 환자들은 원격진료를 지원하고 의료진에게 객관적인 데이터를 제공할 수 있는 다양한 장비를 집에 보유하고 있는 경우가 많다. 체중계, 혈압계, 산소포화도 측정기(pulse oximeter), 혈당계(glucometer), 폐활량계(spirometry)와 같은 장비는 원격진료에서도 유용한 정보를 제공하며, 진료의 중요한 요소를 구성한다.

현재의 디지털 환경에서 의료진은 기술에 능숙하고, 건강정보와 사생활보호 및 적정성 법(Health Insurance Portability and Accountability Act, HIPAA)을 준수하는 플랫폼에 대한 지식을 갖추고 있어야 한다. 또한, 보건의료정보학(health informatics)을 효과적으로 활용할 수 있는 역량이 필요하다.

키워드

KEYWORDS

- 원격의료(telehealth)
- 기술(technology)
- 디지털 헬스(e-health)
- 원격진료(telemedicine)
- 가상진료(virtual visits)
- 환자 포털(patient portals)

학습 목표

LEARNING OBJECTIVES

- 팬데믹이 원격진료의 제공 방식에 어떻게 변화를 가져왔는지 설명한다.
- 원격진료를 원활하게 진행하기 위해 환자에게 필요한 가정 내 준비사항을 설명한다.
- 원격진료의 역사에서 주요 이정표를 나열한다.

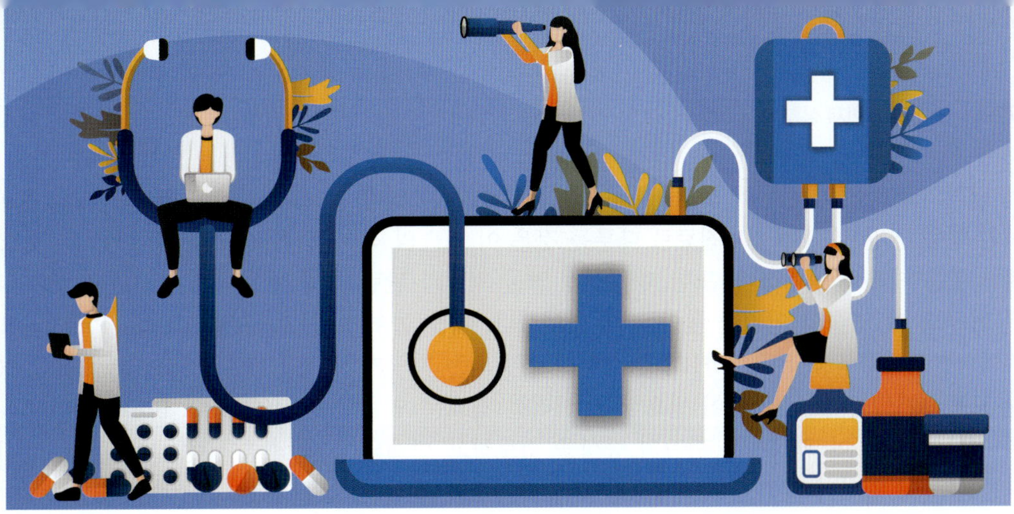

5.1 소개

원격의료(telehealth)와 원격진료(telemedicine) 기술은 과거에는 의료의 작은 일부에만 국한되었다. 한때 미래지향적이라고 여겨졌던 이 방식은 이제 비교적 흔한 의료 제공 방식이 되었다. COVID-19 팬데믹을 비롯한 최근의 사건들과 기술의 발전 및 보편화는 원격진료가 기존에는 적합하지 않다고 여겨졌던 분야까지도 그 활용을 확장시켰다. 의료 제공 방식이 변화함에 따라 현재와 미래의 의료진 교육도 변화해야 한다[1-3]. 의료진은 의학과 기술이라는 두 가지 언어에 능숙해야 하며, 디지털 환경이 확장되는 상황에서도 환자 중심의 고품질 의료를 제공할 수 있어야 한다. 전 세계적으로 미래 의료진을 위한 교육 방식이 변화하고 있으며, 현재의 의료진에게도 동시 교육 기회가 제공되고 있다. 이러한 교육 활동들은 의료진과 환자가 물리적으로 떨어져 있는 상황에서도 효율적인 진료를 가능하게 했다.

5.2 배경

화상 회의 기능이 도입되기 전에는 의료진이 전화로 비공식적인 전문가 상담을 진행하는 것이 매우 흔했다. 의료진은 단순히 전화를 걸어 동료 의료진에게 도움을 요청할 수 있었지만, 이러한 소통은 자주 지연되었고 상담에 참여한 의사는 서비스에 대해 청구할 방법이 없었다. 결과적으로 이러한 모델은 비효율적이라고 평가되었다.

원격의료의 초기 선구자들은 소규모 농촌 지역 병원에 비디오 회의 기능을 도입함으로써 그 혜택을 인식했다. 이를 통해 대도시의 대형 교육 병원에 근무하는 전문의 및 세부 전문의들과 원거리에서 효과적으로 소통할 수 있었다. 동시에, 진보적인 의료진들은 전화나 개인용 컴퓨터를 활용해 가정이나 다른 환경에서도 원격의료를 활용할 수 있음을 깨달았다. 이러한 혁신적인 사고는 오늘날의 광범위한 원격의료 사용의 기초를 마련했다. 이 글에서는 원격진료와 원격의료를 동의어로 사용할 것이다. 1990년대 초반 소비자 중심 원격의료의 초기 활용 사례에는 신체 검사 요소가 포함되지 않은 환자 평가가 있었다. 병력 청취와 시진에만 의존하고, 촉진, 타진, 청진이 필요하지 않은 평가들이 원격으로 효과적으로 수행될 수 있었다[4]. 예를 들어, 심리치료는 이러한 환자와 의료진 간 상호작용(patient:provider interaction)에 특히 적합한 사례로 꼽힌다.

환자 포털(patient portals)이 의료 기록의 저장소로서 쉽게 접근할 수 있는 기능을 제공하면서 원격진료의 발전을 위한 기반이 마련되었다. 이메일을 통해 의료진과 전자적으로 소통할 수 있는 기능은 환자에게 진료 제공자와의 접근성을 높여주었다. 환자들은 환자 포털을 통해 의사나 치료사와 소통하며, 이러한 이메일 소통이 안전하고 신뢰할 수 있다는 확신을 얻게 되었다. 환자 포털에 로그인하면 환자들은 자신의 의료 기록의 일부를 확인할 수 있으며, 진단 검사 결과를 검토하고, 약물 처방 갱신을 요청하며, 예약을 직접 잡을 수 있었다. 이 기능의 도입 목적 중 하나는 환자 만족도를 향상하는 것이었고, 초기 환자들의 반응은 긍정적이었다. 2017년까지 약 90%의 의료 제공자가 환자 포털 서비스를 제공했다. 그러나 환자 포털을 통한 의료진 이메일 소통이 외래 진료 방문 횟수의 감소로 이어졌는지에 대해서는 상반된 연구 결과가 있다. 한 가지 일관된 발견은 본인 부담 비용이 높은 환자들이 의료진에게 이메일을 보내는 경향이 더 높다는 것이다.

또 다른 중요한 이정표는 2003년 전자 처방(ePrescribing) 도입이다. 이 기술은 처방자와 조제자 간의 직접적인 소통을 통해 약물 분배 과정의 안전성을 높였다. 전자 처방은 의료진과 환자 모두에게 인기를 끌며 점차 널리 채택되었다. 의료 기관이 소프트웨어를 통해 전자 처방을 약국으로 보낼 수 있는 기능을 갖추고 있다면, 환자는 반드시 대면 진료를 받지 않아도 약물 처방을 받을 수 있었다.

행동 건강(behavioral health) 분야는 2000년대 중반 동

안 원격의료 발전의 선두에 섰다. 우울증과 불안과 같은 일반적인 행동 건강 문제를 원격진료로 다루는 것은 이 기술의 적절한 활용 사례로 여겨졌다. 또한, 향정신성 약물 처방과 관련된 법규도 이 기술의 인기를 높이는 데 기여했다. 예를 들어, 주의력결핍과다행동장애(ADHD) 환자에게 처방되는 자극제는 보통 3개월마다 새 처방이 필요하다. 이러한 진료는 연 4회 이루어지며, 이 과정에서 환자의 증상을 검토하고 현재의 약물 용량이 얼마나 효과적으로 증상을 조절하는지를 평가한다. 신체 검사는 주로 고혈압이나 체중 감소와 같은 자극제의 부작용을 관찰하는 데 초점이 맞춰진다. 환자들은 체중을 스스로 측정해 보고할 수 있으며, 혈압도 대형마트에서 측정하거나 가정용 혈압계를 이용해 자가 보고할 수 있다. 이러한 환자와 의료진 간의 상호작용은 화상 회의를 통해 손쉽게 이루어질 수 있으며, 진료가 끝난 직후 안전한 전자 처방이 발송될 수 있다.

전국적인 원격진료 도입은 소비자, 특히 발기부전 치료를 위해 처방을 원하는 남성들의 수요를 반영했다. 실데나필(비아그라)과 같은 포스포디에스테라제 억제제(the phosphodiesterase inhibitors) 처방에 필요한 평가는 주로 병력 청취에 의존하며, 신체 검사는 거의 필요하지 않았다. 당시 많은 가정이 이미 개인용 컴퓨터를 보유하고 있었기 때문에, 사업 감각이 뛰어난 의사들은 발기부전 환자를 평가하고 적절한 치료를 처방하는 온라인 진료를 구축하고 있었다. 이러한 진료방식은 높은 잠재력을 지니고 수익성도 컸다. 다만, 이러한 방문이 각 주의 의사 면허 범위와 법적 한계 내에서 이루어져야 했다.

병원 기반 또는 임상 기반 원격진료에서는 기술 발전을 통해 피부 병변이나 상처의 사진과 심장이나 폐의 소리를 오디오 파일로 기록해 다른 의료진과 디지털로 공유하는 것이 가능해졌다. 하지만 이러한 발전에는 물류적, 재정적 어려움이 따랐다. 구체적으로, 다음과 같은 의문이 제기되었다: 공유된 비디오와 오디오 파일이 안전한가? 환자 기밀이 보장되는가? 파일이 안전한 형식으로 보관되는가? 기밀 유출 가능성은 없는가? 아니면 가능성이 높은가? 원격의료진이 이러한 자문 서비스에 대해 비용을 청구할 수 있는가?

5.3 보안 및 개인정보보호

환자와의 상호작용은 대면이든 원격이든 관계없이 환자 데이터의 프라이버시 준수와 보안을 입증해야 한다. 이를 위해 의료진은 보호 건강 정보(protected health information, PHI)의 개념과 효과적인 보호 방법을 깊이 이해해야 한다. 1996년 제정된 건강정보와 사생활보호 및 적정성 법(Health Information and Privacy and Affordability Act, HIPAA)는 건강 관련 정보를 현대적으로 보호하고 환자의 프라이버시를 보장하기 위해 도입되었다. 그 이후로 2003년의 HIPAA 개인정보보호 규정(HIPAA Privacy Rule), 2005년의 HIPAA 보안 규정(HIPAA Security Rule), 2009년의 HIPAA 정보 유출 통지 규정(HIPAA Breach Notification Rule), 그리고 2013년의 종합 최종 규정(Omnibus Final Rule)을 포함한 업데이트가 이루어졌다.

원격의료는 데이터 보안을 더욱 복잡하게 만든다. 의료 시스템과 진료 기관은 환자 데이터 전송 시 이를 완전히 암호화해야 한다. 원격진료가 자주 기록된다는 점에서, 의료 산업은 이 기록을 어떻게 보관하고 환자의 프라이버시를 유지할지에 대해 더욱 신중하게 고려해야 한다. 병원과 진료소는 장기적으로 데이터를 안전하게 보호하면서도 필요한 인원들이 지금과 미래에 접근할 수 있도록 하는 방법을 모색해야 한다. 모든 의료 기관은 의료 관련 데이터를 보호하기 위한 "선의의 노력(good faith efforts)"을 입증해야 한다. HIPAA를 준수한 소프트웨어의 중요한 요소는 해커나 외부 침입자로부터 건강정보를 보호하는 것이다. 또한, 데이터 유출이 발생할 경우 이를 탐지하고 대응할 수 있는 유출 통보 시스템을 포함해야 한다. HIPAA 준수 소프트웨어와 관련된 가장 큰 도전 중 하나는 정보에 접근할 권리가 없는 직원들로부터 데이터를 보호하는 것이다.

연방법은 의료 시스템과 기관이 환자 프라이버시 및 기밀유지 규정을 준수하도록 요구한다. 이를 위해 조직은 내부 감사를 통해 소프트웨어 플랫폼과 데이터 보안 관행의 취약점을 사전에 식별해야 한다. 의료 시스템은 대면 또는 원격진료 시 환자와 의료진 간의 상호작용 동안 안전한 메시지 송수신과 기록을 보장해야 한다. 또한, 비디오 파일, 오디오 파일, 또는 진료 중 획득한 사진과 같은 디지털 이미지를 클라우드에 업로드할 경우, 해당 데이터의 저장도 안전하게 이루어져야 한다.

5.4 원격진료 교육

의료 팀 구성원 간의 시너지를 위해서는 모든 구성원이 원격의료 장비에 대한 훈련과 적절한 경험을 해야 하며, 원격진료 방식에 대해 명확히 이해해야 한다. 원격으로 진단과 치료를 제공하는 의사와 중간 단계 의료진의 준비 과정은 환자 교육을 담당하는 간호사나 재활 치료를 지도하는 물리치료사의 준비과정과는 다를 수 있다. 하지만 환자 참여를 위한 주요 원칙들은 각 직종을 초월하여 적용된다는 점이 중요하다.

캐나다와 같은 기술적으로 발전한 국가들은 원격의료를

체계적이고 포괄적으로 수용하고 발전시켜 왔다. 캐나다에서는 의사, 간호사, 약사들을 훈련시켜 원격의료 실무에 능숙하게 함으로써 더 잘 준비된 차세대 의료진을 양성하는 데 집중했다[5]. 캐나다 의과대학협회(The Association of Faculties of Medicine of Canada)는 2011년에 디지털 헬스 기술 사용을 지원하는 프로그램을 마련해 의대생과 전공의를 교육했다[5]. 또한, 캐나다 간호대학협회(The Canadian Association of Schools of Nursing)는 간호 교육 내에 간호 정보학과 전문 실무를 통합하기 위한 노력을 기울였다[5]. 이 노력의 결과로 간호사 등록 자격을 위한 '간호 정보학 진입 역량(Nursing Informatics Entry-to-Practice Competencies)'이 개발되었다. 캐나다 약학대학협회(The Association of Faculties of Pharmacy of Canada)는 디지털 헬스와 관련된 기술 환경에서 약학 학생들이 효과적으로 일할 수 있도록 교육과정과 교육 프로세스를 준비했다.

미국 의과대학협회(The American Association of Medical Colleges, AAMC)는 미래의 의사들이 가상진료를 준비할 필요성을 인식했다. 2019년 이전까지 의사 교육과정에서는 원격진료와 원격의료에 대한 강조가 부족했으며, 간호사 실무자(nurse practitioner, NP), 의사 보조사(physician assistant), 물리치료사, 작업치료사, 언어치료사 교육에서도 마찬가지였다.

COVID-19 팬데믹은 의료와 간호 교육을 현대화하는 계기가 되었다. 환자 환경의 밀집도를 줄이고 학생들의 감염을 방지하기 위해 많은 학생 실습이 취소되었다. 이러한 갑작스러운 교육 환경의 변화는 대학들이 기존 교육과정을 수정하고 원격진료를 교육 프로그램에 통합하도록 만들었다. 대학들은 학생들이 원격진료 분야에서 필요한 역량을 개발할 수 있는 기회를 제공해야 할 책임이 있었다. 그 결과, 기존에는 없었던 원격진료 정규 실습 과정이 빠르게 마련되었으며, 학생들은 원격 환자와의 상호작용을 통해 실습 학점을 취득하고 학습 내용을 실제 경험에 적용할 수 있었다. 이 같은 원격진료 실습 과정은 팬데믹 이후에도 유지될 가능성이 높다.

현재 AAMC는 미래 의사들의 준비를 개선하기 위해 원격진료 역량을 개발하고 있다. 이러한 역량이 마련되면 미국의 모든 의과대학 교육과정에 통합될 예정이다.

5.5 원격진료 모델

지난 20년간 원격의료(telehealth)는 지속적으로 발전해 왔으며, 이제 세 가지 뚜렷한 모델로 구분할 수 있다:

1. **가정 기반 원격진료**(Home-based telemedicine)
   - 환자가 가정에서 의료진이나 치료사와 상호작용하는 모델이다.

2. **외래 기반 원격진료**(Ambulatory-based telemedicine)
   - 1차 진료의가 아닌 임상의가 급성 문제를 긴급히 평가하는 경우이다. 이는 대면으로 진행되는 응급 진료 평가와 가장 유사하지만, 독성 옻(poison ivy), 결막염(conjunctivitis), 피부 곰팡이 감염(tinea infection), 요로 감염(urinary-tract infection), 상기도 질환(upper respiratory conditions), 봉와직염(cellulitis) 등과 같이 진단 검사가 필요하지 않은 문제를 평가하고 관리할 수 있는 상황에 적용되는 모델이다.

3. **시설 기반 또는 병원 기반 원격진료**(Facility-based or hospital-based telemedicine)
   - 의료 시설의 의료진이 환자를 평가하고, 원거리의 전문가와 실시간으로 자문을 구하는 모델이다. 시설 기반 원격진료의 또 다른 유형은 장기 요양 시설과 같은 의료 시설의 직원들이 다른 위치에 있는 의료진으로부터 치료 지침을 받는 경우를 포함한다. 예를 들어, 상시 의사가 상주하지 않는 장기 요양 시설에서 거주자의 상태를 신속히 평가해야 할 때, 전화 통화만으로는 충분하지 않은 경우 이 모델이 사용된다.

이 모든 모델의 궁극적인 목표는 고품질의 진료에 대한 접근성을 시간 효율적으로 확대하는 것이다. 의료진이 어느 모델에서 진료하든, 기본 원칙은 동일하다. 의료진은 가능한 많은 정보를 수집하고, 환자와의 신뢰관계(rapport)를 형성해 정보 공유를 극대화하며, 모든 HIPAA 법률을 준수해야 한다. 또한, 진료 내용을 정확하게 의료 기록에 문서화해야 한다.

5.6 동의 절차

환자는 대면 진료이든 원격진료든 치료를 위해 반드시 동의해야 한다. 전통적으로 이 동의는 서면으로 작성되며, 의료 제공자와의 매 진료 시마다 완료된다. 가상 환경에서는 진료 전 서명된 문서를 디지털로 주고받아 동의를 받을 수 있다. 이러한 디지털 동의 절차는 문해력 부족, 시력 저하 등으로 인해 가족이나 돌봄 제공자의 도움이 필요한 환자들에게 특히 유용하다. 때로는 구두 동의도 가능하지만, 이 경우에는 반드시 증인이 필요하다. 일부 시설에서는 디지털 동의서가 대면 진료 시 사용하는 종이 동의서보다 보안이 더 우수하다고 보고, 대면 진료에서도 전자 서명 방식으로 동의를 받기도 한다.

의료에서 원활한 소통의 중요성이 확립된 만큼, 의료진은 디지털 동의를 단순한 동의서 대체 수단으로 보지 않아야 한다. 동의서에 서명하는 것은 동의 과정의 일부일 뿐이며, 환자에게 충분한 정보를 제공하는 것이 핵심이다. 이는 특히 침습적 절차에 대한 동의를 받을 때 중요하다. 동의 절차는 왜 해당 절차가 필요한지, 절차의 내용, 예상되는 위험과 이점, 그리고 대체 치료법에 대한 논의도 포함해야 한다. 또한, 해당 치료가 어떻게 진행될지에 대한 설명도 포함될 필요가 있다.

5.7 보상

미국의 의료 시스템은 메디케어(Medicare), 메디케이드(Medicaid), 메디케어-메디케이드 통합 플랜, 메디케어 어드밴티지(Medicare Advantage), 그리고 대형 상업 건강보험 계획에 의해 불균형적으로 지원된다. 지원 주체와 관계없이, 의사 서비스에 대한 보상(reimbursement)은 진료 시간, 평가 범위, 그리고 의료적 의사결정의 복잡성에 따라 결정된다. 이러한 구조는 원격진료에서도 동일하게 적용된다. 진단, 평가 및 관리, 절차에 따라 진료가 코딩되며, 이후 청구는 해당 진료의 전체 내용을 반영한다. 메디케어 및 메디케이드 서비스 센터(The Center for Medicare and Medicaid Services, CMS)는 의료 보상과 관련한 주요 기관 중 하나로, 원격의료에 대한 수가표도 여러 차례 개정되었다. 그러나 원격진료는 대면 진료와 동일한 비율로 보상되지 않으며, 의료진은 원격진료를 시작하기 전에 관련 수가표를 숙지하는 것이 바람직하다[6].

2000년대 중반에 대부분의 메디케이드 프로그램은 원격진료 서비스를 일부 지원하기 시작했으며, 2020년 이후 모든 주별 메디케이드 프로그램이 원격진료를 지원하게 되었다. CMS는 원격진료 서비스의 성장을 면밀히 모니터링하며, COVID-19 팬데믹 동안 원격진료 사용이 급격히 증가했다. CMS에 따르면, 2020년 3월부터 7월까지의 원격진료 사용은 2019년 같은 기간에 비해 63배 증가했다[7].

코로나바이러스 대비 및 대응 추가 예산법(The Coronavirus Preparedness and Response Supplemental Appropriations Act, CARES Act, CARES Act)은 원격진료 분야의 중요한 전환점이 되었다. 이 법안은 원격의료를 통해 제공할 수 있는 서비스 목록을 확대했다(2020년 3월 27일, 공법 No. 116-136). CMS 웹사이트는 최신 정보를 제공하는 중요한 자원으로, 코더와 청구 담당자뿐만 아니라 의료진에게도 유용하다[6].

의료진이 원격진료에 대한 지식이 넓어짐에 따라, 원격진료를 통해 주 경계를 넘어 환자를 치료할 때 적용되는 법은 무엇인지과 같은 전문적인 실무 문제도 숙지해야 한다. COVID-19 팬데믹에 대응해 많은 주에서는 주 경계 간 진료에 대한 제한을 완화하거나 폐지했지만, 이러한 제한이 언제 재도입될지는 미지수다. 또한, 의료진은 현재 가입한 의료과실보험(malpractice insurance)이 원격진료를 보장하는지, 포함된다면 보장 범위가 어느 정도인지 확인해야 한다.

5.8 재택기반 원격진료

원격의료와 원격진료 기술은 환자와 의료진의 안전 보장, 급성 의료 문제에 대한 신속한 대응, 그리고 진료를 위한 이동 시간의 절감 등 여러 매력적인 이점을 제공한다. 감염에 취약한 기저질환을 가진 환자들은 집에서 안전하게 머무를 수 있어 타인이나 외부 환경과의 접촉을 최소화할 수 있다. 또한, 신체적 제약으로 인해 대면 진료가 어려운 환자들에게도 원격진료는 큰 도움이 된다. 예를 들어, 휠체어를 사용하는 환자가 단순 약물 처방 갱신을 위해 10분간의 진료를 받으러 병원을 방문하는 것은 비효율적일 수 있다. 이러한 환자들은 가상진료로 전환함으로써 경제적인 이점도 누릴 수 있다. 교통비, 주차비, 버스 요금과 같은 비용을 절감할 수 있기 때문이다.

환자의 가정에서 원격진료를 진행하면 의료진이 환자의 생활 환경을 일부 파악할 수 있는 기회를 제공한다. 의료진은 이 기회를 활용해 집안의 위험 요소를 파악할 수 있다. 예를 들어, 산소 보조 치료를 받는 환자와 함께 있는 사람이 흡연을 하는 경우나, 환경성 알레르기 치료를 받는 환자의 집에 여러 마리의 반려동물이 있는 상황을 확인할 수 있다. 응급 상황에서는 의료진이 환자와의 연결을 유지하면서 응급의료 서비스에 연락을 취해 필요한 지침과 안내를 제공할 수도 있다.

재향군인청(Veterans Administration)은 일차 진료, 예방 진료, 긴급 진료, 그리고 완화 진료를 아우르는 재택 기반 일차 진료 프로그램을 선도하는 기관이다. 재향군인청은 이 프로그램을 통해 환자와 의료진을 연결하여 정기적으로 환자의 상태를 평가하게 한다. 이 모델의 가장 큰 장점은 정기적인 평가를 통해 환자의 건강 상태 변화를 신속히 파악할 수 있다는 점이다. 이러한 정기적인 평가는 합병증이 발생하기 전에 문제를 조기에 해결하여 응급실 방문을 줄이고, 궁극적으로 의료비 절감 효과를 가져올 수 있다. 이 모델은 특히 만성질환 관리에 효과적이다. 울혈성 심부전, 천식, 고혈압, 범불안장애, 주의력결핍과다행동장애와 같은 질환이 이 모델에 적합하다. 이러한 만성질환의 모니터링과 관리는 정기적인 평가가 필요하며, 대부분은 원격으로 진행될 수 있다. 보다 정밀한 신체 검사가 필요한 경우 대면 진료와 병행할 수 있다. 이 모델은 환자와 의료진 간의 장기적인 관계 형성과 진료의 연속성을 보장하여 환자 결과와 만족도를 높이는 데 기여한다. 또한, 정기적인 방문은 아직 당뇨병에 이르지 않은 혈당 수치 상승과 같은 문제를 조기에 발견해 식단 조정을 통해 개선할 수 있는 기회를 제공한다. 이처럼 만성질환 환자를 자주 모니터링하는 것은 입원과 재입원율을 줄이는 데 효과적이다.

재택 기반 일차 진료 프로그램에는 의사, 간호사, 의사 보조사, 간호사 실무자, 사회복지사, 치료사, 약사, 응급구조사 등이 참여할 수 있다.

재택 평가가 일부에게는 매우 유익할 수 있지만, 다른 이들에게는 어려움이 따를 수 있다. 원격진료의 활용이 확장되면서 초기에는 낮은 사회경제적 지위의 사람들이 의료 서비스 접근에서 큰 불이익을 받을 수 있다는 우려가 있었다. 특히, 컴퓨터 접근이 어렵거나 안정적인 인터넷 연결이 없는 개인이나 가정에 대한 우려가 컸다. 다행히도, 현대의 휴대전화는 가상진료에 필요한 모든 기능을 갖추고 있어 이러한 우려가 상당 부분 해소되었다. 원격진료는 사회경제적 지위가 낮고 교통 수단이 제한적인 이들에게도 더 나은 의료 접근성을 제공하며, 이로 인해 장애 요소가 줄어드는 긍정적인 효과를 기대할 수 있다.

고령 환자의 경우 여러 연령 관련 질환을 동시에 앓고 있을 가능성이 높으며, 최신 기술을 두려워하거나 사용에 어려움을 겪을 수 있다는 점에서 합리적인 우려가 여전히 존재한다. 의료진 사이에서는 정기적인 의료 서비스를 받지 않지만 실제로는 돌봄이 필요한 '보이지 않는 재택 환자(invisible homebound)'에 대한 걱정이 많다. 이들은 주로 거동 불편, 체력 저하, 신체적 제한, 인지 저하 등으로 인해 집에 머물며 의료 서비스를 받지 못하는 경우가 많다. 안타깝게도, 이들이 의료 서비스를 받게 되는 계기는 종종 중대한 사건이 발생한 이후이다. 재택 기반 일차 진료는 이러한 환자들이 '보이지 않는 재택 환자'가 되는 것을 예방하는 효과적인 방법이 될 수 있다.

더 많은 의료 기관이 원격의료를 통한 진료를 수행할 수 있게 되고, 더 많은 의료진이 원격 환자 응대에 숙련되면서 원격의료의 인기는 계속해서 높아질 것으로 예상된다. COVID-19 팬데믹은 원격의료가 의료진의 안전 측면에서 제공하는 이점을 잘 보여주었다. 의료진을 포함한 최전선 근무자들은 전염병 환자의 대면 진료 시 감염될 위험이 높다. 환자와 의료진 간 면담을 원격으로 진행함으로써 감기와 같은 흔한 질병부터 COVID-19와 같은 치명적인 질병에 이르기까지 환자로부터 감염될 가능성을 원천적으로 차단할 수 있다.

COVID-19 팬데믹이 절정에 이르렀을 때, 임산부들은 바이러스 노출에 대한 두려움을 특히 많이 느꼈다. 이러한 상황은 원격진료가 임산부 대상 진료로 더욱 확장되는 계기가 되었다. 원격진료를 통해 임산부는 자신의 체중을 스스로 보고하고, 자궁의 크기를 측정하는 방법에 대해 안내를 받을 수 있다. 예를 들어, 자궁의 크기는 태아의 발달과 연관된 중요한 지표로, 치골결합(pubic symphysis) 상단부터 자궁 상단까지 측정하는데, 이 측정은 모든 임산부의 신체검사에 포함되는 필수 요소이다. 환자들은 원격진료를 통해 가정에 있는 줄자만으로도 이를 측정하는 방법을 배울 수 있다. 이 외에도 혈압 측정이나 하체 부종의 평가와 같은 중요한 검사도 원격으로 수행할 수 있으며, 환자들은 자신의 증상을 보고하고, 이에 대한 의료진의 조언을 받을 수 있다. 또한, 임산부는 외출할 필요 없이 집에서 안전하게 출산 계획에 대한 세세한 상담도 받을 수 있다.

5.9 외래 기반 원격의료

급성 진료 센터의 편리함은 이 시설의 급속한 성장으로 입증되었다. 미국에는 약 10,000개의 급성 진료 센터가 있으며, 이는 2013년 이후 50% 성장한 수치이다. 일부의 급성 진료는 가상 환경에서도 적절하게 이루어질 수 있다. 환자는 짧은 시간 내에 평가와 치료를 받을 수 있으며, 집에서 긴급한 상태에 대한 의료진의 평가를 받을 수 있다는 점은 매우 매력적이다. 다양한 질환이 이러한 원격진료에 적합하다. 예를 들어, 요로 감염, 결막염, 봉와직염, 진균 피부 감염, 옻나무 중독과 같은 흔한 질환은 별도의 진단 검사 없이 추정 진단을 통해 외래 환경에서 효과적으로 관리할 수 있다. 이를 통해 환자가 직접 병원에 방문할 필요가 없어지며, 만약 증상이 응급 상황이거나 즉각적인 처치가 필요한 경우, 환자는 즉시 인근 응급실로 안내되어 적절한 진료를 받을 수 있다.

5.10 기술

원격진료에 참여하는 환자는 카메라와 오디오가 호환되는 기기에 접근할 수 있어야 한다. 환자가 해당 기기를 능숙하게 사용할 수 있어야 하며, 그렇지 않은 경우 도움을 제공하고 문제를 해결해줄 사람이 함께 있는 것이 이상적이다. 환자가 미리 연결 문제를 예상하고, 시스템 조작을 사전에 연습해보는 것도 도움이 된다. 화면이 큰 기기를 사용하는 것이 이상적이지만, 많은 환자들이 휴대전화만으로도 가상진료에 참여할 수 있다. 또한, 환자의 집에 원격의료 진료에 사용할 수 있는 의료 장비가 있는 경우, 환자에게 해당 장비를 미리 준비하고 작동 상태를 점검하도록 안내하는 것이 필요하다.

5.11 진료 전 준비

진료에 앞서, 환자에게 로그인 방법과 진료 몇 분 전에 접속해야 하는지, 그리고 연결이 완료되었을 때 화면이 어떻게 보일지에 대한 기본 안내를 제공해야 한다. 또한, 진료가 예상되는 소요 시간과 준비해야 할 장비나 기록이 있다면 사전에 안내해야 한다. 진료 목적에 따라 구체적인 준비 사항도 공유해야 한다. 예를 들어, 고혈압 환자는 매일의 혈압 기록과 혈압계를 준비하도록 안내받아야 하고, 혈당 측정을 하는 환자는 일일 혈당 측정 결과를 미리 준비해 두어야 한다. 진료 목적과 관계없이 환자는 현재 복용 중인 약물 목록을 준비해야 한다. 일부 경우에는 투약 일치 여부를 확인하는 약물 조정(medication reconciliation)을 실시할 수 있는데, 이는 의료진과 환자가 함께 약의 개수를 세어 복약 준수 여부를 확인하는 과정이다. 따라서, 환자는 진료 시 약물 목록과 실제 약물을 모두 준비해야 하는지 여부를 사전에 안내받아야 한다.

의료진 역시 가능한 한 철저히 준비해야 한다. 진료 전에 환자의 차트를 검토해야 하며, 차트에 수행된 진단 검사나 의료 영상의 결과가 누락되지 않도록 확인하는 것이 진료의 효율성을 높이는 데 매우 중요하다.

5.12 원격진료 수행

원격진료는 환자에 대한 예의를 보여주는 측면에서 대면 진료와 최대한 유사하게 이루어져야 한다. 의료진은 대면 진료와 동일한 복장을 갖추는 것이 바람직하다. 진료 환경은 조용하고 배경 소음이 최소화된 상태여야 하며, 주의가 산만해지는 요소가 없어야 한다. 의료진은 대화의 프라이버시를 최대한 유지해야 하며, 타인이 대화를 엿들을 가능성을 없애는 것이 중요하다. 많은 의료진이 원격진료 시 프라이버시 유지를 위해 헤드셋을 사용하는 것을 선호한다. 만약 의료진이 자택에서 원격진료를 진행하는 경우, 방해받지 않을 조용한 공간을 확보해야 한다.

환자들이 원격진료를 지속적으로 신뢰하고 활용하도록 하려면, 의료진은 환자에 대한 예의를 갖추고 모든 프라이버시와 기밀 유지 관련 법규를 철저히 준수해야 한다. 마찬가지로, 진료가 진행되는 동안 의료진은 가족 구성원, 가정 내 방문객, 배달원 등과 같은 배경의 요소가 환자의 프라이버시에 영향을 미칠 수 있음을 인지해야 한다.

컴퓨터 화면을 통해 진료를 진행할 때 의료진이 환자와 신뢰 관계를 형성하는 데 어려움을 느낄 수 있다. 의료진은 의사–환자 관계의 시작이 개인적인 소개와 명확한 발음, 적절한 속도로 말하기, 환자가 이해할 수 있는 언어 사용, 그리고 좋은 눈맞춤에서 비롯된다는 점을 기억해야 한다. 대면 진료와 원격진료 모두에서 언어적 소통의 기본 원칙은 동일하다. 의료진은 환자가 말할 때 주의 깊게 경청하며 말을 끊지 않도록 해야 하고, 뛰어난 경청 능력을 발휘해야 한다. 이러한 원칙은 원격진료에서도 환자와의 신뢰를 구축하는 데 필수적이다.

비언어적 소통도 가상진료에서 중요한 역할을 한다. 진료 동안 지속적으로 눈맞춤을 유지하고, 편안하지만 지나치게 캐주얼하지 않은 자세를 취하는 것이 권장된다. 의료진은 자신이 짓는 표정이 환자에게 어떻게 인식될 수 있는지 인지하고 주의해야 한다.

대부분의 진료와 마찬가지로, 의료진은 먼저 주된 증상이나 진료 이유를 파악해야 한다. 이 과정이 일상적인 절차로 수행되어야 하며, 신규 환자의 경우 시간이 더 소요될 수 있다. 언제나 의료진은 환자의 건강 문제나 증상에 대한 관련 정보를 꼼꼼하게 수집해야 하며, 이 과정에서 인내심을 가지고 주의 깊게 경청해야 한다. 진료 중 의료진은 환자의 전자의무기록(EMR)에 실시간으로 접근할 수 있어야 한다. 이상적으로는 의료진의 워크스테이션에 두 개의 모니터가 있는 것이 좋다. 하나의 모니터는 환자를 보는 데 사용하고, 다른 모니터는 환자의 EMR을 확인하는 데 활용한다. 의료진이 EMR 화면과 환자 화면을 번갈아 가며 사용하는 것은 자연스러운 일이지만, 환자 입장에서는 의료진이 진료와 관련 없는 화면을 보고 있거나 다른 것에 주의를 빼앗긴 것으로 오해할 수 있다. 이러한 혼동을 방지하기 위해, 의료진은 별도의 모니터를 사용해 환자의 의료 기록과 검사 결과를 확인하고 있음을 환자에게 미리 설명해야 한다.

신규 환자에게는 첫 소개가 매우 중요하다. 많은 의료 기관과 시설에서는 원격의료 진료 시 의료진이 이름표를 착용하고, 환자에게 잘 보이도록 할 것을 요구한다. 의료진은 진료를 수행하기 전에 소속 기관의 규정을 숙지해야 한다. 이는 특히 의사 보조사(PA), 간호사 실무자(NP)와 같은 비의사 직군의 경우 더욱 중요하다. 환자는 자신이 어떤 직군의 의료진과 진료를 받고 있는지 명확히 이해해야 한다.

의료진은 항상 관찰 능력을 최적화하도록 훈련받아 왔지만, 원격진료에서는 특히 이러한 능력이 중요하다. 중요한 환자 정보가 주로 언어적 소통과 관찰을 통해 수집되기 때문이다. 의료진은 환자의 음성의 질, 말의 속도, 단어 선택, 증상 설명에 사용된 표현, 그리고 말의 일관성 등 환자의 언어적 소통에 주의를 기울여야 한다. 또한, 자세, 감정적 반응, 얼굴 찡그림, 눈맞춤과 같은 비언어적 신호에도 동일한 관심을 기울여야 한다. 진료 중 의료진은 환자가 시력 저하로 인해 화면에 가까이 다가가거나, 청력 저하로 인해 반복적으로 말을 되묻는 등의 미묘한 신호를 감지할 수 있다. 환자가 명백한 고통을 호소하는 경우, 응급 구조 인력을 즉시 환자의 집으로 보내야 할 수도 있다.

환자를 가정 환경에서 평가하는 것은 그 공간이 환자의 현재 건강 상태와 의료적 필요를 얼마나 잘 지원하는지에 대한 통찰을 제공한다. 집이 청결한지 혹은 어수선한지, 낙상의 위험 요소가 있는지, 환자의 옷차림에 맞게 조명과 온도 조절이 적절히 이루어지고 있는지 확인할 필요가 있다. 예를 들어, 환자가 자가 주사를 해야 하는 경우에는 충분한 조명이 필요하며, 드레싱을 교체해야 하는 경우에는 이를 위한 청결한 공간이 마련되어 있어야 한다.

의료진은 환자에게 진료 중 메모를 남기도록 권장해 추후에 참고하거나 가족과 돌봄 제공자에게 진료 내용을 공유할 수 있도록 돕는 것이 좋다. 또한, 의료진은 환자 교육 자료를 준비해 진료 중 제공하고, 진료 후 이메일로 발송할 수 있어야 한다.

진료 시 다른 사람이 함께 있는지 환자에게 확인해야 하며, 만성질환 환자의 경우 이 사람이 환자의 삶에서 어떤 역할을 하는지 파악하는 것이 도움이 될 수 있다.

5.13 신체 검사

의료진은 신체 검사를 위해 네 가지 기술을 결합해 사용한다. 시진, 청진, 타진, 그리고 촉진은 신체 시스템의 이상을 식별하는 데 활용된다. 신체 검사 방법은 부위에 따라 중요도가 다르다. 예를 들어, 피부 검사는 시진과 촉진이 필요하지만, 청진은 포함되지 않는다. 반면에, 폐 검사의 경우 청진이 핵심 요소이다.

의료진은 관찰 외에도 가정에서 사용 가능한 의료 장비를 활용해 신체 검사의 일부를 보완할 수 있다. 흔히 사용하는 장비로는 혈압계, 체중계, 산소포화도 측정기, 체온계 등이 있다. 만성질환 환자는 자신의 질환에 특화된 장비를 보유하고 있을 가능성이 높다. 예를 들어, 천식 환자는 폐활량계를 사용해야 하며, 울혈성 심부전 환자는 산소포화도 측정기를 처방받을 수 있다. 일부 지역에서는 처방 없이도 구입할 수 있지만, 처방이 있을 경우 환자의 비용 부담이 줄어들 수 있다.

진료 동안 의료진은 황달, 발진, 떨림, 동공의 대칭성, 안면 마비, 감염 징후(발적, 부기, 상처 또는 수술 부위에서의 분비물) 등을 관찰할 수 있다. 촉진은 신체를 직접 만져 검사하는 방법이지만, 원격진료에서는 이를 직접 수행할 수 없다. 그러나 특정 검사의 경우 환자에게 직접 도움을 요청할 수 있다. 예를 들어, 부종 여부를 확인하기 위해 환자에게 다리 부위의 피부를 눌러 자국이 남는지 확인하도록 지시할 수 있으며, 카메라 위치를 조정해 의료진에게 결과를 보여줄 수 있다. 또한, 특정 부위의 피부 온도를 확인하거나 통증이 있는지 평가할 때도 환자가 직접 만져보고 의료진에게 보고할 수 있다.

진료 중에는 간단한 언어를 사용하고, 중요한 주제를 반복하며, 해부학적 그림 등 다양한 교육 전략을 활용해야 한다. 치료가 필요한 경우, 환자가 자신이 어떤 문제로 치료를 받고 있으며 치료 목표가 무엇인지 명확히 이해하도록 해야 한다. 되물어보기(teach-back) 방식은 환자가 진료 내용을 의료진에게 다시 설명하도록 해 이해도를 확인하는 효과적인 방법이다.

환자가 어떠한 결정을 내려야 할 경우, 의료진은 공유의사결정(shared decision making)을 위한 최선의 실행 방안을 따라야 하며, 환자가 충분히 고민할 시간을 제공해야 한다. 진료 종료 시 환자에게 감사를 표하고, 질문이나 궁금한 사항을 확인할 마지막 기회를 제공해야 한다. 또한, 후속 계획과 연락처 정보를 진료 종료 전에 반드시 제공해야 한다.

5.14 원격의료의 기타 활용

의료진이 원격진료 수행에 능숙해지고, 환자들도 이에 더 적극적으로 참여하면서 다양한 활용 기회가 열리고 있다. 예를 들어, 악천후 시 환자들은 가능하다면 가상진료를 선호할 수 있다. 또한, 교통 수단이 불안정하거나 이동에 제약이 있는 환자들은 원격진료를 요청할 가능성이 높다. 예방접종이 포함되지 않은 정기 소아과 진료의 경우, 아이들이 원격진료에 참여함으로써 학교를 결석하는 시간을 줄일 수 있다. 이처럼 원격진료는 다양한 상황에서 환자와 의료진 모두에게 편리한 선택지를 제공한다.

5.15 원격진료의 미래

최적의 진료 방식을 확립하기 위해, 의료진은 신기술을 활용해 진료를 최적화해야 한다. 앞으로 의료진은 환자의 이익을 위해 더 빠르고 정확한 결정을 내려야 할 것이다. 원격진료의 미래는 매우 밝으며, 향후 원격의료 발전은 인공지능(AI)

의 통합과 관련될 가능성이 높다. 현재의 원격의료는 환자와 의료진 간의 상호작용을 필요로 하지만, 발전된 기술이 도입되면 진단과 치료를 신속히 진행할 수 있는 알고리즘이 더 많이 활용될 수 있다. 의료 분야에서 빅데이터라는 용어가 점점 더 자주 사용되고 있다. 정밀한 데이터는 다양한 산업에 유용하며, 특히 의료에서는 이를 통해 환자 맞춤형 진료가 가능해지고, 더 긴 수명과 향상된 삶의 질을 도모할 수 있다. 인공지능은 과학자, 연구자, 의료진, 소프트웨어 개발자의 지식을 결합하여 의료 발전을 이끌 수 있다. 환자 제공 데이터를 활용해 예측 패턴을 식별하고, 정확한 진단과 치료를 돕는 예측 알고리즘을 개발할 수 있다. 이러한 기술은 의료진이 신속하고 정확한 진단과 치료를 제공하는 데 중요한 역할을 할 것이다. 의료 산업에서의 데이터 분석은 생물학적 표본, 진단 절차, 처방된 약물, 신체 검사, 수술 결과, 청구 데이터, 합병증 발생률, 이환율 및 사망률 등의 다양한 데이터를 선별하고 활용할 수 있는 무궁무진한 기회를 제공한다. 원격진료는 앞으로도 우리가 아직 상상하지 못한 방식으로 의학 분야 전반의 발전을 이끌어 갈 가능성이 높다.

참고문헌

01. Waseh S, Dicker AP. Telemedicine training in under−graduate medical education: mixed-methods review. JMIR Med Educ. 2019;5:12515.

02. Pathipati AS, Azad TD, Jethwani K. Telemedicine education: training digital natives in telemedicine. J Med Internet Res. 2016;18:e193.

03. Jonas CE, Durning SJ, Zebrowski C, Cimino F. An interdisciplinary, multi-institution telehealth course for third-year medical students. Acad Med. 2019;94:833–7.

04. Van Houwelingen C, Moerman A, Ettema R, Kort H, Cate O. Competencies required for nursing tele−health activities: a Delphi-study. Nurse Educ Today. 2016;39:50–62.

05. Baker C, Charlebois M, Lopatka H, Moineau G, Zelmer J. Influencing change: preparing the next generation of clinicians to practice in the digital age. Healthc Q. 2016;18(4):5–9.

06. CMS.gov. List of telehealth services. Center for Medicare and Medicaid Services. 2021. Accessed 18 Oct 2021.

07. CMS.gov. Center for Medicare and Medicaid Services. n.d. Accessed 19 July 2022.

CHAPTER 06

개인정보보호와 정보보안

Privacy and Security

지은이 Darren Lacey
옮긴이 박종환

요약

ABSTRACT

미국 역사에 걸쳐 개인정보보호에 대한 법률적 원칙은 재산권에서 자기표현 및 자율성 개념으로 크게 변화해 왔다. 정보 관리에서의 개인정보 보호는 거의 모든 법적 개인정보보호 제도에 적용되는 여러가지 기본적인 보호 및 책임이 포함된다. HIPPA 개인정보보호 규정은 의료분야에 특정한 개인정보보호 원칙을 반영하고 있다. 정보보안은 군사 및 정보 분야에 깊은 뿌리를 둔 독립적인 분야이다. HIPAA 보안 규정은 물리적, 기술적 보안의 몇 가지 주요 통제에 중점을 두고 있다. 그러나 보안 실무에서는 진화하는 기술에 더 깊은 관심을 기울여야 한다. 최근 몇 년 동안 보안 프레임워크는 위협을 모델링하고 일반적인 위협 시나리오에 대한 보안 통제를 테스트하는 데 점점 더 중점을 두고 있다.

키워드

KEYWORDS

- 개인정보보호
- 기밀성
- 무결성
- 가용성
- 동의
- 승인
- 암호화
- 암호
- 위협
- 방화벽
- 침입
- 위험관리

학습 목표

LEARNING OBJECTIVES

- 기능적 정보 관리 원칙과 개인정보보호 개념을 정의하고 설명할 수 있다.
- 높은 수준의 보안 이론을 HIPAA 보안 실무에 적용할 수 있다.
- 신규 위협이나 위험에 높은 수준의 보안통제를 적용시킨다.

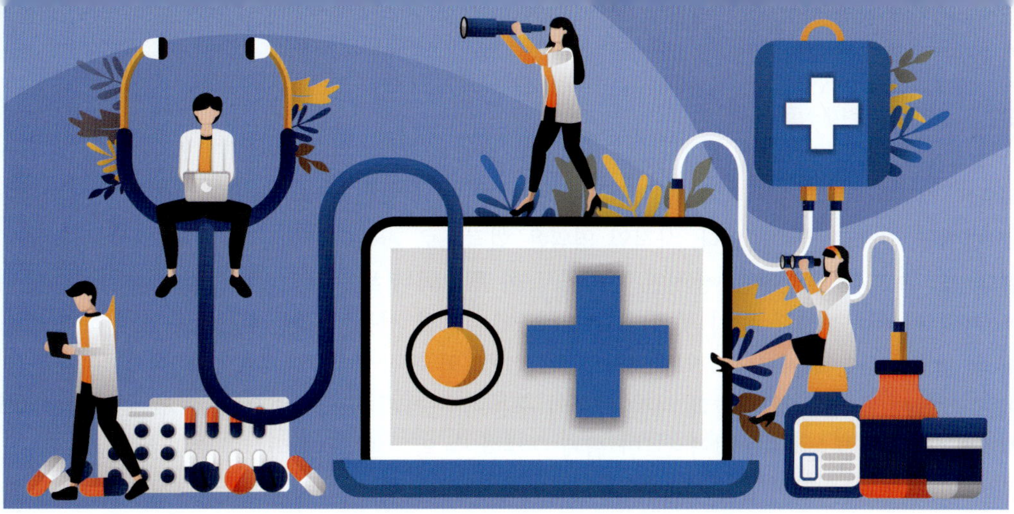

6.1 소개

네트워크에 연결된 정보 기술 혁명은 계속해서 빠르게 발전하고 있지만, 그 고유한 취약성에 대한 증거도 점점 늘어나고 있다. 인터넷에 연결된 모든 서버는 연결 후 몇 시간 내에 거의 확실하게 검색되고 공격을 받을 수 있다. 바이러스, 웜, 스파이웨어 등의 새로운 유형의 악성코드가 매일 등장하고 있다. 주요 응용프로그램과 시스템의 취약점도 거의 같은 속도로 노출되고 있다. 사이버 공격의 속도, 규모, 범위에는 거의 제한이 없으며, 많은 사람들이 그로 인한 피해가 매우 치명적일 수 있다는 불안감을 가지고 있다. 심지어 인터넷이 악의적인 공격이나 지나치게 복잡한 통신 시스템의 과부하로 인해 언제든지 붕괴될 수 있다는 두려움도 가지고 있다.

하지만 지금까지 인터넷은 놀라울 정도로 회복 탄력성이 있는 것으로 입증되었다. 보안에 대한 우려가 무엇이든 의료를 포함한 주요 산업 분야는 컴퓨터 기술과 인터넷을 수용했다[1]. 이 책의 다른 챕터에서 설명하듯이 통합 전달 시스템, 전자 의무 기록, 원격의료, 진단 및 의사 결정 지원 시스템의 개선을 기반으로 하는 새로운 의료 시대가 도래하고 있다. 정보 기술은 의료 및 공공 보건을 근본적으로 변화시키고 있으며, 이는 불안정한 사이버 공간 한가운데서도 지속되고 있다.

70년대와 80년대에 정보 시스템이 보편화되면서 점점 더 전문성을 갖춘 대규모 인력과 일련의 관행이 성장하여 현재 의료 정보학이라고 불리는 분야가 형성되었다. 이후 정보보안 분야도 거의 유사한 성장을 겪으며 데이터 분석 및 시스템 사용에 중점을 두기 시작했다. 정보학이 수많은 조직의 비즈니스 요구에서 성장한 것처럼, 정보보안도 대부분 상향식(bottom up) 방식으로 발전해 왔다. 그리고 이러한 맥락에서 우리는 의료 정보학에서 보안의 역할을 논의하고, 프라이버시 원칙 및 의료 분야의 변화에 따른 복잡한 관계를 강조할 것이다.

6.2 개인정보보호(Privacy)

기술의 발전은 일반적으로 법률의 변화로 이어지며, 개인 정보 보호만큼 극적인 변화를 보인 법적 개념은 거의 없다. 정보기술과 인터넷의 급속한 발전은 개인정보보호에 대한 일반적인 개념의 변화를 가속화했다. 사진 및 음성 녹음과 같은 오래된 기술이 사적인 공간의 축소를 가져온 것처럼 사이버 공간의 더욱 강력하고 널리 퍼진 도구는 개인의 프라이버시를 거의 사라지게 하고 있다.

미국 대법관 루이스 P. 브랜다이스와 변호사 사무엘 워렌은 1890년 법률 리뷰 기사에서 프라이버시 권리에 대한 우려를 제기했는데, 이는 오늘날까지 이 주제에 대한 가장 포괄적이고 흥미로운 판례 중 하나이다[2]. 1890년 이전과 그 이후에 프라이버시에 관해 쓰여진 대부분의 글은 개인과 국가 간의 관계에 초점을 맞추고 있다. 민사 수사, 낙태법, 범죄 수색 및 압수 등은 정당화 여부와 관계없이 정부가 시민의 사적 공간을 침해하는 사례이다. 브랜다이스와 워렌 논문의 주장은 정부나 사적인 제3자의 행동에 의해 프라이버시권이 침해될 수 있는 거의 모든 환경에 적용될 수 있다.

브랜다이스와 워렌이 특별한 관심을 가졌었고 오늘날에도 관심이 집중되는 것은 정부에 의한 개인정보 침해가 아니라 개인이나 조직이 이웃의 개인정보보호 권리를 잠재적으로 침해할 수 있다는 측면이다. 이 부분에서 우리는 정부 외부의 사람들이 환자, 고객, 직원의 개인정보보호 문제에 대해 어떤 책임을 져야 하는지 이해하기 시작해야 된다.

18세기와 19세기에 걸쳐 법원은 공적 행동과 사적 행동, 그리고 그에 따른 그들의 개인정보보호 권리에 대해 명확하게 구분하였다. 가정이나 사무실 내에서 이루어지는 개인의 사적인 행동은 신성불가침한 것으로 간주되었고 법원은 민사 소송에서 이러한 행동에 대한 언급을 허용하지 않았으며 형사 소송에서도 논의할 수 있는 내용을 크게 제한했다. 개인 일기, 메모, 다이어리, 심지어 비밀을 전제로 보낸 편지까지도 일반적으로 타인이 법적 증거로 활용하거나 공개할 수 있는 범위를 벗어난 것으로 간주되었다. 사적인 영역은 법적으로 거의 절대적인 보호를 받았지만, 공적인 자리에서 한 행동이나 말은 거의 아무런 보호를 받지 못했다. 그러나 소비자 및 신용 시장, 법률, 의료, 회계 등의 전문 서비스 등 상거래의 복잡성이 증가함에 따라 공적 생활과 사적 생활의 구분이 사라지기 시작했다. 공적 또는 사적 영역으로만 쉽게 구분할 수 있는 활동이 거의 없다는 것이 분명해졌고, 프라이버시에 대한 전통적인 이해가 약화되었고, 관련 법률의 효력도 감소하게 되었다[3].

브랜다이스와 워렌은 두 가지 측면에서 전통적인 프라이버시 이론을 공격했다. 첫째, 그들은 전통적으로 프라이버시를 정당화하던 '가정적 환경'이라는 개념이 개인정보가 기록되거나 공개될 수 있는 다양한 장소와 상황에서는 지속될 수 없다고 주장하였다. 둘째, 그들은 프라이버시 침해가 어떤 형태의 침입으로 인해 발생한다는 널리 알려진 믿음에 이의를 제기했다. 브랜다이스와 워렌은 무단 침입 주장이 없는 경우에도 법원이 개인 문서의 공개를 금지하는 많은 사례를 지적하며, 법원이 명시적이지는 않지만 실제로 프라이버시 보호가 기존의 법적 토대를 넘었다는 것을 인정하고 있다고 했다.

그들은 '침입 이론'이 과거에는 적절했을지 몰라도 미래에는 개인정보보호 주장을 약화시킬 것이 거의 확실하다고 주장하였다. 그들은 사진, 녹음과 같은 '최신 발명품'이 재산권을 전혀 침해하지 않으면서도 감시를 가능하게 할 것이라고 예견했다. 그들은 관찰 가능한 영역이 확장됨에 따라 실제로 개인정보보호의 영역은 축소된다고 주장했다. 특정 정보가 최초 어떻게 획득되었는지를 묻기보다는 정보 콘텐츠 그 자체, 즉 말이나 행동에 내재된 무언가가 프라이버시 보호를 유발할 수 있는지에 대해 더 근본적인 탐구가 이루어져야 한다고 주장했다. 많은 개인 정보가 다양한 개인이나 조직에 자발적으로 공개되고 있다. 이러한 정보의 공개는 단순한 사적 영역의 문제가 아니며, 오용이나 공개가 '불법 침입'의 결과도 아니다. 병원이나 은행 등 누군가에게 자발적으로 정보를 공개했다는 사실만으로 앞으로의 모든 개인정보 보호 주장이 무효화되는 것이 맞는가?

그들이 프라이버시 이론에 대하여 여러 반대 의견을 제시하였지만, 당시 브랜다이스와 워렌은 제대로 된 대안을 제시하지 못했다. 그들은 프라이버시를 '사생활에 대한 부적절한 도용을 막는 것뿐만 아니라 사생활이 드러나는 것을 방지할 수 있는 권리'라고 말함으로써 우회적인 표현을 사용했다[4]. 하지만 이러한 원칙이 실제로 유지될 수 없다는 것을 깨닫고 즉시 공적 인물, 정치적 문제 등에 관해 한발 물러서야 했다. 단순한 사실은 개방적이고 자유로운 사회에서는 개인 정보가 가끔, 그리고 보통은 가끔 이상 공개되는 것을 허용해야 한다는 것이다. 그들은 이 사실을 알고 있었기 때문에 언론, 표현의 자유, 상업 및 일상 생활에서 일부 개인정보를 사용해야 하는 일반적인 필요성이 있는 권리와 프라이버시의 균형을 맞출 수 있는 테스트를 도입하기 위해 노력했지만 성공하지는 못했다.

최근 학자들은 이러한 아이디어를 바탕으로 연구를 발전시켰으며, 일부는 현대 사회학적 정체성 이론을 통하여 프라이버시를 지지하고 있다[5]. 부족 사회나 소규모 농경 사회에서 개인은 자신을 알리고, 지속적인 상호 행동을 통해 자신의 성격과 개성에 대한 미묘한 차이를 보여줄 수 있는 수많은 기회를 가진다. 그러나 오늘날에는 상대적인 익명성으로 인해 '인상 관리(사물, 사건에 대한 다른 이들의 지각에 영향을 주려고 시도하는 의식적이거나 무의식적인 목표 지향적 과정)'에 성공하기가 더 어려워져 개인이 '전체 내용에서 분리되어 맥락이 없는 단편적인 개인 정보'에 근거하여 공정하거나 또는 부당하게 판단될 위험에 처하게 된다[6].

이러한 관점에 따르면, 현재의 개인정보 보호법의 상태는 결과를 예측할 수 있을 만큼 명확하지 않은 위험한 혼돈 상태이다. 새로운 개인정보 '침해'가 발생할 때마다 기대치가 재설정되어 사적 공간이 지속적으로 축소되고 있다. 이러한 프라이버시의 지속적인 감소를 확인하기 위하여 다니엘 솔로브는 정보 유형과 잠재적 사용의 기능적 매트릭스를 사용하여 개인정보보호 유형과 사회 문화적 맥락을 구별했다[7]. 이러한 접근 방식은 현재의 개인정보보호 규정에도 반영되어 있다.

법원의 명확한 지침이 부재한 상황에서 연방 및 주 입법부는 개인정보 보호 규제에 점점 더 적극적으로 나서고 있다. 지난 50년 동안 개인의 개인정보보호 권리와 정보를 수집하는 주체들의 책임을 다루는 연방 및 주 단위의 개인정보 보호법과 규정이 조금씩 정비되어 왔다. 첫 번째 중요한 발전은 1970년대에 있었던 연방 공정 신용 보고(금융) 및 개인정보보호법(정부 데이터 사용)이 통과되며 이루어졌다. 이 법률은 데이터, 특히 개인 데이터를 처리하는 표준적인 방법을 제시하고 새로운 요구 사항인 공정 정보 관행 원칙(the Fair Information Practice Principles, FIPP)을 확립하였다. 컴퓨터 기술은 1980년대에 전자 통신 개인정보보호법 및 컴퓨터 보안법에서 다루어졌다. 의회는 도서관 기록, 도서 구매 및 비디오 대여와 같은 개인정보보호의 문제와 연구 및 학문의 자유와 관련된 사안을 다루었다. 후속 법안에서는 금융 서비스(그램-리치-블라일리 법), 비즈니스 기록(연방거래위원회 및 유럽 일반 데이터 보호 규정, GDPR), 의료 기록(HIPAA)에 관한 내용이 다루어졌다. 이러한 법률은 관습법과는 다른 방식으로 개인 정보가 일반적으로 다양한 목적으로 공개되며 이러한 정보의 사용은 합리적인 기준에 따라 관리되어야 한다는 점을 강조한다.

6.3 HIPAA와 FIPP

이후 챕터에서는 의료 분야에서 가장 중요한 법률인 1996년 미국 건강보험 양도 및 책임에 관한 법[the Health Insurance Portability and Accountability Act, HIPAA, 공법 104-191, 최종 규칙: 45 CFR 파트 160 및 164(2013.1.25)][8]을 중심으로 논의할 것이다. HIPAA는 의료 행정을 간소화하고 표준화하여 직장을 옮기거나 기타 생활상의 변화를 겪는 사람들이 건강보험 혜택을 더 쉽게 이동할 수 있도록 하기 위해 제정되었다. 건강보험 이동성을 가로막는 지속적인 장애물은 일관되지 않고 상충되는 코딩 및 청구 기준이었다. HIPAA의 제2장은 제공자와 보험사가 전자적 데이터 교환을 위한 표준 코드 세트와 방법을 채택하도록 요구한다.

입법 초기부터 HIPAA 표준이 이동성을 보장하는 과정에서 환자 기록의 개인정보 보호 및 기밀성을 훼손할 수 있는지에 대한 의문이 제기되어 왔다[9]. 모든 기록이 표준적이고 이해하기 쉬운 형식으로 저장되어 있으면 공격자는 환자 정보에 접근한 후에 여러 기관에서 이러한 데이터를 쉽게 읽고 취합할 수 있다. 표준화된 환경에서는 공격자가 각 시스템마다 고유한 분류체계를 학습할 필요 없이 분류체계와 의미론을 한 번만 학습한 다음 각 공격에 이 지식을 적용하기만 하면 된다. 이러한 '확장 가능한' 공격(추가 노력 없이 공격 증가 가능)의 출현은 의료 업계에 많은 우려를 불러일으켰다. 이에 대한 대응으로 미국 보건복지부에서 개발한 개인정보 보호 및 보안 표준에 대한 요구사항이 HIPAA에 반영되었다. 2002년에 확정된 '개인정보 보호 규칙'은 2003년까지 모든 '적용 대상 기관'(예: 의료 서비스 제공자, 보험사, 건강 보험, 정보 센터)이 준수할 것을 요구했다. 2003년에 확정된 '보안 규칙'은 2005년까지 적용 대상 기관의 준수를 요구했다. 전자건강기록의 사용을 장려하기 위한 주요 변경 사항은 미국 경제회복 및 재투자법(공법 111-5)[10]을 통해 제정된 경제 및 임상 건강을 위한 의료 정보 기술(HITECH) 법의 일부로서 2009년에 HIPAA에 통합되었다. 또한 기술 표준화의 필요성이 높아지면서 전자건강기록의 개인정보 보호 및 보안에 대한 기대치가 높아졌고, 법적 및 규제 요건은 기술적 기대치를 더욱 높이는 쪽으로 진행되었다.

HIPAA 개인정보 보호 규칙에는 여러 산업별 요구 사항이 포함되어 있지만, 전체적인 구조는 개인정보 보호 옹호 커뮤니티의 사람들에게 친숙하며, 50년 이상 사용된 용어와 분류 체계가 있다. 공정 정보 관행 원칙(FIPP, 연방 정보 처리 표준 또는 FIPS와 혼동하지 말 것)은 기업과 정부 기관에 정보 처리 및 개인정보 보호를 평가하기 위한 모델을 제공해 왔다. FIPP는 정부기관에서 널리 알려져 있지만, 상업 부문에서는 주로 그 하위 법령(예: 인터넷 개인 정보 보호 표준, P3P)을 통해 이해되고 있다. 모든 주요 개인정보보보호에 대한 노력은 FIPP에 일정 부분 의존하고 있는데, FIPP는 개인 데이터를 수집하는 주체들의 책임을 강조하기 위하여 비교적 간단하게 정리된 개인정보보호 원칙을 제시하고 있다.

6.3.1 고지/인지

우선 순위와 중요도에 있어서 첫 번째 원칙은 고지이다. 개인정보를 제공하는 개인(제공자)은 개인정보를 제공하기 전에 정보를 수집하는 주체(수집자)의 정보처리 관행에 대한 정보를 제공받아야 한다. 제공자는 개인정보 제공 여부와 제공 범위에 대한 결정을 내리기 전에 반드시 고지를 받아야 한다. 공정 정보 관행 원칙(FIPP)에 따르면 제공자는 다음 사항에 대한 고지를 사전에 받아야 한다.

- 수집자의 신원
- 수집된 정보의 사용 목적
- 정보의 잠재적 수신자
- 정보의 성격
- 정보 제공이 자발적인지 여부
- 정보의 기밀성, 무결성 및 품질을 보장하기 위해 수집자가 취하는 조치

HIPAA에 따라 해당 기관은 이 원칙에 명시된 개인정보 보호 요건을 충족하는 '개인정보보호 관행 고지'를 환자에게 제공해야 한다. 이 고지는 의료 기관의 주요 활동인 환자 치료, 비용 청구 및 운영(TPO)에 대한 주요 개인정보보호 통제 조치이다. 의료기관이 연구, 마케팅 또는 기금 모금과 같은 다른 활동을 수행하는 경우에는 고지만으로는 충분하지 않으며 해당 기관은 정보 제공자의 동의를 반드시 받아야 한다.

6.3.2 동의

고지는 대상과 참여자를 정의한다. 동의는 그 다음 단계로, 제공자가 본인 개인정보의 사용 및 공개, 특히 제공 시점에서 예상하지 못했던 2차적 사용에 대한 승인 여부를 결정할 수 있는 기회를 제공한다. 예를 들어, 환자가 의사를 방문할 때 개인 정보를 제공하면 의사는 자신의 개인정보 보호 관행 또는 의사 진료실, 클리닉, 병원 또는 지불 기관의 개인정보 보호 관행에 대한 고지를 제공한다. FIPP 용어에 따르면, HIPAA는 의료 환경에서 정보를 치료, 비용 청구 및 운영과 같은 본질적인 목적으로 사용하는 것을 기본적으로 예상된 사용으로

간주한다. 만약 정보를 수집한 의사가 다른 용도(예: 의학연구, 병원 기금 모금 또는 공공 보건정보센터에 정보 제공)를 고려하고 있다면, 해당 용도를 위한 사용에 대하여 먼저 환자의 동의(HIPAA 용어로 승인)를 얻어야 한다. 개인정보 보호 규정의 상당 부분은 환자의 승인이 필요한 시기와 이러한 승인이 어떻게 처리되고 유지되어야 하는지를 결정하는 것과 관련이 있다. 모든 용도에 대하여 모든 환자의 승인과 동의를 요구하는 것이 바람직할 수도 있지만, 의료 서비스 제공자들은 이에 수반되는 노력과 비용을 우려하고 있다. 많은 병원이나 크리닉에서 흔히 발생하는 환자 데이터 집계를 사용하려는 경우 환자 동의를 얻고 처리하는 데 상당한 행정적 부담이 발생하게 된다.

*동의*는 일반적으로 *옵트인*(opt-in) 또는 *옵트아웃*(opt-out)의 두 가지 형태로 제공된다. HIPAA에 따른 승인은 제공자가 특정 개인 정보 사용을 허용하는 적극적인 단계(양식에 서명)를 거쳐야 하며, 이를 옵트인이라고 한다. 옵트인 방식에서는 제공자가 개인정보 사용 금지를 해제하기 위한 조치를 취하기 전까지는 수집자가 개인 정보를 수집하거나 사용할 수 없다. 옵트인 방식이 항상 서명이나 기타 문서 증거가 필요한 것은 아니다. 대부분의 경우 웹 사이트의 체크박스를 클릭하는 것만으로도 명시적인 동의 의사를 표시하기에 충분하다.

옵트아웃 방식에서는 개인정보의 수집 및 사용을 방지하기 위해 제공자가 적극적인 행동을 취해야 한다. 옵트아웃 환경에서는 제공자가 제한 또는 금지 조치를 취하기 전까지는 모든 합리적인 사용 또는 관행이 허용된다. 예를 들어 옵트아웃은 웹 페이지의 체크박스 선택 표시를 해제하는 것처럼 쉬운 경우도 있지만, 노력이 필요한 경우도 있다. 몇 년 전, 금융기관은 거래처 간의 개인정보 공개에 관한 동의 양식을 보내야 했다. 거의 모든 고객에게 동의 통지가 우편으로 발송되었고, 많은 고객이 같은 은행이나 금융 기관에서 여러 차례 통지를 받았다. 고객이 옵트아웃을 하기 위해서(즉, 계열사와의 정보 공유를 허용하지 않으려면) 전화번호로 전화를 걸거나 우편으로 동의서를 반송하거나 웹 양식을 작성하는 등의 조치를 취해야 했다. 예상대로 수고를 들여 동의를 거부하는 사람들은 거의 없었고, 법이 변경되기 전과 마찬가지로 정보 공유는 계속되었다.

6.3.3 접근/참여

이 원칙에 따라 제공자는 개인정보의 정확성과 완전성을 확보하기 위해 자신의 개인정보를 검토할 권리가 있다. 환자 기록의 투명성과 환자의 검토 권리에 대한 환자들의 관심이 높아지면서 HIPAA 개인정보 보호 규정의 원동력이 되었다[11].

접근 권한은 환자에게 자신의 의무 기록에 대한 주인의식을 부여하고 무결성과 정확성을 효과적으로 확인할 수 있는 방법이다. 접근 권한의 예로, 존스 홉킨스 헬스 시스템은 표준 개인정보 보호 관행 고지에서 이에 대해 다루고 있다:

- *열람 및 복사할 권리*. 특정 예외 사항(심리 치료 기록, 특정 법적 절차를 목적으로 수집된 정보, 법률로 제한되는 건강 정보)을 제외하고, 당신은 당신의 의료정보를 열람하거나 사본을 받을 권리가 있다.
  - 당사는 귀하에게 서면으로 요청을 제출하도록 요구할 수 있으며, 당사는 귀하의 기록 복사에 대하여 합리적인 수수료를 청구할 수 있다.
  - 당사는 귀하 또는 타인에게 위해를 가할 수 있다고 판단되는 등 특정 상황에서는 접근을 거부할 수 있다. 귀하는 당사에 면허를 소지한 의료 전문가를 지정하여 거부 여부를 검토할 것을 요청할 수 있다.
- *수정 또는 추가문서를 요청할 권리*. 귀하에 대해 당사가 보유한 의료 정보가 부정확하거나 불완전하다고 생각하는 경우, 귀하는 당사에 정보를 수정하거나 추가 사항(기록에 추가되는 내용)을 요청할 수 있다.
- 당사는 귀하에게 요청을 서면으로 요구하고, 수정이 필요한 이유를 설명하도록 요구할 수 있다. 만약 당사가 귀하의 요청을 수락하는 경우, 당사는 귀하에게 당신의 요청을 수락한다는 사실을 알리고 귀하의 기록을 수정할 것이다. 당사는 기록에 있는 내용을 삭제할 수는 없으며, 추가적인 정보를 보완하는 방식으로 처리된다. 귀하의 도움을 통하여 당사는 부정확하거나 불완전한 건강 정보를 보유한 다른 사람에게 이 사실을 통지하게 된다. 당사가 귀하의 요청을 거부하는 경우, 당사가 수정하지 않은 이유를 서면으로 설명하고 귀하의 권리에 대하여 설명한다[12].

이러한 정책들은 환자의 정보 열람 및 수정 권리와 병원 운영 환경의 복잡성 사이의 균형을 추구한다. 흥미로운 점은 환자에게 정보가 잘못된 경우에도 기록에 있는 정보를 삭제하도록 수정할 권리가 주어지지 않는 다는 것이다. 기록의 무결성과 환자 안전을 유지하기 위해 기록은 지워지거나 삭제할 수 없고 수정 사항을 표시(marking)하거나 보완(correction) 정보가 추가될 수만 있다.

6.3.4 무결성, 보안

FIPP는 데이터의 정확성을 보존하는 무결성 개념과 보안(아래에서 자세히 설명)을 결합한 것으로, 그 외에도 많은 내용들을 포함하고 있다.

6.3.5 집행/구제

마지막 요소는 실질적인 메커니즘을 통해 표준 준수를 보장하는 집행과 구제에 대한 내용이다. 집행은 수집자에게 초점을 맞추며, 일반적으로 수집자 또는 관련기관의 규정 미준수 문제가 있을 때 이를 해결하기 위한 일련의 절차를 포함한다. 구제는 규정 미준수로 인해 잠재적 피해를 입은 사람들의 권리에 초점을 맞춘다. 이 둘은 상호 보완적으로, 전자는 조직이나 산업 분야의 전반적인 규정 준수 환경을 다루며 후자는 개별 사례의 정의를 고려한다. 집행과 구제 모두 (1) 자율 규제, (2) 민간 규제, (3) 정부 집행에 의존할 수 있다. 예를 들어 의료기관은 내부 또는 외부 감사, 인증 절차 및 산업 전반의 관리 표준 채택을 통해 자체적으로 집행을 규제한다. 연방정부는 HIPAA 개인정보보호 문제에 대해서는 미국 법무부와 함께 민권 사무소를 통해 HIPAA를 시행한다. 그리고 메디케이드 및 메디케어 서비스 센터(CMS)를 통해 HIPAA 보안 문제를 관리한다. 미국 주 정부에도 개인정보 보호 및 보안을 위한 집행 기관을 운영하고 있다.

6.4 정보보안

정보보안은 최소한 네 가지 별개의 학문 분야에서 유래되었다.

- 우리가 정보보안이라고 생각하는 것의 대부분은 수학 분야인 암호학에서 시작되었다[13]. 역사적으로 정보보안은 주로 암호와 암호화 알고리즘을 만들고 해독하는 것과 관련이 있었다. 오늘날에는 거의 해독할 수 없는 암호화 기술이 널리 사용됨에 따라 논의는 실제 시스템에서의 구현 품질에 초점을 맞추고 있다. 따라서 합리적인 보안은 암호화나 기타 보안 기본 요소를 설계할 자원이나 전문 지식이 없는 조직에서도 상업적으로 활용할 수 있는 범위에 들어오게 되었다. 보안을 보장하기 위해 널리 사용 가능한 기술적 도구와 그에 상응하는 실무 관행들이 널리 제공되고 있다.
- 다음 분야는 *정보 관리*이다. 특정 데이터의 민감도를 개별 사용자 또는 승인 수준(예: 기밀, 일급 비밀)에 맞추는 것은 다단계 보안(multi-level security, MLS)이라고 알려진 공식적인 프로세스이다[14]. MLS는 데이터 '소유자'가 모든 잠재적 수신자 또는 사용자를 알 수 없을 때 개인과 조직이 다양한 출처와 다양한 목적을 가진 정보를 공유하는 문제를 해결하기 위해 만들어졌다. 보안 승인 및 인증 프로세스는 정보 공유에 대한 기본 통제를 형성하기 위해 수립되었다. MLS는 정보보안을 물리적, 인적, 시스템적 보안과 연결하며, HIPAA 보안 규칙의 기술적 기반을 형성하였다. HIPAA의 초점은 정보 시스템 자체가 아니라 기본 정보의 가치와 그에 수반되는 위험에 있으며, 그 가치는 정보의 형태, 내용 및 사용 가능한 용도에 따라 달라질 수 있다[15]. 의료 정보보안 전문가는 잠재적 공격자가 해당 정보에서 가치를 발견할 가능성을 고려한다.
  - 수집 기관에 특정 정보가 가치가 있는가? 만약 그렇지 않다면 왜 수집하는 것일까?
  - 수집된 정보가 실제로 내부적으로 가치가 있다면 다른 사람, 특히 도둑, 협박범 또는 기타 악의적 행위자에게도 가치가 있을까?
- 이러한 판단을 바탕으로 내부 가치와 다른 사람에게 잠재적 가치로 인해 발생할 수 있는 위험에 따라 보안을 조정하는 데이터 분류체계가 만들어진다. 정보 시스템은 MLS 구조에 따라 정보의 민감도를 체계적으로 분류할 수 있다.
- 세 번째 학문 분야이며 많은 독자들에게 가장 익숙한 분야는 *컴퓨터* 및 *네트워크 보안*이다. 네트워크와 인터넷의 등장으로 컴퓨터 보안은 현재 정보학의 중심이 되었다. 현대 컴퓨터 보안의 성장은 거의 전적으로 네트워크 컴퓨팅의 발전과 밀접한 관련이 있다. 인터넷을 통한 원격 컴퓨터로부터의 공격에 대한 취약성으로 인해 공격 가능성이 기하급수적으로 증가하여 잠재적 공격자와 공격 수단이 확대되었다. 이러한 공격은 침입, 악성 소프트웨어, 부적절한 접근, 데이터 손실, 서비스 거부 공격 등을 통해 이루어질 수 있다.
- 마지막으로, 정보보안은 신체와 재산을 보호해야 한다는 근본적인 필요성에서 비롯되며, 이는 매우 광범위하고 기본적인 개념이기 때문에 단일 학문 분야로 제한할 수 없다. 정보가 개인과 조직의 중요한 자산이 되면서 정보보안의 중요성도 그에 따라 커졌다. 위협과 위험의 프로파일은 변화할 수 있지만, 국가 보안 전문가들은 정보보안에 직접적인 영향을 미치는 보안 계층을 다음과 같이 구분하고 있다.
  - 물리적 보안: 물리적 자산 보호
  - 개인 보안: 사람에 대한 보호
  - 운영 보안: 운영 및 관리활동의 보호
  - 통신 보안: 주요 통신 수단(전화, 무선 통신)의 보호
  - 네트워크 보안: 네트워크 구성 요소 및 콘텐츠 보호
  - 정보보안: 정보 및 정보 자산의 보호[16]

HIPAA는 이 모델을 따르며 물리적, 관리적(개인 및 운영) 및 기술적 보안(통신, 네트워크 및 정보)을 통해 보안통제를 다루고 있다.

6.5 정보보안의 특징

HIPAA에 따른 보안에는 무단 접근 또는 오용으로부터 시스템과 그 안에 있는 정보를 보호하는 해당 방법과 함께 기술적 및 관리적 관행이 포함된다. 더 넓은 관점에서 보안은 시스템이 일반적으로 의도된 목적에 맞게 작동하고 의도적인 공격과 의도하지 않은 오용에 대응하는 상태로 정의되는 경우가 많다. 많은 보안 전문가들은 보안의 이니셜인 'CIA'(기밀성, 무결성, 가용성/책임성)에서 유래한 용어를 사용하여 표준 요건의 집합으로 보안을 소개하고 있다.

6.5.1 기밀성(Confidentiality)

정보는 권한이 있는 개인만 접근할 수 있으며, 권한이 없는 개인에게는 정보가 제공되거나 공개되지 않다. 이 개념은 개인정보 보호와 밀접한 관련이 있지만, 개인정보 보호와 관련된 다양한 법적 및 정책 문제가 아닌 사용자의 접근만을 다루기 때문에 범위가 더 좁다. 기밀성이란 '알아야 할 필요'가 있는 사람만 특정 정보에 접근할 수 있다는 것을 의미한다.

6.5.2 무결성(Integrity)

무결성이란 정보가 완전하고 손상되지 않았으며, 권한이 없는 개인에 의해 변경되지 않았음을 의미한다. 더 넓게 보면, 무결성은 정보의 품질, 가독성 및 유용성을 의미할 수 있다. 예를 들어, 진단서나 처방전의 잘못된 필기가 부정확한 전사로 이어지는 경우는 무결성 문제가 발생하게 되며, 정보 시스템은 이러한 문제를 해결하도록 설계되었다.

6.5.3 가용성(Availability)

정보는 사용자가 필요할 때 접근할 수 있으며 사용하기에 적합한 형식으로 되어 있어야 한다. 정보 기술을 구현하는 주된 이유 중 하나는 문서 기록에 물리적으로 접근할 수 없는 사람들에게 정보의 가용성을 확대하는 것이다. 월드 와이드 웹, 전자건강기록, 이메일은 모두 정보의 가용성을 확대했다. 보안 및 가용성 장애는 일반적으로 기계 또는 네트워크에 대한 사용자의 접근을 방해하여 이러한 서비스의 중단을 초래할 수 있다.

보안을 개선한다는 것은 잘 운영되는 시스템의 이러한 특징 중 하나 이상을 강화하는 것을 의미한다. 경우에 따라 두 가지 이상의 고려 사항 중에 절충이 이루어지기도 한다. 예를 들어, 특정 파일에 대한 사용자 접근을 제한하면 기밀성은 향상될 수 있지만, 가용성은 희생되는 경우가 많다. 또 다른 중요한 보안 속성은 시스템 성능에서 즉시 나타나지는 않지만 전반적인 보안 측면에서는 똑같이 중요하다.

6.5.4 책임추적성(Accountability)

정보 접근과 사용은 고유한 개인에 따라 달라질 수 있다. 임상의가 환자 기록의 변경 사항에 서명을 하는 것은 책임 추적성을 확보하는 절차이다. 사용자가 애플리케이션에 접근하고 자신의 활동(예: 기록, 조회, 생성, 수정 또는 삭제)과 관련하여 감사 가능한 기록을 남길 때 시스템은 책임추적성을 보장할 수 있는 기능을 가지고 있다. 이러한 메커니즘은 그 자체로도 중요할 뿐만 아니라 모든 애플리케이션 또는 시스템의 CIA(기밀성, 무결성, 가용성) 및 보안을 개선하는 데 중요한 역할을 한다.

6.6 NIST(국립표준기술연구소)

국립표준기술연구소(the National Institute of Standards and Technology, NIST)는 민간 부문의 미국 연방 정부를 위한 주요 정보보안 및 인증 기관으로 지정되었다. NIST는 정보보안 기술 및 관행을 계획, 구현 및 평가하기 위한 800개의 특별 간행물 시리즈에 일련의 지침 문서를 게시했다. NIST는 효과적인 정보보안(여기서는 '컴퓨터 보안'이라고 함)에는 다음과 같은 특징을 가질 것을 권장한다:

1. 컴퓨터 보안은 조직의 미션을 지원해야 한다.
2. 컴퓨터 보안은 안전한 관리의 필수 요소이다.
3. 컴퓨터 보안은 비용 효율적이어야 한다.
4. 컴퓨터 보안 책임과 의무가 명확해야 한다.
5. 시스템 소유자는 자신의 조직 외부에서도 컴퓨터 보안에 대한 책임이 있다.
6. 컴퓨터 보안은 포괄적이고 통합적인 접근 방식이 필요하다.
7. 컴퓨터 보안은 주기적으로 재평가되어야 한다.
8. 컴퓨터 보안은 사회적 요인에 의해 제약을 받다[17].

최근 몇 년 동안 NIST는 정보보안을 평가하기 위한 산업 전반에 걸친 *사이버보안 프레임워크*[18]를 도입했다. 대부분의 다른 개인정보보호 및 보안 프레임워크와 달리 NIST CSF는 이분법적 체크박스 접근 방식을 사용하지 않는다. 대신, 각각의 통제와 통제 그룹을 연속적인 유효성에 따라 평가할 수 있는 성숙도 모델을 채택하고 있다. 정보보안의 성숙도 모델은 어느 한 시점에 '보안'을 달성할 수 없기 때문에 특히 유용하다. 보안은 지속적인 노력과 발전의 과정이다. 이 장의 나머지 부분에서 정보보안을 고려할 때 전체 보안 프로세스에 대한 제어를 어떻게 적용할 수 있을지 고려해 보기 바란다.

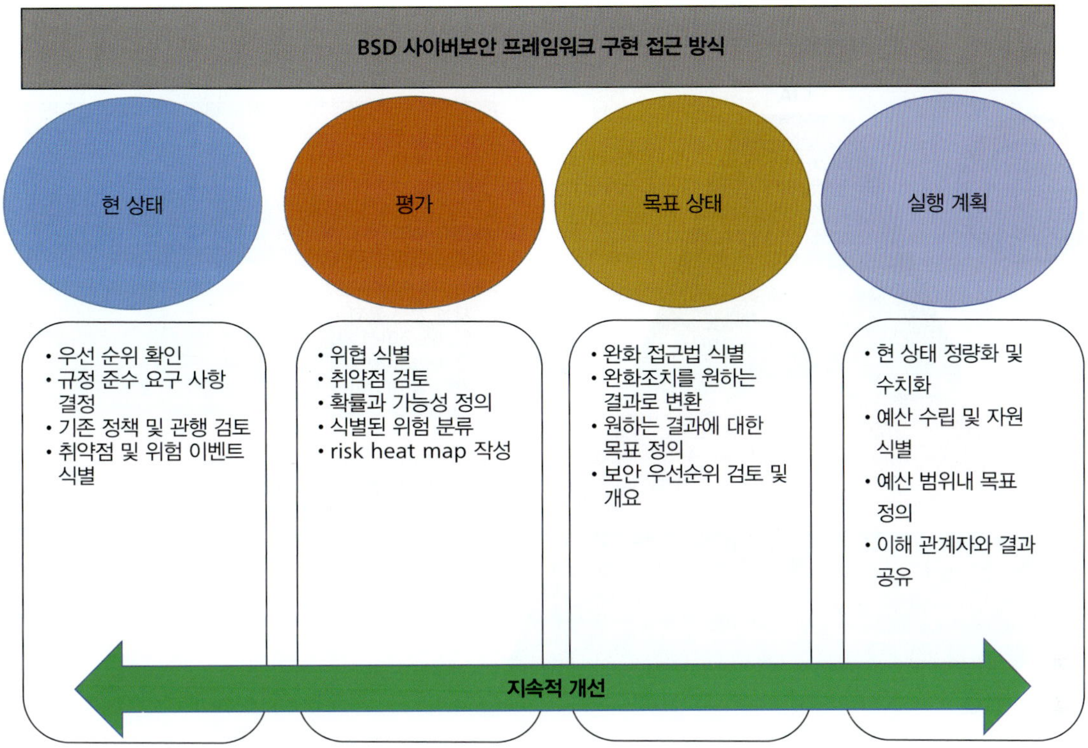

국립표준기술연구소(National Institute of Standards and Technology, NIST)

6.7 HIPAA 보안 규칙

HIPAA 개인정보 보호 규칙이 문서 또는 전자 형태에 관계없이 모든 식별 가능한 환자 데이터를 다루는 것과 달리, 보안 규칙은 전자 환자 데이터, 즉 전자 보호 의료 정보(electronic protected health information, E-PHI)에만 적용된다. 그럼에도 불구하고 보안 규칙은 실제로 개인 정보 보호 규칙보다 더 광범위한 문제를 다루며, 그중 일부는 개인정보 보호와 직접적인 관련이 거의 없는 것으로 보인다(예: 재해 복구, 무결성 제어 등). 보안 규칙은 적용 대상 기업이 광범위한 가이드라인 내에서 개별 보안 프로그램을 계획하고 개발할 수 있도록 허용함으로써 접근 방식의 유연성과 다양성을 제공한다. 그러나 이 필요한 유연성은 관리 기준이 모호해지는 대가가 따르게 된다. 보안 규칙은 특정 제어에 대한 '필수' 표준과 '선택적' 표준을 구분하여 이러한 명확성 부족을 개선하고자 한다. 그러나 이러한 구분은 처음 보기보다 그리 명확하지 않다. 거의 모든 '필수 통제'는 프로세스 및 일반적인 목표를 지향하며, 이러한 프로세스의 세부 사항이나 내용에 대한 지침은 거의 없다. 반면에 '선택적' 통제는 좀 더 세분화되어 있지만 이 경우에도 표준이 불분명하다. 보안 규칙의 필수 조항은 다음과 같이 요약할 수 있다. 적용 대상 기업은 자신의 환경에 적합한 일련의 통제 조치를 실행할 가치와 실행 가능성을 평가하고 전략적 및 전술적 의사 결정 프로세스를 문서화해야 한다. 위험 평가 및 사고 대응 절차와 같은 일부 특정 필수 통제를 구현하는 방법에 대한 새로운 합의가 이루어지고 있지만, 특정 통제가 실제로 HIPAA 요건을 충족하는지 여부는 아직 명확하지 않은 경우가 많다. 연방 정부의 시행 조치와 권고는 일부 통제를 명확히 하는 데 도움이 되었지만, 보안 실무의 최전선에 있는 표준은 여전히 모호하다.

6.8 위험 평가 및 관리

보안 규칙은 각 적용 대상 기관이 자신의 위험 수준과 조직의 역량을 고려할 때 합리적이라고 판단되는 보안 관행을 채택할 것을 요구한다. 위험 평가 측면에서 HIPAA는 정보보안을 위험 평가 관점에서 논의함으로써 주류에 완전히 포함되었다. ISO17709, OCTAVE, NIST 및 기타 여러 위험 평가 방법론을 기반으로 하는 산업이 성장해왔다[19]. 위험관리는 일반적으로 효과적인 보안 전략을 수립하기 위하여 공식적인 위험 평가로 시작하여 보안 시스템의 생명 주기 전반에 걸쳐 통제 및 지표 항목을 통합한다. CMS (Centers for Medicare & Medicaid Services)는 두 개념 간의 관계를 다음과 같이 설명한다:

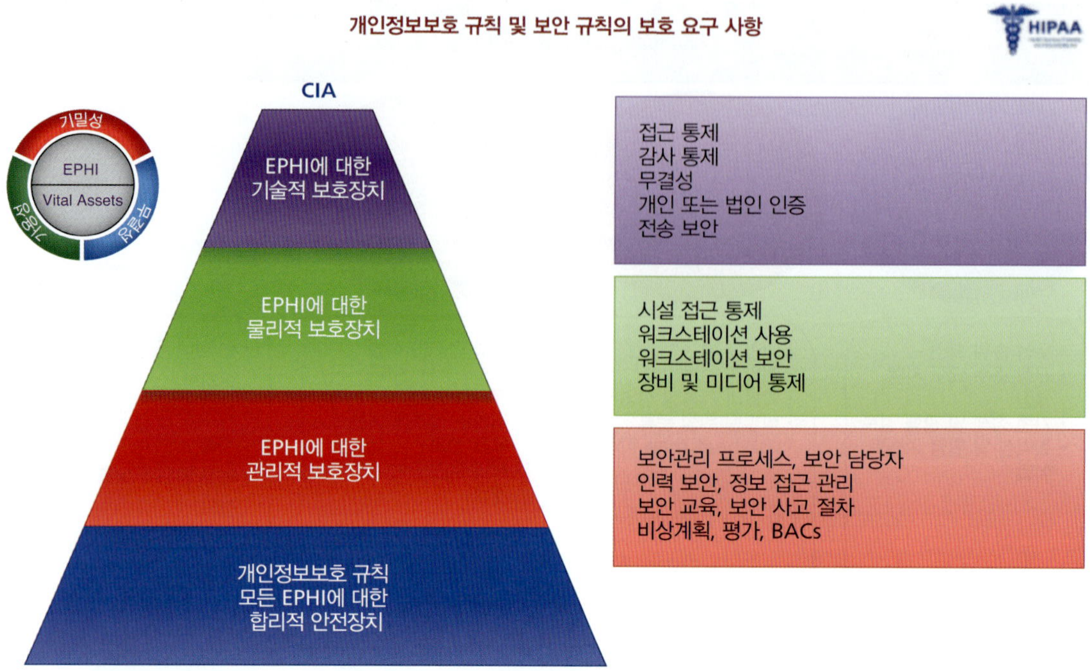

정보보호 연구소

> 위험 분석은 해당 기관이 보유한 전자 PHI의 기밀성, 무결성 및 가용성에 부정적인 영향을 미칠 수 있는 위험과 취약성을 평가하고 발생 가능성을 측정하는 것이다. 위험 관리는 기관의 전자 PHI 분실 또는 손상 위험을 충분히 줄이고 일반적인 보안 표준을 충족하기 위한 보안 조치를 실제로 구현하는 것이다[20].

HIPAA는 효과적인 보안 프로그램의 중요한 요소로 위험 평가와 위험 관리를 모두 강조한다.

6.8.1 조직 및 시스템 목적

정보보안 전반 및 HIPAA의 관점에서 시스템을 하나 이상의 IT 애플리케이션, 관리 프로세스 및 기본 인프라를 포함하는 광범위한 의미로 생각하는 것이 가장 좋다. 이러한 시스템의 목적을 명확히 파악하면 위험을 평가하는 데 도움이 된다. 시스템 목적은 특정 상황에서 어떤 CIA 보안 요소(기밀성, 무결성, 가용성)가 가장 중요한지를 나타내며 조직 또는 시스템의 데이터 수집 요구 사항을 결정한다. 이는 FIPP(공정 정보 관행 원칙)에 따른 적절한 프라이버시 관행일 뿐만 아니라, 시스템의 비즈니스 목적을 달성하는 데 필요한 최소 데이터만 수집 및 유지하는 일반적인 보안 관행에도 해당이 된다.

6.8.2 위협

위협은 자산에 대한 외부적 위험이며 조직이 보안 통제를 구현하는지 여부에 관계없이 존재한다. 가장 일반적이고 잘 알려진 위협은 바이러스나 웜과 같은 악성코드에서 발생한다. 가장 광범위한 위협은 외부 해커가 시스템 취약점을 악용하여 소프트웨어 또는 하드웨어를 제어하거나 네트워크 트래픽을 가로채는 등 침입과 관련된 위협이다. 위의 두 가지 범주는 여러 관점에서 컴퓨터 보안의 전형적인 사례이다. 눈에 보이지는 않지만 장비 오작동, 물리적 도난, 환경적 위험, 시스템 내부자의 부적절한 사용으로 인한 위협 등 다른 위협도 마찬가지로 심각하다.

6.8.3 취약점

위협과 달리 공격을 방어해야 하는 쪽은 취약점의 유형과 범위를 어느 정도 통제할 수 있다. 취약점은 조직이 위협에 노출되게 만드는 시스템의 구멍(관리적, 기술적 또는 기타 결함)을 말한다. 보안 통제는 이러한 취약점 중 하나 이상을 해결하는 데 중점을 두며, 취약점에 대한 설명은 권장되는 통제의 반대 이미지인 경우가 많다. 예를 들어 서버실을 시건하지 못한 것이 취약점이며, 이에 상응하는 통제는 서버실을 실제로 시건하는 것이다. 취약점은 종종 단순히 특정 통제 수단이 없기 때문에 나타나는 경우가 많다.

6.8.4 위험 계산: 발생 가능성 × 피해 규모

위험을 다루는 표준 접근 방식은 사고 발생 가능성에 해당 사고로 인한 피해 규모를 곱하는 것이다. 안타깝게도 거의 모든 조직에서 정보보안 사고의 발생 가능성이나 피해 규모가 확정되지 않았기 때문에 데이터가 부족하다. 대부분의 위험 평가 방법론은 겨우 몇 가지 정량적 지표를 식별하고 이를 위험 요소에 대한 보다 정성적인 설명으로 보완할 수 있을 뿐이다. 보다 효과적인 사건 보고와 광범위한 정보 공유가 이루어지면 보안 전문가들이 공격 발생의 가능성을 더 잘 파악할 수 있다. 반면에 보안/개인정보 침해 사고에 대한 피해는 집행 및 법원 소송을 통해 추정할 수 있다. 최근 악성 소프트웨어를 유포하거나 데이터를 훔치는 공격자들의 조직적인 해킹이 증가하면서 피해에 대한 비용 계산법이 달라지고 있다.

6.8.5 위험 완화: 발생 가능성 감소

위험 관리의 주요 부분인 위험 완화에는 공격 가능성을 줄이고 그러한 공격으로 인한 피해를 줄이는 두 가지 주요 유형의 통제가 포함된다. 두 경우 모두 보안 통제는 식별된 위협 및 취약점과 관련되어 있으며, 시스템 요구 사항 및 전반적인 보안 전략에 따라 구현된다.

6.8.6 위험 완화: 피해 제한

모든 시스템은 때때로 고장이 발생한다. 보안 시스템은 이러한 중단으로 인해 치명적이지 않고 관리 가능한 수준의 피해가 발생하는 경우 복원력이 있다고 한다. 시스템이 침입, 도난 또는 바이러스 등에 의해 손상되었다고 해서 그 자체로 HIPAA 보안 규정을 위반한 것은 아니다. 사고로 인해 PHI가 손실되거나 공개될 때 문제가 된다. 현재 보안 관행은 내부 시스템이 손상되었고 경계 보안이 뚫렸다는 것을 가정하는 것이다. 경계 보안을 지나치게 강조하는 조직은 '겉은 단단하고 바삭하지만 내부는 부드럽고 씹히는 캔디 바'에 비유된다. 오늘날 조직은 침해를 신속하게 식별하고 공격자를 저지하며 시스템을 신속하게 재구축하는 등 내부의 취약한 부분을 강화하기 위해 노력하고 있다.

6.8.7 통제의 비용 효율성 및 우선순위

위험을 정량화하는 것만큼이나 통제의 비용 효율성을 측정하는 것은 어렵다. 통제에 드는 비용(비용, 인력 자원, 관리자의 관심 등)은 명확하지만 이러한 투자 대비 통제의 효과를 평가하는 것은 어렵다. 정보보안에 대한 한 가지 일반적인 규칙은 강력한 정책, 사고 대응 역량, 사용자 및 관리자에 대한 교육이 일반적으로 가장 비용 효율적인 통제이자 최고의 보안투자라는 것이다.

때로는 측정할 수 없는 것은 무시된다는 비즈니스 격언을 듣게 된다. 위험 평가와 관리는 보안 투자의 가치를 측정하는 데 어려움을 겪고 있다. 신뢰할 수 있는 데이터가 부족한 상황에서 데이터 보안 전문가들은 알려진 위협과 취약성의 영향에 초점을 맞추고 있다. 위험 평가는 보안 전문가의 경험과 유추적 추론에 의존하며, 일반적으로 모범 사례에 대한 지식과 위험 임계값에 대한 직관적 이해가 결합된 형태로 이루어진다. 보안 분야는 매우 빠르게 변화하기 때문에 보안 전문가는 일반적으로 새로운 위협과 잠재적 영향에 대해 끊임없이 예의주시하고 있다. 우리는 항상 지난 전쟁을 다시 치를 위험에 처해 있으므로 경직된 방법론과 단순한 통계적 추론에 의존하는 것을 경계해야 한다. 위험 데이터의 품질이 개선될 것이라고 기대되고 있지만, 보안 의사결정이 지금보다 훨씬 더 체계적이거나 공식적인 방식으로 이루어지리라 예상하기는 어렵다.

6.9 보안 통제: 주요 개념

6.9.1 접근 통제

HIPAA 보안 규칙에서 접근통제보다 더 중요한 개념은 없으며, 이는 권한이 부여된 개인만이 전자 보호 건강 정보(E-PHI)에 접근(즉 읽기, 생성 또는 수정)할 수 있도록 허용하는 것을 의미한다. HIPAA에서 개인건강정보(PHI)를 다루는 방식은 MLS(다중 수준 보안)에 근거한 국방 및 정보 기관의 기밀 정보를 처리하는 방법과 유사하다. HIPAA는 기밀성과 무결성 보호에 우선적으로 초점을 맞추고 다른 보안 문제를 부차적으로 다룬다. 기밀 모델과 마찬가지로 HIPAA는 인력 제한, 직무 분리, 알아야 할 필요성, 최소한의 필요 사항 등 인적 자원 관련 요건의 중요성을 강조한다. 개인정보보호 및 보안 규칙은 정보 및 시스템의 무결성을 유지하기 위해 필요한 추가 항목과 함께 기본적으로 접근 통제 표준 역할을 한다.

정보보안 실무에서 접근 통제는 사용자가 전자 시스템에 접근할 수 있는 권한인 권한 부여와 권한이 부여된 사용자가 자신의 신원을 증명하는 프로세스인 인증의 두 가지 프로세스로 구성된다. 전자는 주로 관리 프로세스이며, 자동화를 통해 권한 부여가 처리되는 경우에도 직원 채용과 같이 시스템에 대한 접근 권한을 부여하는 것은 거의 항상 사람의 결정에 따라 이루어진다. 후자는 일반적으로 비밀번호나 토큰과 같은 기술적인 측면이 강하다. 모든 사용자가 시스템이나 기록의 모든 부분에 접근해야 하는 것은 아니며, 좋은 보안은 직무 기능을 접근 역할에 매핑하여 접근을 제한하는 것이다. 이러한 유형의 권한 부여 프로세스를 역할 기반 접근 제한(R-BAC)이라고 하며, 신중한 계획과 세분화된 제어가 필요하다. 현재 대부분의 시스템은 다소 덜 엄격한 접근 방식인 신분 기반 접근을 사용하며, 일반적으로 알 필요가 있는(need to know) 요건을 충족하는 모든 사용자에게 전체 접근 권한을 부여한다.

인증은 접근 프로세스의 보다 기술적인 측면이다. 하나 이상의 요소를 사용하여 사용자의 신원을 확인한다. 이러한 요소는 다음과 같이 분류된다.

- 사용자가 알고 있는 정보(예: 비밀번호, PIN, 질문과 응답 메커니즘)
- 사용자가 가지고 있는 것(예: 키, 토큰, 신용카드)
- 사용자의 식별 정보(예: 지문, 얼굴 또는 음성 인식)

인증은 하나 이상의 요소, 즉 '다단계 인증(multi-factor authentication)'을 사용할 때 가장 강력하다. 예를 들어, PIN 번호와 토큰을 결합하면 각각 하나의 요소만을 사용하는 것보다 훨씬 더 강력한 인증이 된다. PIN을 추측하거나 토큰을 훔치는 것은 가능하지만, 두 가지를 모두 달성하는 것은 잠재적인 공격자에게는 더 어려울 것이다. 그럼에도 불구하고 비밀번호는 여전히 많은 시스템에서 가장 기본적이고 유일한 인증 수단으로 사용되고 있다. 비밀번호는 플랫폼 간 이동성이 뛰어나고 사용자에게 친숙하다는 장점이 있지만, 비밀번호에는 여러 가지 문제가 있다. 보안 전문가들은 비밀번호가 중앙 서버에서 할당되어야 하는지, 복잡한 규칙(예: 알파벳과 숫자 조합 등)을 따라야 하는지, 최소 또는 최대 길이를 지정하거나 사용자가 정기적으로 변경해야 하는지에 대한 의견이 분분하다[21]. 다만 거의 모든 보안 전문가들이 동의하는 한 가지 통제 방식은 일정 횟수 이상의 인증 실패가 발생하면 사용자 계정을 잠그도록 하는 것이다. 이는 공격자가 사전에 포함된 단어를 사용하여 공격하거나 가능한 모든 문자/숫자/특수문자 조합을 섞어서 암호를 추측하게 하는 무차별 대입(brute-force attack)으로 시스템을 해킹하려는 것을 효과적으로 방어할 수 있는 방법이다. 최근 몇 년 동안에는 비밀번호 자체가 아니라 침해된 시스템이나 메모리에 저장된 비밀번호의 암호화된 값, 즉 '해시(hash)'를 공격하는 경우가 많이 발생하고 있다. 이러한 공격은 비밀번호의 안전성보다는 피해 시스템이 낮은 수준의 인증 토큰을 관리하는 방식에 따라 영향을 받게 된다.

인증은 HIPAA 보안 규칙에서 특정 통제를 요구하는 몇 안되는 영역 중 하나로, 각 사용자는 E-PHI(전자 보호 건강 정보)에 접근하기 위해 고유한 ID를 가지고 있어야 한다. 이 표준을 구현하는 것은 실제로는 생각보다 어렵다. 예를 들어, E-PHI를 저장할 수 있는 여러 애플리케이션(예: 프로세싱 문서, 스프레드시트)은 비밀번호를 통한 접근을 요구하여 보호할 수 있다. 그러나 이러한 애플리케이션(예: Microsoft Excel)은 파일당 하나의 비밀번호만 허용한다. 파일에 접근할 수 있는 권한이 두 명 이상인 경우 유일한 옵션은 하나의 ID와 비밀번호를 공유하는 것뿐이며, 이는 HIPAA의 규칙을 위반하는 것처럼 보일 수 있다. 하지만 비밀번호를 공유하더라도 어느 정도 보호 기능이 제공되므로 모든 사용자가 접근할 수 있도록 서버나 워크스테이션에 파일을 공개하는 것보다는 더 안전하다. 따라서 보안 규칙의 특정 요구 사항(예: 사용자당 하나의 ID)을 준수하는 것과 잠재적인 E-PHI 기록에 추가 보안을 제공하는 것(예: 단일 비밀번호로 파일을 암호화하는 것) 중 적합한 것을 선택해야 한다.

6.9.2 물리적 통제

HIPAA에서 물리적 보안은 물리적 위치, 데이터 저장소에 대한 허가되지 않은 접근 및 홍수, 전기 장애 등과 같은 환경적 위험으로 인해 데이터에 가해지는 여러 위협에 대한 보호 조치를 포함하는 것으로 광범위하게 정의된다. 물리적 및 환경적 보안은 시스템, 건물, 관련 지원 인프라를 환경적 위협으로부터 보호하기 위한 조치를 의미한다.

대부분의 분야와 마찬가지로 HIPAA에 말하는 물리적 보안은 주로 접근 통제 문제이다. 서버실, 통신실 등 고위험 영역에 대한 접근을 먼저 통제한 다음 워크스테이션이나 기타 장비가 배치될 수 있는 저위험 영역에 대한 접근을 고려해야 한다. 조직에서 구현할 수 있는 일반적인 통제 방법으로는 시건 및 자동 잠금 장치, 경비원, 비디오 감시, 방문자 에스코트 등이 있다. 또한 피해를 예방 또는 완화하고 복구 작업을 개선하기 위해 물리적 위험에 대비해야 한다. 흥미롭게도 HIPAA 보안 규칙에서는 재해 복구 및 비즈니스 연속성 계획에 대해 자세히 다루고 있는데, 이는 HIPAA 개인정보 보호 규칙의 개인정보보호 문제와 직접적인 관계가 거의 없는 주제이다. 이는 보안 규칙이 단순히 개인정보 보호만을 지원하는 것이 아니라 보안의 모든 주요 영역을 포괄하기 위해 제정되었음을 의미한다. 재난, 재해 등의 환경적 위험을 받는 시스템이 공격에 가장 취약한 경우가 많기 때문에 재해 대응은 모든 보안 프로그램의 중요한 구성 요소이다. 또한 재해 복구를 지원하기 위하여 설계된 여러 통제 조치가 다른 중요한 보안 목적에도 사용된다. 예를 들어, 보안 규칙은 데이터 백업 및 복구의 필요성을 강조하고 있다. 많은 조직에서 백업은 장애(때로는 물리적 위험으로 인해 발생하지만 하드웨어 또는 소프트웨어 오류로 인해 발생하는 경우가 더 많음)로부터 시스템을 복구하기 위해 우선적으로 사용된다. 데이터 백업 절차는 보안 및 개인 정보 침해 조사에서 백업 데이터가 중요한 역할을 하는 등 개인 정보 보호를 강화하는 다른 부차적인 이점도 있다. 따라서 좋은 보안 통제는 물리적 위협과 전자적 위협 모두에 적용되며 예방, 완화 및 복구라는 다양한 목적 달성에 기여할 수 있다.

6.9.3 암호화

암호화는 가장 잘 알려져 있고 가장 중요한 정보보안 요소 중 하나이다. 암호학은 수학적 연산이며, 최신 암호화 알고리즘은 대칭형과 비대칭형이라는 두 가지 주요 범주로 분류된다. 대칭 알고리즘에서는 암호화 알고리즘과 복호화 알고리즘(또는 키)이 동일하다. 이는 비밀 키 암호화로, 권한이 없는 개인이 키에 접근하지 못하도록 하는 데 중점을 두고 있다. 사용자의 권한 부여 및 인증을 통해 키에 대한 접근을 제한할 수 있지만, 비밀 키 암호화는 의도된 수신자가 많을 경우 심각한 제한이 있다. 반면 비대칭 알고리즘에서는 암호화 키와 복호화 키가 서로 다르다. 이는 공개 키로 암호화하는 방식으로, 모든 사람이 사용할 수 있는 공개 키와 키 소유자만 알고 있는 비밀 키로 구분되며 두 가지 키가 중요한 역할을 하게 된다.

> 비대칭 암호화의 작동 방법 예시:
>
> 대칭/비밀 키 암호화를 사용하는 경우, Alice가 Bob에게 메시지를 보낼 때 키를 사용하여 메시지를 암호화한 다음 Bob이 메시지를 해독할 수 있는 동일한 키를 가지고 있는지 확인한다. 메시지의 보안은 Alice가 Bob에게 키를 안전하게 전달하고, 다른 의도하지 않은 수신자에게 키가 전달되지 않고 얼마나 잘 보호하는지에 따라 결정된다. 그러나 Alice가 매일 많은 사람에게 비밀 메시지를 보내야 할 경우 키 관리는 거의 불가능한 작업이 된다.
>
> 비대칭/공개 키 암호화를 사용하는 경우, Alice는 이제 Bob의 공개 키(예: 키 디렉터리를 통해 사용 가능)를 사용하여 메시지를 암호화하도록 선택할 수 있으며, 이 경우 공개 키와 쌍을 이루는 비밀 키를 Bob만 가지고 있으므로, 메시지를 Bob만 해독할 수 있다. 다른 사람이 암호화된 메시지를 수신할 경우, 공개 키를 모두 알고 있더라도 해당 비밀 키가 없으면 암호 해독이 불가능하다. 따라서 Alice는 공개 키 쌍을 가진 누구에게나 원하는 만큼 안전한 메시지를 보낼 수 있으며, 키를 배포하거나 자신이나 메시지의 내용에 대한 추가 정보를 전달할 필요가 없다. 또한 하나의 키를 과도하게 사용하거나 여러 개의 키를 발급할 필요 없이 각 수신자의 공개 키에 따라 암호화하여 훨씬 더 쉽게 메시지를 전송할 수 있다.

공개 키 암호화를 통하여 인터넷과 같은 복잡한 환경에서의 보안이 가능해졌지만, 여전히 해결해야 할 문제가 남아 있다. 공개 키 시스템의 보안을 유지하기 위해서는 공개 키와 개인 키 간의 대응 관계와 키 쌍(공개키와 개인키) 및 키 소유자 간의 신뢰를 보장해야 한다. 키 소유자를 사칭하거나 키에 대한 정보를 변경하거나 공개 키를 사용하는 시스템 운영을 방해할 수 있는 기회는 무수히 많다. 보안과 인증은 사용자가 신뢰할 수 있는 조직과 프로세스, 즉 '인프라'가 없이는 효과적으로 유지될 수 없다. 공개 키 시스템을 보장하는 데 필요한 수준의 정교함과 복잡성은 공개 키 인프라(Public key Infrastructure, PKI)의 설계와 운영을 정보보안 실무자들에게 주요 과제로 만들고 있다.

6.9.4 네트워크 보안

네트워크 보안은 실질적인 정보보안의 핵심 중 하나이다. 실제로 많은 사람들이 정보보안과 네트워크 보안을 동일한 의미로 잘못 알고 있다. 가장 일반적이고 심각한 공격은 네트워크 트래픽을 통해 발생한다. 예를 들어, 바이러스, 침입, 서비스 거부(DoS) 공격 등이 포함된다. 로컬 네트워크와 이를 연결하는 네트워크 인프라가 없다면 정보 기밀성, 무결성, 가용성에 대한 인터넷 위협은 훨씬 덜 심각할 것이다. 마찬가지로 IT 분야의 가장 큰 발전을 가능하게 한 것도 역시 네트워크의 집중성과 보편성이다.

네트워크는 웹사이트, 로컬 영역 네트워크(LAN), 이메일, 분산 애플리케이션 등 다양한 용도로 사용되며, 이에 따른 보안 요구 사항 역시 매우 다양하다. 웹 페이지를 지원하는 네트워크는 수백만 개의 전자건강기록을 처리하는 애플리케이션도 지원할 수 있다. 웹 사이트에 최대한의 유연성을 제공하는 동시에 민감한 정보를 위해 강력한 보호 기능을 제공하는 네트워크 아키텍처를 설계하는 것은 점점 더 까다롭고 복잡한 작업이 되고 있다. 인터넷의 발전은 네트워크 보안의 필요성을 증가시키고, 이를 수행하기 위한 개선된 도구들을 발전시키는 중요한 동력이 되었다.

6.9.5 방화벽 및 침입 탐지/예방

네트워크 보안은 경계 방어에서 시작된다. 바이러스, 웜, 악성 소프트웨어 및 해킹 침입의 가장 일반적인 소스는 인터넷이다. 안전한 조직은 먼저 침입자가 내부 도메인과 그 안에 있는 자산에 접근하지 못하도록 차단한다. 방화벽은 네트워크 경계에 위치하며 출발지, 목적지, 패킷 유형, 첨부 파일, 포트 및 트래픽의 모든 구성 요소를 포함하여 패킷(인터넷 프로토콜, IP를 통한 통신의 구성 요소) 트래픽을 모니터링 한다. 방화벽은 네트워크의 수신/송신 지점이며 사전 정의된 정책 세트를 기반으로 트래픽을 허용, 거부 또는 태그한다. 예를 들어, 방화벽은 특정 소스 IP 주소에서 수신되는 모든 트래픽을 거부하거나 특정 유형의 첨부 파일이 있거나 네트워크 내부의 특정 포트로 향하는 해당 IP 주소의 트래픽만을 차단할 수 있다. 최근 방화벽은 애플리케이션 지문을 탐지하고 차단하는 기능이 더욱 정교해졌으며, 개방형 포트에서 악성 소프트웨어를 차단하고 네트워크에서 실행할 수 있는 애플리케이션의 종류를 제한하는 기능도 수행한다.

경계 방어도 중요하지만, 우수한 보안은 공격자가 언젠가는 네트워크 침투에 성공할 것이라는 가정을 고려해야 한다. 보안 프로그램의 목표는 네트워크 경계를 자주 손상시킬 수 있는 위협에 대응하여 복원력을 구축하는 것이다. 따라서 모든 엔터프라이즈 방화벽과 기타 여러 엔터프라이즈 네트워크 도구에는 침입을 식별, 경고 및 차단하는 침입 방지 시스템(intrusion prevention system, IPS)이 포함되어 있다. 침입 방지는 실시간 프로세스이지만, 침입 탐지는 로그, 프로세스 또는 시스템 파일을 점검하여 무단 접근 또는 활동의 징후가 있는지 활동을 모니터링하는 도구의 운영 방식에 따라 비동기식으로 이루어질 수 있다. 또한 대부분의 방화벽은 경계 방어와 마찬가지로 네트워크 내부 통신도 모니터링한다. 내부 및 외부 방화벽 정책의 조합은 위협과 조직의 보안 태세 및 문화를 해결하기 위해 지속적으로 수정된다.

6.9.6 장치 및 사용자 보안

네트워크 침입 방지는 확장 가능하고 일반적으로 비용 효율적이지만 제어 수준이 낮다. 기업에는 경계 및 네트워크 세그먼트 외에도 심층 방어(defense-in-depth)가 필요하다. 점점 더 보편화되고 있는 '제로 트러스트(zero trust)' 접근 방식은 네트워크의 각 디바이스를 외부 디바이스로 간주하며, 네트워크는 각 사용자/디바이스 조합을 조사하는 역할을 하고 각 디바이스는 자신의 보안 상태와 행동에 관한 질문에 답변해야 한다. 실제로 디바이스에는 방화벽이 네트워크 동작을 모니터링하는 것과 거의 동일한 방식으로 활동과 위협을 지속적으로 모니터링하는 에이전트가 설치되어 있다. 안티바이러스 소프트웨어가 1990년대부터 보편화되었지만, 보안 엔드포인트 에이전트(security endpoint agents)가 이를 대체하고 위협 프로파일링, 모바일 대응 능력, 머신러닝을 포함하는 등 크게 개선되었다. 행동 분석을 강화하기 위하여 위치, 권한이 부여된 사용자 역할 및 접근된 애플리케이션을 포함한 사용자 활동을 보안 상태의 일부로 평가한다. 최근 몇 년 동안 의료기기의 보안에 대한 관심이 높아지고 있다. 미국 국립표준기술연구소(NIST)[22]와 미국 식품의약청(FDA)[23]은 의료기기의 취약성을 해결하기 어려운 원인으로 보안 업데이트 적용에 대한 규제 및 운영상의 어려움을 지적하고 있다.

암호화, 방화벽, 침입 탐지 및 안티바이러스 에이전트는 모두 HIPAA 보안 규칙이 채택될 당시 고려되었던 사항이다. 이러한 통제 장비를 효과적으로 도입하고 유지함으로써 규정 준수를 충족시킬 수 있다고 주장할 수도 있다. 그러나 지난 20년 동안 진화하는 위협에 대한 합리적인 방어를 구축하기 위해서는 다양한 최신 기술을 도입해야 한다는 것이 입증되었다. 보안 규칙의 확장은 새로운 시대의 보안 통제를 검토하고 활용하는 데 필요한 기준과 지침을 마련해야 한다. 이에 대한 대응으로 앞서 논의된 NIST 사이버보안 프레임워크가 도입되었으며, 이는 조직의 보안 태세를 위한 목표와 목적을 식별하는 모델을 제공한다. 또 다른 접근 방식은 프로세스를 근본적으로 바꾸고 정보 관리 목표가 아니라 위협에 직접 대응하는 데 초점을 맞추는 것이다.

6.9.7 공격 방법론

정보보안 위반은 의도치 않게 발생할 수도 있지만(예: 의도하지 않은 수신자에게 이메일을 통해 문서를 보내거나 E-PHI가 저장된 노트북을 분실하는 경우), 가장 큰 피해를 주는 침해는 의도적인 공격으로 인해 발생하고 있다. 미국 보건복지부(HHS)가 운영하는 웹사이트는 500건 이상 보고된 HIPAA 보안 침해 사례를 분류하며, 공격 이외의 원인보다 공격으로 인해 손상된 기록의 비율이 지속적으로 증가하고 있음을 보여주고 있다(https://www.hhs.gov/hipaa/for-professionals/breach-notification/breach-reporting/index.html). 의료기관에 대한 공격은 점점 더 빈번하게 발생하고 있으며 그 피해도 심각해지고 있다. 위험 관리 관점에서 의료 기관은 HIPAA 보안 규칙에서 고려하는 구성 요소 이상으로 보안 프로그램을 확대 적용하고 있다. 다음은 일반적인 공격의 단계와 구성 요소에 대한 설명이다. 공격을 일련의 프로세스로 세분화함으로써 방어자들은 기술적이든 그렇지 않든 각 단계에서 공격자들을 효과적으로 저지할 수 있는 통제를 식별할 수 있다. 통제는 빠르게 진화하지만 대부분의 공격의 경로는 일관되게 유지되고 있다. 미국의 주요 정부 계약업체인 록히드 마틴은 기업에 대한 일반적인 공격의 단계를 보여주는 모델인 '사이버 킬 체인(cyber kill chain)'[24]을 제시하였다.

1. *정찰(Reconnaissance)*: 공격자는 공격에 리소스를 투입하기 전에 수주 또는 수개월 동안 시스템을 감시할 수 있다. 이 과정에서 네트워크 취약점, 사용자 정보 및 비즈니스 운영에 대한 오픈 소스 정보를 수집한다. 공격자는 소셜

미디어와 고급 검색 엔진 기능을 사용하여 공격대상 프로파일을 구축하는 것이 일반적이다.

2. *무기화*(*Weaponization*): 사이버 킬 모델에 따르면 대부분의 공격에는 악성 코드가 사용된다. 공격자는 공격을 실행할 코드를 식별하거나 개발하게 된다. 그러나 공격자가 완전히 새로운 코드를 개발하는 경우는 드물며, 무료로 맞춤형으로 사용할 수 있는 도구가 다수 존재하기 때문이다.
3. *전달*(*Delivery*): 목표 시스템에 악성 소프트웨어를 주입하는 방법에는 일반적으로 악성 이메일(피싱), 웹 사이트 또는 인터넷 기반 시스템(예: 네트워킹, 원격 접근 프로토콜)에 대한 공격 등이 사용된다. 공격자가 제3자의 업데이트 도구나 널리 사용되는 소프트웨어에 악성 소프트웨어를 숨기는 사례가 점점 늘어나고 있다.
4. *취약점 악용*(*Exploitation*): 악성 소프트웨어가 전달되면 공격자는 특정 취약점이나 네트워크 구성을 포함하여 대상 시스템을 손상시킬 수 있는 조건을 찾다.
5. *설치*(*Installation*): 취약점 악용 코드는 일반적으로 가볍고 기능이 거의 없기 때문에 조용히 실행되어 탐지를 피할 수 있다. 대상 시스템이 손상되면 공격자는 일반적으로 추가 기능을 포함하는 부가적인 악성 소프트웨어를 전달할 수 있다.
6. *명령 및 제어*(*Command and control*): 추가 기능이 포함된 악성 소프트웨어가 설치되면 공격자는 일반적으로 목표 시스템에 대한 명령 및 제어(C2) 채널을 구축한다.
7. *목표 행동 수행*(*Actions on objectives*): C2가 구축되면 공격자는 네트워크 스캔, 데이터 복사, 시스템 중단과 같은 자동화된 작업을 수행하거나 '직접 작업(hands-on keyboard)'을 통해 손상된 시스템을 출발점으로 삼아 네트워크 내에서 횡적으로 이동하거나 다른 시스템에 접속을 시도한다.

사이버 킬 체인(cyber kill chain)에는 다양한 변형이 존재하며 공격 방법론이 변화될 가능성이 충분히 있다. 예를 들어, 부가적인 악성 소프트웨어 설치가 프로세스 초기에 발생하거나 여러 번의 소규모 설치에 걸쳐 반복될 수 있다. 그럼에도 불구하고 이 모델은 보안 계획 및 보안 통제 평가를 위한 분석 프레임워크를 제공한다.

또 다른 주요 정부 계약업체인 마이터 시스템(Mitre System)은 사이버 킬 체인과 같은 프레임워크에서 소개된 일부 개념을 기반으로 보안 커뮤니티 전반의 노력을 주도했다. 그 결과 많은 킬 체인 조합을 다루고 위협 및 공격자 정보를 포함하는 보다 백과사전적인 보안 사고 모델이 탄생했다. ATT&CK 모델[25]에는 위험 평가 프레임워크와 유형별 공격에 대한 단계별 접근 방식이 모두 포함되어 있다. 여기에는 수백 개의 개별 구성 요소가 포함되어 있으며 여기서 다루기에는 너무 복잡하다. ATT&CK는 포괄적인 특성과 위협 중심의 접근 방식 덕분에 보안 실무에서 중요한 진보를 이루었다. 예를 들어, 모의 침투 테스트는 수년 동안 일반적인 관행이었지만 ATT&CK는 복잡한 환경에서 개별적으로 구성 요소를 직접 테스트할 수 있는 상황과 목표를 제공한다. 허니팟(honeypots, 네트워크에 있을 수 있는 공격자를 유인하는 것 외에 다른 목적이 없는 시스템) 및 디셉션(deception, 공격자를 혼란스럽게 하고 주의를 분산시키기 위한 가짜 시스템 생성)과 같은 방어 기법은 AATT&CK 방법론에 따라 공식화되고 평가될 수 있다.

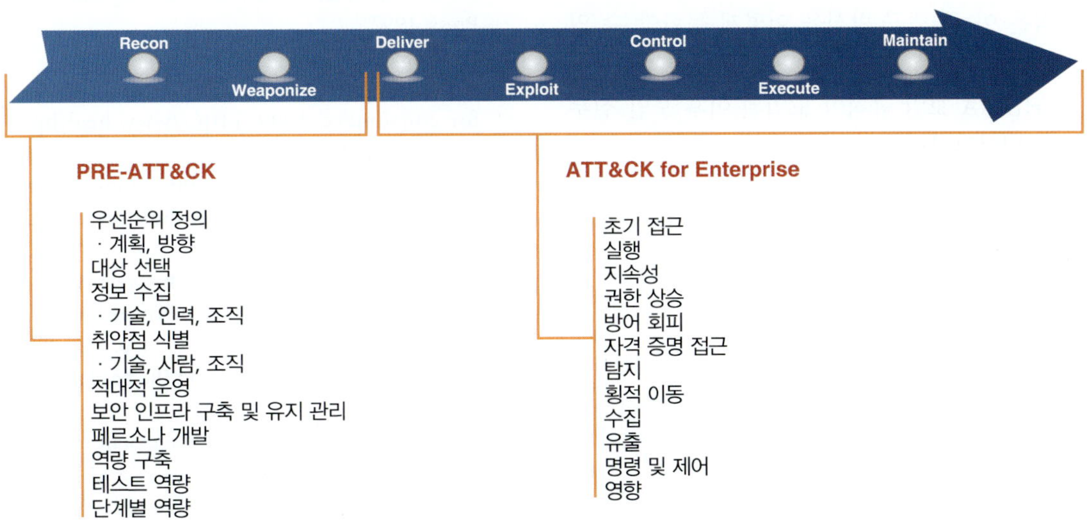

Mitre Systems ATT&CK

6.10 결론

다른 정보 기술 분야와 마찬가지로 보안 기술도 빠르게 발전하고 있다. 위협 환경의 복잡성은 정보보안 전문가의 경계심과 철저한 준비를 요구한다. HIPAA 개인정보보호 및 보안의 기본 규제/기술 구조가 크게 변화할 가능성은 낮기 때문에, 의료기관들은 운영 전반에서 합리적인 보안을 달성하기 위해 위험관리, 접근 통제 및 보안 모니터링을 적절하게 수행해야 하며, 이를 통해 환자의 개인정보보호와 진료 보호를 지원해야 할 책임이 있다.

6.11 웹 리소스

Department of Health and Human Services, Health Information Privacy. https://www.hhs. gov/hipaa/index.html

National Institute for Standards and Technology, Special Publications 800 Series. https://csrc.nist.gov/publications/sp800

Electronic Privacy Information Center. https:// www.epic.org/

Department of Homeland Security, Cybersecurity and Infrastructure Security Agency. https://www.cisa.gov/

Open Web Application Security Project. https://owasp.org/

Health Information Sharing and Analysis Center. https://h-isac.org/

복습 문제

01. 개인정보 보호와 보안 실무의 주요 차이점은 무엇이며, 헬스케어 조직은 이 두 접근 방식을 어떻게 통합할 수 있는가?

02. 2000년대 초 HIPAA 보안 규칙이 도입된 이후 보안 실무는 어떻게 변화되었는가?

부록: 복습 문제 정답 및 해설

문제 1: 정답

개인정보 보호 실무는 데이터 수집, 저장, 사용 및 폐기의 생애 주기를 따르게 된다. 이는 데이터 관리인/수집자와 데이터 주체 간의 상호작용을 요구하게 된다. 민감한 개인정보를 보호하는 것은 합리적인 개인정보 보호 통제의 일환이다. 현재의 보안은 주로 위협 기반(threat-based)이며, 능동적인 적에 대한 심층 방어(defense-in-depth) 접근 방식을 따른다. 의료기관은 개인정보 보호를 다른 위험 관리 및 행정 활동과 동일한 방식으로 관리하는 반면, 보안은 고도로 기술적이며 종종 정보 기술 부서, 외부 계약자 및 공급업체가 관여하는 경우가 많다.

문제 2: 정답

HIPAA 보안 규칙은 모든 위험에 대한 데이터 보호(예:재난 복구, 홍수)와 당시 군사 및 정보 커뮤니티의 우려 사항(예:접근 통제, 암호화)의 조합을 기반으로 했다. 위협이 진화함에 따라 대부분의 보안 프로그램의 강조점도 변화되었다. IT 인프라에 대한 악성코드 및 다단계 공격은 기존 보안 규칙 통제보다 더 역동적인 위협/위험 모델을 필요로 하고 있다. 의료기관은 지속적인 공격에 대비하여 회복탄력성(resiliency)을 강화하는 데 중점을 가져야 한다.

참고문헌

01. National Research Council. Networking health: prescriptions for the internet. Washington: National Academies Press; 2000.

02. Warren S, Brandeis LP. The right to privacy. Harvard Law Review. 1890;4:193.

03. Rosen J. The unwanted gaze: the destruction of privacy in America. New York: Random House; 2001.

04. ibid, Warren, Brandeis.

05. Goffman E. The presentation of self in everyday life. New York: Anchor; 1959.

06. Rosen (2000), p. 200

07. Solove DJ. Understanding privacy. Cambridge: Harvard University Press; 2008.

08. Federal Register, Vol. 78, No. 17 (January 25, 2013).

09. National Academy of Science. For the record: protecting electronic health information. Washington: National Academies Press; 1997.

10. HITECH.

11. Goldman J, Hudson Z. Exposed: a health privacy primer for consumers. 1999. http://www.healthpri-vacy.org/usr_doc/33806.pdf

12. Notice of privacy practices. Johns Hopkins Medicine.

13. Kahn D. The code breakers: the story of secret writing. New York: Macmillan; 1967.

14. Taylor T. Comparison paper between the Bell and LaPadula model and the SRI model. In: Proceedings of the 1984 symposium on security and privacy, 1984, p. 195–202.

15. Raymond R. The cathedral and the bazaar. Sebastopol: O'Reilly; 2001.

16. Whitman M, Mattord H. Management of information security. Boston: Thomson; 2004.

17. National Institute of Standards and Technology. In: An introduction to computer security: the NIST hand-book. Gaithersburg: NIST; 1995.

18. Cybersecurity Framework. https://www.nist.gov/cyberframework.
19. National Institute of Standards and Technology. Risk management guide for information technology systems. Gaithersburg: NIST; 2002.
20. Center for Medicare and Medicaid Services. HIPAA guidance. http://questions.cms.hhs.gov.
21. Anderson R. Security in clinical information systems. 1996. http://www.cl.cam.ac.uk/users/rja14/policy11/ policy11.html.
22. National Institute of Standards and Technology. Considerations for managing internet of things (IoT) cybersecurity and privacy risks, NISTIR 8228. 2019. https://csrc.nist.gov/publications/detail/nistir/8228/ final.
23. Federal Drug Administration. Content of premar-ket submissions for management of cybersecurity in medical devices, FDA 2013-D-0616. https://www. fda.gov/regulatory-information/search-fda-guidance-documents/content-premarket-submissions- management-cybersecurity-medical-devices-0.
24. Lockheed Martin "Cyber Kill Chain". https://www.lockheedmartin.com/en-us/capabilities/cyber/cyber-kill-chain.html
25. Mitre Systems, ATT & CK. https://www.lockheed-martin.com/en-us/capabilities/cyber/cyber-kill-chain. html.

CHAPTER 07

상호운용성: 현재 고려사항

Interoperability: Current Considerations

지은이 **Hans J. Buitendijk**

옮긴이 **이승준**

요약

ABSTRACT

상호운용성(interoperability)은 의료 애플리케이션 및 조직 내외에서 전자 데이터 접근 및 교환을 가능하게 한다. 신흥 기술, 규제, 표준 및 네트워크의 발전이 전국적인 상호운용성을 향해 융합함에 따라, 그 목표를 달성하기 위해 반드시 극복해야 할 장벽과 도전이 있다.

키워드

KEYWORDS

- 의료 정보 상호운용성(Health information interoperability)
- 건강 수준 7 표준기구(Health Level 7, HL7)
- 21세기 치료법(21st Century Cures Act)
- 정보 유포(Information dissemination)
- 자료 공유(Data sharing)
- 전자 자료 교환(Electronic data exchange)
- 건강보험 이전과 책임에 관한 법(Health Information Portability and Accountability Act, HIPAA)
- 돌봄 네트워크 조정(Networks Coordination of care)
- 개인 정보 보호(Privacy)
- 표준과 규제(Standards and regulations)
- 건강 수준 7 표준기구 패스트 헬스케어 상호운용성 자원(HL7 Fast Healthcare Interoperability Resources, HL7 FHIR)
- 신뢰기반 교환 프레임워크 및 공통 계약(Trusted Exchange Framework and Common Agreement, TEFCA)

약어들

ABBREVIATIONS

상호운용성 장은 두문자어(acronyms) 약어가 많습니다. 이 약어 목록은 이 장에서 사용된 약어들에 대한 빠른 참조를 위해 제공합니다.

AHIMA	미국 건강 정보 관리 협회(American Health Information Management Association)
AHRQ	의료 연구 및 품질 기관(Agency for Healthcare Research and Quality)
AIMS	공중보건 실험실 협회 정보학 메시징 서비스(APHL Informatics Messaging Services)
APHL	공중보건 실험실 협회(Association of Public Health Laboratories)
API	애플리케이션 프로그래밍 인터페이스(Application Programming Interface)
ASC	공인 표준 위원회(Accredited Standards Committee)
CA	공통 계약(Common Agreement)
CCD	의료 연속성 문서(Continuity of Care Document)

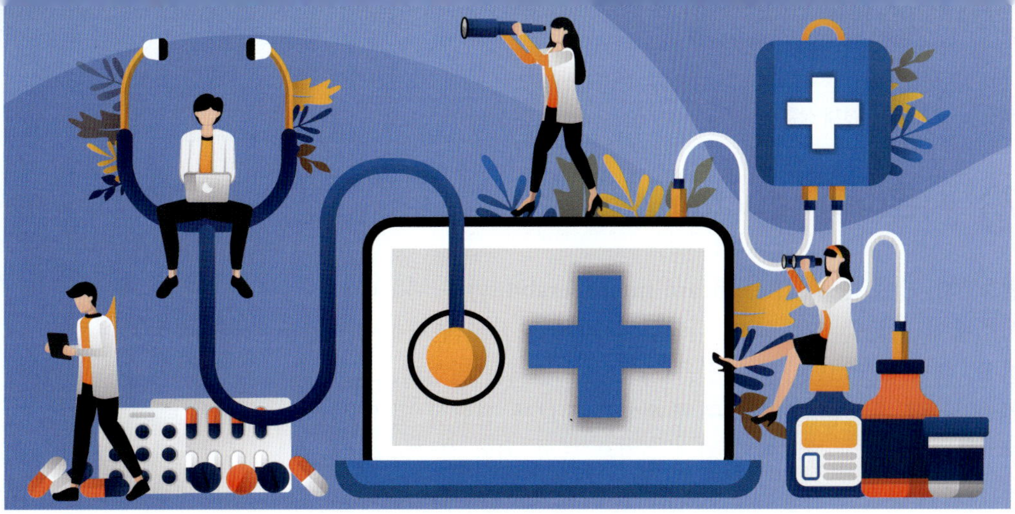

C-CDA 통합된 임상 문서 구조(Consolidated CDA)
CCDS 공통 임상 데이터 세트(Common Clinical Data Set)
CCR 의료 기록의 연속성(Continuity of Care Record)
CDA 임상 문서 구조(Clinical Document Architecture)
CDC 미국 질병 통제 센터(Centers for Disease Control)
CDS 임상의사 결정 지원(Clinical Decision Support)
CMS 메디케어 메디케이드 센터(Centers for Medicare and Medicaid Services)
DME 내구성 의료 장비(Durable Medical Equipment)
DRS 지정된 기록 집합(Designated Record Set)
eCR 전자 사례 보고(Electronic Case Reporting)
EHI 전자 건강 정보(Electronic Health Information)
eICR 전자 초기 사례 보고(Electronic Initial Case Report)
FAST 대규모 패스트 헬스케어 상호운용성 자원 테스크포스(FHIR at Scale Taskforce)
FHIR 빠른 건강 정보 자원(Fast Health Information Resources)
EHNAC 전자 건강관리 네트워크 인증 위원회(Electronic Healthcare Network Accreditation Commission)
EHR 전자 의무 기록(Electronic Health Record)
GDPR 일반 개인정보 보호법(General Data Protection Regulation)
HIE 의료정보교환(Health Information Exchange)
HIMSS 미국 보건의료 정보관리 시스템 협회(Healthcare Information Management Systems Society)
HIN 의료 정보 네트워크(Health Information Networks)
HISP 건강 정보 서비스 제공자(Health Information Service Provider)
HL7 건강 수준 7 표준 개발 조직(Health Level 7 - A standards development organization)
IHE 헬스케어 기업 통합(Integrating the Healthcare Enterprise)
LEAP 선두 주자 가속화 프로젝트(Leading Edge Acceleration Project)
LRI 실험실 결과 인터페이스(Laboratory Results Interface)
NATO 북대서양 조약기구(North Atlantic Treaty Organization)
NCPDP 처방 약물 프로그램 국가 위원회(National Council for Prescription Drug Programs)
NHIN 전국 건강 정보 네트워크(Nationwide Health Information Network)
NPPES 국가 계획 및 공급자 열거 시스템(National Plan and Provider Enumeration System)
NQF 국가 품질 포럼(National Quality Forum)
NwHIN 전국적 건강 정보 네트워크(Nationwide Health Information Network)
ONC 국가 조정관실(Office of the National Coordinator)
PULSE 긴급 상황을 위한 환자 통합 조회 시스템(Patient Unified Lookup System for Emergencies)
QHIN 인증된 건강 정보 네트워크(Qualified Health Information Network)
QTF 인증된 건강 정보 네트워크 기술 프레임워크(QHIN Technical Framework)
RCE 공인 조정 기구(Recognized Coordination Entity)
SAMHSA 물질남용 및 정신건강 서비스 관리국(Substance Abuse and Mental Health Services Administration)
SDO 표준 개발 기구(Standards Development Organization)
SHIEC 전략적 의료정보교환 협력체(Strategic Health Information Exchange Collaborative)
SVAP 표준 버전 발전 절차(Standards Version Advancement Process)
TEF 신뢰할 수 있는 교환 프레임워크(Trusted Exchange Framework)
TEFCA 신뢰할 수 있는 교환 프레임워크와 공통 합의(Trusted Exchange Framework and Common Agreement)
TDRAAP 신뢰할 수 있는 동적 등록 및 인증 인가 프로그램(Trusted Dynamic Registration and Authentication Accreditation Program)
USCDI 상호운용성을 위한 미국 핵심 교류 데이터(US Core Data for Interoperability)

학습 목표

LEARNING OBJECTIVES

- 상호운용성을 정의하고, 미국의 건강관리 내에서의 그 중요성을 설명하며, 이를 달성하기 위해 필요한 핵심 구성요소를 명확하게 나열/설명할 수 있다.
- 미국의 의료기관들의 현재의 범위와 규모, 발전 상태 및 최첨단 분야들을 정의/설명할 수 있다.
- 시스템 간의 상호운용성의 영향이 어떻게 측정되고 해석될 수 있는지 제안할 수 있다.

7.1 서론(Introduction)

헬스케어 상호운용성(healthcare interoperability)은 컴퓨터 시스템이 자료를 교환하고, 다양한 부서와 조직을 연결하여 임상, 행정, 그리고 사업 과정을 지원하는 능력을 말한다. 초기의 상호운용성은 환자 인구 통계학적 정보를 실험실 및 영상 정보 시스템과 공유하는 것에 중점을 두어, 전자 처방과 검사 결과의 통신을 가능하게 하고, 이를 코딩 및 청구 데이터와 연결하였다. 1990년대 초반에 의료정보교환(health information exchange, HIE)의 발전과 함께 정보 공유가 조직 간으로 확장되기 시작하였고, 현재는 임상 진료 데이터, 예방접종, 그리고 다른 많은 유형의 청구 등을 여러 목적과 이해당사자들을 위해 공유하는 데까지 나아갔다.

따라서, 상호운용성의 정의에 대한 구체화와 작업의 초점은 계속해서 진화 중이며, 그 범위가 로컬(조직 내)에서 지역(조직 간)으로, 그리고 현재는 국가 범위의 임상, 재무 및 공공 데이터 공유로 확장되고 있다.

7.2 정의(Definition)

상호운용성의 정의는 시간이 지남에 따라 발전해 왔다.

- 웹스터(Webster) 사전에서는 "상호운용성"을 "다른 시스템의 부품이나 장비를 작동하거나 사용할 수 있는 시스템(예: 무기 시스템과 같은)의 능력"으로 정의한다.
- 나토(North American Treaty Organization, NATO)는 "전술적, 운영적 및 전략적 목표를 달성하기 위해 일관되고 효과적이며 효율적으로 함께 행동하는 것" 또한 "상호운용 가능한 솔루션은 표준화, 교육, 연습, 배운 교훈, 시연, 테스트 및 시험의 효과적인 활용을 통해서만 달성될 수 있다"로 이 개념을 확장한다[1].
- 2005년, 시스템 상호운용성 위원회(the Commission on Systemic Interoperability, CSI)는 상호운용성을 "다양한 정보 기술시스템 및 소프트웨어 응용 프로그램이 통신하고, 데이터를 정확하고 효과적이며 일관되게 교환하며, 교환된 정보를 사용하는 능력"으로 정의했다[2].
- 2006년, 대통령 명령에서 "상호운용성"을 "다양한 환경에서 다른 정보 기술 시스템, 소프트웨어 응용 프로그램, 그리고 네트워크들이 정확하고, 효과적이며, 안전하게, 그리고 일관되게 데이터를 통신하고 교환하는 능력, 그리고 임상적 또는 운영적 목적 및 의미가 보존되고 변경되지 않게 데이터를 교환하는 능력"으로 정의했다.
- 2007년, 건강 수준 7(Health Level Seven, HL7®)는 2007년에 추가로 세 가지 측면을 정의했다[3].
  - 기술적 상호운용성—가장 기본적인, 하드웨어 기반의 상호운용성 형태
  - 의미론적 상호운용성—시스템들이 공유하는 정보가 이해될 수 있는 능력… 그래서 수치가 아닌 데이터도 정보를 수신하는 시스템에서도 처리가 가능하도록
  - 프로세스 상호운용성—실제 작업 환경에서 시스템을 성공적으로 구현하기 위한 요구사항으로 확인된 새로 부상하는 개념
- 미국 보건의료 정보 관리 시스템 협회(the Healthcare Information Management Systems Society, HIMSS)는 2005년, 2013년, 2017년에 상호 응용성의 정의를 발전시켰다. 그리고 현재 "정보의 신속하고 원활한 이동성을 제공하고 전세계적으로 개인 및 인구의 건강을 최적화하기 위해 다양한 정보 시스템, 장치 및 응용 프로그램(시스템)이 조직, 지역 및 국가 경계 내외로 협력적이고 조정된 방식으로 데이터에 접근, 교환, 통합 및 사용하는 능력"으로 정의하며, 네 개의 레벨을 인식한다[4]:
  - 근본적인(레벨 1): 하나의 시스템이나 응용 프로그램이 다른 시스템으로부터 안전하게 데이터를 송수신하기 위해 필요한 상호 연결 요구사항을 확립한다.
  - 구조적인(레벨 2): 데이터 필드 수준에서의 해석을 포함하여 데이터 교환의 형식, 문법, 및 구조를 정의한다.
  - 의미론적(레벨 3): 공개적으로 사용 가능한 값 집합과 코딩 어휘로부터 표준화된 정의를 가진 데이터 요소의 사용을 포함하여 데이터의 공통 기본 모델 및 부호화를 제공하며, 사용자에게 공유된 이해와 의미를 제공한다.
  - 조직적(레벨 4): 통치, 정책, 사회, 법적 및 조직적 고려사항을 포함하여 조직, 엔티티 및 개인 간 및 내에서 데이터의 안전하고 원활하며 적시의 소통과 사용을 촉진한다. 이러한 구성 요소들은 공유된 동의, 신뢰 및 통합된 최종 사용자 프로세스와 워크플로우를 가능하게 한다.
- 2016년 12월 13일에 제정된 21세기 치료법(the 21st Century Cures Act)[5]은 "건강정보기술과 관련하여 '상호운용성'이라는 용어는 다음과 같은 건강정보기술을 의미한다:
  - (A) 사용자의 특별한 노력 없이 다른 건강정보기술로부터의 전자 건강 정보의 안전한 교환과 사용을 가능하게 한다;
  - (B) 해당 주 또는 연방 법에 따라 허가된 사용을 위해

전자로 접근할 수 있는 모든 건강 정보에 대한 완전한 접근, 교환 및 사용을 허용한다;

– (C) 섹션 3022(a)에서 정의된 정보 차단을 구성하지 않는다."

이 정의는 "특별한 노력 없이"와 "정보 차단을 구성하지 않는다"("정보 차단" 참조)라는 두 가지 중요한 개념에 초점을 맞추고 있다.

이러한 정의들은 다음을 연결하려는 기본적인 목표를 해결하는 중요한 측면을 밝힌다.

- 직접적인 임상 진료를 위한 환자의 기록/데이터를 의료 제공자에게 연결
- 환자들에게 자신의 건강 기록/데이터와 연결하고, 해당 데이터의 공유에 대한 제어를 강화
- 인구 건강을 관리하기 위한 환자 기록/데이터를 공공보건 기관에 연결
- 거래, 지불 및 운영(transaction, payment, operation, TPO)을 위한 임상, 행정 및 보험 데이터에 헬스케어 조직과 비용 지불인을 연결
- 윤리적인 인간 대상 및 건강 서비스 연구를 위한 식별 및 비식별화 환자 데이터에 연구자를 연결

7.3 현재의 상황(Current Landscape)

상호운용성은 민간 및 공공/규제 관련 이해당사자들의 노력에 의해 만들어진다. 상호운용성은 처음에 의료기관의 기술적이고 내부 비즈니스적인 필요에 의해 추진되었으나, 지금은 대금 결제와 진료 협력을 위한 다수의 조직들의 공통의 필요를 충족하기 위해 그 영역이 확장되었다. 이러한 데이터 교환의 공유된 필요성을 충족시키기 위해, 지역, 주, 및 국가 수준에서 데이터 교환을 조정, 촉진 및 가속화하기 위한 규제 조치가 필요하게 되었다. 여기에 표준 개발 기관(standards development organizations, SDOs), 개발자 간의 전자 협업을 촉진하는 규제기관, 의료 제공 기관, 지불자 및 기타 단체들이 관여한다.

상호운용성의 정책 및 규정은 많은 의료분야, 프로세스 및 의사소통에 영향을 미친다. 일부 주제들은 다음과 같다.

- 개인 정보 보호(Privacy)
- 거래(Transaction)
- 문서 교환(Document Exchange)
- 서비스(Services)
- 상호운용성을 위한 미국 핵심 교류 데이터(US Core Data for Interoperability, USCDI) / 전자 건강 정보(Electronic Health Information, EHI) / 지정된 기록 집합(Designated Record Set, DRS)
- 국가적 네트워크(Nationwide Networks)
- 진료 조정(Coordination of Care)
- 환자 참여(Patient Engagement)
- 공중보건(Public Health)

이 목록은 완전하지 않으며, 여기와 다른 장에서도 예시들이 있다. 다음은 상호운용성의 현재 상태에 대한 설명과 함께 전국적인 상호운용성을 위해 앞으로 노력해야 할 것들 것 대해 논의한다.

7.3.1 개인 정보 보호(Privacy)

개인 정보 보호는 상호운용성에 매우 중요하다. 의료 보험 이동성 및 책임법(Healthcare Insurance Portability and Accountability Act, HIPAA) 규정[6]에 따르면, 보장되는 적용 대상 기관(covered entities) 및 그들의 사업 파트너들은 다른 집단들과 데이터를 공유할 때 환자 기록의 프라이버시를 유지해야 한다. 이 '다른 집단'에는 "특정 거래와 관련하여 건강 정보를 전자적으로 전송하는 자", "의료 비용을 제공하거나 지불하는" 건강 보험 계획, 그리고 "다른 단체로부터 받은 비표준 정보를 표준으로 처리하는" 의료정보교환소(Health care clearinghouse)도 포함된다[7]. 미국 연방규정 42부 2조(약물 남용 환자 기록의 기밀성, 42 CFR Part 2 = Confidentiality of Substance Use Disorder Patient Records)는 물질 사용 장애 환자 기록의 허용되는 공유 범위에 대해 구체적인 지침을 제공한다. 2020년 7월 업데이트에서는[8] 적용 가능성 및 재공개, 동의 요건, 연구, 의료 긴급 상황, 동의 요건을 포괄하여 의료 보험 이동성 및 책임법과 미국 연방규정 42부 2조 간의 차이를 줄인 여러 규정을 발표하였다. 연방 법과 규정 외에도 주정부들은 허용 또는 허용되지 않은 데이터 공유 방식에 대한 추가 요구 사항이 담긴 프라이버시 정책과 규정을 채택하였다. 환자의 데이터가 공유되거나 공유되지 않을 수 있는 방법을 관리하기 위해, 환자의 동의지침과 함께 모든 것이 고려되어야 한다.

상호운용성 표준 및 프로파일(profile)은 연방 및 주정부의 정책 및 규정, 그리고 환자의 의사에 따라 데이터가 공유될 때 데이터의 프라이버시가 유지될 수 있도록 해야 한다. 공개 및 동의에 대한 통신/문서화의 표준 및 프로파일은 다음 단계

를 포함한다:

1. 데이터 공개 및 동의를 위한 데이터 식별, 라벨링(labeling), 관리 정책 정의
2. 환자의 동의 지침 문서화
3. 정책 및 동의 지침에 따른 데이터 라벨링
4. 문서화된 지침 공유
5. 받은 데이터 관리 및 재공개

7.3.1.1 공개 및 동의를 위한 데이터 식별, 라벨링, 관리에 대한 정책 정의(Define Policies for Identifying, Labeling and Managing Data for Disclosure and Consent)

이는 의료 기관들이 지역 내 공개를 위해 실질적으로 수행하고 있지만, HIPAA, 미연방규정 42부 2조 및 주별 개인정보 보호 정책에 대한 관련 정책들의 통일된 문서화는 광범위한(지역 간 및 전국적) 채택을 위해 아직 이루어지지 않았다.

7.3.1.2 환자 동의 지침 문서화 (Document Patient Consent Directives)

HIPAA와 미연방규정 42부 2조는 개인 정보 보호와 관련된 환자 동의 지침 및 희망사항을 수집하고 기록할 것을 요구한다. HL7 CDA® R2 구현 가이드: 개인 정보 보호 동의 지침, 배포판 1 (HL7 Clinical Document Architecture® R2 Implementation Guide: Privacy Consent Directives, Release 1) 뿐만 아니라 HL7 FHIR® 동의 자원은 연방 및 주법에 따라 데이터 공유 범위의 확대 또는 축소할 수 있는 환자의 지침을 계산하여 문서화할 수 있게 해준다.

7.3.1.3 규정 및 동의지침에 따른 데이터 라벨링 (Label Data in Accordance with the Policies and Consent Directives)

HL7 보건의료 프라이버시 및 보안 분류 시스템(HL7 Healthcare Privacy and Security Classification System, HL7 HCS), 배포판 1은 잘 정의된 개인 정보 보호 정책 및 환자 동의 지침을 자동으로 평가할 수 있도록 데이터 태깅(data tagging)을 위한 일련의 레이블을 설정한다. 보건의료 프라이버시 및 보안 분류 시스템(HCS)은 빠른 건강 정보 자원 리소스를 통해 적절한 세분화 수준—예를 들어, 문서 전체 또는 개별 섹션 또는 항목—에서 메시지, 문서 및 데이터에 일관되고 정확하게 연결되도록 여러 국가 표준(HL7 v2, HL7 CDA, and HL7 FHIR)에서 사용된다.

국가 조정관실(Office of the National Coordinator, ONC)의 최종 규칙인 21세기 치료법: *상호운용성, 정보 차단 및 ONC 건강 정보공학 인증 프로그램(21st Century Cures Act: Interoperability, Information Blocking, and the ONC Health IT Certification Program)*[9] (21세기 치료법 규칙, 21st Century Cures Act)에 포함된 2015년 인증 에디션 치료법 업데이트 섹션(2015 Certification Edition Cures Update sections)은 문서와 응용 프로그램 인터페이스(application programming interface, API)를 통해 접근된 데이터 모두에 대한 라벨링 능력을 다루는 기준을 포함한다. 그러나, 정책에 따른 공유/공개/재공개를 가능하게 하는 데이터의 라벨링 자동화에서 일부 진전이 있었다. 대부분의 자동화 라벨링을 허용하는, 1단계에서 설명된 정책이 일관되게 문서화되어 확립되기 전까지는, 어떤 라벨을 어떤 정책 지원을 위해 사용할 것인지에 대한 국가적인 명확성과 일관성이 없어 채택이 어려울 것이다.

7.3.1.4 환자의 동의 지침 공유 (Share Patient Consent Directives)

환자의 동의 지침 공유와 관련된 접근 방식과 인프라에 대한 명확한 합의가 없다. 하나의 선택지는 문서/거래와 함께 지침을 보내는 것이고, 다른 선택지는 지침을 중앙 위치 (예를 들어, 의료정보교환(Health Information Exchange, HIE) 또는 다른 네트워크 접근 방식)에 저장하는 것이다. 각각의 방식에는 이점과 어려움이 있다. 현재의 노력은 다음을 포함한다.

- 케어퀄리티(Carequality)[10], 국가 신뢰 프레임워크와 네트워크 간의 데이터 공유를 가능하게 하는 일련의 상호운용성 표준을 설정한 조직으로, 쿼리 기반 문서 교환(Query Based Document Exchange) 구현 가이드[11]에서 요청자가 환자의 동의를 주장할 수 있는 방법—예를 들어, 구두로 동의를 얻었거나 동의지침이 파일로 저장되어 요청할 수 있거나—에 대한 지침을 제공한다.
- 물질남용 및 정신건강 서비스국(Substance Abuse and Mental Health Services Administration, SAMHSA)는 HL7 FHIR 기반 API를 이용하여 캡쳐와 공유를 가능하게 하는 FHIR R3 기반 Consent2Share[12] 도구를 개발하였다. 그러나, ONC 상호운용성 표준 자문서(ONC's Interoperability Standards Advisory) 2021년판에서는 Consent2Share에 대한 참조가 삭제되었다[13].
- ONC의 2019년 Leading Edge Acceleration Project (LEAP) 국가 보조금 하에[14], 샌디에고 헬스 커넥트(San Diego Health Connect)의 ONC LEAP Computable

Consent Project는 다음 네 가지 사용 사례에 대해 동의 관리를 간소화하고 상호 운용 가능한 서비스를 보장하는 것을 목표로 하였다: (1) 개인 정보 보호 동의, (2) 의료 치료 동의, (3) 연구 동의, 그리고 (4) 선진 의료 지침. 이 프로젝트는 2021년 말에 완료될 예정이다.

- 시프트(Shift, 일전에 상호운용성을 촉진하기 위한 개인 정보 보호(Protecting Privacy to Promote Interoperability, PP2PI)[15]로 알려진)는 전국적으로 승인된 사용 사례를 바탕으로 사용 가능하고 전국적으로 확장가능한 동의 관리 접근 방식의 추가적인 구현 지침을 제시하는 프로젝트로, 이는 그들의 백서[16]에서 더 자세히 설명되어 있다.

7.3.1.5 수신 데이터 관리 및 재공개(Manage and Re-disclose Received Data)

출처로부터 데이터를 받은 후에도 동의 지침은 계속 준수해야 한다. 따라서 모든 라벨링 규칙은 이후의 거래, 즉 다른 기관에의 재공개 허가에도 반드시 준수되고 적용되어야 한다. 이는 환자 동의 지침을 공유하기 위해 선택된 인프라에 직접적인 영향을 받는다.

최대한의 동의 절차를 자동화하는 것을 목표로 HIPAA, 미연방규정 42부 2조, 주정부와 개별 환자의 개인 정보 보호에 관한 동의 지침 준수를 보장하는, 포괄적이지만 실질적인 동의 관리를 위한 정책, 표준, 기술 및 인프라를 발전시키기 위해서는 추가적인 협력 노력이 필수적이다.

7.3.2 의료정보교환(Transactions)

HIPAA 행정 간소화 규칙(HIPAA Administrative Simplification rules)은 청구 및 전자 처방 정보교환에 공인 표준 위원회(Accredited Standards Committee, ASC) X12와 처방 약물 프로그램 국가 위원회(National Council for Prescription Drug Programs, NCPDP) 표준을 참조하고 있으며, 전자 처방 거래에 공인 표준 위원회 X12 5010 표준은 현재 청구 제출에, 처방 약물 프로그램 국가 위원회 SCRIPT 201771 표준은 처방 및 의약품 거래 이력을 다루는 데 적용되고 있다.

기타 거래들, 예를 들어 실험실 결과 보고(실험실, 공급자 및 공공 보건기관들을 위한 것), 유전자적 감시 및 예방 접종 등은 국가 및 주 수준 모두에서 주 및 국가 규칙 제정의 초점이 되어 왔다. HL7 v2 메시징 표준(HL7 v2 messaging standards)은 이러한 의료정보교환을 지원하기 위해 널리 채택되었지만, 주 수준의 기관별 차이와 더불어 공급자와 실험실 간의 연결을 지원하기 위해 이미 구현된 다양한 운영 요소들이 계속해서 문제를 일으키고 있다. 예를 들면, HL7 v2 기반의 실험실 결과 인터페이스(Laboratory Results Interface, LRI) 가이드[17]를 사용한 실험실 결과 보고 표준은 2014년 ONC에 의해 전자 의무 기록(Electric Health Record, EHR)의 표준에 포함되었지만, 보고 실험실에 대한 일치하는 구현 요구사항 없이 제공되었다. 따라서 변동성이 계속되고 있다.

ONC의 인증 프로그램을 통한 *직접 프로토콜(Direct Protocol)*은 메시지의 전송 및 보안을 관리하는 건강 정보 서비스 제공자(Health Information Service Provider, HISP)만을 사용하여 두 당사자 간의 안전한 메시징을 가능하게 한다. *직접 메시지(Direct messages)*는 간단한 문자와/또는 문서 및 기타 데이터 세트를 포함할 수 있다. 이 프로토콜은 관리 전환(care transition)과 사례보고를 지원하며, 폐쇄 루프 참조를 가능하게 하는 새로 개발된 헬스케어 기업 통합(Integrating the Healthcare Enterprise, IHE) 프로파일인 IHE 360x[18]의 일부이다.

HL7 FHIR 기반의 양방향 서비스 전자의뢰(HL7 FHIR-based Bidirectional Services eReferral) 구현 가이드[19]가 발행되어, 통상적으로 HL7 v2 또는 HL7 임상 문서 구조 및 통합된 임상 문서 구조(HL7 CDA or Consolidated CDA)를 지원하지 않는 의료 기관과 지역 보건 센터와의 사이에 빠른 건강 자원 메시징(FHIR messaging) 또는 레스트풀 서비스(RESTful services)를 사용한 위탁을 가능하게 하였다.

7.3.3 문서 교환(Document Exchange)

문서는 구조화되고 서사적인 내용을 부호화하는 것을 허용하면서 사람이 읽을 수 있는 형식으로 공유할 수 있도록 사용자가 관련 데이터를 끌어 모으거나 구성한 스냅샷(snapshot)이다. 이들은 일반적으로 수령 후 삭제되는 정보교환과는 대조적으로 지속적인 특성을 갖는다. 임상 문서를 정의하기 위해서, HL7은 임상 문서 구조(Clinical Document Architecture, CDA) 표준[20]의 일부로 여섯 가지 특성을 명시한다.

1. 지속성(Persistence): 임상 문서는 지역 및 규정 요구 사항에 의해 정해진 시간 동안 원래의 상태로 계속 존재해야 한다.
2. 관리책임(Stewardship): 진료를 위탁받은 기관이 임상 문서를 유지 관리한다.
3. 인증 가능성(Potential for Authentication): 임상 문서는 합법적으로 인증하려는 정보의 집합체이다.
4. 맥락(Context): 임상 문서는 해당 내용에 대한 기본 컨텍스트(default context)를 설정한다.

5. 완전성(Wholeness): 임상문서의 인증은 문서 전체에 적용되며, 문서의 전체 맥락 없이 일부에만 적용되지 않는다.
6. 인간의 가독성(Human readability): 임상문서는 읽을 수 있어야 한다.

처음에 임상 문서 구조 표준은 문서의 내용을 어떻게 표현할지에 대해 명확하게 규정하지 않았다. 산업 이니셔티브도 문서의 내용을 정의하려고 했는데, 예를 들어 의료 기록의 연속성(Continuity of Care Record)[21]과 같은 것들이 있다. 일련의 진행과 협업을 통해, 통합된 임상 문서 구조 구현 가이드 R2.1(Consolidated Clinical Document Architecture Implementation Guide R2.1, C-CDA Implementation Guide R2.1)과 동반 가이드가 등장하여 13개 문서 유형을 나타내는 방법에 대한 지침을 제공하였으며, 이 중 3개 문서 유형—의료 연속성 문서(Continuity of Care Document), 진료 의뢰서(Referral Note), 퇴원 요약지(Discharge Summary)—은 ONC의 2015 치료 인증 에디션 업데이트(2015 Certification Edition Cures Update)에 언급되며 상호운용성을 위한 미국 핵심 교류 데이터(US Core Data for Interoperability, USCDI – 섹션 USCDI/EHI/DRS 참조)를 지원하기 위해 사용된다. 다른 문서 유형(예: 치료 계획)은 다른 메디케어 메디케이드 센터(Centers for Medicare and Medicaid Services, CMS) 이니셔티브에서 언급된다.

문서는 정보교환이나 서비스의 실질적인 내용(payload)을 효과적으로 나타내기 때문에, 의료 기록의 연속성(CCRs), 의료 연속성 문서(CCDs), 통합된 임상 문서 구조(C-CDAs), PDF나 기타 형식 어떤 것으로 지정하든 간에 의료 커뮤니티 내부 및 전체에서 문서의 제출, 질의 및 검색을 가능하게 하는 문서 교환 표준은 필수적이다. 헬스케어 기업 통합 문서 교환 프로파일((Integrating the Healthcare Enterprise Document Exchange profiles)[22]은 FHIR 기반 문서 교환의 활용이 대두되고 있으나, 의료정보교환(Health Information Exchange, HIE)과 전국망을 통한 문서 교환 및 공유를 위한 사실상의 표준이다. 이에 더하여, 다이렉트 프로토콜(Direct Protocol)은 네트워크 내부, 네트워크 간, 그리고 네트워크를 넘어 외부로 직접 문서를 전달하는 데에도 널리 사용된다.

7.3.4 서비스(Services)

웹 서비스 기술은 인터넷과 모바일 기술이 외부 데이터 원천과 상호작용할 수 있도록 해주었다. 소규모의 대상 패키지를 교환할 수 있는 기능은 여러 데이터 원천을 통합하는 상태 비저장(stateless), 비동기 통신(a-synchronous communication)을 가능하게 하여 대용량 데이터 셋을 변경할 필요 없이, 필요에 따라 데이터에 접근할 수 있게 하였다. 스마트폰 앱이 한 소스에서 지도를 얻고, 다른 소스에서 주변의 주유소, 식당 정보를 획득하여 이를 사용자에게 가장 가까운 주유소와 음식점을 보여주는 것이 가능한데, 이는 다양한 데이터 원천와 상호작용하여 데이터를 수집하고 풍부한 사용자 상호작용을 구성하는 이 기술의 잠재력을 명확하게 보여주는 전형적인 예이다. 그러나 이러한 상호 작용이 스마트폰의 소비자 중심 앱을 지원하든, 소규모 조직에서 대규모 조직을 지원하는 시스템 간의 기업 간(business to business, b2b) 상호작용을 지원하든지 간에, 이러한 접근 방식은 상호운용성 문제를 해결하기 위한 완전히 새로운 방법을 제공한다.

앞서 설명한 의료 상호운용성 표준, 특히 의료정보교환 중심 표준(transaction focused standards)은 이러한 새로운 접근 방식에 적합하지 않았다. HL7 FHIR 표준[23]의 도입은 상호운용성을 위한 의료 데이터 정의를 보다 세분화된 수준으로 재구성하여 2011년부터 웹서비스(RESTful APIs와 같은)에 대한 새로운 요구를 지원하기 시작했다.

2013년, 의료 연구 및 품질 기관(Agency for Healthcare Research and Quality, AHRQ)는 Jason 보고서로도 알려진 24개의 강력한 건강 데이터 인프라(Robust Data Infrastructure)[24]를 발표하였다. 이 보고서는 업계에서 공개 애플리케이션 프로그래밍 인터페이스(API)를 사용하고 상호운용성을 촉진하는 개방형 표준, 인터페이스 및 프로토콜을 사용할 것을 권고하였다. 이후 ONC의 2015 인증 에디션(2015 Certification Edition)에서는 초기 데이터 세트인 공통 임상 데이터 세트(Common Clinical Data Set, CCDS)[25]에 대한 애플리케이션 프로그래밍 인터페이스(API) 지원 요구 사항을 소개하였다. 특정 표준을 사용할 필요는 없었지만, 애플리케이션 프로그래밍 인터페이스(API)는 누구나 사용할 수 있도록 개방되어 있어야 했고, 따라서 인증된 전자 의무 기록에서 적절한 기술 사양을 제공해야 했다. 그러나 민간 부문의 이니셔티브인 아르고넛(Argonaut) 프로젝트는 HL7 FHIR을 사용하여 공통 임상 데이터 세트(CCDS) 데이터 세트를 지원하는 구현 사항을 구축하였다. 이 사양은 후에 다양한 전자 의무 기록 공급업체들이 ONC의 애플리케이션 프로그래밍 인터페이스(API) 기준에 따라 그들의 소프트웨어를 인증을 위해 채택하게 된다. 이를 통해 다양한 소비자 앱 개발자들이 그들의 앱을 보다 쉽고 일관되게 연결하기 시작하여, JASON 보고서의 목표를 달성하기 시작하였다.

2019년까지 L7 FHIR 표준은 충분히 성숙하고 상당한 견인력을 얻어, ONC는 HL7 FHIR R4를 지정하고, 특히 US

Core R3 구현 가이드(초기 아르고넛 사양에서 진화됨)를 지원하여 공통 임상 데이터 세트(CCDS) 후속 제품인 상호운용성을 위한 미국 핵심 교류 데이터(USCDI) 데이터 세트에 대한 RESTful 애플리케이션 프로그래밍 인터페이스(RESTful API) 기반 접근을 지원하도록 하였다.

2022년 12월 31일까지 모든 인증된 전자 의무 기록은 이러한 표준을 사용하여 애플리케이션 프로그래밍 인터페이스(API)를 지원해야 하였으나, 많은 전자 의무 기록에서 마감일 훨씬 이전부터 HL7 FHIR R4 애플리케이션 프로그래밍 인터페이스(API)를 사용할 수 있었다. 동시에 메디케어 메디케이드 센터(CMS)는 2020년에 새로운 규칙을 도입하여 동일한 HL7 FHIR 표준을 기반으로 한 지급자 간, 지급자와 소비자, 지급자와 제공자 간의 데이터 교환을 가능하게 하는 일련의 애플리케이션 프로그래밍 인터페이스(API)를 설정하기 위해 지급자에 중점을 둔 규칙을 도입하였다.

HL7 FHIR 기반의 상호운용성은 메시징 또는 기타 방법에 사용되는 RESTful API에 국한될 필요가 없다는 점을 이해하는 것이 중요하다. HL7 FHIR은 실제로 거래, 문서 및 서비스 전반에 걸쳐 일관된 구문(syntax)을 가능하게 하는 유일한 위치에 있다.

HL7 FHIR®에 중점을 둔 새로운 사용 사례가 고려되고 있으며, 다음과 같은 이니셔티브(HL7 FHIR Accelerator[26])가 포함된다.

- **아르고넛**(Argonaut): HL7 FHIR 표준의 전반적인 발전
- **카린**(CARIN): 결제자를 위한 블루 버튼(Blue Button)과 같은 소비자 앱과 실시간 혜택 확인
- **코드X**(CodeX): 종양학을 위한 공통 데이터 요소
- **다빈치**(Da Vinci): 사전 허가, 임상 및 청구 데이터 교환, 알림, 치료 간극(gaps in care) 및 질 측정(quality measures)과 같은 지급자-제공자 거래
- **그래비티**(Gravity): 의료 유즈 케이스(use cases)의 사회적 결정 요인들
- **불칸**(Vulcan): 임상 진료와 임상 연구를 연결하고 산업 협업을 전략적으로 연결

이 모두는 표준 내에서 일관성을 유지하면서도 특정 사용 사례를 촉진하고 지원할 수 있도록 HL7 FHIR을 기반으로 구축, 확장, 그리고 제한한다.

7.3.5 상호운용성을 위한 미국 핵심 교류 데이터/전자건강정보/지정된 기록 집합 (US Core Data for Interoperability/Electronic Health Information/Designated Record Set, USCDI/EHI/DRS)

21세기 치료법(21st Century Cures Act)[27]은 전자건강정보(Electronic Health Information, EHI)에 대한 상호운용성의 필요성에 대해 설명하고 있으며, 여기에는 상호운용성 관련 전자 건강 정보의 정보 차단에 대한 조항이 포함되어 있지만, 그 범위에 대해서는 정하고 있지 않다. ONC는 의료 보험 이동성 및 책임법 행정 간소화 규칙(HIPAA)의 개인 정보 보호 규정[28]에 따라 지정된 기록 집합(Designated Record Set, DRS)에 포함될 것으로 예상되는 전자 보호 건강 정보(electronic protected health information, e-PHI)를 전자 건강 정보(EHI)로 정의한다. 이는 심리치료 메모나 민사, 형사 또는 행정 조치나 절차에 대한 합리적인 개시 예상 또는 사용을 위해 작성된 정보를 제외하며, 행위자가 보호된 개체인지 여부와 관계없이 적용된다.

21세기 치료법(21st Century Act)은 전자건강정보(전자건강정보로 고려될 모든 데이터)의 외부범위를 설정했을 뿐 아니라, 후속 규정 제정은 또한 인증된 소프트웨어가 HL7 CDA C-CDA 문서와 HL7 FHIR을 기반한 애플리케이션 프로그래밍 인터페이스(API)를 사용하여 상호운용성 기능을 지원하고, 정보 차단 청구를 평가가 필요한 전자건강정보 내의 최소 범위를 설정하였다. 이 최소 범위는 상호운용성을 위한 미국 핵심 교류 데이터(USCDI) 표준[29]의 도입을 통해 정의된다. 규제 업데이트를 통해 USCDI의 범위는 시간이 지남에 따라 증가할 것이다. USCDI의 현재 목적은 인증된 소프트웨어가 지원해야 하는 상호운용성을 위한 핵심 데이터를 다루는 것이지만, 모든 전자건강정보(EHI)에 대해 특별한 노력 없이 상호운용성을 실현하기 위해서는 모든 전자건강정보(EHI)에 대한 표준을 사용할 수 있어야 하고, 또 이 표준이 합의되어야 한다. 이 절차가 어떤 형태로, 얼마나 많은 규제 개정을 거치며 몇 년 동안 이루어질지 아직 확정되지 않았다.

21세기 치료법 규정에서 도입된 USCDI v1은 공유된 데이터 출처를 더 잘 이해하기 위해 초기 출처 데이터를 추가하고, 문서와 애플리케이션 프로그래밍 인터페이스(API)에 자주 포함되지 않았거나 불충분하게 포함되었던 서술형 요약 데이터를 다루기 위한 임상 노트를 추가하여, 공통 임상 데이터 세트(Common Clinical Data Set, CCDS)를 능가하는 점진적인 확장을 보여준다. 인증된 전자건강기록(EHR)은 문서와 애플리케이션 프로그래밍 인터페이스(API)에 대해 USCDI v1

을 2022년 12월 31일까지 지원해야 한다. 또한 USCDI v1은 2022년 10월 5일까지 정보 차단을 위한 초기 범위를 제공하며, 이후에는 그 범위가 전체 전자건강정보(EHI) 데이터 세트가 된다.

USCDI v2 초안은 2021년 1월에 제안되어 2021년 7월 8일 발표되었고, USCDI v3은 2022년 7월에 발표되었다.

규제 업데이트를 통해 USCDI를 확장하고 21세기 치료법 최종 규칙(21st Century Cures Act Final Rule)에서 참조하는 더 최신 버전의 표준을 사용함으로 발생하는 영향을 줄이기 위해, 21세기 치료법은 또한 새로운 하위 규제 절차인 표준 버전 고급화 프로세스(Standard Version Advancement Process, SVAP)를 포함하고 있으며, 이는 21세기 치료법에서 언급된 모든 표준에 대해 매년 업데이트를 가능하게 한다. SVAP에 포함되기 위해서는 참조된 표준의 새로운 버전이 ONC의 승인을 받아야 한다. SVAP에 참조된 표준 버전 채택은 자발적인 것이며, 인증에 대해 최신 상태를 유지할 필요는 없다. 그러나 매년 SVAP에서 허용되는 더 최신 버전을 채택하는 경우, 다음 규제 업데이트가 발표될 때까지(아마도 그 시점까지 가장 최신 버전을 사용한다고 가정할 때) 시간에 지남에 따라 채택 범위가 제한된다. 이러한 맥락에서 USCDI에 대한 연간 업데이트는 표준 지원의 새로운 기준을 설정하고 새로운 표준을 도입하는 데 필요한 규제 업데이트 사이의 지속적인 발전을 가능하게 하기 위해 SVAP 업데이트에 포함될 것으로 예상된다.

ONC가 전자건강정보의 범위를 규정한 만큼, 지정된 기록 집합(designated record set) 정의에 대한 참조는 전자건강정보의 정확한 범위에 대한 모호성을 남겼다. 미국 건강 정보 관리 협회(American Health Information Management Association, AHIMA)의 법적 건강 기록 및 지정된 기록 집합의 기본(Fundamentals of the Legal Health Record and Designated Record Set)[30]에서 "법적 건강 기록 및 지정된 기록 집합에 대해 딱 맞는 정의는 없다"라고 강조한 바와 같이, 지정된 기록 집합 내 데이터의 실제 범위는 공급자의 손에 크게 달려 있다. 공급자는 지정된 기록 집합의 구체적인 범위를 정의할 기회와 책임을 가진다. 특히, 45 CRF 164.501에 지정된 기록 집합의 정의가 "(iii) 개인에 대한 의사 결정을 내리기 위해 전체 또는 일부로 사용되는 경우"라고 포함되어 있으며, 이로 인해 특정 전문 분야 실무와 다른 전문 분야 실무 또는 대규모 건강 시스템의 경우 각각에서 지정된 기록으로 고려될 수 있는 내용에 변동성이 발생할 수 있다. 공급자가 지정된 기록 집합의 구체적 범위에 대한 조정을 함께 하든/하지 않든 지정된 기록 집합이 무엇을 포함하고 있는 명확하게 인식하기 전까지는 데이터 요청자들에게는 그들이 예상할 수 있는 문제(정보 차단 문제)에 대한 도전을, 건강정보기술(Health Information Technology, HIT)에게는 공급자를 대신하여 어떤 데이터를 요청자에게 제공할 것인지를 결정하기 위한 데이터 정의의 다양성 관리 문제(상호운용성 문제)에서 계속된 도전을 받게 될 것이다. 특히 정보 차단 문제는 실제로 사용 가능한 데이터가 무엇인지에 대한 의견 충돌을 일으킬 것으로 예상된다.

7.3.6 정보 차단(Information Blocking)

21세기 치료법(21st Century Cures Act)은 "정보 차단"이라는 개념을 도입하였으며, 이는 "합법적인 목적을 위해 보건국장관(Secretary of Health & Human Services)이 지정한" 상호운용성의 제한하는 것으로, 21세기 치료법에서 다음과 같은 8가지 예외[31] 또는 이유가 정의되어 있다.

1. 위해 방지(Preventing harm)
2. 프라이버시(Privacy)
3. 보안(Security)
4. 실현불가능성(Infeasibility)
5. 건강정보기술 성능(Health IT performance)
6. 내용 및 방식(Content and Manner)
7. 수수료(Fees)
8. 인가(Licensing)

처음 다섯 가지 항목은 전자건강정보(EHI)에 대한 접근, 교환 또는 사용 요청을 충족시키지 않는 이유에 초점을 맞췄다면, 나머지 세가지 항목은 상호운용성에 대한 조건 또는 장벽에 중점을 두고 있다. 정보 차단 청구 대상 기관에는 공급자(providers), 건강정보기술 업체(HIT vendors), 건강 정보 네트워크/교환 및 기타 전자건강정보를 보유한 조직들이 포함된다. 먼저 2021년 4월 4일부터 2022년 10월 5일까지 정보 차단 청구 대상 데이터의 범위는 USCDI v1 데이터에만 적용된다. USCDI v2가 2021년 7월 8일 발표되었으나 2022년 10월 5일까지 정보 차단 범위가 변경되지는 않는다. 2022년 10월 5일 이후에는 공급자와 조직이 보유하는 모든 전자건강정보(EHI)에 정보 차단 조항의 범위가 적용된다.

7.3.7 전국 네트워크(Nationwide Networks)

2004년 ONC는 데이터 사용 및 상호 지원 협약(Data Use and Reciprocal Support Agreement, DURSA)과 일련의 합의된 상호운용성 표준 세트를 사용하여 전국적인 상호운용성 프레임워크를 활성화하기 위한 계획을 시작했다. 처음에는 전국 건강 정보 네트워크(Nationwide Health Information Network, NHIN)[32], 이후 전국적 건강 정보 네트워크(Nationwide Health Information Network, NwHIN) 및 헬스이웨이(Healtheway)으로 알려졌으며, 현재는 전자건강 교환(eHealth Exchange)로 알려져 있다[34]. 이 프레임워크는 참가자들이 헬스케어 기업 통합 문서 교환 프로파일(Integrating the Healthcare Enterprise Document Exchange profiles)을 사용하여 일관성 있게 문서를 교환할 수 있게 했다.

2012년에는 다이렉트 프로토콜(Direct Protocol)을 기반으로 한 안전한 메시징의 구현 및 배포를 가능하도록 한 다이렉트트러스트(DirectTrustTM)[34]가 시작되었다. 다이렉트 프로토콜은 기존의 인터넷 프로토콜 하 전국적인 데이터 교환을 가속화하기 위한 방안으로서 이메일 기반 교환을 가능하게 하려는 목적으로 ONC의 건강정보기술 정책 위원회(HIT Policy Committee)와 표준 위원회(Standards Committee)의 초기 논의를 통해 만들어졌다. 다이렉트 트러스트는 다이렉트 프로토콜 및 다이렉트 어드레스(Direct Address) 정보 공유를 지원하기 위해 건강 정보 서비스 제공업체(Health Information Services Providers, HISP)의 인증 프로세스를 수립했다.

2013년에, 건강정보기술 공급업체의 CommonWell Health Alliance[35]는 기록 위치자 서비스(record locator service)를 포함한, 문서 교환과 중계를 가능하게 하기 위한 프레임워크와 네트워크 인프라를 구축하였다.

2014년, 교차 네트워크 엑세스(cross-network access)와 전국 수준의 데이터 교환을 위한 표준과 연결 협약의 신뢰 네트워크(trust framework)인 케어퀄리티(Carequality)[36]가 만들어졌다. 이로써 의료제공자 및 거래소를 넘어 다양한 이해 관계자들이 참여하여 채택이 가속화되었다.

2015년, Healtheway/eHealth Exchange와 Carequality 계획의 관리 조직이 세콰이아 프로젝트(Sequoia project)[37]로 운영되기 시작하여 기업 구조 재편으로 2018년에 절정에 달했다. 이로써 세콰이아 프로젝트는 상호운용성 문제들(Interoperability Matters) 이니셔티브 아래서 정보 차단, 데이터 사용 및 콘텐츠 품질, 그리고 응급 대비력과 같은 주요 도전과제들을 다루면서 전국적 상호운용성을 보다 광범위하게 촉진할 수 있게 되었다.

코비드-19(COVID-19) 대유행 기간 중에 지점과 지점 간 데이터(point-to-point data) 공유 협약 없이 전자 증례 보고를 가능하게 하는 APHL과 eHealth Exchange 사이의 합의가 모든 케어퀄리티 구현자와 참여자를 대상으로 케어퀄리티와 함께 확장되면서 케어퀄리티의 신뢰 프레임워크의 가치가 부각되었다. 중요 사례 보고를 올리는 것이 훨씬 쉬워졌다.

전국 네트워크는 매월 1억건 이상의 문서를 교환하는 등 기하급수적인 성장을 보였으며, 이로써 의료 기관 및 소비자 중심의 응용프로그램이 전국 어디에서나 더 많은 환자데이터에 접근하는 것이 가능해졌다. 지역 의료정보교환(Health Information exchanges, HIEs)은 환자 중심 데이터 홈(Patient Centered Data Home)과 같은 프로젝트를 통해 여러 HIEs 간에 환자 데이터를 연결함으로써 해당 환자에 대한 데이터 가용성을 "홈 HIE"에 알리는 방법을 개발하는 등의 전략적 의료정보교환 협력체(Strategic Health Information Exchange Collaborative, SHIEC)[38]를 통해 네트워크 이니셔티브를 계속 확장하고 있다. 2021년 1월 현재, 이 프로그램에 참여하는 HIEs가 45개로, 이를 통해 국가 수준에서 환자 데이터에 대한 접근성이 더욱 강화되고 있다.

상호운용성을 가능하게 하고 확장하기 위해 HL7 FHIR 표준을 사용하는 것을 포함하여 네트워크 기능은 계속해서 확장될 것이다. 커먼웰(CommonWell)과 같은 네트워크는 이미 HL7 FHIR 기반의 문서 교환을 가능하게 하고 있다. 케어퀄리티는 2020년 12월 FHIR 기반 구현 가이드를 출간하여 개별 데이터 요소 및 대량 데이터 세트 교환도 가능하게 하였다. 이러한 (교차) 네트워크 이니셔티브와 협업은 공급자, 지불자 및 잠재적으로 다른 데이터 원천에서 이미 노출된 다양한 HL7 FHIR 기반 애플리케이션 프로그래밍 인터페이스(API)를 기반으로 구축될 것이다. 네트워크가 HL7 FHIR 기반의 접근과 교환을 지원하기 위한 필수적인 기반을 갖추면, 특히 다양한 HL7 FHIR Accelerator 이니셔티브를 통해 개발되고 있는 많은 새로운 상호운용성 사용 사례들은 전국 네트워크 기반으로 더욱 신속하게 확장하고 규모 또한 성장할 기회를 갖게 될 것이다.

21세기 치료법(21st Century Cures Act)은 또한 국가적으로 신뢰받는 교환 프레임워크와 공동 합의의 필요성을 다루었다. 신뢰할 수 있는 교환 프레임워크와 공통 합의(Trusted Exchange Framework and Common Agreement, TEFCA) 라고 알려져 있는 이 프레임워크는 현재 개발 중에 있으며, 이후 전망(Outlook) 섹션에서 더 자세히 논의될 것이다.

7.3.8 진료 조정(Coordination of Care)

상호운용성의 핵심적인 활용사례는 진료 조정이다. 조정은 실험실, 영상, 의뢰, 처방 등의 워크플로우 관리 표준(workflow management standards)을 사용하여 능동적으로 수행하거나, 또는 수동적으로 문서를 통해 주로 데이터를 공유하여 수신자가 보다 완벽한 임상 기록을 작성할 수 있도록 하여 임상 결정 지원을 강화할 수 있다. 메디케어 메디케이드 센터(Centers for Medicare and Medicaid Services, CMS)가 의미있는 사용 프로그램(Meaningful Use Program)을 시작하면서 대부분은 수동적 조정에 초첨이 맞춰져왔다. ONC는 2011년 첫 인증 에디션(1st Certification Edition)에 의료 기록의 연속성(Continuity of Care Record, CCR)과 HL7 의료 연속성 문서(Health Level 7 Continuity of Care Document, HL7 CCD) 사양을 모두 포함하였다. 시간이 흐르면서, 업계 전반에 걸친 협업을 통해, HL7 임상구조문서 통합-임상구조문서(Health Level 7 Clinical Document Architecture Consolidated CDA, HL7 CDA C-CDA) 구현 가이드와 관련 동반 가이드들은 헬스케어 기업 통합 문서 교환(Integrating the Healthcare Enterprise Document Exchange, IHE Document Exchange) 및 다이렉트 프로토콜(Direct Protocol)을 사용하여 해당 문서를 공유하는 수단으로 진료 조정 문서를 지원하기 위한 구조화된 문서를 생성하는 단일 표준으로 부상하게 되었다.

2020년, CMS는 2021년 5월 1일부터 HL7 v2.5.1 ADT(Admit, Discharge and Transfer) 기반 메시징을 사용하는 병원에 입원, 퇴원 및 발생 가능한 다른 사건들에 대한 전자 알림을 모든 관련 후기 요양 시설(post-acute facilities), 공급업체 및 환자의 일차 진료 제공자에게 보내도록 요구하는 규칙[39]을 도입했다. CMS는 팩스가 요구 사항을 충족하지 못하는 점을 분명히 했음에도 불구하고 이벤트 알림에 대한 표준 형식을 지정하지 않았다. 업계 이니셔티브(industry initiatives)는 HL7 v2.5.1 ADT 메시지 사용을 넘어서 이벤트 알림을 어떻게 활성화할 것인지를 숙고하고 있다. 왜냐하면 해당 메시지를 지원하기 위한 인프라 요구 사항을 고려할 때, 이 메시지들은 외부 조직에 대한 접근이 제한적이기 때문이다. 다음은 이벤트 알림을 지원하는 표준의 예이다.

- 다이렉트트러스트(DirectTrust)는 HL7 v2를 페이로드(payload)로 사용하여 이벤트를 발생시킨 입원 또는 퇴원 메시지를 포착하고, 추가 문서화-예를 들어, 추가 지원 정보가 포함된, 관심사가 있는 HL7 CDA C-CDA 문서 등-을 포함하여 다이렉트 메시징(Direct Messaging) 접근법 사용에 대한 지침[40]을 제공한다.
- 다빈치(Da Vinci)는 HL7 FHIR R4 메시징 기반 알림 기능을 제공한다.
- HL7은 FHIR R5에서 FHIR 기반 펍/서브 기능(pub/sub capabilities)을 강화하는 한편, FHIR R5가 공개 및 채택되기 전에 사전 채택이 가능하도록 HL7 FHIR R4로 백포팅(back-porting)하는 작업을 진행하고 있다.
- 케어퀄리티(Carequality)는 이 접근법을 사용하는 진행중인 프로젝트를 가지고 있다.
- 여러 의료정보교환(HIEs)들이 HL7 v2 ADT 기반 알림을 자사 HIE에 이미 연결되어 있는 공급업체로 탐색/확장하고 있다.
- 전략적 의료정보교환 협력체(SHIEC)의 환자 센터홈(Patient Center Home) 접근 방식은 이벤트 알림을 지원한다.
- 다양한 건강정보기술(HIT) 공급업체들은 HL v2 ADT 피드를 사용하여 다이렉트 메시지(Direct Message) 또는 기타 형식을 사용하여 알림을 트리거(trigger)하거나 라우팅(route)하는 솔루션을 제공한다.

현재로서는 어떤 접근법이 향후 규칙 제정에서 선두 주자로 부상할지 불분명하며, 전국적인 이벤트 알림을 가능하게 하기 위해 다양한 형식을 연결하는 네트워크 솔루션이 등장할지 여부도 불확실하다.

CMS는 또한 공급자가 데이터 공유를 위한 연락처 정보의 단일 소스로서 국가 기획 및 공급자 목록 시스템(National Plan and Provider Enumeration System, NPPES)에 전자 엔드포인트(electronic endpoints)를 게시해야 한다는 요구사항을 게시하였다. 그러나 이는 모든 잠재적 이해관계자(잠재적으로 관심이 있을 가능성이 있는 지급자 및 공급자)들의 진료 전환에서 이벤트 알림을 위한 모든 엔드포인트들을 포함하는 것은 아니다. ONC의 대규모 패스트 헬스케어 상호운용성 자원 테스크포스(FHIR at Scale Taskforce, FAST)는 다양한 유형의 이해관계자에게 연락처 정보를 제공하는 일련의 연합 디렉토리의 전국 인프라를 활성화한다. FAST는 이러한 디렉토리 구조와 상호작용하기 위한 구현 지침을 개발하기 위해 HL7과 협력하고 있다. 이러한 인프라가 없는 경우, 전자 진료 조정범위를 확대하는 일은 어려운 도전이 될 것이다.

현재 진료 전환을 위해 매달 수백만 건의 문서가 흘러가고 있으며, 상호운용성 이니셔티브는 콘텐츠 개선, 데이터 세트 최적화, 수신자 측 기록 큐레이션 간소화, 외부 및 내부 데이터 조정에 점점 더 초점을 맞추고 있다. 또한, 동일한 진료팀에 참여하는 다양한 공급자 간의 동적인 진료 계획과 조정은 계속해서 미래의 목표가 되고 있다. 현재로서는, 문서를 통해 관련된 현재 상태 데이터를 공유하는 것은 닫힌 루프 의뢰(closed-loop referrals) 및 복잡한 교차 공급자와 지불자 워크플로우 관리에 더욱 초점이 맞춰진 사전 승인과 함께 최신 기술로 남아있는 상태다.

7.3.9 환자 참여(Patient Engagement)

상호운용성의 발전은 환자들이 자신의 의료기록에 접근하고 건강을 관리할 수 있도록 힘을 실어주고 있다. 데이터의 출처에 관계없이 환자가 자신의 모든 건강 데이터에 완벽하게 접근하고 제어할 수 있도록 하려면 여전히 많은 작업이 필요하다. 환자 포털 기반 전자건강기록(patient portal-based electronic health records)과 함께 인터넷 기반 앱 생태계를 사용한 온라인 접근은 ONC의 건강정보기술/전자건강기록(HIT/EHR) 요구사항과 CMS의 인센티브에 의해 자극을 받아 개인의 데이터에 대한 전자 접근을 시작하게 되었다.

현재, 인증된 전자건강기록(EHRs)은 환자 포털을 통해 환자의 접근을 가능하게 하고, 공통 임상 데이터 세트(CCDS)로 범위를 지정하고 다운로드 할 때 HL7 CDA C-CDA 문서로 포멧되며(formatted), 환자가 데이터를 공유하고자 하는 모든 사람과 그 문서를 공유하기 위해 다이렉트 메시지(Direct message)를 자주 사용한다. 동일한 CCDS 데이터 세트를 위한 API가 사용 가능하며, 다양한 전자건강기록에서 Argonaut HL7 FHIR을 사용하여 앱이 전자건강기록 간에 일관성 있게 연결될 수 있다. 2023년까지는 HL7 FHIR US Core, OAuth 및 OpenID 사양과 결합된 HL FHIR R4 표준을 사용하는 API가 배포되었으므로, 공급자 간의 연결 일관성과 편의성이 향상될 것으로 기대할 수 있다.

아직 상호운용성을 위한 미국 핵심 교류 데이터(USCDI)에 포함되지 않았지만, 더 큰 전자건강정보(EHI) 데이터 세트의 일부인 데이터의 경우, 인증된 소프트웨어에 대한 전자건강정보 엑스포트(EHI Export) 요구 사항은 표준 사양에 동의하지는 않았지만 확장된 데이터 세트에 대한 전자 접근을 가능하게 한다. 즉 EHI Export에 대해 취하고 있는 접근 방식은 ONC가 그들의 인증 프로그램에 API를 도입했을 때와 유사하다. 마찬가지로, 환자가 생성한 데이터를 받는 능력이 인증 기준이지만, 아직 표준이 확립되지 않았다. HL7은 최근에 환자 참여 작업그룹(Patient Engagement Workgroup)을 시작하였는데, 이 그룹은 관심 있는 이해관계자들과 함께 작업하여 격차를 파악하고 환자들에게 특히 관심이 있는 이러한 또는 다른 기타 데이터에 대한 관련 표준의 개발을 추진하고 있다.

7.3.10 공중보건(Public Health)

2020년, 코비드-19 팬데믹은 현재 상태를 추적하고 제시하며, 패턴과 추세를 분석하고, 대응을 관리하고, 다음 단계를 준비하기 위한 공중보건에서 상호운용성의 중요성을 보여주었다.

공급자를 지역, 주 및 연방 공중보건 당국과 연결하여 유전학적 감시, 보고가능 검사의 실험실 보고, HL7 및 질병 통제 센터(Centers for Disease Control, CDC) 개발 표준을 사용한 예방접종을 지원하기 위한 발전이 있었다. ONC는 이러한 표준을 인증 에디션에 포함시켰으며, 메디케어 메디케이드 센터(CMS)의 '의미 있는 사용(Meaningful Use)' 프로그램은 이러한 기능의 도입을 장려하기 시작했다. 그러나, 참여하는 공급자들은 모든 기능을 채택할 필요가 없었으며, 특히 이는 전자 사례 보고의 채택에서 가장 눈에 띄었으며, 특정 표준도 참조되지 않았다.

초기 전자 사례 보고 채택, 기존의 주와 연방 보고에 대한 데이터 요구 사항의 차이가 결합되면서 팬데믹이 닥쳤을 때 대응에 상당한 어려움이 발생하였다. 팬데믹은 또한 확산에 영향을 미치는 규모, 패턴, 동반 병증과 다른 요인들, 가장 위험에 처한 사람들, 그리고 가장 중점을 둘 곳을 이해하고 관리하기 위해 필요한 데이터의 양에 대한 격차를 부각시켰다. 모든 수준의 공중보건 관할 구역은 팬데믹을 이해하고 관리하기 위해 필요한 추가 데이터를 식별하기 시작했다. 다른 주의 관할 지역에 보고해야 하는 공급자와 다른 주에서의 보고를 가능하게 해야 하는 건강정보기술(HIT) 개발자들에게는, 새로운 보고 요구 사항이 모두 즉시 필요하다는 것을 알고는 있으나, 제도적으로 하나의 연방 수준의 개발 및 배포가 아닌 관할 지역별 개발 및 배포를 필요로 했기 때문에 어려움이 증가했다. 주별로 차이가 있기 때문에, 하나의 소프트웨어 업데이트는 모든 주에 배포될 수 없었다.

유전학적 감시, 실험실 보고 및 예방접종을 넘어 데이터를 수집하기 위한 노력은 두가지 방향에서 이루어졌다:

- 추가적으로 관련된 데이터에 접근하기 위해 기존 기술과 네트워크를 사용하는 대체방법
- 전자 증례 보고의 채택을 가속화

7.3.10.1 대체 방법(Alternative Method)

대체 방법들은 공중보건 관할 지역의 지시에 따라 가능한 한 많은 데이터를 얻기 위해 기존의 네트워크와 다이렉트 메시징(Direct messaging)을 사용하여 HL7 CDA C-CDA CCD 문서를 활용했다. 케어퀄리티(Carequality)도 치료의 기존 허용된 목적 아래에서 문서를 요청할 수 있는 비상 사용 과정을 만들었다.

주들도 존재하던 거래에 데이터를 추가하기 시작했다. 이러한 요구 사항들은 기존의 거래 방식이 그러한 요구 사항을 지원하기 위해 설계되지 않았기 때문에 부담과 도전이 가중되

었다. 예를 들어, 주어진 검사의 주문/실시 시점에 새로운 전자 인구 통계 데이터나 섭취 질문을 추가하는 것은 시스템이 수집, 전송, 유지 및 보고서에 포함하기 위한 추가 작업을 발생시켰다. 이러한 데이터는 증례 보고서에는 매우 잘 들어 맞았겠지만, 그 데이터는 전자적으로 전송되지 않았다.

7.3.10.2 전자 사례 보고서의 채택 가속화 (Accelerating Adoption of Electronic Case Reporting)

HL7은 HL7 임상 문서 구조(CDA)를 기반으로 전자 초기 증례 보고(Electronic Initial Case Report, EICR)[41] 및 보고가능성 응답(Reportability Response)[42] 구현 가이드를 설립했으며, 디지털 브릿지(Digital Bridge)[43] 이니셔티브는 이를 홍보하고 채택을 촉진하기 시작했다. 질병통제센터(CDC)와 공중보건 실험실 협회(Association of Public Health Laboratories, APHL)는 관할지역, 공급자, 전자건강기록(EHR) 업체 및 전국 네트워크와 협력하여 HL7의 eCR Now 이니셔티브를 수립했다. 공중보건 실험실 협회/공중보건 실험실 협회 정보학 메시징 서비스(APHL/APHL Informatics Messaging Service, AIMS) 허브는 단일 제출 포인트에 대한 허브로 지정되었으며, 차례로 대상 관할 지역에 따라 HL7 eICR 컨텐츠를 필터링하고 그에 따라 경로를 지정한다.

APHL은 각 공급자와 APHL 간의 데이터 공유 계약 없이 사례 보고서를 제출할 수 있도록 이헬스 익스체인지(eHealth Exchange)와 데이터 공유 합의를 체결했다. 케어퀄리티(Carequality)는 이 데이터 공유 합의를 모든 케어퀄리티 구현자 및 그들의 연결로 확장하기 위해 이헬스 익스체인지와 협력했다.

전자건강기록(EHR)이 EHR 워크플로우 내에서 사례보고서를 트리거하고 생성할 수 있는 동안, 질병관리통제국은 HL7 eICR을 정착시키고 보고서를 APHL/AIMS에 전달하기 위해 FHIR기반 API를 활용하여 오픈 소스 앱인 eCR Now FHIR 앱의 개발을 시작했다. 초기 배포는 2021년 초에 시작될 것으로 예상된다.

2020년 말까지, 사실상 모든 공중보건 관할 구역이 APHL/AIMs 허브를 통해 HL7 eICR을 수신하기 시작했으며, 배포가 가속화하기 시작했다.

2021년 메디케어 메디케이드 센터(CMS)는 유전학적 감시, 실험실 보고, 사례 보고 및 예방접종 보고의 네가지 전자 보고 기능의 필수 도입을 제안하고 확정했다. 특히, 사례 보고의 포함은 일반적인 시기뿐만 아니라 팬데믹에 대응할 때 중요한 데이터의 사용 가능성을 크게 향상시킬 것이다.

더 많은 임상 데이터 외에도, 팬데믹 기간 동안 용량 및 자원 활용에 대한 운영데이터가 필요했는데, 이러한 병상 관리, 인적 자원 계획, 재고 관리와 같은 정보는 기존에 이미 공유된 데이터에서 파생될 수 없는 정보였고, 통상적으로 공공보건 보고에 사용되지 않는 시스템에서 관리되었다. 따라서, 데이터 수집 도구는 스프레드시트 제출과 텔레트레킹(TeleTracking)과 같은 포털을 사용한 수동 데이터 입력 방법을 사용하여 배포되었다.

이러한 간극은 관심 측정(measures of interest) (계산 가능한 쿼리(query) 표현 포함)에 대한 쿼리 정의, 보고 형식 및 측정 정의에 대해 교환/접근하고, 보고서를 제출하며, HL7 FHIR 기반 API를 사용하여 측정을 생성할 목적의 원본 데이터에 접근을 위해 관련 API 활성화가 가능하도록 HL7 FHIR 기반 구현 가이드를 정의하기 위한 HL7 SANER 프로젝트의 시작으로 이어졌다. 또한, 실제 세계 데이터(real-world data)를 사용하여 인구 건강 연구를 가능하게 하는 상호운용성에 대한 필요도 나타났다. 공중보건 명령(public health orders)을 넘어서 환자 수준의 데이터에 대한 요청이 시작되면서, 공중보건 관할 구역의 허가된 요청 외에 적절한 공급자 및 환자 동의와 필요한 데이터 공유 계약을 수립하는 것이 핵심적인 과제가 되었다. 여기에는 일부 연구자들이 있다고 믿었던 업무 협약에 따라 적용 대상 개체에 대해 관리하는 데이터에 대한 데이터 공유 권한이 실제로는 HIT 업체에게 없다는 것을 깨달아야 하는 것도 포함된다. 따라서, 45 CFR 46, 인간 대상자 보호(Protection of Human Subjects) 규칙에 따라 적절한 데이터 공유 협약과 동의를 설정하는 것은 결과적으로 팬데믹이 즉시 관련 실세계 데이터에 접근하여 핵심 탐색 연구를 시작하게 하는 것보다 더 많은 시간이 걸린다.

미트레 코비드 의료 연합(Mitre COVID Healthcare Coalition)이 사용하는 접근방식은 참여 제공자의 HIT가 연구 질문을 답하기 위해 비식별된 집계 보고서를 생성하는 분산 쿼리 접근(distributed query approach) 방식을 사용한다. 이 접근 방식은 필요한 동의를 얻는 복잡성을 줄이면서도 실제 데이터에 기반한 적절한 통찰력을 제공하였다. 또한, 다양한 시스템 간의 실세계 데이터 탐색과 관련된 일반적인 문제인, 공통 데이터 정의를 기반으로 비교 가능한 데이터를 얻는 데 있어서의 도전을 보여주었으며, HL7 SANER 프로젝트가 취한 연합적 접근방식이 실세계(및 실시간) 데이터 기반의 탐색 연구를 지원하기 위한 방향성을 제공할 수 있음을 나타내었다.

7.4 전망(Outlook)

전국적인 상호운용성 개발의 진전에 따라 그 지평도 확장된다.

7.4.1 개인 정보 보호(Privacy)

가까운 미래에 완전하게 정렬되고 일관된 국가 개인 정보 보호 프레임워크가 실현될 가능성은 낮지만, 동의 관리 부분에서는 상당한 진전을 이룰 수 있다. 주요 과제는 다음과 같다.

- 공급자와 환자 모두가 사용할 수 있는 관할 정책과 환자 동의 지침을 가능하게 하는 실질적이고 계산 가능한 정책을 정의하기
- 데이터와 함께 지시사항을 전달하거나 하지 못하거나 접근 가능한 공유 저장소를 사용하여 필요한 데이터 공유를 하기 위해 건강 정보 교환(HIE), 네트워크 및 전자건강기록(EHR)의 역할을 파악하기

개인 정보 보호 정책 및 환자 동의 지침의 표준화된 표현과 이러한 정책 및 지침에 따라 데이터 공유를 관리하기 위해 필요한 데이터 태깅을 가능하게 하는, 이미 사용 가능한 HL7 표준의 운영에 중점을 두는 두 개의 프로젝트가 있다. 샌 디에고 헬스 커넥트(San Diego Health Connect)의 ONC LEAP Computable Consent Project는 계산 가능한 환자 동의 지침에 초점을 맞추고 있다. 반면에 PP2PI는 국가적 규모로 확대하기 위해 중요한 사용 사례 전반에 걸쳐 총체적인 접근 방식을 취함으로써 정책 및 지침 인코딩의 일관성을 유지하는 것을 목표로 하고 있다. 이 두 가지 모두 환자의 전자 건강 정보를 보유하는 다양한 조직과 IT 솔루션 전반에 걸쳐 국가 차원에서 확장 가능한 개인 정보 보호 및 동의 관리를 지원하기 위해서는 여전히 많은 작업이 필요함을 보여준다.

특히 전 세계적 수준에서 환자의 이동성 증가는 환자의 동의가 있더라도 공급자와 공급자 간 교환이 허용되지 않는 경우, 환자가 데이터에 대한 접근을 중재하기 위한 인프라 설계 및 구현에 더 큰 영향을 미칠 것이다. 유럽 일반 데이터 보호 규정(European General Data Protection Regulation, GDPR)[44]과 같이 수신자가 그들의 국가에서 GDPR의 적용 대상인지 여부와 관계없이 환자 데이터를 어떻게 관리할 것으로 예상되는지에 영향을 미치는 국제 규정들에 대한 관심을 늘릴 필요가 있다.

7.4.2 조직간 워크플로우 조정(Cross-Organization Workflow Coordination)

전자 처방(ePrescribing), 실험실 테스트 순서 및 결과 보고는 많은 진전이 있었던 조직 간 워크플로우 조정의 명확한 예이다. 주목 받는 새로운 조직 간 워크플로우에는 폐쇄 루프 참조(closed-loop referrals), 사전 승인 및 내구성 의료 장비(durable medical equipment, DME) 또는 급성기 치료 후 주문(post-acute care ordering)이 포함된다. 지금까지 노력은 초기 구현 지침(initial implementation guidance)[45]과 초기 시범 및 배포 활동의 결실을 맺었다. 임상 의사 결정 지원(Clinical Decision Support, CDS) 후크(Hooks)[46]는 워크플로우 내에서 의사 결정 지원을 호출하기 위한 "후크" 기반 패턴[47]을 가능하게 하는 기능으로, 스마트 앱스(SMART[48] Apps) (HL7 FHIR 기반 여부와 관계없이)와 함께 작동할 수 있으며, 전자건강기록(EHR) 또는 다른 정보 기술 워크플로우 내에서 조직 간 워크플로우 조정을 활성화하고 간소화하는데 중요한 기능이 될 것이다.

2020년 말, 메디케어 메디케이드 센터(CMS)는 사전 승인 워크플로우를 지원하는 다빈치 구현 가이드(Da Vinci implementation guides)를 참조하여 사전 승인[49]과 관련된 기술적 부담을 줄이기 위한 규정을 제안하였다. 2021년 초에 규정이 완전히 확정된 것은 아니지만, 우리는 이러한 워크플로우의 발전에 대한 관심과 동기가 증가할 것을 예상해야 한다. 사전 승인을 위한 FHIR 기반 다빈치 구현 가이드를 사용하는 스마트 앱(SMART apps)을 비롯한 다양한 솔루션이 배포되기 시작하고 있다.

7.4.3 상호운용성을 위한 미국 핵심 교류 데이터/전자건강정보/지정된 기록 집합(US Core Data for Interoperability/Electronic Health Information/Designated Record Set, USCDI/EHI/DRS)

2022년 10월 5일 이후 상호운용성을 위한 미국 핵심 교류 데이터(USCDI)가 정보 차단 범위를 설정하지 않음에도 불구하고, 전자건강정보(EHI)와 지정된 기록 집합(DRS)의 전체 범위로 USCDI를 확대하는 것은 지속될 것으로 예상된다. 특히 HL7 FHIR US Core 및 HL7 CDA C-CDA 구현 가이드에 대한 상호운용성 표준의 범위를 설정할 것으로 예상된다.

향후 2~3년 내로 다수의 HL7 CDA C-CDA 기반 문서가 대신 FHIR 문서로 제공되기 시작할 것으로 예상할 수 있다. 이러한 전환은 문서의 일부로 공유되는 데이터나 서비스를 통해 공유되는 데이터가 구문과 의미 측면에서 완전히 일치하

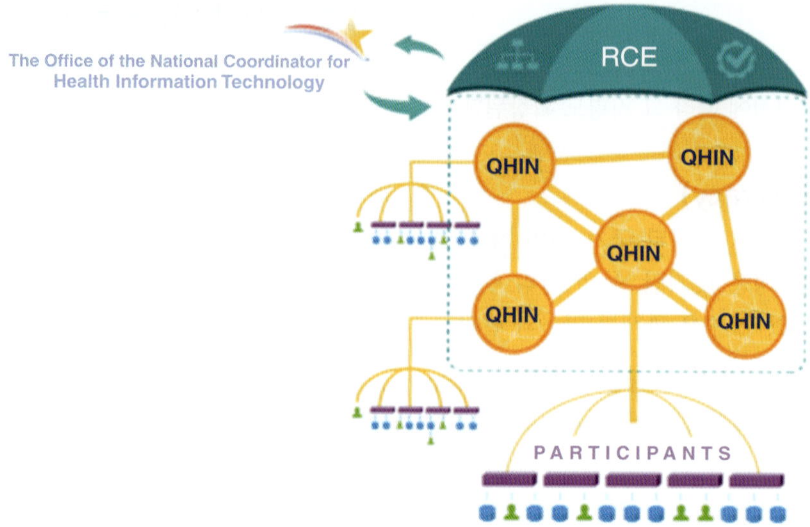

Source: ONC—Trusted Exchange Framework and Common Agreement (TEFCA) Draft 2. 2019.
https://www.healthit.gov/sites/default/files/page/2019-04/FINALTEFCAQTF41719508version.pdf

고 일관되게 표현되도록 보장할 것이다. 개별 데이터, 문서 또는 대용량 데이터 세트(예: EHI 내보내기 기능에 필요한 데이터 세트)에 대한 접근 및 공유 목적으로 모든 전자건강정보(EHI)에 표준 지원을 확장함에 따라, 이러한 일관성은 상호운용성에서 높은 데이터 충실도를 향상시키고 유지하는 데 중요하다.

7.4.4 전국 네트워크(Nationwide Networks)

ONC는 신뢰할 수 있는 교환 프레임워크(Trusted Exchange Framework, TEF), 공통 계약(Common Agreement) 및 인증된 건강 정보 네트워크(Qualified Health Information Network, QHIN) 인증된 건강 정보 네트워크 기술 프레임워크(QHIN Technical Framework, QTF)의 초안을 작성하였다. QTF는 QHIN의 책임과 QHIN들 간의 상호운용성을 가능하게 하는 기술 인프라를 정의한다. QHIN은 참가자 조직(예: 건강 정보 네트워크, 건강 정보 교환, 공급자 조직, 건강 IT 개발자, 지불자, 연방 기관)으로 구성되며, 서로 다른 연결된 QHIN의 조직과 상호운용성을 갖게 된다[50].

이 체계에서 중앙 공인 조정 기구(Recognized Coordinating Entity, RCE)는 공통 계약(CA) 및 QTF에 대한 QHIN의 준수를 실행하고 감시할 것이다. 이 역할은 다른 이해관계자의 의견을 받아 신뢰할 수 있는 교환 프레임워크와 공통 합의(Trusted Exchange Framework and Common Agreement, TEFCA) 및 QHIN 기술 프레임워크의 다음 단계를 개발 중인 세콰이아 프로젝트(Sequoia Project)에 부여되었다. 2021년 초까지, 이 다음 단계는 여전히 보류 중이다.

아직 해결해야 할 과제는 다음과 같다: 기존 인프라가 예상되는 TEFCA 인프라로 어떻게 전환될 것인지, 그리고 이미 목표로 하고 있는 TEF 기능[예를 들어, 네트워크 간 문서 교환을 위한 케어퀄리티(Carequality) 사양 및 메시징을 위한 다이렉트트러스트(DirecTrust) 기능 등] 중 얼마나 효과적으로 제공할 것인지 등이다. 초기의 제안들은 현재 인프라와 강한 유사성을 보이고 있다.

TEFCA가 확정되면, 채택은 자발적이 될 것이며, QHIN의 회원 자격을 위한 계약 요건으로 참여/채택이 의무화될 수 있다. 네트워크들은 TEFCA의 첫 번째 단계가 완료될 때 실용적이고 합리적인 연결방법이 되고 가치를 추가하며 임상 기록 접근성이 확장할 수 있게 된다면, QHIN에 합류하겠다는 의사를 이미 표명하고 있다.

2022년에 공동 협정, QHIN 기술 프레임워크(QHIN Technical Framework) 및 관련 표준 운영 절차(Standard Operating Procedures, SOP)에 대한 최종 문서가 발표되었지만, 일부 문서는 아직 확정되지 않았다. 이 작업이 마무리되면 이후로 네트워크가 QHIN이 되기 위해 신청할 수 있고 TEFCA에 따른 초기 연결이 수립될 수 있다.

FHIR 기반 접근 및 교환, FHIR 기반 문서 교환, FHIR 기반 데이터 요소 및 데이터 세트 수준의 접근 및 교환, 또는 FHIR 문서가 초기 단계에 일부에 속하지는 않지만, 21세기 치료 규칙(21st Century Cures Rule)을 지원하는 FHIR 기반 API의 공급업체 구현과 함께 TEF를 구축하면 현재의 전통적인 메시징 및 문서 교환 패러다임을 넘어서는 상호운용성의 상당한 확장이 이루어져, 의료 산업은 지금의 첫 번째 단계를 거쳐 서비스 기반의 상호운용성의 시대로 확고히 진입하게 될 것이다.

2020년 12월, 케어퀄리티는 전국 네트워크 수준 FHIR 기반 데이터 접근을 위한 교환 구현 가이드[51]의 첫 번째 버전을 발표한 후, 2021년 7월에 두 번째 버전[52]을 발표하였다.

7.4.5 진료 조정(Coordination of Care)

앞으로, 의료 조정과 관련하여 데이터 품질과 사용성에 대한 질문이 가장 중요할 것이다. 진료 조정을 위해 문서화되고 거래되는 정보의 완전성, 정확성 및 최신성과 관련한 구체적 사항은 진료 조정 발전에 있어 핵심이 될 것이다. 데이터의 출처와 데이터 수신자 모두 여기에 이해관계가 있을 것이다.

7.4.5.1 정보 출처(Source)

진료 전환/조정을 위한 자료 소스에서의 데이터 품질 보증은 올바른 가용성(정확한 대상자), 인코딩(올바른 내용과 표준), 완전성(적절한 크기와 양)을 유지하는 것을 포함한다. 예시는 다음과 같다.

- 커먼웰(CommonWell)과 케어퀄리티(Carequality)[53] 사이의 협업은 서술형, 인코딩 및 정량적 데이터의 균형을 맞추는 구조화된 "적절한 크기"의 만남 요약(encounter summary)에 초점을 둔다.
- 세콰이아 프로젝트(Sequoia Project)에서 2020년 시작한 데이터 사용성 프로젝트는 건강 정보 교환을 용이하게 하기 위해 임상 컨텐츠를 어떻게 더 개선할 것인지 탐구한다.
- ONC로부터 이미 사용 가능한 CDA Validator 도구는 표준에 대한 준수를 측정한다.
- HL7 FHIR 기반의 데이터 접근 확장은 데이터의 "적절한 크기화(right-sizing)"를 더욱 활성화한다.

7.4.5.2 수신자(Receiver)

진료 전환/조정을 위한 수신자의 데이터 가용성 보장은 최소한의 노력으로 외부 데이터를 내부 데이터와 통합함으로써 결과 데이터를 임상 의사결정 지원, 추세 분석, 강조 표시 등과 같은 다양한 워크플로우 및 전망에서 맥락에 맞게 사용할 수 있게 한다. 예시는 다음과 같다.

- 고립된 보기 기능을 넘어 내부 데이터와 맥락을 같이하는 검토/분석 및 임상 의사 결정 지원을 위한 실제 컨텐츠 사용을 목적으로 문서에서 데이터 추출하기
- 큐레이션과 정규화 과정을 간소화하고 자동화하여 임상의 데이터 중복 제거 최소화, 데이터 조정, 정렬 및 정리하기

7.4.6 환자 참여(Patient Engagement)

API의 도입, 특히 HL7 FHIR 기반의 API들은 건강관리 데이터 접근을 용이하게 하기 위한 광범위한 업계 지원을 제공한다. OAuth나 OpenID와 같은 기존 보안 표준은 소비자, 공급자 및 지불자들은 소비자 앱이 해당 소비자를 대표하여 올바른 사람이 데이터에 접근하고 있으며, 소비자가 자신의 데이터가 어떻게 사용되는지 알고, 이를 안심하고 확신하는, 그런 신뢰할 수 있는 프레임워크내에서 접근을 위한 앱 개발을 확장할 수 있는 안전한 환경을 제공한다.

이러한 환경을 위해서는 신뢰할 수 있고 책임감 있는 협업이 필요하다. 카린 얼라이언스(CARIN Alliance)[54]는 개발자를 위한 행동 강령을 설정하고, 소비자 건강 앱의 채택을 촉진하기 위해 소비자 신원 확인 및 인증에 집중하기 위한 노력의 결과물이다. 동시에 전자 건강관리 네트워크 인증위원회(Electronic Healthcare Network Accreditation Committee, EHNAC)는 신뢰할 수 있는 동적 등록 및 인증 인가 프로그램(Trusted Dynamic Registration and Authentication Accreditation Program, TDRAAP)[55]를 작업하고 있으며, 전국 네트워크[56] 또한 환자 건강 데이터에 대한 연결 확장성을 높이기 위해 소비자 앱을 아우르는 신뢰 프레임워크를 모색하고 있다.

7.4.7 공중보건(Public Health)

대유행은 새로운 비상사태에 빠르게 대응하고 지속적인 보고 및 감시 과정의 효율성을 향상시키기 위해 해결해야 할 많은 과제들을 확인했다. ONC의 국가 코디네이터(ONC's National Coordinator)인 믹키 트리파티 박사(Micky Tripathi, PhD.)도 공중보건 인프라에 필수적인 업데이트가 필요하다고 지적했다.

중점적으로 다루어야 할 핵심분야는 다음과 같다:

- 보고 가능한 상황 및 테스트에 대한 효율적이고 집중된 알림
- 양방향 예방접종 보고 조회기능의 확장
- 알림을 넘어서는 데이터를 포착하기 위한 사례 보고의 채택 확장
- 최소한으로 필요한 원칙을 유지하기
- 계산 가능한 조치의 도입으로 다음을 가능하게 하기
  - 운영 데이터 보고
  - 연합 쿼리 접근 방식을 사용한 실제 세계 데이터 연구
- 공공 보건 데이터 및 대시보드에 대한 제공자, 공동체 및 개인 접근 활성화

- 비상 준비 태세 검증

HL7 FHIR은 이러한 기능들을 가능하게 하고 확장하는 것뿐만 아니라, 모든 이해관계자들의 협력적 도입을 촉진하고, 자금을 지원하기 위한 정책적, 규제적 초점을 요구하는 것에서도 중요한 역할을 할 것이다. HL7 FHIR 가속기 중의 하나인 헬리오스(HELIOS)는 질병통제국(CDC), 국가 조정관실(ONC), STLTs[주(State), 종족(Tribal), 지역(Local) 또는 영토 공중보건부(Territorial public health departments)]와 업계간의 협력으로 설립되어 FHIR 기반 구현 가이드를 식별하고 개발하는 노력들을 지원하고 있다.

7.4.8 영향 측정하기(Measuring Impact)

2016년 ONC는 상호운용성 측정 프레임워크(Interoperability Measurement Framework)를 구축하도록 국립 질 포럼(National Quality Forum, NQF)에 자금을 지원했다. 이 프레임워크는 상호운용성 측정을 고려하기 위해 다음(하위) 범주들을 식별하였다[57]:

도메인(Domain)	하부 도메인(Subdomain)
전자건강정보 교환	• 전자건강정보의 이용가능성 • 데이터 컨텐츠의 질 • 교환 수단
교환된 전자건강정보의 유용성	• 관련성 • 접근성 • 이해가능성
교환 전자건강정보의 활용	• 사람이 사용(Human Use) • 전산 처리 가능(Computable)
상호운용성의 영향	• 환자 안전 • 비용 절감 • 생산성 • 진료 조정 • 진료 절차 및 진료 결과의 개선 • 환자/의료진 참여 • 환자/의료진 경험

출처: 국가품질포럼(National Quality Forum)—국가품질전략 지원을 위한 상호운용 가능 보건정보교류의 전국적 진전상황 평가 목적의 측정틀(A Measurement Framework to Assess Nationwide Progress Related to Interoperable Health Information Exchange to Support the National Quality Strategy)—2017년 9월 1일

일부 측정치, 예를 들면 거래량 같은 것은 시스템을 통해 쉽게 얻을 수 있지만, 받은 데이터를 얼마나 잘 최고로 적은 노력을 들여 최고 수준의 정확도로 통합하는지(예: 환자 매칭, 외/내부 데이터 중복 제거나 조정)와 같은 다른 측정치를 얻는 것은 훨씬 까다롭다.

외부 데이터에 대한 접근성이 임상 의사 결정을 눈에 띄게 향상시킨 성공 사례가 많이 있으며[58], 반면에 상호운용성 부족으로 기록 누락, 반복된 정보 수집, 중복된 서비스/절차, 지연된 접근, 환자 및 의료진 만족도 감소 등 환자 치료에 부정적인 영향을 미친 사례도 많이 있다. 상호운용성의 영향을 보다 정확하게 측정하는 것은 어려운 도전일 수 있지만, 공급자든 환자든 환자의 전체 의료 기록에 접근할 수 있는 것이 최적의 치료를 제공하고 건강을 관리하는 능력을 갖추는 데 필수적임을 분명히 해야 한다.

복습 문제

01. 상호운용성의 수준들을 열거하라.

부록: 복습 문제 정답 및 해설

문제 1: 정답

HL7에 따르면: 기술적(technical), 의미적(semantic), 과정적(process)

미국 보건의료 정보관리 시스템 협회(Healthcare Information Management Systems Society)에 따르면: 기초적(foundational, 1급), 구조적(structural, 2급), 의미적(semantic, 3급), 조직적(organizational, 4급). 자세한 설명과 구분은 "정의(Definitions)" 참조

참고문헌

01. North American Treaty Organization. Interoperability: connecting Nato Forces. 2020. http://www.nato.int/cps/en/natolive/topics_84112.htm. Assessed 24 February 2021.

02. Commission on Systemic Interoperability. Ending the document game. Recommendations. https://endingthedocumentgame.gov/PDFs/Recommendations.pdf.

03. HL7. Coming to terms: scoping interoperability for health care. 2007. https://www.hln.com/assets/pdf/Coming-to-Terms-February-2007.pdf.

04. HIMSS. Interoperability in healthcare. https://www.himss.org/resources/interoperability-healthcare.

05. US Congress. 21st Century Cures Act. 2016. https://www.congress.gov/114/plaws/publ255/PLAW-114publ255.pdf.

06. HHS. Summary of the HIPAA privacy rule. https://www.hhs.gov/hipaa/forprofessionals/privacy/laws-regulations/index.html.

07. CMS. Are you a covered entity. https://www.cms.gov/Regulations-and-Guidance/Administrative-Simplification/HIPAA-ACA/AreYouaCoveredEntity.

08. HHS. Fact sheet: SAMHSA 42 CFR part 2 revised rule. https://www.hhs.gov/about/news/2020/07/13/fact-sheet-samhsa-42-cfr-part-2-revised-rule.html.
09. Federal Register. 21st century cures act: interoperability, information blocking, and the ONC Health IT certification program. 2020. https://www.govinfo.gov/content/pkg/FR-2020-05-01/pdf/2020-07419.pdf.
10. Carequality. www.carequality.org.
11. Carequality. Query-based document exchange implementation guide. 2018. https://ceq-project.s3.amazonaws.com/wp-content/uploads/2018/09/30162842/Implementation-Guide-v1.1-Effective-3-27-18.pdf.
12. FEI Systems. Consent2Share version 3 deployment guide. https://bhits.github.io/consent2share/down-loads/3.5.0/C2S_Deployment_Guide_3.5.0.pdf, https://gforge.hl7.org/gf/project/cbcc/frs/?action=FrsReleaseBrowse&frs_package_id=303.
13. ONC. 2021 interoperability standards advisory. https://www.healthit.gov/isa/sites/isa/files/inline-files/2021-ISA-Reference-Edition.pdf.
14. ONC. LEAP 2019 – San Diego regional health information exchange. https://www.healthit.gov/techlab/ipg/node/4/submission/2591.
15. PP2PI. Protecting privacy to promote interoperability workgroup. https://www.drummondgroup.com/pp2pi.
16. Protecting Privacy to Promote Interoperability Workgroup: Whitepaper. https://www.drummondgroup.com/wp-content/uploads/2021/08/pp2pi-white-paper-june-2021.pdf.
17. HL7. Laboratory results interface, release 1 STU release 3 – US Realm. 2012. http://www.hl7.org/implement/standards/product_brief.cfm?product_id=279.
18. IHE. 360 exchange closed loop referral (360X), Rev.1.1. https://ihe.net/uploadedFiles/Documents/PCC/IHE_ PCC_Suppl_360X.pdf.
19. HL7. Bidirectional services eReferrals (BSeR) FHIR Implementation Guide, 2020-03-02. http://hl7.org/fhir/us/bser/history.html.
20. HL7. HL7 clinical document architecture, release 2.0, ANSI-approved HL7 standard, Section 1.1. Ann Arbor, MI, 2005. https://www.hl7.org/implement/standards/product_brief.cfm?product_id=7.
21. ASTM International and the Massachusetts Medical Society, HIMSS, AAFP, AAP, AMA, AHCA, the Patient Safety Institute and the National Association for the Support of Long Term Care. Standard Specification for Continuity of Care Record (CCR) (Active standard). ASTM International. 2012.
22. ONC. Common clinical data set (CCDS). https://www.healthit.gov/sites/default/files/topiclanding/2018- 04/2015Ed_CCG_CCDS.pdf.
23. HL7. HL7 FHIR, all releases. http://www.hl7.org/fhir/.
24. AHRQ. A robust health data infrastructure, 2013. https://www.healthit.gov/sites/default/files/ptp13-00hhs_white.pdf.
25. ONC. Common clinical data set (CCDS). https://www.healthit.gov/sites/default/files/topiclanding/2018-04/2015Ed_CCG_CCDS.pdf.
26. HL7 FHIR Accelerators. http://www.hl7.org/about/fhir-accelerator/index.cfm.
27. ONC. 21st Century Cures Act: interoperability, information blocking, and the ONC health IT certification program. 2020. https://www.govinfo.gov/content/pkg/FR-2020-05-01/pdf/2020-07419.pdf.
28. CMS. The HIPAA privacy rule. https://www.hhs.gov/hipaa/for-professionals/privacy/index.html.
29. ONC. US Core Data for Interoperability (USCDI). https://www.healthit.gov/isa/united-states-core-data-interoperability-uscdi.
30. AHIMA. Fundamentals of the legal health record and designated record set. http://library.ahima.org/doc?oid=104008.
31. ONC. Information blocking exceptions. https://www.healthit.gov/sites/default/files/cures/2020-03/InformationBlockingExceptions.pdf.
32. NHIN. https://www.healthit.gov/sites/default/files/what-Is-the-nhin%2D%2D2.pdf.
33. eHealth Exchange. https://ehealthexchange.org/.
34. DirectTrust. https://directtrust.org/.
35. CommonWell Health Alliance. https://www.common-wellalliance.org/.
36. Carequality. https://carequality.org/.
37. The Sequoia Project. https://sequoiaproject.org/.
38. SHIEC. https://strategichie.com/.
39. CMS. Interoperability and patient access for medicare advantage organization and medicaid managed care plans, state medicaid agencies, CHIP agencies and CHIP managed care entities, issuers of qualified health plans on the federally facilitated exchanges, and health care providers. 2020. https://www.govinfo.gov/content/pkg/FR-2020-05-01/pdf/2020-05050.pdf.
40. DirectTrust. Event notifications via the direct standard. https://directtrust.org/standards/event-notifications-via-direct.
41. HL7. Public health case report, release 2—US Realm— the electronic initial case report. http://www.hl7.org/implement/standards/product_brief.cfm?product_id=436.
42. HL7. Reportability response, release 1, STU release 1.0 – US realm. http://www.hl7.org/implement/standards/product_brief.cfm?product_id=470.
43. Digital bridge. https://digitalbridge.us/.
44. European Union. General data protection regulation, 2016. https://gdpr-info.eu/.
45. See HL7 post acute orders implementation guide (http://www.hl7.org/fhir/us/dme-orders/history.html), Da Vincie Prior-authorization implementation guides (coverage requirements discovery—http://hl7.org/fhir/us/davinci-crd/history.html; document template and rules—http://hl7.org/fhir/us/davinci-dtr/history.html; prior-authorization support—http://hl7.org/fhir/us/davinci-pas/history.html), HL7 Bidirectional Services eReferrals Implementation Guide (http://hl7.org/fhir/us/bser/history.html), and IHE 360× closed loop referral (https://ihe.net/uploadedFiles/Documents/PCC/IHE_PCC_Suppl_360X.pdf).
46. CDS Hooks. https://cds-hooks.org/.
47. Hooking. https://en.wikipedia.org/wiki/Hooking.
48. SMART Health IT. https://smarthealthit.org/.
49. https://www.cms.gov/files/document/121020-reducing-provider-and-patient-burden-cms-9123-p.pdf.

50. Trusted Exchange Framework and Common Agreement, Draft 2. 2020. https://www.healthit.gov/sites/default/files/page/2019-04/FINALTEFCAQTF41719508version.pdf.

51. https://carequality.org/wp-content/uploads/2020/12/Carequality-FHIR-Implementation-Guide.pdf.

52. https://rce.sequoiaproject.org/wp-content/uploads/2021/07/QTF-V1-Draft.pdf.

53. https://www.commonwellalliance.org/wp-content/uploads/2018/07/Carequality_CommonWell_ Improve_C-CDA_06-15-2018_V1.pdf.

54. https://www.carinalliance.com/our-work/trust-framework-and-code-of-conduct/.

55. https://www.ehnac.org/tdraap/.

56. See also earlier references to Carequality's FHIR implementation guide.

57. https://www.qualityforum.org/Publications/2017/09/Interoperability_2016-2017_Final_Report.aspx

58. Sample success stories: https://www.ehra.org/sites/ehra.org/files/docs/Value%20of%20Interoperability%20Success%20Stories%20-%20Updated%20August%202017.pdf

CHAPTER 08

의료정보교환

Health Information Exchange

지은이 David Horrocks, Lindsey Ferris, and Hadi Kharrazi
옮긴이 주윤정

요약

ABSTRACT

임상의, 치료 코디네이터, 역학조사관은 환자 데이터를 보유한 의료기관으로부터 환자 데이터에 적시에 접근할 수 있어야 한다. 그러나 데이터를 요청하고 받는 데에는 다양한 장벽이 존재한다. 원활한 의료정보교환을 위해서는 무엇보다 기술 표준을 정립하고 일관되게 구현해야 하고, 데이터 교환에 대한 기록과 환자의 동의 방법 등 개인정보 보호가 엄격히 유지되어야 한다. 데이터 사용정책은 정보를 교환하는 당사자 간에 상호합의되어야 하며, 잘못된 행위에 대한 법적 보호 및 구제 방안 역시 마련해야 한다. 의료정보교환(HIE, Health Information Exchange)은 당사자 간의 신뢰할 수 있는 중개자로서 설립된 조직으로, 일반적으로 협력적인 거버넌스(governance) 과정을 통해 정보교환에 대한 다양한 장애물을 해결할 수 있다. HIE의 구체적인 역할과 범위는 매우 다양하며, 일반적으로 최초에 설립된 목적에 따라 설정된다. 이러한 목적은 헬스케어 산업의 요구를 충족하기 위해 시간에 따라 변화하며 다양하게 발달하고 있다.

키워드

KEYWORDS

- HIE
- Interoperability
- Health record bank
- Health data utility
- Notifications
- SDOH
- Use case
- MPI
- National networks
- Query
- CRISP

학습 목표

LEARNING OBJECTIVES

- 의료정보교환(HIE)의 목적을 정의하고 설명 가능하다.
- 의료정보교환(HIE)을 달성하기 위한 방법들을 열거하고 설명 가능하다.
- 미국의 의료정보교환(HIE) 상황을 이해하고 설명할 수 있다.

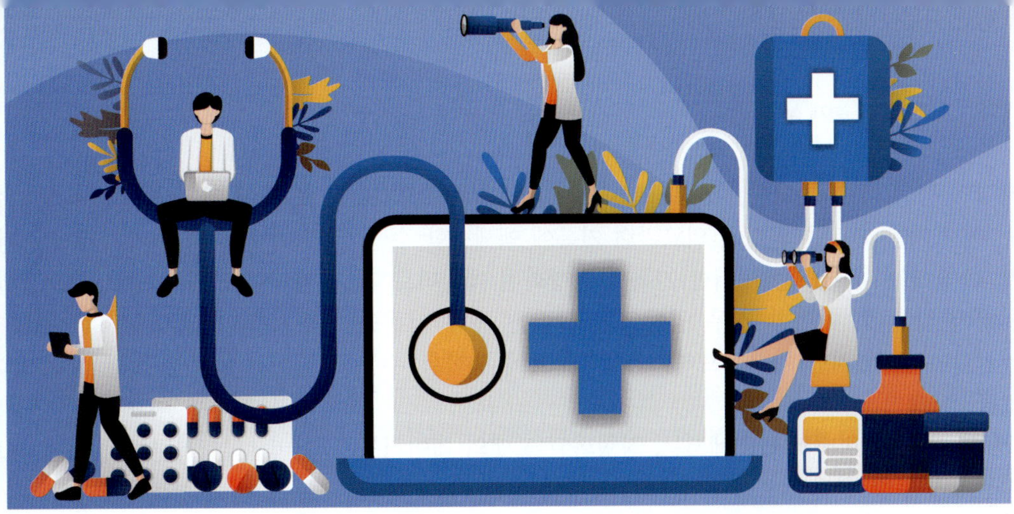

8.1 Intro: 왜 의료정보가 교환되어야 하는가?

최상의 임상 진료를 제공하기 위해 의료진은 정확하고 최신이며 완전한(correct, current, complete) 환자 데이터에 적시에 액세스할 수 있어야 한다. 환자 데이터의 대부분은 서로 관련이 없는 여러 의료 기관에서 생성되고 저장되기 때문에, 의료정보교환의 목표는 이러한 서로 다른 데이터 원천을 연결하여 해당 환자에 대한 정확한 정보를 필요한 시점에 적절히 제공하는 것이다[1].

의료정보교환(Health Information Exchange)은 기관 간 의료데이터를 공유 시 데이터 교환의 중개자 또는 협력자 역할을 하는 조직이다. "의료정보교환(HIE, Health Information Exchange)"이라는 용어는 의료 데이터를 교환하는 행위, 즉 동사로서 역할을 설명하는 데에도 사용된다. HIE는 HIMSS(미국 보건의료 정보관리 시스템 협회) 의료 분야 상호운용성 가이드에 다음처럼 정의되어 있다:

> 의료정보교환(HIE)은 서로 다른 의료 정보 시스템 간에 임상 정보를 전자적으로 공유하고, 전달된 의료 정보의 의미를 유지할 수 있는 기능을 제공한다. 의료정보교환의 목표는 임상 데이터에 대한 접근과 검색을 용이하게 하여 안전하고 시기적절하며 효율적이고 효과적이며 공평한 환자 중심 치료를 제공하는 것이다. 공중보건 당국에서는 국민의 건강에 대한 분석을 지원하기 위해 HIE를 사용할 수도 있다[2].

HIE의 기본 데이터 거래 카테고리는 푸시(push) 또는 풀(pull)의 두 가지로 나뉜다. **푸시(push) 거래** 또는 ***지시된 교환(Directed Exchange)***은 데이터를 요청하는(trigger, 트리거) 이벤트 후 다른 조직으로 정보를 전송한다. 예를 들어, 검사실에서 분석이 완료되면 결과를 주문한 임상의에게 푸시할 수 있다. **풀(pull) 거래** 또는 ***쿼리 기반 교환(Query-based Exchange)***은 관련 정보가 필요한 조직에서부터 출발한다. 예를 들어, 응급 환자를 진료하는 의사가 쿼리(질의)를 통해 HIE에서 병력 기록을 가져올 수 있다. 풀 거래의 하위 유형은 환자가 자신의 기록에 대한 액세스를 직접 제어하는 ***소비자 중개 거래(Consumer Mediated Exchange)***이다[3]. 푸시 및 풀 트랜잭션은 모두 수동으로 시작하거나 특정 트리거(trigger)에 따라 자동으로 발생할 수 있다.

8.2 일반 HIE 서비스

일반적으로 HIE 서비스는 "사용 사례(use case)"로서 설명된다. 다섯 가지 일반적인 범주는: (1) 진료 시점에 데이터 제공, (2) 진료 연계(coordination)를 위한 데이터 제공, (3) 공중보건 지원, (4) 다양한 소스의 데이터 병합, (5) 품질 측정값 생성 등으로 나뉜다. 이러한 임상적 사용 사례 외에도 HIE는 데이터 거버넌스를 위한 중립적인 중재자 역할을 수행하여 통상적으로 데이터를 교환하지 않는 다양한 그룹들을 한데 모아 협력을 촉구할 수 있다. 보통 이러한 기능은 의료 커뮤니티 내에서 공공 의료 기관, 사회복지 서비스, 의료 서비스 제공자와 같은 단체들 사이에서 수행된다.

8.2.1 진료 시점의 데이터

대부분의 HIE의 개발을 촉진한 사용 사례(use case)는 진료 현장에서 환자를 치료하는 임상의에게 이전에 다른 의료 서비스 제공자로부터 수집한 환자 데이터를 제공하는 것이다. 특히, 환자가 해당 의료진을 처음 만나거나 급성질환을 앓는 위급한 상황일 때 그 필요성이 가장 크다. 이에 HIE는 일반적으로 병원 응급실의 의료진에게 환자 데이터를 제공하는 데에 주로 쓰인다.

가장 기본적인 형태인 HIE는 인증된 임상의가 환자의 의료기록을 검색할 수 있는 포털형태의 플랫폼을 제공한다(풀 거래 또는 쿼리 기반 교환). 임상의는 검사 결과, 퇴원 요약 또는 처치 기록과 같은 환자의 의료관련 기록에 액세스할 수 있다. 종종 미흡한 HIE는 이러한 기록을 정형화된 데이터로 지원하지 않는데, 이러한 경우 임상의가 포털을 통해 기록을 열람할 수는 있지만 다운로드하여 로컬 차트에 통합할 수는 없다.

더 진화된 형태의 HIE에서는, 정형화된 포맷의 데이터를 지원하여 로컬 환자 차트에 자동으로 통합할 수 있다. 정형화된 데이터의 포맷은 과거 진료내역에 대한 데이터를 요약하는 CCD(Continuity of Care Document)와 같은 표준 형식을 따를 수 있으며, 이러한 형태로 교환된 데이터는 추가적인 포털 시스템으로 이동할 필요 없이 로컬 EHR 시스템에 바로 표시될 수 있다(EHR 공급업체의 기능에 따라 다름). 이외에 현장 진료 임상의가 사용할 수 있는 HIE의 정형화 데이터에는 이전 영상(imaging) 데이터, 청구 데이터, 약물 목록 및/또는 이전 진단 코드 등이 포함될 수 있다.

8.2.2 진료 조율(Coordination)을 위한 데이터

진료 현장(point-of-care)에서의 사용 사례와 달리, HIE는 진료 조율을 위해 환자 데이터를 진료 관리자에게 전달할 수 있다(환자를 반드시 대면할 필요 없이). 병원의 케어 코디네이터 또는 진료 관리자는 전달된 데이터에 기반하여 환자가 진료예약과 서비스를 탐색할 수 있도록 돕고, 의료진은 적절한 환자가 적절한 시간과 장소에서 적절한 사유로 적절한 자원을 이용하도록 연결할 수 있다.

8.2.2.1 알림

케어 코디네이터 및 진료 관리자가 기본적으로 필요로 하는 정보는 환자의 중대한 치료 사건(significant care event)에 대한 데이터이다. 케어 코디네이터를 대신하여 HIE에서 패널 형태로 특정 환자 그룹의 데이터를 선별하여 수집하기도 한다. HIE가 치료 이벤트(예: 병원 입원 및/또는 퇴원)에 대한 데이터를 수신하면, 이를 수집되었던 패널 데이터와 대조하여 코디네이터에게 즉각적인 알림(예: 푸시 거래 또는 지시된 교환)을 제공할 수 있으며 이러한 알림을 통해 케어 코디네이터는 적시에 환자에게 개입할 수 있다. 이러한 알림은 메디케이드 수혜자 등 관리 의료기구(managed care organization, MCO)가 치료를 최적화하고 비용을 절감하는 데 특히 유용하다.

8.2.2.2 전달 시스템 조정

진료 현장에 있는 임상의의 경우, HIE 패널의 정보를 통해 진료 중에 자원을 적시에 투입할 수 있다. 예를 들어, 응급실 의사가 환자의 주치의에게 전담 케어 매니저가 있고, 익일 진료 예약이나 가정 방문을 보장할 수 있다는 사실을 알게 된다면, 환자를 당일 입원시킬 필요가 없으므로 환자에 대한 위험을 줄이고 비용을 절감할 수 있다. 마찬가지로, 의료 서비스 제공자가 환자를 치료 관리 프로그램에 등록하려는 경우, 환자가 이미 다른 기관에서 어떤 의료 서비스를 받고 있는지 파악하는 것이 도움이 된다.

8.2.2.3 분석

HIE 푸시 알림은 의료 기관에게 가장 유용할 수도 있는 치료 조율 자원들을 효과적으로 할당하는 일에 도움이 될 수 있다. 예를 들어, 병원에서 일정 기간 동안 여러 차례 입원한 경험이 있는 환자에게 후속 가정 방문을 제공하기로 결정할 수 있다. HIE는 특정 지역의 이전 입원에 대한 정보를 제공할 수 있으며, 이를 통해 가정 방문이 필요한 환자를 표시할 수 있다. 환자의 동반 질환 또는 의료 대리인에 대한 HIE의 푸시 정보는 환자가 정보를 확실하게 제공하기 어려운 상황에서 임상의와 코디네이터에게 이를 전달할 수 있다. 공중보건 프로그램을 위해 환자 패널을 구축할 수도 있다. 예를 들어, 소아 천식 치료 개선을 위한 지역 프로그램에서, 조절되지 않는 소아 천식 악화(uncontrolled childhood asthma exacerbation)로 응급실에 입원한 소아의 경우, 프로그램 연계 및 모니터링을 위한 HIE 알림이 작동될 수 있다.

8.2.3 공중보건 지원

공중보건 인프라는 데이터 수집을 기반으로 구축되며, 때로는 수십 년 전에 개발된 방법을 사용하기도 한다. 지역 의료 제공자와 EHR을 연결하는 전산망을 통해 HIE는 향상된 감시, 더 나은 사례 관리, 진료 현장/환자별 맞춤 피드백을 통해 공중보건을 개선하기 위한 인프라를 제공할 수 있다.

8.2.3.1 보건 감시(Surveillance)

공중보건부는 의료계로부터 식별 가능한 데이터와 총괄적인(aggregate) 형태의 데이터를 수집하도록 법적으로 규정되어 있다. 예를 들어, 역학조사관 및 역학자들은 감염병 발생을 파악하고 통제하기 위해, 일차 의료기관과 연구소 등에서 적시에 의무적으로 보고하는 데이터에 접근할 수 있어야 한다. 또 다른 사례로, 보건부는 병원에 응급실 방문 환자별(대부분 비식별화된) 증상 데이터와 호흡기 증상을 보이는 일간 환자 수와 같은 집계 데이터를 보고하도록 요구한다. 이러한 보고는 점차 자동화되고 있다.

이미 의료 서비스 제공자로부터 관련 전자 데이터를 수신하고 있는 HIE는, 보건부 사례 보고를 자동화하여 보고 부담을 줄이고 보고에 대한 규제 준수도를 향상시킬 수 있다. 또한 HIE는 비식별화된 데이터를 집계하여 질병 진행 상황을 그래프로 표시하고 예측할 수 있다. 경우에 따라, HIE가 없었다면 이러한 보고는 매우 광범위하고 부담스러운 규제를 통과해야만 가능했을 것이다.

8.2.3.2 사례 관리

HIE는 다양한 방식으로 공중보건 사례 관리를 지원할 수 있다. 첫째, 역학조사관은 HIE를 통해 제공되는 과거 의료 정보를 사용하여 보고 대상 질환을 가진 개인들의 상황을 파악하고 조사와 관련된 데이터 수집을 확대할 수 있다. 둘째, 접촉자 추적관(contact tracers)은 HIE를 통해 개인의 주소 정보를 조회하여 감염병 발생 시 접촉자 및 공동 노출자에게 연락할 수 있다. 셋째, 공중보건 프로그램은 HIE를 통해 수신된 메시지 내역을 활용하여 현재 진행 중인 치료 프로그램에서 연락이 닿지 않거나 "치료 대상에서 사라진" 개인을 식별할 수 있다. 예를 들어, HIV에 대한 직접 관찰 치료(Directly Observed Therapy, DOT) 프로그램에 참여하는 환자의 병원/응급실 입원 메시지를 공중보건 사례 관리자에게 전송하도록 HIE를 구성할 수 있다. 이러한 기능은 특히 노숙자 중 심각한 건강상의 필요가 있는 사람을 관리하는 데 유용하다.

8.2.3.3 임상의에게 데이터 회신

HIE는 상호운용성의 도입을 촉진하고, 의료 생태계의 여러 부분과 진료 현장의 임상의 간의 정보 교환을 포함하는 공중보건 개입에 중요한 인프라가 될 수 있다. 예를 들어, 의무화된 처방약 모니터링 프로그램(Prescription Drug Monitoring Program, PDMP)의 일환으로 HIE는 약국으로부터 처방 데이터를 수집하여, 이 정보를 연계된 처방 임상의의 업무흐름 내에서 접근 가능하도록 제공할 수 있다. 마찬가지로, 국가가 의무화한 예방접종 정보 시스템의 일부로서, HIE는 과거 투여된 백신 데이터를 기반으로, 진료 현장에서 환자에게 어떤 백신을 투여하는 것이 적절한지 결정하려는 임상의에게 보낼 수 있다. 또 다른 시나리오의 HIE는 약물 내성 감염이 확인된 신규 입원 환자에 대한 경고를 의사에게 전송하여 격리조치를 촉구할 수도 있다.

8.2.4 데이터 취합, 마스터링, 그리고 표준화

HIE의 핵심 기능은 여러 기관의 기록을 한 명의 환자 중심으로 일치시키는 것, 즉 "환자 매칭(patient matching)"이다. 예를 들어, 청구 데이터, 사회복지 서비스 데이터, 병원 입원 데이터 등이 통합될 수 있으며, 종종 환자 이름이 없는 제한된 데이터 형태로 통합될 수도 있다. 이러한 데이터는 관리 중인 환자 그룹으로 한정될 수 있으며, 치료 관리자가 보고서 내에서 개별 환자의 정보를 자세히 탐색할 수 있는 권한을 보장한다. 여러 데이터 세트에 걸쳐 식별자가 결합되면, HIE는 여러 출처에 걸쳐 유사한 데이터 요소를 정제하고 표준화하여, 보다 정확하고 완전하며 사용하기 용이한 데이터 표현을 제공하는 데 도움을 줄 수 있다. 예를 들어, 공중보건 프로그램과 개입을 통해 건강 격차를 해소하는 데 중요한 역할을 하는 인종 및 민족 데이터는 청구, 병원 내원 및 실험실 데이터에서 보고될 수 있다. HIE는 공중보건 대응 노력을 지원하기 위해 여러 출처에서 가장 정확한 데이터를 수집할 수 있도록 데이터를 구성하는 데 도움을 줄 수 있다.

8.2.4.1 운용적 보고

HIE를 통해 환자 데이터에 임상 및 비즈니스 분석 기능을 쉽게 적용할 수 있다. 예를 들어, 다양한 환자군에 대한 의료 성과 측정, 지역 사회의 의료 개입이 입원에 미치는 영향에 대한 실증, 절감액 공유 프로그램(shared savings programs)이 전문의 활용도에 미치는 영향에 대한 설명 등이 있다. 또한 HIE는 다양한 이해관계자에게 기밀보호된 정보를 공유하고 제공할 수 있는 유용한 플랫폼을 제공한다. HIE 조직은 여러 커뮤니티 이해관계자들의 접근을 인증하고 권한을 부여하고, 그 거버넌스가 여러 주체 간에 공유되기 때문에 중립적이며, 다양한 이해관계자 간에 보고서 공유를 위한 분석관리의 자연스러운 플랫폼 역할을 한다. 이러한 이해관계자 간 데이터 결합, 분석 및 보고서는 의료 시스템의 성과와 인구집단 수준에서 환자의 건강결과를 측정하는 데 핵심이 될 수 있다[4].

8.2.4.2 연구분석

의료 연구자에게 HIE를 통해 집계된 데이터는 인구와 개인의 건강을 연구할 수 있는 고유한 자원이자 기회이다. 비식별화된 데이터 형태로, 다양한 추세와 결과에 대한 광범위한 분석이 가능하다. 구조적으로 HIE의 데이터는 모든 보험자 청구데이터 베이스와 유사하게 기능할 수 있으며, 청구데이터 대신 또는 추가로 임상 데이터를 포함할 수 있다. 환자의 동의와 기관 심사위원회의 허가를 받은 경우, HIE는 인간 대상 연구를 위한 데이터를 제공하는 데에도 사용될 수 있다.

8.2.5 품질 관리

일부 HIE는 의료 서비스 제공자를 위한 전자 임상 품질 측정

(electronic clinical quality measurement, eCQM)과 지불자를 위한 청구 기반 품질 측정을 지원한다. 보고 규제가 발전함에 따라, HIE와 eCQM과 관련된 역할은 점차 발전해 왔으며, 대부분의 변화는 상호운용성 촉진 EHR 인센티브 프로그램(The Promoting Interoperability EHR incentive program)에 의해 촉발되었다. HIE의 청구 기반 품질 측정 역할은 일반적인 임상 품질 측정을 보고하는 데 도움이 되고 있다[5]. 그러나 HIE의 해당 역할이 발달되기 전에도 데이터 수집 및 측정값 계산을 위한 많은 도구가 이미 사용되고 있었다. 일부 HIE가 임상 데이터를 수집하고, 측정값에 매핑하고, 규제 CQM 보고를 위한 결과를 계산하는 데 사용되면서 "중개 영역(intermediary space)"을 차지했다[6]. 품질관리(QM)에서의 발전하는 HIE 기능은 데이터 교환을 촉진하여 보고 데이터베이스를 보완하고 강화하는 것과, 의료 제공자들이 주(state) 프로그램에 eCQM 결과를 보고하는 중앙화된(centralized) 보고 메커니즘의 역할을 하는 것이 포함된다[6].

8.3 기술적 접근

HIE의 두 가지 핵심 기술적 기능은 다음과 같다: (1) 다양한 장소의 의료 기록을 한 명의 환자에게 매칭시키는 것, (2) 의료 기록이 필요한 곳에 이동 및 제공하는 것이다. 다양한 기술 모델에서 "매칭(matching)"과 "이동(moving)"은 즉각적으로, 사전에, 또는 이 둘의 적절한 조합을 통해 이루어진다. 각 접근 방식에는 장점이 있으며, 각 구조는 매칭과 이동을 넘어 고급 기능을 제공하는 HIE의 능력에 직접적인 영향을 미친다.

8.3.1 분산형 구조

2009년 HITECH법 제정 당시, 많은 주립(state) HIE가 최초 자금을 지원받았을 때, 정보 교환에서 자주 사용되는 방식은 기록을 중앙 저장소로 미리 옮기기보다는, 네트워크의 "말단(edge)"에 두고 쿼리 조회를 기다리도록 하는 방식이었다. 이 접근 방식은 필요한 최소한의 데이터만 이동하고, 의료 기관이 의도하지 않은 건강기록이 집계(aggregate)되지 않도록 하는 이점이 있다. HIE가 처음 형성되던 초창기에는 참여 의료 기관들은 건강기록이 집계되지 않는 모델을 선호하는 경우가 많았다.

데이터가 분산되어 있는 경우, HIE는 데이터를 요청하는 임상의 또는 의료 관리자를 대신하여 필요할 때 데이터를 검색한다(그림 8.1). 고전적인 설계에서 HIE는 환자 데이터의 위치를 파악하여, 쿼리 요청 시 적절한 위치를 신속하게 찾아내고, 데이터를 저장하는 말단 장치(edge device)에 부과되는 거래량을 최소화하여 응답 시간을 개선한다. 이 기능을 수행하는 RLS (the Record Locator Service)는 의료진이 환자의 기본적인 진료 정보를 발생 즉시 HIE에 전송(push)하는 방식으로 채워진다.

eHealth Exchange 및 **CommonWell**과 같은 국가 네트워크는 분산형 구조(distributed architecture)를 사용하여 최소한의 정보만을 로컬에 보관한다[7]. **CommonWell**은 RLS를 사용하여 기록을 찾는 반면[8], **eHealth Exchange**는 (추가 비용을 지불하면 Surescripts RLS를 사용할 수 있지만) 내장된 RLS가 따로 없다[7]. **eHealth Exchange**를 조회하는 조직은 해당 환자에 대한 데이터를 보유하고 있을 것으로 예상

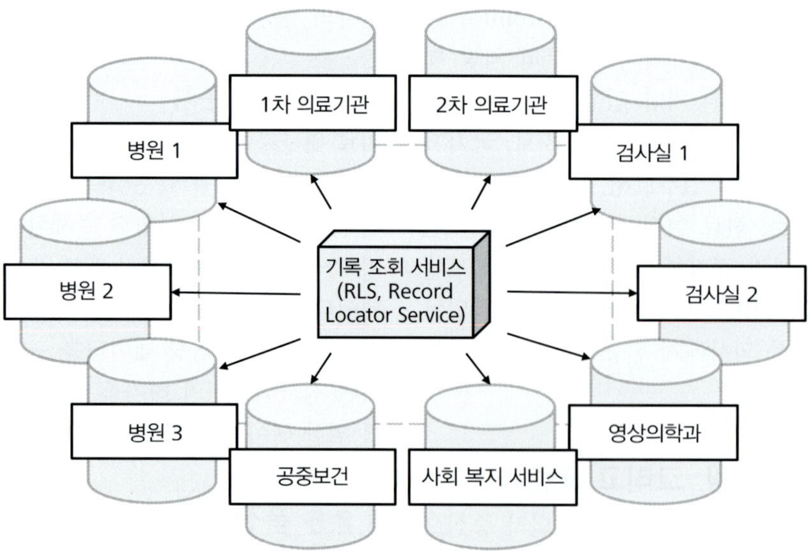

그림 8.1 분산형 HIE 구조

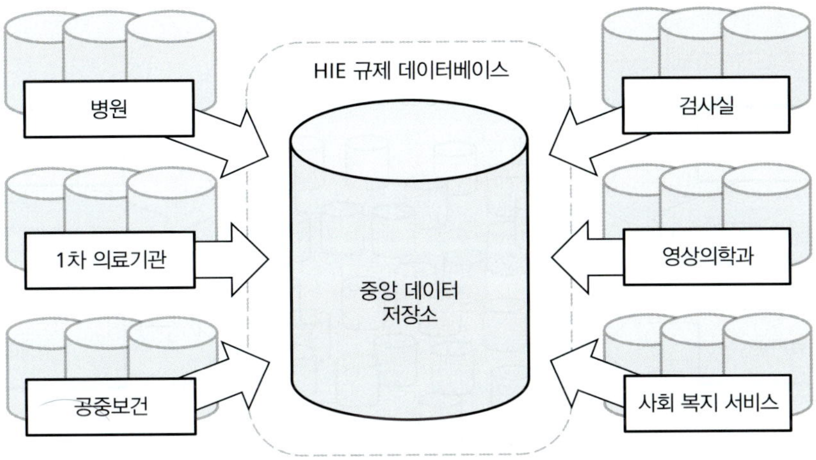

그림 8.2 중앙 집중식 HIE 구조

되거나 확인된 대상으로 사용자 지정(user-directed) 질의를 전송한다[7]. 시스템의 불필요한 과부하를 최소화하기 위해, 인근 네트워크 구성원들로부터 환자 데이터를 검색할 수 있는 "분산 전파(팬아웃, fan-out)" 쿼리 수행 권한이 부여된 기관은 재향군인보건국과 국방부뿐이다[7].

분산형 구조에서는 데이터 정규화와 같은 고급 기능들을 동적으로(dynamically) 수행되어야 한다. 이 구조에서는 많은 이해관계자로부터 초기에 수집되어야 하는 데이터의 양이 방대하기 때문에, 비식별화된 데이터에 대한 데이터 집계, 보고, 연구와 같은 기능들이 유연하게 수행되기가 어렵다.

8.3.2 중앙 집중식 구조

대부분의 주 및 지역 HIE는 적어도 어느 정도 데이터가 중앙화된 구조를 채택하고 있다. 데이터의 출처는 지속적으로 관리하는 가운데, 일부 HIE는 모든 환자의 건강 정보를 공통 데이터 저장소에 혼합하여 저장한다(그림 8.2). 또한 일부 정보들을 전처리함으로써, 데이터 정규화가 더 쉬워지고 쿼리를 신속하게 처리할 수 있다. 중앙 집중식 HIE 구조에서는 시간적 추세 분석(예: 시간 경과에 따른 검사 수치 그래프) 또는 인구 수준의 측정 평가(예: 특정 지역 내 제2형 당뇨병 유병률)와 같은 고급 활용 사례들이 실행 가능해진다.

중앙 집중식 구조는 빠른 속도, 고급 기능 및 데이터 집계를 제공하지만, 동시에 환자들의 정보에 대한 보안 위험을 초래하고 참여자에게 높은 수준의 신뢰를 요구하며, 확장하기가 상대적으로 어렵다는 단점이 있다.

8.3.3 건강데이터뱅크

점점 더 다양한 의료 이해관계자들이 공급자 중심(provider-centric)의 의료 IT 솔루션보다 환자 중심(patient-centric)의 솔루션을 선호하고 있다(그림 8.3). 그러나 상호운용성에 대한 대부분의 HIE 접근 방식은 의료기관 간에 데이터를 이동하는 트랜잭션 형식으로 공급자 중심적(provider-centric)이다. 건강기록 뱅크(HRB, Health Record Banks)은 환자를 자신의 건강 데이터와 관련된 거래의 중심에 두기 위한 노력의 일환이라고 볼 수 있다.

건강데이터뱅크(HRB) 구조는 한 사람에 대한 모든 기록을 하나의 클라우드형 데이터 저장소로 중앙 집중화하는 것을 목표로 한다. 진료가 진행되는 동안 임상의는 환자의 동의를 얻어 HRB에서 환자의 관련 데이터에 액세스할 수 있는 권한을 부여받는다. 진료가 끝나면 진료의 요약 정보와 문서가 로컬 EHR에서 환자에게 지정된 HRB로 업로드된다. 이 구조는 환자(또는 부모)가 휴대하는 종이 기록(예: 예방접종 카드)과 기능적으로 유사하며, 각 진료 시 의료진이 업데이트하고 주석을 달게 된다.

이 모델구조를 지지하는 사람들은 "각 개인의 건강 기록을 한 곳에 저장하고(모든 사람의 건강 기록이 같은 곳에 있는 것은 아님) 환자가 접근을 통제할 수 있도록 하면 개인정보 보호, 이해관계자 협력, 불완전한 정보, 재정적 지속 가능성이라는 복잡하고 상호 연관된 문제를 모두 성공적으로 해결할 수 있다"고 말한다[9]. 미국에서는 성공적인 HRB 모델이 소수에 불과하며, 그 범위도 제한적이다. 마이크로소프트(HealthVault)[10]와 구글(Google Health PHR)[11]의 시도는 시장을 재편하는 것이 얼마나 어려운 일인지 잘 보여준다. 현재 가장 눈에 띄는 HRB의 예로는 여러 의료 시스템의 기록을 취합하여 환자가 한눈에 iOS 기기(iPhone, iPad)에서 볼 수 있도록 하는 Apple Health가 있다. HRB 구조를 지지하는

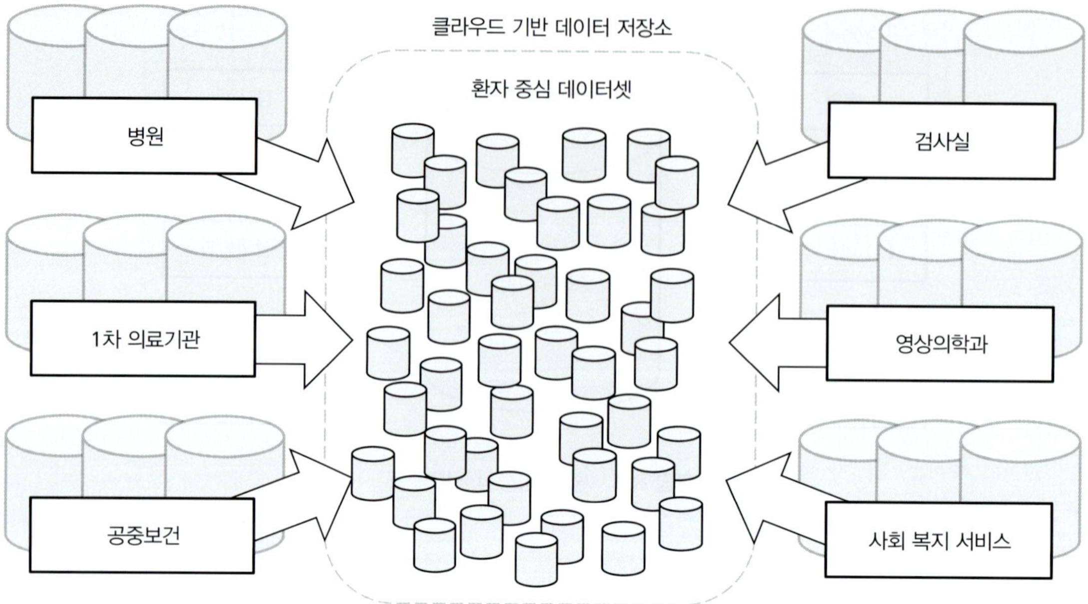

그림 8.3 건강데이터뱅크

사람들은 이 모델이 의료 서비스 제공자로부터 임상 정보(예: EHR 데이터)를 수집하는 것보다 환자가 생성한 데이터를 캡처하고 관리하는 데 더 적합하다고 주장한다[12].

8.4 기관

8.4.1 비영리 HIE 또는 RHIO

2009년까지만 해도 비영리 HIE는 소수의 특정 지역에서만 운영되었다. 몇몇은 주 전체에 걸쳐 운영되었고 다른 곳은 소규모 의료 거래 지역(medical trading areas)과 연계되어 있었다. 이후, HITECH 법과 주정부 협력 협약을 통한 ONC (the U.S. Office of National Coordinator for Health IT) 자금 지원으로 인해 거의 모든 주에서 비영리 HIE가 설립되기 시작했다. 이러한 노력들은 ONC를 포함해 다양한 방식으로 규정되었다[13]. 다수의 HIE가 공공-민간 파트너십 협력체계로 설립되었고, 공공 재원을 지원받고, 이사회에 공공 인사가 임명되었다. 이러한 노력은 발전을 거듭해, 이제 각 주에서는 다음과 같은 형태로 설명될 수 있다:

- 단일 지정 HIE (A single designated HIE): 메릴랜드, 애리조나, 델라웨어, 네브래스카
- 조정 기관이 있는 복수의 지정 지역 HIE (Multiple designated regional HIEs with a coordinating entity): 펜실베니아, 뉴욕
- 최소한의 주 정부 개입을 받는 경쟁하는 HIE: 캘리포니아, 텍사스, 조지아

약 70개의 비영리 HIE가 **전략적 건강 정보 교환 협력체(SHIEC, Strategic Health Information Exchange Collaborative)**라는 전국적인 무역 협회에 참여하고 있다. 각 주의 발전 단계는 상이하며, 메릴랜드, 웨스트버지니아, 컬럼비아 등의 일부 주에서는 서로 다른 주에 있는 비영리 HIE들이 하나의 기술 스택을 공유하기 위해 제휴하는 사례가 점차 증가하고 있다.

8.4.2 공급업체 주도형(Vendor Driven)

일부 EHR 공급업체들은 자사 제품을 사용하는 고객들 간에 데이터 교환과 다른 의료 서비스 제공자와의 연결을 위한 상호운용성 솔루션에 자금을 투자해왔다. 이러한 솔루션은 지역사회 HIE만큼 광범위하게 운영되거나 관리되지는 않지만, 이를 사용하는 임상의에게 업무흐름 친화적(workflow-friendly)인 경우가 많다. EHR 공급업체가 개발한 상호운용성 솔루션 중 가장 널리 알려진 사례는 Epic사의 "케어 에브리웨어(Care Everywhere)"로, 2017년까지 1700개 이상의 병원이 해당 솔루션에 참여했다고 보고했다[14].

8.4.3 국가적 네트워크

미국 어디에서나 기본적인 데이터 교환 거래를 가능하게 하는 것을 목표로 여러 비영리 네트워크가 설립되었다. 미국 전체 병원의 75%가 참여하는 미국 최대의 검색 중심 네트워크라는

타이틀을 가진 **eHealth Exchange**가 대표적이며[15], 이는 사회보장국, 국방부, 재향군인회와 같은 연방 기관들과의 정보 교환 수단으로 잘 알려져 있다. eHealth Exchange는 "웹 서비스 및 데이터 콘텐츠의 통합 세트"[16]를 구축한 미국 보건 IT 국가조정실(ONC, the U.S. Office of National Coordinator for Health IT)의 이니셔티브에서 시작되었으며, 본래는 **전국 보건 정보 네트워크(NHIN, Nationwide Health Information Network, or NwHIN)**로 불렸다. 2004년에 시작된 이 프로젝트는 2012년에 **세쿼이아 프로젝트(the Sequoia Project)**의 일환으로 민간 운영 체제로 전환되었다. **eHealth Exchange**는 단순한 기능을 가진 네트워크로, 그 중앙 집중식 기능은 데이터 사용 및 상호 지원 계약(DURSA, Data Use and Reciprocal Support Agreement)을 수립하고, 규정 준수 여부를 점검하며, 참여자 목록을 관리하는 것에 있다. 여기에는 마스터 환자 색인(MPI, Master Patient Index)이나 기록 조회 서비스(RLS, Record Locator Service)는 포함되지 않는다. 쿼리(query)를 위해 사용자는 데이터를 중앙 네트워크를 거치지 않고 특정 참여 노드에 직접 접근할 수 있다. 최근 eHealth Exchange는 한번의 쿼리를 모든 엔드포인트(endpoint)에 자동으로 전송하는 허브 서비스를 추가했다.

CommonWell Health Alliance(혹은 간단히 **CommonWell**)은 업계간 상호운용성을 촉진하기 위해 2013년에 7개의 EHR 공급업체가 설립한 단체이다. 해당 네트워크의 규모는 확장되었지만 주요 병원 EHR 공급업체 중 일부는 포함되지 않았다. **CommonWell**은 **eHealth Exchange**와 유사한 기본 서비스 외에도 14,000개 이상의 의료 서비스 제공자 사이트에서 정보를 더 잘 찾을 수 있도록 RLS(기록 위치 서비스)를 제공하며, 가장 많이 사용되는 기능은 "통합 임상 문서 아키텍처(CCDA) 문서로 포맷된 구조화된 차트 및 진료 데이터의 교환"[17]이다. 이 단체는 향후 푸시 거래를 지원하는 것을 목표로 하고 있으며, 일부 EHR 공급업체는 외래 진료 기관이 **CommonWell**에 참여할 수 있도록 작업 흐름을 최적화했다.

Carequality 사는 스스로를 "네트워크, 플랫폼, 지역 간에 데이터가 흐르도록 하는 프레임워크"라고 설명한다[18]. 네트워크 간의 네트워크(network-of-networks)인 해당 프레임워크는 기존 HIE를 대체하는 것이 아니라 상호 운용하는 것을 목표로 한다. **eHealth Exchange**와 **CommonWell**은 모두 **Carequality**에 참여하여 이를 전국적인 네트워크로 확장한다. 개별 제공자 조직은 HIE 파트너(지역 HIE, **eHealth Exchange** 또는 **CommonWell** 등)에서 쿼리를 보낼때, 다른 네트워크에 자신이 보유하지 않은 정보가 있는지를 확인하기 위해 **Carequality**를 적극적으로 활용할 가능성이 높다.

다른 국가 네트워크가 쿼리 거래(query transactions)에 중점을 두었다면, **환자 중심 데이터 홈**(PCDH)은 푸시 거래(push transaction)의 국가 네트워크를 구축하고자 한다. 주요 사용 사례는 타주에 입원한 환자의 입원 알림을 환자의 거주 주에 있는 HIE로 전송하는 것이다. SHIEC에서 운영하는 PCDH는 26개 지역 HIE를 임대하여 연결한다[19].

8.4.4 영리(For-profit) 네트워크

투자자의 후원을 받는 몇몇 기업들이 의료정보 네트워크를 구축하기 시작했다. 이러한 네트워크는 주정부 산하 비영리 HIE보다 더 좁은 고객층을 대상으로 하며, 부가 가치 서비스 도입을 통해 지속 가능성을 구축하고자 한다. 2001년에 전자 처방을 촉진하기 위해 시작된 **SureScripts**는 전자 처방 데이터에 특화된 미국 최대의 HIE를 표방하고 있다[20]. 해당 네트워크는 대부분의 소매 약국 및 약국 혜택 관리자와 연결되어 있으며, 처방약 데이터를 집계하여 진료 시점의 의사 결정을 개선하는 것으로 가장 잘 알려져 있다. 이 회사는 이러한 연결망을 바탕으로 새로운 서비스를 개시하고 있으며, 전국 네트워크를 활용해 기관들이 기록을 검색할 수 있는 기록 조회 기능을 포함하고 있다.

이외에도 다른 회사들은 푸시 거래용 네트워크를 구축하여 의료 관리자와 지불자에게 진료 알림을 전송하는 서비스에 주력하고 있다. 몇몇 기업은 의료정보 네트워크 및 관련 서비스를 구축하기 위해 벤처 캐피털을 유치했으며[21~23], 주 기반 HIE에 인프라 기술을 제공하기도 했다.

8.4.5 사례: CRISP Maryland 측의 HIE

CRISP(환자를 위한 체사피크 지역 정보 시스템)는 메릴랜드주에 서비스를 제공하기 위해 설립된 비영리 HIE이다. 2009년 메릴랜드주 보건의료위원회에 의해 주 전체 HIE로 지정되었으며, 공공-민간 파트너십의 형태를 띤다. 메릴랜드주의 3대 의료 시스템과 메릴랜드에 본사를 둔 노인 생활 사업자인 Erickson Living(에릭슨 리빙)사가 설립한 CRISP의 이사회는 현재 의료 시스템, 지불자, 소규모 제공자 조직, 소비자 대표 2명, 주 보건부 장관 지명자 2명 등 총 17명으로 구성되어 있다. 메릴랜드주의 모든 급성 치료 병원, 대부분의 대형 실험실, 전문 간호 시설의 3분의 2, 대부분의 외래 방사선 시설 등이 CRISP에 데이터를 제공하고 있다.

CRISP는 메릴랜드 외에도 워싱턴 DC, 웨스트버지니아, 및 최근 코네티컷 주까지의 HIE에서 사용하는 HIE 기술 스택을 운영하고 있으며, 기본적인 의료 기록 이동을 넘어 다음 5개의 서비스 라인을 포함할 정도로 성장했다[24]:

1. **진료 시점(Point of Care): 임상 쿼리 포털 및 상황에 맞는 정보**
    - 환자의 이전 의료기록 데이터(예: 검사실, 방사선과 보고서 등)을 검색
    - 환자 치료 팀에 포함된 구성원들을 확인
    - 중요한 증상 또는 치료 정보에 대한 알림 받기
2. **진료 조정(코디네이션): 만남 알림 서비스(ENS)**
    - 환자가 네트워크 내의 지역 병원에 입원 시 알림 수신
    - 재입원 가능성이 있는 응급실 방문에 대한 특별 알림
    - 메디케이드 MCO 가입자가 응급실에 있을 시 파악
3. **인구건강: CRISP 보고 서비스(CRS)**
    - 모든 지불자 청구 데이터와 메디케어 청구 데이터를 활용해, 서비스가 필요한 환자를 식별하고, 1분기 성과와 프로그램 보고를 평가하며, 여러 제공자들을 방문하는 환자와 관련해 동료 기관들과 협력함
    - COVID에 대한 포괄적인 보고서 및 인터랙티브(interactive) 분석을 포함한 주 전역의 공공 건강 지표 제공함
4. **공중보건 지원**
    - 공중보건 감시를 개선하고, 전염병 조사를 지원하고, 공중보건 사례 관리자를 지원하는 등의 목적으로 메릴랜드주 보건부와 협력하여 서비스를 배포함
    - 연구자들이 집계된 데이터에 효율적으로 접근하고 코호트 연구를 수행할 수 있도록 지원함
    - 임상의가 환자에게 과거에 처방된 오피오이드(opioid, 마약성 진통제) 정보를 신속하게 파악할 수 있도록, 처방약 모니터링 프로그램(PDMP)을 운영함
5. **프로그램 관리**
    - 정책 논의의 투명성을 높이고 충분한 정보를 제공함
    - 의료 서비스 개선 프로그램(Supporting Care Redesign Program)을 운영하고 지원함

메릴랜드 주에서 근무하는 거의 모든 의사들은 CRISP에 액세스할 수 있다. 메릴랜드주의 의사들은 하루에 약 2만 5천번의 수동 쿼리를 실행하며, 이 중 약 60%는 독립형(standalone) 포털을 통해 이루어진다. 나머지 40%의 쿼리는CRISP 도구를 기관의 EHR (Epic 또는 Cerner)과 통합한 병원에서 발생한다. CRISP는 처방약 데이터를 병원 EHR에 자동으로 푸시하며, 이러한 트랜잭션은 매일 10만 건 이상 발생한다.

CRISP와 공중보건 기관과의 파트너십은 점차 확대되어 왔으며, 임상의에게 제공하는 데이터의 상당 부분이 주 정부와의 파트너십을 통해 제공된다. 주 정부 기관과의 파트너십을 통해 제공되는 정보에는 조제된 오피오이드 사전 처방전, 보고 가능한 질병(예: 코로나19), 건강 사건(예: 약물 과다 복용), 메디케어 및 메디케이드 청구 데이터 등이 있다. 경우에 따라 특정 절감액 공유 프로그램(shared savings programs)에 대한 제공자의 참여 조건으로 CRISP 참여가 요구되는 경우도 있다.

CRISP 팀은 100여 명의 정규직 인력으로 확대되었으며, 2020년 회계연도 수익은 4천만 달러를 넘어섰고, 이 중 절반은 새로운 프로젝트와 역량 개발에 대한 투자되었다. 병원과 보험사는 CRISP에 참여하기 위해 수수료를 지불하지만, 외래 진료 기관은 무료로 서비스를 이용할 수 있다. 메디케이드를 포함한 메릴랜드 주 정부 기관은 지속적인 운영 자금을 지원하기 위해 상당한 액수의 보조금을 지급하고 있으며, 이 덕분에 거의 모든 신규 프로젝트는 보조금을 지원받으며, 종종 연방 정부 지원금과 매칭되기도 한다. 또한 CRISP는 동일한 HIE 기술 스택을 공유할 파트너 주를 추가해 나가며, 1인당 비용을 지속적으로 낮추는 방향으로 발전하고 있다.

8.5 현재 발전방향

8.5.1 의료 데이터 교환(HIE)을 위한 FHIR 사양

FHIR (Fast Healthcare Interoperability Resources)은 의료 정보를 전자적으로 교환하기 위한 사양으로, 의료 데이터 교환 사양인 HL7v2와 HL7v3도 개발한 HL7에서 개발했다[25]. HIE들은 FHIR을 활용한 조직간 교환을 주시하고 있으나, 전반적인 도입은 진행되지 않았다. FHIR이 소프트웨어 API(애플리케이션 프로그래밍 인터페이스)와 결합되어, 타 시스템의 구조화된 의료 데이터를 세분화하여 호출하는 경우, 이를 SMART on FHIR이라고 부른다[26]. ONC는 다양한 규제 제정을 통해, 특히 EHR 인증 프로그램[27]을 통해 FHIR 기반 상호운용성을 장려하고 있다. 여러 전문가들은 FHIR 기술 도입이 궁극적으로 환자를 대신하여 소비자 대상 애플리케이션이 데이터에 액세스할 수 있는 권한을 가지게 될 것이라고 낙관하고 있다. FHIR이 HIE가 중재자 역할을 하지 않고도, 데이터 사용 규칙을 준수하고, 데이터를 관리하고, 더 원활한 정보 교환을 가능하게 할지는 아직 지켜봐야 할 것이다.

8.5.2 정보 차단 규정

2016년에 21세기 치료 법(the 21st Century Cures Act)[28]

이 법으로 제정되었으며, 무엇보다도 ONC는 의료 기록을 보유한 기관과 해당 기관과 환자 간의 상호운용성을 촉진하는 규정을 만들 수 있는 권한을 부여받았다. ONC의 치료법 최종 규정(Act Final Rule)[29, 30]은 조직이 정보 차단 행위를 하지 못하도록 금지하며, 이는 "전자 건강 정보(EHI, electronic health information)의 접근, 교환 또는 사용을 방해하는"[31] 활동을 의미한다. 이 규정은 2021년부터 발효된다[32]. 새로운 규정을 위반하는 행위를 명확하게 정의하기 어려울 수 있기 때문에, HIE들은 해당 규정이 상호운용성 환경에 어떤 영향을 미칠지 주목하고 있다. 이론적으로는 더 많은 의료정보가 HIE들에 의래 선별 및 전달될 수 있을 것이다.

8.5.3 공중보건 인프라의 필요성: 의료 데이터 활용

미국의학협회(The National Academy of Medicine)는 최근 발표한 의료 데이터 상호운용성 평가에서 다음과 같이 언급했다: "의료 데이터의 수집 및 사용의 발전은 환자들의 건강 결과를 개선하고, 증거 기반 의사 결정을 강화하며, 국가의 의료 시스템을 혁신할 수 있는 엄청난 기회를 제공한다."[33]. HIE가 공중보건 당국과 긴밀히 협력한 주(state)의 사례들은 인구 보건 서비스의 확장 가능성을 시사한다[34]. 코로나19 팬데믹 기간 동안 HIE는 실험실 검사 결과, 사망자, 예방접종 관리와 같은 의무 보고 대상 질환 데이터를 인종, 민족, 지역과 같은 인구통계학적 데이터와 연결하여 질병의 완화 및 개입의 영향을 평가하는 데 도움을 주었으며, 이는 효율적인 자원 할당에 필수적이다.

일부 HIE는 공중보건의 파트너로서의 역할을 설명하기 위해 "건강 데이터 유틸리티"(Health Data Utility)라는 용어를 채택하기 시작했다[35]. 건강 데이터 유틸리티는 주 정부에서 지정하는 공공-민간 파트너십으로 구성될 예정이며, 일부 데이터는 제공자와 지불자에게 부과된 주정부 규정에 따라 수집되어 데이터 격차가 적은 주 전체 데이터로 통합될 것이다. 주 정부는 건강 데이터 유틸리티에 대한 지원과 규제를 병행하며, 그 활동이 공공의 이익에 부합하는지 감독할 것이다.

8.5.4 건강의 사회결정요인

건강에 영향을 미치는 물리적 환경 요인[36]으로 광범위하게 정의되는 건강의 사회적 결정요인(SDOH, Social Determinants of Health)은 의료 산업 내에서 그 중요성이 점차 부각되고 있다. SDOH 데이터는 진료 시점의 EHR에 불완전하게 캡처되는 경우가 많기 때문에[37], HIE는 의료와 사회 서비스 간의 연계를 도모하면서, 파악된 사회적 요구를 충족하기 위한 케어(care) 조정을 개선하는 데이터 교환을 촉진해 나가고 있다[38]. 일부 HIE는 기존 플랫폼에 SDOH 데이터를 통합한 반면, 다른 HIE는 지역 사회 돌봄(community care) 계획을 위해 특별히 분리된 정보교환 환경을 구축하기도 했다[39]. SDOH 데이터 교환 기능은 의료 데이터만큼 성숙하지 않았으며, SDOH 영역에 대한 데이터 표준은 형성되는 초기 단계에 있다. **그래비티 프로젝트(Gravity Project,** hl7.org/gravity/)는 핵심 SDOH 데이터의 상호운용성을 향상시키기 위해 시작되었다. 이 프로젝트는 EHR 내에 캡처된 SDOH 데이터를 코딩하는 데 중점을 두고, 식량 불안정, 주거 불안 및 품질, 교통 접근성이라는 세 가지 영역에 걸쳐 선별, 진단, 계획 및 중재 활동을 지원한다[40].

한편, HIE는 표준이 아직 정립되지 않은 데이터의 교환을 지원하고 있으며, 전국 단위 SDOH 데이터 표준이 개발되는 동안, 용어 목록(value set)을 매핑하는 중간 매개자 역할을 하고 있다. HIE들이 지원하는 주요 SDOH 데이터 기술의 구성 요소는 다음과 같다:

SDOH 요소	설명
사회 서비스 스크리닝 및 평가 도구 및 결과	사회 서비스 선별(screening) 데이터를 수집하는 HIE는 진료 현장에서 그 결과를 제공하여, 의료진이 환자의 상황을 종합적으로 이해하고, 케어 코디네이터와 연결하여 사회적 필요를 해결할 수 있도록 지원한다.
자원 디렉토리	환자를 적절한 서비스 기관에 연결하려면 잘 관리된 최신 지원자원 디렉토리가 중요하다. HIE는 자원 디렉토리를 SDOH를 중심으로 한 다른 EHR 도구와 함께 사용자가 쉽게 액세스할 수 있도록 제공할 수 있다.
폐쇄 루프(Closed-loop) 추천 및 소통	환자에게 필요한 서비스를 받도록 의뢰하는 것은 일반적인 일이지만, 의뢰 상태에 대한 피드백을 확보하여 환자의 요구를 충족시키는 것은 여전히 어려운 과제이다. HIE는 의료진과 사회 서비스 제공자 간의 폐쇄형 커뮤니케이션과 의뢰 상태에 대한 피드백을 제공할 수 있다.
사회적 요구와 추천인 비용, 활용도 및 결과에 미치는 영향 평가	CMS의 책임 있는 건강 공동체 모델 이니셔티브(The Accountable Health Communities Model initiative)[41]는 새로운 프로그램이 건강의 다양한 측면에 미치는 영향을 측정하기 위해 상당한 보고 및 분석 역량을 요구한다. HIE는 수집 및 저장된 SDOH 데이터 및 메타데이터로부터 강력한 분석 데이터 세트를 구축할 수 있다.

8.6 마치며

HIE는 중개자로서 건강 데이터를 교환하고 취합하는 역할을 한다. 표준화와 국가 네트워크의 발전으로, 데이터의 기본적인 이동이 용이해지면서, HIE는 보다 정교한 서비스를 제공하는 시장으로 확장되고 있다. 이러한 서비스의 비즈니스 모델과 핵심 고객층은 주마다 다양한 접근 방식을 통해 계속 진화하고 있으며, 정보 차단 규제와 상업적 서비스의 혁신은 HIE 분야에 지속적인 변화를 가져올 것이다.

참고문헌

01. Galvez E. HIE bright spots: health information exchange as a key enabler of care coordination. 2013. https://www.healthit.gov/buzz-blog/state-hie/hie-bright-spots-health-information-exchange-key-enabler-care-coordination-part-1. Accessed September 27, 2020.

02. HIMSS. Interoperability in healthcare guide. https://www.himss.org/resources/interoperability-healthcare#top. Accessed September 27, 2020.

03. The Office of the National Coordinator for Health IT. What is HIE? HealthIT.gov. 2020. https://www.healthit.gov/topic/health-it-and-health-information-exchange-basics/what-hie. Accessed September 27, 2020.

04. Karazzi H, Horrocks D, Weiner J. Use of HIEs for value-based care delivery: a case study of Maryland's HIE. In: Health information exchange: navigating and managing a network of health information systems. Amsterdam: Elsevier; 2016. p. 313–32. https://doi.org/10.1016/B978-0-12-803135-3.00030-X.

05. NCQA. HEDIS and performance measurement. https://www.ncqa.org/hedis/. Accessed February 22, 2021.

06. NCQA. Health information exchange earns eMeasures certification: a first for NCQA and Nebraska Health Information Initiative. 2019. https://www.ncqa.org/news/health-information-exchange-earns-emeasures-certification/. Accessed February 27, 2021.

07. eHealth Exchange. Hub frequently asked questions (FAQ). 2020. https://ehealthexchange.org/wp-content/uploads/2020/12/Hub-FAQ-12-6-2020.pdf. Accessed February 27, 2021.

08. Asnaani J. Record locator services – helping to connect your health history to your current health care. Commonwell Health Alliance. 2015. https://www.commonwellalliance.org/news-center/commonwell-blog/recordlocatorservicesblog/. Accessed February 27, 2021.

09. Yasnoff WA. The health record banking model for health information infrastructure. In: Healthcare information management systems: cases, strategies, and solutions. 4th ed. New York: Springer; 2015. p. 331–54. https://doi.org/10.1007/978-3-319-20765-0_20.

10. Truong K. Microsoft HealthVault is officially shutting down in November. Medcity News. 2019. https://medcitynews.com/2019/04/microsoft-healthvault-is-officially-shutting-down-in-november/. Accessed September 27, 2020.

11. Dolan B. 10 reasons why google health failed. MobiHealthNews. 2011. https://www.mobihealthnews.com/11480/10-reasons-why-google-health-failed. Accessed September 27, 2020.

12. Brown D. What the failure of Microsoft's Healthvault means for the future of EHRs. HIT consultant. 2019. https://hitconsultant.net/2019/04/19/what-the-failure-of-microsofts-healthvault-means-for-the-future-of-ehrs/. Accessed September 27, 2020.

13. ONC. State HIE strategic and operational plan emerging models. 2013.

14. HIMSS. Care everywhere. 2008. https://www.himss.org/resource-environmental-scan/care-everywhere. Accessed October 4, 2020.

15. The largest healthcare information network in the country, eHealth Exchange (https://ehealthexchange.org/), allows data to be exchanged nationwide through a network of networks.

16. The Office of the National Coordinator for Health IT. What is the NHIN? HealthIT.gov. https://www.healthit.gov/sites/default/files/what-Is-the-nhin%2D%2D2.pdf. Accessed November 29, 2020.

17. Commonwell Health Alliance. Frequently asked questions. https://www.commonwellalliance.org/about/faq/. Accessed November 29, 2020.

18. Carequality. What is carequality? https://carequality.org/what-we-do/. Accessed November 29, 2020.

19. HIMSS. SHIEC patient centered data Home™ (PCDH). 2015. https://www.himss.org/resource-environmental-scan/shiec-patient-centered-data-hometm-pcdh. Accessed November 29, 2020.

20. Surescripts. Purpose. https://surescripts.com/our-story/. Accessed January 2, 2021.

21. Audacious Inquiry. Baltimore health technology firm receives first outside venture capital investment. Ainq.com. 2018. https://ainq.com/baltimore-health-technology-firm-receives-first-outside-venture-capital-investment/. Accessed February 26, 2021.

22. Collective Medical. Collective medical secures $47.5 million in series a funding. Collectivemedical.com. 2017. https://collectivemedical.com/resources/press-release/collective-medical-secures-47-5-million-in-series-a-funding/. Accessed February 26, 2021.

23. PatientPing. PatientPing secures $60 million in series C funding to continue expansion of national electronic notifications network. Patientping.com. 2020. https://patientping.com/feature-news-events/patientping-secures-60-million-in-series-c-funding-to-continue-expansion-of-national-electronic-notifications-network/. Accessed February 26, 2021.

24. CRISP. CRISP overview. CRISP public presentation. 2020.

25. HL7 FHIR Release 4. FHIR Overview. Hl7.org. https://www.hl7.org/fhir/overview.html. Accessed February 26, 2021.

26. The SMART Health IT (https://smarthealthit.org/) effort enables healthcare information technology interoperability through innovation.

27. Jercich K. New CMS interoperability rule would streamline prior authorization processes. Healthcare IT News. 2020. https://

www.healthcareitnews.com/news/new-cms-interoperability-rule-would-streamline-prior-authorization-processes. Accessed February 26, 2021.

28. H.R.34 - 21st Century Cures Act, Title IV. 2016. https://www.congress.gov/bill/114th-congress/house-bill/34.
29. The Office of the National Coordinator for Health IT. 21st century cures act: interoperability, information blocking, and the ONC health IT certification program. HealthIT.gov. 2020. https://www.healthit.gov/sites/default/files/cures/2020-03/ONC_Cures_Act_Final_Rule_03092020.pdf. Accessed February 27, 2021.
30. Miliard M. HHS publishes final regs on info blocking, interoperability. HealthCare IT News. 2020. https://www.healthcareitnews.com/news/hhs-publishes-final-regs-info-blocking-interoperability. Accessed February 27, 2021.
31. The Office of the National Coordinator for Health IT. Information blocking. HealthIT.gov. 2021. https://www.healthit.gov/topic/information-blocking. Accessed February 27, 2021.
32. The Office of the National Coordinator for Health IT. ONC's cures act final rule highlighted regulatory dates. HealthIT.gov. https://www.healthit.gov/curesrule/overview/oncs-cures-act-final-rule-highlighted-regulatory-dates. Accessed February 27, 2021.
33. Whicher D, Ahmed M, Siddiqi S, Adams I, Grossmann C, Carman K, editors. Health data sharing to support better outcomes: building a foundation of stakeholder trust. NAM Special Publication. Washington, DC: National Academy of Medicine; 2020.
34. Kharrazi H, Weiner JP. IT-enabled community health interventions: challenges, opportunities, and future directions. EGEMS. 2014;2(3):1117. https://doi.org/10.13063/2327-9214.1117.
35. Horrocks D, Kansky J. HIEs are vital to public health but need reshaping. HIMSS. 2020. https://www.himss.org/resources/hies-are-vital-public-health-need-reshaping. Accessed February 27, 2021.
36. HealthyPeople.gov. Social determinants of health. 2020. https://www.healthypeople.gov/2020/topics-objectives/topic/social-determinants-of-health#five. Accessed February 22, 2021.
37. Hatef E, Rouhizadeh M, Tia I, et al. Assessing the availability of data on social and behavioral determinants in structured and unstructured electronic health records: a retrospective analysis of a multilevel health care system. JMIR Med Inform. 2019;7(3):e13802.
38. Gamache R, Kharrazi H, Weiner JP. Public and population health informatics: the bridging of big data to benefit communities. Yearb Med Inform. 2018;27(1):199–206. https://doi.org/10.1055/s-0038-1667081.
39. The San Diego Community Information Exchange (https://ciesandiego.org/) facilitates health and social service data exchange.
40. The HL7 Gravity Project (https://www.hl7.org/gravity/) was launched to establish interoperability standards related Social Determinants of Health.
41. Centers for Medicare & Medicaid Services. Accountable health communities model. CMS.gov. 2020. https://innovation.cms.gov/innovation-models/ahcm. Accessed February 22, 2021.

PART

II

혁신과 트렌드

Innovations and Trends

컴퓨팅 기술들이 진보하고 의료 연결성이 확대됨에 따라 혁신을 시험하고 적용하며 널리 보급할 수 있는 안정적이고 새로운 플랫폼이 비교적 짧은 시간 내에 만들어졌다. 서비스 지향 아키텍처(SOA, service-oriented architectures)가 잘 발달되고 보안적으로 안전한 스마트폰/클라이언트 앱 기술이 광범위하게 채택되면서 헬스케어 과정과 성과의 질을 개선하고 측정하기 위한 의료 산업 수준의 모바일/진료 현장용 솔루션이 빠르게 개발되고 있다.

이번 에디션을 만드는 동안 마주치게 된 어려움은 COVID-19 팬데믹으로 인한 도전과제와 기회들인데 이로 인해 헬스케어 서비스 제공과 측정을 계속 요구하고 있다. 원격진료와 원격의료 분야는 전통적으로 보급이 어려웠던 장벽을 극복하면서 혜택 받은 영역 중 하나이다. 확실히, 이 대유행은 의료 서비스 제공에서 기존의 또는 새로운 문제들을 해결하기 위한 혁신의 기회들을 늘려주고 있다.

이 섹션에서 다루는 주제는 다음과 같다.

- 원격진료 / 원격의료
  - Richard Bakalar의 역사, 현재 평가 및 미래 전망
  - Anne Hewitt와 Joan Kiel의 COVID-19 팬데믹 중 신생 건강 관리 서비스 제공 방법 살펴보기
- HIT 및 전자 건강 데이터가 다른 도메인에서 어떻게 활용되고 있는지에 대한 견해:
  - Stephen L. Wagner의 응급 대비 및 대응
  - Musa Kana 및 동료들의 공중보건
  - Johns Hopkins과 Armstrong Institute for Patient Safety and Quality 소속의 Yushi Yang 및 동료들에 의한 환자 안전
  - Malinda Peeples와 Disha Maity의 만성질환 및 자기관리
  - IBM 소속의 Yoonyoung Park과 동료들에 의한 정의와 건강형평성 다루기
  - Johns Hopkins의 Peter Dziedzic 및 Jose Suarez에 의한 신경중환자 의료
  - IBM의 Kenney Ng와 동료들에 의한 질병 진행 모델링
  - 마이크로소프트의 Tianna M Umann 및 동료들에 의한 환자 케어 및 임상 연구
  - Mohamed-Amine Choukou 교수와 동료들에 의한 장기 치료와 재활
  - 남부 인디애나 대학교의 Gabriela Mustata Wilson 및 Ruth Metzger에 의한 스마트 홈에서의 전문가 집단간 교육
  - IBM 및 R-Health의 Sugato Bagchi 및 동료들에 의한 직접적인 일차 의료에서의 예방 치료 활용

CHAPTER 09

원격의료: 과거, 현재, 미래

Telemedicine: Its Past, Present and Future

지은이 Richard S. Bakalar
옮긴이 강미라

요약

ABSTRACT

원격의료(telemedicine)의 개념은 1924년 초에 발간된 미국 잡지 "Radio Doctor"에서 찾아볼 수 있는 만큼 거의 100년이나 된 오래된 개념이다. 1960년대 후반에는, 혁신적인 의사들이 당시 이용가능한 새로운 통신기술을 활용해서 임상 프로토콜을 적용하여 원격 지역의 환자 접근에 대한 실질적 문제를 해결하는 의료 응용 프로그램을 시범적으로 운영하였다. Health Plan에 대한 투자와 모바일 및 네트워크 기술의 발전으로 21세기 초에는 제한적인 규모의 원격의료서비스가 소비자에게 직접 제공되기 시작했다. 2020년 이전에는 원격의료 도입이 낮고 특정 대상을 위한 것이었다. 원격의료는 보험자의 지불 정책, 주·연방 의료/보건 개인정보 보호 규정 및 의료 제공자가 제한적으로 수용하는 경우에 한정되었다. 그러나, 2020년 초부터 시작된 코로나19 팬데믹으로 인한 글로벌 비상 사태 선언으로 모든 것이 바뀌었고, 소비자, 응급구조사 및 의료 종사자의 건강 안전 문제로 인해 혁신적인 원격의료 채택이 이루어졌다. 제한적인 규제와 비용지불 장벽이 사라지면서 원격의료 수요가 폭발적으로 증가하였다. 이제 환자, 의료인 그리고 보험기관들이 원격의료의 혜택을 경험하고 부분적으로 그 혜택이 실현되면서, 다양한 전문 분야를 아우르는 확장 가능한 원격의료 서비스는 향후 전향적으로 기업들이 투자와, 혁신 및 대규모 채택을 위한 전환점에 이르렀다.

2021년 이후로는, 소비자에게 최적화된 의료, 웰니스, 원활한 의료서비스, 로컬과 원격의료, 환자중심으로 통합된 의료가 환자들을 위해 전보다 더 강조될 것이다. 원격진료, 원격의료, 디지털 헬스 분석론, 표준 기반의 의료 센서 및 시스템 자동화 기술의 발전으로 인해서, 적시에 확장 가능하면서 향상된 환자 자기관리를 가능하게 하고 원격 주치의 및 간병인 *능력*과 *역량*을 증진시킬 수 있게 될 것이다.

키워드

KEYWORDS

- 원격의료
- 원격진료
- 가상치료
- 가상진료
- 디지털헬스
- 머신러닝
- 자동화 시스템
- COVID-19

학습 목표

LEARNING OBJECTIVES

- 대유행 이전과 이후의 원격진료 사용 차이를 구분한다.
- 원격의료 성공사례로 널리 인정되는 전문 분야를 알아본다.
- 미국 원격진료 학회의 원격진료에 대한 임상 가이드라인을 분석한다.

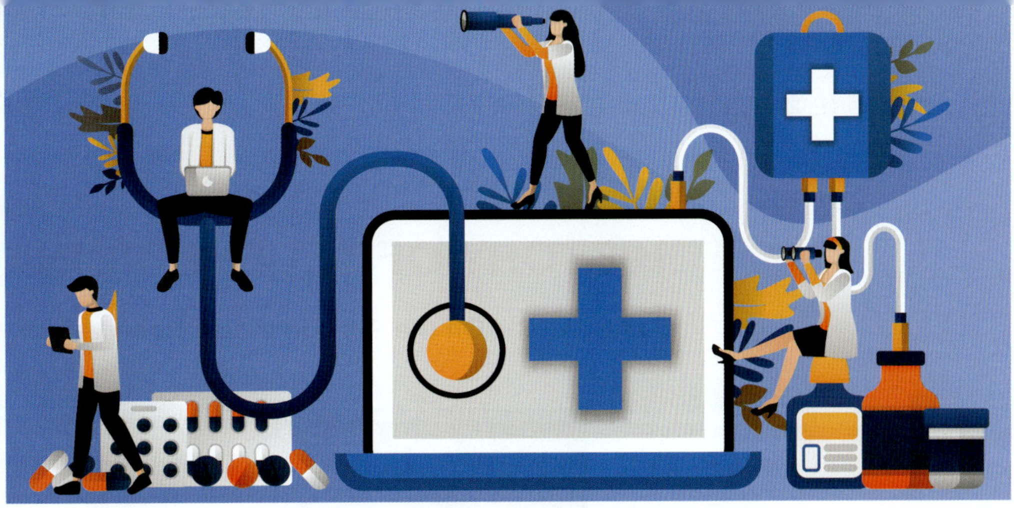

9.1 소개

9.1.1 원격의료의 역사 요약

원격진료 개념은 1924년 4월 **Radio News**(그림 9.1) 발간지에서 유래하였는데 이 저널에서는 큰 스피커와 여러 개의 조절 다이얼 그리고 종이 기록지를 가진 **비디오 "radio"** 화면을 통해서 원격으로 의사가 소아의 가족들과 양방향 통신하면서 소아의 인후를 검사하는 모습을 그리고 있다. 이 개념은 원격진료를 가능하게 하는 네트워크와 기술들이 구현되기 수십 년도 전에 그려졌다.

초기 음성/영상 지점간 통신(point-to-point telecommunication) 기반의 연결은 1960년대에 와서야 가능해졌다. NASA뿐만 아니라 학술 의료 센터의 초기 원격의료 선구자들도 "첨단" 통신 기술 및 임상 프로토콜을 사용하여 그림 9.2 및 9.3에서 보여지는 것과 같은 초기 임상 파일럿을 시연하였다.

그림 9.3에서 보듯이, 혁신적인 의사들은 시간과 거리를 초월하여 의료 전문지식을 발휘하고 의학적 평가를 내리는데 있어서 당시에 있던 의료적인 난관들을 해결하기 위해서, 기성품 TV 카메라 기술을 사용하여 초기 개념 증명(POC, Proof Of Concept) 시연을 주도하였다. 이러한 최초의 MGH (Massachusetts General Hospital) 원격의료 프로젝트로 인해 Boston Logan 공항 진료소에서는, 병원 의사들이 환자를 진찰하고 치료하기 위해 진료소를 오가야 하는 시간 낭비를 피할 수 있게 해주었다.

데스크탑 컴퓨터와 통신 네트워크, 소형 오디오/비디오 카메라 기술이 충분히 발달되면서, 좀 더 발전된 형태의 원격진료 시범 케이스를 개발하였다. 1990년대 중반에는, 실제적

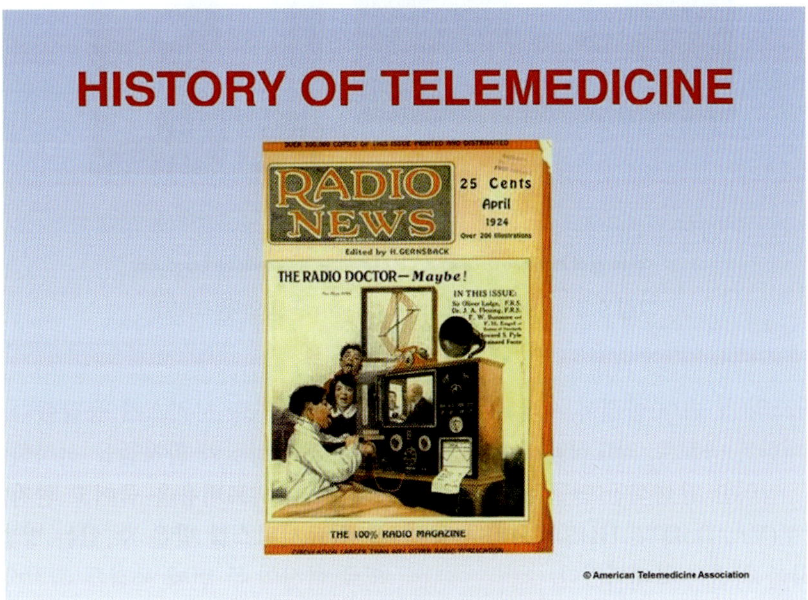

Courtesy of Jonathan D. Linkous, CEO American Telemedicine Association

그림 9.1 라디오 뉴스 표지

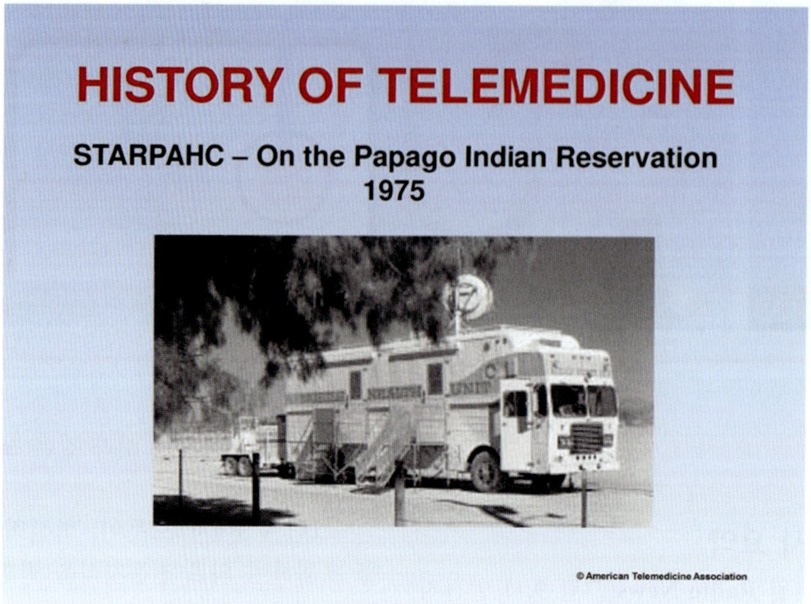

Courtesy of Jonathan D. Linkous, CEO American Telemedicine Association

그림 9.2 NASA mobile health unit circa 1960s

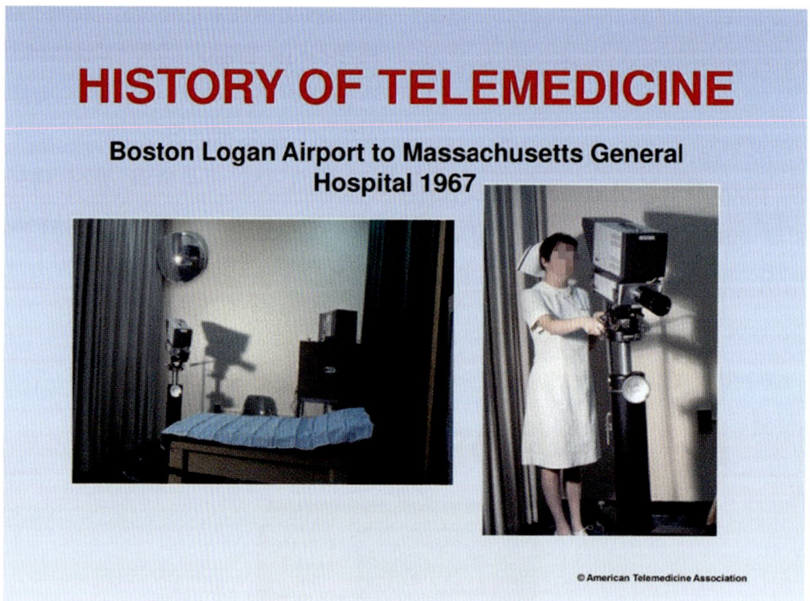

Courtesy of Jonathan D. Linkous, CEO American Telemedicine Association

그림 9.3 1967년 Boston Logan 공항의 원격의료

인 공급자와 공급자간 서비스의 첫 번째 물결이 시작되어 (*고품질이지만 적은 숫자의*) 제한된 규모로 의료취약 환자에 대한 원격진료를 지원하였다. 이러한 탐색적인 연구는 이후 이십 여년 간에 걸쳐 연방 정부(VA, DoD 및 HHS의 HRSA 보조금)가 상당한 규모로 투자를 하면서 확대되었다.

더 저렴한 인터넷과 모바일 기기, 그리고 더 고급화된 소형 디지털 이미징 도구가 등장하면서, 직접 소비자에게 제공하는 원격의료 서비스가 등장했다. 이 서비스는 특정 경미한 급성 및 만성질환 환자들을 선정하여 보험기관들이 자금을 지원하였다. **의료비용을 줄이고 환자가 적시에 일차 진료 및 전문 의료서비스를 받을 수 있는 방법을 개선**해 줌으로써, 원격의료 혁신의 두 번째 물결을 촉진하는 동기가 되었고, 이로 인해 응급실, 긴급치료 또는 입원으로 인해 비용이 더 들 수밖에 없는 상황들을 피하게 해주었다.

2020년 2월 이전에는, 원격진료와 원격의료 서비스가 소비자의 인식, 수요 및 신뢰에 기반하여 한 자릿수 속도로 느리지만 점진적으로 도입이 증가하였다; 특정 목적으로 조성된 기금을 받은 소수의 **프로젝트**들을 통해 이루어졌는데, 제한된 인력이나 기관의 재정이 투자되거나; 금전적 인센티브가 제대로 정해지지 않았고; 원격진료와 원격의료 전달 모델이 증명된 것을 주류로 확장하는 데 방해하는 주/연방정부의 상당한 규제 장벽이 있었던 상황을 극복한 프로젝트들이다.

1995년부터 2020년까지 1차와 2차 원격진료와 원격의료의 물결이 있었던 25년이라는 탐색기간 동안 2021년 이후의 급속한 성장과 발전을 촉진할 중요하고도 근본적인 교훈이 있었다.

1. **원격진료와 원격의료는 잘 작동한다**—많은 시범사업들이 충분한 사전 계획, 교육, 의사소통, 다학제 지원, 신중한 실행을 통해 환자, 의료제공자 및 보험기관 모두가 적시 접근성과 품질이 개선되고 합리적인 의료 비용의 혜택을 누릴 수 있다는 것을 보여주었다.
2. **의료 수요가 확인되어야 한다**—성공적인 프로젝트를 위해서는 실행에 앞서서 문서화된 임상적, 운영적, 지속가능한 재무 사업 사례가 뒷받침되는 기존의 건강 또는 의료 혜택이 사전에 확인되어야 한다.
3. **기업 거버넌스가 핵심이다**—원격진료와 원격의료 프로그램은 중앙에서 상명하달 식의 전략적 리더십, 효과 측정 정의, 프로그램의 지속적인 보고와 감독, 그리고 충분한 인력과 재정지원이 필요하다.
4. **프로젝트가 확장하기 위해서 프로그램에 전략적인 지원이 필요하다**—서비스 라인 전반에 걸친 일관되며 중앙집중적인 다학제 직원 지원 및 서비스라인에 전반에 걸친 표준화는 지속 가능한 성장을 가능하게 한다.
5. **측량과 보고가 품질 보증에 중요하다**—각 프로젝트의 업무 사례는 사전 정의된 목적, 구체적인 목표 및 중요한 성과 지표를 포함해야 한다.
6. **표준화는 생산성, 효율성 및 비용절감을 향상시킨다**—임상 프로토콜, 교육, 기술지원, 규제준수, 의사소통/마케팅, 기술/네트워크 인프라, 데이터공유 및 원활한 업무 프로세스는 중앙집중식으로 조정되어야 한다.
7. **혁신은 운영자로부터 비롯된다**—새로운 사용 사례, 프로젝트 및 개선된 업무 프로세스의 발전은 서비스 지점에 가까운 의료 서비스 제공자와 환자로부터 나온다.
8. **환자 신뢰와 의료제공자의 전문적인 유대감은 채택을 촉진시킨다**—환자 비밀 의무와 직업상의 신뢰성에 대한 투명성이 프로그램 성장에 중요하다.
9. **임상 및 운영 문서작성은 기본이다**—정확하고 적시에 구조화된 의무기록 작성과 코딩은 최적의 보상과 책임을 위해 매우 중요하다.
10. **인센티브와 연결하는 것이 지속가능한 성장으로 이어진다**—재정적, 운영적, 전문적인 인센티브 제휴는 프로그램 채택과 확장(새로운 서비스 라인)을 강화한다.

9.2 2020 COVID-19 팬데믹 이전의 원격진료와 원격의료

9.2.1 의료제공자 간 원격진료 서비스

거점(hub, 제한된 수의 원격의료 전문가)과 **협력**(spoke, 다수의 지역 일차 의료진/응급 의료진) 네트워크로 인해, 먼 거리에 있는 취약지역 환자집단(예: 해상 선박, 우주, 남극), 병원/진료소 접근이 물리적으로 어려운 외딴 시골 지역 사회에서, 그리고 세부 전문분야에 대해 제한적이면서도 시간에 민감한 요건을 가진 밀집된 도심에서 지난 20년간 의료진간 원격진료 임상 서비스는 특수 의료 서비스에 대한 접근성을 점차적으로 발전시켜 왔다.

시대에 뒤떨어진 주/연방 규제 장벽, 보험 환급정책이 긍정적인 원격의료 인센티브와 일치하지 않거나, 현재의 대면 의료서비스 제공자가 초과로 일을 해야 하거나(원격의료 역량이 제한적), 의료제공자의 신뢰/품질에 대한 다양한 우려, 비효율적인 업무 흐름과 기존에 의료제공자 중심의 편리한 서비스 제공모델로부터 변화해야 하는 데 따른 저항으로 인해 원격의료 도입률이 저해되었다.

2020년 이전에 원격진료 서비스에서 가장 일반적으로 성공적인 전문 분야 중 일부 사례들:

- 원격 영상의학—원격진료에서 가장 첫번째 전문분야이고 1960년대 시작되었다.
- 원격 뇌졸중(신경과)-급성 뇌졸중 환자의 신속한 치료
- 원격 중환자 의료—ICU, NICU 및 응급실부터
- 원격 행동 건강—심리학, 정신과, 사회복지
- 원격 피부과—가정 및 원격 입원 협진
- 원격 안과 및 검안—당뇨병성 망막병증 가능성이 있는 환자 선별
- 원격 정형외과—가정 후속 조치 및 원격 입원상담
- 원격 화상—원격 평가 및 치료 후속조치
- 원격 이비인후과—외래 또는 입원환자의 원격내시경

- 원격 신장내과—신부전 및 투석중인 확자의 원격 모니터링과
- 원격 산부인과—가정 및 원격 입원 상담
- 원격 종양학—자택 후속 조치, 원격 입원 환자 상담, 종양 위원회, 2차 소견
- 원격 병리학—디지털 슬라이드나 원격 현미경 소견을 원격으로 판독
- 원격 재활—가정에서 수술 후 또는 후속 조치 치료 그리고, 원격 상담

미국 원격진료협회는 이렇게 채택된 원격진료 및 원격의료 응용 프로그램에 대한 임상 실무 지침을 웹사이트에서 제공하고 있다. (https://www.americantelemed.org/resource_cat-egories/practice-guidelines/.)

이러한 의학 전문분야나 임상 상태에 기반한 응용 프로그램 외에도 다음과 같은 검증된 교육 및 임상 지원 사례들이 있다:

- 원격 거대 의료 원탁 회의(Tele-medical grand rounds)
- 원격 종양 회의(Tele-tumor boards)
- 원격 의견 제공 임상 회의(Tele-second opinion clinical conferences)
- 원격 사망 및 사망률 회의(Tele-morbidity and mortality conferences)
- 비용 효율적인 교육을 위해 수술장 외과 세부 전문의사를 위한 멘토링/감독(Tele-mentoring /supervision)

마지막으로, 적시의 환자 접근성을 증진시킨 혁신적인 원격의료 특수 사례 전달 모델이 있다.

- **역원격의료**(Reverse Telemedicine)는 순회(circuit rider) 의료 전문가가 멀리 떨어진 지역으로 이동하여 임상시술을 수행하고 그들의 일정이 가능할 때 일차 진료소의 환자를 원격으로 계속 추적관찰 한다.
- **협력(Spoke, 분산된 일차 진료)과 거점(Hub, 온라인 전문의) 네트워크**는 지역 기반의 건강 시스템 병원 및 진료소가 전문 서비스 기관(professional service organization: PSO)으로부터 하드웨어와 소프트웨어를 제외한 온라인 임상 서비스만 계약하는 구조이다. 협력 네트워크는 모듈식 플랫폼인 일차 진료 원격진료 인프라를 활용하여 단일 서비스 라인 기술이 추가되는 증분만큼 중복하여 비용을 부과하는 다중 전문 분야 임상 서비스를 계약한다. 이 협력 네트워크에 의한 더 효율적인 최초 기술 투자 전략은 교육, 유지보수, 건강정보기술시스템 인터페이스 및 장기적인 지원 비용을 줄이는 것이다. 또한, 협력 사이트는 비용을 더 적게 들여도 분산 네트워크를 지원하기 위해 점진적으로 전문가를 고용하고, PSO 임상 계약 서비스에서 내부적으로 작업 부하 균형을 서비스로 전환하도록 유도한다. 협력 네트워크는 모듈식 플랫폼 1차 진료 원격의료 인프라를 활용하여 단일 서비스 라인 기술이 추가될 때마다 증분되는 방식과 중복으로 비용이 드는 방식으로 다중 전문 임상 서비스 계약을 체결한다. 협력 네트워크에 의한 보다 효율적인 선행 기술 투자 전략은 시간이 지남에 따라 교육, 유지 관리, 건강정보기술시스템 인터페이스 및 지원 비용을 줄이 것이다. 이는 협력 사이트들이 전문가들을 고용하고 분산 네트워크를 지원하는 데 필요한 비용을 점진적으로 줄이도록 하고 PSO 임상 계약 서비스에서 내부적으로 업무부하 균형을 맞춘 서비스로 전환하도록 장려한다.
- **감염질환 격리실 원격진료**—지역의 의료 제공자의 안전성을 높이고 원격 전문의에 대한 적시 접근성을 향상시키며 비용이 많이 드는 개인 방호 장비의 필요성을 줄여준다.
- 거대 의료 원탁회의와 같은 **원격 교육 응용프로그램의 전략적 가치**: 지역과 원격의료 전문가들 간 유대관계를 증진시켜서 의료제공자가가 원격교육을 도입하고 의료진과의 관계와 신뢰를 구축하는 데 도움이 된다. 또한, 실행 전이나 사용율이 낮은 동안 사용자의 친숙도를 개선하고 유지해 준다.

9.2.2 직접적인 소비자 원격의료 서비스

최근 모바일 기기, 스마트폰 및 태블릿의 발전과 더불어 그에 따르는 애플리케이션 스토어도 발전하고, 저렴한 네트워크 대역폭 비용이 저렴해지고, 환자들이 지불하는 비용이 더 많이 드는 대면 진료를 피할 목적의 보상이 증가하고 소비자의 신뢰도 증가하여, 지난 10년간 소비자 원격의료가 성장하였다. 이 가상의료 서비스 모델의 가치와 안전성을 뒷받침하는 증거가 늘어났음에도 불구하고, 2020년 이전의 이렇게 최근에조차도 가상의료서비스 도입률 증가는 외래 환자 방문량의 10프로 미만에 불과했다.

2020 COVID-19 팬데믹 이전에 조사한 2000명의 일차 진료 의사의 설문조사에 따르면, 소비자에게 직접적인 원격서비스를 제공하는 탑 10 응용프로그램들은 급성 경증 질환 환자들, 만성질환자 중에 재진이나 약처방전 발급이 필요한 환자들, 진료운영시간 이후 소아환자들의 진료접근성을 향상시키기 위한 경우, 내과 또는 수술 환자들의 치료 후 긴급 조치를 위한 것과 같은 일련의 경우들에 대해 비용을 지불하는 환

자가 접근성이 편리하도록 해주는 다양한 온라인 접수 서비스들이다. 이 범주에는 만성질환을 가진 환자들이나 새로 병을 진단을 받은 환자들이 급성 악화 이후 응급실이나 입원실로 재입원하지 않도록 연방, 주, 민간 보험 지불자가 지원하는 독립적인 원격 환자 모니터링 간호 서비스도 포함되어 있다.

더 나아가 국가 설문조사를 바탕으로, 의사의 57%가 환자와의 비디오 상담을 진행할 의향이 있다는 결론을 내렸다. 의사 중 12%는 비디오 환자 상담을 원치 않았고, 31%는 확실하지 않다고 답변하였다.

의사들이 선정한 원격의료의 용도들 중 상위 10개. 응답자들은 한 가지 이상의 응답을 선택할 수 있었다.

1. **진료비 지불을 위한 접수 서비스**: 91%
2. **약물 유지/처방 갱신**: 86%
3. **경미한 긴급진료(예: 결막염, 열)**: 85%
4. **피임 상담**: 83%
5. **가정 건강 관리**: 82%
6. **만성질환 관리**: 80%
7. **진료시간 이후 소아과 진료 필요성**: 79%
8. **행동 건강**: 77%
9. **입원 후 퇴원**: 73%
10. **수술 후 경과관찰**: 59%

이 설문조사는 2016년 QuantiaMD와 협력으로 수행되었다. Source: Becker's Health IT: https://www.beckershospitalreview.com/ healthcare-information-technology/10-top-uses- for-telemedicine-according-to-physicians.html

9.3 2020 COVID-19 팬데믹 동안의 원격진료와 원격의료

9.3.1 "Fog of War(전쟁의 안개)" 동안 원격의료 도입과 확장에 대한 도전

2020 COVID-19 팬데믹은 많은 병원들과 의료시스템에 혁신을 가져왔다. 국가 및 주 비상 선언 아래에서 이루어진 임시규제와 보상면제의 규모와 범위는 전례 없는 수준이었다. 정규로 예약되어 있던 의료시술은 취소되거나 연기되었고 진료비 보상이 사라져서 의료진들이 휴직했다. 가능한 경우 대면진료나 응급실 방문 대신 온라인 원격의료로 대체되었다. 그러나 한달도 채 안되어서 가상 방문은 11%에서 60%로 급격히 전환되었고 전체 의료 리더십과 인력에 큰 도전이 되었다. 갑작스럽고 예상하지 못한 의료위기로 인해 의료전달모델이 이정도로 빠른 전환을 수용하는 데 필요한 기업의 거버넌스, 기획, 교육 및 인프라가 부족하다는 점이 드러나게 되었다.

2020년 3월 이전까지 대부분의 원격진료와 원격의료는 부서의 최고 우수한 사람이 이끌고 교부금으로 지원되며 한정된 특정 진단 코드와 EHR 문서화를 필요로 하는 제한된 경우에 한해서 지불이 보상되는 프로젝트 기반으로 이루어졌다. 업무 흐름과 임상 데이터는 종종 직원들 간 정보나 지식을 공유하지 않는 독립적인 방식으로 운영되어서 의료진의 일상업무와 통합되지 않았다. 주 의료면허, 원격의료 서비스의 지역적인 정의, 연방의 시대에 뒤떨어진 규제와 보상 정책은 미국에서 널리 퍼진 원격의료 서비스의 혁신과 성장을 어렵게 만드는 장애물이다.

주/연방 규제와 지불자 보상 자기부담금 면제 발표로 인해 원격의료서비스를 직접 소비자에게 조기에 적용하도록 장려하는데 필요한 정책에 초기 혼선이 있었고 정책이 잘 정비되지 않았다. 이러한 위기로 인해 어떤 변화가 필요한지 구현할 비상 대책이 부족했다는 점이 드러났다. 그러나, 환자가 중증 건강 서비스를 적시에 받을 수 있는 접근성, COVID-19로 인한 환자, 응급 구조대원 및 의료 종사자의 바이러스 전염 위험, 응급 구조대원 및 의료 종사자가 필요로 하는 개인 보호장비 부족에 대한 충분히 근거 있는 우려는 이후 몇 달 동안 원격의료서비스 모델이 신속하게 도입이 되는 주요 원동력이 되었다. 미국 경제가 폐쇄되면서 소비자들은 자가격리 의무화 및 가능한 경우 작업, 교육 및 엔터테인먼트를 위해 온라인 비디오 서비스로 전환하도록 강제되었다. 통신업체들은 온라인 쇼핑과 커뮤니케이션으로 신속하게 전환할 수 있도록 앞다퉈 방대한 규모로 용량을 확장해야 했다. 의료 분야는 이러한 중대한 임무를 가지는 서비스를 확장하기 위해 대역폭, 인프라 및 기술에 대해 경쟁해야 했다. 병원과 의료서비스 분야의 기업 프로그램 거버넌스가 부족한 관계로 온라인 의료서비스로 전환이 어렵고 비용이 많이 들었으며, 일부에서는 품질이 낮았다. 많은 의료제공자들은 수요에 맞는 규모의 비디오 기술과 사용자 교육에 대한 준비 부족으로 전화 온라인 서비스에 의존해야 했는데, 이 과정에서 일부 경우에는 20명 미만의 사용자를 기반으로 수천명의 사용자를 추가해야 했다.

일부 진보된 의료 시스템은 이런 원격 임상 서비스를 계획하고 교육하며 실행하는 다학제 전문가 이해관계자들을 보유한 기업 프로그램 사무실을 가지고 있어서 전염병 대유행 이전에 원격진료와 원격의료서비스를 성공적으로 확장할 수 있었다. 조직적인 거버넌스; 표준화와 통합된 기술 및 보고 지표; 전담 지원 직원; 잘 정의된 임상 프로토콜; 확장 가능하고 지속 가능한 비즈니스 사례 모두는 수개월이 아닌 수주만에 예상외의 변혁을 이뤄내는 데 핵심적인 성공 요인이다.

9.4 2020 COVID-19 팬데믹 이후의 원격의료

9.4.1 원격의료 출현: 원격의료 프로젝트의 통합

제공업체, 진료소, 병원, 의료시스템, 지불자 및 환자들은 다음 1~2년 동안 전염병 대유행 의료 위기로 인해 발생한 재정 붕괴와 운영중단에서 회복함에 따라, 원격의료 제공자와 관리자는 이제 미래의 뉴노멀을 계획하는 데 있어서 새롭고도 핵심적인 임무를 수행하기 위한 역할을 맡게 될 것이다. 배운 교훈을 토대로, 기존 전염병 이전의 프로젝트는 지속적인 성장과 품질 보증에 필요한 임상 감독, 행정 지원 및 비즈니스 규율을 갖춘 기업 프로그램으로 통합될 것이다. 이러한 기관내 부서를 뛰어넘는 의료 서비스는 다른 의료 보조 서비스(의료 영상, 혈액검사실 또는 약국과 같은)에도 적용된 조직의 모델로부터 혜택을 받을 수 있을 것이다.

그림 9.4의 KPMG, LLP diagram에서 나와있는 것처럼, 병원과 의료 시스템이 공통의 거버넌스, 인력, 기술 및 인프라를 활용하여 원격치료와 원격의료서비스를 점진적으로 확장하고 유지할 수 있게 하는 핵심 성공 요인이라는 것이 확인되었다. 공유된 자원과 표준화된 운영 및 임상 프로토콜, 데이터 공유, 상호운용 가능한 기술과 신뢰할 수 있고 적시에 제공되는 지원을 이용하는 이러한 기업 프로그램의 접근법은 가상 치료 서비스의 저렴하고 확장 가능한 성장을 위한 핵심요소이다.

9개의 핵심 성공 요인 중에서, 가장 중요한 상위 3개는 기업 거버넌스 및 조직의 전략적 조정; 임상 프로토콜 및 업무흐름; 통합 기술 플랫폼 관리이다. 그림 9.5에 나와 있는 ViTel Net 원격의료 모듈 플랫폼 디자인은 건강정보기술(HIT) 분야의 기존 투자가 어떻게 통합된 원격의료 서비스 전달 모델이 공유 데이터와 업무흐름과 통합되는지를 보여주는 예시이다. 이들 3가지 근본이 되는 구성요소들의 성숙도는 일시적이고 개별화된 원격의료 프로젝트들과 지속 가능하고 확장 가능한 원격의료 혁신 프로그램들 간에 주요한 차이점을 나타낸다. 원격진료와 원격의료서비스를 확장 가능하면서 광범위하게 적용하는 잠재력을 최대한 달성하기 위해, 의료제공자와 의료비용 지불자는 거버넌스, 임상 리더십, 공유 및 통합 모듈

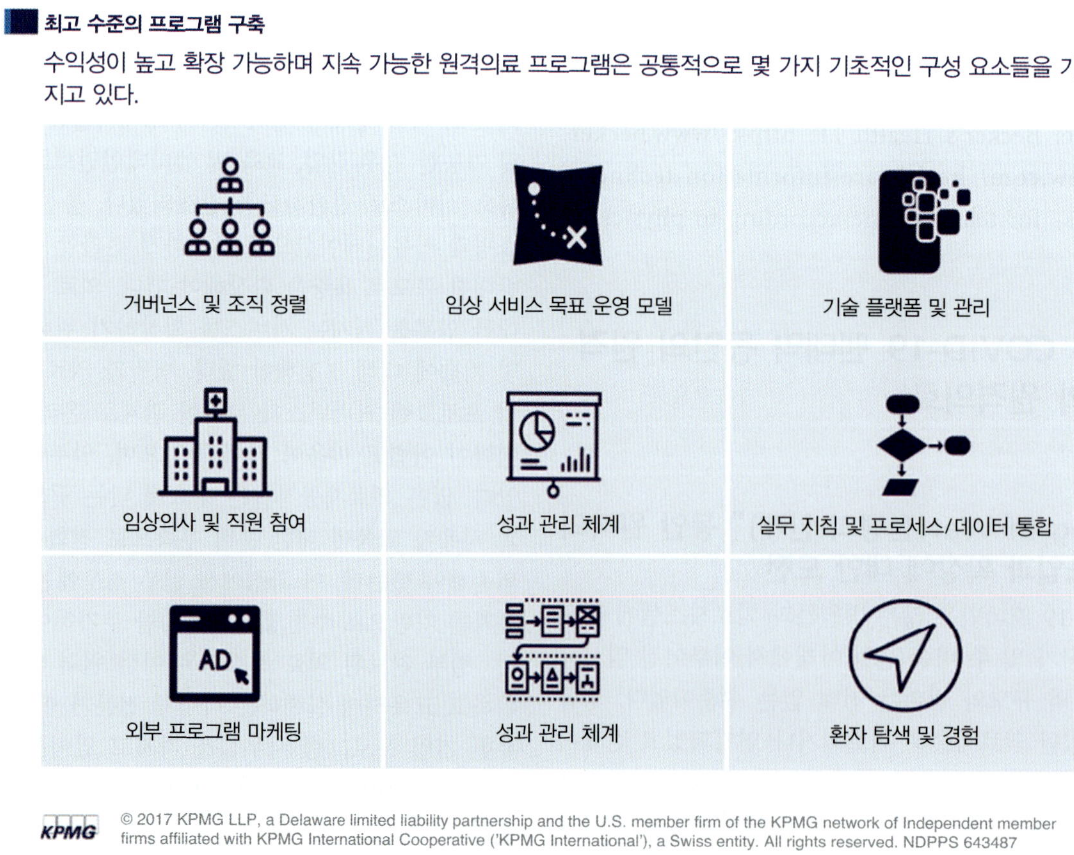

그림 9.4 원격의료 프로그램의 중요한 성공요소들

모듈형 원격의료 플랫폼 사례

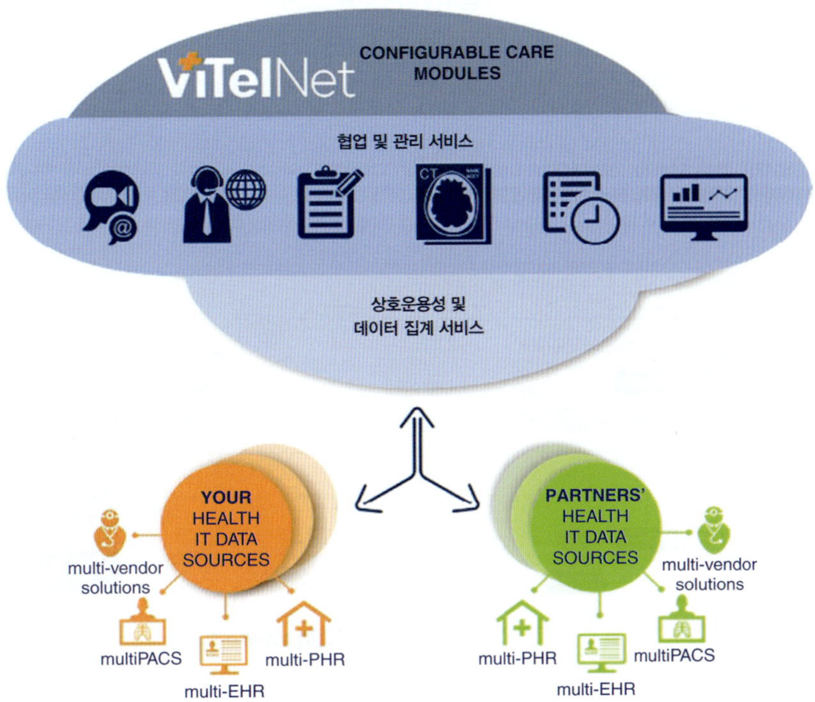

Courtesy of ViTel Net – www.vitelnet.com

그림 9.5 원격의료 플랫폼 디자인 사례

최고 수준의 프로그램 구축

수익성이 높고 확장 가능하며 지속 가능한 원격의료 프로그램은 공통적으로 몇 가지 기초적인 구성 요소들을 가지고 있다.

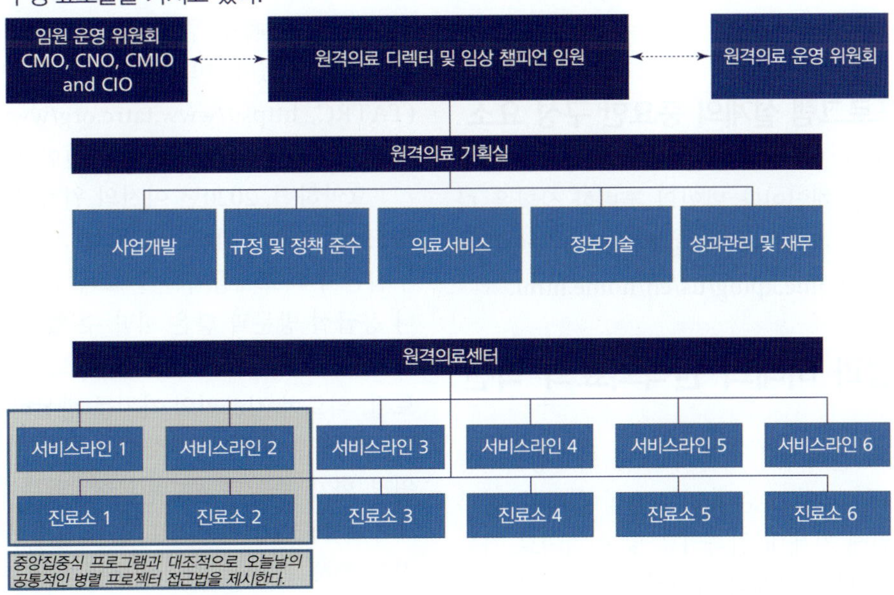

그림 9.6 원격의료 프로그램 거버넌스 구조 사례

최고 수준의 프로그램 구축

업무흐름은 ATA 임상실무지침에 따라 개발되어 품질을 보장하고 중단을 최소화하며 제공자의 채택을 촉진한다.

임상 실무 지침은 연구 및 임상 경험에 근거하여 일관되고 품질 높은 환자 치료 및 안전을 위한 기반이 된다. 표준 프로토콜은 치료의 변동성이 낮은 임상 진료, 간소화된 교육, 기술 구성, 지원 및 일관된 성과 관리 데이터 수집 및 보고를 일관되게 적용하는 것이 중요하다.

미국원격진료협회(ATA, THE AMERICAN TELEMEDICINE ASSOCIATION)는 높은 수준의 (12개 의료전문분야) "임상 실무 지침"을 발표했다. KPMG는 고객별 맞춤형/상세 업무흐름 및 데이터 흐름(아래 그림과 같은 프로세스 맵)을 개발하여 우선순위라인을 확장한다. 이는 의료제공자와 환자의 가상 경험을 향상시키기 위해 시나리오/활용 사례에 더욱 기반한다.

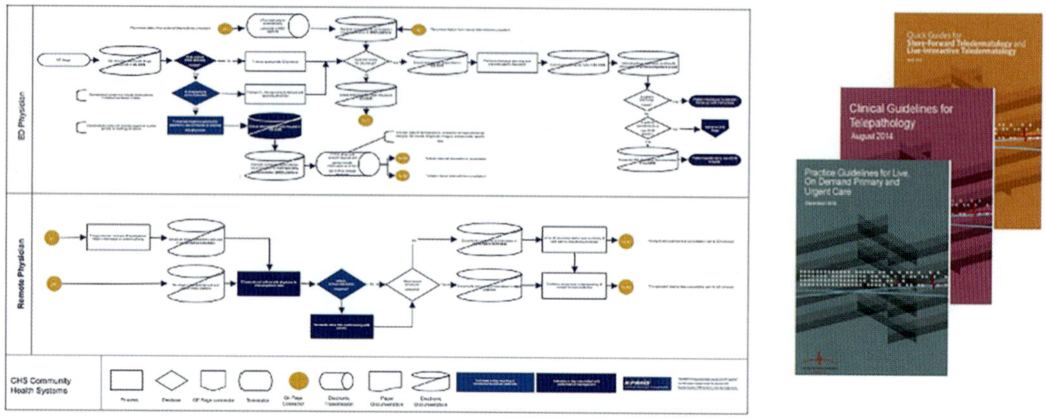

Example of virtual care workflow built into client's clinical protocol.

KPMG

그림 9.7 원격의료 프로세스 맵과 지침서 예시

러 플랫폼 기술에 투자해야 한다(그림 9.6 참조). 그림 9.7은 서비스 라인 임상 지침을 기반으로 한 업무흐름 표준화의 예시이다.

9.4.2 원격의료 프로그램 설계의 중요한 구성 요소

상기 그림 9.4, 9.6 그리고 9.7에 포함된 KPMG 정보는 일반적인 성격을 지니고 특정 개인이나 법인의 특별한 상황을 다루기 위한 의도가 아니다. 추가 뉴스와 정보는 다음 사이트를 방문하기 바란다: https://home.kpmg/us/en/home.html.

9.5 미래 방향성과 미래의 원격의료의 혁신

의료제공자가 원격의료 분야에서 기존의 고급 의료정보기술(HIT) 및 디지털 기술을 투자, 표준화 및 활용함에 따라, 정부와 산업계는 미래를 위해 차세대 원격의료 및 원격의료 가능성에 투자하고 있다. 이 다음 단계의 가상진료 혁신의 물결은 의료기기 및 센서의 상호운용성, 자동화 및 자율 시스템; 인공지능, 머신러닝 및 예측 분석에 초점을 맞출 것이다. 그림 9.8에 나와 있듯이, 수동식 운전자에서 자율 컴퓨터 시스템 구동 자동차로 진보하기 위해 점진적인 자동화를 위한 자동차 모델은 그림 9.9에서 보듯이 미래에 의료 또는 의학이 점진적으로 자동화된 폐쇄 루프 임상 시스템 쪽으로 가는 안내서 역할을 할 수 있다. 미 육군 원격진료 및 첨단 기술 연구 센터(TATRC, https://www.tatrc.org/www/about/)는 이 첨단 연구를 지원하여 대망의 비전을 실현할 수 있었다.

요약하면, 2020년 이전의 원격의료 프로젝트 목표는 환자의 진료 접근성 개선, 의료전문가가 원격의 의료취약지역 인구집단의 의료제공자들을 교육하고, 불필요한 조기 재입원이나 응급실 방문과 같은 피할 수 있는 의료비용을 줄여주고, 환자가 있는 곳에서 치료를 해줌으로써 적시에 환자 접근성, 진료질, 의료비 지불인의 가치를 향상하는 데 중점을 두었다.

2021년 이후에는, 소비자 건강 최적화 및 원활한 지역 및 원격 환자 중심의 *통합*치료에 더 중점을 두게 될 것이다. 미래에 원격진료, 원격의료 및 디지털 헬스정보 자동화 기술 발전을 통해, 소프트웨어 어댑터가 있는 기존 의료기기와 센서를 사용하여 환자의 자기 관리를 증진하고 원격 간병인 ***능력***과 ***역량***을 향상시키고, **ICE**(*통합 임상 환경*, http://www.md-pnp.org/mdice.html) 및 보완적인 **MDIRA**(*의료기기 상호운*

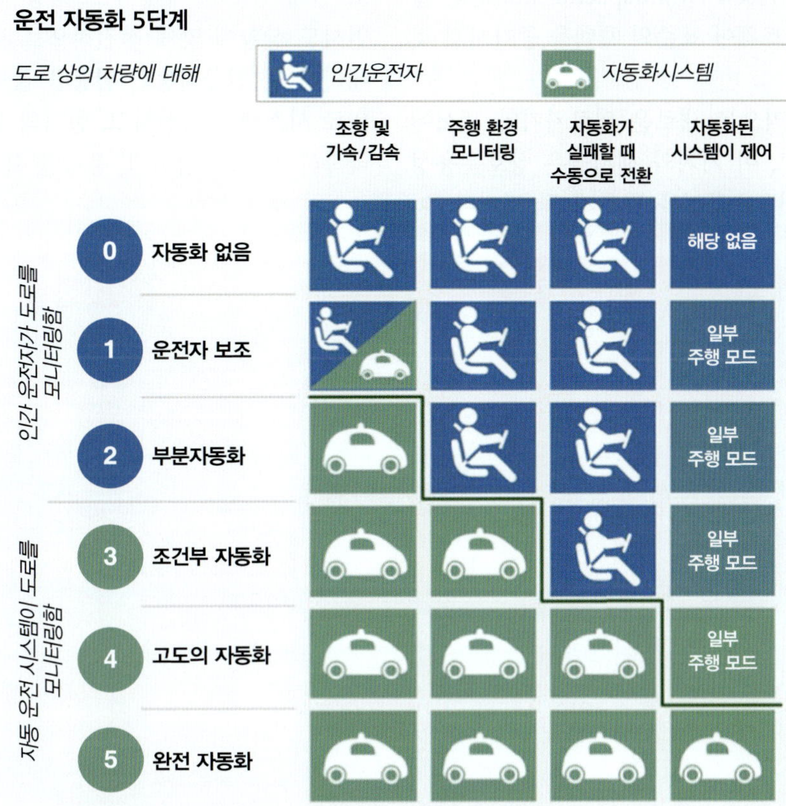

Source: SAE International

그림 9.8 자동차 산업의 자동화 수준

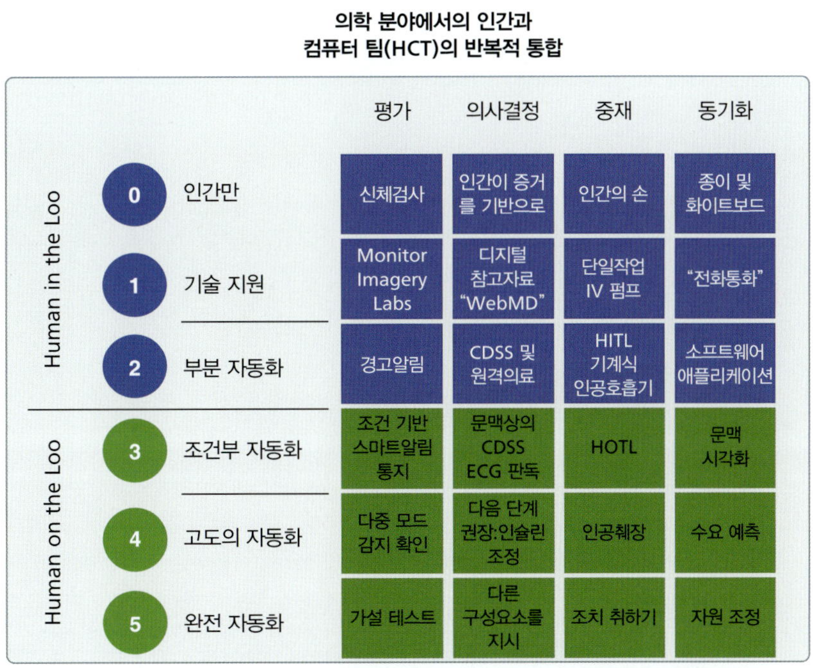

Courtesy of COL Jermy C. Pamplin, US Army, Director, TATRC, (http://www.tatrc.org)

그림 9.9 의료 자동화 수준에 대한 예상 사례

용성 참조 아키텍처, https://secwww.jhuapl.edu/mdira)와 같은 기존의 상호운용성 소프트웨어 표준의 채택을 증가시킬 것이다.

미래의 원격진료 시나리오는 새로운 의료기기와 센서에 대한 투자를 촉진할 것이고, 이 기기와 센서들은 상호운용성 표준을 준수하여 "즉각적인" 호환성을 갖추게 될 것이다. 이로 인해 진보된 폐쇄 루프 자동 시스템이 효율적이고 저렴하면서도 상황에 맞게 점진적으로 사용하게 될 것이다. 이는 빅데이터 및 인공지능의 활용을 통해 우리의 국가 및 세계적인 의료 시스템을 혁신하고, 현재의 헬스케어 전달체계의 제약을 극복하고 규모, 범위 및 용량을 확장할 것이다.

CHAPTER 10

코로나 19 비상사태에 준비 및 대응하는 동안 겪은 원격진료의 어려움

The Telehealth Challenge During COVID-19 Emergency Preparedness and Response

지은이 Anne M. Hewitt and Joan M. Kiel
옮긴이 강미라

요약

ABSTRACT

COVID-19 팬데믹은 의료정보기술 관리자들에게 유일무이한 난제를 주었다. 시간이 부족한 상태로 많은 조정들이 즉각적으로 만들어져야만 했다. 이전에 쓰여진 재난 대응 매뉴얼들과 만일의 사태를 대비한 계획들은 충분했지만, 이 대유행처럼 전례 없는 사태에 완전히 작동하지는 않았다. 대면진료는 원격진료로 대체되었고, 이는 정보기술 안전성부터 HIPAA (Health Insurance Portability and Accountability Act: 건강보험 정보의 이전 및 책임에 관한 법), 직원 교육과 인프라까지 여러 골칫거리를 불러일으켰다. 비상대비절차에 뿌리를 둔 순차적인 원격의료 발달 과정을 밟으면서 원격의료로 빠르게 전환하여 미래에 원격의료가 주류로 사용될 수 있도록 하는 긍정적인 결과와 교훈을 낳았다.

키워드

KEYWORDS

- 원격의료
- 원격진료
- HIPAA
- 비상대비절차
- 비상대응
- 디지털 상호작용

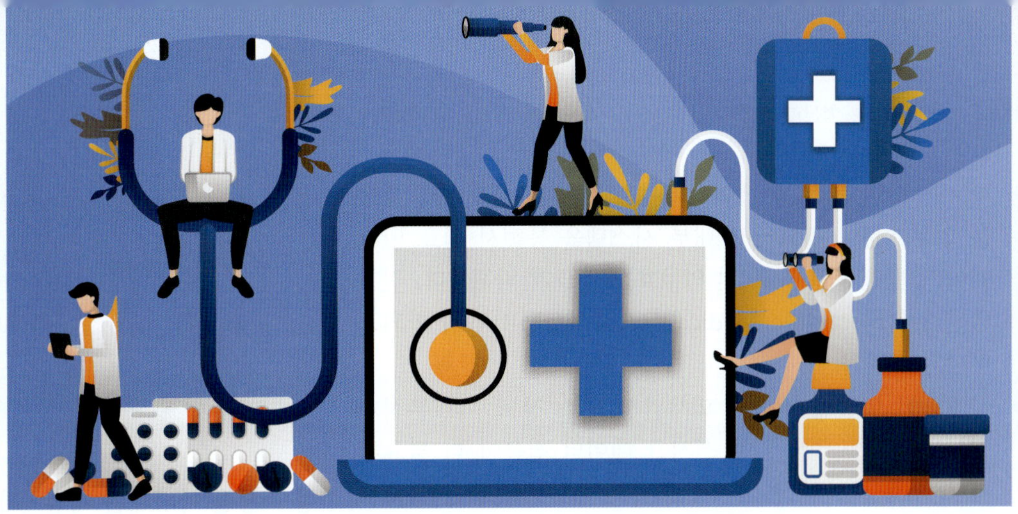

10.1 COVID-19가 불러온 유일무이한 의료 IT 난제

COVID-19에 의한 엄청난 경제적, 인적 피해는 국제사회, 국가 전체 그리고 특히 의료 분야에 계속해서 영향을 미치고 있다[1]. 국가 의료 영웅들은 초기에 직면했던 엄청난 규모의 난관들을 극복하였고 이는 협력과 헌신이 성공했음을 보여주었다. 일찍이 상상할수도 없었던 초고속 작전(Operation Warp Speed: 백신 개발, 제작 및 유통을 가속하기 위한 미국 정부 주도 공공-민간 파트너십)과 같은 추진계획들은 1년도 채 안 되는 시간 내에 새로운 백신의 개발을 가능하게 했다[2]. 전국에서 수천 명의 의료정보 전문가들과 관리자들이 단계적 도입 일정이나 전략적인 원격의료 계획 없이 시스템 변화를 완료했고 자신들의 의료 시스템 인프라를 재구성했다[3].

10.2 COVID-19 대응 동안의 HIT의 범위와 중대한 역할

어떠한 보건 위기, 비상사태에 대응을 하든 기존의 전통적인 일상과 절차에 혼란을 초래하지만, 코로나 19가 불러온 혁신적인 영향은 의료 IT 관리자들이 전혀 상상하지도 고려하지도 못한, 여태껏 알려지지도 않고 예상하지도 못했던 문제들을 불러왔다. 정보는 모든 조직의 생명선이지만, 팬데믹 보건 위기 중에는 의료정보기술의 주 기능 중 하나인 소통이 중요한 성공 요소가 될 수 있는데, 이는 효율적인 위기 완화, 준비, 대응, 그리고 회복의 비결이기 때문이다[4]. 이 코로나 19의 난제는 의료정보기술 관리자들이 기존의 비상지휘본부를 지원하는 것을 넘어서, 시스템 전역의 소통 위기에 대한 즉각적인 해결책을 모색할 것을 요구했다.

의료 IT 부서들은 단일 병원 또는 다중 시스템 조직 내에서 모든 직원들이 환자들을 관리하고 간호할 수 있는 능력을 보장하는 데 필수적이고 중대한 역할을 한다[5]. 그림 10.1에 간략히 설명된 Health IT (HIT)의 핵심 기능을 참조하길 바란다.

위에서 말한 모든 HIT 활동은 팬데믹 기간 도중에 확장, 개조, 수정, 혹은 새로운 플랫폼과 프로토콜을 채택함으로써 바뀌었다. 이 예시들은 완성해야 한다는 전례 없는 압박 아래 이루어진 변화를 반영한다.

- HIT 부서들은 이전까지 수집되지 않았던 실시간 데이터를 주 보건 협회, 공중보건 부서들과 나머지 국제 보건 기관들을 포함한 여러 외부 이해관계자들과 소통해야 하는 어려움에 처했다. 코로나 19는 의료 시스템과 공중보건 시스템 간의 상호작용을 증가시켰는데, 특히 감시, 질병 모니터링, 스크리닝, 검사, 예방접종 일정 관리, 그리고 후속 조치 영역에 큰 영향을 미쳤다. 정보를 교환하고, 질병 모니터링과 감시와 같은 공중보건활동을 지원하는 데 있어 HIT 정보처리 상호 운용의 역할은 결과에 중요한 영향을 미칠 수 있다[6].

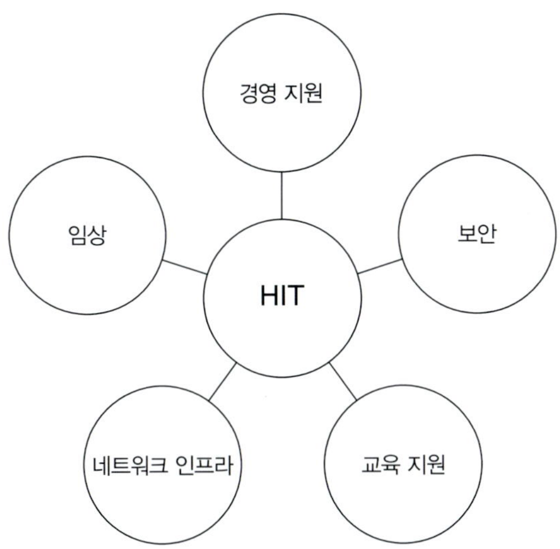

그림 10.1 HIT 핵심 기능 요약

- 새로운 장비, 새로운 데이터베이스, 새로운 플랫폼과 새로운 업무흐름이 필요해진 내부 시스템을 통해서 진료 인터페이스, 통합적인 진료 및 업무흐름이 크게 바뀌었다. 전자의무기록(Electronic Medical Record, EMR)이 변화되고 향상되었다[7].
- 시스템이 복잡해 지면서 의사결정 보조 정보, 자료분석과 대시보드 리포트를 위한 실시간 데이터 접근이 더 필요해졌다. 치료 코드와 청구 시스템 같이 흔한 업무들은 코로나 19로 인한 변화들에 의해 즉시 영향을 받았다.
- 환자 전화 발송과 분류를 포함하는 환자 참여 기회와 업무흐름이 구현되었다[7].
- 원거리 인력들이 워크플로우와 통신 접속 방법의 변화뿐 아니라 교육 및 지원이 필요했는데, HIPAA 보안 문제에 대한 우려도 있었다. 통신 인프라의 급속한 확장으로 인해 네트워크 외부 활용(out-of-network utilization) 또한 HIT의 위험이 될 것이라는 우려가 생겼다.
- 대유행으로 인해 HIT는 환자와 상호작용하는 환자 선별 작업을 위해 인공지능 및 챗봇(chatbot)과 같은 선택지를 진지하게 고려해보게 되었다. 위험 모델 수정과 같은 중요한 데이터 분석 난관들도 발생하였다[3].

10.3 원격의료의 난제

코로나 19로 인해 HIT가 부딪혔던 거대한 문제들 중 주된 난제는 사회적 거리두기로 인해 즉각적으로 나타난 영향(충격)과 전체 조직을 위한 원격 근무 역량에 대한 요구였다. 의사들과 기타 의료 전문가들이 병원 시설 내에서 작업을 수행할 수 있더라도, 그들은 환자 혹은 다른 의료진들과 대면할 수 없는 경우가 많았다. 의료 서비스의 전례 없는 수요증가로 인해 의료 시스템이 과부하되면서, 원격의료에 대한 압력이 급증하였다[1]. 디지털 통신 대안 옵션에 대한 필요성으로 인해 HIT의 범위가 여러 원격의료 및 원격 감시 활동들을 제공하는 데까지 즉각적으로 확장되었다.

"원격의료" 혹은 "원격진료"는 **의료진과 환자 간의 디지털 소통을 나타내는 개념**이다. 원격의료, 원격진료, 원격 모니터링, E-헬스, 모바일 또는 가상의료 등 다양한 용어들 사이에 혼란(혼동)이 존재하기는 하나, **이들의 공통점은 의료 소비자들이 의료 제공자들이 있는 의료기관에 물리적으로 올 필요 없이 그들과 소통할 수 있다는 점이다**[8]. COVID-19 이전에는, 병원 및 의료 시스템은 제한적인 원격의료를 채택했었고 대부분의 원격진료 추진계획들은 단일 부서 프로젝트들이었다. 그림 10.2에서 볼 수 있듯이, CDC의 코로나 19 원격진료 사용 안내[9]에 따르면 원격진료는 세 가지의 양상으로 제공될 수 있다.

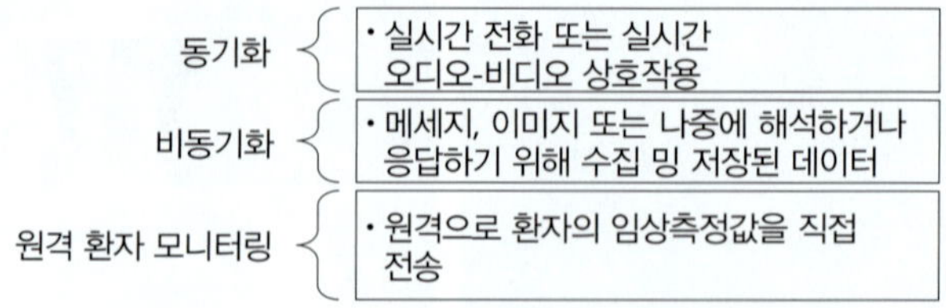

그림 10.2 COVID-19에 대한 원격의료 방식

환자가 스마트폰, 타블렛, 또는 컴퓨터를 사용해 의료 제공자와 멀리 떨어져 소통하는 경우, 이 상호작용은 동기화로 간주된다. 이러한 연결 예시로는, 전자 청진기 또는 기타 장치와 같은 디지털 헬스장비도 포함될 수 있으며, 이는 상담의료 제공자가 먼 거리에서 원격으로 진찰을 완료하는 동안 다른 의료제공자가 현장에서 이 기기들을 작동할 수 있다. 비동기화 원격진료는 흔히 실시간이 아니어도 되는, 안전한 메세징을 통해 의료 제공자와 환자 사이의 안전한 소통을 허용하는 환자 포털과 주로 관련이 있다. 원격의료 서비스의 세 번째 유형인 원격 환자 모니터링은 동기화일수도 비동기화일수도 있는데, 환자로부터 의료 제공자에게 데이터 전달이 가능케 한다[10]. 원격의료를 구축하는 단계는 그림 10.3에서 제시된 전통적인 프로젝트 개발 모델을 따른다.

코로나 19 전에는 대부분의 원격진료 추진계획들이 단일 부서 프로젝트였기 때문에 병원들과 의료 시스템들은 제한적인 원격진료를 채택했었다[11]. 이전에 원격진료 서비스와 관련되었던 두 의료 서비스 분야는 농촌지역 건강[12]와 행동 건강이였다[13]. 확실히, 농촌지역 건강의 경우는, 전문가들

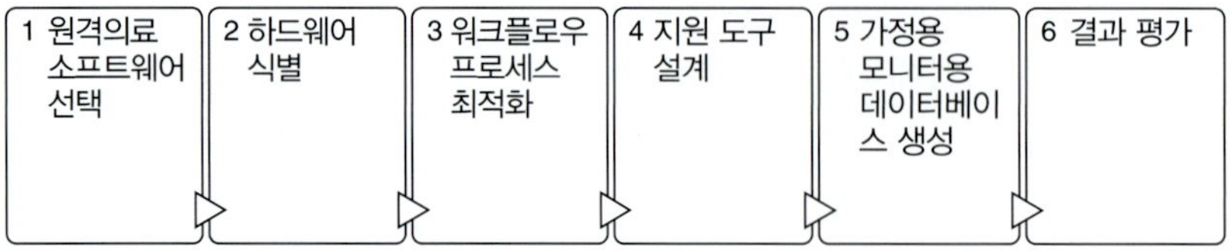
1 원격의료 소프트웨어 선택
2 하드웨어 식별
3 워크플로우 프로세스 최적화
4 지원 도구 설계
5 가정용 모니터용 데이터베이스 생성
6 결과 평가

그림 10.3 단계적 원격의료 개발 프로세스 개요(출처 [7])

및 응급치료에 접근할 수 있는 의료 옵션을 확장하고 향상시키기 위해 디지털 역량을 사용하는 것이 합리적이었다. 기존에 환자들, 지원 그룹들과 매주 대면 만남을 가졌던 행동 건강 종사자들 또한 가상진료 기회의 중요성을 인식하기 시작했다. 그러나 이 두 적용사례들 외에 대부분의 의료 시스템들은 아직은 전체 인구 집단을 위해 원격의료를 선택지로 고려하지는 않았다.

10.4 COVID-19가 빠른 원격의료의 채택과 통합에 촉매제가 되다

COVID-19, 대유행 위기는 이 전염병의 잠재적인 심각성과 빠른 발병으로 인해 전례 없이 환자 수가 급증하면서 진료 연속성(Continuum of Care)의 모든 측면이 영향을 받았다. 또 다른 위기를 유발한 원인은 예상치 못한 개인 방역 용품의 부족이었는데, 이는 거의 모든 의료 인원을 위험에 빠뜨렸다. 표 10.1은 진료 연속성 체계를 사용한 HIT의 COVID-19 원격의료 대응책이다.

표 10.1 COVID-19 telehealth examples impacting continuum of care

진료 연속성 (Continuum of care)	코로나 19 원격의료 예시
예방의료건강증진 보건 예방	• 환자 포털을 통한 소통 방식 변화, 대상 환자 문자 전송, COVID-19 위험 요소를 알리기 위한 연례 건강검진 알림, 예방 활동 과정, 통합된 "click and chat" 옵션 • 진료 의뢰 가능한 COVID-19 증상에 대해 환자 선별을 가능하게 함 (환자와 전화통화를 이용한 치료 우선순위 분류)
1차 의료/긴급처치	• 증상 스크리닝 • 저위험 COVID-19 평가를 위한 예약 및 후속 조치 역량
급성환자치료/전문의료	• COVID-19 노출을 제한하기 위해 의료제공자와 중환자실 환자/의료제공자 간 내부 현장 원격 통신 추가 • 현장과 원격 동료 평가 기회 제공
급성기/만성 이후 치료 재활치료 가정 건강 일시적 처방 호스피스	• 코로나 19의 부정적인 건강 결과를 관리하기 위해 협력 단체들과 코칭 간 연결(투약 관리) • 집에서의 건강상태를 원격으로 모니터링하고 COVID-19 환자를 지속적으로 평가하여 불필요한 재입원을 줄임

CDC[10]와 Hewitt[8]에서 발췌

원격의료는 진료 연속성 전반에 걸쳐 COVID-19 치료 결과에 성공적인 영향을 미치기 위한 HIT 전략으로 부상하였다[14].

10.5 COVID-19 원격의료 추진계획의 종합적 영향

COVID-19 팬데믹 기간 중 가상진료 방문이 크게 증가했으며, 경우에 따라 두 배로 증가했다는 증거가 있다[15]. 가장 큰 증가를 경험한 두 분야는 행동 건강과 만성질환 관리였다[16]. 보건 관리자들은 위험에 노출되어 있는 이 두 인구를 관리하면서 일상적으로 문제를 마주하게 되는데, 원격의료의 빠른 도입은 특히 유익했다.

COVID-19 원격진료 성공과 관련된 결과 중 하나는 벽 없는 병원의 개념이다. 2019년, CMS (Centers for Medicare & Medicaid Services)는 가정 내 급성 병원(acute hospital at home) 프로그램을 확장했고[17], 2020년 3월에는 벽 없는 병원 프로그램을 발표했는데[18], 병원들이 자신들의 기존의 벽을 넘은 장소들에서 서비스를 제공할 수 있는 규제 유연화가 포함되어 있다. 최근 의료 전달 혁신에 원격의료와 원격진료는 필수적인 요소들로 남아 있다. 최근 연구 결과에 의하면, 가정 내 병원 치료가 보통의 병원 치료와 비교하여 의료 비용을 유의미하게(<30%) 감소시킬 수 있으며 재입원 횟수를 절반 이하로 줄일 수 있다[19].

원격의료와 원격진료를 통한 가상 치료의 급속한 성장은 의료 제공자들에게 병렬 치료 협동 모델의 역할을 할 것이다. 소비자 설문조사에 따르면 원격진료를 시도해본 적 없는 환자 중 75%가 참여에 관심을 보였고, 업계 전문가들은 COVID-19 이후 원격진료가 2500억 달러(약 300조원) 가량의 기회가 될 것으로 보고 있으며[20] 2020년에는 약 10억 건의 가상진료가 발생할 것으로 예측했다[21]. 최근 원격의료 관련 법안은 보상율 개선 및/또는 가상진료 접근성을 개선했다[22].

대유행 원격진료 대응으로부터 얻은 교훈들 중 하나는 기술 사용에서 격차가 존재했다는 것이다. 연구원들은 COVID-19 초기에 나이가 많은 미국인들, 영어 비사용자들과 아시아인들이 원격진료를 더 낮은 비율로 이용했다는 것을 발견했다. 이에 대처하기 위해 HIT는 건강 정보 이해 능력과 건강의 사회적 결정 요인에 집중해야 할 것이다[23].

10.6 대유행중 원격진료와 함께 HIPAA에 생긴 변화

환자 건강 정보의 개인정보보호와 보안은 항상 최우선 사항이다. 이는 대유행 기간에도 변하지 않았지만, HIPAA의 특정 측면들은 국가비상사태인 대유행의 체계 안에서 작동하기 위해 수정되었다.

만약 정보의 사용과 공개가 공중보건과 보건 관리 활동을 위한 것이었다면 건강관리 제공자(covered entities) 또는 동업자(business associates)에게 처벌이 집행되지 않았다. 그러나 이는 일반론은 아니었는데, 건강관리 제공자와 동업자들이 선의로 HIPAA 사생활 보호 규칙을 준수하기 위한 시도를 해야 했기 때문이다. 게다가, 동업자는 건강관리 제공자에게 10 영업일 내에 정보의 사용 또는 공개에 대해 알려야 했다[24].

지역을 봉쇄하는 동안 많은 환자들에게 원격진료가 유일한 선택지가 되면서 대유행 중 원격진료 사용이 급증함에 따라 HIPAA가 수정되었다. 건강관리 제공자가 원격진료 서비스를 선의로 제공했다면 Privacy, Security, and Breach Notification HIPAA Rules 아래 일어난 위반사항들에 대해 처벌을 받지 않았다. 개인들에게 의료 서비스를 최대한 안전한 방식으로 제공하는 것이 우선 사항이었다. 자가 격리 의무로 인해 사람들이 병원 방문을 위해 외출하는 것마저 두려워하게 된 만큼, 원격의료가 합리적인 선택지였다. 제공자는 각 참가자가 다른 사용자에 대한 액세스를 제어할 수 있고 개별 암호 또는 제어가 적용된 비공개 포럼에서 환자에게 연락할 수 있었다. 예를 들어, 각 개인이 카메라와 마이크를 켠 상태에서 서로를 확인할 수 있고 각 개인이 줌 방문에 대한 암호를 가지고 있으므로 의사와 환자가 줌(Zoom) 방문을 수행할 수 있었다. 반면, 틱톡(TikTok)에서 이루어지는 세션은 이러한 보호를 제공하지 못하기 때문에 선의로 간주되지 않았다[25]. HIPAA는 대유행 동안에 사람들에게 치료를 제공하는 것이 사생활 및 보안만큼 중요했다는 것을 인지했고, 치료와 보안 두 가지를 모두 만족시키기 위해 개정이 이루어 졌을 수 있다.

팬데믹 동안의 목표는 질병의 확산을 통제하고 완화하는 것이다. HIPAA 45CFR164.512(b)(1)(i)에 따르면, '질병을 예방하고 통제하는 것'을 목적으로 필요한 최소한의 변수 내에서 PHI (Protected Health Information: 개인건강정보)가 수집될 수 있다, HIPAA 45CFR512(j)(1)(i) (A)에 따라 '개인 또는 대중의 건강과 안전에 심각하고 급박한 것을 예방 또는 감소'시키기 위해, HIPAA는 '공중보건 감시 활동' 역시 허용한다. (Standards, Parts 60 and 164)[26].

여기에서 다시, HIPAA는 질병 통제를 위한 공중보건 명령을 제한하는 게 아니라 단지 정보 비밀과 질병 완화가 공존할 수 있도록 표준 규격을 설정한다.

요약 이 21세기 대유행은 의료 분야 시스템의 전반적인 약점을 드러냈을 뿐 아니라, 모든 의료 시스템 내에서 의료 IT가 주요한 혁신과 합작을 이루어 낼 수 있도록 추진력을 제공했다[22]. COVID-19 동안에 HIT 시스템은 원격진료로 전환해야 한다는 핵심적인 도전에 직면했다. 오늘날, 우리는 COVID-19으로 인해 기술 기반 전략의 채택이 가속화 되었다는 것을 알고 있다. 우리는 가상진료가 의료 서비스 제공의 대안적 선택지가 아닌, 전체 의료 서비스에 통합된 요소로 전환될 것으로 예상해야 한다. HIT 부서들의 기술 기반 운영은 이제 의료 비상사태와 위기로부터 얻은 교훈을 넘어 앞으로 있을 정상적인 진료의 기반을 구성한다. 전문가들은 디지털 헬스가 의료 분야, 특히 환자 참여, 의료 서비스 제공 및 지불 모델을 재구성할 것으로 생각한다[27].

참고문헌

01. Bao H, Cao B, Xiong Y, Tang W. Digital media's role in the COVID-19 pandemic. JMIR Mhealth Uhealth. 2020;8(9): e20156.
02. Basen R. Hospitals struggle to prioritize vaccine; warp speed success; a year of COVID-19. MedPage Today. 2020. https://www.medpagetoday.com/infectiousdisease/covid19/90260.
03. Sutherland S. Healthcare unusual: COVID and the future of data analytics. 2020. https://www.ibi.com/blog/shawn-sutherland/healthcare-unusual-covid-and-the-future-of-data-analytics/?utm_source=HealthcareInnovation&utm_medium=TopicTakeover&utm_content=HCUnusualBlog&utm_campaign=HCPilotPrgm.
04. Bartleby Research. The importance of communication in emergency management. Bartleby Research. https://www.bartleby.com/essay/The-Importance-Of-Communication-In-Emergency-Management-PK6BZJNTYSEFF.
05. Duncan C. The role of IT departments in hospitals. Alert software. 2018. https://www.alert-software.com/blog/the-role-of-it-departments-in-hospitals#:~:text=The%20IT%20department%20is%20not,and%20delivery%20suites%20and%20emergency
06. Kraft M, Androwich I, Mastrian K, McGonigle D. Using informatics to promote community population health. In: Mastrian K, McGonigle D, editors. Informatics for health professionals. Burlington: Jones and Bartlett Learning; 2017.
07. LeRouge C. What is the role of a health informatics and analytics specialist during a pandemic? Chapman Graduate School Insights. https://business.fiu.edu/graduate/insights/what-is-the-role-of-a-health-informatics-and-analytics-specialist-in-the-covid-19-response.cfm.

08. Hewitt A. Population health models II: care coordination continuum, behavior change, patient engagement, and telehealth. In: Hewitt A, Mascari J, Wagner S, editors. Population health management: strategies, tools, applications and outcomes. Cham: Springer; 2021.
09. CDC. Covid-19: uses of telehealth during covid-19 in low resource non-U.S. settings. 2020. https://www.cdc.gov/coronavirus/2019-ncov/global-covid-19/telehealth-covid19-nonUS.html.
10. CDC. Using telehealth to expand access to essential health services during the COVID-19 pandemic. COVID-19. 2020. https://www.cdc.gov/coronavirus/2019-ncov/hcp/telehealth.html.
11. Tuckson R, Edmunds M, Hodgkins M. Telehealth. N Engl J Med. 2017;2017(377):1585–92.
12. Board on Health Care Services BHCS; Institute of Medicine. The role of telehealth in an evolving health care environment: workshop summary. Washington: National Academies Press; 2012.
13. Jagannathan M. Telemedicine was mostly used for mental health when COVID-19 first hit. MarketWatch. 2021. https://www.marketwatch.com/story/telemedicine-was-used-more-for-mental-health-than-physical-health-when-covid-19-first-hit-11610476758.
14. Bashshur R, Doarn CR, Frenk JM, Kvedar JC, Woolliscroft JO. Telemedicine and the COVID-19 pandemic, lessons for the future. Telemed e-Health. 2020;26(5):571–3.
15. O'Shea D. How health care providers can use technology to help improve patient care and their practices. Modern Healthcare. 2020. https://www.modernhealthcare.com/technology/how-health-care-providers-can-use-technology-help-improve-patient-care-and-their.
16. Landi H. JPM21: teladoc projects 2020 revenue to reach $1.1B as it expands virtual primary care. 2021. https://www.fiercehealthcare.com/tech/jpm2021-teladoc-projects-2020-revenue-to-reach-1-1b-as-it-expands-virtual-primary-care?utm_medium=nl&utm_source=internal&mrkid=931686&mkt_tok=eyJpIjoiWTJSa01HVTFaRGt3WVRoayIsInQiOiJYS1drOG5tUWRlMGxFNkkrTEpnU1RBMHNJV3ZHZmRjU3dTOEpCN0NOTkxcL01TdHVJQ3U2dDNLOU1wQ3B0ek9RQjF2SmRZNXZObHQrWE5qR3hYNnp5Tlp3K2FRXC9JdU5hT2hmTVZKVmRHWEYyVkZXa3VnRHdUeEtHbzNUZXQ4M29mIn0%3D.
17. Raths D. CMS expands hospital-at-home program. Healthcare innovation. 2020. https://www.hcinnovationgroup.com/population-health-management/remote-patient-monitoring-rpm/news/21164286/cms-expands-hospitalathome-program.
18. Raths D. Scaling up the home hospital program at Brigham and Women's healthcare innovation. 2020. https://www.hcinnovationgroup.com/population-health-management/remote-patient-monitoring-rpm/article/21203470/scaling-up-the-home-hospital-program-at-brigham-and-womens?utm_source=HI+Daily+NL&utm_medium=email&utm_campaign=CPS201221061&o_eid=6978A6266356F5Z&rdx.ident%5Bpull%5D=omeda%7C6978A6266356F5Z&oly_enc_id=6978A6266356F5Z.
19. Levine D, Ouchi K, Blanchfield B, Saenz A, Burke K, Paz M, Diamon K, Pu C, Schipper J. Hospital-level care at home for acutely ill adults: a randomized controlled trial. Ann Intern Med. 2020;172(2):77–85.
20. Bestsennyy OG, Harris A, Rost J. Telehealth: a quarter-trillion-dollar post-COVID-19 reality? Atlanta: McKinsey & Company; 2020.
21. Becker J, Trzcinski A. Predictions 2020: invest in virtual care to meet soaring patient and member demand in 2020. Forrester now. 2020. https://www.forrester.com/fn/AwTwE5olUKZy2eA7uwkyV?categoryid=2849273&discountcode=DSI19S.
22. Slavitt A. The COVID-19 pandemic underscores the need to address structural challenges of the US Health care system. JAMA Health For. 2020;1(7):e200839.
23. Eberly L, Kallan M, Julien H, et al. Patient characteristics associated with telemedicine access for primary and specialty ambulatory care during the COVID-19 pandemic. JAMA Netw Open. 2020;3(12):e2031640.
24. 4153-01-P Department of Health and Human Services 45 CFR Parts 160 and 164 notification of enforcement discretion under HIPAA to allow uses and disclosures of protected health information by Business Associates for Public Health and Health oversight activities in response to COVID-19. 2020. https://www.hhs.gov/sites/default/files/notification-enforcement-discretion-hipaa.pdf; https://www.hhs.gov/about/news/2020/04/02/ocr-announces-notification-of-enforcement-discretion.html.
25. US Department of HHS, Office for Civil Rights. FAQs on telehealth and HIPAA during the COVID-19 nationwide public health emergency. https://www.hhs.gov/sites/default/files/telehealth-faqs-508.pdf.
26. U.S. Department of Health and Human Services. Standards for privacy of individually identifiable health information. Office for Civil Right, 45CFR Parts 160 and 164.
27. Mohammed AS, Libby D. Digital health with reshape patient engagement, care delivery and payment models. ECG Management Consultants. 2020. https://www.ecgmc.com/thought-leadership/whitepapers/we-believe-series-digital-health-will-reshape-patient-engagement-care-delivery-and-payment-models.

CHAPTER 11

비상 대비 및 대응을 위한 정보 기술과 운영의 문제

Information Technology and Operational Issues for Emergency Preparedness and Response

지은이 Stephen L. Wagner
옮긴이 강미라

요약 ABSTRACT

이 장에서는 비상 관리 및 대비에 대해 이해하고 앞으로 나아갈 방향을 제시하기 위한 체계에 대해 알아본다. 현재의 COVID-19 팬데믹에 의해 더욱 증명 되었듯이, 모든 조직에서 정보 기술 부서의 비상 관리, 대비, 그리고 대응이 점점 더 중요해졌다. 재택 근무 등의 적응을 필요로 하는 비상 사태 시에 IT 운영이 오랜 기간동안 영향을 받을 수 있으며, 이는 이 중요한 인프라에 새로운 취약점을 가져올수 있다.

조직의 비상 관리 노력에는 몇 가지 주요 우려사항이 있다. 각 조직의 고유한 특성은 비상 관리를 문제에 대한 명시적 접근보다는 사고방식으로 만들고, 방심은 곧 비상 관리 및 대비의 적이라는 인식과 경각심을 가질 필요가 있다. 취약성 분석, 예방 차원의 자원 관리 및 주제에 대한 철저한 이해를 향한 지속된 필요성이 IT 전문가들에게 요구된다. 비상 대비 절차는 네 개의 주요 단계를 포함한다: 완화, 대비, 대응, 그리고 회복. 효과적인 계획을 가지기 위해서는 이 네 개가 모두 고려되어야 한다. 비상 관리의 주요한 임무는 사람, 재산 및 보험업자와의 소통을 보호하고, 대체 운영 계획을 개발하고, 조직 구성원들뿐만 아니라 기타 이해 관계자들의 기대를 관리하는 것이다. 질병 또는 유해 물질의 확산을 줄이는 것 또한 비상 관리 계획의 책무이다.

해커들 및 다른 사이버 범죄자들이 비상 상황에 의해 생겨난 취약점들을 악용하기 때문에라 사이버보안이 매우 중요해졌다. 비상 절차를 수용하기 위해 운영에 변경사항이 만들어질 때 이러한 위협에 대해 극도로 경계할 필요가 있다. 커뮤니티 협력 또한 비상 계획 및 대비에 있어서 중요한 측면이다. 백신 배급과 같은 활동을 IT가 얼마나 효과적으로 도울 수 있는지 생각해 보라. 대규모의 위기 속에서 우리는 서로를 지원하기 위해 의존하게 되는데, 커뮤니티의 연결을 이끌어내는 데 IT가 중요한 역할을 할 수 있다.

키워드 KEYWORDS

- 대비
- 비상 관리 대안 운영
- 대유행 생물테러
- 프레임워크
- 복구 대응
- 완화
- 커뮤니티 참여
- FEMA
- CERT

학습 목표 LEARNING OBJECTIVES

- 비상 대비에 관련된 몇몇 주요 문제들을 설명한다.
- 비상 관리의 네 단계를 평가한다.
- 정보 기술이 조직에 취약점을 가져오는 방법을 정의한다.

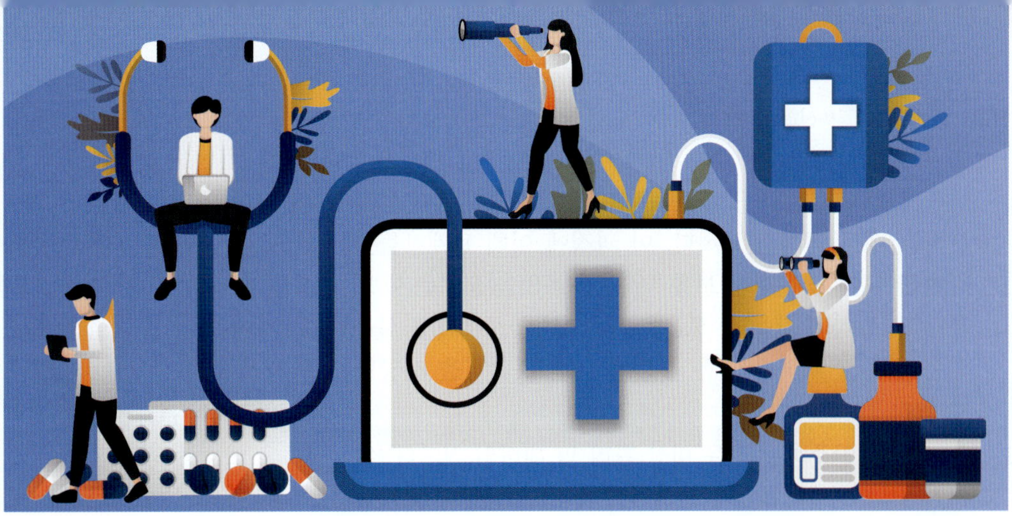

IT 관련 종사자들은 조직에 큰 피해를 입힐 수 있는 컴퓨터 바이러스로 인해 시스템이 "감염"될 수 있다는 개념을 오래전부터 이해해 왔다. 이제 우리는 이것이 인간의 병원체와도 거의 비슷하다는 것을 인지하고 있다. COVID-19는 우리에게 대유행이 조직과 그 안의 사람들에게 얼마나 파괴적일 수 있는지 보여주었다. 컴퓨터 시스템 감염과 거의 마찬가지로, 조직들은 세심한 계획과 분석, 그리고 대체 운영 계획을 마련함으로써 대유행을 포함한 비상사태들에 대비해야 한다. 재택근무와 같은 예시와 기타 원격 운영 전략은 대유행 시대에 운영의 표준이 되고 있다[1-3].

11.1 IT 운영

전자 시대에, 모두는 아니더라도 대부분의 조직들이 모든 종류의 전자 시스템에 의존하게 되었다. 효율적이고 강력한 만큼, 이는 조직에 취약점 또한 가져온다. 원인에 관계없이 "다운타임"(downtime: 시스템을 이용할 수 없는 시간)에 대한 계획, 정책, 절차 및 훈련은 모든 조직에서 필수적이고, 정전 또는 비상 상황에서도 운영 기대치를 충족할수 있도록 해야 한다. 우리는 대체 환경 속에서 운영되는 기간이 더 길어질 수도 있으며 운영이 영구적으로 바뀔 수도 있다는 것을 대유행을 통해 배우는 중이다[4].

이러한 이례적인 상황 속에서 이해 관계자들의 기대치를 조직이 이해해야 하고, 이해 관계자들은 그러한 기대를 충족시키기 위한 조직의 의도를 이해해야 한다. 물론, 조직의 유형은 이러한 결정에 중요한 영향을 미친다. 일상적 압박감 속에서 필수적인 서비스를 제공하는 조직은 대체 서비스 채널에 대한 의사결정을 어려워 할 수 있으며, 가장 급히 필요한 것만 처리할 수 있을 만큼 소규모의 직원들밖에 없을지라도 어려운 상황 속에 계속 운영을 유지할 가능성이 높다.

11.2 핵심적인 문제들

비상 대비와 관리에 있어서 모든 조직이 마주하는 딜레마 중 하나는 낮은 확률로(혹은 드물게) 일어나는 사건에 대비하기 위해 귀중한 자원을 쏟을지 말지에 대한 것인데, 그 사건이 한 번 일어날 경우 대대적인 파괴를 초래하고, 대비에 실패했을 때 대가가 크며 조직의 생존에 위협이 되기 때문이다. 이 딜레마의 중요한 측면은 비상 대비(절차)의 현재 진행형 특성이다. 일부 조직들은 계획 과정을 잘 수행하지만, 보통 그 계획들을 최신 상태로 유지하지 못하고, 직원들에게 위험을 인식시키고 대비시키기 위한 활동에 참여하는 데 실패한다. 만약 조직의 직원들이 비상 대비 계획에 익숙지 않고 미숙하게 훈련되어 있다면, 그 계획은 실제 비상 사태 시에 쓸모가 없을 수 있다. 비상 사태의 시작되면 방치해 두었던 계획을 오랜만에 꺼내 읽어볼 때가 아니다[5].

11.3 최근 대유행에서 비롯된 비상 대비 교훈

산불, 허리케인 및 심각한 기상 현상들과 같은 수많은 자연 재해 및 인적 재해에 더해, 최근 COVID-19 팬데믹은 한때 운영의 다소 따분했고 잊혀졌던 측면을 주목하게 만들었다. 이러한 최근 재해들이 우리에게 가르쳐준 몇 가지 중요한 교훈은 다음과 같다:

1. 무엇보다도, 한 틀에 모든 걸 맞출 수 없으며 비상 대비와 각 조직은 비상 계획을 개발할 때 특수 상황들, 이해 관계자들 및 자신들의 운영에 있어서 고유한 측면들을 고려해야 한다. 비상 관리 사고방식은 우리가 상상도 할 수 없는 일에 대해 생각하고 지속적으로 다양한 위험 요소를 평가하는 것을 필요로 한다.
2. 계획이 최신 상태이며 필요시에 완전히 실행 가능함을 보

장하기 위해, 지속적으로 계획하고 정기적으로 계획을 검토하는 데 주의가 필요하다. 이 과정에 이해 관계자들이 참여해야 한다. 우리는 보통 "우리가 무엇을 모르는지 모른다"고 말하기 때문에, 모든 이해관계자들로부터 지식을 얻는 것은 간과하기 쉬운 부분에 대한 통찰력을 제공할 수 있다.

3. 현 상태에 안주하는 것은 비상 관리 및 대비의 적이다. 위기가 끝나고 비상사태가 진정되고 나면, 사람들과 조직들이 자신들의 기존 운영 및 사고 방식으로 되돌아가는 것이 일반적이다. 기억은 점점 희미해지기 때문에, 리더십이 이해 관계자들의 머릿속에 비상 대비를 거듭해서 심어놓고, 운영에 상당한 지장을 초래할 수 있는 일에 대한 계획과 대비를 적극적으로 지속하는 것이 중요하다.
4. 다양한 사건과 상황이 조직에 어떻게 영향을 미칠 수 있는지 판단하기 위해 취약점 분석을 지속적으로 업데이트해야 한다.
5. 의료와 음식 서비스 외에, 많은 조직들은 감염 통제 계획에 대해 거의 경험이 없다. COVID-19은 모든 조직들이 감염 통제 및 예방을 필요로 하는 사건에 대비해야 함을 보여주었다. 모든 이해 관계자들의 보호가 최우선으로 중요하다. COVID-19과 같이, 대유행의 전체적 영향과 그에 따른 장기적 결과들을 이해하기 위해서는 보통 시간이 걸린다. 주의가 필요하다.
6. 재정적 안정을 보장하고 노동자들의 생계를 보호하기 위해서는 사전에 자원을 관리하는 것이 필수적이다. 공급망 관리는 비상 관리 맥락에서 완전히 새로운 의미를 갖는다. COVID-19 위기 동안 우리는 적시 공급망이 조직과 이해 관계자들에게 항상 최선의 이익을 제공하지는 않는다는 것을 배웠다. 중요한 보급품을 비축할 방법, 또는 대체 공급자 조사를 포함한 공급망 개선 방법에 대한 고려가 필요하다.
7. IT 전문가들이 이해하고 있듯이, 정보 기술 인프라의 중요성은 아무리 강조해도 지나치지 않다. 중복 및 다중 채널 기능을 갖춘 튼튼한 시스템을 구축하는 것은 비상 계획 과정에 필수적이다.

조직의 비상 관리 필요성은 두 가지 단계에서 존재한다. 첫 번째 단계는 비상사태 시에 조직 자체와 기술직 및 비기술직 직원을 다루는 조직 관리의 필요성이다. 두 번째 단계는 더 광범위한 지역 사회 비상 사태 상황에서 모든 인력이 지원 요청되어야 하는 필요성이 특징적이다. 왜냐하면 설령 지원이 공식 권위 기관의 권고사항 및 명령에 순응하는 것뿐이더라도, 자연재해든, 테러 공격이든, 또는 대유행이든, 많은 비상사태 시 모두의 지원이 필요하기 때문이다[6]. 흔히 기술적 전문 지식을 가진 이들은 종종 귀중한 서비스를 제공하기 좋은 위치에 있다. 이러한 이해를 바탕으로, 비상 관리의 중요성으로 인해 조직은 비용과 딜레마의 두 가지 선택지, 즉, 비상사태 중 운영을 위한 비용과 손실을 감수할지, 혹은 사업체가 일시적으로 운영을 중단할 시 생길 손실을 감수할지 간에 선택할 필요가 없어질 수도 있다. 코로나 대유행 시기와 마찬가지로 이러한 결정은 사업마다 크게 다른데, 일부 사업은 번창하는 반면 다른 사업은 폐업을 하였다[7].

11.4 비상 관리 절차

앞서 언급한 바와 같이, 비상 관리의 원칙과 범위에 대한 최소한의 기본적인 이해는 현대 조직의 경영과 리더십에 도움이 된다. 비상 관리는 명확하고 간결한 의사소통과 서비스 계획 및 교육과 같은 몇몇 좋은 경영 관행들이 포함된다.

뿐만 아니라, 조직이 커뮤니티 혹은 지역 비상 관리 활동에 참여하지 않기를 선택하더라도 조직이 상주하는 곳의 비상 관리 활동과 프로그램들에 대해 알아야 한다. 그림 11.1은 오늘날 커뮤니티들에 흔히 존재하는 교육 제공 단계를 보여준다. 조직의 범위, 크기 및 자원에 따라 비상 관리에 중요한 역할을 수행하도록 요청받을 수도 있다[8].

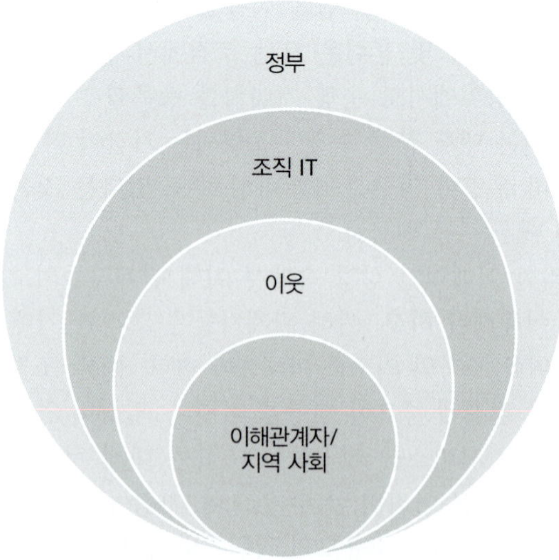

그림 11.1 교육과 대외 활동

11.5 비상 관리는 네 단계에 의해 틀이 잡혀 있다[5, 9, 10]

1. 완화—조직이 잠재적 재난 또는 비상사태가 운영에 끼칠 수 있는 심각성과 영향을 줄이기 위해 수행하는 활동들이다.
2. 대비—조직이 재난 혹은 비상사태가 일어났을 경우에 쓰일 수 있는 자원을 파악하고 역량을 키우기 위해 수행하는 활동들이다. 대비 계획을 하는 데 있어 커뮤니티 통합은 매우 중요하다. 커뮤니티 통합은 다른 제공자와 함께 비상 상황에서 자원이나 직원을 공유하거나 이해 관계자를 수용할 수 있는 커뮤니티와의 관계 및 상호 약속 개발 프로세스이다[11].
3. 대응—실제 비상 사태 시에 이루어지는 활동들이다.
4. 회복—다음과 같은 비즈니스 운영을 재건 또는 계속하기 위한 계획
   a. 단기간 혹은 장기간 재해 복구;
   b. 보험 적용 범위;
   c. 재고 시스템;
   d. 정보 시스템 (데이터 처리 시스템);
   e. 서비스 공급 외부 위탁 (필요할 경우);
   f. 시설 및 문서 보안;
   g. 직원에게 지원을 제공할 가능성;
   h. 이해관계자와의 대민 관계 및 소통;
   i. 변화 및 얻은 교훈들 고려

11.6 조직을 위한 비상 대비 계획의 고안

조직을 위한 비상계획을 준비는 조직이 비상사태 혹은 재난 동안에 조직의 수요를 효과적으로 규정하는 데 필수적이다. 이 계획 수행하는 일은 가능한 간단하게 유지되어야 하며, 이해하기 쉽고 사용 가능해야 하고, 불필요한 세부 정보로 가득 차있지 않아야 한다.

계획은 비상사태가 발생했을 때 조직 구성원들에게 준비된 느낌과 자신감, 인식감을 제공한다. 침착한 태도는 비상사태에 효과적으로 대처하는 데 있어 중요한 열쇠이며, 잘 설계되고 실행된 계획은 스트레스가 많은 상황에서 침착한 분위기를 심어주는데 도움이 된다. 파손된 항공기를 조종하여 허드슨 강에 착륙시켜 탑승자 전원을 구한 미국 공군 조종사 체슬리 "설리" 설렌버거 기장의 이야기를 떠올려 보라. 그와 그의 승무원들은 패닉을 보이지 않았으며, 침착하고 정연히 비상 절차를 실행했다. 설리 기장은 여러 차례에 걸쳐 이러한 일어날 가능성 있는 일에 대비해 엄격한 훈련과 준비를 했고, 그의 본능과 기술은 그러한 경험에 의해 연마되어 있었다[12]. 발생하는 비상사태에 대처하기 위해 조직은 이와 동일한 수준의 준비 상태를 유지해야 한다.

비상사태에 영향을 받는 모든 이해관계자들의 관점에서 비상대책계획의 필수 조건을 고려하는 것이 첫 번째 단계이다.

흔히, 비상대책계획은 실제로 사용되며 유용한 문서라기보다는 의무사항으로 간주되며 깊이 고려되지 않는다. 조직들은 이러한 함정을 피해야 하며 대신 누가 계획을 사용할지, 비상사태 시에 어떤 요소들이 자신들에게 도움이 될지, 그리고 재해 발생 시 이를 얼마나 효율적으로 사용할 수 있을지에 대해 신중하게 생각해야 한다. 많은 비상계획들은 엄청나게 상세하고 지나치게 복잡하며, 비상사태 시에 결코 시행되지 않을 것이다[8].

예를 들어, 개인이 지침을 배우고 따르는 방법과 다양한 방식으로 지침을 해석하는 방법에 대해 생각해보자 이를 생생한 방식으로 보여주기 위해 할 수 있는 간단한 예제가 있다. "동물 크래커 놀이(Animal Cracker Exercise)"는 단순하지만 흥미로운 활동으로, 우리 모두가 어떻게 다른 방식으로 처리하고 결정을 내리는지 볼 수 있도록 해준다. 이 활동은 각각의 팀으로 그룹을 나누며 시작하는데, 팀 수와 구성원 수는 다소 중요하지 않다. 각 팀의 각 참가자에게 동물 크래커 박스 하나를 주고, 동물 크래커를 그룹으로 나누라고 지시한다. 필연적으로 발견하는 것은 다른 그룹 및 다른 팀 구성원들이 지시를 다양한 방식으로 해석할 것이라는 사실이다. 참가자들은 그려진 동물에 따라 곰은 곰끼리, 코끼리는 코끼리끼리 등으로 나눌 수 있다. 일부는 부서진 것과 부서지지 않은 것을 기준으로 나눌 수 있다. 또, 예를 들어 큰 동물 대 작은 동물, 아이싱이 있는 쿠키 대 없는 쿠키와 같이 보다 포괄적인 특성에 따라 나눌 수 있다. 또는 큰 쿠키 대 작은 쿠키와 같은 방식으로 쿠키를 나눌 수 있다. 여기서 진짜 질문은 '어느 것이 옳은가'이다. 물론, 어느 것도 정답은 아니다. 상황이 무엇을 요구하는지에 대한 문제이며, 이 활동은 우리 모두 다른 관점을 가지고 있으므로 특히 비상사태 시에 원하는 결과 및 통일된 행동을 달성하기 위해 지시가 명확하고 구체적이어야 한다는 것을 분명히 보여준다. 변동 수준은 비상사태에 대한 계획을 고안할 때 설명되어야 한다[13].

비상 계획 수립을 위한 권고 방법중 하나는 모든 위험요소 준비 체계이다. 조직은, 심지어 취약성에 대한 서비스 분석

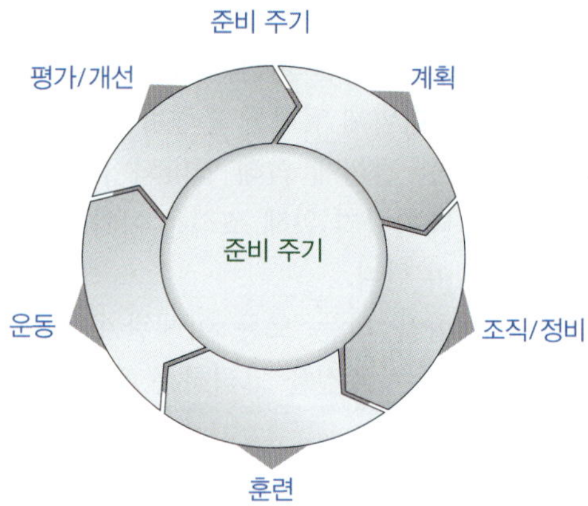

그림 11.2 준비 주기

을 하는 조직의 경우에도, 어떤 유형의 비상 사태가 발생할 수 있는지 확실히 아는 경우가 드물다. 그러나, 흔히 있는 일들은 많은 필요한 고려 사항들을 특징지으며, 이는 다음을 포함한다:

- 사람들을 보호하는 것
- 재산을 보호하는 것
- 통신을 보장하는 것
- 대안 활동을 개발하는 것
- 조직의 각 구성원의 기대를 관리하는 것
- 질병의 확산 또는 유해 물질을 줄이는 것

비상 계획 및 관리에 관한 많은 무료 교육 강좌들은 연방 긴급 사태 관리청(Federal Emergency Management Agency, FEMA)에서 이용 가능하다. https://training.fema.gov/.

그림 11.2는 계획 사이클을 보여준다. 계획은 조직의 특성과 비상사태에 대응하기 위해 조직 구성원들을 어떻게 채비시킬 것인지에 대한 고려를 필요로 한다는 것을 유념해야 한다. 훈련은 대단히 중요하며, 비상 계획의 능숙도를 개선하고 평가 및 향상하기 위한 활동을 포함한다. 너무 자주, 계획은 실험되지 않고 고쳐지지 않은 채로 방치되고, 그리고 나서, 당연히도, 실행될 때 최적이 아닌 수준으로 작동한다.

비상 관리 계획을 개발하는 것은 조직이 직면할 수도 있는 위협 및 위험 요소들을 고려하는 것 또한 요구한다. 이 절차는 취약성 분석(Vulnerability Analysis, VA)으로 알려져 있다. 그림 11.3은 계획 과정의 이 부분을 완료하기 위해 필요한 일들의 순서를 보여준다.

특히 중요한 요소들은 다음과 같다:

- 시설의 지속성—시설이 직원 및 이해관계자들이 사용하기에 거주 가능하고 안전한가? 조직이 이해관계자들을 보고 조직 업무를 수행할 수 있는 시설을 갖추기 위한 대안 계획이 마련되어 있는가?
- 통신의 지속성—모든 이해관계자들과 소통하기 위해 메커니즘이 마련되어 있는가? 예를 들어, 구성원들에게 연락하기 위해 소셜 미디어, 이메일, 비상연락망, 텔레비전 혹은 라디오 방송국을 통한 비상 통신, 혹은 이것들의 조합을 사용해야 할까? 조직의 현황보고서를 제공하며 이해관계자들이 접근할 수 있는 특별한 웹사이트 혹은 웹 페이지 1면을 활용해야 할까? 대규모 재난 상황에서, 전자 서비스는 심각하게 단축되거나 과부화될 수 있기 때문에 여러 통신 전략들이 고려되어야 한다. 정보 기술은 이 과정에서 특히 중요한 역할을 하며 잠재적 비상사태의 알려지지 않은 특성을 고려했을 때 어떤 통신 방법 및 수단이 그 어느 상황에서도

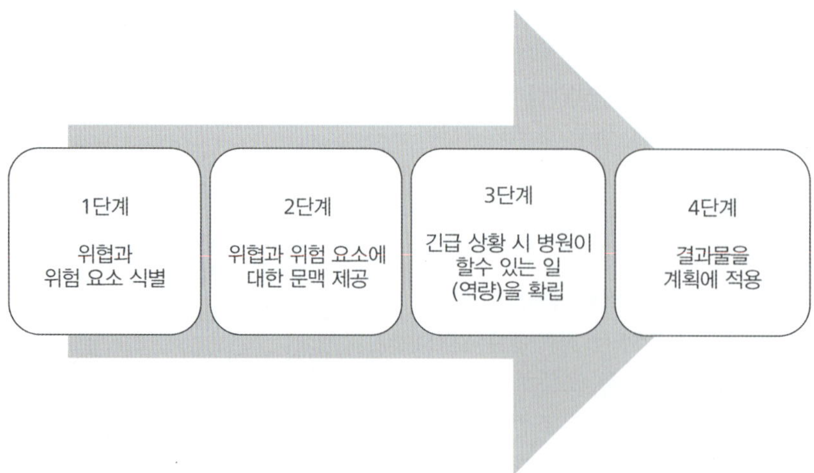

그림 11.3 위협 및 위험 식별 및 위험 평가

최고로 작동할 수 있는 지 사전에 세심히 평가해야 한다. 여러 개의 통신 채널이 개발되어야 하며, 이해관계자들은 필요할 때 어디서 정보를 찾을 수 있는지에 대한 고급 의사소통이 필요하다.

- 필수 기록 관리—이 상황을 헤쳐 나가기 위해 어떤 기록이 필수적이며, 그 기록은 어떻게 보호되고 있는가? 비상 상황에서 치료를 받는 이해관계자들은 미래에 받을 서비스 목적뿐만 아니라 법적 책임 목적으로도 그 치료에 대한 기록을 요구한다.
- 인적 자원—당신의 조직은 직원을 보호하기 위해 무엇을 하고 있는가? 만약 일한다면, 비상 상황에서 어느 정도까지 일할 것으로 기대되는가? 급여 및 기타 형태의 지원과 관련하여 특별한 인적 자원 정책이 마련되어 있는가? 만약 없다면, 이러한 지원을 하는 것을 고려해야 하는가? 만약 조직이 장기간동안 운영되지 못한다면, 직원 한 명이라도 혹은 직원 전체가 해고될 것인가, 아니면 그들은 회복 단계에 도움을 주기 위해 유지될 것인가? 최근 2020년 COVID-19 팬데믹 동안 봤듯이, 정부는 여기서 조직들에게 필요한 지원을 제공하는 데 매우 중요한 역할을 한다.

조직은 자신들의 훈련 방법과 그것이 어떻게 비상사태에 효과적으로 대응하기 위해 필요한 교육을 낳을 것인지 고려해야 한다. 이러한 고려 사항 중 일부는 표 11.1에 나타나 있다.

훈련 계획이 개발되면, 조직의 관계자와 리더들은 그 계획이 어떻게 시행될지 결정해야 한다. 조직이 착수할 수 있는 훈련은 많은 형식으로 이용할 수 있다. 표 11.2는 비상 계획에 대한 이해뿐만 아니라 대응 기술을 개선하기 위해 흔히 사용되는 논의 기반 및 운영 기반 훈련 몇 가지를 나타낸다.

표 11.1 논의 기반 활동

미국 국토 안전부 훈련 및 평가 프로그램(Homeland Security Exercise and Evaluation Program, HSEEP)은 개인 활동을 계획하고 수행하는 것을 위한 표준화된 방법을 제공한다. 이 절차는 네 단계를 포함한다.

- 훈련 설계 및 개발
- 훈련 수행
- 훈련 평가
- 개선 계획

다음의 사항을 위한 대비가 갖추어져 있는가?

- 실천을 위한 장기 교육 및 훈련 목적과 목표를 정하기
- 다년간의 교육 및 훈련 계획 구축하기
- 계획 팀의 구성원을 파악하기
- 확인된 목적 및 목표를 달성하기 위해 교육 및 훈련을 설계하고 개발하기
- 계획 팀에 의해 개발된 교육 및 훈련을 수행하기
- 행동 후 성찰의 개발을 포함해 교육 및 훈련을 평가하기
- 관행 대응 역량을 개선하기 위해 교훈을 측정 가능한 조치로 바꾸기
- 개선을 시행하고 개선의 완료 여부를 추적하기 위해 책임을 배정하고 추진일정을 세우기
- 교육 및 훈련을 하면서 얻은 교훈을 다른 사람들과 공유하기

https://emilms.fema.gov/is910a/EMPF- summary.htm 으로부터 각색함

표 11.2 운영 기반 훈련의 유형

훈련의 유형	
훈련은 크게 두 유형으로 나누어진다.	
논의 기반 훈련	
논의 기반 훈련은 참여자 논의에 초점을 맞춘다. 참여자들이 현재의 계획과, 정책, 협정, 절차에 익숙해지도록 하며, 또는 새로운 계획, 정책, 협정 및 절차를 개발하는 데 사용될 수도 있다.	
유형	설명
세미나	세미나는 새로운 또는 업데이트된 계획, 정책 또는 절차에 대해 참가자들을 오리엔테이션하기 위해 설계된 비공식적인 토론이다(예: 새로운 대피 표준 운영 절차를 검토하는 세미나).
워크샵	워크샵은 세미나와 유사하지만, 계획 혹은 정책의 초안과 같은 구체적인 결과물을 만들기 위해 이용된다 (예를 들면, 교육 및 훈련 계획 워크샵은 다년의 교육 및 훈련 계획을 개발하기 위해 쓰인다).
탁상 위 활동	탁상 위 활동은 주요 인원이 비격식적인 환경에서 모의 상황에 대해 토론하는 것을 포함한다. 탁상 위는 계획, 정책 및 절차를 평가하기 위해 쓰일 수 있다.
게임	게임은 보통 두 개 이상의 팀이 참여하는 운영 시뮬레이션으로, 대개 경쟁하는 환경에서 실제 혹은 추정되는 실제 상황을 묘사하기 위해 설계된 규칙과 데이터, 절차를 사용한다.
운영 기반 훈련	
운영 기반 훈련은 자원 및 인원의 활용과 같은 행동 기반 활동에 초점을 맞추며 논의 기반 유형보다 복잡하다. 이 유형은 계획과 정책, 협정, 절차를 입증하기 위해; 역할과 책임을 명확히 하기 위해; 그리고 실습 환경에서 자원의 격차를 파악하기 위해 사용된다.	
유형	설명
훈련	훈련은 보통 관행 안의 하나의 특정한 작전 혹은 기능을 시험하기 위해 조정되며 지휘되는 활동이다.
기능적 훈련	기능적 훈련은 연습과 다른 커뮤니티 파트너(예: 병원, 경찰, 소방서 또는 보건부) 간의 조화, 명령 및 통제를 평가 및/또는 검증한다. 기능적 훈련은 어떠한 "현장에서의 부츠"(예: 사건에 즉시 대응하는 응급요원 또는 응급 공무원)도 포함하지 않는다.
총력 훈련	총력 훈련은 "현장" 대응(예: 소방관, E.M.S, 경찰, 보건부 혹은 병원)을 수반하는 다조직 훈련이다.

https://emilms.fema.gov/is910a/EMPFsummary.htm으로부터 각색함

11.7 비상 관리자는 누구인가? 조직은 이를 필요로 하는가?

조직의 크기에 따라서 조직의 비상 계획자는 조직 경영자나 관리자, 혹은 이 역할을 맡는 데 관심이 있는 기타 직원이 될 수도 있다. 비상 계획자를 지명하는 것이 중요하긴 하지만, 재난 대비는 조직 내 모두의 일이어야 한다. 많은 조직들은 초보자부터 전문가까지 모든 수준의 전문 지식의 비상 관리자를 위한 교육과 정보를 제공한다. 현재, 이러한 조직들 중 여럿은 정부 산하이며, 이는 주민들을 보호하는 것이 역사상 정부의 주요 기능이기 때문이다. 비상 대비 및 관리는 지속적으로 개발되는 새로운 정보와 함께 빠르게 발전하고 있는 분야이므로 다른 미디어의 유용성이 떨어지기 때문에 인터넷 기반의 문서와 템플릿, 정보가 가장 유용한 경우가 많다. 다음은 비상 관리 자원에 유용한 웹사이트들이다:

- http://emergency.cdc.gov/health-professionals.asp
- http://emergency.cdc.gov/planning/
- http://ready.gov
- http://emergency.cdc.gov/
- http://www.aafp.org/afp/2007/0601/p1679. html
- http://emergency.cdc.gov/bioterrorism/training.asp http://emergency.cdc.gov/bioterrorism/
- https://emergency.cdc.gov/planning/
- http://www.redcross.org/get-help/prepare-for-emergencies/workplaces-and-organizations

비상 대비 관리의 가장 중요한 측면 중 하나는 조직의 모든 부분에서 대비를 최우선으로 하는 것이다. 흔히, 조직은 준비를 하지만 비상 문제에 대해 잊어버리고, 그 학습은 곧 소멸된다. 효과적인 비상 관리자는 정기적인 업데이트, 교육 및 정보를 제공함으로써 조직 내 모두가 비상 관리를 잊지 않도록 한다.

11.8 지역 비상 대응 팀

지역 비상 대응 팀(Community Emergency Response Team, CERT) 프로그램은 개인들을 그들의 지역에 영향을 끼칠 수 있는 위험에 대한 재난 대비 능력을 교육하고, 화재 안전과 가벼운 수색 및 구조, 팀 구성, 그리고 재난 의료 운영과 같은 기본적인 재난 대응 기술을 훈련한다. 교육은 교실과 실습 모두를 통해 수행된다. 가까운 지역의 CERT에 익숙해지는 것은 EP/EM에 대해 배우는 사전 예방적인 방법이 될 수 있으며, 또한 응급 혹은 재난 상황에서 유익할 수 있는 지역 사회와 연결할 수 있는 수단을 제공한다[14].

11.9 특수 상황

이 섹션에서는 최근 몇 년간 발생했던 혹은 점점 더 흔해지고 있는 특수한 재난 또는 응급 상황에 대해 이야기할 것이다.

11.9.1 테러

지난 10여 년 사이에, 테러가 미국의 의료 기관에 영향을 미칠 가능성이 희박에서 가능으로 바뀌면서 이는 해결해야 할 문제로 부상하였다. 조직은 테러 상황에 대응하는 데 있어 자신들의 역할을 고려해야 한다. 이러한 대응의 상당 부분은 조직의 특성, 즉 조직이 더 큰 조직의 일부인지, 독립적인 사업체 또는 단위의 일부인지, 조직이 어디에(예: 도시 혹은 시골) 위치했는지, 조직이 테러 집단의 다른 잠재적 표적 근처에 위치하는지 등에 달려 있다[15].

11.9.2 생물 테러

생물 테러는 조직이 지역 사회를 도울 수 있는 명확한 비상사태 중 하나이다. 질병관리센터(CDC)에 따르면, 생물 테러는 A, B, C라고 이름 붙여진 세 개의 주된 물질 유형을 잠재적으로 포함한다.

유형 A

이러한 우선순위가 높은 물질들은 다음과 같은 특성으로 인해 국민 및 국가 안보에 가장 큰 위험을 초래하는 생물 또는 독소를 포함한다:

- 사람 간에 쉽게 퍼지거나 전염될 수 있음
- 높은 사망률을 초래하고 공중보건에 중대한 영향을 미칠 가능성이 있음
- 집단 공포 및 사회 혼란을 일으킬지도 모름
- 공중보건 대비를 위해 특수한 조치를 요구함

유형 B

이러한 물질들은 다음과 같은 문제를 제기하기 때문에 두 번째로 우선 순위가 높다:

- 중간 정도로 쉽게 전파됨
- 중간 정도의 질병률과 낮은 사망률을 초래함

- CDC의 실험실 능력에 대한 특정 향상 및 향상 및 질병 감시의 강화가 요구됨

유형 C

이 세 번째로 중요한 물질들은 미래에 대량 확산을 위해 제작될 수 있는 신흥 병원균을 포함한다. 이들의 공통적인 특성은 다음과 같다:

- 쉽게 구할 수 있음
- 쉽게 생산되고 퍼짐
- 높은 질병률과 사망률 그리고 중대한 건강 영향을 초래할 가능성이 있음

생물 테러 행위에 대응하기 위한 절차를 설립할 때, 조직 경영자 및 리더는 이러한 모든 가능성을 고려하고 그에 따라 계획해야 한다[16, 17].

11.9.3 대유행(COVID-19로 인해 너무나도 명확해졌듯이)

대유행은 대규모 인구나 지역에 영향을 미치는 광범위한 전염병의 발생이다. 잠재적 혹은 실제 대유행을 해결하는 데 있어서 조직의 역할은 무엇인가? 조직의 위치와 유형에 따라 정답이 크게 다르겠지만, 최소한 조직은 대유행에 영향을 받은 상당수의 이해관계자들을 다룰 준비가 되어있어야 한다. 직원 및 기타 이해 관계자들을 보호하는 것은 극히 중요하다. 조직은 국가 사고 관리 시스템(National Incident Management System, NIMS)의 일부분으로 기타 지역 사회 조직과 협력할 수도 있다[11]. 이러한 파트너십은 정부 및 비정부 조직과 기관을 하나로 모아 재난 및 비상 사태를 관리한다. 전체 커뮤니티를 하나로 모으기 위한 것이다.

11.10 대유행에 대비하기

비록 COVID-19가 우리 앞에 놓여있지만, "다음번"을 위해 미래에 대해 생각해야 한다. 대유행 대비 및 조직이 어떻게 대응할 수 있는지를 다루기 위한 한 가지 방법은 탁상 위 활동을 하는 것이다. 그리고 주어진 상황은 조직이 제공하는 지역에서 대유행이 전개되는 상황이다.

먼저, 진행자는 그룹이 활동에 착수할 수 있는 공간을 제공해야 한다. 만약 그룹이 너무 크다면, 여러 개의 그룹이 생성될 수 있다. 그룹은 7명을 초과해서는 안 된다. 진행자는 또한 그룹의 활동을 기록하기 위한 플립차트와 마커 혹은 기타 수단을 제공한다.

둘째, 진행자는 각 그룹에게 대유행과 관련된 사건의 전개를 단계적으로 설명하고, 그룹에게 이러한 상황에서 조직이 어떻게 대응할 것인지 토론하고 기록할 것을 요청한다. 그룹에게는 각 단계별로 10분의 시간 제한이 주어지며 진행자 및 다른 그룹과 결론을 공유할 준비를 하도록 지시된다.

- 1단계: 병원체의 새로운 변이 사례가 증가하고 있다는 보고가 접수되었다.
- 2단계: 다수의 조직 직원들이 이 병에 걸리기 시작했다.
- 3단계: 조직은 이 새로운 질병에 걸린 이해관계자들로부터 많은 전화와 방문을 받고 있어서 모든 이해관계자들에게 서비스를 제공할 수 없다. 이 감당할 수 없는 양은 많은 조직 구성원들도 아프다는 사실로 인해 악화된다. 이는 가전제품 제조업체와 배송 회사가 COVID-19으로 경험한 것과 다르지 않다.

참여한 그룹이 내릴 수 있는 몇몇 결론은 다음과 같다:

- 발생 가능한 팬데믹을 다루는 데 능숙함을 유지한다. 조직의 모든 이해관계자들에게 서비스를 제공하기 위해 안전이나 품질을 무시하기 시작하지 않는다. 지금은 조직 내에서 매우 혼란스러운 시기일 수 있으며 이해관계자 수요의 급증에 대한 계획이 필요하다. 많은 조직이은 계절성 독감의 흔한 발생으로 이를 감지하고 있으며, COVID-19으로 확실히 감지하고 있다.
- 직원의 건강과 안전을 유지하는 것 또한 우선사항이다. 정신 없는 환경에서 병원균에 더욱 쉽게 노출될 수 있으므로 질서와 권리가 주장이 유지되어야 하는데, 이는 대비 훈련을 통해서만 이루어질 수 있다.
- 알려진 위협이 존재하는 경우, 적절하게 여행과 연락처 및 거주지 위치에 대한 표준 질문을 하는 등의 검사를 위한 프로토콜을 수립한다.
- 특히 위협이 알려져 있거나 일어날 가능성이 있을 때, 특이한 군집 또는 질병 패턴에 대해 경계해야 한다. 예를 들어, 2014년 에볼라 발생 기간 동안에, 에볼라 증상이 의심되는 사람들에게 여행 이력에 대해 질문했다. 더 최근에 COVID-19는 바이러스 보균자를 파악하는 걸 돕기 위해 새로운 검사 질문 및 활동이 개발되도록 만들었다.
- 고조된 감염 통제 프로토콜 및 장비를 제정하여 조직 구성원을 보호한다.
- 필요시 역학 조사를 돕는다. 연방 및 주 보건부의 CDC와 같은 정부 보건 기관은 감시 중인 질병 사례 수를 보고함으

로써 질병 발생의 성격과 범위를 평가하기 위해 지역 사회 기관의 제보에 의존한다.

이러한 탁상 위 활동의 단순화된 예시에서, 우리는 대유행의 진행이 조직이 처리하기 어려운 상황이 빠르게 될 수 있음을 알고 있다. 조직의 경영자 혹은 리더로서 무엇을 하는가? 어떤 계획이 수립되었는가? 이해관계자의 규모를 지원하기 위해 어떤 자원을 요청할 수 있는가? 이러한 모든 질문과 기타 사항에 대한 해결책은 조직이 채택한 대비 계획에 담겨 있어야 하며, 이를 통해 조직이 COVID-19 팬데믹과 같이 악화되는 사건을 적시에 효과적으로 해결할 수 있다[4, 18, 19].

11.11 사이버보안 위협

비록 이 책의 다른 장에서 사이버보안의 주제를 잘 다루고 있지만, IT 비상 관리 관점에서 다양한 광범위한 비상 사태 동안에 사이버 범죄가 극적으로 증가한다는 것을 이해하는 것이 중요하다. 재택근무를 하는 직원과 디지털 기술에 대한 의존성은 보안 침해의 기회를 증가시킨다. 혼란과 여러 문제를 다루느라 분열된 조직의 초점은 취약성을 더한다.

COVID-19 발생 동안에 보안 침해는 너무나도 흔해지고 있으며, 점점 더 손실이 커지고 있다. 최근에 Aspen Institute에서 열린 학회에서, FBI는 COVID-19 팬데믹 기간 동안 사이버 범죄가 4배 증가했다고 보고했다. FBI의 인터넷 범죄 신고센터(Internet Crime Complaint Center, IC3)에 온 신고는 대유행이 전개됨에 따라 하루에 약 1,000건에서 3,000~4,000건으로 증가했다. 연구 기관들은 이러한 잠재적인 침입의 강력한 표적이었다[20].

11.12 공동 비상 관리

어떠한 상당한 비상 혹은 재난 상황에서도, 하나의 독립체가 지역 사회 전체의 수요를 감당할 수 없을 것이다. 작고 큰 기술 조직은 보통 이러한 어려운 상황에서 도움을 주기를 요청받는다. 조직 경영자 및 리더는 지역 사회 비상 사태에 대한 예상되는 참여 수준을 확인하고 위기 상황에서 도움을 요청받을 가능성에 대비해야 한다[21].

11.13 비상 관리에서의 협력 사례

조직을 비상 또는 재난 상황에 처하게 할 수 있는 잠재적 문제는 대유행을 포함한다. 조직은 비상 대비 계획 검토 및 수정 과정의 일부로 가능성 있는 건강 및 안전 위협에 대한 새로운 정보를 정기적으로 찾고 반영해야 한다.

이러한 고려 사항의 목적은 조직이 비상 사태에 대한 전반적인 지역 사회 대응의 필수적인 부분이 되는 것이다. 이러한 활동이 어떻게 조직되고 누가 그것을 감독하는지는 지역 사회마다 다르지만, 많은 경우에 최소한 조직이 어느 정도 관여하는 것이 기대되는데, 그것이 단지 법률을 준수하기 위한 것이며 이해관계자들에게 알리고, 안전을 위해 COVID-19 및 계절 독감 시기에 그랬듯 마스크를 쓰고, 사회적 거리를 두고, 손을 씻는 것과 같이 의무사항과 제안된 프로토콜을 따르는 것일 뿐이더라도 말이다. 조직은 또한 백신 접종 및 기타 건강한 행동을 장려할 수 있다.

11.14 백신 보급

현재 및 다른 대유행 동안 중요할 도전 과제는 모든 지리적 배경에서 각계각층의 수억 명의 사람들에게 적절한 기간 내에 백신을 보급하는 것이다. 정보 기술은 정보의 신속한 배포를 허용하고, 조직들을 연결하고, 통신과 네트워킹을 강화함으로써 이 활동에서 중요한 역할을 할 것이다.

대유행 환경에서 도움이 되는 IT 솔루션의 구체적 사례 중 하나는 접촉 추적을 위한 애플리케이션의 개발이었다. 스마트폰에 설치할 수 있는 "SlowCovid"라고 알려진 앱은 다양한 앱 스토어에서 무료로 사용할 수 있으며 주(state) 데이터베이스에 있는 COVID-19 양성 판정을 받은 사람과 접촉할 때마다 기기에 알림을 제공한다. 이 앱은 개인 스마트폰에 설치되며 각 주에 맞춤화되어 있다는 것을 넘어서는 개인 정보를 요구하지 않는다[22].

감염에 노출되었다는 통지를 받은 사람들은 바이러스의 추가 확산을 막기 위해 검사 및 자가격리를 하도록 장려된다. 이 정보 기술의 광범위한 사용은 접촉 추적을 개선함으로써 한국에서 감염률을 늦춘 공을 인정받았다[23]. 미국에서는 사실상 모두가 스마트폰을 가지고 있음에도 불구하고 이러한 조치가 광범위하게 채택되지 않음으로 인해 덜 효과적이었다. 사생활 보호에 대한 우려는 미국에서 항상 눈길을 끄는 문제이기도 하다[24]. 이러한 기술의 잠재력은 분명하며 미래에 적용되기 위해서 향후 교육 및 채택 전략이 유용할 것이다.

11.15 기타 자료

FEMA와 주(state) 비상 관리 기관 및 CDC는 대유행 또는 재난 시에 운영의 지속성을 위한 계획을 개발하는 데 도움을 준다. 이러한 자원은 의료 조직이 비상 및 대비 계획을 준비하는 데 합리적인 출발점이다.

이 장에서는 비상 관리 및 대비의 일부 중요한 요소들에 대한 일견만을 제공했다. 이 새로운 시대의 조직 경영자는 계속하여 새로운 정보와 교육을 추구하고 조직과 그 조직이 봉사하는 지역 사회를 위한 효과적인 계획을 개발해야 한다.

다음 자료들은 조직의 비상 계획을 준비하는 데 유용하다:

1. 사업 계획 양식 www.Ready.gov/business
2. 대유행 독감 사업 계획 툴키트 www.health.mo.gov/emergencies/pan-flu/panbusiness.php
3. 대유행 독감 운영의 지속성 합병 양식 www.fema.gov/about/org/ncp/coop/templates.shtm
4. 미국국토안보부 2019-2023년 정보기술전략계획 www.dhs.gov/publication/dhs-information-technology-strategic-plan-2019-2023
5. 비상 관리 훈련 독립 연구 www.training.fema.gov/emiweb/is/is235b/is235b.pdf

참고문헌

01. Barry JM. Pandemics: avoiding the mistakes of 1918. Nature. 2009;459:324–5. https://doi.org/10.1038/459324a.
02. FEMA. Pandemic planning guide. 2015.
03. Hsieh YC, Wu TZ, Liu DP, Shao PL, Chang LY, Lu CY, Lee CY, Huang FY, Huang LM. Influenza pandemics: past, present and future. J Formosan Med Assoc. 2006;105(1):1–6. https://doi.org/10.1016/S0929-6646(09)60102-9.
04. Smith R. Three priorities for IT operations continuity during the COVID-19 pandemic DevOps.com. 2020. https://devops.com/three-priorities-for-it-operations-continuity-during-the-covid-19-pandemic/.
05. FEMA. Emergency planning. 2011.
06. Guillén M. How businesses have successfully pivoted during the pandemic. Harvard Business Review. 2020. https://hbr.org/2020/07/how-businesses-have-successfully-pivoted-during-the-pandemic.
07. Ngo M. Small businesses are quietly dying by the thousands during the coronavirus pandemic. Chicago Tribune. 2020. https://www.chicagotribune.com/business/ct-biz-coronavirus-small-business-failure-20200812-6u5ju4hvcnhv3cbnvslesuvnvq-story.html.
08. FEMA. Planning guides. Emergency planning guide. 2020. https://www.fema.gov/emergency-managers/national-preparedness/plan.
09. Fagel MJ. Principles of emergency management and emergency operations centers (EOC). Boca Raton: CRC Press; 2011.
10. Stewart A. Emergency management in ASCs — 6 considerations during the pandemic. Becker's Leadership and Infection Control. 2020. https://www.beckersasc.com/asc-quality-infection-control/emergency-management-in-ascs-6-considerations-during-the-pandemic.html.
11. Hewitt A, Wagner S, Twal R, Gourley D. Closing the gaps in public-private partnerships and emergency management: a gap analysis. In: Hamner M, editor. Aligning community hospitals and local public health departments. Lubbock: Lea Tech, LLC; 2015. p. 1–47.
12. Tikkanen A. US airways flight 1549|description, pilot, & facts. Britannica. 2016. https://www.britannica.com/topic/US-Airways-Flight-1549-incident.
13. Beck C. Animal cracker oral motor exercise. The OT toolbox. 2016. https://www.theottoolbox.com/animal-cracker-oral-motor-exercise-shapes/.
14. FEMA. Terr.Ready.Gov. 2020. https://www.ready.gov/cert.
15. FEMA. Terrorism. In: FEMA-are you ready? 2011. https://www.fema.gov/pdf/areyouready/terrorism.pdf.
16. CDC. Bioterrorism. Emergency preparedness and response. 2018. https://emergency.cdc.gov/bioterrorism/index.asp.
17. Johnston BL, Conly JM. Bioterrorism in 2001 - How ready are we? J Can Maladies Infect. 2001;12(2):77–80.
18. CDC. Pandemic influenza. Pandemic influenza (flu). 2018. https://www.cdc.gov/flu/pandemic-resources/index.htm.
19. The Center for Disease Control and Prevention (CDC). Workplaces and businesses. Covid-19. 2020. https://www.cdc.gov/coronavirus/2019-ncov/community/workplaces-businesses/index.html?CDC_AA_refVal=https%3A%2F%2Fwww.cdc.gov%2Fcoronavirus%2F2019-ncov%2Fcommunity%2Forganizations%2Fbusinesses-employers.html.
20. Cimpanu, C. FBI says cybercrime reports quadrupled during COVID-19 pandemic|ZDNet. ZD Net. 2020. https://www.zdnet.com/article/fbi-says-cybercrime-reports-quadrupled-during-covid-19-pandemic/.
21. Institute for Healthcare Improvement. Improving patient care. http://www.ihi.org/Engage/collaboratives/LeadershipAlliance/Documents/LoehrerFeeleyBerwick_10NewRulesAccelerateHCRedesign_HCExecNov15.pdf.
22. Eanes Z. North Carolina's COVID-19 exposure app has 100,000 downloads|Raleigh News & Observe. Raleigh News & Observer. 2020. https://www.newsobserver.com/news/coronavirus/article246285860.html.
23. Cellan-Jones R. Tech Tent: can we learn about coronavirus-tracing from South Korea? - BBC News. BBC News. 2020. https://www.bbc.com/news/technology-52681464.
24. Pew Research Center. The state of privacy in America. The State of Privacy in Post-Snowden America. 2016. https://www.pewresearch.org/fact-tank/2016/09/21/the-state-of-privacy-in-america/.

CHAPTER 12

공중보건 분야에서 데이터의 사용

Data Use in Public Health

지은이 Musa A. Kana, Ahmad Khanijahani, Ismail A. Raji, Abdu Adamu, Faina Linkov
옮긴이 김경아

요약 ABSTRACT

공중보건은 사회의 조직적인 노력을 통해 건강 증진, 질병 예방 및 인간 집단의 수명 연장을 하려는 학문이다. 전 세계의 지역, 국가 및 국제 공중보건 기관 및 정부들은 지역 수요와 가용 자원, 인프라 구조에 기반하여 데이터 수집 시스템을 수립했다. 이 장에서는 공중보건 데이터 출처와 함께 질병 위험과 부담의 감시, 중재나 중재를 시행하고 평가하기 위한 건강 자원의 할당에 대한 기본 요소들을 소개한다. 정보 기술 및 데이터 과학의 발전은 공중보건을 위한 혁신적인 도구와 데이터 출처를 제공하였다. 따라서 공중보건 분야에서의 빅데이터의 활용에 대해 대략적으로 설명하겠다. 마지막으로, COVID-19 팬데믹 동안 미국의 취약한 인구 집단들 간 건강 결과 격차에 대한 공중보건적 접근을 보여주기 위해 사례 연구 하나를 포함했다.

키워드 KEYWORDS

- 데이터
- 행정 데이터
- 빅데이터
- 공중보건
- 감시 시스템
- 근거 중심 공중보건
- 공중보건 연구
- 인구동태통계
- 지식 전환

학습 목표 LEARNING OBJECTIVES

이 장은 지역, 국가 및 국제 공중보건 기관의 다양한 수준에서 효율적이고 효과적인 의사결정 및 대응을 지원하는 공중보건 데이터 수집 시스템을 소개하는 것을 목표로 한다. 이 장을 통해 독자는 다양한 공중보건 자료원과 정책 형성, 지지, 규정, 의사결정 시스템, 연구, 그리고 중재의 시행 및 평가 부문에서의 사용에 대해 이해해야 한다.

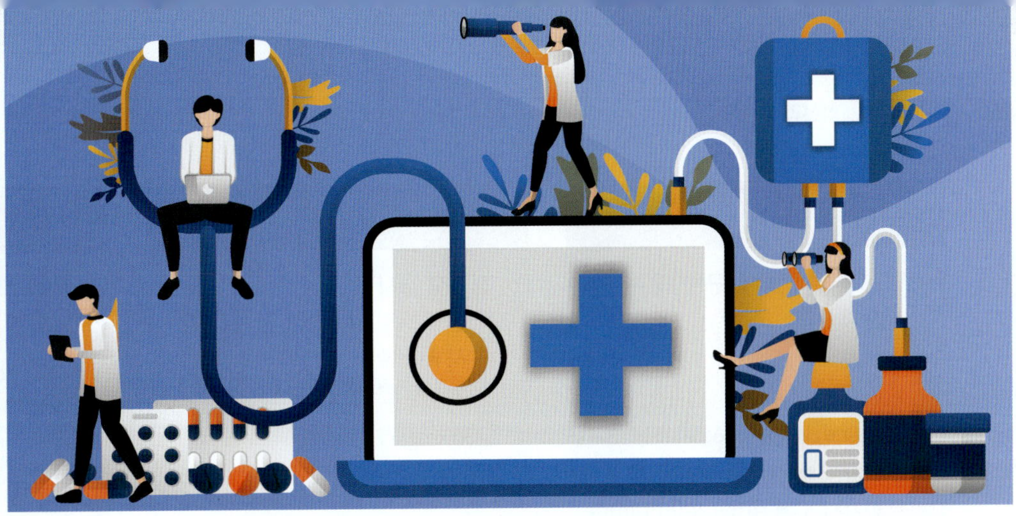

12.1 소개

데이터의 사용은 지역, 국가 및 세계적 수준에서의 공중보건 의사결정에 필수적이 되었다(그림 12.1)[1]. 따라서 21세기의 근거 기반 공중보건은 매우 다양한 출처로부터 획득한 시기적절하며 정확하고 권위 있는 정보를 필요로 한다. 향상된 정보 시스템과 기술, 공중보건 시스템에 대한 새로운 도전들, 그리고 의료 시스템 변화가 결합되어, 공중보건 실무의 효율 및 효과를 본질적으로 개선할 수 있는 특별한 기회를 제시한다[2].

12.1.1 공중보건 데이터의 유형 및 출처

다양한 출처로부터 유래한 양적 및 질적 데이터는 공중보건 분야에서 1차 및 2차 데이터 분석을 위해 사용된다(그림 12.2). 양적 데이터는 측정 가능하며 보통 비교를 위해 사용되며, 사람, 행동, 상태 또는 기타 이산형 사건의 집계를 포함한다. 질적 데이터는 거의 모든 비수치형 데이터를 포함할 수 있는 넓은 범주의 데이터이다. 질적 데이터는 환자와의 건강 관련 인터뷰를 기록하는 것과 같은 특정 건강 관련 사건(health-related event)을 설명하기 위해 단어를 사용한다[4].

12.1.1.1 인구동태통계

인구동태통계(vital statistics)는 각국 정부에 의해 수집되고 기록된, 출생, 결혼, 이혼, 별거 및 사망을 포함한 인구 내의 모든 주요 생활사건에 대한 정보이다[5]. 이 정보는 국가의 출산율, 연령 계층화, 결혼, 사망 추세에 대해 귀중한 통찰력을 제공한다. 이를 이용하여 국가적 수준에서의 인구학적 변화와 질병 및 사망 예방 활동 및 정책의 잠재적 영향에 대해 연구할 수 있다. 나아가 질병의 집단 발생(예: COVID-19 팬데믹)과 같은 공중보건 위협 및 재난은 인구 동역학에 영향을 미칠 수 있으며, 추후 심층 연구를 위해 이환율(morbidity) 및 사망률(mortality)을 추적 조사함으로써 감시될 수 있다.

12.1.1.2 행정 데이터

행정 데이터(administrative data)는 정책 및 지침 그리고 국가 공중보건 제도에 대한 기타 중요한 정보의 기록을 말하며, 의료에 직접적으로 관련된 지역, 주(state), 국가나 국제 단체 또는 공중보건에 영향을 미치는 정책을 세우는 기관으로부터 얻어진다. 예를 들어, 로비 활동과 입법 의회에 의해 통과된 법들에 대한 과거 자료를 검토함으로써 시민 건강에 영향을 미치는 정치 체제의 우선 순위와 선호도를 간접적으로 평가

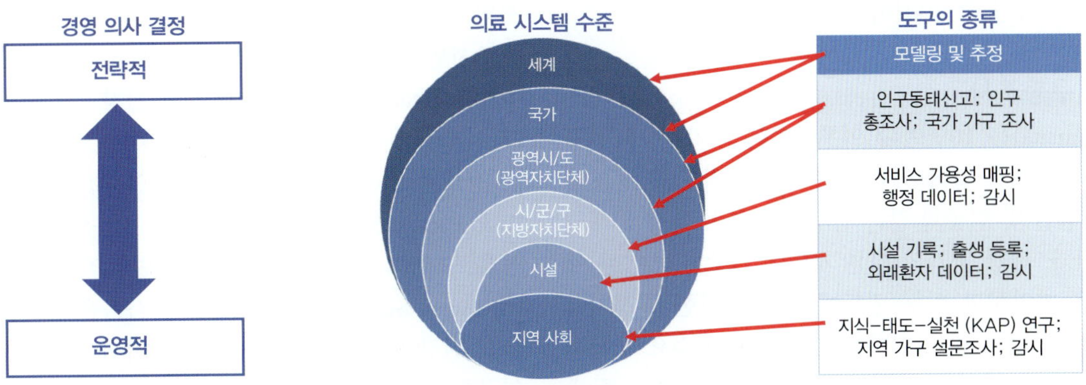

그림 12.1 의료 시스템 수준별 데이터 수요 및 수집 도구[3]

인구동태통계 및 행정 데이터	감시 시스템	공중보건 연구

• 인구학적 사건의 인구동태통계
  • 출생 등록
  • 사망 등록
• 행정 데이터
  • 정책 및 가이드라인
  • 건강 보험 데이터
  • 환경적 노출 및 모니터링 데이터
  • 의료 서비스 및 의무 기록
• 인구 총조사
• 인구 (설문)조사
	• 능동적 감시
	  • 질병 특정 인구학적 및 보건 감시 시스템
	  • 코호트 연구
	• 수동적 감시
	• 질병등록체계
		• 임상, 의료 시스템 및 운영 연구를 포함한 보건 연구
		• 지역 사회 기반 참여 행동 연구 (CBPAR)
		• 실행 연구
		• 모델링, 추정 및 예상

그림 12.2 공중보건 데이터 출처의 분류

하게 된다. 병원 및 의료 환경에서 서비스를 받는 환자의 수와 같은 조직 수준의 행정 기록은 환자 건강 결과에 영향을 미치는 조직의 중재(intervention) 및 정책에 대한 정보를 제공한다. 종이 기반이나 전자건강기록 시스템에 의해 문서화된 의료 기록과 보험금 청구 데이터는 조직 수준의 건강 관련 의사 결정과 이로 인해 의료 제공자 또는 의료 기관이 받는 영향에 대한 이해를 가이드해줄 수 있다.

전 세계적으로 정부 기관들은 행정 기록을 기반으로 정책이나 지침을 수집하고 전파한다. 예를 들어, 보다 넓은 국가 혹은 연방 수준의 정책 서류 및 행정 데이터는 미국 국립보건원(National Institutes of Health, NIH)[6], 질병통제예방센터(Centers for Disease Control and Prevention, CDC)[5], 식품의약품안전처(Food and Drug Administration, FDA)[7], 항공우주국(National Aeronautics and Space Administration, NASA)[8], 그리고 (정기적으로 갱신되는 공기 청정도, 기상 변화, 강수 및 기온 기록을 찾아볼 수 있는) 환경보호국(Environmental Protection Agency, EPA)과 같은 기관에서 공개적으로 획득될 수 있다[9].

12.1.1.3 인구총조사

인구총조사(census)는 10년마다 이루어지는 국가 전체 인구에 대한 데이터 수집을 말하며, 시민 및 주민들의 가구 정보와 더불어 나이, 성별 및 인종과 같은 인구 통계학적 특성에 대한 정보를 제공한다. 해당 국가의 다른 지역에 거주하고 있는 개인들의 특징을 파악하고 인구 밀도에 대한 정확한 추정치를 얻는 것은 정책 담당자 및 기획자들이 지역 사회 수요의 객관적인 측정에 기반해 자원을 적절히 할당하는 데 도움을 준다. 인구총조사 데이터 수집의 과정은 번거롭고, 비용이 들며, 시간 소모가 클 수 있다. 이에 따라 데이터 수집 방식은 종이 설문 기반 대인 면접(paper and in-person interview)으로부터, 개인들에게 설문조사 링크를 전송하여 원격으로 데이터를 수집하는 것과 같은 전자적 데이터 수집으로 옮겨가고 있다.

12.1.1.4 설문조사

설문조사(surveys)를 위한 설계 및 데이터 수집 방법은 공중보건 상황과 의료 수요를 추정하기 위해 해당 모집단의 특성들을 고려한다. 설문조사의 주된 목적은 공중보건과 의료의 연구, 계획 및 정책 수립에 있다. 설문조사 데이터의 분석은 인구모집단 내 질병의 분포와 공중보건 자원의 가용성 및 지리적 분포에 대한 현황 정보를 산출하며, 이때 공중보건 자원은 의료 서비스에 대한 접근성 및 활용과 의료 전문가들의 분포를 포함한다.

미국에서는 관심 공중보건 지수들에 대한 국가 대표 추정치를 제공하기 위해 몇 가지 유형의 건강 관련 설문조사가 실시되고 보고된다. 아동 같은 하위 인구집단에 초점을 맞춘 설문조사인 전국아동건강실태조사(National Survey of Children's Health, NSCH)는 아동의 건강 상태, 가족, 그리고 의료 서비스에 대한 접근 및 활용에 대한 데이터를 포함한 방대한 정보를 제공한다[10]. 행동위험인자감시시스템(Behavioral Risk Factor Surveillance System, BRFSS)은 건강 행위에 초점을 맞추고 있다[11]. 국민건강면접조사(National Health Interview Survey, NHIS) 같은 조사들은 각기 다른 인구집단들의 건강 및 의료 상황을 이해할 기회와 추가적인 건강 관련 연구를 수행하기 위한 데이터를 제공한다[12]. 기존 설문조사 데이터에 기반한 2차적 데이터 분석은 공중보건 정책 또는 중재가 목표한 집단 및 건강 결과에 미치는 영향과 같은 정책 관련 질문들을 다룬다. 또한, 설문조사 데이터와 다른 자료원으로부터 획득한 데이터를 결합하는 것은 개인, 동네, 사회, 지역별 모집단의 특성과 이러한 특성이 모집단 수준의 건강 결과에 미치는 영향을 파악하는 데 도움을 준다.

12.1.1.5 감시 시스템

공중보건 감시(surveillance)는 공중보건 업무의 계획, 시행 및 평가에 필수적인 건강 데이터의 지속적이고 체계적인 수집, 분석 및 해석을 뜻하며, 데이터를 알아야 하는 이들에게 적시에 보급하는 것과 밀접하게 결합되어 있다. 공중보건 감시의 목적은 의사 결정자들에게 시기 적절하고 효과적인 공중보건 조치를 취할 수 있도록 정보를 갖추어 주는 것이다. 이러한 조치들은 인구 모집단의 건강 증진과 질병 예방을 목표로 한다.

감시 시스템의 구조와 기능, 데이터 수집 및 데이터 보급 기술은 공중보건 시스템의 목표와 긍정적 건강 영향을 달성에 필요한 조치들에 의해 결정된다. 예를 들어, 감시 시스템이 전염병 유행의 예방을 목표로 한다고 가정해 보면, 보건 당국은 적시에 신속하게 이러한 데이터에 접근하여 전염병의 확산을 멈추기 위해 가용한 수단을 마련해 놓아야 한다. 반대로, 고혈압과 같은 만성질환에 대한 중재의 영향을 측정하는 감시 시스템은 시기적절한 데이터 수집 절차는 갖추고 있겠지만 신속한 접근과 보급은 필수적이 아닐 수 있다. 따라서, 각양각색의 공중보건 목표에 따라 감시 시스템 구조를 다르게 설정할 필요가 있다. 감시 시스템 구조의 설정은 필요한 조치의 유형 및 빈도와 특정한 중재의 효과를 감시하기 위해 필요한 정보의 종류에 따라 결정되어야 한다[13]. 감시 시스템은 능동적이거나 수동적일 수 있다.

능동 감시

능동 감시는 의료 제공자와의 정기적 소통을 통한 데이터의 검색과 수집에 특화된 기술과 인력을 이용해 질병이나 건강 증상에 대한 정보를 수집한다. 이 형태의 감시는 보통 공중보건 조치를 위해 필요한 완전하고 시기적절한 정보를 제공하지만 비용이 많이 든다. 능동 감시는 질병-특이 감시(disease-specific surveillance), 인구통계 및 건강 감시(demographic and health surveillance), 그리고 코호트 연구 역량을 포함한다.

질병-특이 감시

질병-특이 감시는 능동 감시의 한 유형으로 특정 인간집단 내의 특정한 병원체, 질병, 위험 요소, 혹은 증후군을 대상으로 하며[14], 광범한 종류의 질병 유발 물질이나 건강 결과의 감시를 가능하게 한다는 장점이 있다. 질병-특이 감시는 감시 유닛이 감시 중인 특정한 병원체나 질병의 세계적인 동향을 추적할 수 있게 한다. 보건 부서들은 특정한 질병에 대한 대응책으로 시행된 공중보건 조치들을 평가하기 위해 질병-특이 감시를 이용할 수도 있다. 그러나 이러한 유형의 감시가 잘 작동하기 위해서는 데이터 표준화와 감시 시스템의 개시에 앞서 대상 병원체나 질병 상태를 파악하는 것이 선행되어야 한다[14]. 질병-특이 감시 시스템의 예로는 종합적 암 통계를 위해 만들어진 미국의 감시-역학-최종 결과(Surveillance, Epidemiology, and End Results, SEER) 프로그램이 있다[15]. 다른 예로 세계보건총회(World Health Assembly)가 2000년까지 척수성 소아마비를 박멸하는 것을 목표로 1988년에 시행한 급성이완성마비감시시스템(Acute Flaccid Paralysis surveillance system)이 있다[16].

인구통계 및 건강 감시 시스템

인구통계 및 건강 설문조사(Demographic and Health Surveys, DHS)는 전국 대표 가구 설문조사로, 광범위한 감시 및 영향 평가 활동을 위해 데이터를 제공한다. DHS 데이터는 정기 건강 기록과 인구동태 등록 및 시민 등록이 유명무실한 개발 도상국에서 특히 믿을 만한 감시 데이터 출처이다[17]. DHS 데이터는 국가나 지역에 걸쳐 동일한 형태이기 때문에 국가 내 및 국가 간 비교에 유용하다. DHS는 모든 인구통계학적 집단에 대한 대표성을 가지기 때문에 국가정책 수립 데이터의 중요하고 타당한 출처이다[17].

DHS 데이터는 서로 다른 인구통계학적 집단들을 감시하기 위해 사용되는 지표들을 제공하며, 이러한 지표들이 보여주는 건강 및 사회 불평등에 대해 건강 관리자들이 적절하고 시기적절한 중재를 하게 할 수 있다. DHS 데이터는 포괄적이고 방대한 특성으로 인해, 다양한 건강 결과들의 결정 요인들을 식별할 수 있게 하여 보건 당국이 응답자들의 결과를 그들의 지리적 위치와 사회인구학적 특징에 연결 지을 수 있도록 한다. DHS는 모집단 건강 변화를 감시하기 위한 고유한 모집단 기반 정보를 제공하는 측면에서 특히 중요하다. DHS 데이터는 전반적으로 고품질이며[17], 보건 관리자들이 인구동태 통계와 같은 정기적 출처로부터 얻은 데이터를 확증하는 것을 도울 수 있는 이환율 및 사망률 측정치를 생성하는 데 유용하다. DHS의 단점은 비용이 많이 들고 노동력이 많이 소모된다는 것이다. 모든 설문조사와 마찬가지로 DHS는 표본추출 오류(sampling error)에 취약하다. 아울러 5년에 한 번씩 실시된다는 점은 DHS가 건강 지표의 정기적인 감시를 위한 좋은 데이터 출처임에도 그 유용성에 제약이 된다.

코호트 연구

코호트 연구는 관찰 연구의 한 유형으로, 노출된 집단과 노출되지 않은 집단에서 관심 있는 특정한 결과의 발생 정도를 밝히기 위해 모집된 참여자들이 추적 관찰된다. 연구의 설계는 전향적일 수도 후향적일 수도 있다. 후향적 코호트 연구는 비용과 시간이 덜 들지만, 보통 전향적 접근법에 비해 정보가 불완전하거나 부정확하다[18]. 상당한 비율의 코호트 연구가 관심있는 결과에 대한 데이터를 얻기 위해 인구동태통계, 암 등록체계(registry)와 같은 이미 구축된 정기 감시 시스템을 활용한다. 비록 정기적 감시 시스템이 비용 효율이 높긴 하나, (개발 도상국과 같은) 일부 환경에서는 존재하지 않을 수 있다. 관심 있는 결과를 문서화하는 방법을 마련하는 것이 필요하다.

코호트 연구 결과들은 의사 결정자들이 임상 및 공중보건 실무에서 질병의 결정 요인 및 자연사를 파악하는 데 도움을 주어 왔다. 예를 들면, 선진국들은 주로 1948년에 시작된 코호트 연구인 Framingham 심장 연구[19, 20]에서 파악된 위험 인자에 대한 노출을 줄임으로써 심혈관 질환으로 인한 사망의 위험을 줄였는데, 이는 의사 결정자들이 예방 지침을 공급해야 한다는 근거를 제공했다[21]. 감시를 위해 코호트 연구 접근법을 사용한 기타 친숙한 예시로는 지역 사회 내 죽상경화증 위험 연구(Atherosclerosis Risk in Communities Study)[22], 청년 관상동맥 질환 위험 발달 연구(Coronary Artery Risk Development in Young Adults Study)[23] 등이 있다.

수동 감시

수동 감시에서 보건 부서는 정기적인 감시 활동을 통해 모든 기관으로부터 질병 상태나 공중보건에 중요한 사건에 대한 보고를 받는다. 수동 감시는 질병 신고(disease notification)나 질병 등록체계(disease registry)의 형태일 수 있다.

질병 신고

이 유형의 수동 감시는 지정된 의료 종사자들이 법, 규정, 또는 협정에 의해 지정된 대로 특정한 질병이나 공중보건에 대한 중요한 사건을 보고할 것을 요구한다. 사례를 공중보건 당국에 보고하는 것이 법적으로 요구되는 질병 혹은 공중보건 사건은 신고나 보고해야 하는 질병으로 알려져 있으며, 미국에선 암이 그러한 질병 중 하나이다. 질병 신고 시스템을 통한 정보 수집은 보건 당국이 질병의 유행을 예방하기 위해 빠른 조치를 취할 수 있도록 조기 경고 신호를 제공한다. 신고는 보건 부서가 특정 질병의 동향을 감시할 수 있게도 한다. 이렇게 지속적으로 수집된 정보는 당국이 그런 질병이 유행으로 악화되는 것을 방지할 정책을 도출하는 데 도움이 된다. 예를 들어, 국제보건규칙(International Health Regulations)은 흑사병, 황열병 및 콜레라의 신고를 필수로 지정하고 있다.

질병 등록체계

질병 등록체계는 관찰 연구 방법을 사용하여 특정한 질병, 상태 또는 노출에 의해 정의된 인구모집단의 (임상 및 기타) 데이터를 동일한 형태로 수집하며, 하나 이상의 미리 결정된 과학적, 임상적 또는 정책적 목적을 위해 해당 모집단의 특정한 결과를 평가한다[24]. 질병 등록체계는 질병의 자연사에 대한 설명, 시간에 따른 질병 동향 관찰, 의료적 중재의 효과 결정, 의료 제품의 안전성 감시 및 치료의 질 평가에 도움을 준다[24]. 또한 만성질환을 기록하는 데 강력한 도구이다[18].

질병 등록체계는 특정 목표에 적합한 정확한 감시 데이터를 전향적으로 수집한다는 이점이 있다. 등록체계는 발생률, 유병률 및 생존율을 계산할 수 있게 함으로써 건강 관리자 및 정책 결정자들에게 감시 중인 특정한 질병의 규모에 대한 통찰력을 제공한다. 보건 부서들은 위험 인자, 예방, 질병 관리, 그리고 사망률에 대한 정보 수집과 이에 따른 만성질환 통제에 등록체계를 유용하게 사용한다. 등록체계 데이터는 일반적으로 환자, 질병 양상, 치료 프로토콜 및 환경 노출의 폭넓은 다양성을 설명한다. 따라서 등록체계는 질병 인과 관계, 치료 효과 및 안전성에 관련한 자료의 주요 출처가 될 수 있다[18].

국가 수준 감시를 위한 등록체계 사용은 행정 데이터와의 통합을 통해 의료의 질을 향상시킬 수 있다. 이러한 정보는 건강 관리자와 정책 결정자들이 환자의 임상 관리를 향상시켜 결과를 개선하기 위해 사용할 수 있는 다양한 형태의 건강 보고 수단이 될 수 있다[18]. 예를 들어, 포르투갈과 스웨덴, 영국에서는 임상 및 행정 데이터를 기반으로 성과 지표를 수집한 자료가 정책 변화를 위해 사용되었으며 이는 의료의 질 개선으로 이어졌다[25, 26].

12.1.1.6 공중보건 연구

연구자들은 공중보건 인력 및 기관을 통해 자신들의 연구 결과를 현재 진행중인 의료 서비스나 인구모집단 수준의 중재 프로그램으로 전환한다[27]. 일반적으로 수치로 구성되고 보고된 관찰 및 실험 연구는 중요한 공중보건 근거에 대한 수요를 충족시키지 못할 수 있다. 따라서, 프로그램의 효과를 촉진할 여러 인자, 공유된 실무 경험 및 관찰을 포함하여 지식 베이스를 강화하는 것이 앞으로 소개할 연구 방법들에게는 필수적이다.

지역 사회 기반 연구(Community-Based Research) 공중보건 분야에서 지역 사회 기반 연구는 연구 과정의 모든 측면에서 지역 사회 구성원, 조직 대표자와 연구자들의 적극적 참여를 통해 사회, 구조 및 물리적 환경의 불평등에 중점을 둔다[28]. 참여 건강 연구(Participatory Health Research, PHR)는 지역 사회 기반 연구의 한 유형이며, 건강 문제의 발생 및 심각성이 가장 크게 두드러지는 지역 사회에서 해결책을 찾기 위한 수단으로 중요도가 증가해왔다.

공중보건 연구에서의 다층 분석(Multilevel Analysis) 다층 분석은 집단 수준과 개인 수준의 인자들에 대한 동시 조사가 가능한 분석 전략이다[29].

모델링(Modeling) 다수의 위험 인자들과 건강 결과 간의 인과관계를 규명하기 위한 통계적 모델의 사용이 점점 더 증가하고 있다.

연계 데이터베이스(Linked Databases) 건강 결과와 건강 결정요인의 데이터베이스를 연계하는 것은 인과 경로에 대한 양방향 이해를 증진시키는 데 도움이 된다. 기록 연동이 정책 응용을 촉진하는 경우는, 연구자들이 데이터베이스를 통해 (a) 중재에 대한 장기적 연구; (b) 지방, 지역 및 병원 간 비교; (c) 환자 및 의사에 대한 정보 결합; (d) 의료 시스템 내의 다양한 서비스들의 비용 합산; (e) 교육 및 가정 서비스 데이터와 건강 관련 정보의 결합에 기반한 건강 결정 요소 조사가 가능할 때이다[30]. 단일 데이터 세트는 모든 건강 결정 요소에 대한 정보를 포함할 수 없기 때문에, 여러 데이터베이스를 연계하는 것이 필수적이다[31].

건강 시스템 및 운영 연구(Health Systems and Operations Research) 이러한 연구 기술은 프로그램 시행에 대한 지속적 가이드를 통해 최상의 결과를 달성하는데 중점을 두고, 프로그램 주기에 관련된 입력 및 절차를 조절하며 목표와 목적 달성을 위한 최적의 이익 창출에 힘쓴다.

실행 연구(Implementation Research) 공중보건 실무는 개인 및 인구모집단의 건강을 개선하기 위해 근거 기반 중재들을 새로운 환경에서 실행하거나 조정하는 것을 수반한다. 이러한 중재는 일반적으로 7P (programs, practices, principles, procedures, products, pills, and policies: 프로그램, 실무, 원칙, 절차, 결과물, 약, 정책)중 하나 이상을 포함한다[32, 33].

12.1.2 공중보건 데이터와 근거의 공중보건 조치로의 전환 및 연결

공중보건 접근 방식(그림 12.3)[34]은 근거 기반 공중보건(Evidence-Based Public Health, EBHP)의 개념적 틀이 어떻게 데이터 수집을 의사결정 시스템 및 적절한 공중보건 조치와 체계적으로 연결하여 인구모집단 내 질병 통제 및 예방에 영향을 미치는지 보여준다[3].

역사적으로 위기와 정치적 우려 및 여론이 공중보건 결정과 정책을 종종 주도해왔다. 따라서 근거 기반 의학(evidence-based medicine, EBM) 및 특정 공중보건 중재의 성공으로 인해, 근거 기반 공중보건은 점점 더 실무 모델로서 장려되고 있다[35]. 전 세계적으로 기대수명(life expectancy)은 20세기 동안 두 배가 되었으며[36], 이는 과학적 근거에 기반하여 실행된 유아 및 아동 대상의 확대된 예방접종 보장 범위, 깨끗한 물, 위생 및 기타 공중보건 프로그램으로 인한 아동 사망률의 감소가 주된 이유이다[37]. 따라서 다음과 같은 분석 도구 및 절차(표 12.1)를 사용하여 분석된 공중보건 데이터 및 과학적 근거는 적절한 정책 형성, 지지, 규제, 설계, 시행 및 중재 평가에 대한 처방을 제시할 수 있다[38].

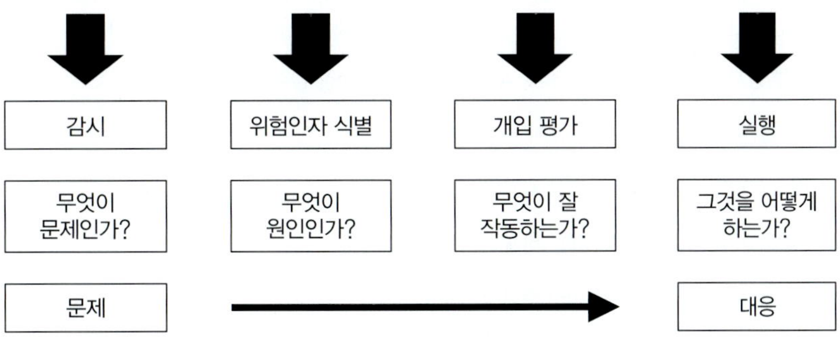

그림 12.3 미국 CDC 공중보건 기초 시리즈를 원용한 공중보건 접근 방식[34]

표 12.1 공중보건 데이터 및 과학적 근거 평가를 위한 분석 도구 및 절차

분석 도구 및 절차	설명	처방된 공중보건 조치
체계적 검토 및 메타분석	개별 연구 결과를 통합하는 체계적, 조직적, 구조적 방식을 제공하는 양적 접근법	정책 수립, 규제, 중재 평가
위험성 평가 및 소통	양적인 위험성 평가는 환경 오염 물질 및 기타 잠재적 유해 노출에 의해 개인 및 인구모집단에게 가해지는 위험을 규정하기 위한 체계적 접근법이다. 위험성 평가는 과학과 정책수립을 연결하는 "다리"로 여겨진다.	정책 수립, 규제
경제성 평가	주로 비용효과분석에 의해 이루어지는 경제성 평가는 근거 기반 의사결정의 필수적인 요소가 되어야 한다[39]. 이러한 방법은 공중보건 프로그램 및 정책에 드는 비용의 상대적 적절성을 평가하기 위한 정보를 제공한다.	중재 평가
공중보건 감시	감시는 결과-특정 건강 데이터의 지속적이고 체계적인 수집, 분석 및 해석을 포함하며, 질병 또는 부상의 예방 및 통제 책임자들에게 이러한 데이터를 적시에 보급하는 것과 밀접하게 연결되어 있다.	중재 평가
전문가 위원회 및 합의 회의	행정부와 입법부 양쪽에 속한 대부분의 정부 기관 및 자발적 건강 단체들은 전문가 위원회를 활용하여 명시적 기준을 기반으로 과학 연구를 검토하고 건강 정책과 중재에 어떤 관련성이 있는지를 결정한다.	정책 수립, 새로운 중재 계획 수립, 규제

근거 기반 공중보건 정책의 효과적인 실행은 인구모집단의 건강을 개선하고 의료 불평등을 줄이기 위해 양적 척도로서 활용되는 인구모집단 건강 지표를 필요로 한다. 건강 지표는 지지, 책임, 시스템 관리, 질 향상 및 연구와 같은 주요 응용 방식을 통해 이 목적을 지원한다[40]. 공중보건 지표는 현대 인구 건강의 모든 영역을 보고하기 위해 사용된다. 이러한 영역으로는 어린 시절 경험을 포함한 여러 건강 결정요인이 있으며, 이들은 국제적으로 중점을 두고 있는 사회적 결정요인들과 상호작용한다[41]. 미국에서는 질병통제예방센터(CDC)가 수많은 주요 공중보건 지표를 감시하고 있다(표 12.2)[42].

표 12.2 미국의 주요 건강 지표

지표	측정 기준
의료 서비스에 대한 접근성	65세 미만 의료보험 보유자 비율
	주로 이용하는 1차 의료기관이 있는 인구의 비율
임상적 예방 서비스	최신 가이드라인에 기반한 결장암 검진을 받은 50~75세 성인의 연령 표준화 비율(age-adjusted proportion)
	고혈압이 있으며 혈압 조절중인 18세 이상 성인의 연령 표준화 비율
	당뇨 진단을 받았으며 A1c 수치가 9%를 초과하는 18세 이상 성인의 연령 표준화 비율
	권고된 디프테리아-파상풍-백일해(DTaP) 백신; 소아마비 백신; 홍역-볼거리-풍진(MMR) 백신; B형 헤모필루스 인플루엔자(Hib) 백신; B형 간염(HepB) 백신; 수두 백신; 폐렴연쇄상구균 백신(PCV)을 투여 받은 생후 19~35개월 소아의 비율
환경의 질	대기환경지수(Air Quality Index, AQI)가 100을 초과한 일수
	간접 흡연에 노출된 3~11세 소아 비율
외상 및 폭행	100,000명당 연령 표준화 외상 사망률
	100,000명당 연령 표준화 살인 비율
산모, 영아 및 소아 건강	생존출생아 1000명당 1세 미만 영아사망자 수
	임신 37주 미만 조산 생존출생아 총수

표 12.2 (계속)

지표	측정 기준
정신 건강	100,000명당 연령 표준화 자살률
	지난 12개월 동안 주요 우울 삽화(major depressive episode)를 겪은 12~17세 청소년의 비율
영양, 신체 활동 및 비만	유산소 운동(일주일에 150분 이상 가벼운/적당한 신체 운동, 또는 75분 이상 격렬한 신체 운동, 또는 같은 양의 조합)과 근육 강화 운동(일주일에 최소 두 번) 신체 운동 가이드라인을 충족하는 18세 이상 성인의 연령 표준화 비율
	20세 이상 성인의 연령 표준화 비만율
	2~19세 소아 및 청소년 비만율
	2세 이상 인구의 연령 표준화 평균 1일 채소 총 섭취량
구강 위생	지난 1년 동안 치과에 방문한 2세 이상 인구의 연령 표준화 비율
생식 및 성 건강	지난 1년 동안 생식 건강 서비스를 받은 성적으로 활발한 15~44세 여성의 비율
	자신의 HIV 감염을 인지하고 있는 13세 이상 HIV 감염자의 비율
사회적 결정요인	9학년 시작 후 4년 뒤 고등학교를 졸업한 학생의 비율
물질 남용	지난 30일 동안 술 또는 불법 약물을 사용한 12~17세 청소년의 비율
	지난 30일 동안 폭음한 적이 있는 18세 이상 성인의 비율
담배	현재 담배 흡연자인 18세 이상 성인의 연령 표준화 비율
	지난 30일 동안 담배 흡연을 한 적이 있는 9~12학년 학생의 비율

정기적으로 수집되는 몇 가지 유형의 근거들은 건강 결과 개선을 위한 중재를 설계하는 데 기여한다. 이러한 근거들은 효과적인 건강 중재에 대한 연구 근거부터 맥락화를 용이하게 하는 보고서 및 설문조사와 같은 다른 유형의 근거까지 포함한다. 그러나 오늘날 세계 보건의 가장 큰 문제 중 하나는 공중보건 연구로부터 얻은 근거를 정책과 실무로 통합하는 것이 지연된다는 점이다[43]. 이 문제는 흔히 "지식-실행 격차(know-do gap)"라고 불리는데, 유사어로 "연구-실무 격차(research-to-practice gap)" 또는 "지식-행동 격차(knowledge-to-action gap)"가 때때로 사용된다[44, 45]. 연구 근거의 14%는 일상 실무에 통합되고 사용되기까지는 거의 20년 (약 17년)이 걸리는 것으로 추정된다[46, 47]. 게다가 개발된 효과적 중재 중 결국 사용되는 것은 겨우 절반 정도이다[48]. 이러한 효과적 중재의 지연 및 비사용은 저소득 국가에서 훨씬 더 높으며, 이러한 환경에서는 불량한 건강 지표의 중요한 원인이 될 수 있다[49].

나쁜 정책은 부족한 자원의 낭비로 이어지며, 지식-실행 격차로 인해 불량한 건강 결과가 지속된다. (연구 및 기타 출처로부터) 우리가 얻는 지식과 (실무 환경에서) 우리의 실행 간 격차가 지속적으로 존재한다고 가정해 보자. 그런 경우, 이러한 격차는 전체 인구를 위한 회복력 있는 의료 시스템 및 공평한 의료에 대한 세계적 목표의 적시 달성을 방해할 수 있다. 지식-실행 격차를 발생시키는 몇 가지 요인들을 그림 12.4에 간략하게 살펴보았다.

2004년 국제보건기구(WHO)가 발표한 "더 나은 건강을 위한 지식에 대한 세계 보고서(World Report on Knowledge for Better Health)"는 더 많은 데이터 통신 및 공유의 필요성에 대한 국제 사회의 관심을 증가시켰다[50]. 또한 이 보고서는 특정 시점의 특정 수요에 맞춤화된 연구를 할 수 있도록, 관련 정보에 대한 쉬운 접근 및 연구자와 기타 이해 관계자 간의 보다 긴밀한 협력을 가능하게 해야 할 필요성을 강조했다[50]. 뒤따라 멕시코에서 개최된 장관급 정상회담에서는 적절한 양질의 건강 정보에 대한 건강 이해관계자들의 의무적인 교류 및 적용에 대한 요구가 발표되었다[51]. 이후 세계보건총회(World Health Assembly)는 모든 WHO 회원국에게 "근거 기반 공중보건 및 의료 전달 시스템과 근거 기반 건강 관련 정책을 지원하기 위해 지식 전환 메커니즘을 수립 또는 강화하도록" 요청하고 WHO 사무총장에게 지식 생성과 활용 사이의 간극을 메우기 위한 메커니즘을 개발할 것을 명령했다.

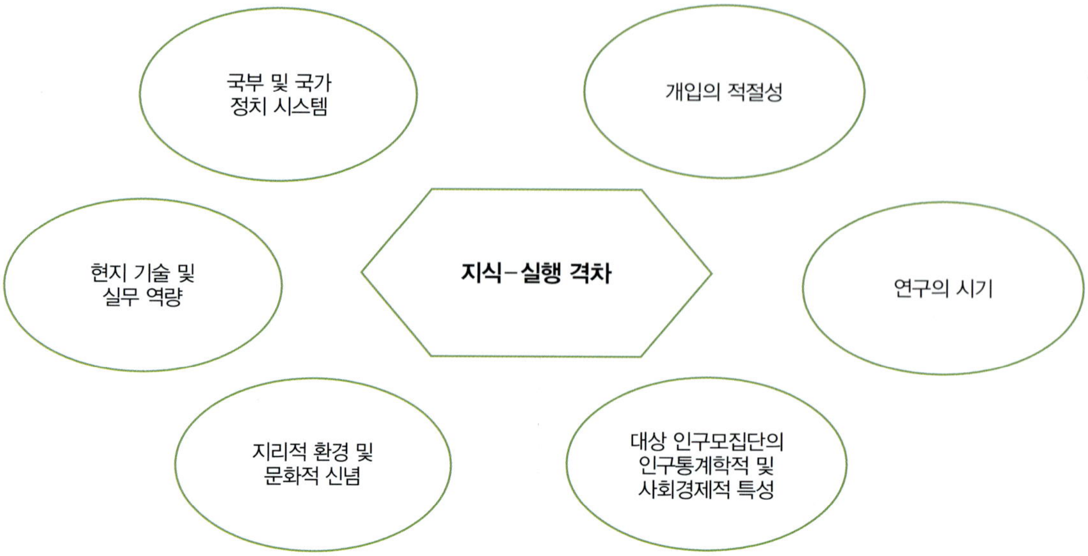

그림 12.4 지식-실행 격차 육각형: 지식-실행 격차를 유발하는 요인에 대한 개념적 체계

12.1.2.1 지식 전환이란 무엇인가?

건강 연구를 실행으로 효과적으로 연결 지으라는 권고는 곧 세계적 목표가 되었으며 지식 전환(knowledge translation, KT)의 개념이 부상했다[52]. 오늘날, KT는 전세계 의료 시스템에 존재하는 지식-실행 격차를 좁히기 위해 만들어진 연구 및 실무 모두에 대한 패러다임이다[43]. 가장 널리 알려진 지식 전환의 정의는 캐나다 보건연구소(Canadian Institutes of Health Research)가 제의한 것이지만, WHO는 이를 변경하여 세계적인 상황을 좀 더 반영하였다: “건강 시스템을 강화하고 인류 건강을 향상시키는 전 세계 및 지역 혁신의 혜택을 가속화하기 위한 관련 이해관계자들에 의한 지식의 합성, 교류 및 적용”[43].

이 정의를 분석해보자.

지식 합성(Knowledge synthesis) 모든 이용 가능한 관련 지식을 식별하고, 이를 이해 관계자들이 이해하고 활용할 수 있는 의미 있는 방식으로 결합하는 것을 말한다. “지식”이라는 용어가 “연구 근거” 대신에 사용되는 이유는 연구 근거는 단지 지식의 한가지 형태이기 때문이다.

수년 간, 투명하고 재현 가능한 연구 근거 합성을 지원하기 위해 많은 과학적 방법론이 개발되었다. 이러한 방법론에는 체계적 문헌고찰(systematic reviews), 주제범위 문헌고찰(scoping review), 근거 매핑(evidence mapping)이 포함되며 이들의 수행을 위해서 특정한 기술이 필요하다. 따라서 연구자들은 중재 및 전략에 대한 무작위 대조군 임상시험(randomized controlled trials)으로부터 근거를 합성하여 임상 가이드라인 개발에 대한 정보를 제공함으로써 임상 환경에서의 행위에 영향을 줄 수 있다[53]. 유사하게 연구자들은 정책 관련 중재에 대한 임상시험과 상황별 요인 탐색을 위한 관찰 연구 및 보고서들을 합성함으로써 건강 정책에 영향을 줄 수 있다[54].

지식 교류(Knowledge exchange) 지식 합성에 참여하는 과학자 및 연구자들은 반드시 다른 이해관계자들과 정보를 공유하여, 관련 연구 결과가 정책 수립 과정을 지원하거나 실무 환경에서의 의사결정에 정보를 제공할 수 있도록 해야 한다. 이러한 교류는 직접적으로 또는 저장소와 데이터베이스를 통해 이루어질 수 있다. 직접적인 참여에서 지식 생산자(예: 연구자)는 이해관계자-매핑 기술(stakeholder-mapping techniques)을 사용하여 자신의 정보를 유용하게 여길 정책 및 의사결정자와 협력을 발굴하고 전략을 세울 수 있다. 지식 사용자에는 일반 대중 구성원도 포함됨을 기억하는 것이 언제나 중요하다.

지식 적용(Knowledge application) 관련된 상황별 지식이 가이드라인 및/또는 정책에 통합되고, 의사결정자들에 의해 개인 및 공동체의 삶을 개선하기 위해 실무 환경에서 사용될 때 지식 적용이 일어난다. 지식 전환의 궁극적인 목표는 가치 있는 근거의 사용을 촉진하고 이를 통해 건강 시스템을 강화하고 삶을 개선하는 것이다.

12.1.2.2 지식 전환에의 참여

국가 연구 기관 및 기타 연구 센터들은 이제 현존하는 수많은 지식 전환 이론과 체계들을 가지고 더 나은 지침 아래 절차를 구상한다.

체계의 예시:

- 지식을 행동으로(knowledge to action) 이끄는 체계: 이 체계는 지식 전환에 참여하는 사람들이 지식 전환 과정의 모든 주요 요소들을 구별할 수 있도록 개념적 모델을 제공하는 것을 목적으로 Graham 및 동료들에 의해 개발되었다[55]. 이는 지식 전환 과정을 두가지 구성 요소로 나눈다: 지식 생성과 행동 주기[55]. 이 체계는 콩고 공화국에서 척추이분증(spina bifida)의 1차 예방을 위한 교육적 중재를 안내하는 데 적용되었다[56].
- 실행과 보급(implementation and dissemination)을 위한 상호작용 시스템 체계: 이 체계를 개발한 Wandersman 및 동료들은 이해관계자들을 세 가지 시스템으로 분류하였다: 지식 합성 시스템(대학 및 연구 기관의 연구자 포함), 지원 시스템(정부 기관 및 실행 파트너와 중재를 위한 정책 지침 및 기술적 역량을 제공하는 자금 지원자 포함), 전달 시스템(서비스 제공을 위해 지원 시스템이 제공하는 전문적 기술을 사용하는 데 관련된 의사, 간호사, 보건소 직원과 같은 최전방 실무자)[57]. 이 체계는 미국 질병통제예방센터(CDC)의 폭력예방 프로그램에서 사용되어 왔다[58].

12.1.2.3 지식 전환의 제도화

정책 및 실무에서 연구를 실행으로 전환하는 것에 더 많은 관심을 가질 것이 세계적으로 촉구된 이래, 여러 정부 기관, 비정부 기관, 다자간 기구 및 연구 기관들은 지식 전환 전담 부서나 단위를 만들어 이에 부응하고 있다.

- (국제 수준의 예) 세계보건기구(WHO)는 회원국들의 지식 전환을 지원하기위해 지식관리공유(Knowledge Management and Sharing, KMS) 부서를 설립하였다.
- (지역 기관의 예) 동아프리카 지역 사회 건강정책 이니셔티브(Regional East African Community Health-Policy Initiative, REACH)는 근거 기반 건강 정책 수립을 향상시키고 지식-실행 격차를 메우기 위해 연구자와 정책 담당자들 간 "지식 중개자"로서 설립되었다.
- (연구 기관의 예) 남아프리카 의학연구 위원회(South African Medical Research Council, SAMRC)는 지식 전환에 참여하여 유익한 건강 중재들을 일상적인 실무로 신속하게 이전함으로써 모든 남아프리카인에게 혜택을 제공할 국가적 의무를 가진 연구기관이다.

스텔렌보쉬 대학교 의학 및 보건과학 학부(Faculty of Medicine and Health Sciences)의 근거 기반 보건의료센터(Center for Evidence-Based Health Care, CEBHC)와 케이프타운 대학교 폐 연구소와 같은 대학 연구 센터들은 모두 건강 정책 및 실무에서 근거 수용을 촉진하기 위해 광범위한 이해관계자들을 지원하는 지식 전환 전담 부서를 보유하고 있다.

공중보건 연구로부터 얻은 근거를 전환하는 것은 이상적으로 생각되는 만큼 원활하지는 않다. 최근 몇 년 간 건강 연구자 사이에서 지식-실행 격차에 대한 인식의 증가는 분명하며, 이는 혁신 적합성 및 상황 적응을 더 잘 이해하려는 욕구를 포함한다[59, 60]. 실제로 이러한 난제들의 발생 이유와 완화 방법을 이해하기 위해 실행과학(implementation science)이라는 새로운 연구 분야의 부상이 필연적으로 따르게 되었다.

지금까지 여러 저자들이 실행과학을 정의했으나, 이 세션의 목적을 가장 잘 반영하는 것은 Eccles와 Mittman, 그리고 Odney 및 동료들의 정의들이다[59, 60]. Eccles와 Mittman은 실행과학을 "연구 결과 및 기타 근거 기반 실무의 정례 업무로의 체계적인 수용을 촉진함으로써 건강 서비스의 품질과 효과를 향상시키기 위한 방법들에 대한 과학적 연구"라고 정의하였다[60]. 반면에 Odney 및 동료들은 "현실 세계 맥락에서의 건강에 대한 근거와 정례 실무 간 격차의 규모와 원인 그리고 이를 줄이기 위한 전략을 이해하기 위해 이해관계자, 조직, 지역 사회 및 개인들의 행동에 대한 일반화 가능한 지식을 추구하는 다학제적 전문 분야"라고 정의하였다[59, 60].

12.1.3 빅데이터의 의료 및 공중보건으로의 적용

빅데이터는 여러 가지 다른 개념을 가리킬 수 있지만, 일반적으로 빅데이터는 다양한 출처로부터 얻어지는 (테라바이트부터 제타바이트까지) 다양한 크기의 대용량 정형, 반정형 및 비정형 데이터를 말하는 용어라고 이해된다. 이러한 데이터셋은 보통 규모가 크고 컨텐츠 (비디오, 오디오, 텍스트 등등) 면에서 다양해서 기존의 통계학적 접근법과 프로그램을 사용하여 관리하고 처리할 수 없다. 이러한 의료 데이터 출처는 전자건강기록(Electronic Health Records, EHR), 센서 유래 데이터, (MRI와 같은) 이미징 데이터와 웨어러블 기기, 비디오/오디오, 네트워크, 원격의료 등으로부터 수집되는 데이터 등이 있다. 의학 분야에서는 이러한 데이터의 대부분이 실시간 방대한 규모로 생성된다. 의료 및 공중보건에서의 빅데이터 적용 사례가 많으나(그림 12.5), 이 장에서는 희귀 질환 및 희귀암

그림 12.5 의료 및 공중보건에서 빅데이터의 적용

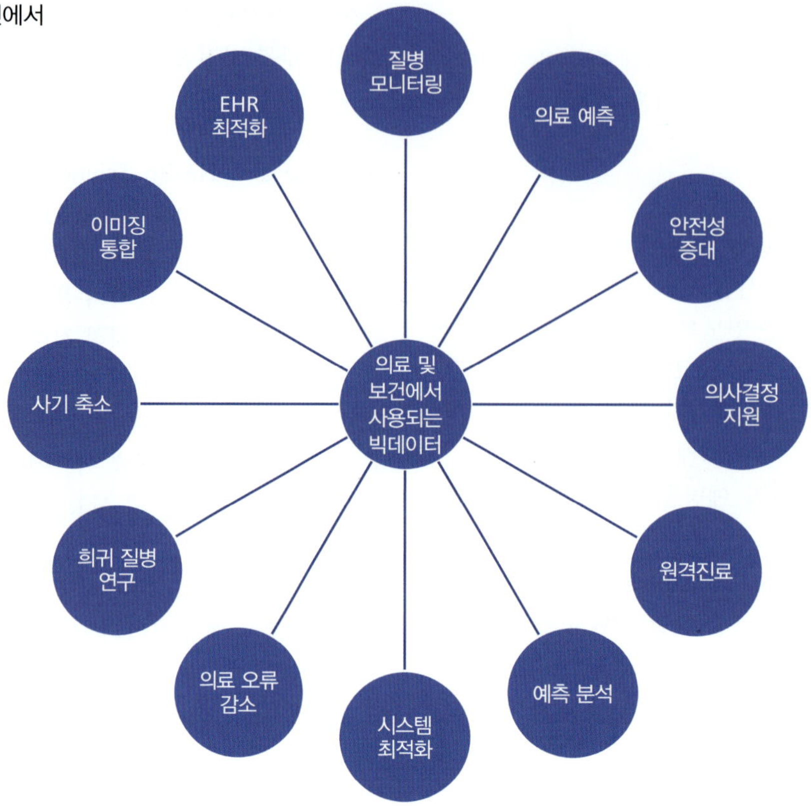

연구에서의 빅데이터 사용에 초점을 맞추겠다.

희귀암은 미국과 전 세계 인구에게 심각한 유병, 사망 및 질병 부담을 야기한다. 미국 여성들 사이에서 부인암은 특히 부담이 크며, 상당한 유병률 및 사망률과 함께 생존자의 삶의 질 저하를 초래하고 있다. 부인암은 연구가 부족한 많은 희귀 건강 상태들을 대표한다. 미국 여성 중 매년 약 95,000명이 새로운 부인암 사례로 진단되며 약 30,000명이 이로 인해 사망한다[61]. 비교적 낮은 발생률은 희귀암 환자들의 모집단에 대해 연구하는 것을 더욱 어렵게 만든다. 더욱이 이들 질병 간의 오분류 및 극단적인 다양성이 흔해서, 질병의 생물학, 경과 및 치료에 대한 이해도 저하의 원인이 된다[62].

불량한 예후는 많은 희귀 질환 및 희귀 사건의 공통된 특징이며, 특히 다양한 난소암 조직학에서 흔하게 나타난다. 불충분한 분야별 전문 지식은 표준 치료의 결핍과 진단 지연을 초래하고 이들 암 일부와 관련된 불량한 결과에 기여한다. 과학적 분야 지식의 불충분성은 이들 질환의 희귀성에 기인한 연구용 생물학 및 임상 데이터의 부족으로 설명된다. 통계적 검정력을 가지기에 충분한 수의 사례를 보유한 데이터에 대한 접근과 희귀 부인암 연구 자금이 한정되어 있기 때문에, 기존 데이터셋을 모으고 이용함으로써 혁신적 접근 방식 및 도구를 사용한 연구를 가능하게 하여 새로운 치료의 발견을 촉진 및 가속화하고 이 질환에 영향을 받는 여성의 생식능력, 이환율 및 사망률을 개선해야 한다.

최근 진행중인 많은 국가 및 국제적 활동의 중심에는 희귀암 연구 등의 연구 지원 목적으로 데이터를 모으기 위한 컨소시엄의 발달이 있었다[63, 64]. 미국 국립중피종가상은행(National Mesothelioma Virtual Bank, NMVB)은 2018년 7월 기준으로 969개의 후향적 사례와 593개의 전향적 사례 등 총 1,562개의 사례로부터 얻은 데이터 및 인체유래검체(bio-specimen)을 성공적으로 수집하는 다기관 데이터베이스 및 가상 인체자원은행(biobank)의 한 예이다[65]. 이 자원은 연구 공동체에게 광범위하게 공개되어 다수의 국제 중피종 연구 프로젝트를 성공적으로 지원하였고 이를 통해 13개의 연구 논문이 출판되었다[65]. 중개 암연구 네트워크(Translational Cancer Research Network, TCRN)[66]는 다섯개 회원 기관 간 데이터 및 인체자원 공유를 용이하게 하는 암센터 연합 네트워크로 희귀 자궁경부암 분야 연구를 수행하기 위한 역량 및 규모를 제공한다. TCRN은 데이터베이스의 사전 결정된 비인간 실험 대상 연구 현황, 고수준 데이터 품질 및 보안, 고급 자연어 처리, 인체자원과 연결된 비식별화 병리 및 영상 보고서의 광범위한 연합 데이터베이스에 기반한 데이터 공유 신뢰 협약을 활용하여 회원 기관 간의 연구를 용이하게 한다.

중개 암연구 네트워크는 미국 국립 암연구소의 암연구 정보기술 프로그램(National Cancer Institute Informatics Technology for Cancer Research, NCIITCR)이다. 피츠버그 대학교 정밀의학연구소(Institute for Precision Medicine, IPM)는 매우 다양한 암에 대한 생의학 연구에 이용할 수 있는 고도의 해석 정보가 추가된(annotated) 비식별화 임상 보고서를 만들기 위해 설계된 프로젝트에 자금을 지원하였다[67]. 중개 암연구 네트워크 및 유사 자원들은 희귀암 연구를 위한 고유한 도구임을 강조하는 것은 매우 중요하다. 이러한 기존의 저장소(repository) 및 빅데이터 접근법을 사용함으로써 적절한 통계적 검정력을 가지고 영향력 있는 연구를 수행하기에 충분한 수의 희귀암 환자를 효율적으로 식별할 수 있게 되며, 이를 통해 우리는 미국과 전 세계 여성의 삶에 영향을 줄 수 있다.

의료 및 보건 분야에서 또 다른 차원의 빅데이터 사용은 디지털 역학(digital epidemiology) 또는 디지털 질병 발견(digital disease detection, DDD)으로, 전통적인 역학과 동일한 목표에 기반하여 생겨났다[68]. 그러나 DDD는 정보기술의 출현과 함께 부상한 전자 데이터 출처에 중점을 둔다[69]. DDD는 개인정보, 공중보건 및 정보기술이 만나는 지점에서 작동하며, 소위 빅데이터 환경 내에서 작동이 증가하고 있다. 정밀공중보건(precision public health)은 또 하나의 빅데이터 적용 사례로, 적합한 인구에게 적절한 중재를 적시에 제공하는 것으로 간주된다. 유전체학(genomics)이 정밀의학의 주요 동력이긴 하지만 의료정보기술(health information technology)과 같은 다른 요소들도 그만큼 필수적일 수 있다. 공중보건 전문가들은 건강의 사회적 결정요인을 다루기 위한 전략을 소홀히 여기는 반면에 유전자, 약물 및 질병은 과도하게 강조하는 것을 우려하고 있다. 공중보건의 주된 관심사는 조절 또는 수정 가능한 유병 및 사망에 초점을 맞춤으로써 건강을 증진하고, 질병을 예방하고, 건강 불평등을 줄이는 것이다[70].

사례연구: 미국 내 COVID-19 확진 사례 및 사망에서의 인종, 민족 및 사회경제적 격차: 2020년 11월 기준 카운티/자치주(county) 수준의 분석[71]

목표

이 연구의 목표는 미국의 인종, 민족 및 사회경제적 집단 간 인구 10만 명당 COVID-19 확진 사례 및 사망자 수에 대한 카운티 수준의 잠재적 격차에 대해 조사하는 것이었다.

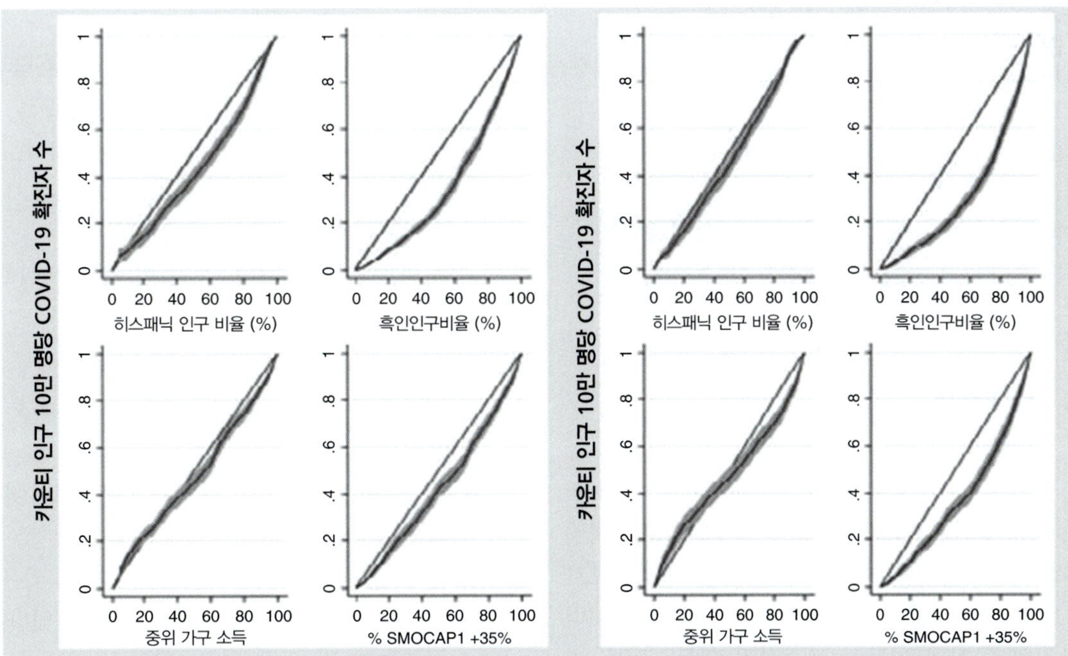

그림 12.6 2020년 11월 기준 미국 카운티들의 COVID-19 확진 사례와 사망자 수에 존재하는 카운티 수준의 격차를 조사한 집중곡선, N = 3142개 카운티. 주의. x 및 y 축의 모든 변수는 순위 누적 비율이다. 대각선은 평등을 나타내는 선이다. 집중곡선 주위의 회색 구역은 95% 신뢰구간(confidence interval, CI)을 나타낸다. SMOCAPI는 가구소득의 백분율로 표시된 선택 월별 주택 보유 비용이다.

설계

2020년 미국 3,142개 카운티의 카운티 수준 데이터를 사용한 2차적 데이터 분석이 수행되었다. 계층적 선형회귀분석(hierarchical linear regression)과 집중곡선(concentration curve) 분석이 실행되었다. COVID-19 사례와 사망의 통합 연관성은 카운티 인구의 사회경제적 특성에 따라 별도로 조사되었다. 본 연구에서는 미국지역 사회조사(American Community Survey, ACS) 5년 추정치(2014~2018년) 데이터, 2018~2019년 지역건강자원파일(Area Health Resources File, AHRF), 카이저 건강뉴스(Kaiser Health News) 2020, 존스홉킨스 대학교 2020년 COVID-19 데이터가 사용되었다.

결과

공변량(covariates) 보정 후, 흑인 인구 비율과 고졸 미만성인 비율이 더 높은 미국 카운티들이 상대적으로 훨씬 더 높은 COVID-19 사례 및 사망자 수를 보였다 ($\beta > 0$, $p < 0.05$ for all relations). 히스패닉 인구의 비율이 더 높을수록 확진율도 더 높은 관계가 있었다 ($\beta = 0.68$, 95% CI = 0.48 – 0.87). COVID-19 사망자 수에서 관찰된 대부분의 격차들이 2019년 전체 원인 사망자와 카운티 인구 10만명 당 COVID-19 사례 수를 통제한 후에도 유지되었다. 이는 잠재적으로 이들 인구 집단 간 기존 건강 격차를 악화시킬 수 있다(그림 12.6)[71].

결론

불균형적 영향을 받는 인구 집단의 식별은 불평등 격차를 좁히는 길을 열어주고, 정책결정자 및 이해관계자들이 COVID-19 팬데믹의 부정적 결과를 완화하기 위해 인구 집단 별 중재를 설계하고 시행하도록 유도할 수 있다.

12.2 결론 및 전망

데이터는 지역, 국가 및 세계 수준의 공중보건 의사결정에 필수적이 되었다. 공중보건 의사결정은 유용한 데이터의 적시 가용성에 결정적으로 의존하며, 이러한 데이터는 체계적으로 수집, 분석 및 보급되어야 한다. 이 장에서는 공중보건의 다양한 데이터 출처와 어떻게 이들이 공중보건 활동, 정책, 지지, 연구 및 의사결정을 안내하는데 사용되는가를 소개했다.

12.3 온라인 자료 링크(표 12.3)

복습 문제

01. 다음 중 적극적 감시의 유형이 아닌 것을 고르시오.

a. 특정 국가 사람들의 사회적 상태 및 건강 상태에 대한 정보를 수집하는 국가 가구 설문조사

b. 의료 기관 종사자들의 질병 신고는 법으로 규정되어 있다.

c. 노출 및 비노출 집단 사이의 관심있는 특정 결과에 대해 일정 기간 동안 환자 집단을 관찰하는 것

d. 나이지리아 내 급성이완성마비(acute flaccid paralysis)의 감시

e. 위에 열거한 선택지 모두 맞다.

02. 다음 중 공중보건 데이터 및 과학적 근거를 평가하기 위해 사용되는 방법이 아닌 것을 고르시오.

a. 전문가에 의한 표준 기준의 사용

b. 같은 문제를 조사하는 여러 과학적 연구 결과의 결합

c. 중재 연구의 수행

d. 경제성 평가

e. 공중보건 감시

03. 다음 중 데이터 수요 및 데이터 수집 도구에 대한 옳은 주장은 어느 것인가?

a. 지식–태도–실천(KAP) 연구는 지역 사회 수준에서 유용하다.

b. 모델링 및 추정치는 시군구(district)으로부터 얻어진다.

c. 의료 시설로부터 시설 기록, 출생 등록, 외래 환자 및 감시 데이터를 수집하는 것은 적절하다.

d. 지방 정부는 인구동태 신고, 인구 총조사 및 국가 가구 설문조사의 수집에 책임이 있다.

e. 서비스 가용성 매핑, 행정 및 감시 데이터는 시군구 수준에서 수집된다.

04. 다음 중 틀린 것은 무엇인가?

a. 인구동태 통계는 출생, 이주, 결혼, 이혼 및 사망을 포함한다.

b. 행정 데이터는 미국 질병통제예방센터에서 얻을 수 있다.

c. 인구 총조사를 위한 전자 데이터 수집은 데이터 수집 과정을 더욱 쉽고 저렴하게 만들 수 있다.

d. 공중보건 및 의료 연구, 계획 및 정책수립은 설문조사의 주된 목적이다.

e. 지역 사회 기반 연구는 구성원들을 적극적으로 참여시

표 12.3 행정 데이터 및 온라인 자료의 주요 출처에 접속할 수 있는 링크

국제적 데이터	
국제연합 통계국(United Nations Statistics Division)	https://unstats.un.org/home/
세계은행그룹 데이터 및 통계(World Bank Group Data and Statistics)	http://www.worldbank.com/data/
세계보건기구 통계정보 시스템(World Health Organization-Statistical Information System, WHOSIS)	http://www3.who.int/whosis/menu.cfm
범아메리카 보건기구(Pan American Health Organization, PAHO)	http://www.paho.org/
경제협력개발기구(Organisation for Economic Co-operation and Development, OECD)	http://www.oecd.org/home/
미국 연방 통계	
국립 의학 도서관(National Library of Medicine), MedlinePlus—보건 통계	https://medlineplus.gov/healthstatistics. html
질병통제예방센터(Centers for Disease Control and Prevention, CDC)	https://www.cdc.gov/nchs/nvss/index.htm https://wonder.cdc.gov/ https://www.cdc.gov/DataStatistics/
보건의료 연구 및 질 관리국(Agency for Healthcare Research and Quality, AHRQ)	https://www.ahrq.gov/data/hcup/hcupnet. htm https://www.ahrq.gov/data/hivnet.htm
메디케어 및 메디케이드 서비스 센터(Centers for Medicare and Medicaid Services, CMS)	http://cms.hhs.gov/researchers/statsdata.asp
약물남용 및 정신건강 서비스청(Substance Abuse and Mental Health Services Administration, SAMHSA)	http://www.samhsa.gov/oas/SAMHDA.htm
환경 보호국(Environmental Protection Agency, EPA)	https://www.epa.gov/
건강 자원 및 서비스청(Health Resources and Services Administration, HRSA)	https://www.hrsa.gov/data.htm
병원 및 의료 기록	
국가 퇴원 및 외래 수술 데이터(National Hospital Discharge and Ambulatory Surgery Data)	https://www.cdc.gov/nchs/about/index.htm
의료비용 패널 설문조사(Medical Expenditure Panel Survey, MEPS)	https://www.ahrq.gov/data/meps.html
사망률 및 유병률 데이터	https://www.cdc.gov/epo/dphsi/nndsshis. htm
메디케어: 미국 신장 투석 시스템(Medicare: US Renal Dialysis System)	http://www.usrds.org
보건의료재정청 (Health Care Financing Administration, HCFA)을 통한 메디케이드 (Medicaid)	http://www.resdac.umn.edu
퇴역군인 보훈(Veterans Affairs)	http://www.virec.research.med.va.gov
메디케어 현재 수혜자 설문조사(Medicare Current Beneficiary Survey)	http://www.hcfa.gov/mcbs
국가 퇴원 설문조사(National Hospital Discharge Survey)	http://www.cdc.gov/nchs
기타 온라인 자료	
Supercourse: 역학, 인터넷 그리고 세계 보건	https://www.pitt.edu/~super1/

킴으로써 오직 사회적 불평등에 중점을 둔다.

05. 데이터 수집을 의사결정 시스템 및 적절한 공중보건 조치와 체계적으로 연결하는 공중보건 접근법에서, 단계가 옳은 순서대로 나열된 것을 고르시오.

a. 감시—중재 평가—위험인자 식별—실행
b. 감시—위험인자 식별—중재 평가—실행
c. 무엇이 문제인가?—무엇이 원인인가?—무엇이 작동하는가?—어떻게 하는가?

d. 무엇이 원인인가?—무엇이 문제인가?—어떻게 하는가?—무엇이 작동하는가?

e. 무엇이 문제인가?—무엇이 원인인가?—어떻게 하는가?—무엇이 작동하는가?

06. 다음 중 의료에서 빅데이터의 적용에 대해 옳지 않은 주장은 어느 것인가?

a. 공중보건적으로 중요한 사건을 감시하는 데 적용될 수 있다.

b. 대부분 실시간으로 생성된다.

c. 의료 실수를 줄이기 위해 사용될 수 있다.

d. 희귀 질병을 이해하기 위함

e. 환자 상태에 대한 비디오와 이미지만 담기 때문에 빅데이터이다.

부록: 복습 문제 정답 및 해설

문제 1: 정답 b

법적으로 의무화된 의료 시설의 의료 종사자들에 의한 질병 신고는 수동 감시의 한 유형이다. 이들 질병은 신고대상질병이라고 한다. 하지만, 가구 설문조사나 일정 기간에 걸쳐 노출 상태가 다른 집단들을 관찰하는 코호트 연구 설계를 이용하는 감시는 능동적인 감시의 유형으로 더욱 많은 자원을 필요로 한다.

문제 2: 정답 c

중재 연구 수행은 공중보건 데이터 평가용 도구가 아니다. 그러나 체계적 검토, 경제성 평가, 공중보건 감시, 전문가 토론 및 합의 회의를 사용하여 중재 연구의 영향을 평가할 수 있다.

문제 3: 정답 b

그림 12.1 참조

문제 4: 정답 e

공중보건에서 지역 사회 기반 연구는 사회 불평등에만 중점을 두지는 않는다. 연구 과정의 다양한 측면에서 지역사회의 구성원, 관련 조직의 대표자 및 연구자들을 참여시킴으로써 구조적 및 물리적 환경적 불평등에도 중점을 둔다.

문제 5: 정답 b

그림 12.3 참조

문제 6: 정답 e

빅데이터는 오직 비디오 및 오디오만 담기 때문에 큰 것이 아니다. 데이터의 공유 용량 때문에 빅데이터인 것이다.

참고문헌

01. Van Panhuis WG, et al. A systematic review of barriers to data sharing in public health. BMC Public Health. 2014;14(1):1144.

02. Yasnoff WA, et al. Public health informatics: improving and transforming public health in the information age. J Public Health Manag Pract. 2000;6(6):67–75.

03. AbouZahr C, Boerma T. Health information systems: the foundations of public health. Bull World Health Organ. 2005;83:578–83.

04. Safran C, et al. Toward a national framework for the secondary use of health data: an American Medical Informatics Association White Paper. J Am Med Inform Assoc. 2007;14(1):1–9.

05. Centers for Disease Control and Prevention. National Vital Statistics System. 2021. https://www.cdc.gov/ nchs/nvss/index.htm.

06. National Institute of Mental Health. National Institute of Mental Health Data Archive. 2021. https://nda.nih. gov/.

07. Food and Drug Administration. US Food and Drug Administration Search Databases. 2021. https://www.fda.gov/industry/fda-basics-industry/ search-databases.

08. National Aeronautical and Space Administration. National Aeronautics and Space Administration Datasets and Images. 2021.

09. Environmental Protection Agency. Health and Environmental Research Online: a database of scientific studies and references. 2021. https://hero.epa. gov/hero/.

10. US Department of Health and Human Services. National Survey of Children's Health (NSCH). 2019. https://www.census.gov/programs-surveys/nsch. html.

11. Centers for Disease Control and Promotion. Behavioral risk factor surveillance system. 2021. https://www.cdc.gov/brfss/index.html.

12. National Center for Health Statistics. National Health Interview Survey (NHIS). 2021. https://www.cdc. gov/nchs/nhis/index.htm.

13. Jamison DT, et al. Chapter 53. Public health surveil- lance: a tool for targeting and monitoring interventions. 2006, p. 997–1016.

14. Abat C, et al. Traditional and syndromic surveillance of infectious diseases and pathogens. Int J Infect Dis. 2016;48:22–8.

15. National Cancer Institute. Surveillance, epidemiology, and end results (SEER) program. 2021. Available from: https://seer.cancer.gov/.

16. World Health Assembly. Global eradication of poliomyelitis by the year 2000 (resolution 41.28). Geneva: World Health Organization; 1988.

17. Nolan LB, et al. The contribution of demographic and health survey data to population and health policymaking: evidence from three developing countries. Afr Popul Stud. 2017;3(1):3395–407.

18. Institute of Medicine Committee on a National Surveillance System for Cardiovascular and Select Chronic Diseases. A nationwide framework for surveillance of cardiovascular and chronic lung dis- eases. 2011. https://www.ncbi.nlm.nih.gov/books/ NBK83166/.

19. Oppenheimer GM. Framingham heart study: the first 20 years. Prog Cardiovasc Dis. 2010;53(1):55–61.
20. Bitton A, Gaziano T. The Framingham Heart Study's impact on global risk assessment. Prog Cardiovasc Dis. 2010;53(1):68–78.
21. Manson JE, Bassuk SS. The Framingham Offspring Study-a pioneering investigation into familial aggregation of cardiovascular risk. Am J Epidemiol. 2017;185(11):1103–8.
22. The ARIC Investigators. The atherosclerosis risk in communities (ARIC) study: design and objectives. Am J Epidemiol. 1989;129(4):687–702.
23. Hughes GH, et al. Recruitment in the coronary artery disease risk development in young adults (cardia) study. Control Clin Trials. 1987;8(4):68–73.
24. Gliklich RE, Dreyer NA. Registries for evaluating patient outcomes: a user's guide. Rockville: Agency for Healthcare Research and Quality; 2010.
25. Sousa P, et al. The use of national registries data in three European countries in order to improve health care quality. Int J Health Care Qual Assur Inc Leadersh Health Serv. 2006;19(6):551–60.
26. Black N, Tan S. Use of national clinical databases for informing and for evaluating health care policies. Health Policy. 2013;109(2):131–6.
27. Stover GN, Bassett MT. Practice is the purpose of public health. Am J Public Health. 2003;93(11):1799–801.
28. Israel BA, et al. Review of community-based research: assessing partnership approaches to improve public health. Annu Rev Public Health. 1998;19(1):173–202.
29. Diez-Roux AV. Multilevel analysis in public health research. Annu Rev Public Health. 2000;21(1):171–92.
30. Roos LL, Menec V, Currie R. Policy analysis in an information-rich environment. Soc Sci Med. 2004;58(11):2231–41.
31. Saunders P, et al. Identifying 'non-medical' datasets to monitor community health and well-being. J Public Health. 2001;23(2):103–8.
32. Brown CH, et al. An overview of research and evaluation designs for dissemination and implementation. Annu Rev Public Health. 2017;38:1–22.
33. Handley MA, et al. Selecting and improving quasi-experimental designs in effectiveness and implementation research. Annu Rev Public Health. 2018;39:5–25.
34. Jessi KB. CDC public health 101 series - introduction to public health. 2021. https://clphs.health.mo.gov/ lphs/adminorientation/81120/public-health-101- presentation.pdf.
35. Kohatsu ND, Robinson JG, Torner JC. Evidence-based public health: an evolving concept. Am J Prev Med. 2004;27(5):417–21.
36. Riley JC. Estimates of regional and global life expectancy, 1800–2001. Popul Dev Rev. 2005;31(3):537–43.
37. Frieden TR. The future of public health. N Engl J Med. 2015;373(18):1748–54.
38. Brownson RC, Gurney JG, Land GH. Evidence-based decision making in public health. J Public Health Manag Pract. 1999;5:86–97.
39. Russell LB, et al. The role of cost-effectiveness analysis in health and medicine. JAMA. 1996;276(14):1172–7.
40. Orton L, et al. The use of research evidence in public health decision making processes: systematic review. PLoS ONE. 2011;6(7):e21704.
41. Etches V, et al. Measuring population health: a review of indicators. Annu Rev Public Health. 2006;27:29–55.
42. National Center for Health Statistics. Healthy people 2020 midcourse review. 2016. https://www.cdc.gov/ nchs/data/hpdata2020/CHIV_LHI.pdf.
43. World Health Organization. Bridging the "know–do" gap. In: Meeting on knowledge translation in global health. Geneva: WHO; 2006.
44. Carnine D. Bridging the research-to-practice gap. Except Child. 1997;63(4):513–21.
45. Kitson A, Straus SE. Identifying the knowledge- to-action gaps. Knowl Transl Health Care. 2009;2009:60–72.
46. Morris ZS, Wooding S, Grant J. The answer is 17 years, what is the question: understanding time lags in translational research. J R Soc Med. 2011;104(12):510–20.
47. Grant J, Green L, Mason B. Basic research and health: a reassessment of the scientific basis for the support of biomedical science. Res Eval. 2003;12(3):217–24.
48. Balas EA, Boren SA. Managing clinical knowledge for health care improvement. Yearbook of Medical Informatics. 2000.
49. Friel S. Reaching the poor with health, nutrition, and population services: what works, what doesn't, and why. Bull World Health Organ. 2006;84(11):920.
50. World Health Organization. World report on knowledge for better health: strengthening health systems. 2004.
51. World Health Organization. The Mexico statement on health research. In: Knowledge for better health: strengthening health systems. Mexico: World Health Organization; 2004.
52. Lavis JN, et al. Assessing country-level efforts to link research to action. Bull World Health Organ. 2006;84(8):620–8.
53. Grimshaw JM, et al. Changing provider behavior: an overview of systematic reviews of interventions. Med Care. 2001;2001:2–45.
54. Lavis J, et al. Towards systematic reviews that inform health care management and policy-making. J Health Serv Res Policy. 2005;10(1):35–48.
55. Graham ID, et al. Lost in knowledge translation: time for a map? J Contin Educ Health Prof. 2006;26(1):13–24.
56. Claude KM, Juvenal KL, Hawkes M. Applying a knowledge-to-action framework for primary prevention of spina bifida in tropical Africa. Matern Child Nutr. 2012;8(2):174–84.
57. Wandersman A, et al. Bridging the gap between prevention research and practice: the interactive systems framework for dissemination and implementation. Am J Community Psychol. 2008;41(3):171–81.
58. Saul J, et al. Bridging science and practice in violence prevention: addressing ten key challenges. Am J Community Psychol. 2008;41(3):197–205.
59. Odeny TA, et al. Definitions of implementation science in HIV/AIDS. Lancet HIV. 2015;2(5):178–80.
60. Eccles MP, Mittman BS. Welcome to implementation science. Implement Sci. 2006;1(1):1.

61. Centers for Disease Control and Prevention. Gynecologic cancer awareness. 2018. https://www. cdc.gov/cancer/dcpc/resources/features/gynecologic- cancers/index.htm.
62. Ray-Coquard I, Pujade-Lauraine E, Ledermann JA. New clinical research strategies for rare gynecologic malignancies. Curr Opin Obstet Gynecol. 2015;27(1):53–7.
63. Hashibe M, et al. Interaction between tobacco and alcohol use and the risk of head and neck cancer: pooled analysis in the International Head and Neck Cancer Epidemiology Consortium. Cancer Epidemiol Biomark Prev. 2009;18(2):541–50.
64. Canto MI, et al. International Cancer of the Pancreas Screening (CAPS) Consortium summit on the management of patients with increased risk for familial pancreatic cancer. Gut. 2013;62(3):339–47.
65. National Mesothelioma Virtual Bank. Publications by research teams who received biospecimens from NMVB. 2018. https://www.mesotissue.org/node/73.
66. Translational Cancer Research Network (TCRN). 2018. https://cancerdatanetwork.org/.
67. Jacobson RS, et al. A federated network for translational cancer research using clinical data and biospecimens. Cancer Res. 2015;75(24):5194–201.
68. Vayena E, et al. Ethical challenges of big data in public health. PLoS Comput Biol. 2015;11(2):e1003904.
69. Marcel S, et al. Digital epidemiology. PLoS Comput Biol. 2012;8(7):e1002616.
70. Khoury MJ, Iademarco MF, Riley WT. Precision public health for the era of precision medicine. Am J Prev Med. 2016;50(3):398.
71. Khanijahani A. Racial, ethnic, and socioeconomic disparities in confirmed COVID-19 cases and deaths in the United States: a county-level analysis as of November 2020. Ethn Health. 2021;26(1):22–35.

CHAPTER 13

환자 안전과 의료 정보 기술

Patient Safety and Health Information Technology

지은이 Yushi Yang, Samantha Pitts, Allen Chen, Nicole Mollenkopf, Taylor Woodroof, and Bridgette Thomas
옮긴이 정상훈

요약

ABSTRACT

의료정보기술은 환자 안전 측면에서 그 역할이 증대되고 있다. 이 장에서는, Johns Hopkins 의료 시스템에서의 환자 안전과 의료 정보 기술 안전 개선의 조직 구조를 처음으로 소개하였다. 그리고, Johns Hopkins 의료 정보 기술 안전 구조와 다학제간 의료 정보 기술 안전 개선 노력의 적용 예시로 CancelRx 도입 사례 연구를 기술하였다. CancelRx는 처방자가 투약을 중단하거나 혹은 변경이 있을 시 전자적으로 취소 메시지를 보낼 수 있게 해주는 전자 도구이다. 본 사례 연구에는 선제적인 위험 평가 및 시범 도입과 조치, 인적 요인의 분석을 동반한 의료 시스템 전반으로의 확장이 포함되어 있다. 또한 이번 장에서는 안전한 의료 정보기술 도입을 보장하기 위해 다학제 팀을 활용한 지속적인 평가의 가치를 강조하고 설명하였다.

키워드

KEYWORDS

- 환자 안전
- 의료 정보 기술
- 인적 요인
- 처방전
- 약물 검토
- CancelRx

학습 목표

LEARNING OBJECTIVES

- 안전한 의료 정보기술 도입을 추진하는 과정에서 의료 정보기술 안전 증진 과정과 환자 안전 구조를 이해한다.
- 의료 정보기술을 도입하는 과정 중 의도치 않은 결과를 예방하기 위해 선제적인 위험 검증과 인적 요인들이 어떻게 활용될 수 있는지 이해한다.

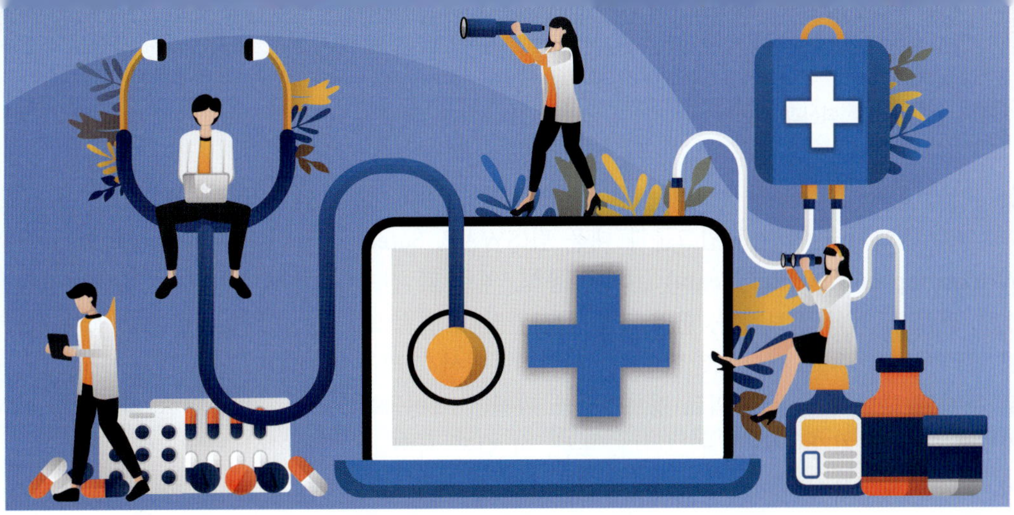

13.1 소개

13.1.1 환자 안전과 의료 정보 기술

의료정보기술은 임상 치료 제공과 의료 품질, 안전을 지원한다[1]. 의료 정보기술 안전 평가 프레임워크는 안전한 의료 정보기술을 위한 세 가지 도메인으로—(a) 안전한 의료 정보 기술 도입, (b) 의료 정보 기술의 안전한 사용, (c) 환자 안전 증진을 위한 의료 정보 기술의 사용[2]—확인할 수 있다. 상호보완적인 목표는 환자 치료와 별개지만 밀접하게 연결된 감시의 필요성을 만든다. 해당 목표에 도달하기 위해, 높은 신뢰도[3]와 체계적인 데이터 수집[2], 인적 요인과 시스템 평가를 포함한 지속적인 품질 개선에 중점을 둔 조직 내 자원과 구조를 개발하고 배치해야 한다.

의료 정보기술 및 의료 데이터 시스템의 확산은 데이터 시스템이 다양한 수준에서 복잡한 진료 및 정보 프로세스와 상호 작용함에 따라 의도하지 않은 안전 문제[5]와 결과를 초래할 수 있다는 인식과 우려[4]가 제기되고 있다. 이를 위해 ONC (Office of the National Coordinator for Health Information Technology)는 의료 정보기술 도입 개선을 위한 자원으로 EHR 탄력성을 위한 안전 보증 요소(SAFER, Safe Assurance Factors for EHR Resilience)[6] 지침서를 개발했다. 해당 지침서에서는 사용자 중심의 설계와 도입 시 다양한 이해관계자들의 참여, 이상적 업무 흐름의 식별, 도입 과정에서 예상하던 성능을 확인하기 위한 점진적 테스트, 의도하지 않은 결과에 대한 식별, 도입 이후 시스템이 기대대로 작동하는지 확인하기 위한 모니터링 등을 권고한다.

네트워크 기반의 전자건강기록(EHRs, Electronic Health Records)이 널리 사용됨에 따라 병원과 외래환경, 약국, 가정 간호 서비스간 상호운용을 위한 통신이 필요하게 되었다. 이 장에서는, 투약 중단을 약국에 보내는 전자적인 도구의 지속적 평가 사례 연구를 기술하였다. 본 사례 연구는 Johns Hopkins 의료 정보기술 안전 구조와 다학제 간 의료정보 안전 증진 노력을 적용하여 다차원적인 환자 안전 목표를 이룬 하나의 사례이다.

13.1.2 Johns Hopkins의 환자 안전

Johns Hopkins 의료정보 시스템은 (JHHS, The Johns Hopkins Health System) 미국 메릴랜드 주의 볼티모어에 기반을 둔 학술적 의료 시스템으로, 6개의 학술 및 지역 병원, 일반 의료 기관 네트워크, 12개의 외래 약국, 가정 의료 기관이 포함된 40개 이상의 임상 의료 기관으로 이루어져 있으며, 모두 Johns Hopkins 의학대학과 연결되어 있다[7]. JHHS의 거점 병원은 최첨단의 3차 및 4차의 종합적 의료 서비스뿐 아니라, 외래 일반 및 전문의 진료 서비스를 제공하고 있는 Johns Hopkins 병원(JHH)이다.

Johns Hopkins의 Armstrong 연구소(AI)의 목적은 환자에게 예방할 수 있는 위험을 제거하고 가능한 가장 낮은 비용으로 최고의 치료 결과를 달성하는 것이며, 이로 인한 경험을 전 세계와 공유하는 데 있다. 인공지능은 Johns Hopkins 통합 의료 시스템 전반에서 환자 안전과 의료 품질 활동을 감독하고, 조정하며, 지원한다[8].

환자안전실은 인공지능의 의료 품질과 안전 업무를 수행하는 부서이다. 시스템 내에서 위험과 우선순위, 난제, 잠재적 오류에 대한 정기적 논의를 위해 각 진료 부서의 표현을 보장하는 기반을 제공한다[9]. 그 기반은 환자 안전 노력을 위해 여러 부서와 서비스 영역에 활용될 수 있는 중앙화 된 자원, 즉 교육 및 훈련 자료, 위험 감시 시스템, 사건 보고, 인적 요인, 안전, 데이터 분석과 같은 중앙화된 자원을 제공한다[10].

13.1.3 Hopkins의 의료 정보기술 안전

의료 정보기술 안전 작업그룹은 환자 안전실의 구성 요소로 (1) 의료 정보기술의 사용으로 인한 환자 위험을 감시하고, 보고하고, 완화하는 것과, (2) 의료 정보기술 업무 흐름을 재설계하여 환자 안전을 향상시키는 두가지 목적을 가지고 있다. 의료 정보기술 안전 작업그룹과 대응 팀(SWAT, Safety Workgroup and Action Team) 논의를 통해, 의료 및 간호 정보 관리자, 약학 정보학자, 환자 약물 안전관리자, 인적 요인 공학자, 의사 대표자, 의료 정보기술 어플리케이션 관리자로 구성된 다학제 그룹은 의료 정보기술과 관계된 사건들을 검토하고 위험 저감 전략을 권고한다. 또한, 이 팀은 시행 전에 안전한 도입을 보증하고 의도하지 않은 결과를 예방하기 위해 선제적인 위험 평가와 의료 정보기술의 새로운 특징 및 기능들을 분석한다.

의료 정보기술 안전 작업그룹은 사회기술적 관점을 가지고 시스템 기반의 접근 방식인 환자 안전을 위한 시스템 공학 조치(SEIPS, Systems Engineering Initiative for Patient Safety) 모델을 활용한다[11, 12]. 작업그룹은 의료 정보기술을 갖춘 시스템들을 평가하고 업무 시스템 구성 요소들(예: 사람과 기술, 환경, 과업, 조직의 상호 작용) 간의 장애들과 "어긋남"들을 인식하는 데 중점을 둔다[13]. 작업그룹은 디자인 사고를 활용하여 장애들과 "어긋남"을 해결하기 위한 시스템 권고사항을 개발한다. 위의 과정에서 품질 평가뿐만 아니라 인적 요인과 시스템 분석이 통합된다. 또한 작업그룹은 의료 정보기술 업체들에게 새로운 기능의 요구 등과 같은 의견을 제시한다.

13.2 사례 연구: CancelRx

외래 약물 관리는 공동 이용이 가능한 시스템들(예: 전자건강기록과 전자 처방 플랫폼, 약물 관리 시스템들)에 의해 지원되는 여러 이해관계자들이 참여하는 복잡한 과정이다. Johns Hopkins 지역 약국들은 처방자에 의해 작성된 전자건강기록과 별도의 약물 관리 소프트웨어를 사용한다. 다른 지역 사회 약국들과의 다른 처방전 통신과 마찬가지로, 의료 정보 네트워크(Johns Hopkins에서는 Surescripts)를 통해 Johns Hopkins의 전자의료정보에서 약국 관리 소프트웨어로 처방전이 전자적으로 보내진다.

예를 들어 처방자가 투약 중지를 원하였음에도 처방이 지속되는 오류 등과 같은 약국의 약물 조제 오류를 줄이기 위해, NCPDP (National Council for Prescription Drug Programs)는 SCRIPT 표준[14] 내에서 투약 중지에 대한 전자적 통지를 권고하고 있다. CancelRx는 기능적으로 "전자 처방전"이 전송되는 것처럼 투약이 중지되거나 변경될 때 전자건강기록에서 약국들로 전자적 취소 메시지 혹은 "전자 취소"들이 전송되도록 하였다. 이 기능의 등장 이전에는, 처방전이 중단되거나 변경되었을 때 처방자가 해당 정보를 약국들에게 전달하는 것에 의존하였기 때문에 전자건강기록은 약국들에 통보되지 않았다. 이러한 상황은 약물 조제 오류를 일으킬 수 있는 안전 위험이고 잠재적으로 피할 수 있는 약물 유해 사례(ADEs, Adverse Drug Events)이다; 관련 연구에 따르면 임상의가 중단한 처방전의 1.5~5%가 중단되지 않고 환자에게 투약이 된 것으로 추정된다[15, 16]. CancelRx의 기능은 이 문제를 해결할 수 있는 잠재력을 가지고 있으나, 도입의 의도치 않은 결과는 알려지지 않았다.

13.2.1 1단계: 선제적인 위험 평가

시범 도입 이전에 외래 진료 내에서 약사와 의사들 간의 직접적인 관찰과 반구조화(semi-structured)된 인터뷰를 통해 선제적인 위험 평가[17]가 수행되었다. 이 평가는 CancelRx가 도입되었을 때 예상되는 위험을 식별하는 데 목적이 있었다.

CancelRx를 통해 인지하였던 시스템의 고장 유형을 확인하였고, 위험 저감화 전략을 수립하여, 의료 정보기술 제조사에게 권고 사항을 제시하였다(표 13.1).

분석 결과에 따르면 전자적 취소 기능의 제한으로 발생한 안전 위험을 확인하였다. 예를 들면, 제한된 가시성의 처리상태로 인해 처방자가 인지하지 못하여 전자적 취소가 전송되지 못할 수 있다. 이를 대비해 의료 정보기술 제조사에게 취소 상태의 가시성을 높이도록 권고하였다.

또한 CancelRx 도입 시 잠재적 시스템 장애를 확인하였다. 예를 들어, 처방자가 해당 기능을 알지 못하고 약국에 잘못된 취소를 전송 할 수 있다. 처방자들을 전자적 취소에 대해 인식과 활용을 높이기 위한 훈련 전략과 다양한 전자적 취소 시나리오에 대한 교육용 팁 시트들을 개발하였다.

13.2.2 2단계: 시범적 도입

선제적인 위험 평가에 따라, CancelRx는 JHHS의 단일 지역의 외래 진료소 및 약국에 도입되었다. 시범 처방자와 약국 직원들은 CancelRx 사용에 대한 교육을 받았다. CancelRx 도입의 영향을 평가하기 위해, Johns Hopkins 전자건강기록과 약국 관리 소프트웨어에서 데이터를 매칭하여 전자 처방된 의약품 중 전자건강기록에서 중단된 후 판매된 비율을 평가했다.

CancelRx 도입 이후, 전자건강기록에서 중단된 후 판매된 전자 처방된 의약품이 없다는 것을 확인하였다. 그러나, 중단된 처방전 샘플을 검토한 의무기록에서 일부가 오류로 투약 중단된 것을 확인하였다. 의도하지 않은 처방 취소는 처방전의 변경으로 발생했으며, 잘못된 중복 처방의 제거로 인해 환자의 약물 목록에 기한이 지난 처방이 남아 있는 경우, 그리고

표 13.1 CancelRx의 고장 유형과 완화 전략, 개발 권장 사항[18]

고장 유형	시범 도입을 위한 완화 전략	개발을 위한 권고사항
전자적 취소를 보내지 않았을 때 처방자가 인식하지 못하였음	처방자에게 CancelRx의 기능에 대한 교육 실시	취소 상태 가시성 증가 (예, 전자적 취소가 발송되지 않았을 때 처방자에게 피드백)
처방자가 수신함 메시지가 전자적 취소를 실패하였다는 것을 인지하지 못하였음	접수된 메시지를 훈련 받은 간호사에게 전송하도록 경로 설정 처방자에게 처방지시서에서 상태를 찾는 방법에 대한 교육 실시	취소 상태 가시성 증가 (예, 전자적 취소가 발송되지 않았을 때 처방자에게 피드백 가시성 증가) 실행 가능하지 않은 수신함 메시지 감소
전자건강기록이 약국에서 전자적 취소에 대한 대응이 이루어지지 않은 경우 처방자에게 알림을 제공하지 않음	빈도 모니터링	약국에서 전자적 취소에 대한 대응이 이뤄지지 않은 경우 처방자에게 알림
약사가 갱신 요청과 함께 전자적 취소를 보내면 활성 투약을 취소함	처방 갱신 시 취소 억제	취소 사유 전송
사용자가 약물 검토 중 실수로 전자적 취소를 보냄	처방자 CancelRx 기능 교육 실시	오류 방지 기능 사용자 중단을 통한 제어
약사가 전자적 취소를 잘못된 처방과 맞춤	빈도 모니터링	수동 맞춤 감소 수동 맞춤에 대한 의사결정 지원 제공
모든 기존 투약 처방이 중단되어야 하는 경우, 처방자가 지정할 수 없음—일대일 매칭만 허용	전자 취소 메시지 관리 책임을 약사에게 할당	모든 기존 처방이 중단 되어야 하는 경우 처방자가 지정할 수 있도록 허용 취소 사유 전송(예, 약물 부작용) 여러 약국으로의 전송 고려

약물 검토 중 발생한 오류로 인해 발생하였다.

시범 도입에서 CancelRx 사용의 잠재적인 안전 이득을 확인하였다. 또한, 의도치 않게 처방이 중단되는 것을 방지하는 전략 등, 위험을 감소시키기 위한 시스템 개선의 여지를 확인하였다. 예를 들어 처방자가 잘못 중복 입력한 것을 취소한 것을 명시하면, 약국으로 전자 취소를 전송하지 않는다. 다른 변화는 전자건강기록 제조사가 필요하며, 전자건강기록 제조사와 의료 시스템 간 협력의 중요성을 보여준다.

13.2.3 3단계: 의료 시스템 전반으로의 확장 및 인적 요인 분석

CancelRx의 기능이 퇴원 환경에서 Johns Hopkins 처방자에 의해 전자 처방된 약물로 확대되기 시작했을 때, 인적 요인에 대한 평가가 실시되었다. 이 연구의 목적은 퇴원 처방자가 퇴원 시 약물을 취소할 때에 필요한 정보와 의사소통 및 업무 흐름상 존재하는 문제를 이해하는 것이었다. 이 연구 결과는 기술의 설계 요구 사항을 더 자세히 파악하기 위해 활용되었다.

퇴원은 임상의가 입원 환자의 가정에서 복용할 의약품을 검토하고 조정하는 중요한 순간이다. 처방자는 약의 용량 및 빈도와 같은 구체적인 세부 정보를 조절함으로써 투약을 변경할 수 있으며, 환자가 더 이상 약물을 복용하지 않을 것을 나타내어 약물을 중단할 수 있다.

인적 요인에 대한 전문가는 두 내과 유닛에서 주치의와 전공의, 간호사를 포함한 입원 환자 처방자들에게 7개의 반(semi-) 구조화된 인터뷰를 실시하였다. 두 명의 의사와 한 명의 인적 요인 엔지니어가 초기 주제들을 식별하기 위해 인터뷰 자료를 검토하였다.

인터뷰를 진행하는 동안, 처방자들은 관련된 이해관계자들, 일차 진료 제공자(PCPs, primary care providers), 전문가, 가정의료 간호사들을 모두 연결하는 네트워크의 부재를 주요 장애로 설명하였다. 그들은 다른 임상의들에게 정보를 전달하기 위해 전화나 이메일, 혹은 기억이나 방문 후 요약서(AVS, After Visit Summary), 방문 후 요약서에 강조한 노트 등과 같은 환자에 의존하여 다른 이해관계자들과 중요 의약품의 취소를 소통하는 경우를 설명하였다. 또한, 그들은 처방 취소를 전달하는 과정에서 중단 사유나 통보 긴급성, 변경 기간 등의 일부 정보가 누락되는 것을 설명하였다.

이러한 결과는 다음과 같은 CancelRx 설계 요구 사항에 기여하였다(표 13.2).

우리 연구의 중요 결과 중 하나로, 환자 안전을 개선하기 위해 중단 사유를 약국에 전달하는 것과 관련된 권고 사항들을 국립 처방 의약품 프로그램(NCPDP, National Council

표 13.2 제안된 CancelRx 설계 요구사항[19]

주제	세부 설명
확장된 통신	의약품 변경의 전자적인 통지 • 원 처방자와 외래 약사, 환자 치료 팀의 구성원(일반 의료 제공자, 전문의, 가정 간호사), 환자를 포함하여, 다양한 이해당사자들에게 효과적인 방식으로 가장 적절한 정보가 전송되어야 함
중단 사유 명시	중단 사유는 • 처방자는 의약품 변경 동안 선택해야 함 • 다른 제공자와 약사가 볼 수 있어야 함 아나필락시스와 같은 사유들은 모든 관련 처방이 약사의 검토 대기 중에 중단되어야 함. 이러한 변경 사유는 추적하기 쉽도록 처방과 연결되어야 함
통보의 긴급성 표시	처방자는 중요한 변경 사항을 바로 확인할 수 있도록 보장하기 위해 변경 알림의 긴급성을 표시할 수 있어야 함
변경 기간 명시	처방자는 의약품 변경 기간을 일시적 중지 vs. 중단으로 명시할 수 있어야 함 의약품 재개를 위해 정확한 이해관계자들에게 주의를 보내야함.

for Prescription Drug Programs) CancelRx 작업그룹에 전달하였고, 이는 차기 SCRIPT 표준에 반영될 것이다.

13.2.4 다음 단계

연구자들은 품질 향상을 목적으로 환자 안전 운영 연구에 참여하고 있으며, 결과는 향후 연구 기회를 위한 기준으로 사용될 수 있다. 예를 들어, 이 연구에서는 CancelRx의 설계 요구사항과 시스템 개선 기회를 알아내기 위한 운영 연구를 수행하였다. 또한, 이번 연구는 기술 증대를 검증하고 권고 사항들을 다듬는 것, 그리고 의약품 전환 중 효과적인 소통을 원활히 하는 심도 있는 설계 지침과 사회 기술적인 시스템 설계 조치 사항들을 개발하는 등의 후속 연구 기회를 제공하였다. CancelRx와 같은 새로운 의료 정보기술의 도입의 효과와 임상 업무 흐름과 약품 안전 위험, 치료 결과 등에 미치는 영향 등을 이해하기 위해서는 철저하고 체계적인 정성연구가 필요하다. 연구는 반드시 일차 진료 제공자(PCPs)와 환자, 약사와 다른 처방자들 등의 다양한 관점을 포함하여야 한다. 각 사용자 유형의 서로 다른 정보 요구를 이해하면 개선되고, 더 안전하고, 더 효율적인 사회기술적 업무 시스템이 지원하는 최적화된 정보 흐름(예: 정확한 시간에 정확한 사용자에게 정확한 정보를 전달하는 것)을 결정하는 데 도움을 줄 수 있다.

13.3 결론

본 장에서는 Johns Hopkins의 Armstrong 연구소의 의료 정보기술 안전 증진 과정과 환자 안전 구조를 소개하였다. CancelRx 도입 과정과 시스템의 장애를 사전에 식별하려는 접근방법, 장애를 해결하기 위한 권고사항을 설명하였다. 또한, 의료 정보기술의 안전한 도입을 보장하기 위해 조직 구조 및 다학제적 의료 정보기술 안전 개선 팀의 필요성을 강조하였다.

복습 문제

01. 의료 정보 기술을 평가하는 데 있어, 환자 안전을 위한 시스템 공학 조치(SEIPS, Systems Engineering Initiative for Patient Safety) 모델의 사회 기술적인 관점의 접근은 어떤 시스템 구성 요소간 장애와 "어긋남"을 평가할 수 있는가?

부록: 복습 문제 정답 및 해설

문제 1: 정답

사람과 기술, 환경, 업무, 조직. 이 과정에서 인적 요인과 작업 시스템 분석뿐만 아니라 품질 측정이 통합되어야 한다.

참고문헌

01. Alotaibi YK, Federico F. The impact of health infor-mation technology on patient safety. Saudi Med J. 2017;38(12):1173–80. https://doi.org/10.15537/smj.2017.12.20631.

02. Singh H, Sittig DF. Measuring and improving patient safety through health information technol-ogy: the health IT safety framework. BMJ Qual Saf. 2016;25(4):226–32. https://doi.org/10.1136/bmjqs-2015-004486.

03. Rosen MA, Tran G, Carolan H, Romig M, Dwyer C, Dietz AS, Kim GR, Ravitz A, Sapirstein A, Pronovost PJ. Data driven patient safety and clinical informa-tion technology. In: Weaver CA, Ball MJ, Kim GR, Kiel JM, editors. Healthcare information manage-ment systems: cases, strategies and solutions. 4th ed. New York: Springer; 2016. p. 301–16.

04. Committee on Patient Safety and Health Information Technology; Institute of Medicine. Health IT and patient safety: building safer systems for better care. Washington: National Academies Press; 2011.

05. Sittig DF, Wright A, Coiera E, Magrabi F, Ratwani R, Bates DW, Singh H. Current challenges in health information technology-related patient safety. Health Informatics J. 2020;26(1):181–9. https://doi.org/10.1177/1460458218814893.

06. HealthIT.gov. SAFER guides. 2018. https://www. healthit.gov/topic/safety/safer-guides.

07. Johns Hopkins University School of Medicine. The Johns Hopkins Health System Corporation, 2021. https://www.hopkinsmedicine.org/about/johnshopkins-health-system-corp.html. Accessed 5 April 2021.

08. Pronovost PJ, Holzmueller CG, Molello NE, Paine L, Winner L, Marsteller JA, Berenholtz SM, Aboumatar HJ, Demski R, Armstrong CM. The Armstrong Institute: an academic institute for patient safety and quality improvement, research, training, and prac-tice. Acad Med. 2015;90(10):1331–9. https://doi.org/10.1097/ACM.0000000000000760.

09. Paine LA, Holzmueller CG, Elliott R, Kasda E, Pronovost PJ, Weaver SJ, Sutcliffe KM, Mathews SC. Latent risk assessment tool for health care lead-ers. J Healthc Risk Manag. 2018;38(2):36–46.

10. Mathews SC, Sutcliffe KM, Garrett MR, Pronovost PJ, Paine L. A framework for operationalizing risk: a practical approach to patient safety. J Healthc Risk Manag. 2018;38(1):38–46.

11. Carayon PA, Hundt AS, Karsh BT, Gurses AP, Alvarado CJ, Smith M, Brennan PF. Work system design for patient safety: the SEIPS model. BMJ Qual Saf. 2006;15(1):50–8.

12. Holden RJ, Carayon P, Gurses AP, Hoonakker P, Hundt AS, Ozok AA, Rivera-Rodriguez AJ. SEIPS 2.0: a human factors framework for studying and improving the work of healthcare professionals and patients. Ergonomics. 2013;56(11):1669–86.

13. Carayon P, Wooldridge A, Hoonakker P, Hundt AS, Kelly MM. SEIPS 3.0: human-centered design of the patient journey for patient safety. Appl Ergon. 2020;84:103033. https://doi.org/10.1016/j. apergo.2019.103033.

14. National Council for Prescription Drug Programs. SCRIPT implementation recommendations. V1.56. specific transaction discussion. 11.1. CancelRx, 2021. p. 107–14. https://www.ncpdp.org/NCPDP/media/pdf/SCRIPT-Implementation-Recommendations.pdf. Accessed 5 April 2021.

15. Allen AS, Sequist TD. Pharmacy dispensing of elec-tronically discontinued medications. Ann Intern Med. 2012;157(10):700–5.

16. Copi EJ, Kelley LR, Fisher KK. Evaluation of the frequency of dispensing electronically discontinued medications and associated outcomes. J Am Pharm Assoc. 2018;58(4):46–50.

17. Faye H, Rivera-Rodriguez AJ, Karsh BT, Hundt AS, Baker C, Carayon P. Involving intensive care unit nurses in a proactive risk assessment of the medica-tion management process. Jt Comm J Qual Patient Saf. 2010;36(8):376.

18. Pitts SI, Barasch N, Maslen AT, Thomas BA, Dorissaint LP, Decker KG, Kazi S,YangY, Chen AR. Understanding CancelRx: results of end-to-end functional testing, pro-active risk assessment, and pilot implementation. Appl Clin Inform. 2019;10(02):336–47.

19. Yang Y, Pitts SI, Chen AR. Barriers in communi-cating medication changes at hospital discharge: informing CancelRx design requirements. J Patient Saf Risk Manage. 2021;26(3):99–103. https://doi. org/10.1177/25160435211005928.

CHAPTER 14

만성질환 및 자기관리에서의 디지털 건강

Digital Health in Chronic Care and Self-Management

지은이 Malinda Peeples and Bhagyashree (Disha) Maity
옮긴이 허규연

요약

ABSTRACT

만성질환 관리는 개인, 인구 및 세계 건강을 향상시킬 수 있는 큰 도전과 기회를 제시한다. 디지털 헬스 기술의 발전, 데이터 분석 도구 및 스마트폰의 보편화로 인해 처음으로 만성질환을 가진 사람들에게 실시간 임상 및 행동 교육과 지원을 제공할 수 있게 되었다. 이러한 상황별, 실시간 지원은 확장 가능한 인구 접근법을 통해 개인의 건강 결과를 향상시킨다.

사람 중심 만성질환 관리를 지원하기 위한 디지털 헬스 도구의 창조를 위해서는 산업, 규제, 정책 면의 제약을 헤쳐 나가는 것뿐만 아니라, 질병을 이해하고, 개인의 필요 및 자기관리 목표를 충족하기 위해 정보 도구를 활용하는 것도 필요하다. 이 과정을 이해하기 위해, 당뇨병을 위한 디지털 헬스 솔루션의 개발과 시행에 대해 얘기하겠다.

키워드

KEYWORDS

- 웨어러블
- 센서
- 원격의료
- 디지털 헬스
- 만성질환
- 당뇨병

학습 목표

LEARNING OBJECTIVES

- 디지털 헬스를 정의하고 의료의 신흥 요소로서 갖는 중요성에 대해 논한다.
- 디지털 치료[디지털 치료제, 의료기기로서의 소프트웨어(Software as a Medical Device, SaMD)]를 정의하고 설명한다.
- 디지털 헬스의 시행이 직면하는 임상 및 정보 워크플로우 측면의 어려움을 말한다.
- "당뇨병 자기관리를 혁신시키기 위해 기술을 활용한" 당뇨병 관리에서의 디지털 헬스의 적용을 인용하고 설명한다.

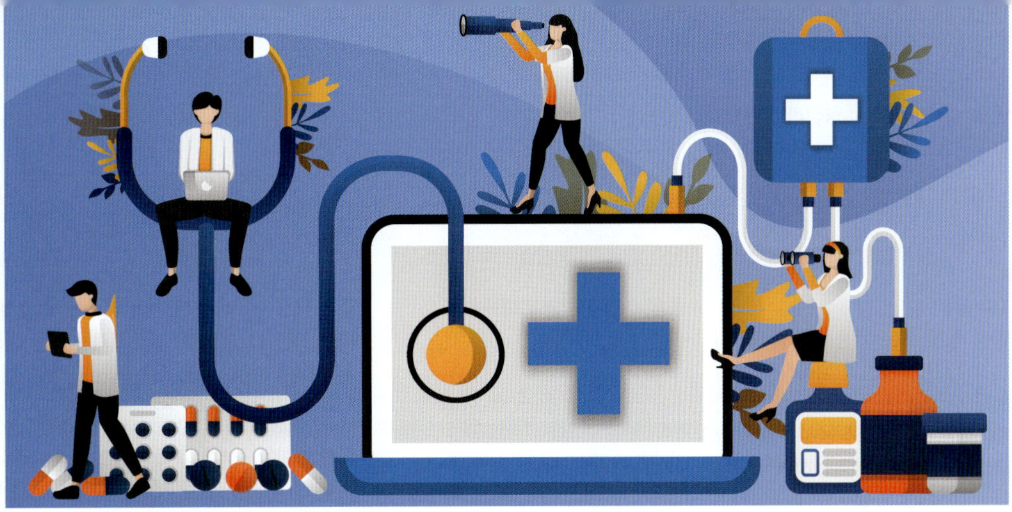

14.1 소개

만성질환은 미국에서, 그리고 세계적으로도 상당한 경제적 및 사회적 부담을 준다. 미국의 연간 의료 지출 3조 8천억 달러 중 90%는 만성질환과 정신건강질환을 가진 개인에게 소비되는 것으로 추정된다. 매년 미국인의 3분의 1 이상이 뇌졸중 및/또는 심장병, 비만, 암, 관절염 및 기타 만성질환으로 사망하며 미국 의료 시스템에 막대한 부담을 초래한다. 인구의 10% 이상이 당뇨병 진단을 받았다 (추가적으로 27%는 당뇨병 전단계 진단을 받았다)[1]. 2000년대 초반, 만성관리모델(Chronic Care Model, CCM)은 만성질환이 아닌 급성질환을 관리하도록 설계된 의료 시스템에서 만성질환을 치료하는 방법을 위한 시스템 기반의 체계로서 진화했다. 만성관리모델은 건강을 향상시키기 위해 개인의 의료제공자와 케어 팀을 협력관계로 연결하는 데 중요한 여섯 개의 요소를 파악했다: 지역 사회 자원, 의료 시스템, 자기관리 지원, 의료 전달 시스템 설계, 판단 지원, 임상 정보 시스템[2]. 이러한 요소들을 개인-공급자 및 케어 팀의 상호작용에 체계적으로 적용하는 것을 통해서 건강결과가 달성되는 것이다.

만성질환 관리는 시간이 지남에 따라 개인, 제공자, 관리 팀 및 서비스(전문가, 테스트, 약국, 조직)를 연결해주는 확장 가능한 개입을 필요로 한다. 종합적인 모델로서, 만성관리모델은 관리 워크플로우에 모범사례를 유도하기 위해 기술을 사용함으로써 의사 중심, 급성, 병원 기반 중재에서부터 개인 중심, 자기관리 및 지역 사회 지원을 향해 움직인다. 게다가, 의료 전달 모델은 서비스별 요금 지불, 업무 기반, 일대일 시스템에서부터 가치 기반, 결과 중심, 인구 집중 설계로 옮겨가고 있다.

동시에, 기술은 개인들을 의료 소비자로서 지원하도록 발전했다. 21세기에 일어난 스마트폰의 확산은 (달리 컴퓨터나 노트북을 살 형편이 안 되었을) 수백만명이 정보에 접근할 수 있도록 함으로써 의료에 혁신을 일으켰다. 신체 센서, 웨어러블 기술, 사물인터넷(IoT)의 발달은 이전에 불가능했던 일상적인 건강 자기관리 기회를 제공하였다. 개인 데이터 실시간 캡쳐와 휴대폰을 통해 개인에게 정보를 전달하는 것은 근거 중심의 개인 맞춤형 중재를 제공할 수 있는 기회를 제시하였다. McKinsey & Company의 국제 설문조사에 따르면, 모든 개인의 75% 이상이 미래에 디지털 서비스를 이용할 것으로 예상한다[3]. 이러한 기술들은 질병 진행의 더 나은 모니터링과 건강 추적, 시기적절한 개인 맞춤형 케어, 데이터를 기반으로 한 개인의 진단을 가능하게 한다. 점점 더 많은 디지털 헬스 솔루션이 시장에 진출하면서, 의사와 개인 모두 실제로 이러한 기술들을 채택하고 있다.

14.2 디지털 헬스 기술의 유형

"디지털 헬스"의 만족스러운 정의는 규정하기 힘들다. 미국보건의료정보관리시스템협회(The Healthcare Information and Management Systems Society, HIMSS)는 업계에 명확한 정의를 제공하기 위해 디지털 헬스의 현재 정의를 검토하고 디지털 헬스가 더욱 결과 중심적으로 되기 위해 무엇을 하는지를 강조했다. HIMSS가 현재 정의한 디지털 헬스는 다음과 같다:

> 디지털 헬스는 디지털 도구, 기술 및 서비스를 전략적으로 활용하는 유연하고, 통합되었으며, 상호운용 가능한 디지털 케어 환경 내에서 일하는 접근 가능하고 지지적인 제공자 팀에 의해 증강되어, 사람들과 인구가 건강 및 웰니스를 관리할 수 있도록 연결하고 힘을 실어주어 케어 전달을 혁신시킨다[4].

이 정의는 두 개의 중요한 개념을 강조한다: 디지털 헬스가 *무엇을 달성*하는가(결과), 그리고 *어떻게* 달성하는가(과정)? 디지털 헬스는 사람들이 자신의 건강 및 웰니스를 자기관리할 수 있도록 힘을 실어주고 최적화되기 위해 소비자와 의사를 연결한다.

디지털 헬스 기술과 전달 솔루션은 표 14.1에 서술된 바와 같다.

표 14.1 디지털 헬스 솔루션의 범주

디지털 헬스 범주	기술	전달 솔루션
웨어러블 일상 활동 또는 기동성을 방해하지 않고 장기간 개인의 생리학적 데이터를 수집할 수 있는 작은 전자 기기. 컴퓨터와 상호작용하거나 웨어러블끼리 서로 상호작용하여 데이터를 수집, 보관 및 분석한다.	*활동 추적 장치와 스마트워치*	걸은 걸음 수, 걸은/뛴 거리 및 소모된 칼로리와 같은 측정치를 수집 및 추적하는 능력을 가진 기기. 일부 고급 기기는 또한 감정 변화를 감지하기 위해 심박수, 호흡수, 심박변이, 수면, 혈압, 산소포화도, 땀과 같은 전기피부반응과 같은 생체 정보를 감지할 수 있다.
	스마트 직물	환경 변화를 감지하고 반응하는 직물. 배터리, 빛, 칩 또는 센서와 같은 전자 장치는 매일 입는 옷에 짜 넣어질 수 있으며, 자연적인 환경에서 사용자의 데이터가 지속적으로 수집될 수 있도록 한다[5].
	표피 전자시스템 (전자타투)	체온, 심장박동, 두뇌활동 및 근육수축과 같은 정보를 수집하기 위해 피부에 얹어질 수 있는 회로, 도체 및 접착제[6].
	스마트 임플란트	치료적 이점을 제공하며 진단 능력을 가진 체내 삽입 장치. 인간 체내처럼 달리 접근할 수 없는 환경에 대한 정보를 준다는 이점을 제공한다.
	인체 통신망 (Body Area Networks, BAN)	신체에 삽입되거나, 신체의 고정된 위치에 얹어지거나, 사람의 옷, 주머니 안, 손 또는 가방에 휴대 될 수 있는 웨어러블 장치의 네트워크로 구성된 시스템. 이러한 센서는 무선으로 통신하여 해당 센서 데이터를 다른 곳으로 전송한다[7].
원격의료(Telehealth)		원격 케어, 건강 교육 및 건강 정보 서비스를 가능하게 하는 기술 및 방법들을 아우르는 넓은 포괄적 용어. 실시간 원격의료는 양측이 동시에 참여하는 것을 필요로 하며, 화상 회의 플랫폼과 같이 실시간 소통을 가능하게 하는 통신 링크 또한 필요로 한다[8]. 비실시간/(저장 후 전송) 원격의료는 (의료영상, 음성녹음 등등과 같은) 의료 데이터를 획득한 후 오프라인 평가를 위해 편한 시간에 의사 또는 전문의에게 데이터를 전송하는 것을 수반한다. 비실시간 원격의료는 양측이 동시에 접속해 있을 필요가 없다[8].
	모바일 헬스	사용자가 향상된 건강 목표를 달성할 수 있도록 해주는 휴대폰 상의 앱, 장치 또는 커넥션.
의료기기로서의 소프트웨어		하나 이상의 의료 용도를 위해 사용되는 것을 목적으로 설계된 소프트웨어이며 하드웨어 의료 장치의 일부가 아닌 상태로 이러한 용도를 수행한다[9].
	디지털 치료제	질병 및 장애를 치료, 관리 및 예방하기 위해 근거 중심이며 임상적으로 평가된 소프트웨어를 사용해 개인에게 직접 의료 중재를 전달한다[10].

14.3 심층 분석: 의료기기로서의 소프트웨어와 디지털 치료제

케어 전달과 개인 참여를 혁신시킬 큰 잠재력을 가진 두 디지털 헬스 기술이 더욱 자세히 다루어질 것이다: 의료기기로서의 소프트웨어(Software as a Medical Device, SaMD)와 디지털 치료제(Digital Therapeutics, DTx).

14.3.1 의료기기로서의 소프트웨어

의료기기로서의 소프트웨어는 실제 하드웨어를 사용할 필요 없이 하나 이상의 의료적 기능을 완수한다—소프트웨어 자체가 장치인 것이다. 소프트웨어가 하드웨어 안에 내장되어 있을 수는 있으나, 의료기기로서의 소프트웨어로 분류되기 위해선 소프트웨어가 의료적 기능을 수행해야만 한다. 의료기기로서의 소프트웨어는 일반적(비 의료적) 컴퓨팅 플랫폼에서 작동될 수 있고, 다른 의료 장치와 함께 사용될 수 있으며, 다른 의료 장치 또는 기타 일반 하드웨어 및 소프트웨어와 연결될 수 있다.

의료기기로서의 소프트웨어는 질병을 진단, 치료, 예방, 완화 또는 치유하도록 만들어진 소프트웨어를 포함할 수 있다. 의료기기로서의 소프트웨어는 다음와 같은 일을 할 수 있다:

- 질병 검진 및 진단 수행
- 질병 모니터링 및 알림 수행
- 만성질환 및 질병 관리 도움
- 치료 제안

FDA는 의료기기로서의 소프트웨어로 간주되는 것에 대한 표시를 표준화하는 구체적 가이드라인을 가지고 있다[11]. 일반적으로, 의료기기로서의 소프트웨어 제품 제작자는 제품과 관련된 특정한 유형의 정보를 수집하고, 해당 데이터를 분석하고, 해당 소프트웨어가 안전 및 효과를 위해 설계되었다는 증거로 소프트웨어와 함께 평가를 위해 데이터를 전달해야 한다[12]. 의료기기로서의 소프트웨어 기술이 더욱 보편화되고, 저렴해지며, 접근성이 높아지고, 더 정교해짐에 따라 만성질환 관리, 개인 맞춤형 의료, 의학 연구 및 의료 전달에 있어서 중요한 역할을 할 가능성이 있다.

14.3.2 디지털 치료제: 의학의 새로운 범주

디지털 치료제(digital therapeutics, DTx)는 의료기기로서의 소프트웨어 아래의 범주이다. 국제디지털치료제협회(Digital Therapeutics Alliance)는 이를 다음과 같이 정의한다:

> 디지털 치료제는 질병 및 장애를 치료, 관리 및 예방하기 위해서 과학적으로 개발된 근거 중심이며 임상적으로 검증된 소프트웨어를 사용하여 환자에게 직접 치료적 중재를 전달한다. 디지털 치료제 제품은 엄격한 환자 중심 핵심 원칙, 업계 윤리 강령 및 제품 개발 최선 관행을 거친다. 이러한 제품은 독립적으로, 약물과 함께, 또는 의사 전달 치료와 함께 사용된다. 이는 단순한 라이프스타일, 웰니스, 준수, 진단 및 원격의료 제품과는 다르며, 온라인에서 사용할 수 있는 350,000개 이상의 디지털 헬스 앱으로부터 구별된다[13].

디지털 치료제로 분류되기 위해서, 소프트웨어는 다음의 원칙을 반드시 충족해야 한다:

모든 디지털 치료제는 규제 순응을 만족하고 임상 사용에 적합한 것으로 간주되기 위해서 위의 사항(표 14.2)을 충족해야 한다. 기존의 의학적 치료와 동일한 증거 및 규제 감독 기준을 충족해야 한다.

이러한 규정 내에서, 디지털 치료제는 다양한 건강 상태에 대한 치료, 지원, 예방 및 관리를 돕도록 발달했다. 소프트웨어는 의료 질환을 해결하거나, 의학적 장애 혹은 질병을 관리 또는 예방하거나, 의약품(개인의 의약품 또는 의약품 종류)을 최대한 활용하거나, 의학적 장애 혹은 질병을 치료하는 것을 목표로 설계되어야 한다[15]. 개인은 일반적으로 처방, 의사의 소견서, 또는 전자건강기록이나 고용주 혹은 제3자 지불인을 통한 활성화 코드 전달을 통해 디지털 치료제 제품에 대해 접근할 수 있다[13].

지난 십 년 동안, 다음과 같은 만성질환을 위한 디지털 치료제가 개발되었다: 천식, ADHD, 비만, 수면장애, 당뇨병, 고혈압, 행동건강 문제, 뇌졸중, 만성통증, 약물사용, 금연 등등.

대부분의 디지털 치료제 중재는 안드로이드와 iOS 스마트폰/태블릿을 통해 전달된다. 대다수(81%)의 미국인이 이제 스마트폰을 소유하고 있으므로, 디지털 치료제는 보다 공정한 케어를 촉진할 가능성을 가지고 있다. 공급자와 케어 팀에 제한된 접근성을 경험하거나, 병원에 갈 교통수단이 없거나, 낮은 사회 경제적 지위이거나, 기존의 의료 환경에서 언어 장벽

표 14.2 디지털 치료제 원칙

디지털 치료제라고 주장하는 모든 제품은 다음과 같은 기본 원칙을 준수해야 한다:
의학적 장애 또는 질병을 예방, 관리 또는 치료한다.
소프트웨어로 구동되는 의료 중재를 생산한다.
설계, 제조 및 고품질 최선 관행을 포함한다.
최종 사용자를 제품 개발 및 사용성 과정에 참여시킨다.
사용자 개인정보 및 보안 보호조치를 포함한다.
제품 활용, 관리 및 유지 최선 관행을 적용한다.
임상적으로 의미 있는 결과를 포함하는 시험 결과를 동료 평가 학술지에 게재한다.
위험, 효능 및 사용 목적에 대한 제품 주장을 뒷받침하기 위해 필요에 따라 규제 기관의 검토 및 승인 또는 인증을 받는다.
임상 평가 및 규제 상태에 적합한 주장을 한다.
실제 증거 및/또는 제품 성능 데이터를 수집, 분석 및 적용한다.

다음 링크로부터 각색함: https://dtxalliance.org/wp-content/uploads/2021/01/DTA_DTx-Definition-and-Core- Principles.pdf [14]

표 14.3 디지털 치료제와 장벽 극복

세계 보건의 도전과제 다루기 디지털 치료제는 다음을 함으로써 케어 격차를 다룰 수 있다:
스마트폰, 태블릿 및 유사 기술을 사용해 치료 전달하기
임상적으로 안전하고 효과적인 치료에 대한 개인의 접근성을 높이기
가정 내 편의 및 사생활을 제공함으로써 특정한 기존 치료법의 전달에 대한 부정적 인식을 줄이기
의사가 개인을 케어할 능력을 확대하기
다양한 언어로 치료 제공하기
개인과 해당 의사에게 개인 맞춤형 목표 및 결과에 대해 의미 있는 성과 및 통찰력을 제공하기

다음으로부터 각색함: https://dtxalliance.org/understanding-dtx/ [10]

을 직면하는 사람들을 도울 수 있다. 디지털 치료제가 개인의 나이, 언어, 문화, 소득 등등에 상관없이 소외된 인구에 미칠 수 있는 영향은 표 14.3에 요약되어 있다.

14.3.3 디지털 헬스 개발을 위한 인프라 탐색하기

디지털 헬스 도구는 규제적 및 실질적 제약에 영향을 받는다. 설계/시행, 활용 및 운용 단계에서, 개발자들은 다음을 반드시 고려해야 한다:

- *개인정보 보호 및 보안*—디지털 헬스 도구는 보호를 받는 개인 건강 정보(protected health information, PHI)가 허락 없이 공개되는 것을 예방하기 위한 건강 정보 및 책임법(Health Information and Accountability Act, HIPAA) 항목에 순응해야 한다. 원격의료와 디지털 헬스 도구는 인적 및/또는 기술적 오류로 인한 의도치 않은 PHI 손실의 기회를 만들며 위법 및 기타 법적 책임 위험을 낳는다. HI-Trust와 같은 다양한 인증은 제품이 개인 정보의 보호 및 보안을 보장하기 위해 적절한 위험 관리 및 규정 준수를 갖추고 있다는 것을 소비자들에게 보장한다[16].
- *보상*—2018년, 미국 메디케어 및 메디케이드 서비스 센터(Center for Medicare & Medicare Services, CMS)는 원격 환자 모니터링(Remote Patient Monitoring, RPM)의 비용을 지불하기 시작했다. 2019년, 메디케어 의사 요금 스케줄(Medicare Physician Fee Schedule)은 "가상 체크인"과 인터넷 상담을 위해 세 개의 새로운 RPM 보상 코드와 의사 코드를 도입했다[17]. 2020년, CMS는 COVID-19 의료 비상사태를 위해 원격의료 보상을 승인했다. 대유행 이후에 어떤 보상이 도입될지 현재로서는 불확실하다[18].
- *데이터 관리*—디지털 헬스 회사에 의해 수집되고 관리되는 건강 데이터에 대한 접근, 소유권, 공유, 사용 및 보고를 위해 모든 이해관계자를 위한 포괄적인 규칙, 절차 및 협약이 수립되어야 한다.
- *임상적 유효성*—수집된 데이터의 품질, 알고리즘과 생성된 결과의 신뢰성이 사용자 안전에 부합한다는 것을 보장하기 위해 디지털 헬스 도구 및 방법은 임상적 엄격성과 함께 개발 및 평가되어야 한다.
- *상호운용성*—디지털 헬스 솔루션은 이점을 극대화하고 현재 존재하는 데이터 공유 제한성을 줄이기 위해 다른 솔루션의 데이터를 연결, 전송 및 수신해야 한다[19]. 업계는 DICOM (Digital Imaging and Communications in Medicine), HL7(Health Level 7), Logical Observation Identifiers Names and Codes (LOINC)와 같은 표준 이니셔티브에 의해 촉진된 바와 같이 국제적 규격 및 표준의 일관된 채택을 필요로 한다. 애플리케이션 프로그래밍 인터페이스(application programming interfaces, APIs)를 통해, 모바일 애플리케이션은 기존의 기술 플랫폼에 통합되는 데에 있어 상당히 유연하며, 업무흐름을 통합하는 난제를 해결할 가능성이 있다.
- *모든 이해관계자의 조정*—(디지털 헬스 제품이 탄생되는) 의료와 기술 분야 간의 협력을 늘릴 필요가 있다. 다른 팀의 이해관계자들은 대립되는 이익관계 및 우선순위를 가지고 있거나, 고립되거나, 서로에 대한 이해 및 의식이 부족할 수 있다. 게다가, 기업 분야와 임상 분야 간에 존재하는 문화적 장벽은 실질적인 제품의 개발을 지연시킬 수 있다. 제품 목표의 명료화와 설계 특징의 개발을 돕기 위해 "폭포(Waterfall)" 모델과 같은 체계를 사용하는 것은 이러한 문제 중 일부를 해결할 수 있다[20].
- *규제*—디지털 기술의 규제 영역에는 미국 FDA의 특정 모바일 의료 애플리케이션 검토가 포함된다. 의사 실무 범위, 업무 위임, 모바일 애플리케이션의 처방 또는 보상, 의사 재택근무, 원격의료 활동에 대한 보수와 관련된 주 및 연방 법률 또한 주요 고려 사항이다[21].

이러한 장벽은 크지만, 진전이 이루어지고 있다. 이 챕터의 뒷부분에서는, 당뇨병을 위한 디지털 헬스 솔루션의 사례 연구를 통해 한 회사가 어떻게 이러한 문제 일부를 해결하고 있는지 볼 수 있을 것이다.

14.4 만성질환에서 디지털 헬스의 역할

디지털 헬스를 만성질환의 자기관리에 활용하는 것은 다음에 대해 고려하는 것을 필요로 한다:

- 사람 중심 만성질환 관리의 목표
- 효과적인 자기관리와 치료 계획 최적화라는 목표를 충족시키기 위한 전자 데이터 워크플로우

14.4.1 만성질환 관리의 목표

만성질환의 최상 건강 및 비용 결과를 달성하는 데 있어서 흔한 목표는 다음을 포함한다:

14.4.1.1 개인 자기관리 역량강화

디지털 헬스 도구(예: 핸드폰, 웨어러블 등등)는 기술을 활용해 언제 어디서든 자기관리 지원을 제공할 수 있는 방법을 제

공한다. 이러한 실시간이면서 장기적인 추적은 개인 선호도뿐만 아니라 치료 계획에도 맞추어 문맥화 및 맞춤화될 수 있으며 "알맞은 때에" 전달될 수 있는 세부적 임상 및 행동 중재의 개발을 가능하게 하는 "새로운" 데이터를 제공한다. 휴대폰 화면 표시 공간의 크기는 화면당 표시될 수 있는 개념 수를 제한하여 간단하고 평이한 언어의 사용을 권장한다. 적시의 개별화된 데이터 기반의 "디지털 코칭"은 자기관리 참여를 지원해주는데, 이는 개인에 중점된 속도로 맥락화 학습, 문제해결 및 목표 설정으로 이어진다.

14.4.1.2 (근거중심의) 치료 최적화하기

일반적으로, 만성질환을 가진 사람은 분기마다 "체크인" 방문을 위해 공급자와 케어 팀을 볼 수 있는데, 이때 "방문 사이의" 건강 상태에 대한 상의는 주로 환자의 진술을 바탕으로 하며 조금의 수동 기록 또는 전자 기록만 사용할 수 있다. 치료 추천 및 생활방식 계획에 대한 참여와 준수는 대부분 의료 팀이 획득할 수 없는 데이터였다—이는 공급자와 케어 팀이 주로 실험실 데이터, 원내 측정치 및 개인 구두 보고에 의존하도록 만들었다. 디지털 헬스 혁명은 만성질환을 가진 사람을 중심에 두며 공급자 및 케어 팀에게 환자생성건강데이터(patient generated health data, PGHD)라는 새로운 데이터를 지원하는 방식으로 방문 상호작용을 가속화하는 새로운 도구와 데이터를 제공했다. 이전에, 사용자들이 혈당 또는 혈압을 모니터할 때에도 공급자 및 케어 팀은 보통 데이터의 맥락화 없이 여러 데이터 포인트의 수동 기록 또는 인쇄된 보고서만 가지고 있는 경우가 많았다—이는 전반적인 관리를 위해 원인과 결과를 밝혀내는 것을 어렵게 만들었다. 이제, 디지털 헬스 도구는 공급자 및 케어 팀이 시간이 지남에 따른 추세를 시각화하고 특정한 약물 또는 중재적 변화가 효과적이었는지 분석할 수 있도록 하는 형식으로 장기적인 데이터를 표시할 수 있다[22].

14.4.1.3 결과 향상하기

만성질환을 가진 개인은 보통 자신의 일상 생활 한가운데에 어떻게 생활 방식 변화 및 의약품 관리를 통합시킬 지 이해하는데 어려움을 겪는다. 교육 및 계속된 지원은 사람들이 건강한 자기관리 행동을 채택, 변화 또는 유지하도록 준비시키고 지원하는 데 필수적이다. 공급자 및 케어 팀은 근거중심 가이드라인과 전문가의 의견에 기반하고 자신의 환자와 논의를 통하여 약물, 검사 및 기타 치료 활동에 대한 판단을 내린다. 환자 데이터가 공급자 및 케어 팀에게 더 많이 제공될수록 공동 의사결정이 더 현명해질 수 있다. 자기관리와 공급자 및 케어 팀 치료 계획이 둘 다 최적화되었을 때 긍정적인 건강, 삶의 질, 비용 결과 또한 향상된다. 이것은 다음의 등식에 묘사되어 있다:

효과적인 자기관리 + 최적화된 치료 계획 = 향상된 결과

14.4.2 디지털 헬스를 위한 데이터 매핑

의료기기로서의 소프트웨어와 디지털 치료제의 목표는 개인에게 임상적으로 검증된 중재를 제공하는 것뿐만 아니라 개인이 데이터 기반의 공동 의사결정을 통해 자신의 치료 계획의 참여자가 되도록 참여시키고 힘을 실어주는 것이다. 공급자 및 케어 팀과 개인 모두에게 맞춤화된 매력적인 경험으로 만들기 위해 개인은 소프트웨어의 적극적 사용자가 되어 자신의 데이터를 업로드하고, 맞춤화된 중재를 받고, 업무에 참여하도록 장려된다. 이러한 장치는 개인과 케어 팀을 위해 "새로운" 데이터를 생성한다. 기존의 의료 환경 밖에서 수집되는 이 환자생성건강데이터는 분석 및 시각화된 후, 효율적이며 효과적인 개인-공급자 및 케어 팀 소통을 지원하고, 개선된 결과로 이어질 수 있다. 주목할 만한 것은, 건강결과에 대한 영향의 60% 이상은 생물학적 정보가 아니라 행동, 환경 및 사회적 결정요인의 조합과 관련이 있었다는 것이다[23]. 따라서, 환자생성건강데이터가 건강 이력, 생체측정 데이터, 치료 이력, 생활방식 선택뿐만 아니라 개인에 의해 생성되고 공유되는 심리사회적 및 기타 정보 또한 포함한다는 것은 중요하다. 이는 개인의 생활방식에 대한 전체적 관점을 제공하며, 사람 중심의 진정한 정의이다.

이점을 최대로 끌어내기 위해, 공급자 및 케어 팀은 다음 세 단계에서 어떻게 데이터가 자신의 관행에 영향을 미치는지 평가함으로써 자신의 관행에서 환자생성건강데이터 워크플로우를 최적화하기 위해 노력해야 한다:

- 데이터 수집—데이터는 장치(하드웨어 또는 의료기기로서의 소프트웨어)에 의해 전자 형태로 생성/측정, 수집 및 저장(수동적 또는 능동적)되어야 한다.
- 데이터 전송—데이터는 의료/건강정보기술 팀에게 전자적으로 소통/전송되어야 한다.
- 데이터 검토—데이터는 (공급자, 케어 팀 및/또는 개인 혹은 둘 다에 의해) 개인 케어에 사용되기 위해 의료/건강정보기술 팀에 의해 수신, 해석 및 통합되어야 한다.

각 단계에서, 정보 보증(비밀, 보전, 가용성)과 관련된 개인 안전 및 개인정보 보호와 기술적 및 규제적 문제는 사용목적과 이해관계자들 간 공유를 위해 고려 및 기록되어야 한다[24].

14.5 사례 연구: Welldoc—당뇨병 자기관리를 혁신시키기 위한 기술 활용

Welldoc®은 만성질환 관리에 혁신을 일으키고 있는 디지털 헬스 선도자로, 만성질환을 가지고 살아가는 개인의 일상생활에 개인 맞춤형, 실시간, 실행 가능 통찰력을 통합시켜 건강 및 결과를 개선해주고 있다. Welldoc의 포괄적 만성질환 관리 플랫폼은 당뇨병, 당뇨병 전단계, 고혈압, 심부전 및 통합 행동 건강과 같은 여러 질환에 대한 지원을 제공한다. Welldoc의 주력 상품인 BlueStar®[1]는 FDA 승인을 받은 디지털 헬스 솔루션으로, 개인과 의료 팀의 연결을 향상시키는 동시에 개인이 자신의 케어를 자기관리할 수 있도록 함으로써 당뇨병을 가지고 살아가는 복잡한 여정 동안 개인을 도와준다. Welldoc은 케어를 확대하고, 건강을 향상시키고, 비용을 절감하는 것을 목표로 의료 계획, 의료 시스템 및 고용주들과 협력한다.

14.5.1 만성질환 자기관리를 위한 임상 모델로서의 당뇨병

당뇨병은 세계 인구의 8.5% 이상에게 영향을 미치는 만성질환이며 당뇨병 환자, 공급자 및 케어 팀, 의료 생태계에 어려움을 안겨준다[25]. 이 질병은 복잡하며 1형 당뇨병, 당뇨병 전단계, 2형 당뇨병, 임신성 당뇨병으로 분류된다. 당뇨병 1형 환자에게는 인슐린 치료가 필요하며 자기관리 및 응급치료에 어려움을 동반하는 극심한 포도당 변동을 초래할 수 있다. 다른 유형의 당뇨병 약물 관리는 경구 투여 약물, 비인슐린 주사제 및 인슐린을 수반할 수 있다. 모든 유형의 당뇨병에서 음식, 활동, 그리고 수면관리는 치료 패러다임의 중요한 부분이다—이 활동들은 모두 공급자 및 케어 팀 방문 사이에 당뇨병 환자(person with diabetes, PWD)에 의해 완결된다. 양측 모두에게 이렇게 복잡한 관리의 어려움으로 인해, 질병을 돕기 위한 치료와 기술이 확산되었음에도 불구하고 당뇨병 조절의 상태가 차선에 머무르는 것으로 이어졌다[26].

14.5.2 디지털 헬스 솔루션 개발 및 목표

Welldoc의 임상, 분석 및 소프트웨어 개발자들은 당뇨병 환자를 위한 소프트웨어 솔루션을 만들기 위해서 휴대폰 기술의 실시간 역량을 활용하기 위해 만성질환관리모델의 자기관리 및 임상 판단 지원 요소에 집중했다. 환자생성건강데이터(PGHD)에 대한 분석과 근거중심 임상 및 행동 가이드라인의 통합은 개인을 위한 실시간 자동 코칭과 공급자 및 케어 팀을 위한 임상 판단 지원을 제공하는 Welldoc이라는 개인 공급자 및 케어 팀 플랫폼을 위한 토대를 이루었다.

의료기기로서의 소프트웨어 Welldoc 플랫폼의 목표는 다음과 같다:

- 혈당(자가혈당측정/연속혈당측정) 및 기타 대사 측정치(예: 혈압, 체중)의 자기 모니터링 지원하기
- 약물 관리, 음식, 활동 및 수면 추적, 그리고 포도당 및 전반적 건강에 대한 교육 등의 일상 활동 지원하기
- 최적의 혈당 조절을 위한 건강한 개인 행동을 지원하기 위해 실시간 장기적 코칭 제공하기
- 공급자 및 케어 팀이 근거중심 치료와 인구 보건 이니셔티브를 지원하고 인도할 수 있도록 개인 당뇨병 건강 및 치료에 대한 사용 가능한 데이터 요약 제공하기

14.5.3 Welldoc 디지털 헬스 생태계

1형과 2형 당뇨병 관리를 위한 FDA 승인 디지털 플랫폼인 Welldoc은 모바일 장치(스마트폰, 태블릿 및/또는 컴퓨터)를

그림 14.1 디지털 헬스 플랫폼

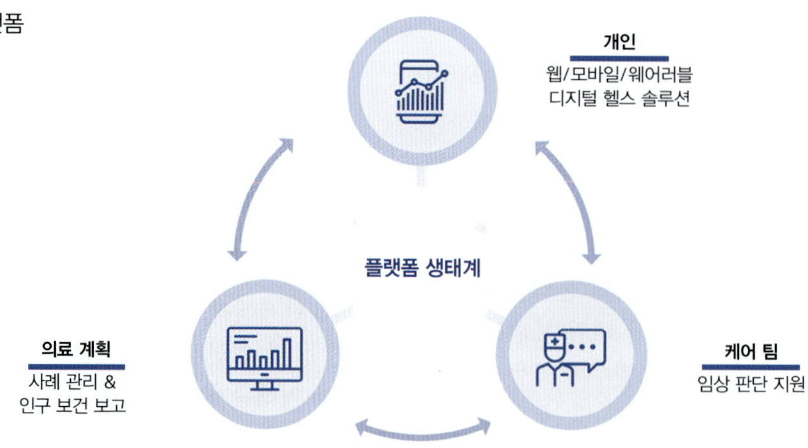

통해서 당뇨병 환자에게 자동화 데이터기반 코칭 및 교육을 제공한다. 자동화된 맞춤형 코칭은 사용자가 언제 어디서든 안전하게 온라인과 오프라인 모드 두 가지 다 사용할 수 있다. 공급자와 케어 팀에게는 환자생성건강데이터가 근거중심 가이드라인 및 권고사항과 함께 개인 또는 인구학적 관점에서 분석 및 표시된다. 게다가, 건강 계획들은 더 광범위한 인구집단 부문에 닿기 위해 사례 관리 목적의 디지털 헬스 플랫폼을 사용하고 있다(그림 14.1).

14.5.4 Welldoc 사용자 경험

당뇨병 환자의 경우, Welldoc 자동화 디지털 코칭은 특정한 당뇨병 약물(예: 경구제 및/또는 인슐린), 일일 음식, 수면 및 활동 일정, 그리고 수동으로 입력되거나 모니터링 또는 웨어러블 장치로부터 가져온 혈당, 혈압 및 체중 데이터에 맞춰 조정된다.

코칭 또는 메시지 중재는 다음을 포함한다:

- 실시간 메시지: 혈당, 혈압 또는 체중 입력에 대해 회신하는 교육적, 동기부여, 또는 행동 관련 메시지
- 추세 메시지: 교육적인 메시지 또는 규칙 기반의 종단적 데이터를 기반으로 의료제공자 및 케어 팀의 지원을 촉진
- 주간 메시지: 자기관리 문제해결 전문지식의 발달을 장려하는 통찰력과 함께 제공되는, 일주일 동안의 활동(예: 혈당, 약물 복용 등등)에 대한 데이터 시각화

비디오 자료 라이브러리, 기사, 그리고 당뇨병 관리 및 교육 전문가 협회(Association of Diabetes Care and Education Specialist, ADCES)와 협력하여 디지털화한 당뇨병 자기관리 교육(Diabetes Self-Management Education, DSMES) 커리큘럼에 의해 지속적인 교육이 지원되고 있다. 이 커리큘럼은 ADCES7 자기관리 행동^{TM}으로 구성되어 있으며, 건강한 대처, 건강한 식습관, 활동적인인 생활,약물 복용, 모니터링, 문제해결 및 위험 감소와 같은 주요 주제를 다루고 있다.

추가 기능은 바 스캐너와 사진 기능을 활용한 음식 추적, 지리정보시스템 기반의 식당 위치 탐지, 보상 시스템, 의료제공자와 케어 팀 메시지 역량을 포함한다(그림 14.2).

14.5.5 공급자/케어 팀의 Welldoc 플랫폼 경험

Welldoc은 환자생성건강데이터를 사용하여 공급자 및 케어 팀에게 개인이 방문 사이에 한 행동들에 대한 일견을 제공한다. Welldoc의 환자생성건강데이터는 케어 팀의 다양한 구성원이 당뇨병 관리에 하는 역할을 지원하는 것을 목적으로 그들에게 임상 판단 지원을 제공하기 위해 시각화 및 분석된다. 약물, 검사 및 진찰을 포함한 치료 판단을 내리는 처방 의사에게는 혈당 조절, 혈압 모니터링 및 체중 추적에 대한 구체적인 정보가 제공된다. 당뇨병 관리 및 교육 전문가에게는 자기관리 행동, 당뇨병 교육 커리큘럼 완료 여부 및 음식 섭취 일기에 대한 추가 정보가 제공된다. 케어 관리자 또는 인구 보건 관리자에게는 관리의 표준과 건강의 사회적 결정요인과 함께 상태에 대한 정보가 제공된다. 환자생성건강데이터는 조직의 Welldoc 솔루션 도입 방식에 따라 팩스, 이메일 또는 전자건강기록(electronic health record, EHR)을 통해 의사의 워크플로우 내에서 제공될 수 있다. 개인 데이터는 조직에게 인구학적 관점을 제공하기 위해 종합될 수 있다(그림 14.2).

이 제품의 설계, 개발 및 평가는 수년간 반복되었다. 임상

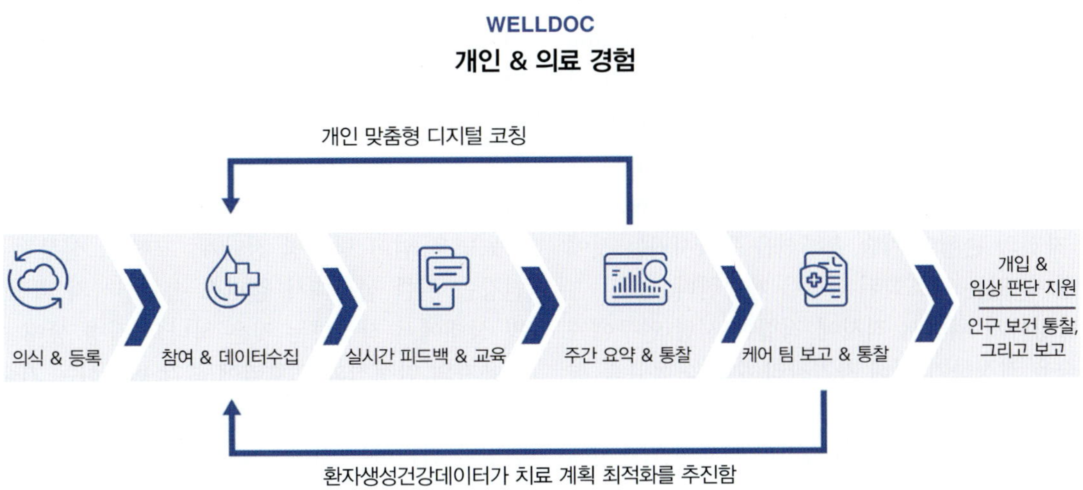

그림 14.2 Welldoc 플랫폼 개인 및 공급자/케어 팀 경험

결과, 비용 결과 및 참여 면의 개선은 무작위 대조군 임상 연구[27, 28], 시범사업[29, 30], 투자 수익률 분석[31], 현실 관찰 연구[32-34]를 통해 입증되었다.

14.5.6 디지털 헬스의 실전 통합

도구가 아무리 효과적이라도, 단순히 디지털 건강 제품을 만드는 것만으로는 채택을 보장할 수 없다. Welldoc과 같은 플랫폼이 최대 장점을 얻기 위해서는 기술이 직관적이고, 사용하기 쉬우며, 개인의 일상생활과 공급자 및 케어 팀의 임상 업무 흐름에 통합되어야 한다. 디지털 헬스 도구가 의사들에 의해 성공적으로 채택되고 그들의 실무에 통합되기 위해서는, 그들이 사용하는 현재 기술을 인식하고 새로운 도구가 어디에 어떻게 맞아 들어갈 수 있는지 분석하는 것이 중요하다. 이를 위해서는 최종 사용자(임상의사와 개인)와의 논의를 통해 일상의 업무흐름에 대해 철저히 이해하고 제품의 사용을 지원할 수 있는 임상 챔피언을 파악하는 것이 필요하다. 과정의 초반에 이러한 분석을 완료하고, 잠재적인 문제점을 파악하고, 이를 해결할 전략을 파악하는 것이 중요하다.

통합 과정을 강화하기 위해, 소프트웨어 제조사와 이해관계자와의 지속적인 협력이 필요하다. 이러한 협력은 사람들, 절차 및 프로그램 활동에 영향을 미치기 위해서 대학 의료 기관, 지역 사회 기반 프로그램, 의료 시스템 시범사업, 환자 자문단, 대학 데이터 분석 센터, 전문직 단체 사이에서 일어날 수 있다. 체계를 개발하고 최상의 관행을 규정하기 시작하기 위해 이러한 상호작용으로부터 얻은 교훈을 사용하는 것이 중요하다. 따라서, 이러한 협력을 통해 발달한 두 개의 체계에 대해 얘기하겠다.

1. Welldoc이 초기에 작업한 공급자 및 케어 팀 실무에서의 디지털 도구의 시행, 의료 계획 시행, 그리고 당뇨병 관리 및 교육 전문가 협회(Association of Diabetes Care and Education Specialists, 전 AADE)와의 협력에서부터 발달한 체계는 파악-구성-협력(Identify-Configure-Collaborate, ICC) 체계였다[35]. ICC는 개인-공급자 및 케어 팀 경험을 최대한 좋게 만들고 결과를 극대화하기 위해 의사가 자신의 관행에 기술 솔루션을 통합시키는 것에 대해 생각할 수 있는 구조화된 방법을 제공한다.

파악: 결과를 달성하기 위해서 적시에 적합한 사람/인구에게 적합한 기술을 결정하기 위해 자기관리 수요와 목표를 평가한다.

구성: 사용자 선호도, 치료 계획 및 지속적인 지원의 필요성에 기반해 기술을 준비한다. 이러한 준비과정은 온라인 강의로 안내될 수 있고, 또는 사용자의 기술 경험 및 기술의 목표/목적(예: Bluetooth® 혈압측정기 또는 인슐린 펌프)에 따라 상담이 더 필요할 수도 있다.

협력: 건강 행동을 지원하고 개인 및 인구의 치료를 변경하기 위해서 데이터 기반 대화와 공동 의사결정, 공급자 및 케어 팀 통합을 위한 계획을 개발하고 시행해야 한다.

2. 대형 대학 의료 기관의 의료인 단체와 협력을 통해서, Welldoc은 통합 모빌리티 아키텍처(Architecture for Integrated Mobility, AIM) 체계를 Welldoc의 전자건강기록으로의 통합에 적용하여 개인-공급자 및 케어 팀의 디지털 헬스 솔루션 사용을 최적화하였다. 통합 모빌리티 아키텍처는 모바일 기반 솔루션을 주류 관리 시스템에 통합시키는 데 존재하는 "층"과 최상의 관행을 규정하기 위해 통신 업계에 의해 개발된 모바일 솔루션 참조 아키텍처이다. 여덟 개의 층은 다음을 포함한다: 사용자, 적용, 환경, 장치, 네트워크 연결성, 서비스, 코어 통합 및 운영 비즈니스 모델. 통합 모빌리티 아키텍처 모델을 사용하여 교훈을 기록하는 것은 연구를 통해 얻은 교훈을 분류하는 체계적인 방법을 제공하였으며 디지털 헬스 솔루션을 실무에 통합시키는 데 존재하는 기술, 사람들, 과정 및 비즈니스 측면의 문제를 이해하는 데 있어 추가적인 작업을 안내하는 체계적 방법 또한 제공하였다[30].

14.5.7 디지털 솔루션의 발전

기존의 물리적 도구 또는 기계와 다르게, 모바일 소프트웨어 솔루션의 주요 이점은 임상 또는 개인 워크플로우에 지장을 줄 필요 없이 모바일 앱 스토어를 통해 소프트웨어를 빠르게 변경 및 업그레이드할 수 있는 능력이다. 또한, 소프트웨어가 사람들이 이미 소유하고 있는 장치에 다운로드 되며 사용하기 편하다는 사실은 인구 기반의 확장 가능한 중재를 상대적으로 낮은 비용에 전달하는 것을 돕는다.

Welldoc은 Welldoc 플랫폼 솔루션을 발전시킴으로써 6차원 만성질환 관리 모델(개인생성건강데이터 및 실험실 데이터, 약물, 증상 추적, 활동 추적, 식단 및 심리사회적 요소)을 당뇨병을 넘어 당뇨병 전단계, 고혈압, 심부전 및 통합 행동 건강을 위한 심장대사 웰니스 솔루션까지 확장했다. 여러 질병 상태에서 작업하는 것은 하나의 질병 상태 솔루션을 개인 사용자의 만성질환 프로필에 즉각 반응하는 기술 기반 솔루션으로 발달하는 것을 돕는다. 이러한 솔루션은 한 번에 하나의 질병만 관리하는 것이 아니라 당뇨병과 고혈압 관리, 또는 당뇨병과 심부전 등등을 결합할 수 있다—따라서 개인의 전반적인 건강을 관리하는 사람 중심 솔루션으로 만든다. 데이터 분석과 인공지능에 의해 가능해진 통합 임상 및 행동 중재는 사용자가 하나의 장치에서 직접 이용할 수 있다. 이러한 유형의 솔루션이 진화함에 따라, 솔루션의 안전과 효과를 고려해야 한다. 이러한 솔루션의 개발 및 평가에 대한 지속적인 연구는 앞으로 필수적이다.

미국 FDA는 개인 및 케어 팀에 대한 디지털 헬스 및 모바일 헬스 앱의 가치와 안전상 위험을 인식하여 2013년에 모바일 헬스 애플리케이션에 대한 첫 지침을 발표하였으며 2015년과 2019년에 이어 갱신하였다. "장치 소프트웨어 기능 및 모바일 의료 애플리케이션에 대한 정책(The Policy for Device Software Functions and Mobile Medical Applications)"은 모바일 플랫폼(앱)과 의료기기로서의 소프트웨어(SaMD, Software as a Medical Device) 또는 의료기기 내에서 작동하는 소프트웨어(SiMD, Software in a Medical Device)를 포함한 일반적인 소프트웨어를 다루고 있다[36]. 주목할 만한 것은, 아이폰(2007)과 안드로이드(2008) 폰 시스템은 FDA가 대응하기 고작 6년 전에 도입되었다는 것이다—이는 디지털 헬스의 빠른 발전과 채택을 보여준다.

기술 기반 솔루션의 영향에 대한 다양한 연구가 존재한다. 기술 기반 당뇨병 자기관리 연구의 경우, 2017년에 체계적인 검토로 진행된 종합적 문헌 고찰에서 25개의 고품질 리뷰에 대해 보고하였는데, 여기서 평가된 다양한 기술은 개입 및 방법론에서 이질성을 나타냈다. 기술 기반의 당뇨병 자기관리 교육과 지원은 완전한 피드백 고리가 존재했을 때 당화혈색소를 감소시키는 데 효과적이었다. 이 검토는 이러한 유형의 피드백 고리를 위한 모델을 찾아주었다—기술기반자기관리(Technology-enabled Self-Management, TES) 체계. 기술기반자기관리의 구성요소는 환자생성건강데이터, 맞춤형 피드백, 일반 교육 및 쌍방 통신을 포함하며 이들은 기술 기반 솔루션이 최대 이익을 달성하는 데 필수적이다[37]. 이 검토에 대한 업데이트는 기술 기반 중재를 설명하기 위한 표준 접근법으로서 기술기반자기관리 분류법을 제시한다[38].

14.6 앞으로 나아가기

기술과 환자생성건강데이터는 개인, 공급자, 케어 팀 및 의료 생태계를 위해 의료를 혁신시킬 수 있는 기회를 제공한다. 디지털 헬스와 원격의료를 포함한 가상 케어는 전세계의 의료 조직으로부터 점점 더 관심을 얻고 있으며, 가상 케어 및 결과를 뒷받침하는 증거의 양은 계속해서 증가하고 있다. COVID-19 팬데믹으로 인해 병원에서, 특히 외래환자 환경에서 가상 방문이 믿기 어려울 정도로 급증하였다. 의료기관들은 이 새로운 서비스 방식에 대한 높은 개인 참여율과 만족도를 목격하고 있다. 개인들은 이제 가상 케어를 기꺼이 받아들일 뿐만 아니라 가상 케어를 선호하기 시작하고 있다. 많은 사람들이 원격의료가 시간, 교통비 및 전체적인 비용을 절약해주기 때문에 원격의료 방문을 선호한다고 밝혔다. 원격의료 방문 및 원격 환자 모니터링과 관련된 보상 정책이 추가로 다루어짐에 따라, 우리는 이러한 선택지가 COVID-19 이후에도 유지될 것으로 예상할 수 있다. 더 많은 세계 인구가 스마트폰과 컴퓨터에 대해 접근할 수 있음에 따라, 디지털 헬스 솔루션이 더 많은 사용자에게 도달하고 건강결과를 개선할 수 있는 가능성이 점점 더 현실화되고 있다.

복습 문제

01. 만성질환이 오늘날의 의료 전경에 미치는 영향은 무엇인가?

02. 미래에도 기술이 계속해서 향상됨에 따라 디지털 헬스는 어떻게 발전할 수 있는가?

03. 이 장을 읽은 후 개인적 성찰을 위해: "당신은 어떤 헬스 애플리케이션을 매일 사용하고 있는가?"

부록: 복습 문제 정답 및 해설

문제 1: 정답

['소개'로부터 인용함] "만성질환은 미국에서, 그리고 세계적으로도 상당한 경제적 및 사회적 부담을 제시한다. 미국의 연간 의료 지출 3조 8천억 달러 중 90%는 만성질환과 정신건강질환을 가진 개인에게 소비되는 것으로 추정된다. 매년 미국인의 3분의 1 이상이 뇌졸중 및/또는 심장병, 비만, 암, 관절염 및 기타 만성질환으로 사망하며 미국 의료 시스템에 막대한 부담을 초래한다."

문제 2: 정답

['앞으로 나아가며'로부터 인용함] 디지털 헬스는 원격의료 및 가상 케어와 함께 의료 전달과 개인 건강을 혁신시키고 있다. 점점 증가하는 증거의 양은 이러한 기술이 참여하는 적극적이고 현명한 개인-공급자 및 케어 팀 관계의 맥락 속에서 건강결과를 향상시킬 수 있으며 실제로 향상시킨다는 것을 보여준다. COVID-19 팬데믹의 경험은 기술의 활용을 증가시켰으며 입원 환자와 특히 외래 환자 환경에서 활용을 확대하였다. 조직은 이 새로운 서비스 방식에 대한 높은 개인 참여율 및 만족도를 목격하고 있는데, 가상 케어가 시간, 노력 및 비용을 절약해주기

때문에 개인들은 가상 케어를 받아들이고 실제로 선호하고 있으며 지불인들은 이를 인식하고 보상하고 있다.

문제 3: 정답

특정한 답 없음

참고문헌

01. CDC. Health and economic costs of chronic diseases. [Internet]. Cdc.gov. 2021 [cited 9 Feb 2021]. Available from: https://www.cdc.gov/chronicdisease/about/costs/index.htm#ref1.

02. Wagner EH, Austin BT, Davis C, Hindmarsh M, Schaefer J, Bonomi A. Improving chronic illness care: translating evidence into action. Health Aff. 2001;20(6):64–78.

03. Park S, Garcia-Palacios J, Cohen A, Varga Z. From treatment to prevention: the evolution of digital healthcare [Internet]. Nature.com. 2021 [cited 11 Feb 2021]. Available from: https://www.nature.com/articles/d42473-019-00274-6.

04. Snowdon A. Digital health: a framework for healthcare transformation [Internet]. HIMMS; 2020. p. 24. Available from: https://image.emailhimss.org/lib/fe3a117171640479771772/m/1/381f521e-9259-4e99-af92-0a9bc6d37ea5.pdf.

05. Mukhopadhyay SC, Islam T. Wearable Sensors. Bristol: Academic; 2015.

06. Yong E. 'Electronic skin' could replace bulky electrodes [Internet]. Nature News. Nature Publishing Group; 2011 [cited 2021 Feb 21]. Available from: https://www.nature.com/news/2011/110811/full/news.2011.473.html.

07. Aliverti A. Wearable technology: role in respiratory health and disease. Breathe. 2017;13(2):e27–36.

08. Green D. Telemedicine: 5 questions asked and answered [Internet]. VAntage Point. 2016 [cited 2021 Feb 18]. Available from: https://blogs.va.gov/VAntage/28397/telemedicine/.

09. Spanou D. Software as a medical device (SaMD): key definitions [Internet]. IMDRF; 2013. Available from: http://www.imdrf.org/docs/imdrf/final/technical/imdrf-tech-131209-samd-key-definitions-140901.pdf.

10. Understanding DTx [Internet]. understanding DTx: a new category of medicine. Digital Therapeutics Alliance; 2021 [cited 2021 Feb 21]. Available from: https://dtxalliance.org/understanding-dtx/.

11. Software as a medical device: FDA digital health regulation [Internet]. Deloitte United States. 2019 [cited 2021 Feb 20]. Available from: https://www2.deloitte.com/us/en/pages/public-sector/articles/software-as-a-medical-device-fda.html.

12. Heier E. What is SaMD? Everything about software as a medical device [Internet]. SelectHub raquo. [cited 2021 Feb 18]. Available from: https://www.selecthub.com/medical-software/software-medical-device-samd/.

13. Digital therapeutics: reducing rural health inequalities. Digital Therapeutics Alliance; 2020.

14. Digital therapeutics definition and core principles. Digital Therapeutics Alliance; 2019.

15. Digital therapeutics: what are they and why do they matter? [Internet]. GoMo Health. 2020 [cited 2021 Feb 19]. Available from: https://gomohealth.com/2020/digital-therapeutics-what-are-they-and-why-do-they-matter/.

16. HITRUST Alliance [Internet]. 2021 [cited 2021 Mar 31]. Available from: https://hitrustalliance.net/.

17. Sukel K. [Internet]. Reimbursement remains a barrier to digital health adoption. 2019 [cited 2021 Mar 1]. Available from: https://www.managedhealthcareexecutive.com/view/reimbursement-remains-barrier-digital-health-adoption.

18. Eastman P. Opportunities and challenges in digital health applications for oncology. Oncol Times. 2020;42(16):30–1.

19. Strubin M. Interoperability unlocks the potential of digital health [Internet]. Medtech Views. 2019 [cited 2021 Feb 20]. Available from: http://www.medtechviews.eu/article/interoperability-unlocks-potential-digital-health.

20. Wilhide CC III, Peeples MM, Anthony Kouyaté RC. Evidence-based mHealth chronic disease mobile app intervention design: development of a framework. JMIR Res Protoc. 2016;5(1)

21. Alami H, Gagnon M-P, Fortin J-P. Digital health and the challenge of health systems transformation [Internet]. mHealth. AME Publishing Company; 2017 [cited 2021 Mar 31]. Available from: https://www.ncbi.nlm.nih.gov/pmc/articles/PMC5583041/.

22. Peeples M. Patient-generated health data: an overview and the opportunity for diabetes educators. On the Cutting Edge. 2016;37(6):13–6.

23. Graham GGJ, Bernot J. An evidence-based path forward to advance social determinants of health data: health affairs blog [Internet]. An evidence-based path forward to advance social determinants of health data. 2017 [cited 2021 Mar 31]. Available from: https://www.healthaffairs.org/do/10.1377/hblog20171025.721263/full/.

24. Shapiro M, Johnston D, Wald J, Mon D. [Internet]. Patient-generated health data, white paper. Research Triangle Park; [cited 2021 Mar]. Available from: https://www.healthit.gov/sites/default/files/rti_pghd_whitepaper_april_2012.pdf.

25. World Health Organization. Diabetes [Internet]. World Health Organization; 2021 [cited 2021 Mar 19]. Available from: https://www.who.int/news-room/fact-sheets/detail/diabetes

26. Stark Casagrande S, Fradkin JE, Saydah SH, Rust KF, Cowie CC. The prevalence of meeting A1C, blood pressure, and LDL goals among people with diabetes, 1988–2010. Diabetes Care. 2013;36(8):2271–9.

27. Quinn CC, Clough SS, Minor JM, Lender D, Okafor MC, Gruber-Baldini A. WellDoc™ mobile diabetes management randomized controlled trial: change in clinical and behavioral outcomes and patient and physician satisfaction. Diabetes Technol Ther. 2008;10(3):160–8.

28. Quinn CC, Shardell MD, Terrin ML, Barr EA, Ballew SH, Gruber-Baldini AL. Cluster-randomized trial of a mobile phone personalized behavioral intervention for blood glucose control. Diabetes Care. 2011;34(9):1934–42.

29. Katz R, Mesfin T, Barr K. Lessons from a community-based mhealth diabetes self-management program: "it's not just about

the cell phone". J Health Commun. 2012;17(Suppl 1):67–72.
30. Peeples MM, Iyer AK, Cohen JL. Integration of a mobile-integrated therapy with electronic health records: lessons learned. J Diabetes Sci Technol. 2013;7(3):602–11.
31. Estimating the economic impact of a digital therapeutic in type 2 diabetes. [cited 2021 Mar]. Available from: https://documentcloud.adobe.com/link/review?uri=urn%3Aaaid%3Ascds%3AUS%3A843eee7c-ef22-4e57-9292-5e61f1ff7bf0#pageNum=2.
32. Tang P, Peeples M, Duni J, Peskin S, Macleod J, Kowitt S, et al. eHealth-assisted lay health coaching for diabetes self-management support. New Orleans: ADA; 2016.
33. Snow, K. Iyer, A. Shearer, D. Peeples, M. Interactive digital health: engaging health behaviors and clinical outcomes. In: ADCES virtual conference. 2020.
34. Marcello RK, Dolle J, Kaur S, Patterson SR, Davis N. 1195-P: improving diabetes self-management with a mobile app: results of a pilot program at a safety net hospital system. Diabetes. 2020;69(Suppl 1)
35. Greenwood D, Howell F, Scher LA, Yousef G, Rinker J, Yehl K, et al. A framework for optimizing technology-enabled diabetes and cardiometabolic care and education: the role of the diabetes care and education specialist. Diabetes Educ. 2020;46(4):315–22.
36. U.S. Food and Drug Administration [Internet]. FDA. 2019 [cited 2021 Mar]. Available from: https://www.fda.gov/media/80958.
37. Greenwood DA, Gee PM, Fatkin KJ, Peeples M. A systematic review of reviews evaluating technology-enabled diabetes self-management education and support. J Diabetes Sci Technol. 2017;11(5):1015–27.
38. Greenwood D, Litchman M, Isaacs D, Blanchette J, Dickinson J, Hughes A, et al. A new taxonomy for technology-enabled diabetes self-management interventions: results of an umbrella review. J Diabetes Sci Technol 2021. https://doi.org/10.1177/19322968211036430.

CHAPTER 15

건강형평성 문제에 있어 알고리즘 공정성과 인공지능의 정의

Algorithmic Fairness and AI Justice in Addressing Health Equity

지은이 Yoonyoung Park, Moninder Singh, Eileen Koski, Daby M. Sow, Elisabeth Lee Scheufele, and Tiffani J. Bright

옮긴이 양광모

요약

ABSTRACT

이 장에서는 인공지능(AI)과 머신러닝(ML)을 의료 시스템 및 애플리케이션에 적용하면서 발생하는 건강형평성 문제를 해결하는 기술적 측면에 대해 집중적으로 다룰 것이다. 이 문제를 기술적 및 사회학적 관점에서 분석하고, 의료 및 기타 분야에서 중요한 영향을 미치는 편향된 결과를 야기하는 인공지능 알고리즘 편향의 구체적인 사례들을 통해 알고리즘 편향의 영향을 설명함으로써, 이 문제를 살펴볼 것이다. 또한, 이러한 편향의 원인을 해결하기 위해 사용할 수 있는 다양한 분석 방법론을 검토하고, 각 분석 맥락에서 최적의 방법을 선택하는데 고려해야 할 사항을 평가할 것이다. 알고리즘 편향이 사회에 광범위하게 미치는 영향을 살펴보고, 알고리즘 편향과 공정한 인공지능 문제 해결에 적극적으로 참여하고 있는 조직들의 활동과, 건강 불평등 해결에 중요하게 관련된 프로젝트와 노력들에 대해서도 소개할 것이다.

키워드

KEYWORDS

- 인공지능
- 인공지능 정의
- 알고리즘 공정성
- 인공지능 공정성
- 알고리즘 편향
- 머신러닝

학습 목표

LEARNING OBJECTIVES

- 기술적 관점과 사회학적 관점에서 이 문제를 설명하고, 의료와 관련된 편향된 결과를 도출하는 것으로 입증된 인공지능 알고리즘의 구체적인 사례를 인용할 수 있다.
- 알고리즘 편향성을 해결하는 데 사용할 수 있는 다양한 분석 방법론과 특정 분석 상황에서 고려해야 할 관련 요소를 기본적으로 이해한다.
- 알고리즘 편향이 미치는 광범위한 사회적 영향에 대해서 이해하고 알고리즘 편향 및 인공지능 정의 문제를 다루는 데 적극적으로 참여하는 조직에서 활용하는 완화 전략의 유형을 이해한다.

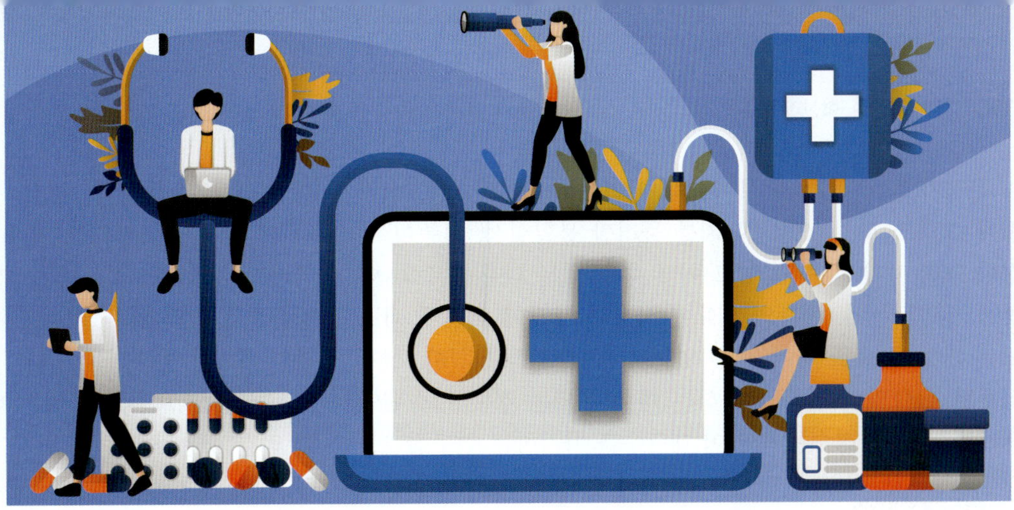

15.1 소개

최근 머신러닝(ML)을 포함한 인공지능(AI) 알고리즘은 이전에는 볼 수 없었던 다양한 수준의 의학 및 의료 분야의 발전을 가져왔다. 이러한 도구들의 적용은 인구 수준 전자건강기록의 증가하는 가용성, 고급 컴퓨팅 파워, 그리고 프리텍스트 데이터(free text data)와 유전체 데이터와 같은 정보가 풍부하지만 매우 복잡한 기타 정보를 모두 파싱(parse)하고 분석하는 새로운 기법에 의해 촉진되었다. 이와 동시에 데이터의 사용·해석 및 적용과 관련된 알고리즘의 복잡도는 눈에 띄는 관심사로 떠올랐다. 특히 사회적 불평등이 인구 집단 간의 심각한 건강 불평등을 초래했다는 인식이 확산되고 있는 현 시점에서 더욱 그러하다.

불평등과 건강 격차의 근본적인 원인을 모두 해결하는 것은 의료 시스템 범주를 훨씬 넘어서는 작업이다. 그러나 적어도 의료 서비스의 개선은 건강 격차의 일부 측면이라도 완화할 수 있다. 격차를 줄이기 위해 인공지능을 활용할 수 있는 방법을 모색할 때, 먼저 인공지능이 의료분야에 적절하게 배치되지 않으면 사회적 격차를 지속시키고 심지어 악화시킬 수 있다는 것을 인식하고 바꿔 나가야 한다.

이 장에서는 여러 의료 애플리케이션에서 확인된 알고리즘 편향의 유형과 이러한 편향을 완화하기 위한 기술적 및 비기술적 전략과 기법을 구체적으로 다룰 예정이다. 불평등 해소에 대한 넓은 초점을 고려하면서 알고리즘 정의와 건강형평성을 향한 사회적 움직임과 현재 진행 중인 여러 계획들(initiatives)의 유형도 살펴볼 것이다.

15.2 알고리즘 편향

알고리즘은 기본적으로 컴퓨터가 질문에 답하거나 작업을 출력하기 위해 데이터를 처리하는 방법을 결정하는 일련의 규칙이다. *알고리즘 편향*이란 기초 데이터에 내재된 특성이나 데이터 사용 방식에 의해 결과가 왜곡되어 부정확하거나 오해의 소지가 있는 결과를 초래하는 상황을 말한다.

의료 분야를 넘어 다양한 영역에서 머신러닝과 인공지능 애플리케이션의 편향성에 대한 인식이 높아지고 있다. 이러한 편향의 원인은 질문을 생성하고 적용하는 데에 사용된 데이터의 기저를 이루는 복잡하고 상호 관계가 있는 효과들, 그리고 질문이 정의(frame)되는 방식의 근간이 되는 의식적 또는 무의식적 신념에서부터 생겨난다. 사회의 거의 모든 측면에 깊숙이 자리 잡고 있는 불평등이 의료 애플리케이션에 미치는 잠재적 영향은 사용자의 관점에 따라 보이지 않는 것부터 노골적인 것까지 다양하다. 따라서 이러한 애플리케이션에 잠재적인 편견의 원인을 인식하고 해결하는 것은 매우 중요하다.

인공지능/머신러닝 시스템은 흔히 "블랙박스" 모델로 알려져 있다. 데이터 입력이 특정 결과의 확률과 같은 출력으로 이어지지만, 사용된 방법론, 추론, 또는 과정에 대한 명확한 설명이 없기 때문이다. 그럼에도 불구하고 결과물은 이를 사용하는 사람들에게는, 특히 여기 존재하는 문제에 민감하지 않을 경우, *표면적 타당성*이 있는 것처럼 보일 수 있다. 기술에 대한 과신과 설명력 부족은 데이터나 모델의 편향성을 가려 이 세상의 본질을 왜곡할 수 있다.

이러한 알고리즘 편향의 악명 높은 사례들이 있었다. 형사사법시스템에서 이용한 예측 알고리즘의 편향성이 대표적이다. 이 알고리즘은 백인 피고인에 비해 흑인 피고인에게 더 높은 재범 가능성을 부여했다. 실제로는 두 인종의 재범률이 비슷했다[1, 2]. 다른 예로는 백인 화자에 비해 흑인 화자의 녹음을 더 높은 오류율로 전사한 음성 인식 알고리즘[3], 피부색이 어두운 여성의 오류율이 가장 높고 피부색이 밝은 남성의 오류율이 가장 낮은 얼굴 성별 분류 알고리즘[4], 편향된 생체 의학 알고리즘[5] 등이 있다.

예로부터 지금까지 사용되는 임상 환경에서 예측 모델에서도 편향성이 입증되었다. 최근 NEJM 논문은 임상 예측 모델에서 "인종"이라는 변수의 사용이 여러 요인으로 인해 얼마나 문제가 될 수 있는지 보여줬다. 여기에는 환자의 인종이 어떻게 그리고 누가 결정했는지를 둘러싼 불확실성, 인종이 진정한 예측 변수일 수도 있고 아닐 수도 있는 다른 변수와 어떻게 연관되는지, 예측의 의도된 사용과 그것이 어떻게 과소 또는 과잉 치료로 이어질 수 있는지 등이 포함됐다[6]. 실제 심혈관 질환의 위험을 예측하는 데 사용되는 점수 시스템인 프래밍햄 심장 점수는 백인이 대다수를 차지하는 인구집단을 대상으로 개발되었다. 이 점수가 백인 환자에 비해 흑인 환자에게는 제대로 작동하지 않으며, 위험을 과대 또는 과소 평가하는 것으로 나타났다[7].

오버마이어 등[8]은 치료 비용이 질병의 수준과 동일하다는 가정 하에 과거 비용을 기반으로 미래의 치료 비용을 예측하여 '고위험 치료 관리' 프로그램도 알고리즘의 편견이 들어갔다고 주장했다. 저자들은 연구를 통해 해당 알고리즘에서 인종적 편견이 미치는 영향이 있다고 밝혀냈다. 이 알고리즘은 많은 흑인이 질병 수준이 아니라 빈곤이 치료 접근 능력에 미치는 영향 때문에 치료 비용이 더 낮다는 그룹 간의 근본적인 불일치를 고려하지 않았다. 알고리즘의 목적은 받은 치료 비용을 기준으로 리소스를 할당하는 것이었기에, 이러한 편향으로 인해 백인 환자가 흑인 환자보다 질병 부담이 더 낮은 수준에서 치료 관리 리소스를 이용할 수 있게 된다. 다시 말해, 만약 의사결정이 해당 알고리즘에 기반한다면, 사용된 변수의 표시(representation)에 존재하는 기본적인 가정으로 인해 이러한 지원이 가장 필요할지도 모르는 사람들이 오히려 지원받을 가능성이 가장 낮을 것이다.

의료 분야에서 특정 집단에 편향된 데이터와 알고리즘이 미칠 수 있는 잠재적 영향은 심각할 수 있다. 이는 이미 영향을 받는 인구의 기초 건강을 악화시키고 의료 서비스 접근성을 떨어뜨리는 근본적인 사회적 불평등의 영향을 악화시킬 수 있다. 그 파급 효과는 환자들의 삶의 여러 측면에 장단기적으로 영향을 미친다.

15.3 편향(Bias)의 정의

편견 또는 편향(bias) 완화에 대해 논의하기 전에 '편향'과 "알고리즘 편향"이 무엇을 의미하는지 이해해야 한다.

'편향'이라는 용어는 다양한 연구 분야에서 다양한 의미와 의미를 지니고 있으며, 심지어 건강 관련 분야에서도 마찬가지다. 예를 들어, 역학에서의 편향은 일반적으로 가짜 또는 특정 노출과 관심 있는 결과 사이에 관찰되는 비인과적 연관성을 의미한다. 통계학에서 편향은 때때로 추정치와 실제 값 사이의 불일치 정도를 의미한다. 사회과학 및 일반 의학 연구에서 편견은 종종 인종, 종교, 성별, 성적 지향, 언어 또는 장애와 같은 특정 특성으로 인해 한 집단에 다른 집단에 비해 유리하거나 불리한 결과를 초래하는 개인적 또는 사회적 편견의 일종으로 정의되며, 그 결과 사회경제적 지위 및/또는 건강 결과의 격차가 발생하게 된다.

머신러닝/인공지능에는 데이터 및 모델뿐만 아니라 역사 및 인간 행동과 관련된 편향에 대한 여러 가지 정의가 존재한다. 이는 출처를 파악하고 편향성 또는 "공정성" 수준을 정량화 하려는 커뮤니티의 노력을 반영한다. 예를 들어, 모델 훈련에 사용되는 샘플 데이터의 다양성 부족(대표 편향), 중요한 데이터 요소의 불완전한 측정 및 잘못된 프록시 사용(측정 편향), 특정 하위 그룹이나 모집단에 유리한 알고리즘의 편향된 벤치마크(평가 편향) 등으로 인해 편향이 발생할 수 있다[9]. 데이터 샘플링부터 특징 선택, 모델 해석에 이르기까지 머신러닝/인공지능 구현의 거의 모든 단계에서 다양한 분석 선택이 편향을 유발할 수 있다. 알고리즘 편향성을 완화하는 데 있어 가장 큰 어려움 중 하나는 공정성에 대한 정의와 알고리즘이 '공정하다'는 것의 의미, 측정 방법, 사용할 지표, 대처 방안이 매우 다양하다는 점이다. 이에 대해서는 다음 섹션에서 설명한다.

15.4 편향(Bias)의 원인

의료 분야 머신러닝/인공지능 솔루션의 편향성은 다양한 방식으로 나타난다. 편향성과 공정성에 대한 핵심 개념은 기술적 관점에서 보면 느슨하게 정의될 수 있다. 컴퓨터를 사용한 보건의료와 임상 의사 결정을 위한 데이터 기반 솔루션 개발에 중점을 둔 결과, 두 가지 주요 편향의 원인을 파악했다:

1. 인공지능 솔루션 구축에 사용되는 데이터: 26장에서 자세히 설명한 이유(그중 일부는 사회경제적 요인과 의료 접근성 장벽을 포함)로 인해 우리 사회의 다양한 집단이 임상 데이터 원천에서 과소 대표되는 경우가 많아 불완전하거나 부정확하거나 오해의 소지가 있는 데이터가 발생할 수 있다.
2. 인공지능 모델링 활동: 컴퓨터를 활용한 보건의료에서는 모델링 프로세스 중에 기존 도메인 지식이 주입되는 경우가 많다. 예를 들어, 재입원 점수는 찰슨 동반 질환 점수(Charlson co-morbidity score) 계산을 통해 결론을 도출할 수 있다. 오버마이어 등[8]이 설명한 바와 같이 일반적으로 사용되는 동반 질환 점수는 때때로 소수자, 특히 흑인에게 편향되어 있다.

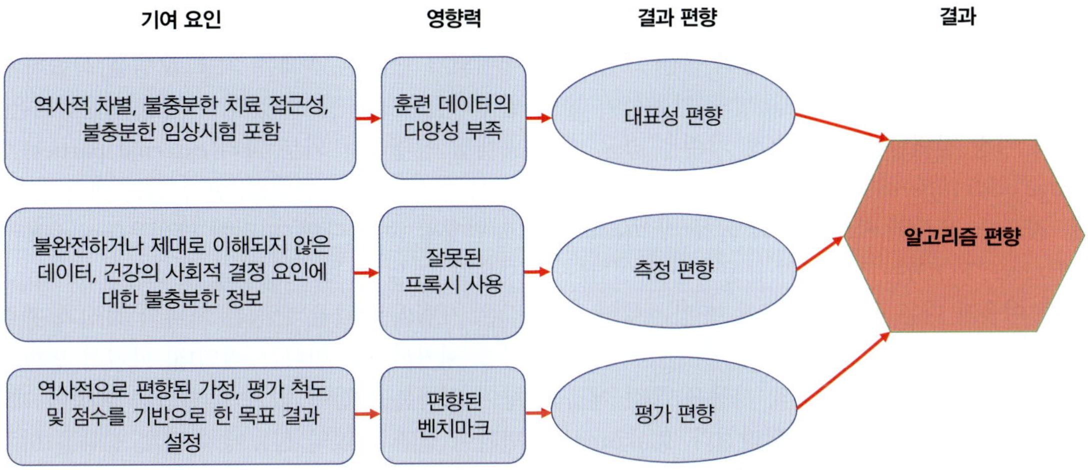

그림 15.1 다양한 기여 요인의 영향으로 인해 발생하는 알고리즘 편향의 샘플 소스

그림 15.1은 특정 범주의 인구가 어떻게 요인으로 역사적 차별이나 사회적 소외를 받게 되는지 보여주는 예다. 때로는 의료 데이터에 직접적인 영향을 미치고, 이러한 데이터가 인공지능 시스템 개발 및 학습에 사용될 때 다양한 유형의 편향으로 이어져 결국 알고리즘 편향으로 이어지게 되는 개연성을 설명한다.

이러한 문제를 해결하려면 먼저 편향성을 감지, 평가 및 측정하는 효율적인 방법을 모색하고, 편향성을 최대한 줄이기 위한 완화 전략을 수립하는 두 가지 접근 방식이 필요하다. 본 섹션에서는 이 두 가지 측면에 대해 설명한다.

15.5 인공지능 솔루션의 편향성 및 공정성 평가를 위한 지표

인공지능 솔루션의 편향성과 공정성은 상황에 따라 다양한 방식으로 인지되고 측정될 수 있다. 따라서 공정성 메트릭은 임상적 맥락과 알고리즘의 사용 목적에 따라 선택되어야 한다.

15.5.1 개인 대 그룹

공정성은 개인 또는 그룹 수준에서 평가할 수 있다. 인공지능 솔루션은 유사한 모든 개인들이 솔루션에 의해 유사하게 대우받는다는 것을 보장할 수 있다면, 개인 수준에서 공정성을 달성했다고 본다. *샘플 왜곡 지표*(*sample distortion metrics*)[10]는 개인 수준에서 공정성을 평가하는 데 특히 적합하다.

그룹 차원에서 인공지능 솔루션은 그룹 간 성과가 일정할 때 공정성을 확보할 수 있다. 역사적으로 사회적, 경제적, 환경적 불이익과 연관된 성별, 연령, 인종 등의 속성으로 인해 위험에 처한 집단은 *보호 대상*이라고 할 수 있다. 이와는 대조적으로, *특권층*(*보호받지 못하는*) 그룹은 암묵적으로 이득을 취해 왔다. 인종 간 격차의 경우, 인종은 공정성을 달성하기 위해 *보호되는 속성*으로, *특권적 가치*(*보호되지 않는 가치*라고도 함)인 백인과는 대조적으로 흑인은 보호되는 가치다. 아래에서 설명할 방법에서 편향성은 일반적으로 보호된 속성(protected attribute)과 예측 결과 레이블(predicted outcome label) 간의 통계적 연관성을 의미한다.

또한 *일반화된 엔트로피 지수*(*generalized entropy index*) 및 그 확장과 같이 개인 및 그룹 수준의 공정성을 평가하는 데 사용할 수 있는 몇 가지 측정지표도 있다.

15.5.2 그룹 공정성 달성을 위한 접근 방식

그룹 공정성을 평가하는 데는 두 가지 상반된 접근 방식이 있다: 우리는 모두 평등하다(We are all equal, 이하 WAE)와 당신이 보는 것 그대로 당신이 갖는다(What you see is what you get, 이하 WYSIWYG)[11, 12]. WAE 관점에서는 그룹 간에 잠재적으로 관찰되는 차이에도 불구하고 모든 그룹이 인공지능에 의해 동등하게 취급된다고 가정한다. 반면, WYSIWYG 관점에서는 이러한 차이가 인공지능의 성능에 영향을 미친다고 가정한다.

보는 시각에 따라 편향성을 평가하는 데 다른 메트릭이 사용될 수 있다. WAE 애플리케이션들은 서로 다른 그룹의 결과 비율이 비슷하다고 가정하는 *이질적 영향*(*disparate impact*, DI) 및 *인구학적/통계적 동등성* 메트릭을 사용할 수 있다. 이는 일반적으로 편향된 결정이 피해를 초래할 수 있는 경우, 특히 기초 데이터에 대한 가정이 신뢰할 수 없거나 편향된 경우에 적합하다[8]. 조건부 통계적 동등성 메트릭은 조건에 대한 기본 비율이 그룹마다 다른 경우에 사용할 수 있다.

WYSIWIG 애플리케이션은 실제 결과와 예측 결과를 모두 고려하고 인공지능 모델이 보호 대상 그룹과 *특권* 그룹 모두에 대해 똑같이 정확한지 여부에 초점을 맞출 가능성이 높다. 이와 관련하여 가장 강력한 공정성 측정 기준은 *평균 배당률 차이*(*average odds difference*) 및 *배당률 평등*(*equality of odds*)과 같은 지표다. 유사한 지표인 *기회 균등 차이*(*equal opportunity difference*, EOD)는 정밀도의 균등성을 확인한다[13]. Verma 등은 이들과 다른 공정성 지표에 대한 자세한 설명을 제공한다.

앞서 설명한 바와 같이 공정성 지표의 사용은 특정 애플리케이션과 오류와 관련된 위험에 따라 달라진다. Rajkomar[14]와 Makhlouf [15]는 특히 건강 영역에서 다양한 메트릭과 관련된 트레이드오프에 대해 자세히 설명한다.

15.6 편향(Bias) 완화 전략들

지난 몇 년 동안 인공지능 모델의 편향성을 완화하기 위한 몇 가지 방법이 개발되었다. 완화가 수행되는 모델 개발 파이프라인을 기준으로 통상적으로 세 그룹으로 나뉜다: *전처리*(*pre-processing*), *중간처리*(*in-processing*), *후처리*(*post-processing*)[16].

15.6.1 전처리(Pre-Processing)

전처리 알고리즘은 모델이 개발되기 전에 학습 데이터 자체의 편향을 완화하는 데 사용된다. 이런 방법은 레이블을 조정하거나 데이터를 변경하거나 개별 데이터 기록의 가중치를 변경하는 방식으로 작동한다. *재가중화*(*reweighing*)[17]는 그룹 간의 불공정성을 줄이기 위해 데이터에서 그룹(특권/비특권)과 레이블(유리/불리)의 각 조합에 가중치를 부여하는 기법 중 하나다.

또 다른 전처리 기법은 그룹 내에서 순위를 유지하면서 보호된 속성과 다른 독립적인 특징 사이의 종속성을 깨도록 실제 특징 값을 수정하는 *이질적인 영향 제거기*(*Disparate Impact Remover*)가 있다[18]. 이렇게 하면 그룹 공정성을 높이는 동시에 특징과 레이블 간의 예측 관계를 유지할 수 있다.

다른 방법으로는 차별을 줄이기 위해 특징/레이블 값을 확률적으로 변환하는 *최적화 전처리*(*Optimized preprocesssing*)[10], 그리고 보호된 특징에 대한 정보를 숨기는 동시에 다른 특징에 대한 정보는 유지하는 새로운 확률적 표현에 데이터를 매핑하는 *공정하게 배우는 표현*(*Learning Fair Representations*)[19] 등이 있다.

전처리 기법의 분명한 이점은 데이터에서 편향을 제거하기 위해 모델 구축 과정 초기에 사용된다는 것이다. 게다가, 데이터가 변환된 후에는 최종 모델을 학습하기 위해 어떠한 알고리즘도 적용될 수 있다. 이러한 접근방식은 데이터세트가 공개될 상황이나 외부 파티(external parties)가 모델링을 할 때 특히 유용하다. 반대로, 만약 원본 데이터가 보존되어야 하고 변경될 수 없다면, 이러한 방법은(reweighing을 제외하면) 사용될 수 없다. Reweighing 및 disparate impact remover와 같은 기법의 또다른 단점은 하나의 특징과 관련된 직접적 편향을 제거하려고 한다는 점인데, 따라서 변환된 데이터에 편향이 없다는 보장이 없으며, 얼만큼 편향이 제거됐는지 또는 변환이 결과 모델의 성능에 어떻게 영향을 미치는 지에 대한 아무런 척도도 존재하지 않는다.

15.6.2 인 프로세스(In-Processing)

인 프로세스 기법은 더 공정한 모델을 만들기 위해 머신러닝 알고리즘 자체를 수정한다. *편견 제거*(*Prejudice Remover*)[20]라는 접근법은 불공정성을 억제하기 위해 목적 함수에 정규화 항목을 추가하여 표준 로지스틱 회귀 알고리즘을 수정한다. 비슷하게, *차별 인식 의사 결정 트리 학습자*(*Discrimination-Aware Decision Tree Learner*)[21]는 분할 기준과 가지치기 전략을 변경하여 의사 결정 트리 학습 알고리즘에 비차별 제약을 부과한다.

다른 인 프로세스 기법인 *적대적 편향 완화*(*Adversarial Debiasing*)[22]는 분류기와 적대적 모델을 동시에 학습하여, 분류기의 라벨 예측 능력을 극대화하는 동시에 적대자가 보호된 특성을 결정할 수 있는 능력을 줄이는 것을 목표로 한다. 결과적으로 완화 과정에서 정확도를 크게 잃지 않는 공정한 분류기가 만들어진다. 반면에 *지수적 경사 감소*(*exponentiated gradient reduction*)[23]는 공정한 분류 문제를 비용 민감 분류 문제의 일련의 단계로 줄인다. 이러한 문제의 해결책은 공정성 제약 하에서 경험적 오차가 가장 적은 랜덤화된 분류기를 제공하는 것이다.

인 프로세스 기법의 명백한 단점은 표준 머신러닝 알고리즘이 아닌 특수 목적 방법을 사용해야 한다는 점이다. 게다가, 편견 제거(prejudice remover)와 차별 인식 의사 결정 트리 학습자(Discrimination Aware Decision Tree Learner)와 같은 기법은 특정 유형의 모델에만 적용되며, 모든 사용 사례에 적합하지 않을 수 있다. 그런 면에서, 다른 두 가지 방법이 더 유연하며, 다양한 공정성 정의와 학습 방법에 적용할 수 있다.

표 15.1 포함된 조직, 조직 유형 및 선택된 활동의 양

조직명	기관속성	프로젝트수	출판물	컨퍼런스/워크숍	Talk	홍보활동	전시	블로그
Ada Lovelace Institute	Non-profit	7	9	0	0	0	0	0
AI Now Institute	Non-profit	0	13	7	0	0	0	0
Algorithmic Justice League	Non-profit	5	4	0	8	12	10	0
Data and Society	Non-profit	0	86	0	36	0	0	53
Montreal AI Ethics Institute	Non-profit	0	78	0	0	0	0	0
Partnership on AI	Non-profit	0	3	0	2	0	0	5
USC Center for Artificial Intelligence in Society	Academic	6	17	0	0	0	0	0
Upturn	Non-profit	0	11	0	5	2	0	1

15.6.3 후처리(Post-Processing)

*후처리*에는 인공지능 모델의 최종 결정을 변경하여 더 공정하게 만드는 작업이 포함된다. *거부 옵션 분류기(Reject option classification)*에서는 결정 경계에 대한 불확실성이 높은 임계 영역(분류기 예측이 모호한 경우)을 선택하고, 편향성을 줄이기 위해 비특권 그룹에는 유리한 결과를, 특권 그룹에는 불리한 결과를 할당하는 방식으로 예측 레이블을 선택한다[24]. 비슷한 맥락에서, *균등화 확률 후처리(Equalized odds post-processing)*에서는 선형 프로그램을 통해 출력 레이블을 변경하여 균등화 확률(equalized odds)을 최적화한다[25].

후처리 방법은 데이터나 학습 알고리즘에 액세스하거나 수정할 수 없는 상황에서 유용하다. 그러나 모델 자체의 의사결정이 변경되면 학습 데이터(training data)는 더 이상 게시할 수 없으므로, 모델링은 데이터 소유자만 수행할 수 있다. 게다가 이러한 방법을 사용하려면 배포 시 보호된 속성에 대한 접근이 필수적이다. 이는 항상 사용할 수 있는 것은 아니란 어려움이 있다.

15.7 알고리즘의 공정성 구현

편향성 완화를 위한 다양한 기술적 접근 방식이 있지만, 공평성 달성을 위한 기본 요건인 인구 기반 알고리즘의 공정성을 보장해야 한다는 사회적 요구도 커지고 있다.

현황을 평가하기 위해 2021년 1월부터 2월까지 웹 검색, 참고 문헌 목록 및 이전에 수집한 자료 목록을 AIethicist.org (https://www.aiethicist.org/ai-organizations)에서 검색하여 인공지능 공정성 또는 알고리즘 편향성을 조사한 기관을 파악한 다음 각 사이트에서 제공되는 자료를 검토했다. 조직 선정 기준은 다음과 같다:

- 학술 또는 비영리 단체
- 알고리즘 공정성 및/또는 알고리즘 편향성을 주요 초점 영역 또는 조직 테마로 삼는다는 의지를 보인 경우
- 웹사이트에 최소 10개의 알고리즘 편향 프로젝트, 출판물 또는 행동을 조장하는 콘텐츠가 포함된 기타 활동이 포함된 경우

이 검색을 통해 학계, 시민단체, 정부, 산업계 전반에 걸쳐 115개의 인공지능 조직이 확인되었으며, 이 중 8개 조직이 포함 기준에 부합했다(표 15.1).

여기에는 학술 단체 1곳과 비영리 단체 7곳이 포함되었다. 대부분의 조직이 10~25개의 업무용 결과물이 있었고, 두 조직의 자료실에는 75개 이상의 출판물들이 있었다. 프로젝트와 출판물은 유사하거나 다른 주제의 인공지능 응용들, 형사 사법 판결, 채용 알고리즘, 코로나19 자원 할당, 주택 할당 등과 알고리즘 편향의 영향과 이해, 정의, 탐지, 배포 및 평가에 대한 과학적 심화에 초점을 맞추고 있었다. 이들 단체가 특별히 의료 분야에 초점을 맞추고 있지는 않지만, 코로나19부터 장애, 신장 이식까지 의료와 직접적으로 관련된 프로젝트나 노력을 기울이고 있는 단체도 다수 있었다. 게다가 고용 차별, 형사 사법 관행 등 많은 단체가 다루는 광범위한 사회 문제도 건강 격차의 근본적인 원인 중 일부다.

각 단체에 대한 간략한 설명은 다음과 같다. 각 단체의 보고서, 프로젝트, 프로그램 중 일부가 강조 표시되어 있으며 각 단체의 웹 사이트에서 확인할 수 있다.

15.7.1 에이다 러브레이스 연구소 (Ada Lovelace Institute)

https://www.adalovelaceinstitute.org/

2018년에 설립된 에이다 러브레이스 연구소는 데이터와 인공지능이 사람과 사회를 위해 일할 수 있도록 함으로써 그 이름을 딴(에이다 러브레이스는 낭만주의 시인 바이런의 딸이며 수학 및 과학분야의 여성 선구자로 알려짐) 기관의 유산을 기리기 위해 노력하고 있다. 이 연구소의 핵심 신념은 개인과 사회의 행복을 증진하기 위해 데이터와 인공지능이 공정하고 공평하게 분배되어야 한다는 것이며, 이는 연구소의 업무 계획, 프로젝트, 학제 간 파트너십 전반에 걸쳐 녹아 있다.

데이터 기반 시스템, 인공지능, 사회라는 세 가지 주제를 중심으로 연구소의 활동을 이끌고 있다:

1. 알고리즘 책무성
   (a) 프로젝트는 알고리즘과 인공지능의 설계 및 배포에 종종 수반되는 투명성 부족 문제를 해결하는 데 중점을 둔다.
   (b) 프로젝트는 알고리즘과 인공지능의 사회적 영향, 규제 및 규범 준수 여부를 평가할 수 있는 시스템 개발 도구와 방법론의 증거를 구축하여 알고리즘 의사결정 과정에 투명성과 책임성을 제공하고, 정책 입안자와 규제 당국자에게 인공지능 기능을 검사하고 이해하는 기술을 교육하는 것을 목표로 한다.

2. 정의와 평등
   (a) 프로젝트는 데이터 및 알고리즘 시스템 사용에서 인종 정의를 달성하고, 경제 정의를 지향하며, 환경 정의를 강화하고, 구조적 정의를 재개념화하는 데 중점을 둔다.
   (b) 코로나19 팬데믹 기간 동안 데이터 기반 시스템과 건강 및 사회적 불평등 간의 상호작용을 조사하기 위한 보건의료 재단과의 파트너십, 공공 행정 알고리즘 의사결정 시스템의 책임성을 강화하기 위한 도구 개발, 인공지능 및 데이터 윤리 커뮤니티에서 공통으로 사용되는 용어를 시각적으로 매핑하여 각 분야와 애플리케이션 맥락에서 용어가 어떻게 정의되고 사용되는지 비교하는 프로젝트 등도 진행한다.

3. 공익을 위한 데이터
   (a) 최근 작업에는 코로나19 데이터 관행과 기술에 대한 조사가 포함된다.

15.7.2 인공지능 나우 연구소(AI NOW Institute)

https://ainowinstitute.org/

뉴욕대학교의 인공지능 나우 연구소는 인공지능이 실제로 미치는 사회적 영향을 조사하는 학제 간 센터이다. 이곳에서 다루는 네 가지 핵심 사회 영역은 다음과 같다: 권리와 자유, 노동과 자동화, 편견과 포용, 안전과 중요 인프라.

비영리 단체인 인공지능 나우는 다양한 이해관계자 그룹과 협력하여 인공지능의 사회적 영향을 조사하는 연구를 수행하며, 이를 통해 정의와 형평성을 증진하는 데 중점을 두고 있다. 2017년 설립 이래 이 연구소는 10건이 넘는 보고서를 발표하고, 4번의 심포지엄을 개최했으며, 기타 여러 기사와 자료집을 발간했다.

2019년 연구소 보고서[26]는 보다 윤리적이고 책임감 있는 인공지능을 구현하기 위한 변화는 기술 기업이나 정부 규제의 동기가 아니라 커뮤니티 그룹, 직원, 연구원, 언론인들에 의해 만들어졌다는 점을 주목해 기록했다. 이 보고서는 기술이 오랫동안 지속되어 온 차별 정책을 증폭시킨 몇 가지 가슴 아픈 사례와 지역 활동가들이 우리 사회에서 기술의 안전성에 관한 증거를 제공한 방법을 제시한다.

2019년 3월에 진행된 워크숍을 기반으로 한 또 다른 간행물인 Whittaker 등[27]의 '장애, 편견, 그리고 인공지능'에서는 인공지능 시스템의 설계 및 개발에서 장애인이 어떻게 인식되고 표현되는지, 그리고 인공지능과 장애의 교차점에서의 편견에 대해 조사했다.

이 웹사이트에는 일련의 워크숍, 심포지엄 및 여러 출판물을 포함한 리소스도 포함되어 있다.

15.7.3 알고리즘 저스티스 리그 (Algorithmic Justice League)

https://www.ajl.org/

알고리즘 저스티스 리그는 2016년에 조이 부올람위니(Joy Buolamwini)가 설립했다. 이 사이트는 예술, 연구, 정책 지침, 미디어 옹호 활동을 결합하여 인공지능의 사회적 영향과 폐해에 대한 인식을 제고하고 공평하고 책임감 있는 인공지능의 설계와 구현에 앞장서고 있다. 이 단체는 인공지능의 영향에 대한 인식을 높이고, 옹호자들에게 연구 자료를 제공하며, 연구자, 정책 입안자, 업계 종사자들이 인공지능의 편견과 피해를 완화할 수 있는 기술을 갖추도록 돕고자 노력한다.

이 조직은 인공지능의 형평성과 책임성을 다루기 위해 네 가지 원칙을 장려한다:

1. 적극적인 동의
2. 의미 있는 투명성

3. 지속적인 감독과 투명성 확보
4. 실행 가능한 비평

웹 사이트에 설명된 가장 눈에 띄는 프로젝트 중 하나는 얼굴 분석 알고리즘과 데이터 세트의 편향성을 평가한 '성별 피부톤(Gender Shades)'이다. 이 연구에서는 세 가지 상용 성별 분류 시스템을 평가한 결과, 피부색이 어두운 여성이 가장 잘못 분류된다는 것을 발견했다. 웹사이트 자료실에는 간행물, 대담, 홍보 활동, 전시회 등의 추가 콘텐츠 등이 있다.

15.7.4 데이터와 사회(Data and Society)

https://datasociety.net/

데이터와 사회는 데이터와 자동화의 사회적 영향을 연구하는 비영리 연구 기관으로 2014년에 설립되었다. 이 기관은 학문적 엄격함을 바탕으로 새로운 기술에 대한 독창적이고 증거에 기반한 연구를 수행한다. 웹사이트에는 여러 연구 트랙과 관련 작업이 소개되어 있다.

이 조직은 인공지능의 공정성이 지켜지지 않아 부정적인 영향을 받을 수 있는 사람들의 실제 경험에 기반한 틀을 깨는 질문을 던진다. 현장의 인공지능 연구 트랙에서는 규제 접근법에 대한 가이드라인, 모범 사례 및 권장 사항을 개발하기 위해 사회과학적 방법을 사용한 연구를 중점적으로 다룬다. 이 연구는 인공지능 시스템에 대한 강력한 분석을 개발하기 위해 사회기술적 이해를 적용한다.

주요 연구 결과물로는 공정성, 책임성, 투명성에 관한 2019 ACM 컨퍼런스 논문이 있다. 이 논문은 공정성 인식 머신러닝을 만들 때 알고리즘이 배포될 사회적 맥락과 이로 인해 발생하는 추상화 오류 유형을 포함하는 것의 중요성에 대해 논의했다[28].

또한 2021년 상반기 기준으로 웹사이트 자료집에는 80개 이상의 출판물, 53개의 블로그 게시물, 알고리즘 편향에 대해 논의하는 36개의 강연이 포함되어 있다.

15.7.5 몬트리올 인공지능 윤리 연구소 (Montreal AI Ethics Institute)

https://montrealethics.ai

몬트리올 인공지능 윤리 연구소는 2017년부터 활동을 시작했다. 이곳은 인공지능의 윤리적이고 안전하며 포용적인 개발을 위한 실질적이고 응용 가능한 기술 및 정책 연구를 통해 알고리즘 세계에서 인류의 위치를 정의하고 있다. 또 대중과 이해관계자를 대상으로 인공지능이 사회에 미치는 영향에 대해 교육하고, 권한을 부여하고, 장비를 제공하는 것을 목표로 한다. 인공지능 시스템이 개발되고 배포되는 방식에 다양한 목소리가 반영되고 참여할 수 있도록 대중과 이해관계자를 교육하고 역량을 강화하는 것도 주요 활동 목적이다.

커뮤니티 중심 조직인 이 연구소는 지역 사회에 인공지능 윤리를 적용하는 것을 지지하는 시민들에게 힘을 실어주기 위한 프레임워크를 개발했다. 프레임워크의 6개 중점 영역들은 인공지능과 법률, 인공지능의 악의적 사용, 알고리즘 차별, 알고리즘 영향 평가 등이다.

창립 이후부터 2021년 초까지 이 연구소는 4500명 이상의 회원으로 성장했으며 70회 이상의 지역 모임을 주최했다. 홈페이지에는 장애인을 위한 장벽으로서 자연어 처리 모델의 사회적 편견 조사, 알고리즘 감사(audit)에 대한 검토, 알고리즘 공정성을 추구하는 도메인 일반화와 공정한 ML의 공통점 조사, 알고리즘 채용의 편향성 등 관련 주제에 대해 다른 곳에서 수행 및 발표된 다양한 프로젝트의 연구 요약도 제공한다.

15.7.6 인공지능 파트너십(Partnership on AI)

https://www.partnershiponai.org/

인공지능 파트너십은 인공지능에 대한 대중의 이해를 증진하기 위해 2016년에 설립되었다. 여러 분야의 다양한 이해관계자를 한데 모아 인공지능과 인공지능이 사람과 사회에 미치는 영향에 대한 토론의 장을 마련하는 역할을 한다.

이 파트너십은 다음과 같은 네 가지 목표에 따라 운영된다:

1. 모범 사례 개발 및 공유
2. 대중의 이해 증진
3. 토론과 참여를 위한 개방적이고 포용적인 플랫폼 제공
4. 사회적으로 유익한 목적을 위해 인공지능 분야에서 열망하는 노력을 식별하고 육성

이 작업은 6개의 기둥으로 구성된다:

1. 안전에 중요한 인공지능
2. 공정하고 투명하며 책임감 있는 인공지능
3. 인공지능, 노동, 경제
4. 사람과 인공지능 시스템 간의 협업
5. 인공지능의 사회적, 문화적 영향
6. 인공지능과 사회적 선

파트너십의 협업 프로젝트는 실질적인 사회적 과제를 해결하고 야심차고 큰 발상에 투자하는 데 중점을 둔다. 보고서는 책임 있는 배포를 위한 최소 요건, 공정성에 대한 ML 정의와 미국 차별 금지법에 기반한 법적 개념 간의 불일치, 알고리즘 편향성을 감지하는 데 있어 인구통계학적 데이터의 역할과

사용 등 미국 형사 사법 시스템에서 알고리즘 위험 평가 도구의 사용을 조사했다.

15.7.7 USC 인공지능 사회 센터(USC Center for Artificial Intelligence in Society)

https://cais.usc.edu/

남가주대학교(The University of Southern California , USC) 사회 인공지능 센터는 2016년 9월에 USC 수잔 드워락-펙(Suzanne Dworak-Peck) 사회복지학과와 USC 비터비(Viterbi) 공과대학의 합작 투자로 출범했다. 이 센터는 공정성, 형평성, 편견 등 7가지 핵심 영역에 초점을 맞춘 학제 간 파트너십을 통해 인공지능과 사회사업 분야의 연구를 발전시키고 있다.

이 연구는 사회사업 그랜드 챌린지(the Grand Challenges for Social Work), 미국 공학한림원 공학 그랜드 챌린지(the National Academy of Engineering Grand Challenges for Engineering), 유엔 지속가능발전목표(the United Nations Sustainable Development Goals)와 같은 자원을 활용하여 빈곤하거나 소외된 지역 사회에 거주하는 개인을 위한 사회 서비스 및 의료 개입을 강화하는 솔루션을 개발하는 것을 목표로 한다.

프로젝트 사례로는 코로나19 자원 배분을 위한 새로운 데이터 기반 접근법 개발, 신장 이식 대기 시간을 정확하게 예측하고 질병 관리 결정을 지원하는 알고리즘 최적화, 노숙자 청소년의 소셜 네트워크 데이터 마이닝을 통한 자살 사고 예측, 노숙자의 주택 배정을 개선하기 위한 공정하고 투명한 알고리즘 개발 등이 있다.

15.7.8 업턴(Upturn)

https://www.upturn.org/

업턴은 기술이 인종적, 경제적 불평등을 증폭시키는 것이 아니라 정의를 발전시켜야 한다는 신념을 바탕으로 설립된 비영리 단체다. 학제 간 파트너십을 통해 연구, 법률 및 정책 옹호를 활용하여 안전과 정의, 그리고 경제적 기회라는 두 가지 핵심 영역에서 정책 변화를 촉진한다.

이들은 경찰과 법률 시스템에서 예측 도구가 의사 결정에 어떻게 사용되는지 폭로하고, 고용의 수단인 채용 알고리즘의 편향성을 조사하며, 주택, 고용, 신용에 대한 온라인 광고의 차별을 밝혀내기 위해 노력한다.

공개된 보고서에서는 채용 알고리즘의 편향성, Facebook의 '특별 대상' 광고 타겟팅 도구, 사전 시험 알고리즘 등 다양한 문제를 조사했다. 이 보고서는 웹페이지에 "우리의 업무(Our Work)" 제목 아래에서 "보고서 및 장학금(Reports and Scholarship)"을 필터링하여 검색하면 확인할 수 있다. 이 웹사이트에는 규제 의견, 옹호, 기사, 사설 및 프레젠테이션을 통해 정책 성과를 이끌어내는 데 있어 이들의 노력을 강조하는 추가 콘텐츠가 포함되어 있다.

15.7.9 잠재적 한계들

지금까지 나열한 자료에는 여러 잠재적 한계들이 있을 수 있다. 첫째, 선택 편향이다. 조사는 규모가 큰 인공지능 조직을 포함하도록 했다. 인공지능의 확산을 고려할 때 이는 아주 작은 규모의 샘플에 불과할 수 있다. 2020년, 우리는 업계 관행을 변화시키는 행동주의의 힘을 목격했다. 그래서 포함 기준을 다소 제한하여 이번 조사를 진행했다. 둘째, 조직에 대한 평가는 웹사이트에 게시된 공개 데이터로 제한했다. 따라서 어떤 경우에는 수집한 내용에서 충분한 공감을 얻지 못했을 수도 있다. 마지막으로 접근이 불가능한 웹사이트가 몇 개 있었고, 알고리즘 편향성과 관련된 조직의 노력이나 활동을 평가할 수 없다는 것을 밝힌다.

15.8 결론

건강 격차를 줄여야 한다는 사회적 요구가 있다. 인공지능/머신러닝 관점에서 보면, 이를 위해서는 의료 분야에서 사용되는 인공지능 알고리즘의 편향성을 해결해야 하며, 이는 의료 시스템을 개선하는 방법을 파악하는 데 도움이 되거나 적절하게 배포되지 않을 경우 기존 문제를 더욱 악화시킬 수 있다.

기술적 관점에서 볼 때, 인공지능 알고리즘 개발 및 사용의 여러 단계에서 적용할 수 있는 편향성을 완화하고 공정성을 높이기 위한 새로운 방법론이 많이 있다. 이러한 각 방법론은 사용되는 상황에 따라 장단점이 다르므로 특정 요구사항에 적합한 알고리즘을 적용하기 위해 주의를 기울여야 한다.

사회학적 관점에서 보자면, 알고리즘 편향성을 해결하기 위해 데이터 과학자의 영역을 넘어 사회적 영향에 초점을 맞춘 수많은 조직들의 참여로 확대되는 중이다. 우리는 여러 환경 조사를 실시하였고, 알고리즘 편향성을 해결하기 위한 115개 조직의 활동을 살펴봤다. 그중 알고리즘 편향성에 대한 사회의 이해를 높이고 알고리즘과의 관계를 선한 방향으로 바꾸기 위해 출판물, 프로젝트 및 알고리즘 공정성을 적극적으로 홍보하는 비영리 단체 8곳을 선정했다. 이러한 단체 중 상당수는 코로나19부터 장애, 신장 이식까지 의료 분야에 특화된 프로젝트를 진행하거나, 고용 차별, 형사 사법 관행 등 건강 격차의 근본적인 원인에 기여하는 보다 근본적인 사회 정의 문제에 초점을 맞춘 프로젝트를 진행하고 있었다.

이러한 조직이 다루는 다양한 문제를 살펴보면 인공지능과 사회 정의의 환경이 얼마나 복잡한지, 그리고 우리가 어떤 일을 하든 임상 의사가 마주칠 수 있는 모든 환자의 상황을 완벽하게 반영하는 데이터는 거의 없을 것임을 알 수 있다. 우리의 건강 데이터에서 사회적 결정요인들을 개선해 조금이나마 나아지고 있다고 느낄수록, 역설적이지만 최상의 해답을 선뜻 내놓지 못할 수 있다[29].

그럼에도 불구하고 의료 데이터의 복잡성이 날로 증가하고 건강의 생물학적 요인과 사회학적 요인이 상호 작용하면서 데이터에서 의미를 도출하는 데 필요한 모든 도구를 사용하는 것이 점점 더 절실하다. 예측 모델과 의사결정(decision-making)을 개선하고, 불평등을 파악하고 해결하기 위해 노력하며, 모두를 위한 건강 및 의료 서비스의 기준을 높여야 한다. 인공지능/머신러닝의 편견과 공정성 문제를 해결하기 위해 기술적 접근 방식과 사회학적 접근 방식을 모두 사용할 수 있어야 한다. 이를 통해 적절한 환경을 조성할 수 있을뿐더러, 더 나아가 의료진이 건강형평성을 달성하기 위해 인공지능/머신러닝의 발전을 배포할 수 있게 될 것이다.

감사의 말 저자들은 이 장을 기획하고 준비하는 데 도움을 준 IBM 왓슨 헬스의 아이린 단콰-뮬란(Irene Dankwa-Mullan)과 페르난도 수아레스 사이즈(Fernando Suarez Saiz)에게 감사의 인사를 전한다.

참고문헌

01. Angwin J, Larson J, Mattu S, Kirchner L. Machine bias: pro publica; 2016 [updated May 23, 2016. Available from: https://www.propublica.org/article/machine-bias- risk- assessments- in- criminal- sentencing.

02. Chouldechova A. Fair prediction with disparate impact: a study of bias in recidivism prediction instruments. Big Data. 2017;5(2):153–63.

03. Koenecke A, Nam A, Lake E, Nudell J, Quartey M, Mengesha Z, et al. Racial disparities in automated speech recognition. Proc Natl Acad Sci U S A. 2020;117(14):7684–9.

04. Buolamwini J, Gebru T. Gender shades: intersectional accuracy disparities in commercial gender classification. In: Conference on fairness, accountability, and transparency. 2018. p. 1–15.

05. Cirillo D, Catuara-Solarz S, Morey C, Guney E, Subirats L, Mellino S, et al. Sex and gender differences and biases in artificial intelligence for biomedicine and healthcare. NPJ Digit Med. 2020;3:81.

06. Vyas DA, Eisenstein LG, Jones DS. Hidden in plain sight - reconsidering the use of race correction in clinical algorithms. N Engl J Med. 2020;383(9):874–82.

07. Gijsberts CM, Groenewegen KA, Hoefer IE, Eijkemans MJ, Asselbergs FW, Anderson TJ, et al. Race/ethnic differences in the associations of the framingham risk factors with carotid IMT and Cardiovascular events. PLoS One. 2015;10(7):e0132321.

08. Obermeyer Z, Powers B, Vogeli C, Mullainathan S. Dissecting racial bias in an algorithm used to manage the health of populations. Science. 2019;366(6464):447–53.

09. Mehrabi N, Morstatter F, Saxena N, Lerman K, Galstyan A. A survey on bias and fairness in machine learning. arXiv:190809635v2 [csLG] [Internet]. 2019.

10. Calmon F, Wei D, Vinzamuri B, Ramamurthy KN, Varshney KR. Optimized pre-processing for discrimination prevention. Conference on neural information processing systems. 2017. p. 3992–4401.

11. Friedler SA, Scheidegger C, Venkatasubramanian S. On the (im)possibility of fairness. arXiv:160907236 [csCY] [Internet]. 2016.

12. Yeom S, Tschantz MC. Avoiding disparity amplification under different worldviews. 2018.

13. Verma S, Rubin J. Fairness definitions explained. In: FairWare '18: proceedings of the international workshop on software fairness. 2018.

14. Rajkomar A, Hardt M, Howell MD, Corrado G, Chin MH. Ensuring fairness in machine learning to advance health equity. Ann Intern Med. 2018;169(12):866–72.

15. Makhlouf K, Zhioua S, Palamidessi C. On the applicability of ML fairness notions. arXiv:200616745v2 [csLG] [Internet]. 2020.

16. d'Alessandro B, O'Neil C, LaGatta T. Conscientious classification: a data scientist's guide to discrimination-aware classification. Big Data. 2017;5(2):120–34.

17. Kamiran F, Calders T. Data preprocessing techniques for classification without discrimination. Knowl Inf Syst. 2012;33(1):1–33.

18. Feldman M, Friedler SA, Moeller J, Scheidegger C, Venkatasubramanian S. Certifying and removing disparate impact. In: KDD '15: proceedings of the 21th ACM SIGKDD international conference on knowledge discovery and data mining. 2015. p. 259–68.

19. Zemel R, Wu Y, Swersky K, Pitassi T, Dwork C. Learning fair representations. In: Proceedings of the 30 th international conference on machine learning Atlanta, Georgia, USA. 2013.

20. Kamishima T, Akaho S, Asoh H, Sakuma J, Flach PA, De Bie T, et al. Fairness-aware classifier with prejudice remover regularizer. In: Databases MLaKDi, editor. Joint European conference on machine learning and knowledge discovery in databases. Springer; 2012.

21. Kamiran F, Calders T, Pechenizkiy M. Discrimination aware decision tree learning.: IEEE international conference on data mining; Sydney, NSW, Australia. 2010. p. 869–874.

22. Zhang BH, Lemoine B, Mitchell M. Mitigating unwanted biases with adversarial learning. In: AIES '18: proceedings of the 2018 AAAI/ACM conference on AI, ethics, and society. 2018. p. 335–340.

23. Agarwal A, Beygelzimer A, Dudik M, Langford J, Wallach H. A reductions approach to fair classification. In: Proceedings of the 35th international conference on machine learning. 2018. p. 60–69.

24. Kamiran F, Karim A, Zhang X. Decision theory for discrimination-aware classification. In: 2012 IEEE 12th international conference on data mining Brussels, Belgium. 2012. p. 924–929.
25. Hardt M, Price E, Srebro N. Equality of opportunity in supervised learning. In: NIPS'16: proceedings of the 30th international conference on neural information processing systems. 2016. p. 3323–3331.
26. Crawford K, Dobbe R, Dryer T, Fried G, Green B, Kaziunas E, et al. AI Now 2019 report. New York: AI Now Institute; 2019.
27. Whittaker M, Alper M, Bennett CL, Hendren S, Kaziunas L, Mills M, et al. Disability, bias, and AI. 2019.
28. Selbst AD, Boyd D, Friedler SA, Venkatasubramanian S, Vertesi J. Fairness and abstraction in sociotechnical systems. In: FAT* '19: proceedings of the conference on fairness, accountability, and transparency. 2019. p. 59–68.
29. McCradden MD, Joshi S, Mazwi M, Anderson JA. Ethical limitations of algorithmic fairness solutions in health care machine learning. Lancet Digit Health. 2020;2(5):e221–e3.

CHAPTER 16

신경 중환자 치료 임상 데이터 관리

Managing Clinical Data in Neurocritical Care

지은이 Peter H. Dziedzic and Jose I. Suarez
옮긴이 고령은

요약

ABSTRACT

중환자의학(Intensive Care Medicine)은 중증 환자들에게 최상의 임상 결과를 도출하기 위해 진료하고 지원하는 업무 및 체계를 뜻한다. 신경중환자의학(Neuro-Critical Care)은 중환자의학의 한 분야로, 뇌와 중추 신경계의 중증 문제가 있는 환자들을 관리하는 데에 특화된 의학적 및 기술적 도전을 다룬다. 신경중환자의학은 (a) 뇌의 특유한 임상 신호 및 데이터를 시기 적절하고 정확하게 모니터링/수집하는 것과 (b) 유입되는 데이터를 효과적이고 효율적으로 변환하여 적시에 임상 결정과 대응이 가능하도록 하는 것을 요한다. 멀티모달리티 모니터링(Multimodality Monitoring, MMM)은 장비에서 임상결과까지 다양한 종류 및 출처에서 유입되는 데이터(모드)를 원활하게 연결하고 통합하는 종합 기술이다. 멀티모달리티 모니터링은 집중치료를 위한 신경 중환자실 및 그 외 중환자실의 설계와 구현의 중심이며 기본이다.

존스홉킨스병원의 신경 중환자실은 2018년부터 확장 가능한 신경중환자 멀티모달리티 생태계를 구축하여, 임상, 행정, 환자 건강 및 연구를 위한 유입과 유출을 관리하고 있다. 이 멀티모달리티 관리법은 존스홉킨스병원의 모든 중환자실과 수술실로 확장되어 유용성과 가치를 입증했으며, 2020년 COVID-19 환자의 원격진료를 용이하게 하는 데에도 활용되었다.

키워드

KEYWORDS

- 데이터 통합
- 빅데이터
- 신경중환자
- 멀티 모달리티
- 신경 모니터링
- 신경 중환자실

학습 목표

LEARNING OBJECTIVES

- 중환자실 및 신경 중환자실에서 치료받는 환자들의 임상적 및 데이터적 요구사항을 특징지을 수 있다.
- 신경 중환자실 환자들로부터 생성된 생물학적 데이터(모드)가 어떻게 수집되고 처리되어 임상 치료 및 의사 결정에 사용되는지 설명한다.
- 멀티모달리티 모델링을 정의하고 중환자 정보 생태계에서 데이터 관리 관점에서의 그 중심적인 역할과 가치를 설명한다.

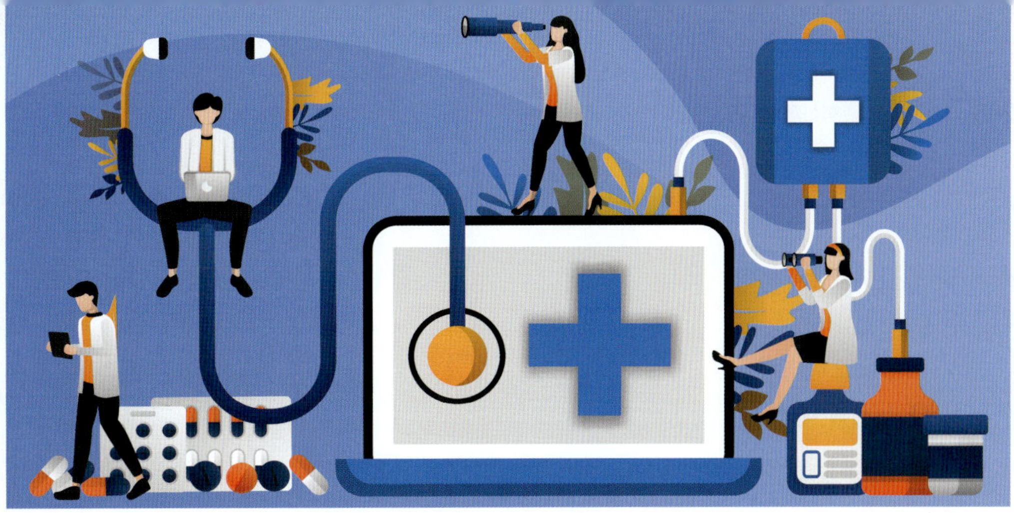

16.1 서론

중환자 의학은 급성의 생명을 위협하는 상태에 있는 환자들의 치료 및 생명 유지에 중점을 두는 임상 과학 및 업무이며 중환자들의 추가적인 악화를 방지하고 최상의 임상 결과를 도출하는 데 중점을 두고 있다[1]. 중환자의학은 환자 진료를 위한 기술 및 데이터 집약적 프로토콜의 지원이 가능한 특수한 환경에서 전문화된 의료진으로 구성된 통합 팀으로부터 제공된다. 이러한 환경을 중환자실 또는 중증 치료실이라 부른다.

16.2 신경 중환자 의학

신경 중환자 의학은 뇌졸중, 외상성 뇌 및 척수 손상, 신경외과적 술 후 등과 같은 급성 및 중증 상황에서 뇌와 중추 신경계에 특별히 집중하여 진료하는 중환자 의학을 의미한다[2]. 또한, 신경 중환자 의학은 치료 중 뇌와 중추 신경계가 받을 수 있는 미세한 2차 손상을 완화하는 데에도 중점을 둔다. 뇌와 중추신경계는 우리 몸에서 가장 많은 산소를 소비하는 장기이며, 뒤늦게 발생하는 손상 및 장기적인 손상에 가장 취약하며, 삶의 질에 많은 영향을 미친다.

신경 중환자의 특별한 측면들은 다음과 같다.

- 신경학적(뇌와 척수) 및 전신(몸의 나머지 부분)으로 구분할 수 있지만, 중요하게 연결된 두 생리학적 영역을 동시에 지속적으로 측정하고, 인식하고 관리하는 것이 필요하다.
- 공간적 제약이 있는 뇌와 중추신경/척수의 신경학적 기능을 인지하고 측정하기 위해 신경 중환자를 위한 특별한 방법의 침습적 및 비침습적 기술, 장비 및 방법이 필요하다.
- 1차 및 2차 뇌 손상을 완화하기 위해 치료적으로[약물학적 및/또는 물리적(저체온 방법)] 뇌 기능 변경의 유도가 필요하다.
- 개입이 가장 효과적일 수 있는 병태생리학적인 신호와 병적인 영향 사이의 시간을 인식, 감지 및 관리가 필요하다.

이러한 특별한 측면이 있기에 신경 중환자실에는 더욱 전문화된 중환자 자원, 기술 및 전문 지식이 필요하다[1].

16.3 신경 중환자실

신경 중환자실은 신경 중환자실 치료가 필요한 환자들을 위한 입원 장소이며, 다음과 같은 병리를 가진 환자들을 치료하기 위한 자원과 전문성이 있기에 다른 중환자실들과 구별이 된다.

- 뇌졸중
  - 뇌내 출혈
  - 지주막 하 출혈
  - 뇌내 혈전 및 뇌 허혈
- 뇌 병리
  - 손상
  - 경련
  - 혼수
  - 뇌 염증
  - 두개 내압 상승
- 척수 장애
  - 손상
  - 뇌졸중
  - 신경 및/또는 혈류 압박
  - 종양

또한, 신경 중환자실에서만 시행되는 특별한 장비와 시술이 있고, 이들은 다음을 포함한다.

- 수술 전후 신경외과적 치료
- 두개 내압 관리

  - 측정/모니터링
  - 조절
- 뇌 및 전신 저체온
- 혼수 유도
- 연속적 뇌파 모니터링
- 뇌실(뇌척수)액 배액

특화된 신경 중환자실과 신경 중환자 치료팀의 진료 가능 여부는 심각한 신경학적 상태의 환자들의 사망률 감소 및 더 나은 임상 결과와 연관되어 있음이 입증되어 있다[3-5]. 이러한 특화된 치료는 신경 중환자실에서 퇴실한 이후에도 신경중환자 치료가 연속성 있게 요구되기 때문에, 신경 중환자실은 높은 수준의 신경학적 치료를 환자에게 제공하기 위해 병원 내 다른 진료과 및 입원실과 연결되어 있고, 이는 다른 중환자실, 신경 준 중환자실, 응급실, 신경외과 수술실, 신경외과 병동 등이 해당한다.

16.4 신경 중환자실 관계자들

16.4.1 신경 중환자

환자는 모든 실시간 임상 데이터의 중심적인 이해관계자이자 원천이다. 신경 중환자들은 크게 3가지 주요 이유로 신경 중환자실에 입원한다: 신경학적 모니터링(88%), 혈역학적 모니터링(90%), 호흡 모니터링(51%)[5]. 신경학적 모니터링은 주로 1:1 또는 1:2의 간호사 대 환자 비율이 필요하며 신경학적으로 안정한지 확인하고 추가적인 치료가 필요한 신경학적 변화를 조기에 발견하기 위해 빈번한 신경학적 검사를 요한다. 혈역학적 모니터링도 비슷한 간호사 대 환자 비율을 필요로 하며, 연속적으로 기록되는 혈압 및 심박수의 주기적인 평가가 필요하다. 호흡 모니터링은 산소측정기(산소 포화도), 호흡수, 호흡 보조 기계 변수들(예: 기계 환기 설정)의 연속된 기록을 의미한다. 신경 중환자들은 의사, 간호사, 신경 중환자 전문의, 호흡치료사, 약사, 물리치료사, 영양사 등을 포함한 다양한 전문가로 구성된 팀에게 진료를 받는다. 신경 중환자실 입원이 필요한 흔한 진단은 신경외과 수술 후 환자(40%) 외에도 지주막하 출혈(13%), 뇌내 출혈(12%), 외상성 뇌 손상(12%)이 있다[5].

16.4.2 신경중환자 전문의

신경 중환자 전문의는 중환자의학을 수련 받고 인증된 의사로서, United Council of Neurologic Specialties (UCNS)[7]에 명시된 바와 같이 신경 중환자의 인지하고 진료 및 시술하는 영역[6]에서 입증된 역량을 가지고 있다. 신경 중환자 전문의는 프로토콜과 근거 기반 진료에 대한 깊은 지식이 있으며 중환자실 관리, 중환자 팀을 운영하는 리더십이 있고 환자/가족 및 중환자 팀의 구성원, 원격의료 등에서 의사소통/협력에 능숙하다[3-5]. 신경 중환자 전문의는 중환자실 내에서 상주한다[8].

16.4.3 신경 중환자 간호사

신경 중환자 간호사는 중환자 간호에 대한 정규 교육뿐만 아니라 신경 해부학과 신경학적 평가에 대한 지식과 경험이 있다. 마취 후, 내과적/외과적, 외상 등의 환자를 간호하는 광범위한 기술과 함께 이러한 트레이닝은 신경 중환자 간호사를 신경 중환자팀의 핵심 구성원이 되도록 하였다. 신경 중환자 간호사는 환자와 들어오는 데이터를 임상적에서 만나는 최전선에 있으며, 환자의 신경학적 평가에 대한 포괄적인 지식을 가지고 있고, 팀 멤버들 및 환자/보호자에게 환자 중심 정보의 원천으로의 역할을 한다. 신경 중환자 전문의와 상호 보완할 수 있으며, 환자의 흐름과 팀워크를 관리할 수 있는 지식과 경험을 가지고 있다[3-5, 9].

16.4.4 신경 중환자 팀 구성원들

신경 중환자 팀 구성원은 신경 중환자 전문의 및 신경 중환자 간호사 외에도 신경 중환자실에서 환자 치료와 관련된 특별한 교육을 받은 임상, 정보 기술, 임상 공학 전문가 등을 포함하여 다양한 다학제적 그룹을 형성한다. 이 팀에는 의사 보조원, 전문 간호사[10], 보건 관련 전문가(약사), 영상 및 검사 인력(초음파, 뇌파, 조영술/방사선학) 및 신경학적 징후를 전자 데이터로 수집하고 변환하는 기술을 개발하고 유지하는 생물의학 전문가 및 임상공학 전문가들이 포함된다. 이러한 각각의 전문가들은 신경 중환자실 팀원들과 환자의 워크 플로우 내에서 협력해야 한다.

16.5 신경 중환자실 내 임상 및 데이터 워크플로우

신경 중환자실 내 "워크 플로우"는 두 가지 수준으로 구성된다. 환자의 흐름(신경 중환자실로의 환자의 입실 및 퇴실) 및 신경 중환자실 내의 임상 데이터 흐름이다.

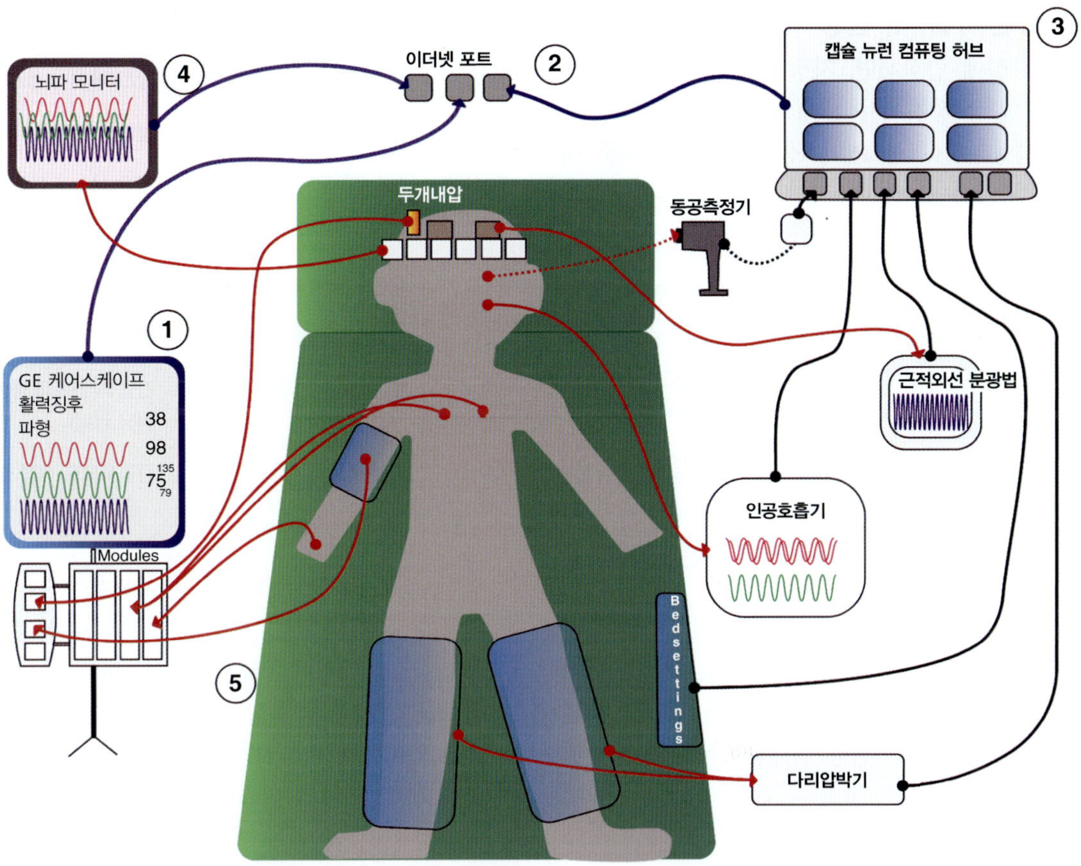

그림 16.1 존스홉킨스 병원 신경 중환자실에서 환자와 모드 간의 연결—생체 신호 데이터 모드(표 16.1)가 센서를 통해 (병원 네트워크를 통해) 메인 모니터(GE Carescape (1)) 또는 연결성 인터페이스(Capsule Neuron Computing Hub (3))와 연결되고, 이를 통해 멀티모달리티 시스템에 연결되는 방식을 보여준다. (1) 존스홉킨스 신경중환자실 환자 침상의 메인 모니터(GE Carescape (1)). 모듈 빈을 통해 연결된 센서를 통해 모드(표 16.1: 생체 신호, 파형)를 수집한다. 센서(침습적 및 비침습적, 예: 두개 내압 모니터링 장치)는 메인 모니터와 호환되어야 한다. (2) 이더넷 포트. 이들은 메인 모니터를 병원 네트워크와 연결하고, 멀티모달리티 시스템에 데이터를 전송한다. GE Carescape (1)와 Capsule Neuron Computing hub (3)는 항상 이들 포트에 연결되어 있다. (3) 연결성 인터페이스(Capsule Neuron Computing Hub (3))는 GE Carescape (1)와 호환되지 않는 장치들이 병원 네트워크를 통해 데이터를 전송할 수 있도록 연결해준다. 이러한 장치들에는 기계 환기, 동공 계측기, NIRS, 다리 압박기 센서 및 침대 설정이 포함된다. Capsule Neuron Computing Hub (3)는 병실에서 장치/센서의 용량을 확장할 수도 있다. (4) 존스홉킨스 병원 신경 중환자실 침상의 선택적 뇌파 (EEG) 모니터. 이는 전기적 뇌 활동과 관련된 모드를 수집한다. (5) 모든 장치가 센서를 통해 침대에 누워있는 환자와 연결됨.

16.5.1 환자 흐름: 신경 중환자실 전과 후

신경 중환자실은 응급실, 병원 내 다른 병실 또는 외부 시설(다른 병원), 수술실(다른 시술실)로부터 환자가 입실할 수 있다. 환자가 안정되고 더 이상의 신경 중환자실 치료가 필요하지 않으면 병원내 신경 중환자실 외 병실, 장기 요양 보호 시설, 또는 재활 시설로 퇴실할 수 있다.

- 신경 중환자실 전 치료 및 데이터
- 신경 중환자 전문의와 신경 중환자 간호사는 입원 및 전반적인 치료 전략을 함께 조정하며, 신경 중환자실에 도착하기 전 및 도착 시점의 환자의 임상적 처치의 요구 및 데이터 요구 사항을 계획하고 조정한다. 환자가 중환자실, 응급실 또는 수술실에서 이송되는 경우, 의사, 간호사 및 기타 신경 중환자 팀 및 행정 팀 간의 의사소통을 통해 치료 및 진행 중인 데이터 스트림의 조정 및 조율이 필요하다.
- 신경 중환자실 이후 치료 및 데이터
- 환자가 더 이상 신경 중환자실 치료가 필요하지 않다는 결정이 내려지면, 신경중환자실에서 받은 치료에 대한 정보가 행정, 간호, 의사 및 치료 조정 팀에서 환자를 받는 시설로의 환자 이송을 위해 요약된다. 환자가 다른 중환자실로 이송되는 경우, 간호 및 임상 팀 간에 진행 중인 데이터 스트림의 조정 및 조율이 필요하다.

16.5.2 신경 중환자실 내 임상 데이터 흐름

환자가 신경 중환자실에 입실하면, 지정된 임상 데이터 모드(생리학적 측정 및 임상 장치에서 전자 데이터 처리 및 표시를 위한 신호)가 설정된다(그림 16.1). 중환자실에서 표준 데이터 연결을 설정하는 데 있어 실용적인 도전 과제는 다음과 같다.

- 공간 및 사용성 제약—장치 및 모니터가 직접적인 치료를 방해할 수 있음(인체공학적으로)
- 비호환성—장치 및 모니터 간 인터페이스가 독점 문제로 인해 호환되지 않을 수 있음
- 신호 처리의 불일치—장치 및 모니터 간, 치료 중환자실 및 기관 전반에 걸친 문제
- 연결성의 기타 제한—병원 IT 네트워크에 충분한 연결 포트의 사용 가능성 등

이러한 도전을 극복하기 위해서는 효과적인 리더십, 협력적 계획, 신중한 설계 및 구현이 필요하며 이를 통해 용량 및 확장성을 최적화하고 지속적인 임상 워크플로우를 방해하지 않아야 한다.

16.5.3 멀티모달리티 모니터링

멀티모달리티 모니터링은 다음과 같이 정의된다:

> ...단일 환자에 대해 단일 방법으로 완전한 정보를 제공할 수 없을 때, 환자와 관련된 여러 다양한 (보완적인) 출처로부터 데이터를 동시에 수집하는 것[11].

멀티모달리티 모니터링은 생리학적 기능과 상태를 대표하는 입력 신호(모드)를 처리하는 과정 및 기술이다. 모드는 원시 신호 또는 서로 다른 유형의 신호의 조합/변환일 수 있으며, 이산적, 연속적, 파형, 주기적일 수 있다(표 16.1). 멀티모달리티 모니터링 시스템은 이러한 데이터 모드의 변환을 의미 있는 임상 정보로 실현할 수 있는 기술 플랫폼을 제공한다.

임상의에게 유용하기 위해서는 출력이 통합된, 시간 동기화된 형식(그림 16.2)으로 제공되어야 하는데, 이는 환자의 신경학적 및 생리학적 기능, 혈역학, 대사학적, 전기적 하위 시스템에 대한 임상 팀의 팀 단위 진료와 의사결정과 연관되어 공유되는 신경 모델과 연관이 있다. 환자의 임상 상태에 대해 완전히 데이터에 입각한 그림을 제공하기 위해 멀티모달리티 모니터/디스플레이의 구성 가능성은 중요하다.

모니터 및 디스플레이 인터페이스는 뇌압, 뇌혈류, 뇌 조식 대사 (산소 사용) 및 기타 기능과 같은 생리학적 매개 변수

표 16.1 장비와 모니터를 통해 연결되는 모드의 리스트(그림 16.1)

약어	생리학적 계측(모드)	장치/데이터 출처
ABP	동맥혈압	혈압계 또는 동맥내 삽관
SpO2	산소포화도	맥박 산소 측정기
ICP	두개내압	프로브 또는 비침습적 방법
ECG	심전도(심박 리듬)	비침습적 연속적 방법
EEG	뇌파(뇌 활동)	비침습적 간헐적/연속적 측정
Vital signs	혈압, 호흡수, 맥박, 체온	간헐적/연속적 병상 측정(간호 데이터 입력)
LOC	의식 수준	간헐적으로 직접 침상에서 측정

의 양적, 질적 및/또는 트렌드 데이터를 쉽게 사용할 수 있도록 제공할 수 있다. 신경 중환자 전문의는 신경 중환자실 멀티모달리티 모니터링에 관련된 장치, 센서 및 기술을 이해하고 그 출력물을 어떻게 임상 현장에서 해석하고 활용할 수 있는지 알고 있어야 한다[11].

생리학적 모니터 디스플레이가 점차 복잡해짐에 따라, 임상 사용성 [13] 및 환자 안전 [14]을 최적화하기 위해 다양한 관계자들을 위한 최적의 배치를 이해하는 것이 중요하다[12].

일반적으로, 모니터 디스플레이는 데이터 경로에 따라 분류될 수 있다.

1. 영상학적/영상 데이터(정지 화면 및 동영상)—높은 대역폭으로 사진 아카이브 및 통신 시스템(PACS)에 연결되며, 특별한 렌더링 하드웨어/소프트웨어가 필요함
2. 생리학적 데이터—실시간 (연속적, 간헐적 및 이산적), 동기/비동기, 연속 데이터

16.5.4 신경 중환자실 데이터 생태계 관리

신경 중환자실에서 가능한 전자 환자 데이터를 통제하고 지시하기 위해서는 데이터의 정확성/정확도, 완전성, 고유성, 시의성/관련성, 유효성 및 일관성을 보장하고, 그 조작, 표현 및 저장의 무결성을 확보해야 한다[15]. 임상 도구는 (a) 전자 데이터를 정확하게 실시간으로 획득하고 인코딩 할 수 있어야 하며, (b) 포착된 데이터를 올바른 환자 메타데이터와 연결/연관시킬 수 있어야 하며, (c) 쉬운 검색을 위해 데이터를 보관할 수 있어야 하며, (d) 사용자를 위해 데이터 변환, 그룹화 및 디스플레이의 정확한 (시기적절한) 구성을 허용해야 하며, (e)

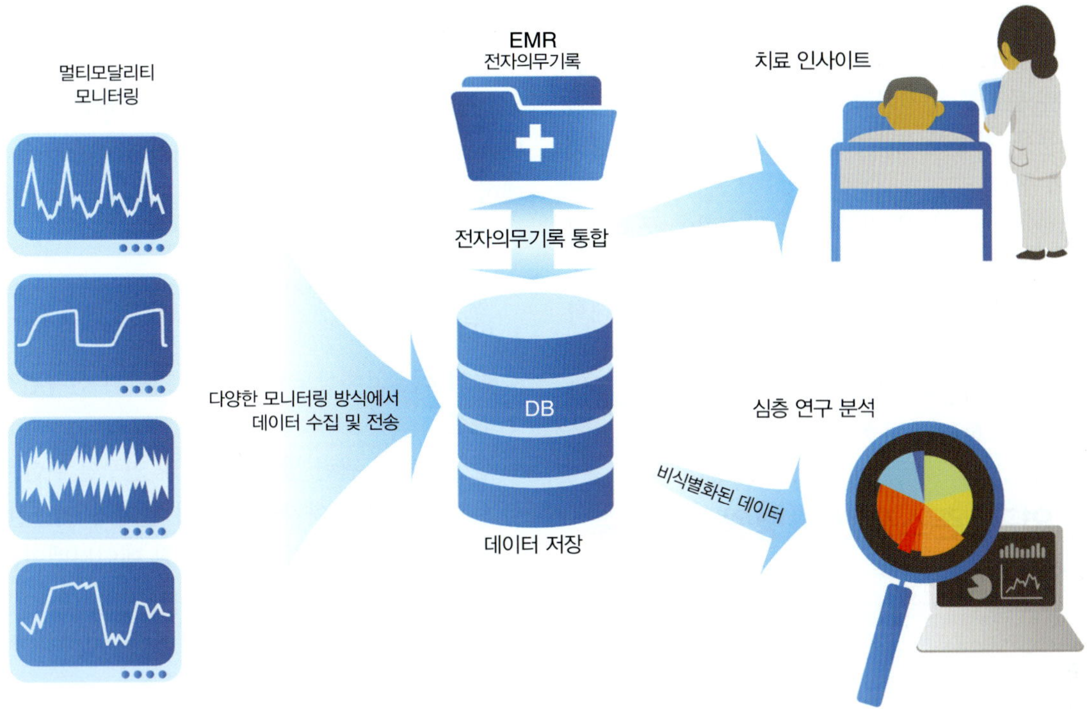

그림 16.2 신경 중환자실 데이터 생태계—신경 중환자실 환경에서 데이터의 생성 및 체계적인 이동을 보여준다. 그림 16.3은 신경 중환자실과 병원 IT 인프라의 관점에서 동일한 레이아웃을 보여준다. (1) 멀티모달리티 모니터링—환자로부터의 생리적 데이터가 장비들에 의해 수집된다. (2) 데이터는 멀티모달리티 모니터링에 의해 구성되고 필요한 곳(모니터, 점수 계산, EMR)으로 전달된다. (3) DB—데이터는 활용(임상 진료, 품질 관리, 연구)을 위해 저장되고 EMR에서의 행정 데이터와 연결된다.

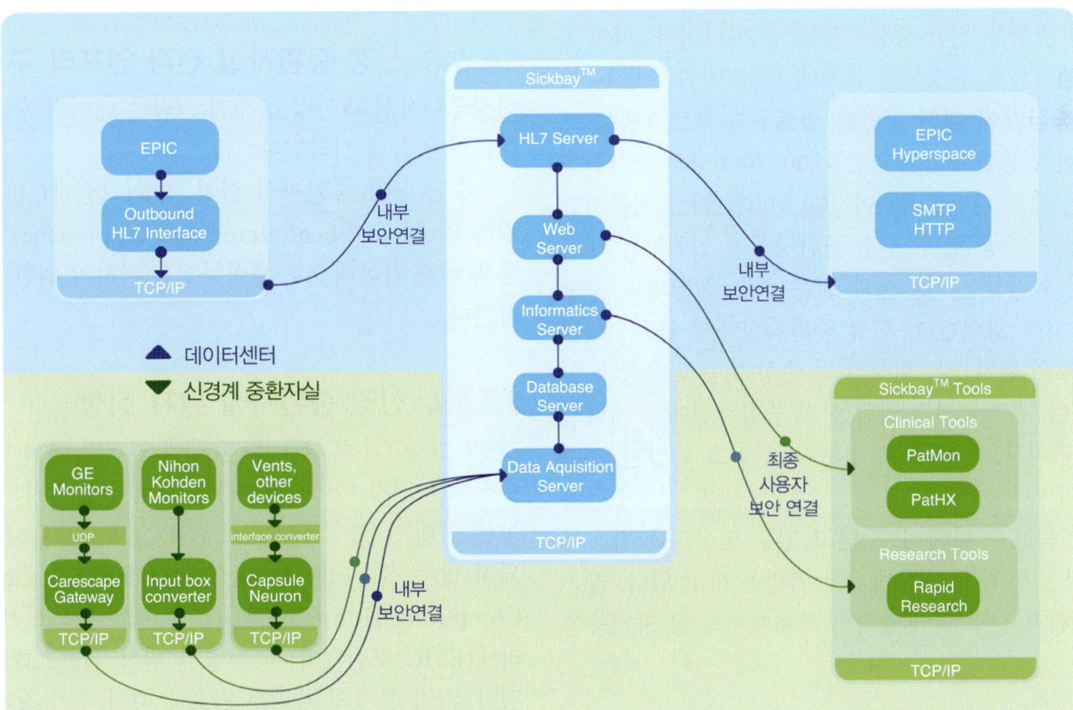

그림 16.3 존스 홉킨스 병원 신경 중환자실 멀티모달리티 데이터의 흐름 개요. 신경 중환자실 침대 모니터로부터 들어오는 환자 데이터(왼쪽 하단)는 병원 EMR (Epic, 왼쪽 상단)에서의 환자별 정보와 연결되고, 다중모드 시스템(Sickbay™, 중앙)에서 임상 사용을 위해 결합된다(Epic, 오른쪽 상단). 저장된 데이터는 Sickbay™ 도구(오른쪽 하단)를 통해 병원 EMR (Epic)에서 임상 및 연구 목적으로 사용할 수 있다.

사용자가 다양한 용도 (임상, 행정, 연구)에 대한 데이터 조작 및 디스플레이를 제어할 수 있도록 해야 하며, (f) 데이터 흐름/품질과 관련된 문제를 감지하고 알람을 제공할 수 있어야 하며, (g) 상호 운용 가능한 방식으로 다른 데이터 시스템에 연결될 수 있어야 한다.

전통적으로, 이러한 기능은 전문 임상 기술팀이 구축하고 유지 관리한 "자체 제작" 애플리케이션에 의해 관리되었으며, 따라서 신경 중환자실 데이터 관리 시스템은 규모가 큰 대학병원의 영역이었다. 최근에는 통합 시스템이 서비스 기반 모델로 상업적으로 사용 가능해져서(사례 연구 참고) 신경 중환자실의 IT 지원을 간소화하고 단순화할 수 있다.

16.6 사례 연구: 존스홉킨스 병원 신경 중환자실

16.6.1 서론

미국 메릴랜드 주 볼티모어에 있는 24병상의 중환자실인 존스홉킨스 병원 신경 중환자실은 1983년부터 지속적으로 운영되어 왔으며, 뇌졸중, 뇌종양, 신경근육 질환과 같은 신경학적 손상과 질환을 가진 환자들에게 포괄적인 치료를 제공한다. 신경 중환자실은 포괄적 뇌졸중 센터와 신경 중환자의 우수 센터로서의 병원을 위한 중환자실들 중 하나이다. 지역적, 국가적 및 국제적으로 신경학적 문제에 대해 의뢰를 받는 센터이며, 신경 중환자에 대해 공인된 펠로우쉽 프로그램을 보유하고 있다. 신경 중환자실은 연간 1500~2000명의 환자들을 치료한다. 평균 체류 기간은 4일이지만, 100일 이상 체류기간을 가진 환자들도 종종 있다. 신경 중환자실에 입원하는 대다수(60~80%)의 환자들은 개두술과 같은 정규 신경외과 수술 전 후 관리를 위해 입실한다. 신경 중환자실에서 볼 수 있는 나머지 20~40%의 환자들은 외상성 뇌 손상 또는 뇌졸중과 연관된 케이스이다. 존스홉킨스 병원 신경 중환자실에는 메디컬 디렉터, 간호 관리자, 임상 간호 전문가, 그리고 다양한 수준의 간호 인력이 근무하고 있다. 존스홉킨스 병원 신경중환자실은 학술적인 목표를 위해 수련 받고 있는 임상의나 간호사도 신경 중환자실 팀의 구성에 중요한 역할을 하고 있다. 많은 간호사들은 중환자 간호 및 신경과학 간호에서 고급 자격증을 보유하고 있다.

16.6.2 존스 홉킨스병원에서 멀티모달리티 신경 모니터링의 필요성

2017년에 의료, 간호 및 엔지니어링 인력으로 구성된 다학제팀은 신경 중환자실에서 정밀 의학의 필요성을 지원하기 위한 데이터 인프라를 설계, 구현, 배포하라는 임무를 부여 받았다. 그 전체적인 목표는 다음과 같다.

- 고해상도 전자 임상 데이터를 수집하기 위한 신경중환자실 인프라 구축
- 들어오는 고해상도 데이터를 기관의 전자건강기록(Epic)과 연결
- 신경 중환자 관련 생물정보학 및 연구를 위한 워크 벤치 생성
- 신경 중환자실 환자들의 임상 결과와 연관된 신경-생리학적 데이터의 포괄적이고 고품질 데이터베이스 구축
- 임상 치료, 예측 및 연구를 위한 방법 및 접근법 개발을 위한 멀티모달리티 신경모니터링에서 인력, 전문성 및 수용력 확대
- 최적화된 신경 중환자 치료를 위한 임상 분석 연구 지원:
  - 전신적 및 두개 내 이벤트를 예측하고 방지하는 알고리즘 및 규칙의 개발 및 구현
  - 새로운 신경 중환자 치료법 개발을 위한 뇌 생리학 및 병리생리학의 분석 모델 구축

16.6.3 신경 중환자실 전자 인프라 구축

신경중환자실 데이터 생태계 개발은 데이터 수집을 위한 현지 표준화와 함께 시작된다.

수집[신경 중환자실 환자 침상(그림 16.1)]과 필요 사항 평가(Problem Encountered and Approaches (그림 16.2)를 통해 이를 다목적으로 제어하고 보관하기 위한 아키텍처로 통합한다.

16.6.4 신경 중환자실 환자 침상

"환자 침상"(그림 16.1)은 환자에 연결된 센서 및 장비를 통해 수집되는 전자 데이터(모드)의 근원이다. 각자의 전자 제어 가능한 침대는 GE Carescape (GEC) 모니터[16], GEC와 호환되지 않는 센서/장치용 연결 인터페이스인 Capsule Neuron Computing Hub (CNCH)[17], 존스 홉킨스 병원 임상 인트라넷(EPIC 포함[18])에 연결된 임상 워크스테이션을 갖추고 있다. 각각 환자의 자리는 필요에 따라 추가 장비를 보유할 수 있도록 설계되었다.

GEC와 CNCH는 다양한 센서(두개 내압 모니터, 뇌 조직

산소 및 혈류 센서, 연속 뇌파 검사) 및 장치들(목표체온 조절법, 심박 출력 추정 장비, 기계 환기 등)으로부터 데이터와 신호를 수신한다. 수집된 데이터는 병원 네트워크를 통해 여러 디스플레이로 변환되어 전달되며, EMR을 통한 중앙 환자 식별자에 따라(병상 및 중앙) 모니터에 전송된다.

16.6.5 경험한 문제 및 해결 방법

초기에 발생한 문제 중 하나는 신경 중환자실에서 이미 사용하고 있는 모니터인 GEC가 많은 센서 및 장치들을 일반적으로 지원하지 않는 GE만의 특정 인터페이스를 필요로 했다는 점이다. 샘플링 주파수의 동기화, 다양한 비호환 입력 신호의 조합, 기관 네트워크에 연결하기 위한 보안 관련 요구 사항, 심지어 침대당 입력 포트가 충분하지 않은 문제 등이 장애물이었다.

첫째, 데이터 입력 용량을 확장하고 GEC 인터페이스와의 비호환성을 우회하기 위해 연결 인터페이스인 Capsule Neuron System (CNS, 상업 제품)이 사용되었다. 이는 용량(침대당 6개 장치)을 확장하고 일부 호환성 문제를 해결하였다. 둘째, 동기화 문제로 인한 호환성 문제를 해결하기 위해, FDA 승인을 받은 상업적으로 사용 가능한 분석 플랫폼(Sickbay™, Medical Informatics Corporation [19])를 도입하였다(그림 16.3). 이 플랫폼은 GEC 및 CNS의 신경 중환자 데이터 생태계 스트림을 기관의 전자건강기록(EPIC)과 통합할 수 있도록 하였다(그림 16.3).

16.6.6 존스홉킨스 병원 신경 중환자실 멀티모달 시스템 구현 타임라인(표 16.2)

16.6.7 지속적인 개발 및 비용/편익

존스홉킨스 병원 신경중환자실의 멀티모달리티 시스템 구현은 전자 데이터를 확인하여 신경중환자 치료를 최적화하고 신경중환자 대상 임상 연구 활성화를 목표로 진행되었다. 시스템 개발 비용은 멀티모달리티 시스템의 유지 및 업그레이드 비용보다 더 많이 필요했다. 데이터 확장으로 인해 새로운 장치 통합에 대한 비용도 증가했으며 인력(시스템 엔지니어링/프로그래밍 및 행정/관리)과 저장 공간이 필요했다. IT 비용의 3분의 2는 데이터 저장, 시스템 엔지니어링, 관리 및 장치 통합을 위한 하드웨어의 확장 및 유지와 관련이 있었다. 제한된 예산으로 인해 초기에는 연구 구성 요소 작업보다는 점점 더 많은 장치에서 수집되는 데이터 요소의 수를 확장하는 데 중점을 두었다.

시스템에 통합된 일부 장치들은 다음과 같다.

표 16.2 존스 홉킨스 멀티모달리티 구현 타임라인

2011~2016	신경 중환자실 멀티모달리티 모드 목표 설정 멀티모달리티 시스템의 평가와 테스트(연구 목적으로만 진행)
2016~2017	MIC Sickbay™를 존스홉킨스병원 신경중환자실 임상 멀티모달리티 시스템으로 선정
2017~2018	Sickbay™를 존스홉킨스병원 신경중환자실에 통합 및 구현(내부적 적용)
2018 10월	Sickbay™를 존스홉킨스병원 신경중환자실(24개 병상)에 롤아웃(외부 오픈)하여 치료와 연구에 활용
2019~2021	신경중환자실 데이터 입력 장치와 Sickbay™의 통합
2020 초	존스홉킨스병원 신경중환자실 멀티모달리티 시스템을 사용한 신경중환자실 연구 프로젝트 수립
2020 여름	멀티모달리티를 존스홉킨스 병원의 다른 중환자실로 확장: 260개 병상
2020 여름	존스홉킨스병원 신경중환자실이 Precision Medicine Center of Excellence로 선정
2021 초	멀티모달리티 시스템을 존스홉킨스 병원의 5 곳 수술실로 확장

- 다양한 제조사의 기계 환기—2020년 5월~7월
- 이분 스펙트럼 지수(BIS)—2020년 4월
- 근적외선 분광법(NIRS)—2020년 가을
- 동공 측정기—2021년 2월
- 통합 뇌파(EEG)—2021년 여름

2020년 COVID-19 팬데믹 동안, 위의 시스템은 존스홉킨스 헬스 시스템 내의 다른 기관으로 확장되었다. 처음에는 존스홉킨스 병원의 모든 중환자실(250병상)과 수술실로 확장되었고, 이후에는 존스홉킨스 병원 네트워크에 연결되었다. 현장에서 이 시스템은("플러그 앤 플레이" 연결을 통해) 의료진과 장비 간의 접촉 및 의료진과 환자간의 접촉(원격 모니터링을 통해)을 줄여 COVID-19 노출을 완화하는 데 기여하였다.

16.6.8 신경중환자 연구 발전

이 시스템은 신경 중환자 연구를 위한 풍부한 데이터의 플랫폼을 제공한다. 중환자실에서 하루에 환자당 2GB의 고주파 이진 데이터를 수집하며, 이는, 존스 홉킨스 데이터 신뢰 위원회의 중앙 연구 데이터 인프라에 의해 관리된다. 데이터에 대한 접근은 중앙 기관 심의 위원회 및 데이터 감독 위원회에 의해 관리되며 제어된다. 데이터 관리자는 IRB에서 승인된 프

로토콜에 따라 연구원에게 비식별화 또는 식별된 방식으로 원시 데이터를 제공한다. 추출된 데이터는 보안 데이터 환경에서 인증 및 교육을 받은 연구자에게 처리 및 저장을 위해 제공된다.

멀티모달리티 시스템에서 추출된 데이터를 사용하는 신경 중환자실 연구의 예는 다음과 같다.

- 신경 질환 환자의 두개 내압(ICP) 모니터링을 위한 비침습적 센서 장치의 전향적 평가 및 검증
- 뇌 산소 측정을 사용한 패혈증에서의 뇌 자율조절의 비침습적 모니터링
- 두개 내 출혈 환자의 혈압 변동성
- (비침습적) 근적외선 분광법(NIRS)을 사용한 혼수 환자의 뇌 영역별 산소 포화도
- NIRS를 사용한 패혈증에서의 뇌 영역별 산소 포화도
- 접촉 없는 비디오 생체 인식을 사용하여 생체 신호 측정 방법의 검증
- 신경중환자 치료에서 상태 하위 유형(endotype) 발견을 위한 침습적 신경생리학적 모니터링 활용

16.7 결론

중환자실 및 특히 신경 중환자실은 중환자들의 치료와 예후 개선을 위한 기술을 개발하고 활용하는 데에 도전과 기회를 제공 가능한 데이터가 풍부한 환경이다. 멀티모달리티 모니터링은 이러한 대량, 고속, 다양한 데이터 환경에 통합과 구성을 제공하는 기술로, 임상 의사 결정을 위한 정보 과부하를 줄이고 환자의 상태에 대한 통찰력을 제공한다.

복습 문제

01. 멀티모달리티 모니터링이란 무엇이며 신경(및 기타 형태의) 중환자 의학에서 정보 공유에 있어 중한 점은 무엇인가?

02. 존스홉킨스 신경 중환자실은 멀티모달리티 모니터링을 위한 신경중환자실 전자 인프라 솔루션을 구축하는 동안 어떤 문제를 겪었는가?

부록: 복습 문제 정답 및 해설

문제 1: 정답

멀티모달리티 모니터링은 (신경)생리학적 기능 및 상태를 나타내는 전자 입력 신호를 처리하는 과정 및 기술이다. 모드는 원시, 결합/변환된, 이산적, 연속적, 주기적 또는 다양한 유형의 신호 파형일 수 있다.

멀티모달리티 모니터링의 목적 및 중요성은 데이터를 신뢰성 있게 수집, 조직화하고 의미 있는 임상 정보로 변환하는 것이다. 임상의와 팀에 유용하려면, 멀티모달리티 모니터링의 출력은 환자의 신경-생리학적 기능 및 상태에 대한 공유된 신경 모델을 나타내는 통합된, 시간 동기화된 형식으로 제시되어야 한다.

문제 2: 정답

초기에 겪은 문제 중 하나는 신경중환자실에서 선호하고 확립된 모니터인 GEC가 GE 특정 인터페이스를 필요로 했으나, 많은 센서 및 장치들은 일반적으로 지원되지 않는다. 프로젝트와 관련된 다른 문제들은 샘플링 주파수의 동기화, 다중 비호환 입력 신호의 조합, 기관 네트워크에 연결하기 위한 보안 요구 사항, 심지어 침대당 입력 포트가 충분하지 않은 문제 등이 어려움이었다.

참고문헌

01. John S, Bleck TP. Neurocritical care organization. In: Textbook of neurointensive care. London: Springer; 2013. p. 3–8.
02. Chang CWJ. Neurointensive care medicine as an emerging ICU subspecialty. In: Textbook of neurointensive care. London: Springer; 2013. p. 19–30.
03. Suarez J, Zaidat O, Suri M, Feen E, Lynch G, Hickman J, et al. Analysis of length of stay and in-hospital and long-term mortality in neurocritically-ill patients: impact of a specialized neurocritical care team. Crit Care Med. 2004;32(11):2311–7.
04. Suarez JI, Martin RH, Bauza C, Georgiadis A, Venkatasubba Rao CP, Calvillo E, et al. Worldwide organization of neurocritical care: results from the PRINCE study part 1. Neurocrit Care. 2020;32(1):172–9.
05. Venkatasubba Rao CP, Suarez JI, Martin RH, Bauza C, Georgiadis A, Calvillo E, et al. Global survey of outcomes of neurocritical care patients: analysis of the prince study Part 2. Neurocrit Care. 2020;32(1):88–103.
06. Halstead MR, Nyquist PA. Training, certification, and continuing education of fellows and attendings in the neurocritical care unit. In: Neurointensive care unit. Springer; 2020. p. 273–84.
07. United Council for Neurologic Subspecialties. Neurocritical Care Certification. [Online]. [cited 2021 Apr 14]. Available from: www.ucns.org.
08. Carhuapoma JR. Attending Physicians in the Neurocritical Care Unit. In: Neurointensive care unit. Springer; 2020. p. 371–4.
09. Zink EK. Nursing training and management in the neurocritical care unit. In: Neurointensive care unit. Springer; 2020. p. 381–4.
10. Carhuapoma LR, Trosper M. Advanced practice providers in

neurocritical care. In: Neurointensive care unit. Springer; 2020. p. 375–8.

11. Le Roux P. Invasive neurological and multimodality monitoring in the NeuroICU. In: Textbook of neurointensive care. London: Springer; 2013. p. 127–45.
12. Andrade E, Quinlan L, Harte R, Byrne D, Fallon E, Kelly M, et al. Novel interface designs for patient monitoring applications in critical care medicine: human factors review. JMIR Hum Factors. 2020;7(3):e15052.
13. Tscholl DW, Handschin L, Rössler J, Weiss M, Spahn DR, Nöthiger CB. It's not you, it's the design - common problems with patient monitoring reported by anesthesiologists: a mixed qualitative and quantitative study. BMC Anesthesiol. 2019;19(1):10.
14. Drews FA. Patient monitors in critical care: lessons for improvement. In: Advances in patient safety: new directions and alternative approaches, vol. 3: performance and tools. Rockville, MD; 2008.
15. DAMA UK Working Group. The six primary dimensions for data quality assessment defining data quality dimensions. 2013.
16. GE Healthcare. CARESCAPE patients monitors. [Online]. [cited 2021 Apr 14]. Available from: www.gehealthcare.com.
17. Capsule™. Capsule Neuron™. [Online]. [cited 2021 Apr 15]. Available from: capsuletech.com.
18. EPIC™. EPIC™. [Online]. [cited 2021 Apr 15]. Available from: www.epic.com.
19. Medical Informatics Corp.™. Sickbay™. [Online]. [cited 2021 Apr 14]. Available from: michealthcare.com.

CHAPTER 17

데이터 기반 질병 진행 모델링

Data-Driven Disease Progression Modeling

지은이 Kenney Ng, Mohamed Ghalwash, Prithwish Chakraborty, Daby M. Sow, Akira Koseki, Hiroki Yanagisawa, and Michiharu Kudo

옮긴이 김지연

요약

ABSTRACT

이 장은 데이터 기반 질병 진행 모델링에 대한 포괄적인 개요를 제공한다. 이는 질병 진행의 모든 시간적 측면을 모델링할 수 있는 모든 계산 방법에 중점을 둔 넓은 접근을 채택한다. 따라서 우리는 세 가지 분석 종류에 중점을 두었다: 질병 경과를 더 잘 이해하기 위한 단계 및 추세 추정 분석, 중요한 질병 관련 이벤트 예측을 위한 예측 분류 분석, 그리고 질병 진행 중에 임상적으로 중요한 이벤트가 언제 예상되는지를 추정하기 위한 생존 모델과의 시간 이벤트 분석. 우리는 각 종류의 최신 현황을 설명하며, 추가 연구에 대한 토론도 포함한다.

키워드

KEYWORDS

- 질병 진행 모델링
- 상태 기반 모델
- 시간 이벤트 모델링
- 중도절단
- 추세 모델
- 예측 모델링
- 생존 분석

학습 목표

LEARNING OBJECTIVES

- 질병 진행 모델링(Disease Progression Modeling, DPM)을 정의하고 설명하며, 이것이 건강 및 건강 관리 개선을 위한 4중 목표를 촉진하는 데 왜 중요하며 가치 있는지 이해할 수 있어야 한다.
- DPM이 개인 및 인구 건강 수준에서 통찰과 해결책을 제공할 수 있는 유형의 질문을 명확히 하고 설명할 수 있어야 한다.
- DPM에 대한 추세 및 상태 기반 접근 방식을 구별하고, "시간 이벤트" 및 질병에서의 생존을 예측하는 데 그들의 적용을 이해할 수 있어야 한다.

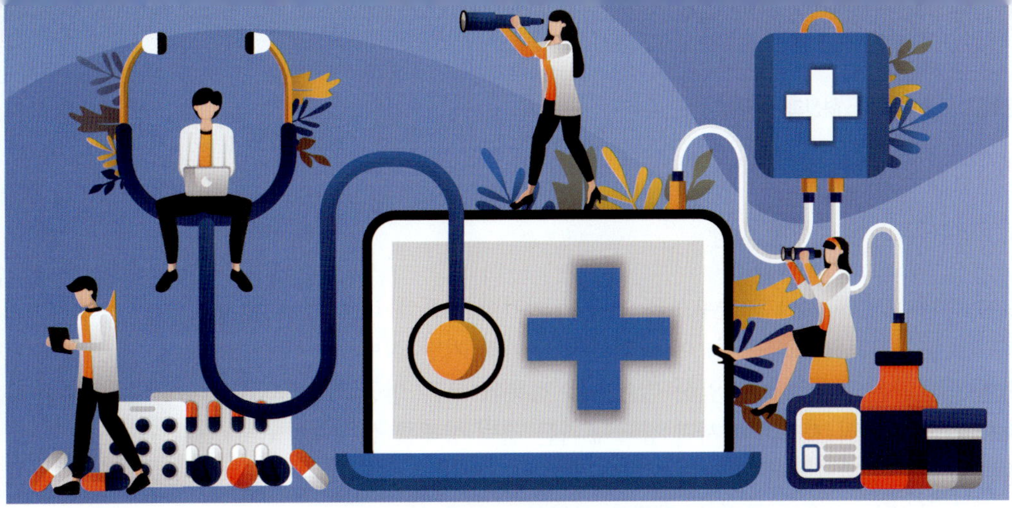

17.1 개요(Introduction)

만성질환은 전 세계적으로 많이 발생하고 있으며 의료 비용을 증가시키는 원인으로 알려져 있다. 이러한 만성 질병에 영향을 주는 다양한 단계와 요인을 이해하는 것은 의료 생태계 내 많은 관계자들이 관심 갖는 주제이다. 환자 및 의료제공자 관점에서 만성 질병의 진행을 모델링하는 것은 조기 진단의 가능성을 열어주며 더 정확한 평가와 개선된 맞춤형 치료와 더 나은 의사 결정 지원을 가능하게 한다. 지불자(payer) 관점에서는 이러한 모델링이 더 나은 환자 세분화를 통한 인구 건강 관리 솔루션 개선과 더 명확한 가치 기반 가격 책정으로 이어질 수 있다. 제약사 관점에서는 질병이 어떻게 진행되는지 이해하는 것이 약물 개발에 중요하다. 이는 더 나은 임상 시험 설계를 위한 시뮬레이션 도구 개발과 적합한 질병 진행 단계에 있는 적절한 환자군을 대상으로 한 임상 시험 강화 도구 개발에 활용될 수 있다.

질병 진행 모델링(Disease Progression Modeling, DPM)은 질병의 진행을 인구 수준과 개인 수준에서 특성화하는 계산 모델을 개발하려는 연구 커뮤니티의 노력들을 광범위하게 의미한다. 이러한 모델은 주로 질병의 시간적 측면, 즉 질병이 시간이 흐름에 따라 어떻게 진행되는지, 병원 (재)입원, 질병 중증도 증가 및 사망과 같은 중요한 임상사건으로 이어지는지 방법에 초점을 맞추고 있다. [1]번 참고 문헌에 따르면 이러한 계산적 노력은 세 가지 그룹: 시스템 생물학, 경험적 모델 및 반기전적 모델로 분류할 수 있다. 시스템 생물학 모델은 질병 진행을 특성화하는 생물학적, 병리생리학적 및 약리학적 프로세스의 수학적 모델을 포함한다. 이들은 종종 환자 및 질병을 동역학 시스템으로 모델링하려는 목적으로 미분 방정식 집합을 많이 사용한다. 경험적 모델은 완전히 데이터 기반으로, 인공지능, 머신러닝 및 통계적 방법을 사용하여 다양한 환자와 관련된 관측소견으로부터 질병 진행을 설명한다. 반기계적 모델은 본질적으로 질병 진행을 모델링하기 위해 경험적 및 시스템 생물학적 접근을 모두 활용하는 하이브리드 모델이다.

이 장에서는 질병 진행 모델링에 대한 경험적, 즉 데이터 기반 접근 방식에만 초점을 맞춘다. 전자건강기록의 광범위한 사용과 환자 건강을 감지하는 다양한 방법의 증가[예: 사물인터넷(IoT) 기술을 통해 또는 건강의 사회적 결정요인의 원천을 통해]로 인해 건강정보학 연구자들은 질병 진행을 모델링하는 다양한 데이터 기반 방법을 개발해 왔다. 이러한 기술은 세 가지 그룹으로 나눌 수 있다. 첫 번째 그룹인 단계 및 추세 분석에는 환자가 질병 동안 어떻게 진행되는지를 나타내는 의미 있는 표현(추세 또는 상태로)을 유도하려는 방법이 포함되어 있다. 두 번째 그룹인 예측 모델링은 미래 환자 상태 및 이상반응 사건을 예측하기 위한 혁신적이고 설명 가능한 인공지능 모델링 방법을 개발하려고 한다. 이는 질병 발병, 병원 재입원, 사망 및 합병증 발생과 같은 것을 포함한다. 세 번째 그룹인 시간 이벤트 모델링은 질병과 관련된 다양한 중요 이벤트의 발생 시간을 추정하기 위한 것이며, 이는 합병증 발생까지의 시간, 병원 입원까지의 시간 또는 일반적으로 잘 정의된 질병 상태에 따른 악화까지의 시간 등을 포함한다.

이 장에서는 이러한 경험적 질병 진행 모델링 기법들을 모두 다룬다. 이러한 방법에 대한 분류를 설명한 후에는 각 그룹에서 일부 성공을 거둔 다양한 분석적 접근 방법을 설명하고, 이어서 이 장을 결론 짓는다.

17.2 DPM 솔루션의 분류

건강 관리 산업의 전반적인 개선을 이끌고 조직이 더 효과적으로 작동할 수 있도록 하기 위해 4중 목표 프레임워크[2]를 채택했다. 이 프레임워크는 다음을 추구하는 네 가지 목표로 구성되어 있다:

1. 인구 건강 향상
2. 환자 경험 향상

3. 치료 비용 감소
4. 공급자의 업무 생활 향상

질병 진행 모델에 기반한 솔루션은 기관이 이러한 목표에 더 가까이 다가가도록 도와준다. 이 작업에서 데이터 기반 질병 진행 모델링은 본질적으로 임상 데이터에 적용된 모든 인공지능 기술을 널리 지칭하여 시간 경과에 따른 질병 상태를 설명하고 시간이 지남에 따라 질병 심각도를 추적하고 예측하는 데 도움이 되는 것으로 여긴다. 진행을 설명하는 인공지능 모델은 제공하는 통찰의 유형에 따라 세 가지 그룹으로 분류될 수 있다:

1. 질병 진행을 정의하는 단계와 추세에 대한 통찰을 제공하는 인공지능
2. 질병 관련 이벤트의 발생과 예측에 대한 통찰을 제공하는 인공지능
3. 질병 관련 이벤트의 시간에 대한 통찰을 제공하는 인공지능

분명히, 약물 개발의 주기를 개선하는 것이 이 네 가지 목표에 모두 영향을 미치고 있다. COVID-19 팬데믹은 이 인구 건강 위기에 긴급하게 대응하기 위해 의약품을 더 빠르게 개발하는 중요성을 강조하면서 환자 경험 향상, 치료 비용 감소(예: 입원 및 중환자실 체류 감소) 및 공급자의 업무 생활 향상에 중점을 둘 수 있다. 의약연구소(약학대학)는 의사 결정에 이러한 모델을 활용하기 위해 질병 진행 모델을 연구해왔다. 사실 이 분야의 연구의 기원을 의약품 산업에 귀속시킬 수 있으며, 연구자들은 적어도 30년 동안 의약품 개발을 위해 분류된 질병 모델을 약동-약력학 모델과 통합해왔다[1]. 이러한 기관들에게 질병 진행 모델은 의약품 개발 과정에서 여러 방식으로 활용될 수 있다. 데이터 기반 모델은 특히 임상 시험 설계 및 풍부화에 적합하여 실험적 치료의 효과를 평가하기 위해 진행의 올바른 단계에 있는 환자군을 식별하는 데 도움이 된다. 제약 산업의 이러한 모델의 사용은 미국 FDA에 의해 현대적인 약물 개발을 향한 중요한 단계로 인식되어, 그들을 2004년 the Critical Path Initiative에 소개되도록 하였다[3].

지불자의 관점에서는 질병 진행 모델링이 건강 보험 회사가 환자 치료 관리 서비스를 더 잘 제공하고 ROI를 최적화하는 데 도움이 될 것으로 기대된다. COVID-19 팬데믹은 지불자가 회원에게 건강 시스템에 대한 압력을 줄이고 비용을 절감하기 위해 향상된 치료 관리 능력을 제공해야 한다는 중요성을 강조했다[4]. 질병 진행 관점에서는 예측 및 시간 이벤트 분석 및 환자 추세를 통한 환자 위험 예측을 더 잘 이해함으로써 초기 개입을 통한 건강 결과 개선 및 고비용 상황을 피하는 데 기여할 수 있다. 환자의 동질적인 추세를 포착하고 특성화하는 것이 원하는 바이다. 또한 질병 진행을 통제하거나 심지어 변경하는 데 사용될 수 있는 요인과 실행 가능한 수단을 이해하는 것도 추구되고 있다.

공급자들은 주로 개별 환자 수준에서 질병 진행 모델링에서 많은 가치를 보고 있다. 건강 관리 네 가지 목표를 돌아보면 질병 진행 모델링은 전반적인 환자 만족도를 향상시키는 데 도움이 되는 것뿐만 아니라 공급자의 생산성을 향상시키고 과중한 업무로 인한 심리적 부담을 줄이는 데도 기여할 수 있다. 진행 모델에 기반한 의사 결정 지원 도구는 대량의 임상 데이터를 소화하여 단계적, 예측적 위험 점수 및 시간 이벤트 통찰을 제공함으로써 제공자가 직면하는 데이터 과부하 문제를 줄일 수 있다. 이러한 데이터 세트를 효과적으로 실행 가능한 통찰로 정제하여 치료 지점에서 효과적으로 전달된다. 이러한 도구는 제공자가 환자를 더 잘 이해하고 이로 인해 환자 의사 관계를 향상시키며 더 나은 결과 및 전반적인 만족도를 이끌어내도록 허용한다.

17.3 단계 및 추세 추정

이 섹션에서는 질병 진행 모델링 접근 방식을 검토하며 질병 단계 및 질병 추세 분석을 용이하게 하는 데이터 기반 방법을 살펴본다. 고수준에서 이러한 방법은 관측된 질병 동태를 모델링하고 시간이 지남에 따라 진화하는 기저 질병 진행의 의미 있는 표현을 유도하려고 한다. 이러한 모델은 관측 데이터에 실제 기저 질병 단계 또는 추세의 지표가 없기 때문에 일반적으로 비지도 학습 방식으로 훈련된다. 실제로 이러한 모델을 맞추는 주된 목표는 데이터에 포착된 기저 질병 진행 패턴을 발견하는 것이다. 한번 훈련된 이 모델은 모든 인구 수준 및 개별 환자 수준에서 유용한 여러 질문에 답하는 데 도움을 줄 수 있다. 해결할 수 있는 모든 인구 수준의 질문에는 다음이 포함된다:

- 질병에 대한 서로 다른 추세는 무엇인가?
- 가장 많이/적게 나타나는 추세는 무엇인가?
- 질병에 대한 기저 진행 상태는 무엇인가?
- 각 상태와 관련된 임상 및 생체 특성은 무엇인가?
- 가능한 상태 전환은 무엇인가?
- 환자들이 각 상태에 얼마나 시간을 보내는가?
- 가장 많이/적게 나타나는 진행 경로는 무엇인가?

개별 환자 수준에서 해결할 수 있는 질문에는 다음이 포함된다:

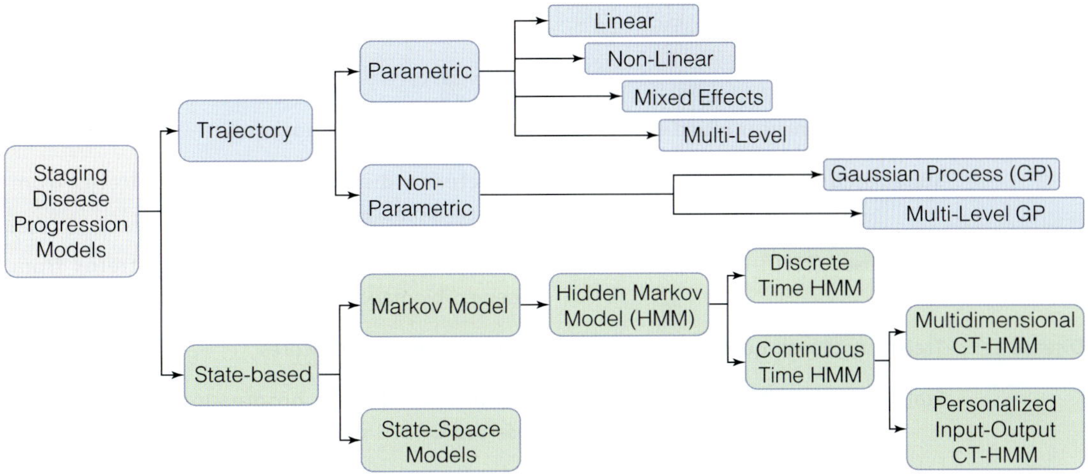

그림 17.1 데이터 기반 궤적 및 단계 기반 질병 진행 모델링 방법의 분류

- 환자의 가장 가능성 있는 추세는 무엇인가?
- 환자의 미래에서 가장 가능성 있는 추세 값은 무엇인가?
- 환자의 가장 가능성 있는 과거 질병 진행 경로는 무엇인가?
- 환자의 현재 질병 상태는 무엇인가?
- 환자의 다음 질병 상태는 무엇인가?
- 환자의 가장 가능성 있는 미래 질병 진행 경로는 무엇인가?

이어지는 내용에서는 이러한 유형의 질병 진행 모델을 훈련하는 데 사용된 데이터에 대한 설명으로 시작한다. 다음으로 개발된 다양한 모델링 접근 방식을 검토하고(그림 17.1) 각각의 대표적인 연구를 강조한다(표 17.1). 그런 다음 질병 중점 및 해결된 임상 작업 측면에서 응용 프로그램을 요약한다. 마지막으로 몇 가지 열려 있는 도전과 가능한 미래 방향에 대해 논의한다.

17.3.1 데이터

데이터 기반 추세 및 단계 기반 질병 진행 모델을 맞추고 훈련하는 데에는 다양한 종류의 의료 관련 데이터가 사용될 수 있다. 데이터는 개별 환자에게 측정된 센서 신호부터 특정 환자 모집단의 일련의 임상 방문에서 수집된 종양적인 임상 측정값, 여러 연구에서 다른 환자 모집단에 대한 집계 요약 통계까지 다양할 수 있다. 여기서는 생체 표지 및 실험실 검사 결과를 포함할 수 있는 장기적인 임상 측정값에 중점을 두겠다(예: 만성 신부전증(CKD)의 추정 사구체 여과율(eGFR)[17], 간질성 폐질환의 예측된 강제 폐활량(PFVC)[22], 제1형 당뇨병(T1D)의 islet 세포 자가항체 양성[16]), 치료 약물 사용(예: 파킨슨병의 레보도파[26]), 그리고 질병 심각도 평가 점수(예: 알츠하이머병 평가 척도-인지 부분(ADAS-Cog)[27], 개정된 근위축성 측색 경화증 기능 평가 척도(ALSFRS-R)[28], 운동 장애 학회 - 통합된 파킨슨병 평가 척도(MDS-UPDRS)[29], 통합된 헌팅턴병 평가 척도(UHDRS)[30], 확장된 장애 상태 척도(EDSS)[31]).

이러한 장기적인 측정값은 특정 추적 기간 동안 관찰된 환자 모집단에서 수집된다. 관심 있는 질병 상태에 따라 추적 시간의 지속 기간은 몇 시간에서 몇 년에 이를 수 있다. 각 환자에 대해 추적 기간 동안 일반적으로 불규칙한 간격으로 여러 측정값이 수집된다. 잘 정의된 방문 일정이 있는 임상 연구조차도 지연이나 누락된 방문이 발생할 가능성이 있으며, 전자건강기록의 관측 데이터는 환자가 건강 시스템에서 진료받을 때만 수집한다. 또한 이러한 데이터에서 결측값 또는 기록된 값의 오류가 드물지 않다[32]. 또 다른 문제는 특정 환자의 데이터가 전체 질병 진행 추세의 일부만을 다루기 때문에 완전하지 않다는 점이다. 전체 질병 진행 과정의 종합적인 특성을 얻으려면 여러 다른 환자의 데이터를 "연결"해야 한다. 장기적인 임상 측정값 외에도 유전적, 인구 통계 및 사회경제적 정보와 같은 다른 환자 특성이 모델링에 통합될 수 있다. 질병 진행 모델링에 사용된 일부 예제 데이터 세트는 다음과 같다:

- 알츠하이머병 신경영상 이니셔티브(ADNI)[33]
- 파킨슨병 진행 마커 이니셔티브(PPMI)[34]
- 통합 자원 개방형 ALS 임상 시험(PRO-ACT)[35]
- 답변 근위축성 측색 경화증(ALS)[36]
- 집중 치료를 위한 의료 정보 마트(MIMIC)[37]
- 제1형 데이터 인텔리전스(T1DI)[16]
- 전자건강기록(EHR)[18]

표 17.1 궤적 및 상태 기반 질병 진행 모델의 응용 요약: 임상적 과제에 관련된 질병 영역, 방법

Disease area	Method	Clinical tasks	Reference
Alzheimer's Disease (AD)	Trajectory (nonlinear mixed effects)	Predict future ADAS-Cog scores	[5-7]
	State-based (DT-HMM)	Characterize disease progression patterns from observed biomarker values	[8]
	State-based (3D CT-HMM)	Characterize disease progression patterns from observed biomarker values	[9]
Huntington's Disease (HD)	Trajectory (linear, quadratic)	Predict future UHDRS scores	[10]
	State-based (CT-HMM)	Characterize disease progression patterns from observed UHDRS scores	[11]
Parkinson's Disease (PD)	State-based (PIO-HMM)	Characterize disease progression patterns from observed UPDRS scores	[12]
Amyotrophic Lateral Sclerosis (ALS)	Trajectory (clustering)	Predict future ALSFRS-R scores	[13]
	Trajectory (sequence mining)	Identify deterioration change patterns	[14]
Type 1 Diabetes (T1D)	State-based (CT-HMM)	Characterize disease progression patterns from observed islet autoantibody measurements	[15, 16]
Chronic Kidney Disease (CKD)	Trajectory (GP)	Predict future disease biomarker values	[17]
Chronic Obstructive Pulmonary Disease (COPD)	State-based (CT-HMM)	Characterize disease progression patterns from observed comorbidities	[18]
	State-based (CT-HMM)	Characterize disease progression patterns from observed facility utilization data	[19]
Glaucoma	State-based (2D CT-HMM)	Characterize disease progression patterns from observed biomarker values	[9, 20]
Multiple Sclerosis (MS)	Trajectory (Multilevel)	Estimate the EDSS trajectory over time	[21]
Scleroderma	Trajectory (GP)	Predict future disease biomarker values	[22]
Physiological data	Trajectory (multitask GP)	Impute and forecast physiological time series data	[23, 24]
Cystic Fibrosis (CF)	State-based	Characterize disease progression patterns from observed biomarker values	[25]

17.3.2 방법

앞서 언급한 바와 같이, 데이터 기반 추세 및 단계별 질병 진행 모델링의 주요 목표는 데이터에 내재된 질병 진행 패턴을 발견하는 것이다. 이는 일반적으로 질병의 역학 및 진행과 관련된 관찰된 시간적 데이터를 기반으로 모델에 적합하게 학습된 매개변수 집합과 함께 모델 형태를 지정함으로써 이루어진다(예: 알려진 관련 바이오마커 또는 검증된 질병 중증도 평가 점수). 학습이 완료된 모델은 질병 진행에 대한 통찰을 제공하며, 이전에 언급된 집단 수준 및 환자 수준의 질문에 답하는 데 활용될 수 있다. 질병 진행 모델링에서는 다양한 모델 형태가 사용되었다. 고수준에서는 그림 17.1에 설명된 것처럼 추세 모델과 상태 기반 모델로 나뉠 수 있다.

추세 모델은 관측된 데이터에 기능 형태를 맞추어 데이터를 잘 설명할 수 있는 모델을 얻는 데 중점을 둔다. 그런 다음 질병 진행은 관측치의 시간에 따른 "모양," "경로," 또는 "추세"로 특징지어진다. 상태 기반 모델은 의미 있는 기저 질병 상태 및 상태 간 전환을 학습하여 관측된 데이터를 잘 설명할 수 있는 모델을 얻는 데 중점을 둔다. 그런 다음 질병 진행

은 시간에 따른 상태의 연속으로 특징지어진다. 추세 및 상태 기반 모델 모두 관찰된 증상 표시 및 질병 진행과 개입(즉, 약물) 효과에 대한 이질성(heterogeneity)을 더 잘 설명하기 위해 모델 형태의 여러 변형이 제안되었다.

17.3.2.1 추세 모델

가장 간단한 추세 모델 중 하나는 함수 형태가 선형인 경우이다:

$$y_{tj} = \beta_0 + \beta_1 * t_{ij} \tag{17.1}$$

여기서 y_{ij}와 t_{ij}는 각각 시간 지점 j에서 개별 i의 질병 상태 점수와 시간 변수이다. β_0는 기준(시간 0에서) 질병 상태 점수이고, β_1은 시간에 따른 질병 상태 점수의 기울기이다(즉, 질병 진행 속도). 각 개별에 대해 시간적 관측에 대한 별도의 회귀 모델을 적합시켜 환자별 모델을 생성할 수 있다. 모델 계수(β_0 및 β_1)의 추정값은 환자의 질병 진행 추세를 특성화하는 데 사용될 수 있다(예: 약하게 시작한 다음 급격하게 감소하거나 심하게 시작한 다음 천천히 감소하는 등). 예를 들어, 선형 및 이차 회귀 모델은 헌팅턴병(HD) 환자의 2년 진행을 상당히 정확하게 예측하는 데 사용되었다[10]. 모델은 단일 환자가 아닌 여러 환자의 데이터에 적합될 수도 있어 특정 환자 모집단의 평균 추세를 포착한다.

다수준 추세 모델은 다음과 같은 함수 형태를 사용하여 동시에 모집단 및 개별 수준을 모델링하려고 시도한다:

$$y_{ij} = \beta_0 + u_{0i} + (\beta_1 + u_{1i}) * t_{ij} + e_{ij}$$

여기서 y_{ij}와 t_{ij}는 각각 시간 지점 j에서 개별 i의 질병 상태 점수와 시간 변수이다. β_0는 평균 기준 질병 상태 점수이고, $\beta_0 + u_{0i}$는 i번째 개별의 기준 질병 상태 점수이며, β_1은 시간에 따른 평균 기울기이고, $\beta_1 + u_{1i}$는 i번째 개별의 시간에 따른 기울기이다. $\beta_k(k = 0, 1)$는 고정 효과로 알려져 있으며 전체 환자 모집단을 대상으로 추정된다. $u_{ki}(k = 0, 1)$는 개별 수준의 랜덤 효과로, 평균이 0이고 구조화되지 않은 공분산 행렬 D_u를 가정하며 개별 특정 선의 모집단 평균 선에서의 편차를 측정한다. e_{ij}는 관측 수준의 랜덤 효과로, 평균이 0이고 분산이 σ^2인 정규 분포를 가정하며 관측값이 개별 특정 선 주변에서의 편차를 측정한다. 함수 형태의 이러한 추가 구성 요소는 모델이 개별 환자 수준의 관측에서 이질성을 더 잘 캡처하도록 한다. 이러한 형태의 다중 수준 모델은 다발성 경화증 환자의 시간에 따른 EDSS 추세를 추정하는 데 사용되었다[21].

더 복잡한 추세 모델에는 비선형 함수 형태가 포함될 수 있다. 예를 들어 다음과 같은 일반화된 로지스틱 함수:

$$y_j = \frac{\beta_0 * N}{\left[\beta_0^{\alpha} + \left(N^{\alpha} - \beta_0^{\alpha}\right) * e^{-\alpha r t_j}\right]^{1/\alpha}}$$

가 알츠하이머 환자의 ADAS-Cog 점수의 시그모이드 진행을 특성화하는 데 사용되었다[5, 7]. 여기서 y_j는 시점 j에서의 질병 상태 점수, β_0는 기초 질병 상태 점수, N은 관측된 질병 상태 점수의 최대 가능한 값, r은 질병 진행의 내재적 속도, t_j는 시점 j, 그리고 α는 질병 진행의 비중심 굴절점을 허용하는 형태 계수이다. 이 함수는 비대칭적이고 S자 형태의 곡선으로, 질병 진행의 비선형 속도를 설명하며 y_j가 굴절점 아래일 때 증가하고 y_j가 굴절점 위일 때 감소한다.

치료 효과를 고려하기 위한 용어를 포함하는 혼합 효과 비선형 회귀 모델도 알츠하이머병 진행에서 ADAS-Cog 점수를 모델링하는 데 사용되었다[6]. 이 경우 추세 함수 형태는 다음과 같다:

$$y_j = \beta_0 + \beta_1 * t_j + E_d(t_j) + E_p(t_j)$$

여기서 y_j와 t_j는 각각 시간 지점 j에서의 질병 상태 점수와 시간 변수이다. β0는 기준 질병 상태 점수이고, β_1은 질병 진행 속도이며, $E_d(t_j)$와 $E_p(t_j)$는 각각 시간 지점 j에서의 약물 효과와 위약 효과를 포함하는 비선형 함수이다. 이 모델에서 약물 치료 효과는 일시적일 수 있다(예: 증상 완화) 또는 지속적일 수 있다(예: 질병 진행 변경).

질병 진행 추세의 이질성을 처리하는 다른 방법도 있다. 한 가지 접근 방법은 환자를 보다 동질적인 집단으로 나눈 다음 각각의 환자 집단에 대해 별도로 다른 모델을 훈련시키는 것이다. 예를 들어 [13]에서는 ALS 환자를 ALSFRS-R 값의 첫 번째 및 마지막 방문 간의 차이를 방문 간 시간으로 나눈 것에 기초하여 빠르게 진행되는 그룹과 느리게 진행되는 그룹으로 분리했다. 그런 다음 느린 진행 그룹을 위한 하나의 비선형 와이블 모델과 빠른 진행 그룹을 위한 다른 모델이 훈련되었다. 또 다른 예로는 ALS 환자의 악화 패턴을 발견하는 데 사용된 두 단계 접근 방법이다[14]. 먼저, 다차원 동적 시간 왜곡(DTW)을 기반으로 변수 길이 관측 및 관측 사이의 변수 시간 간격(즉, 방문 수 및 방문 간 시간)을 처리하기 위해 시퀀스 군집링이 수행되었으며 유사한 시퀀스를 가진 환자를 그룹화하기 위해 계층적 군집링을 수행했다. 둘째로 각 유사한 환자 그룹 내에서 순차 패턴 마이닝(SPADE)이 수행되어 공통 악화 변화 패턴을 발견하고 분류기가 순서의 다음 값을 예측하는 데 사용되었다.

위에서 설명한 모든 함수 형태는 추정해야 할 유한한 수의 미지의 매개변수를 가지고 있다(선형 회귀 예에서는 모델의 β 계수이다). 이러한 모델을 매개변수적 모델이라고 한다. 상상할 수 있는 수학적 함수의 무한한 공간이 선택할 수 있는 무한한 수의 수학적 공식이 있다는 사실을 감안하면 일반적으로 적절한 공식이나 공식 모음을 선택하는 데 도움이 되는 이전 도메인 지식이 필요하다. 그러나 많은 상황에서는 사용할 적절한 매개변수적 모델에 대한 적은 혹은 전혀 사전 도메인 지식이 없는 경우가 많다. 이러한 시나리오에서는 베이지안 비매개변적 모델링 접근 방식을 사용할 수 있다. 개념적으로 이러한 비매개변적 접근 방식은 특정한 특성 집합을 가진 모든 함수의 무한 공간과 함께 수학적으로 작동할 수 있게 해준다(예: 매끄러움, 연속성, 시간 척도, 값 범위 등). 그러나 추론해야 하는 명시적 매개변수가 없다[학습해야 할 초매개변수(hyperparameter)는 있다]. 이 함수 공간 위에 확률 분포가 있으며 데이터에 모델을 맞추는 목표는 이러한 분포를 정제하여 관측 데이터를 가장 잘 모델링할 수 있는 함수 공간의 영역에 초점을 맞추는 것이다. 이러한 모델은 불규칙하게 샘플링된 관측과 누락된 데이터를 처리할 수 있다.

가우시안 프로세스(Gaussian Processes, GPs)는 가장 인기 있는 비매개변적 모델 중 하나이며 시계열 데이터 분석에 광범위하게 사용되어 왔다[38]. GPs는 질병 진행 모델링에도 적용되었다. 예를 들어, 중요 신호[23] 및 중환자실[24]에서 얻은 다변량 종양 데이터는 다중 작업 GPs들을 사용하여 정확한 보간 및 시계열 데이터 예측이 가능하도록 모델링 되었다.

GPs들의 다중 수준(계층적) 확장도 개발되어 질병 진행 모델에 적용되었다. 한 연구에서는 세 수준(인구, 하위 인구 및 개별)의 계층적 GP 모델이 개발되어 복잡한 만성 질병에서 관찰되는 이질성의 공통 원인을 직접 다루었다[22]. 이 모델은 피부경화증(scleroderma) 환자의 간질성 폐렴에 대한 예측된 강제 폐활량(PFVC) 측정치의 질병 활동 추세를 모델링하는 데 사용되었다. 이 다중 수준 GP 모델은 각 환자에 대한 각 종양 변수를 모델링하기 위해 고도로 구조화된 평균 함수를 사용하여 다중 작업 출력을 지원하도록 확장되었다[17]. 평균은 공유된 잠재 변수를 통해 종속적으로 만들어졌다. 이 모델은 만성 신장병(CKD) 환자의 여섯 가지 바이오마커(추정 사구체 여과 속도(eGFR), 혈청 알부민, 혈청 탄산수소, 혈청 칼슘, 혈청 인, 요 알부민/크레아티닌 비율(ACR))의 추세를 모델링하고 질병 심각도의 미래 추세에 대한 예측을 수행하는 데 사용되었다.

17.3.2.2 상태 기반 모델

질병의 진행을 나타내기 위해 의미 있는 기저 질병 상태를 학습하고 각 상태에 연관된 관측치, 그리고 관측된 종양 데이터를 잘 설명하는 상태 간의 전환을 학습하는 모델은 상태 기반 모델이다. 질병 진행은 그 후 시간에 걸쳐 이산 상태의 연속으로 나타낼 수 있다. 가장 인기 있는 확률적 상태 기반 모델은 현재 상태에 따라 관측을 생성하는 확률 밀도 함수이며 상태는 Markov 과정을 따르는 모델로 Markov 모델이라고 한다. 여기서 (1) 관측을 생성하는 확률 밀도 함수가 상태에 따라 달라지고, (2) 상태가 Markov 과정을 따르는 경우 이 모델을 사용할 수 있다. 데이터 관측이 시스템의 상태를 완전히 결정할 수 있다면(즉, 상태가 "완전히 관측 가능"한 경우), Markov Chain 모델이라고 한다. 반면에 데이터 관측이 시스템의 상태와 관련이 있지만 상태를 정확하게 결정하기에는 충분하지 않은 경우(즉, 상태가 "일부만 관측 가능"한 경우), 은닉 마르코프 모델(HMM, hidden markov model)이라고 한다[39].

HMM 모델은 관측 데이터로부터 질병 진행을 모델링하는 데 적합한다. 이들은 다양한 가능한 진행 경로를 수용할 수 있는 유연한 프레임워크를 갖추고 있다. 사전 도메인 지식 및 제약 조건은 모델에 쉽게 통합될 수 있다. 모델에는 개별 관측치와 관측 순서의 확률적 가변성을 설명할 수 있는 확률 모델이 포함되어 있다. 데이터 관점에서 HMM은 지도 없이 데이터에서 훈련될 수 있다(즉, 비지도). 또한 노이즈가 있는 측정 및 결측 데이터에 자연스럽게 대응할 수 있다. 또한 명시적인 데이터 정렬이 필요하지 않다. 모델은 데이터와 가장 잘 관련된 상태가 무엇인지 자동으로 결정한다. 이는 질병 진행 여정의 어디에 있든 환자의 데이터를 모델 훈련에 사용할 수 있음을 의미한다. 모델은 많은 다른 환자의 데이터를 "이어 붙여" 전체적인 종양 진행 과정의 특성을 얻을 수 있다. HMM은 순차적 데이터를 숨겨진(또는 잠재) 상태 간의 일련의 전환을 통해 설명하며 다음과 같은 구성 요소가 있다(그림 17.2): (1) 일련의 숨겨진 상태, (2) 이러한 상태 간의 가능한 전환 및 이러한 전환의 확률을 지정하는 전환 모델, 시간에 따라 상태가 어떻게 진화하는지를 지배한다, 그리고 (3) 각 상태가 관측 공간에서 나타나는 각 상태의 표현을 설명하는 여러 측정의 확률 밀도 함수인 관측 모델이다.

HMM 모델의 숨겨진 상태 수인 M은 특정 응용 프로그램에 따라 지정해야 하는 초매개변수이다. 널리 병기설정(staging) 정의가 있는 질병의 경우 M은 사전 임상 도메인 지식을 기반으로 결정될 수 있다. 그러나 병기설정(staging)이 덜 이해된 많은 질병의 경우 데이터 기반 접근법을 사용하여 숨겨진 상태의 적절한 수를 결정할 수 있다. 피트니스 측정을 기반으로 하는 교차 검증을 통한 모델 선택이 일반적으로 사용된다. 예를 들어 개발 데이터 세트는 먼저 교육 세트와 테

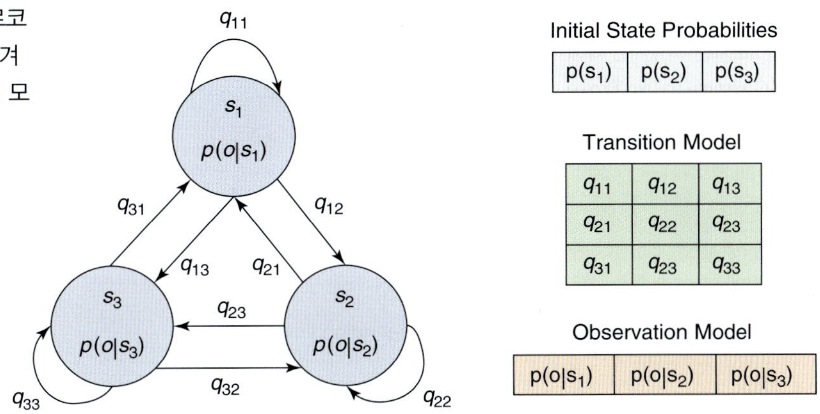

그림 17.2 확률적 은닉 마르코프 모델(HMM)과 세 개의 숨겨진 상태, 초기 상태 확률, 전이 모델, 그리고 관측 모델

스트 세트로 나뉜다. 다음으로 교육 세트에서 다양한 M 값으로 HMM 모델 시리즈를 작성한다. 각 모델은 그런 다음 테스트 세트에 적용되어 피트니스 측정을 계산한다. 최적의 데이터 적합을 제공하는 피트니스 측정을 갖는 모델은 가장 적절한 M으로 선택된다. 다양한 피트니스 측정이 사용되었다. 이는 보유된 테스트 세트의 예측 로그 우도 또는 모델 복잡성 측정을 결합하는 Akaike Information Criteria (AIC) 또는 Bayesian Information Criteria (BIC)와 같은 패널티화된 우도 기준을 포함할 수 있다[40].

Q는 $M \times M$ 행렬로, 숨겨진 상태 간의 전이 확률을 지정한다. 이 행렬의 구조에 대한 다양한 제약을 부과함으로써 다양한 종류의 질병 진행을 지정할 수 있다(그림 17.3). 예를 들어 완전히 제약이 없는 Q는 "전체 진행 모델"을 지정하며 이 모델에서는 어떤 질병 상태에서 든 다른 상태로 진행/회복될 수 있다. 하향 삼각형의 모든 요소가 0인 Q는 "전진 진행 모델"을 지정하며 질병은 악화될 수 있지만 진행을 되돌릴 수는 없다. 대각선 요소와 첫 번째 L개의 상단 비대각 요소를 0이 아닌 값으로 지정하는 Q는 "L차 전진 체인 진행 모델"을 지정하며 언제든지 질병은 다음 L 상태로만 전진할 수 있다. $L = 1$일 때는 "전진 체인 진행 모델"이라고 한다. 가장 적절한 전이 모델은 대상 질병에 대한 사전 도메인 지식이나 현실적인 가정을 기반으로 결정되어야 한다.

각 상태에서의 관찰 모델은 해당 상태와 관련된 관측 데이터를 설명하는 다차원 확률 밀도 함수이다. 이는 숨겨진 상태가 주어졌을 때 관측의 확률을 명시한다. 확률 분포의 선택은 관측 데이터의 특성에 따라 다를 것이다. 예를 들어, 관측이 연속적인 경우 가우시안 분포가 적절하다. 그러나 관측이 부울 또는 범주형인 경우 베르누이 분포 또는 다항 분포가 더 적절할 수 있다.

HMM 모델의 매개 변수(전이 모델, 관찰 모델 및 초기 상태 확률을 포함)는 데이터 우도를 최대화하기 위해 반복적인 기대-최대화(EM) 알고리즘을 사용하여 종단 학습 데이터에 효율적으로 추정될 수 있다[41].

일단 HMM 질병 진행 모델이 훈련되면 인구 수준 및 개별 환자 수준에서 질문에 답하고 유용한 통찰력을 얻는 데 사용할 수 있다. 먼저 훈련된 HMM을 내부 검토하여 인구 수준의 통찰력을 얻을 수 있다. 예를 들어 상태를 검사하여 "질병의 기본 진행 상태는 무엇인가?"라는 질문에 답할 수 있다. 각 상태의 관찰 모델을 검사하여 "어떤 임상 및 생체 특성이 각 상태와 관련되어 있는가?"라는 질문에 답할 수 있다. 전이 모델을 검사하여 "가능한 상태 전이는 무엇인가?", "환자는 각 상태에서 얼마 동안을 보낼까?" 및 "가능한 진행 경로는 무엇

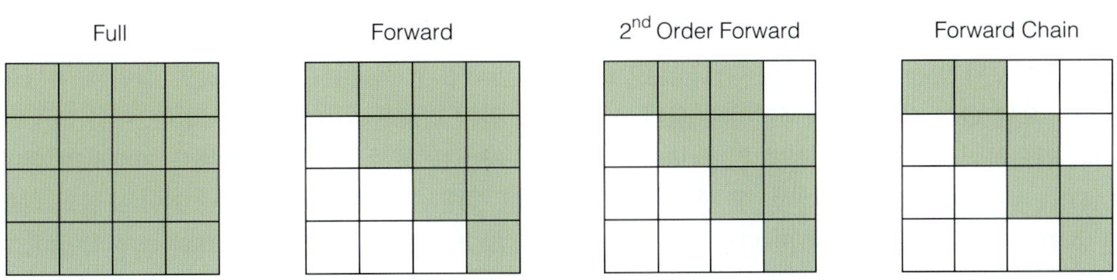

그림 17.3 도식화된 은닉 마르코프 모델 이행 모델 Q: 전체 진행, 전진 진행, 이차적 전진 체인 진행, 전진 체인 진행 모델. 녹색 q_{ij} 매트릭스는 0의 값이 아니며, 흰색은 0의 값이다.

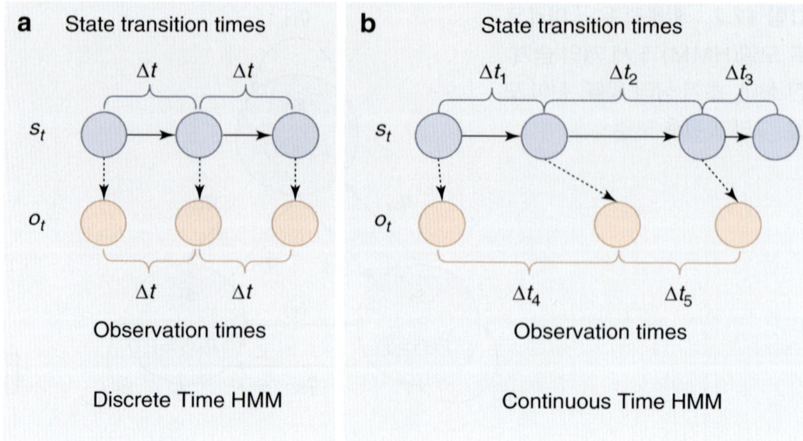

그림 17.4 (a) 이산 시간 HMM (Discrete Time HMM). 상태 전이 s_t와 관측 o_t는 고정된 시간 간격에서 발생. (b) 연속 시간 HMM (Continuous Time HMM). 상태 전이 s_t와 관측 o_t는 불규칙한 시간 간격에서 발생하며 비동기적일 수 있음

인가?"와 같은 질문에 답할 수 있다. 다음으로, 훈련된 HMM을 사용하여 환자 데이터를 처리하여 인구 수준 및 환자 수준의 통찰력을 얻을 수 있다. 환자의 종양 관측을 고려할 때 HMM은 각 관측에 상태를 연결하여 각 환자에 대한 가장 가능성 있는 시간적 상태 순서를 생성할 수 있다. 이 순서는 환자 수준의 통찰력을 제공하기 위해 분석될 수 있으며, "환자의 (과거) 질병 진행 경로는 무엇인가?" 및 "환자의 현재 질병 상태는 무엇인가?"와 같은 질문에 답할 수 있다. 환자 모집단의 상태 순서를 분석하면 "가장 흔한 진행 경로는 무엇인가?"와 "가장 드문 진행 경로는 무엇인가?"라는 인구 수준의 질문에 답할 수 있다. 상태 순서는 관찰된 진행 경로의 변동성과 이질성을 정량화 하기 위해 군집화(clustering)될 수도 있다. 상태 순서 외에도 각 관측에 대한 상태 할당의 사후 확률을 계산하여 상태 할당의 불확실성을 정량화하는 데 사용할 수 있다. 마지막으로, 모델에서 나온 중간 결과를 활용하여 환자에 대한 "환자의 가장 가능성 있는 다음 질병 상태는 무엇인가?", "환자의 가장 가능성 있는 미래 질병 진행 경로는 무엇인가?" 및 "환자의 질병 상태 점수가 1년 후에 어떻게 될 것인가?"와 같은 질문에 답할 수 있다.

질병 진행 모델링에 적용된 여러 유형의 은닉 마르코프 모델(HMM)이 개발되었다. 그중 하나는 이산 시간 HMM (Discrete Time HMM, DT-HMM)으로, 이는 관측 데이터가 고정된 정규 이산 시간 간격에서 샘플링되고 각 관측이 구체화된 숨겨진 상태 변수와 연관된다고 가정한다(그림 17.4a). DT-HMM의 전이 모델 Q는 각 시간 단계에서의 상태 전이 확률을 포함한다. 알츠하이머병에 대한 질병 진행 모델을 개발하기 위해 ADNI 데이터 세트에서 여섯 개 상태의 DT-HMM 모델이 훈련되었다[8]. 전이 모델은 단일 단계 전진, 단일 단계 후진 및 자기 루프만 허용하였으며, 관측 모델은 뇌 MRI 이미지에서 유도된 바이오마커를 모델링하기 위해 연속 가우시안 혼합 분포로 구성되었다. DT-HMM의 기초가 되는 고정 샘플링 비율 가정은 관찰 연구에서 수집된 데이터나 전자건강기록에서 추출된 데이터와 같이 시간이 불규칙하게 분포된 데이터에 대해 최적의 모델 선택이 아니다. 이러한 데이터에서는 환자가 의료 시스템과 접촉할 때만 관측이 기록된다. 불규칙하게 샘플링된 시간 데이터를 더 잘 처리하기 위해 연속 시간 HMM (Continuous Time HMM, CT-HMM-HMM) 모델이 개발되었다[16, 18]. CT-HMM은 은닉 상태 간 전이와 관찰값의 도착이 임의의 시간에 발생할 수 있도록 허용하는 모델이다. 이를 통해 관찰 시점이 일정하지 않은 데이터를 보다 효과적으로 처리할 수 있다(그림 17.4b). 다시 말하면, 숨겨진 상태뿐만 아니라 숨겨진 상태의 전이 시간도 관찰되지 않았다. CT-HMM에서 전이 모델 Q는 전이 생성 행렬을 지정한다. Q의 (i, j)번째 요소, Q_{ij}로 표시되는 것은 질병 상태 i에서 질병 상태 j로의 즉각적인 전이 강도를 나타낸다($i \neq j$). (i, j)번째 대각 요소 $Q_{ii} = -\sum_{i \neq j} Q_{ij}$이고 Q의 행 합계는 0이다. 시간 매개변수 t를 갖는 전이 확률 행렬은 $P(t)$로 표시되며 Q의 행렬 지수 함수를 취함으로써 계산된다: $P(t) = expm\ (t * Q)$. $P(t)$의 (i, j)번째 항목, $P_{ij}(t)$는 t_0 시점에서 상태가 i이고 미래의 $t_0 + t$ 시간에 상태가 j일 확률을 나타낸다.

CT-HMM 만성폐쇄성폐질환(COPD) 진행 모델은 6개의 상태, 전방 진행 전이 모델 및 이분법적인 Noisy-OR Bayesian 네트워크 관찰 모델로 전자건강기록 데이터[18]에 대해 훈련되었다. 목표는 연관된 동반 질환의 발병을 통해 COPD의 진행 경로를 이해하는 것이었다. 다른 연구는 의료 시설 이용 사건을 통해 COPD의 진행을 이해하려 했다[19]. 이 경우 4개 상태 CT-HMM이 전방체 전이 모델과 다항식 관찰 모델을 갖고 의료 행정 데이터에 대해 훈련되었다. 전망적 관찰 연구 데이터에서 UHDRS 점수를 통해 헌팅턴병(HD)의 진행 양상을 특성화하기 위해 2차 전방체 전이 모델과 가우시안 관찰 모델을 갖는 9개 상태 CT-HMM이 훈련되었다[11].

11개 상태 CT-HMM에 대한 전방체 전이 모델과 베르누이 관찰 모델이 1형 당뇨병(T1D)의 진행 특성을 식도 자가항체 생물 표지자를 기반으로 식별하기 위해 전망적 관찰 연구 데이터에 훈련되었다[16]. HMM 기반 질병 진행 모델을 이해하고 분석하기 위해 대화형 시각화 도구가 개발되었다[15]. 연구는 어린이를 세 가지 독립적인 생물 표지자 기반 진행 경로로 분류할 수 있었으며, 이러한 경로와 T1D로의 진행 속도, 유전적 배경 및 인구 특성 간의 관련성을 발견했다.

CT-HMMs는 여러 방향으로 확장되었다. 다차원 CT-HMM은 질병 진행을 여러 다양한 차원(예: 구조적 및 기능적)에서 동시에 모델링할 수 있도록 개발되었다. 특히 다양한 차원에서의 진행의 시간 경과가 다를 때 특히 유용하다. 예를 들어, 2D CT-HMM은 망막하 진행 모델링에 사용되었으며 구조적 및 기능적 측정치가 포함된 종적인 데이터를 사용했다[9]. 이 경우 가우시안 관찰 모델을 사용한 많은 상태(105개)가 기능 및 구조적 심각도의 연속 값 벤드로 정의된 2D 그리드 상태 공간을 표현하는 데 사용되었다. 망막하 손상이 일반적으로 되돌릴 수 없기 때문에 전이 모델은 상태가 어느 한 차원이나 양쪽 차원 모두에서 악화된 상태로 전환되는 것만 허용했다. 3D CT-HMM에는 ADNI 데이터 세트를 사용하여 Alzheimer's 질병의 진행을 임상, 영상 및 생화학적 차원에서 모델링하는 데 사용된 277개의 상태가 있었다[20]. 이 연구의 목표는 질병이 시간이 지남에 따라 세 가지 생물 표지자 유형 간의 다차원 시간 상호 작용을 양적으로 평가하는 것이었다.

질병 모집단의 다양성 모델링을 개선하기 위해 CT-HMM은 개인 맞춤형 및 약물 인지 질병 진행 모델을 학습할 수 있도록 확장되었다. 이 개인 맞춤형 입력-출력 CT-HMM (Personalized input-output CT-HMM, PIO-HMM) 모델은 개인 맞춤형 상태 효과, 개인 맞춤형 약물 효과, 상태 기반 약물 효과 또는 이들의 어떤 조합이든 고려할 수 있다[12]. Gaussian 관찰 모델 및 전방 진행 전이 모델을 갖는 8개 상태 PIO-HMM은 PPMI 데이터 세트에서 관찰된 UPDRS 점수 및 비질병 수정 약물 사용 기록(예: 레보도파)을 사용하여 파킨슨병(PD)의 진행을 모델링하는 데 사용되었다.

더욱 복잡한 확률적 모델은 첫 번째 차수의 마르코프 가정을 완화한 모델도 개발되었다. "주의력 상태 공간 모델" 방법은 미래 질병 상태에 영향을 미치기 위해 명시적으로 과거 정보(예: 주의 메커니즘을 통해)를 고려한다[25]. 이는 모든 환자가 동일한 현재 질병 상태에 있는 경우 모든 환자가 동일한 예측된 미래 질병 상태를 갖게되는 전통적인 HMM과는 달리 환자 간에 진행 동역학을 개인 맞춤화할 수 있다. 이러한 모델은 3개의 상태, 베르누이 및 가우시안 관찰 모델, 그리고 비마르코프 주의 메커니즘 기반 전이 모델을 사용하여 영국 낭성 섬유증 신탁에서 얻은 폐 기능 생물 표지자 데이터를 기반으로 낭성 섬유증(CF)의 진행을 모델링하는 데 사용되었다 [42].

미래 질병 상태를 예측하는 모델에 대한 관련 연구도 많이 진행되었다(예: 미래 ALSFRS-R 점수 또는 미래 eGFR 실험실 검사 값 등) 이러한 모델은 머신러닝[43], 다중 작업[44, 45], 및 딥 러닝[46] 방법을 활용한다. 예측 중심 질병 진행 모델은 이 장의 섹션 17.4에서 다루어진다.

표 17.1에서는 이 섹션에서 논의된 경로 및 상태 기반 질병 진행 모델의 응용 프로그램을 질병 영역, 방법(경로 또는 상태 기반) 및 해결된 임상 작업에 관한 것으로 요약한다. 다시 한번 강조하자면, 이는 다양한 모델링 방법에 대한 대표적인 연구이며 이 방법을 사용한 모든 연구의 포괄적인 조사가 아니다.

17.3.3 도전과 미래 방향

비록 데이터 기반 질병 진행 모델링 방법의 개발에서 질병 분류 및 진행 경로 분석을 용이하게 하는 데 많은 진전이 있었지만, 여전히 많은 도전이 남아 있다. 현재 일부 모델을 적절하게 교육하는 데 필요한 계산 시간과 비용은 이미 매우 높다. 모델이 더 복잡해지고 사용 가능한 데이터 양이 계속해서 증가함에 따라 계산 요구 사항은 더욱 증가할 것이다. 모델 수렴을 향상시키고 모델 매개변수 효율성을 향상시키며 사용 가능한 데이터를 더 스마트하게 활용하기 위해(예: 모델 교육에 가장 유용한 데이터 하위 집합 선택) 알고리즘적 발전이 필요할 것이다.

데이터 측면에서는 임상 실험 데이터, 관측 연구, 레지스트리 데이터, 전자건강기록 데이터, 행정 청구 데이터 및 중환자실 데이터와 같이 다양한 소스 및 유형의 데이터가 질병 진행 모델링에 사용되었다. 여러 가지 의료 관련 데이터 유형에서 유용한 신호가 있다는 것은 매우 격려되는 일이다. 다양한 데이터 유형을 결합하여 진행 모델링에 더 강력한 신호를 감지할 수 있는 기회가 있다. 그러나 데이터 모델을 표준화하고 데이터 공유를 개선하기 위해 더 많은 작업이 필요하다. 데이터 표준화 및 공유의 진전은 또한 개발된 모델을 독립적인 데이터 세트에서 검증하는 데 도움이 될 수 있다.

다양한 질병에 대한 개발된 진행 모델의 성능을 양적으로 평가하는 능력은 현재 매우 어렵다. 많은 경우 기존 진행 측정은 진행 여정의 한정된 부분만을 다루거나 측정 및/또는 확인 편향 및 잡음에 영향을 받는다. 더 완전하고 정확한 골드 스탠

더드 질병 상태 측정이 데이터 기반 질병 진행 모델링을 추진하는 데 도움이 되어야 한다.

상태 기반 질병 진행 모델의 경우, 숨겨진 상태를 해석하고 이를 질병 "단계"에 명확하게 매핑하는 것은 일반적으로 매우 어려운 과제이다. 일부 방법은 모델 내의 각 상태를 질병 진행의 한 단계로 해석한다[8]. 다른 방법은 여러 상태를 하나의 질병 단계로 집계하거나[16], 일부 상태를 특정 관찰과 연결하여 수락된 질병 단계로 매핑하고 다른 상태가 중간 진행을 채울 수 있도록 한다[18]. 각 접근 방식에는 장단점이 있으며 옳은 방법이나 틀린 방법이라고 할 수 없다. 이는 모델의 확률적 특성 때문에 추가된 모델 유연성이 모델 이해의 복잡성을 증가시킨다는 점에서 비롯된 것이 많다. 투명하고 해석 가능한 모델을 구축하는 것은 머신러닝에서의 일반적인 도전이다. 이 분야에서 진전이 이루어지면 새로운 방법과 도구를 활용하여 질병 진행 모델의 이해를 개선해야 한다.

위에서 설명한 도전에 대한 대응 외에도 미래의 연구 방향으로는 다양한 데이터의 이질성을 더 잘 설명하기 위한 더 정교한 모델의 개발이 있다. 개별 차이의 더 정교한 모델이나 모든 질병 측정에 영향을 미치지 않을 수 있는 선형이 아닌 약물 효과를 설명하기 위한 더 정교한 모델 등이 가능성으로 제시된다. 다른 가능성으로는 환자별 전역 변수를 사용하여 모델의 여러 구성 요소에 영향을 미칠 수 있다. 예를 들어 연령, 성별, 가족력은 HMM 모델에서 초기 질병 상태 분포를 결정하는 데 사용될 수 있다. 전이 모델은 환자 행동 요인(예: 약물 복용, 흡연, 음주 등)에 따라 달라져 질병 진행의 속도를 증가 또는 감소시킬 수 있다. 마지막으로 관찰 모델은 데이터에 포착된 관찰에 영향을 줄 수 있는 치료 또는 문서 작성 행동의 차이를 설명하기 위해 공급자의 특성에 따라 달라질 수 있다.

또 다른 방향은 질병 진행 모델의 출력 및 결과(즉, 질병 진행 표현형)을 다른 하류 분석이나 모델과 결합하는 것이다. 이는 질병 진행 모델을 비용 효과 분석이나 유전체 데이터 분석과 혁신적으로 통합하는 것을 포함할 수 있다. 마지막으로 의료 비용, 입원, 환자의 삶의 질과 같은 추가 결과를 포함한 모델은 중요한 실용적 흥미를 가지고 있으며 질병 진행 모델을 임상 실무에 도입하고 적용하는 데 도움이 될 수 있다.

17.4 질병 진행 예측 모델링

질병 진행의 이해는 종종 질병 진행과 관련된 흥미로운 사건의 발생을 예측할 수 있는 모델을 필요로 한다. 예를 들어 많은 의료 전문가들은 환자가 진단을 받은 후 일정 기간 동안 2형 당뇨병(T2DM)에서 합병증 발생의 위험을 추정하는 데 매우 관심이 있다.

이러한 사건의 발생 또는 위험을 데이터 기반으로 예측하려면 환자와 질병에 관련된 가능한 많은 정보를 캡처하도록 의도된 다양한 데이터 유형에 대한 분류 기술을 개발해야 한다. 이 문제의 중요한 특성 중 하나는 시간적 차원에서 의미 있는 패턴을 캡처하는 것이다. 이 문제는 과학계에서 많은 관심을 받아 다양한 방식으로 다가갔으며, 이 섹션에서 설명하는 여러 방법이 존재한다.

이 분야의 문헌은 매우 다양하다. 여기서는 수행된 모든 작업에 대한 포괄적인 조사보다는 주요 접근 방식을 설명하는 것이 목적이다. 이어지는 내용에서는 특정 질병과 관련된 중요한 사건의 발생에 빛을 비추기 위해 시간적 분류 문제에 대처할 수 있는 머신 러닝 방법의 최신 기술을 검토한다. 일반적으로 사용되는 데이터 세트에 대한 논의로 시작하여 방법에 대한 설명을 거쳐 이러한 방법을 임상 환경에서 더 널리 채택하기 위해 해결해야 할 도전들에 대한 논의로 마무리된다.

17.4.1 데이터와 데이터의 전처리

질병 진행의 예측 모델 개발을 위한 데이터 요구사항은 질병 분류 분석에 필요한 것보다 더 엄격하다. 일반적으로 관심 있는 환자의 관찰된 측면을 캡처하는 모든 데이터 세트가 분석 후보가 될 수 있다. 이러한 데이터 세트는 환자에 대한 다양한 특성과 분류에 사용되는 참 값 레이블을 포함해야 한다. 전자건강기록 및 임상 청구 데이터 세트는 사망, 입원 재입원[47] 및 만성질환으로 인한 여러 합병증의 분류[48]에 성공적으로 사용되었다. 이러한 데이터 세트는 진단, 수술, 실험실 검사, 인구 통계 및 환자 가족력을 포함한 다양한 데이터 유형을 포괄한다. 일부 연구는 EHR 및 청구 데이터베이스에 일반적으로 없는 다양한 데이터 모달리티를 사용하고 있다. 예를 들어 [49]에서 저자들은 연구자들이 유전체 데이터를 머신러닝을 사용하여 복잡한 질병의 위험을 모델링하는 데 성공한 방법을 논의했다. 다른 연구는 IoT 센서 데이터를 사용하여 환자에 대한 중요한 통찰력을 제공하고 있다[50, 51].

사용되는 출처와 모드에 관계없이 이러한 데이터 세트는 환자가 종종 소수의 질병, 진단 및 수술에만 연관되어 있기 때문에 매우 희소한다. 또한 모든 환자의 모든 건강 관련 데이터에 대한 완전한 360도 전망을 가능케 하는 상호운용성 문제를 해결하는 방법을 여전히 찾고 있기 때문에 불완전할 수 있다. 실제로 많은 실제 데이터 세트와 마찬가지로 많은 누락된 항목이 있어 학계가 일반적으로 모델링을 개선하기 위해 누락된 데이터를 보완하는 효과적인 방법을 연구하고 있다.

17.4.2 방법

임상 데이터의 디지털화로 인공지능 연구자들은 질병 진행과 관련된 다양한 의미 있는 이벤트의 순차적 예측을 포함한 다양한 분석 작업을 위한 혁신적인 계산 방법을 개발하게 되었다. 이러한 방법은 기본적으로 환자의 역사적 데이터를 벡터 X_t^i로 나타내고 예측된 이벤트를 관측할 확률을 나타내는 위험 점수 y_t^i로 매핑할 수 있는 함수를 데이터로부터 학습하려는 목적을 가지고 있다. 여기서 위첨자 i는 특정 환자를 인덱싱하며, 아래첨자 t는 시간을 나타낸다.

17.4.2.1 고전적 및 딥 러닝 모델

대부분의 현대적인 방법은 일반적으로 딥 러닝의 상대적으로 최근의 인기에서 기인한다. [48]에서 저자들은 Convolutional Neural Networks (CNN) 및 이들의 시간 확장인 Recurrent architectures, 특히 Long Short-Term Memory (LSTM) 및 Gated Recurrent Units (GRU)와 같은 딥 러닝 방법을 포함하여 이 분야에서 사용된 딥 러닝 방법에 대한 포괄적인 조사를 제공한다. 그들의 인기와 함께 어텐션 스킴(Attention scheme)도 이 목록에 추가되고 있다. 순환 구조는 특히 순차적인 문제에 적합하며 질병 진행 모델링에 적용될 때 특정 환자의 상태를 컨텍스트 벡터 h_t^i로 추적하여 특정 이벤트의 위험을 어떻게 예측하거나 추정할지 학습한다. 이들은 암묵적으로 환자 역사를 이 컨텍스트 벡터 h_t^i로 요약하는 방법을 학습하며, 이는 시간 t에 환자 i의 질병 상태로 해석될 수 있다. 메모리 네트워크는 환자 역사를 중요한 측면을 유지하는 데 사용된 메모리 뱅크에 액세스할 수 있도록 허용함으로써 이 접근을 확장했다. [52]에서 제시된 작업은 인간의 정신적 기억 모델에서 영감을 받은 메모리 네트워크 아키텍처를 성공적으로 설계하여 다양한 부정적인 이벤트를 예측하기 위해 임상 데이터를 모델링하는 데 있다.

이 딥 러닝 접근법의 모든 성공에도 불구하고 간단한 로지스틱 회귀 모델부터 복잡한 트리 및 규칙 학습 기법(예: Gradient Boosted Trees, Random Forest) 또는 지원 벡터 머신과 같은 전통적인 머신러닝 기술도 비슷한 문제에 꽤 성공적으로 적용되었다. 이러한 더 간단한 머신러닝 모델은 비교적 제한된 용량을 가질 수 있으며 데이터 분포에 대한 특정 가정을 할 수 있다(예: 선형 가정)—특히 특성을 수동으로 만드는 데 상당한 노력이 기울여진 경우 딥 러닝 모델과 비교하여 훌륭한 성능을 발휘할 수 있다. 이러한 전통적인 방법은 때로는 해석하기 쉽고 최종 사용자에게 투명한 특성을 가지므로 중요하다. 실제로 [53]에서는 딥 러닝 접근법이 병원 재입원을 예측하는 데 이러한 전통적인 방법을 능가하지 못한다고 보고되었다. 또한 두드러진 연구자들은 종종 더 기존의 규칙 학습 방법을 적용할 수 있는 데 비해 해석이 더 어려운 딥 접근법을 과도하게 사용하지 말아야 한다는 경고를 제공했다 [54]. 이러한 전통적인 머신러닝 기법은 일반적으로 맥락 벡터 h_i를 예측 및 추적하지 못하며, 이러한 기술은 환자 상태를 요약하는 특징으로 X_i 벡터를 변환할 수 있는 데이터 과학자들이 제공하는 도메인 지식에 크게 의존한다. 결과적으로, 이러한 모델은 질병 진행과 관련된 복잡한 시간적 패턴을 포착하는 능력에 제한이 있다. 그러나 이러한 제한은 이러한 모델이 실제로 효과적으로 적용되는 것을 저해하지 않는다.

17.4.2.2 모델 해석

이러한 예측 모델의 결과를 신뢰도 있게 전달하고 이해하기 쉽게 하기 위해 예측 위험 점수 값을 설명하는 여러 접근 방식이 고안되었다. 데이터 과학자들은 일반적으로 훈련된 인공지능 분류 모델에 대해 각 특성이 얼마나 중요한지를 평가하기 위해 특성 중요도 분석을 수행한다. 특성 중요도는 주로 두 가지 방법으로 추정된다. (1) 모델 수준에서는 특성이 모델 훈련 과정에서 전체적으로 제공하는 가치이다. (2) 인스턴스 수준에서는 특성이 해당 데이터 인스턴스를 기반으로 특정 예측을 생성하는 데 지역적으로 제공하는 가치이다.

모델 수준에서 일부 전통적인 머신러닝 모델은 사람이 쉽게 이해할 수 있는 형식으로 학습된다. 예를 들어, 로지스틱 회귀, 트리 학습, 그리고 규칙 학습 기법의 예로 XGBoost와 같은 학습 방식은 모델이 입력을 처리하고 출력을 생성하는 방식을 설명하는 일련의 인간이 이해할 수 있는 규칙으로 구성된다. 로지스틱 회귀 모델의 교육 중에 학습된 β 계수의 값은 모델 작동에 대한 유용한 통찰력을 제공한다. 모델 수준에서 얻은 이러한 설명 형식은 *모든 환자, 모든 인스턴스에 대해 동일하다*. 인스턴스 수준에서 특성 중요도를 제공하는 알고리즘은 특정 환자에 대한 예측에 대한 동적 근거를 제공하여 특정 예측이 어떻게 생성되었는지에 대한 통찰력을 제공할 수 있다. 인스턴스 수준의 설명 알고리즘은 훈련 중이나 사후에 추론될 수 있다. 훈련 중 특성 중요도를 추론할 수 있는 방식은 주로 순환 신경망 구조(예: GRU 및 LSTM) 또는 더 최근에는 트랜스포머 아키텍처에 적용되는 어텐션 방식으로 지배되고 있다. 여기에 언급할 만한 다른 어텐션 방식에는 초기에 임상 데이터 세트에서 임상 이벤트를 예측하기 위해 설계된 RETAIN 알고리즘 및 최근에 제안된 Self Attention 또는 Transformer 모델이 있다[55].

사후에 특성 중요도를 추론하는 방식은 많은 주목을 받고 있다. 이러한 방식들은 상당히 유연하며 완전히 모델에 중립적이다. 가장 인기 있는 기술로는 LIME [56] 및 SHAP 알고리즘[57]이 있다. 이들은 각 인스턴스에 대한 지역 모델을 적합시켜 복잡한 인공지능 모델의 동작을 지역적으로 단순하고 해석 가능한 모델로 근사화할 수 있다. 대조적 설명 방법(CEM)[58]도 인공지능 모델의 행동을 특성화하는 흥미로운 사후 설명 방법을 제공한다. CEM은 데이터 과학자들이 특정 이벤트가 다른 가능한 이벤트와 비교하여 예측된 이유를 식별할 수 있도록 한다. 의학 분야에서 흔히 사용되는 접근 방식을 따라 인공지능 모델의 분류 출력에 대한 관련 부정 및 관련 양적 이유를 식별하는 데 사용할 수 있다[58].

17.4.3 도전과 미래 방향

예측적인 질병 진행 모델링에 사용되는 분류 기술은 꽤 퍼져 있고 잘 이해되었지만, 이러한 모델의 임상 환경에서의 채택은 세 가지 주요 도전으로 인해 여전히 어려움을 겪고 있다.

첫 번째 도전은 임상 데이터 세트의 성질과 예측 모델링을 위한 적절한 코호트 추출의 어려움과 관련이 있다. 이 문제는 이러한 형태의 질병 진행 모델링에 특정된 것은 아니지만, 분명히 예측 모델의 개발에 부정적인 영향을 미쳤다. 건강 데이터 과학자들은 종종 복잡한 전자건강기록 및 청구 데이터 세트에서 적절한 모델링을 위해 코호트를 추출하고 데이터를 전처리하는 데 3/4 이상의 시간을 소비한다. 유감스럽게도 코호트 구축은 완벽한 과학이 아니다. 환자 선택을 위한 적절한 포함 및 제외 기준을 설정하는 것은 기관에 따라 다를 수 있다. 이 문제는 기관 간에 이식할 수 없는 모델을 생성할 수 있다. 이는 기관 간에 인공지능 결과의 재현성을 제한한다.

두 번째 도전은 건강 전문가가 예측 모델을 소비하는 데 관련이 있다. 자주 데이터 과학자들이 인공지능 모델의 출력을 소비하고 해석하는 방식과 실무자가 그러한 모델과 상호작용하는 방식 사이에 상당한 격차가 있다. 데이터 과학자들은 주로 정밀도, 재현율, ROC 곡선 아래 영역, F1 스코어 및 보정과 같은 잘 정의된 메트릭을 사용하여 모델의 품질을 평가한다. 그러나 이러한 다소 낮은 수준의 메트릭을 건강 전문가를 위한 더 높은 수준의 주요 성능 지표(KPI)로 변환하는 것은 여전히 매우 어려운 과제이다. 일반적으로 모델 훈련 중 이러한 KPI를 최적화하는 것은 여전히 연구되어야 할 오픈 리서치 문제이다.

세 번째 도전은 예측 모델 출력의 설명과 관련이 있다. 대부분의 건강 전문가들은 예측 모델의 출력을 소비하여 자신들의 임상 의사 결정 과정을 더 잘 알 수 있기를 원한다. 그들은 인공지능 모델로부터 설명을 찾아 예측된 이벤트를 통제할 수 있는 조작 가능한 항목을 식별하려고 한다. 그러나 대부분의 예측적인 인공지능 모델은 입력 특성과 예측 출력 간의 인과 관계를 명시적으로 설정하지 않다. 위에서 설명한 설명 기술은 인공지능 모델이 출력을 생성하는 방식에 대한 통찰력을 제공하지만 입력 특성이 예측된 이벤트와 인과적으로 관련될 수 있는 방식을 명시적으로 모델링하지 않는다. 이 문제를 해결하기 위해 인과적 설명과 인과적 머신러닝에 대한 더 많은 연구가 필요하다[59].

17.5 질병 진행을 위한 시간 이벤트 모델링

이 섹션에서는 특정 이벤트(합병증까지의 시간, 입원까지의 시간, 정의된 질병 상태에 따른 악화까지의 시간과 같은)가 발생하기 전에 경과된 시간을 추정하기 위해 통계적 방법을 사용하는 질병 진행을 위한 시간 이벤트 모델링을 설명한다. 시간 이벤트 모델링이라는 용어는 주로 의학 및 건강 관련 문헌의 맥락에서 사용되므로 여기서 이 용어를 계속 사용한다.

생존 분석은 "특정 질병 관련 이벤트를 경험할 것으로 예상되는 모집단의 비율은 무엇인가?" 및 "언제 그 이벤트가 발생할 것인가?"와 같은 특정 질문에 답하려고 시도한다. 임상적 맥락에서 이러한 이벤트 발생에 관한 어떠한 예측이라도 의료제공자 및 지불자에게는 치료 계획 및 관리 결정을 내리려는 의미가 크다.

17.4절에서 설명한 분류 기술은 이러한 시간 이벤트 질문에 대답하는 데 적합하지 않다. 이들은 특정 이벤트가 다양한 이유로 분석에 사용된 데이터 세트 내에서 관찰되지 않을 때 발생하는 중도절단 문제를 다루는 능력이 제한되어 있다. 예를 들어, 당뇨병 2형의 시작부터 신경병이 발생하는 시간을 모델링하는 동안 사용되는 데이터 세트는 불가피하게 관측 창 내의 시간으로 제한되어 있으며 이 데이터 세트에 포함된 일부 환자는 이 관찰 창 종료 후에 신경병을 경험할 수 있다. 분류 기술은 중도절단을 고려하지 않지만, 생존 분석 기술은 이에 대처하기 위해 설계되었다.

Kaplan-Meier 추정[60] 및 Cox 회귀[61]와 같은 고전적인 통계적 접근 방식이 중도절단 문제를 극복하기 위해 개발되었다. 이러한 기법에 대한 훌륭한 개요를 제공하는 몇 권의 책이 있다[62, 63]. 조사 논문[64]은 전통적인 방법부터 더 최근의 머신러닝 접근 방식까지 종합적으로 생존 분석 기술을 정리하고 있다. 이 섹션에서는 최근에 생존 분석 연구 공동체 내에서 발표된 신경망 방법을 포함한 머신러닝 기술에 중점을 둔 체계적인 리뷰를 제공한다.

17.5.1 데이터 및 중도절단

환자에 대한 연구 및 실험에서는 일반적으로 중도절단 문제가 발생한다. 그림 17.5는 중도절단의 몇 가지 예를 보여주며 정상 및 중도절단된 경우를 대조한다. 주체 A는 Month 0에서 관찰을 시작하고 이벤트 "X"가 Month 4에서 관찰된다. 따라서 생존 시간 T는 4(개월)이며 데이터는 중도절단 되지 않았다. 주체 B는 Month 1에서 관찰을 시작하고 이벤트 "X"가 Month 3에서 발생한다. 그 후, 다음 관찰이 Month 5에서 시작되고 두 번째 이벤트 "X"가 Month 9에서 발생한다. 주체 B는 재발 이벤트를 보이다. 주체 A 및 B 모두 관찰 기간(Month 10) 종료 전에 이벤트 "X"가 발생했으므로 이러한 데이터는 중도절단 되지 않았다. 주체 C는 Month 0에서 연구를 시작했지만 이벤트 "X"가 관찰 기간 내에 발생하지 않아 데이터가 중도절단 되었다. 따라서 정확한 생존 시간은 알려져 있지 않지만 주체 C가 적어도 10개월 동안 생존함을 관찰한다. 마찬가지로, 주체 D 데이터도 중도절단 되었다. 주체 E는 Month 0에서 연구를 시작했지만 Month 4에 철수하여 중도절단 되었다. 주체 F는 Month 8에 추적에서 빠져 중도절단 되었다. 주체 C, D, E, 및 F는 모두 특히 아래에서 정의된 오른쪽 중도절단 예제이다. 여기서 생존 분석 문헌에서 자주 사용되는 용어를 요약한다:

- **시간**(Time): 사건 간의 간격을 측정하는 데 사용되는 일, 주, 월 또는 년의 길이이다.
- **이벤트**(Event): 사망 또는 질병 발생과 같은 관심 있는 사건이다. 이벤트는 항상 타임스탬프와 관련이 있다. 이벤트는 종종 부정적인 결과와 관련이 있기 때문에 종종 실패로도 불린다. (예: 사망, 질병 시작 또는 재입원)
- **생존 시간**(Survival Time): 사전에 정의된 지수로부터 대상 이벤트가 발생하거나 중도절단(censoring)이 될 때까지의 경과 시간이다.

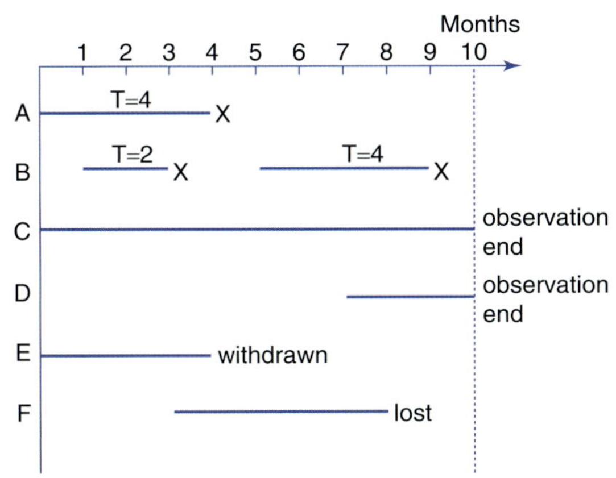

그림 17.5 중도절단(Censoring) 예시

- **중도절단**(Censoring): 생존 시간의 불완전한 관찰 상태이다. 이 상태의 주체는 중도절단된 것으로 간주된다. 생존 분석에서 중도절단이 발생하면 생존 시간에 관한 부분적인 정보만 얻을 수 있지만 정확한 생존 시간은 알려져 있지 않다. 예를 들어, 우리가 3년 동안의 관찰 연구에서 2형 당뇨병의 시작부터 망막병증의 발생까지의 생존 시간을 조사한다고 가정해 보자. 일부 환자는 해당 관찰 기간 동안 망막병증이 발생하지 않지만 5년 후에 발생할 것이다. 이 경우 이벤트가 발생하지 않으며 생존 시간이 중도절단 된다. 이 경우 생존 시간은 관측된 생존 시간보다 실제 생존 시간이 크기 때문에 오른쪽 중도절단이다. 세 가지 유형의 중도절단이 있다:

  - **오른쪽 중도절단**(Right-censoring): 실제 생존 시간이 관찰된 생존 시간과 동일하거나 큰 경우이다. 오른쪽 중도절단의 세 가지 유형은 다음과 같다: (1) 연구 기간 동안 이벤트가 관찰되지 않음, (2) 연구 기간 동안 개인이 철수함, (3) 다른 이벤트로 인해 주요 이벤트의 추가 추적이 방해됨.
  - **왼쪽 중도절단**(Left-censoring): 실제 생존 시간이 관찰된 생존 시간보다 작거나 같은 경우이다.
  - **간격 중도절단**(Interval-censoring): 실제 생존 시간이 알려진 시간 간격 내에 있는 경우이다.

그림 17.5는 C, D, E 및 F 주제의 4가지 정상종결 사례를 보여준다. 생존 분석에서 사용되는 표준 데이터 형식은 Counting Process[63]라고 한다. Counting Process 테이블은 시간 종속 변수, 대상 이벤트의 재발 및 추적 기간 동안 누락된 갭과 같은 경우를 지원하기 위한 유연한 표현을 제공한다. 표 17.2는 그림 17.5에서 나타낸 주제에 대한 Counting Process 형식을 보여준다. 이 테이블은 개체, instance, event indicator, start time, end time 및 group ID라는 여섯 개의 열로 구성된다. 개체 열은 연구 참가자를 식별한다. instance 열은 개체가 연구 기간 동안 대상 이벤트로 인해 여러 번 고통받았다면 레코드의 순차적인 순서를 나타낸다. 동일한 개체가 두 번 이상 별도의 대상 이벤트를 경험하는 경우 개체 B와 같은 경우 이 테이블에는 동일한 개체에 대한 별도의 이벤트를 위한 두 개 이상의 행이 있을 것이다. event indicator는 개체가 이벤트를 경험한 경우 "1"이고 개체가 적출된 경우 "0"이다. start time 및 end time은 각 생존 인스턴스의 시작 및 종료 시간을 나타낸다. group ID는 개체가 연구에서 속하는 그룹

표 17.2 Counting process 표 서식 예시

Subject	Instance	Event indicator	Start time	End time	Group ID
A	1	1	0	4	1
B	1	1	1	3	1
B	2	1	5	9	1
C	1	0	0	10	1
D	1	0	7	10	1
E	1	0	0	4	1
F	1	0	3	8	1

을 식별하는 데 사용되며 예를 들어 실험 그룹에 대한 group ID는 "1"이고 대조 그룹에 대한 것은 "0"이다.

17.5.2 방법

분석의 목표는 특정 이벤트가 발생하기 전에 경과되는 시간, 즉 생존 시간 T를 추정하는 것이다. 표 17.2에서 생존 시간 T는 이벤트 지시기가 "1"인 주체에 대해 "End time" - "Start time"으로 관측된다. 구체적으로 생존 분석은 시간의 함수로 T의 이벤트 분포를 모델링한다. 이는 이벤트 시간 $f(t|\mathbf{x})$의 확률 밀도 함수 및 누적 분포 함수 $F(t|\mathbf{x})$를 모델링하는 것을 의미한다. 여기서 t는 표 17.2의 "Start time"과 같은 특정 참조 시간으로부터 측정된 것이며 환자가 시간 t 이전에 이벤트를 겪을 확률이다. x는 주체의 특성을 나타내며 입력 공변량과의 상호 작용을 고려하기 위해 x에 대한 조건부 확률을 논의한다. 그림 17.6a는 주어진 x에 대한 생존 시간 T의 분포를 설명하는 $f(t|\mathbf{x})$를 보여준다. 이러한 분포 정보는 counting process 표(표 17.2)에 있다. 예를 들어, 특성 x에 대해 개체 A는 생존 시간이 4이다. 이러한 값이 x에 대해 전형적인 경우, $f(t|\mathbf{x})$의 분포는 $t = 4$ 근처에서 더 큰 값을 갖게 될 것이다. 개체 B의 경우 두 이벤트가 있으며 가능한 서로 다른 공변수 x가 있을 수 있다. 2와 4의 생존 시간이 별도로 관측되어 $f(t|\mathbf{x})$의 분포를 개별적으로 형성하는 데 기여한다. 개체 C는 적출된 샘플이며 이 경우 T가 적어도 10과 같음을 알 수 있다. 이 경우에도 $f(t|\mathbf{x})$가 $t \geq 10$의 큰 값을 갖게 될 것이라고 추론하는 데 도움이 된다. 이러한 적출된 데이터를 사용하여 분포를 추정하는 방법은 다음 소절에서 자세히 논의된다.

$f(t|\mathbf{x})$ 및 $F(t|\mathbf{x})$, 환자가 시간 t까지 생존할 확률인 생존 함수 또는 생존율 함수 $S(t|\mathbf{x})$도 모델링할 수 있다. 생존 함수는 $F(t|\mathbf{x})$의 반대이며, 따라서 $S(t|\mathbf{x})$는 그림 17.6b에 나와 있는 것처럼 $1 - F(t|\mathbf{x})$로 계산된다(그림 17.6b).

$S(t|\mathbf{x})$ 외에도, 이벤트의 즉각적인 발생 가능성을 나타내는 이벤트 발생률 함수 $h(t|\mathbf{x})$도 모델링할 수 있다. 일부 경우, 인구 데이터 분석과 같은 경우, 이벤트 발생률 함수의 양적 특성이 알려져 있을 수 있다. 이 경우, 이벤트 발생률 함수를 기

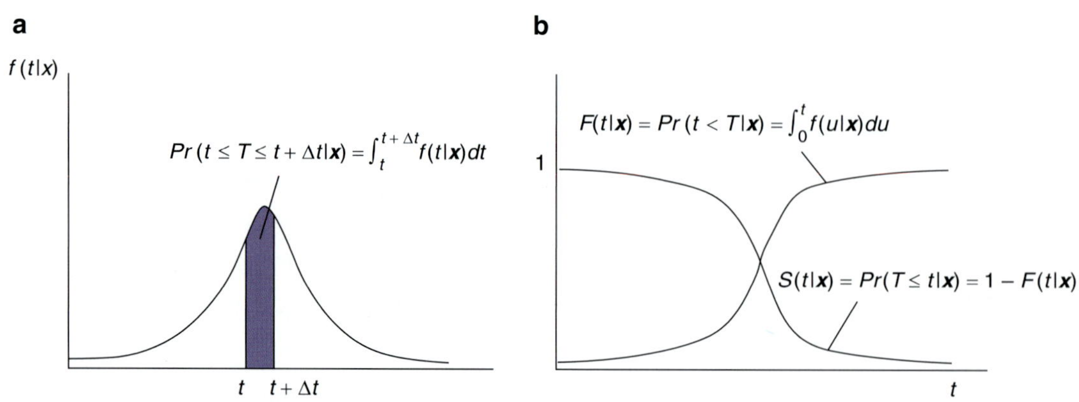

그림 17.6 (a,b) 생존시간의 분포

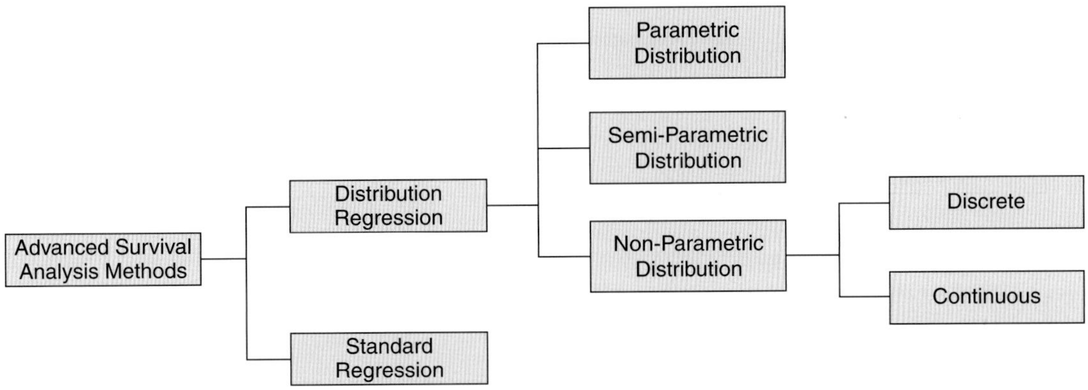

그림 17.7 고급 생존분석 방법 및 분류

반으로 모델링이 가능하다. 누적 분포 함수 $H(t|\boldsymbol{x})$도 생존 함수 $S(t|\boldsymbol{x})$ 유도에 사용될 수 있다. 현재의 연구는 입력 공변량 x와의 복잡한 상호 작용을 처리하여 $S(t|\boldsymbol{x})$, $h(t|\boldsymbol{x})$ 또는 $f(t|\boldsymbol{x})$의 분포를 더 정확하게 모델링하는 데 중점을 두고 있다. 이 섹션에서는 $S(t|\boldsymbol{x})$, $h(t|\boldsymbol{x})$ 및 $f(t|\boldsymbol{x})$를 모델링하는 현대적인 접근 방법을 설명한다. 우리는 문헌에 따라 다음 표기법을 사용한다.

T: 이벤트 발생 시간 또는 생존 시간을 나타내는 음수가 아닌 랜덤 변수.

x: 환자의 공변량.

$f(t|\boldsymbol{x})$: x의 공변량과 함께 생존 시간 $t = T$의 확률 분포 또는 확률 밀도 함수.

$f(t|\boldsymbol{x})$: x의 공변량과 함께 생존 시간 $t = T$의 확률 분포 또는 확률 밀도 함수:

$$f(t|\boldsymbol{x}) = \lim_{\Delta t \to 0} \frac{\Pr(t \le T < t + \Delta t|\boldsymbol{x})}{\Delta t}$$

$F(t|\boldsymbol{x})$: 생존 시간 $t = T$의 누적 분포 함수 또는 시간 t까지 이벤트가 발생할 확률:

$$F(t|x) = \Pr(T < t|\boldsymbol{x}) = \int_0^t f(u|\boldsymbol{x})\,du$$

$S(t|\boldsymbol{x})$: 생존 함수—시간 t까지 이벤트를 관측하지 못할 확률:

$$S(t|\boldsymbol{x}) = \Pr(T \ge t|\boldsymbol{x}) = 1 - F(t|\boldsymbol{x}) = 1 - \int_0^t f(u|\boldsymbol{x})\,du$$

$h(t|\boldsymbol{x})$: 위험 함수—시간 t에서 이벤트의 순간적인 발생 가능성:

$$h(t|\boldsymbol{x}) = \lim_{\Delta t \to 0} \frac{\Pr(t \le T < t + \Delta t|T \ge t, \boldsymbol{x})}{\Delta t}$$

$H(t|\boldsymbol{x})$: 누적 위험 함수—시간 t까지의 순간적 위험 함수의 누적:

$$H(t|\boldsymbol{x}) = \int_0^t h(u|\boldsymbol{x})\,du$$

위험 함수 $h(t|\boldsymbol{x})$는 다음과 같이 생존 함수 $S(t|\boldsymbol{x})$와 관련이 있다:

$$\begin{aligned} h(t|\boldsymbol{x}) &= \lim_{\Delta t \to 0} \frac{Pr(t \le T < t + \Delta t|T \ge t, \boldsymbol{x})}{\Delta t} \\ &= \lim_{\Delta t \to 0} \frac{Pr(t \le T < t + \Delta t, T \ge t|\boldsymbol{x})}{Pr(T \ge t|\boldsymbol{x}) \cdot \Delta t} \\ &= \lim_{\Delta t \to 0} \frac{Pr(t \le T < t + \Delta t|\boldsymbol{x})}{Pr(T \ge t|\boldsymbol{x}) \cdot \Delta t} \\ &= \lim_{\Delta t \to 0} \frac{f(t|\boldsymbol{x}) \cdot \Delta t}{S(t|\boldsymbol{x}) \cdot \Delta t} = \frac{f(t|\boldsymbol{x})}{S(t|\boldsymbol{x})} \\ &= -\frac{\frac{d}{dt} S(t|\boldsymbol{x})}{S(t|\boldsymbol{x})} = -\frac{d}{dt} \log S(t|\boldsymbol{x}). \end{aligned}$$

미분 방정식을 해결하면 다음과 같은 결과가 나타난다:

$$S(t|\boldsymbol{x}) = \exp\left[-\int_0^t h(u|\boldsymbol{x})\,du\right] = \exp(-H(t|\boldsymbol{x})).$$

여기서 $S(t|\boldsymbol{x})$, $h(t|\boldsymbol{x})$, $f(t|\boldsymbol{x})$ 중 하나가 알려진 경우 다른 것들을 유도할 수 있다.

Counting process 테이블을 교육 데이터로 사용하여 $S(t|\boldsymbol{x})$, $h(t|\boldsymbol{x})$, 또는 $f(t|\boldsymbol{x})$를 모델링하는 데 많은 고급 접근 방법이 연구되었다. 그림 17.7에서 설명된 대로, 현대적인 생존 분석 방법은 Distribution Regression과 Standard Regression 두 그룹으로 나뉠 수 있다. Distribution Regression은 상호

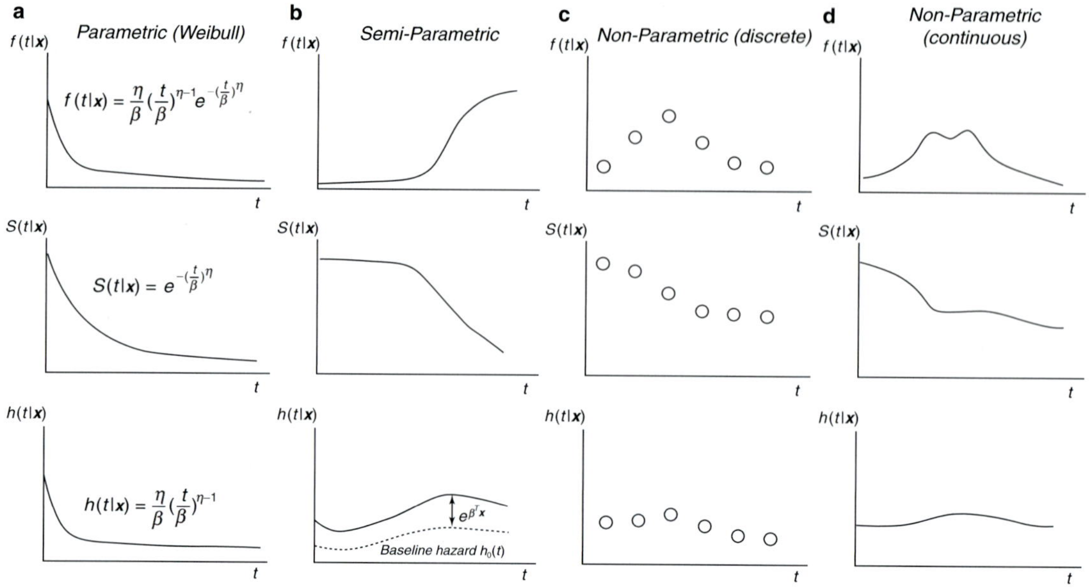

그림 17.8 (a-d) 모수적, 반모수적, 그리고 비모수적 접근

작용하는 공변수 x와 함께 $S(t|\mathbf{x})$, $h(t|\mathbf{x})$, 또는 $f(t|\mathbf{x})$를 모델링하기 위해 분포를 예측하는 데 중점을 둔다. 이러한 방법에는 parametric 및 non-parametric이 있으며, non-parametric 방법에는 이산 및 연속 버전이 있다. Distribution Prediction 접근 방식과 달리 Standard Regression은 생존 시간 T 자체를 예측하는 데 중점을 둔다. 이는 관측값 간의 일치도를 최소화하기 위해 그 매개변수를 최적화하여 공변수 $T(x)$의 함수로 모델링된다.

그림 17.8은 (*a*) 모수적, (*b*) 반모수적, 그리고 (*c*, *d*) 비모수적 접근 방식을 보여주며, 아래 subsections에서는 각각에 대해 설명한다. 비모수적 접근 방식은 잘 알려진 "모수" 분포의 매개변수를 사용하지 않고 최적화된 일련의 매개변수(신경망 또는 커널 함수의 매개변수)를 사용한다.

17.5.2.1 모수 분포

Weibull 분포를 포함한 잘 알려진 분포를 사용하여 생존 함수 $S(t|\mathbf{x})$ 또는 위험 함수 $h(t|\mathbf{x})$를 모델링하는 것이 목표이다. 그림 17.8a는 Weibull 분포를 사용하여 생존 함수를 모델링하는 예를 보여준다.

$$S(t|\mathbf{x}) = e^{-\left(\frac{t}{\beta}\right)^{\eta}} \tag{17.2}$$

여기서 η와 β는 분포 매개변수이다. $f(t|\mathbf{x})$는 위에서 설명한대로 $S(t|\mathbf{x})$에서 유도할 수 있다. 전통적인 분석은 훈련 데이터를 사용하여 분포의 매개변수를 맞추는 것으로 진행된다.

훈련 중, 이전에 논의한 대로 심지어 검열된 데이터에는 생존 시간 T이 검열된 시간보다 적어도 많다는 정보가 있다. 검열되지 않은 데이터는 또한 생존 시간이 사건 시간과 동일하다는 것을 나타낸다. 이 모든 정보를 함께 사용하여 결합 확률은 다음과 같이 설명될 수 있다:

$$\prod_{(x,t)\in D_{uncensored}} \Pr(T = t|\mathbf{x}) \prod_{(x,t)\in D_{censored}} \Pr(T > t|\mathbf{x}) \tag{17.3}$$

여기서 $D_{uncensored}$와 $D_{censored}$는 각각 검열되지 않은 데이터 포인트와 검열된 데이터 포인트의 집합이다. 생존 분석의 표기법을 사용하면 위의 결합 확률은 다음과 같은 가능도 함수가 된다:

$$L = \prod_{(x,t)\in D_{uncensored}} f(t|\mathbf{x}) \prod_{(x,t)\in D_{censored}} S(t|\mathbf{x}). \tag{17.4}$$

이 결합 확률과 가능도의 공식은 일반적이므로 이후 하위 섹션에서 자주 언급될 것이다.

특히 현대 머신러닝 기술을 사용하면 공변량 $\mathbf{x}$와 생존 기간 간의 더 복잡한 종속성을 캡처하는 것이 가능하며, 분포의 매개변수를 공변량의 비선형 함수로 표현하는 방법이 있다. [65, 66]에서 이러한 접근 방법을 찾을 수 있다. 예를 들어[65]에서는 Weibull 분포의 매개변수 η 및 β를 표현할 때 딥 뉴럴 네트워크를 활용하는 기술에 대해 논의되었다.

17.5.2.2 반모수적 분포

반모수적 접근법은 어떤 식으로든 생존 또는 위험 함수를 모수적 및 비모수적 부분으로 분리하는 방법이다. Cox 모형[61]

은 가장 흔한 반모수적 접근법으로 널리 사용되고 연구되어 이 섹션에서는 주로 이에 대해 논한다. 콕스의 통찰력은 한 사람의 위험이 다른 사람에게 시간에 관계없이 비례한다는 것이다. 따라서 콕스는 위험 함수 $h(t|\boldsymbol{x})$를 비모수적 부분과 "모수적" 부분의 두 부분으로 분리한다:

$$h(t|\boldsymbol{x}) = h_0(t)\exp\left(\boldsymbol{\beta}^T \boldsymbol{x}\right) \tag{17.5}$$

$$\begin{aligned} &Pr\left(i\, has\, an\, event\, at\, T_i | one\, of\, the\, R(i)\, has\, an\, event\, at\, T_i\right) \\ &= \frac{Pr\left(i\, has\, an\, event\, at\, T_i\right)}{\sum_{j\in R(i)} Pr\left(j\, has\, an\, event\, at\, T_i\right)} \\ &= \frac{h_0(T_i)\, exp\left(\boldsymbol{\beta}^T \boldsymbol{x}_i\right)}{\sum_{j\in R(i)} h_0(T_i)\, exp\left(\boldsymbol{\beta}^T \boldsymbol{x}_j\right)} \\ &= \frac{exp\left(\boldsymbol{\beta}^T \boldsymbol{x}_i\right)}{\sum_{j\in R(i)} exp\left(\boldsymbol{\beta}^T \boldsymbol{x}_j\right)}. \end{aligned} \tag{17.6}$$

여기서 개체 i 및 $h_0(t)$의 그림은 비모수 부분이며 기본 위험 분포를 시간에 따라 정의한다. 이 용어는 위험의 시간적 발전만을 나타내며 이는 모든 주체에게 공통된 것이기 때문에 기준 위험이라고도 한다. 이는 보통 추정을 통해 얻어지는데, 여기서 $\boldsymbol{\beta}\mathrm{T}\boldsymbol{x}$ = 0일 때의 위험으로 간주할 수 있다. 남은 exp ($\boldsymbol{\beta}\mathrm{T}\boldsymbol{x}$) 항은 "모수" 부분($\boldsymbol{\beta}$는 학습된 매개변수)이며 함수의 모양이 이미 결정되어 있으므로 이는 공변수 $\boldsymbol{x}$의 효과를 기준 위험에 대한 시간에 따라 변하지 않는 비례 요소로 설명한다. 모수 부분이 비모수(기준) 부분에 대한 곱셈 요소이므로 이 모델은 비례 위험 모델이라고도 한다. 그림 17.8b에는 비모수 기준 위험 함수와 기준 위험에 비례하는 모수적 위험 함수를 갖는 반모수 Cox 모델이 나와 있다.

위에서 언급한 대로 훈련에는 특히 censored 샘플을 포함한 데이터가 사용된다. 전통적으로 Cox 모델에서는 부분 우도가 사용되며 이는 "전체" 결합 확률 (17.3)에서 유도할 수 있으며 Cox는 대부분의 $\boldsymbol{\beta}$ 정보가 이에 포함되어 있다고 주장했다. 직관적으로 부분 우도는 각 관찰된 사건에 대한 조건부 확률의 곱으로 해석되며 주어진 개체 i의 사건 시점에서 여전히 생존 중인 주체 집합이 주어졌을 때 개체 i의 사건을 관찰할 확률이다. 이러한 집합을 개체 i에 대한 risk set $R(i)$라고한다. $R(i)$에는 중도절단된 혹은 그렇지 않은 개체가 포함된다. i의 기여는 다음과 같이 쓰여진다:

훈련은 이 우도를 최대화하여 관찰 쌍 간의 일치를 최적화하며 여기서 개체 i 및 $R(i)$의 uncensored 또는 censored 개체를 측정한다. 일치를 측정하기 위해 C-index[67]가 일반적으로 사용되며 이는 임의의 두 개체에 대해 두 개체의 예측된 생존 시간이 실제 생존 시간과 동일한 순서를 가질 확률을 추정한다. Cox 및 확장 모델은 대부분 일치에 중점을 두며 직접적으로 생존 함수 $S(t|\boldsymbol{x})$를 예측하지 않는다.

모델 훈련 후 생존 함수는 다음과 같이 얻을 수 있다:

$$S(t|\boldsymbol{x}) = \exp\left(-\widehat{H}_0(t)\exp\left(\widehat{\beta}^T \boldsymbol{x}\right)\right) \tag{17.7}$$

여기서 $\widehat{\beta}$는 추정된 매개변수이고 $\widehat{H}_0(t)$는 훈련 데이터를 사용하여 Breslow 추정자[68] 또는 Kalbfleisch/Prentice 추정자[69]를 사용하여 계산된 누적 위험 함수이다.

고급 반모수적 분포 모델링은 위험 함수의 선형 함수 $\boldsymbol{\beta}^T\boldsymbol{x}$를 비선형 함수 $g(\boldsymbol{x}|\boldsymbol{\theta})$로 대체하는 데 중점을 두었으며 이는 일반적으로 신경망[70-73]을 사용하여 추정되는 모델 매개변수 $\boldsymbol{\theta}$를 사용한다:

$$h(t|\boldsymbol{x}) = h_0(t)\exp\left(g(\boldsymbol{x}|\boldsymbol{\theta})\right) \tag{17.8}$$

이러한 비선형 함수들은 더 많은 표현력을 가지고 있으며 공변량과 생존 시간 간의 더 복잡한 관계를 포착할 수 있으며 개선된 위험 평가 성능을 이끌어냈다. [74-76]에서 흥미로운 반모수적 접근 방법도 볼 수 있다. [76] 및 [70]에서는 반-비례(non-proportional) 위험을 가진 Cox 모델이 공변수의 시간 종속 상호 작용을 캡처하는 것을 연구하고 있으며 이는 매개변수 부분에서 exp($g(t,\boldsymbol{x}|\boldsymbol{\theta})$)를 사용한다. 비례 위험을 사용할 때 일치를 측정하기 위해 Antolini 등[77]의 시간 종속 C-index가 사용된다. 시간 종속 C-index는 이벤트가 발생한 개체가 이벤트 시간에 생존할 확률이 risk set의 어떤 개체보다 낮아야 하는 순서를 기반으로 계산된다. 이 계획은 일반적이므로 다른 subsections에서 논의된 모델에 대한 일치를 측정하기 위해 시간 종속 C-index가 사용된 것을 알 수 있다.

17.5.2.3 비모수적 분포

비모수적 분포는 $S(t|\boldsymbol{x})$, $h(t|\boldsymbol{x})$, 또는 $f(t|\boldsymbol{x})$에 대한 미리 정의된 분포를 사용하지 않는다. 전통적으로 Kaplan-Meier 방법[60]이 사용되며, 이는 공변량이 없는 경우 생존 함수 $S(t|\boldsymbol{x})$를 추정한다. 직접 복잡한 경험적 분포를 공변량이 존재하는 상황에서 모델링하려는 최근의 접근 방법이 집중적으로 연구되었다. 이러한 모델은 알려진 "모수적" 분포를 사용하지 않지만 훈련 중에 학습해야 하는 모델 매개변수와 초매개변수를 가지고 있다. 분포를 모델링하는 데에는 이산 또는 연속 시간 접근 방식이 가능한다. 이산 시간 접근 방식(그림 17.8c)에서는 [78-80] 또는 state-space 생성 모델[81]과 같은 신경망을

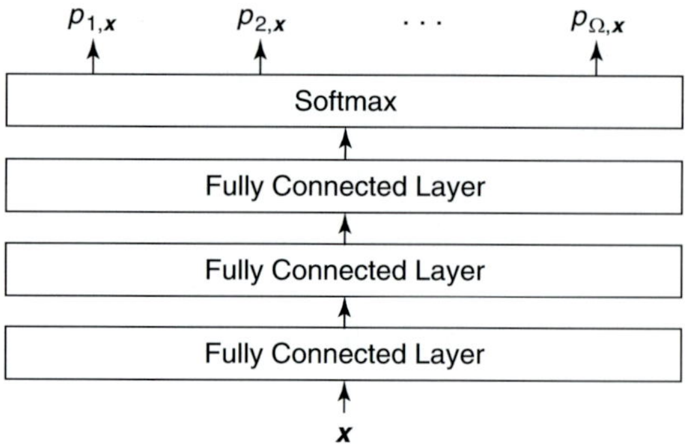

그림 17.9 신경망모델 예시

사용하여 각 이산 시간 단계에서의 위험 또는 생존 확률이 직접 예측된다. 연속 시간 접근 방식(그림 17.8d)에서는 [82] 및 [83]과 같은 연속 시간 모델이 시간적 트라젝토리를 모델링하는 데 사용되었다. Survival trees[84] 및 Random Survival Forests[85]는 비모수적인 방식으로 연속하지만 단계 함수의 혼합으로 $S(t|\boldsymbol{x})$를 추정할 수도 있다.

17.5.2.4 이산 분포 회귀

모수적이지 않은 생존 시간 분포의 이산 모델링 예로는 신경망 모델인 DeepHit[78]이 있다. 이 이산 모델에서는 시간 범위가 유한하고 이산화되어 {0, 1, 2, ⋯, Ω}와 같은 집합으로 표현되며 어떤 이벤트도 시간 Ω 전에 발생한다고 가정한다. 환자 $\boldsymbol{x}$에 대해 이벤트가 시간 t에 발생할 확률인 p_t, x, $ff(t|\boldsymbol{x})$ dt의 이산 형태를 가정한다.

$$p_{t,x} = S(t-1|\boldsymbol{x}) - S(t|\boldsymbol{x}) \text{for} t = 1,2,\ldots,\Omega. \tag{17.9}$$

그런 다음 이산 시간을 위한 생존 함수 $S(t|\boldsymbol{x})$는 다음과 같이 표현될 수 있다:

$$S(t|\boldsymbol{x}) = 1 - \sum_{\tau=1}^{t} p_{\tau,x}. \tag{17.10}$$

이제 이벤트 확률의 집합을 추정하기 위해 뉴럴 네트워크를 사용한다(Ω의 각 시간 지점마다): $\{p_{t,x}\}_{t=1}^{\Omega}$. $\sum_{t=1}^{\Omega} p_{t,x} = 1$이므로 신경망의 마지막 레이어에 SoftMax 함수가 사용된다. 그림 17.9는 세 개의 완전히 연결된 레이어를 가진 네트워크의 예시를 보여준다.

이 신경망은 이산 데이터를 처리하는 데 설계된 손실 함수 L을 사용한다. 이 손실 함수는 이벤트 시간의 결합 분포의 음의 로그 우도를 최소화한다.

$$L = -\sum_{(\boldsymbol{x},t)\in D_{uncensored}} \log p_{t,x} + \sum_{(\boldsymbol{x},t)\in D_{censored}} \log S(t|\boldsymbol{x}), \tag{17.11}$$

여기서 $D_{uncensored}$와 $D_{censored}$는 각각 무순환 및 순환 데이터 포인트 집합이다. L의 첫 번째 항목은 무순환 데이터의 이벤트 확률의 추정을 개선하는 것에 해당한다. L의 두 번째 항목은 순환 데이터의 생존율 $S(t|\boldsymbol{x})$의 추정을 개선하는 것에 해당한다. 이 식은 likelihood (17.3)의 이산 형태에 해당한다.

DeepHit[78]의 게시 이후에는 더 고급 신경망 모델이 제안되었다[79, 80, 86]. 그중 두 가지[79, 80]는 위험률을 학습하여 예측 성능을 개선하는 순환 신경망(RNNs)이다. 다른 하나[86]는 이벤트 확률을 계층적으로 모델링하는 새로운 기술을 제안한다.

17.5.2.5 연속 분포 회귀

모수적이지 않은 생존 시간 분포의 연속 모델링의 예로는 심층 가우시안 프로세스가 있다. 이는 [82]에서 연구된 것으로, 가우시안 프로세스의 다계층 연쇄로서 일반적으로 복잡한 공변량 상호 작용을 가진 연속 생존 시간 분포로 이어진다. 확률 밀도 함수 $f(t|\boldsymbol{x})$를 모델링하기 위해 예를 들어 두 계층의 가우시안 프로세스를 다음과 같이 형성할 수 있다.

$$\begin{aligned} \boldsymbol{Z} &= f_Z(\boldsymbol{X}) + \epsilon_Z, \epsilon_Z \sim \mathcal{N}(0,\sigma_Z^2), f_Z \sim \mathcal{GP}(0,\boldsymbol{K}_{\theta_Z}) \\ \boldsymbol{T} &= f_T(\boldsymbol{Z}) + \epsilon_T, \epsilon_T \sim \mathcal{N}(0,\sigma_T^2), f_T \sim \mathcal{GP}(0,\boldsymbol{K}_{\theta_T}) \end{aligned} \tag{17.12}$$

여기서 $\boldsymbol{T}$는 주체들의 생존 시간 집합 $\{T_1, T_2, T_3, ...\}$이고, $\boldsymbol{X}$는 이러한 공변량 집합 $\{\boldsymbol{x}_1, \boldsymbol{x}_2, \boldsymbol{x}_3, ...\}$이다. $\boldsymbol{Z}$는 잠재 변수를 나타내며, ϵ_Z 및 ϵ_T는 분산이 $\boldsymbol{\sigma}_Z{}^2$ 및 $\boldsymbol{\sigma}_T{}^2$인 제로-평균 가우시안 분포에서 생성된 노이즈이다. f_Z 및 f_T는 각각 초매개변수 $\boldsymbol{\theta}_Z$ 및 $\boldsymbol{\theta}_T$와 함께 커널 $\boldsymbol{K}_{\boldsymbol{\theta}_Z}$ 및 $\boldsymbol{K}_{\boldsymbol{\theta}_T}$를 가진 제로-평균 가우시안 프로세스에서 생성된 함수이다. 커널은 입력 $\boldsymbol{X}$ 및 $\boldsymbol{Z}$간의 상관 관계를 표현하고, 따라서 입력의 복잡하지만 부드러운 함수를 생성하는 데 사용된다. 예를 들어 $\boldsymbol{x}_i$와 $\boldsymbol{x}_j$ 간의 상관 관계는 $\boldsymbol{K}_{\boldsymbol{\theta}_Z} = (\boldsymbol{x}_i, \boldsymbol{x}_j|\boldsymbol{\theta}_Z)$의 행렬 요소로 표현된다.

복잡한 형태의 분포 생성을 보여주는 그림 17.10의 예시처럼, 개체 i에 대한 $T_i|\boldsymbol{x}_i$의 생성 모델은 다음과 같이 설명된다. 먼저 $\boldsymbol{f}_Z = \{f_Z(\boldsymbol{x}_1), f_Z(\boldsymbol{x}_2), f_Z(\boldsymbol{x}_3), ...\}$가 $\boldsymbol{K}_{\boldsymbol{\theta}_Z}$ 커널을 사용하여 무한 차원의 가우시안 분포로 생성된다. 노이즈로 ϵ_Z를 고려하면 $\boldsymbol{x}_i$의 latent 변수 Z_i가 script $\mathcal{N}(f_Z(\boldsymbol{x}_1),\sigma_Z^2)$에서 생성된다. Z_i의 분포로 $\{Z_{i_1}, Z_{i_2}, Z_{i_3}, ...\}$가 생성된다고 가정한다. Z_{i_j}를 예로 들면, T_{i_j}는 script $\mathcal{N}(f_T(Z_{i_j}),\sigma_T^2)$에서 생성된다. $f_T = \{f_T(Z_1), f_T(Z_2), f_T(Z_3), ...\}$는 $\boldsymbol{K}_{\boldsymbol{\theta}_T}$커널을 사용하여 생

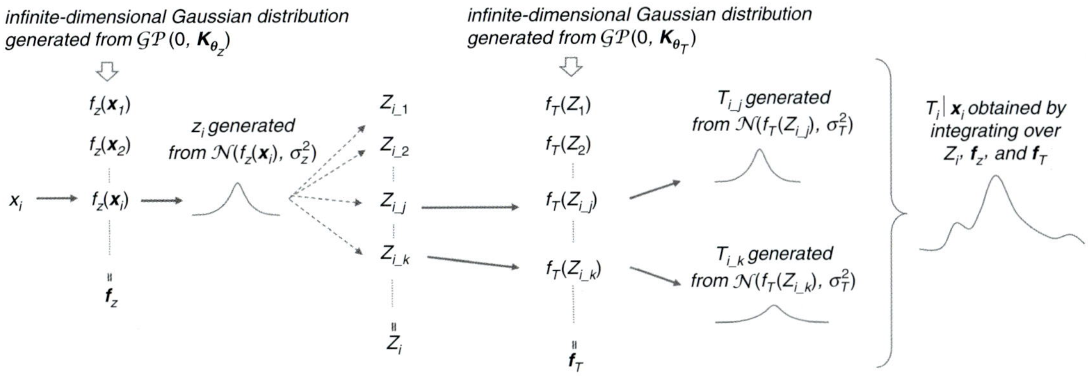

그림 17.10 2단 가우시안 프로세싱을 활용한 모델링

성된 무한 차원의 가우시안 분포이다. 마지막으로 $T_i|\boldsymbol{x}_i$의 분포, 즉 $f(t|\boldsymbol{x}_i)$,는 Z_i, $\boldsymbol{f}_Z$ 및 $\boldsymbol{f}_T$의 분포를 통합하여 얻어진다.

손실 함수는 훈련 데이터를 설명하기 위해 초매개변수 $\boldsymbol{\theta}_Z$와 $\boldsymbol{\theta}_T$를 학습하기 위해 정의된다. 주변 우도는 $\boldsymbol{Z}$, $\boldsymbol{f}_Z$ 및 $\boldsymbol{f}_T$를 (17.3)의 결합 확률에서 주변화하여 얻는다. 이러한 적분은 해석적으로 해결하기 어려우므로 [82]에서는 $\boldsymbol{\theta}_Z$와 $\boldsymbol{\theta}_T$를 최적화하기 위한 변분 베이지안 근사 방법이 논의된다. $\boldsymbol{Z}$의 사후 분포의 근사화도 최적화를 통해 얻어지며, 따라서 $\boldsymbol{f}_Z$ 및 $\boldsymbol{f}_T$의 사후 분포는 훈련 데이터에 적합하게 추정된다. $\boldsymbol{Z}$의 사후 분포의 근사화는 가우시안 프로세스 잠재 변수 모델[87]과 관련이 있음을 주목한다. 이러한 최적화된 결과, 초매개변수 $\boldsymbol{\theta}_Z$와 $\boldsymbol{\theta}_T$, 그리고 $\boldsymbol{Z}$, $\boldsymbol{f}_Z$ 및 $\boldsymbol{f}_T$의 사후 분포를 활용하여 알려지지 않은 공변량 $\boldsymbol{x}_*$에 대한 밀도 함수 $f(t|\boldsymbol{x}_*)$를 그림 17.10에 설명된 생성 과정을 사용하여 얻을 수 있다. 여기서 $\boldsymbol{x}_*$에 대한 $\boldsymbol{f}_Z$ 및 $\boldsymbol{f}_T$의 예측 분포는 가우시안 프로세스 회귀를 통해 얻어진다.

t_i는 주체 i의 사건 시간을 나타내며, x_i는 주체 i의 공변량을 나타낸다. $T(x_i|\theta)$는 매개변수 θ를 사용하여 질병 발병의 실제 시간을 예측하는 회귀 함수이며, α는 각 항의 기여를 가중치로 조절하는 초매개변수이다.

17.5.2.6 표준 회귀 접근 방법

이전 섹션에서는 $S(t|\boldsymbol{x})$, $h(t|\boldsymbol{x})$, 또는 $f(t|\boldsymbol{x})$의 분포를 모델링하는 방법을 설명했다. 다른 접근 방법은 모형을 훈련하여 사건의 시간인 $\boldsymbol{T}$를 곧바로 공변량의 함수로 예측하는 것이다. 표준 회귀 모형은 무순화된 환자의 경우에 최소 오차로 실제 사건까지의 시간을 예측하는 데 중점을 둔다. 반면에 콕스 및 확장된 모형은 주로 특히 오른쪽-censored 환자를 포함한 환자들 간의 생존 시간 상호 순위를 올바르게 추정하는 데 중점을 둔다. 두 가지 목표를 동시에 달성하려는 흥미로운 접근 방법이 있다.

RankSvx[88]는 두 목표를 동시에 최적화하기 위해 다음과 같은 목적 함수를 사용하여 생존 시간 예측 및 일치를 동시에 최적화하는 모델을 개발했다:

$$\alpha\,\mathrm{L}_{uncensored}\left(t_i, T\left(\boldsymbol{x}_i|\theta\right)\right)+(1-\alpha)\mathrm{L}_{censored}\left(t_i, T\left(\boldsymbol{x}_i|\theta\right)\right)+g(\theta) \tag{17.13}$$

RankSvx에서 $T(x)$는 효과적으로 두 가지 목표를 달성하기 위해 작동한다. 첫 번째 항인 $\mathrm{L}_{uncensored}$는 $T(\boldsymbol{x}_i|\boldsymbol{\theta})$의 예측 오차를 사건 시간 t_i에 대해 최소화하는 것을 목표로 한다. 두 번째 항인 $\mathrm{L}_{censored}$는 두 주체의 상대 위험을 올바르게 순위 매기는 것이 목표이며, 이는 예측된 이벤트 시간이 올바르게 순서화된 모든 주체 쌍의 확률을 최대화하는 것과 동일하다. 여기에는 샘플링할 수 있는 모든 주체를 포함하며(총순서 가능 주체 중) 검열된 이벤트도 포함된다. 이는 주어진 주체 i에 대해 리스크 세트 $R(i)$의 각 주체 j에 대해 $t_j > t_i$인 것을 모델링하며, 즉 $T(\boldsymbol{x}_j|\boldsymbol{\theta}) > T(\boldsymbol{x}_i|\boldsymbol{\theta})$를 관찰할 확률을 최대화한다. 마지막으로 정규화 항 $g(\boldsymbol{\theta})$는 오버피팅을 방지하기 위해 모델 복잡성에 패널티를 부여하기 위한 L_2 노름이다. 당뇨 합병증 예측 작업에서이 모델은 콕스 및 회귀 모델만을 사용한 것보다 높은 평균 절대 오차와 C-지수를 제공하여 더 나은 성능을 발휘했다.

17.5.3 도전과 미래 방향

생존 분석의 한 도전 과제는 생존 모델 출력을 임상 의사 결정과 연결하는 것이다. 생존 모델의 concordance index(일치지수)에 의한 성능 향상이 임상 치료를 양적으로 더 효과적으로 이끌 수 있는가? 낮은 수준의 메트릭을 건강 관련 전문가 및 보험 회사에게 중요한 실제 성과 지표로 변환하는 것은 여전히 어려운 과제이다.

Machine Learning 기술의 계속되고 미래 방향을 포함한 연구 분야 중 몇 가지는 특성 엔지니어링, 생존률 분포 모델링 및 모델 해석이다.

먼저 전자건강기록 데이터에 포함된 이미지, 임상 노트, 실험실 검사 및 기타 풍부한 데이터 형식에서 비선형 데이터 표현을 추출하는 데 CNN[89], LSTM[90], Transformer [55] 등의 최근 딥 러닝 기술의 성취가 더욱 활용될 수 있다.

둘째, 생존 분석을 위한 손실 함수 및 메트릭의 설계도 연구의 중점 사항이었다. 식 (17.3)에서 파생된 소박한 목표 우도 대신 [91]에서 제안된 Survival CRPS는 생존 시간이 올바르게 검열 및 간격 검열된 데이터에 대한 연속 등급 확률 점수(CRPS)의 일반화로, 보다 정확하고 보정된 분포를 얻을 수 있다. 다른 메트릭 X-Cal은 [92]에서 제안되었다. 매우 최근에는 [93]에서 Survival CRPS를 개선한 방법이 제안되었다. 이러한 손실 함수는 적절하게 보정된 메트릭으로 설계되었다. 다시 말해, 이러한 손실 함수는 추정된 사건 확률과 실제 사건 확률을 동등하게 만들기 위해 설계되었다. 생존 분석을 위한 더 나은 메트릭에 대한 탐색은 계속해서 활발한 연구 분야이다.

다음으로, 현대 머신러닝의 몇 가지 일반적인 발전은 특정 모델링 방법과 무관하게 생존 분석에 일반적으로 이점을 제공했다. 예를 들어, 다중 작업 및 경쟁 위험 처리가 생존 분석 모델에 성공적으로 추가되었다[79, 88, 94]. 또한 공변량 선택 및 표현 학습은 생존 분석을 위해 소스 도메인에서 대상 도메인으로의 전이 학습을 효과적으로 가능하게 했다[73, 95]. 비모수 방법은 생존률 분포를 표현하는 데 사용되었으며 이에 대한 추가 연구는 최첨단 딥 러닝 및 기타 접근 방식을 활용할 것이다. 최근에는 RNN을 거의 연속적으로 만들기 위한 접근 방식이 제안되었는데, 이는 일반 미분 방정식을 사용한다[96-99]. ODE 기반 RNN 인코더[97, 98]는 복잡한 연속 추세를 생성하는 능력을 성공적으로 시연했다. 이러한 접근 방식이 연속 RNN 연구 성과를 연속 생존 곡선 모델링에 연결할 수 있다고 기대된다.

마지막으로, 더 복잡한 머신러닝 모델이 어떻게 작동하는지에 대한 이해를 더 개선하는 데 노력이 필요하다. Cox 모델은 공변량의 위험 비와 관련 신뢰 구간을 잘 보여주기 때문에 임상 연구에서 널리 사용된다. 현재 더 복잡한 생존 모델, 특히 딥 러닝 모델은 이러한 투명성과 해석 가능성을 가지고 있지 않다. 그러나 최근에는 복잡한 머신러닝 모델을 더 잘 이해하기 위해 LIME[56] 및 SHAP[57]과 같은 알고리즘의 개발과 사용이 예상되어 고급 생존 모델의 이해도를 향상시키는 데 도움이 될 것으로 예상된다.

현대 머신러닝을 사용한 생존 분석은 활발한 연구 분야이다. 많은 주제가 특별한 심포지엄에서 제안되고 토론되었으며, AAAI-SPACA 2021[100]와 같은 특정 심포지엄에서 다뤄졌다.

17.6 결론

본 장에서는 질병 진행 모델링에 대한 데이터 주도 접근 방법을 검토했다. 추세 및 단계, 예측 및 사건까지를 중점적으로 생존 모델을 통한 분석을 다뤘다. 이러한 모델링 접근 방법 각각에 대한 견고한 머신러닝 방법을 제공하기 위한 연구는 큰 발전을 이루었지만, 각 섹션에서 논의된 대로 몇 가지 여전히 열린 도전 과제가 남아 있다. 이러한 도전 과제를 넘어서, 우리는 질병 진행 모델링에 대한 진전이 데이터 주도 접근 방법을 생체계 모델과 결합하는 시도에서 더 나아질 수 있다고 믿는다. 이는 생체계 모델 뒤에 있는 수세기에 걸친 의학적 지식과 최근 몇 년 동안 건강 기관에서 수집한 대량의 관측 데이터에서 이점을 얻을 수 있는 기회를 제공할 것이다. 우리는 그러한 혼합 접근 방법이 복잡한 질병을 더 잘 이해하는 데 도움이 될 것으로 믿으며, 동시에 건강 전문가가 이해할 수 있는 용어로 데이터 주도 모델의 행동을 설명하는 자연스러운 방법을 제공할 것으로 기대한다.

참고문헌

01. Cook SF, Bies RR. Disease progression modeling: key concepts and recent developments. Curr Pharmacol Rep. 2016;2(5):221–30.
02. Bodenheimer T, Sinsky C. From triple to quadruple aim: care of the patient requires care of the provider. Ann Fam Med. 2014;12(6):573–6.
03. Woodcock J, Woosley R. The FDA critical path initiative and its influence on new drug development. Annu Rev Med. 2008;59(1):1–12. https://doi. org/10.1146/annurev. med.59.090506.155819.
04. Bestsennyy O, Chmielewski M, Koffel A, Shah A. The untapped potential of payer care management. McKinsey.
05. Conrado DJ, Denney WS, Chen D, Ito K. An updated Alzheimer's disease progression model: incorporating non-linearity, beta regression, and a third-level random effect in NONMEM. J Pharmacokinet Pharmacodyn. 2014;41(6):581–98.
06. Holford NH, Peace KE. Results and validation of a population pharmacodynamic model for cognitive effects in Alzheimer patients treated with tacrine. Proc Natl Acad Sci U S A. 1992;89(23):11471–5.
07. Romero K, Ito K, Rogers JA, Polhamus D, Qiu R, Stephenson D, Mohs R, Lalonde R, Sinha V, Wang Y, Brown D, Isaac M, Vamvakas S, Hemmings R, Pani L, Bain LJ, Corrigan B. Alzheimer's

disease neuroimaging initiative, and coalition against major diseases. The future is now: model-based clinical trial design for Alzheimer's disease. Clin Pharmacol Ther. 2015;97(3):210–4.

08. Sukkar R, Katz E, Zhang Y, Raunig D, Wyman BT. Disease progression modeling using Hidden Markov Models. In: 2012 annual international conference of the IEEE engineering in medicine and biology society; 2012. p. 2845–8. ISSN: 1558-4615.

09. Liu Y-Y, Ishikawa H, Chen M, Wollstein G, Schuman JS, Rehg JM. Longitudinal modeling of glaucoma progression using 2-dimensional continuous-time hidden markov model. Med Image Comput Comput Assist Interv. 2013;16(Pt 2):444–51.

10. Kuan WL, Kasis A, Yuan Y, Mason SL, Lazar AS, Barker RA, Goncalves J. Modelling the natural history of Huntington's disease progression. J Neurol Neurosurg Psychiatry. 2015;86(10):1143–9.

11. Sun Z, Ghosh S, Li Y, Cheng Y, Mohan A, Sampaio C, Jianying H. A probabilistic disease progression modeling approach and its application to integrated Huntington's disease observational data. JAMIA open. 2019;2(1):123–30.

12. Severson KA, Chahine LM, Smolensky L, Ng K, Jianying H, Ghosh S. Personalized input-output hidden markov models for disease progression modeling. In: Machine learning for healthcare conference. PMLR; 2020. p. 309–30.

13. Gomeni R, Fava M, Pooled Resource Open-Access ALS Clinical Trials Consortium. Amyotrophic lateral sclerosis disease progression model. Amyotr Lateral Scler Frontotemp Degenerat. 2014;15(1–2):119–29.

14. Halbersberg D, Lerner B. Temporal modeling of deterioration patterns and clustering for disease prediction of ALS patients. In: 2019 18th IEEE international conference on machine learning and applications (ICMLA). 2019. p. 62–8.

15. Kwon BC, Anand V, Severson KA, Ghosh S, Sun Z, Frohnert BI, Lundgren M, Ng K. DPVis: visual analytics with hidden Markov models for disease progression pathways. In: IEEE transactions on visualization and computer graphics. 2020. p. 1.

16. Kwon BC, Achenbach P, Dunne J, Hagopian W, Lundgren M, Mg K, Veijola R, Frohnert B, Anand V. Modeling disease progression trajectories from longitudinal observational data. In: AMIA annual symposium proceedings. 2020.

17. Futoma J, Sendak M, Cameron B, Heller K. Predicting disease progression with a model for multivariate longitudinal clinical data. In: Machine learning for healthcare conference. PMLR; 2016. p. 42–54.

18. Wang X, Sontag D, Wang F. Unsupervised learning of disease progression models. In: Proceedings of the 20th ACM SIGKDD international conference on knowledge discovery and data mining, KDD '14. New York: Association for Computing Machinery; 2014. p. 85–94.

19. Powell GA, Verma A, Luo Y, Stephens D, Buckeridge D. Modeling chronic obstructive pulmonary disease progression using continuous-time hidden Markov models. Stud Health Technol Inform. 2019;264:920–4.

20. Liu Y-Y, Li S, Li F, Song L, Rehg JM. Efficient learning of continuous-time hidden Markov models for disease progression. Adv Neural Inf Proces Syst. 2015;28:3599–607.

21. Lawton M, Tilling K, Robertson N, Tremlett H, Zhu F, Harding K, Oger J, Ben-Shlomo Y. A longitudinal model for disease progression was developed and applied to multiple sclerosis. J Clin Epidemiol. 2015;68(11):1355–65.

22. Schulam P, Saria S. A framework for individualizing predictions of disease trajectories by exploiting multi-resolution structure. In: Proceedings of the 28th international conference on neural information processing systems - vol. 1, NIPS'15, Cambridge, MA, USA. MIT Press; 2015. p. 748–56.

23. Dürichen R, Pimentel MAF, Clifton L, Schweikard A, Clifton DA. Multitask Gaussian processes for multivariate physiological time-series analysis. IEEE Trans Biomed Eng. 2015;62(1):314–22.

24. Ghassemi M, MAF P, Naumann T, Brennan T, Clifton DA, Szolovits P, Feng M. A multivariate timeseries modeling approach to severity of illness assessment and forecasting in ICU with sparse, heterogeneous clinical data. In: Proceedings of the AAAI conference on artificial intelligence; 2015. p. 446–53.

25. Alaa A, Schaar MVD. Attentive state-space modeling of disease progression. In: NeurIPS. 2019.

26. Tomlinson CL, Stowe R, Patel S, Rick C, Gray R, Clarke CE. Systematic review of levodopa dose equivalency reporting in Parkinson's disease. Mov Dis Off J Move Dis Soc. 2010;25(15):2649–53.

27. Rosen WG, Mohs RC, Davis KL. A new rating scale for Alzheimer's disease. Am J Psychiatry. 1984;141(11):1356–64.

28. Cedarbaum JM, Stambler N, Malta E, Fuller C, Hilt D, Thurmond B, Nakanishi A. The ALSFRS-R: a revised ALS functional rating scale that incorporates assessments of respiratory function. BDNF ALS Study Group (Phase III). J Neurol Sci. 1999;169(1–2):13–21.

29. Goetz CG, Fahn S, Martinez-Martin P, Poewe W, Sampaio C, Stebbins GT, Stern MB, Tilley BC, Dodel R, Dubois B, Holloway R, Jankovic J, Kulisevsky J, Lang AE, Lees A, Leurgans S, LeWitt PA, Nyenhuis D, Olanow CW, Rascol O, Schrag A, Teresi JA, Van Hilten JJ, LaPelle N. Movement Disorder Societysponsored revision of the Unified Parkinson's Disease Rating Scale (MDS-UPDRS): process, format, and clinimetric testing plan. Mov Disord. 2007;22(1):41– 7. https://movementdisorders.onlinelibrary.wiley. com/doi/pdf/10.1002/mds.21198.

30. Unified Huntington's Disease Rating Scale: reliability and consistency. Huntington Study Group. Mov Disord. 1996;11(2):136–42.

31. Kurtzke JF. Rating neurologic impairment in multiple sclerosis: an expanded disability status scale (EDSS). Neurology. 1983;33(11):1444–52.

32. Kakkanatt C, Benigno M, Jackson VM, Huang PL, Ng K. Curating and integrating user-generated health data from multiple sources to support healthcare analytics. IBM J Res Dev. 2018;62(1):2:1–7. Conference Name: IBM Journal of Research and Development.

33. ADNI. Alzheimer's disease neuroimaging initiative.

34. PPMI. Parkinson's progression markers initiative.

35. Atassi N, Berry J, Shui A, Zach N, Sherman A, Sinani E, Walker J, Katsovskiy I, Schoenfeld D, Cudkowicz M, Leitner M. The

PRO-ACT database. Neurology. 2014;83(19):1719–25.
36. AnswerALS. Data portal.
37. Johnson AEW, Pollard TJ, Shen L, Lehman L-WH, Feng M, Ghassemi M, Moody B, Szolovits P, Celi LA, Mark RG. MIMIC-III, a freely accessible critical care database. Scientific Data. 2016;3(1):160035.
38. Roberts S, Osborne M, Ebden M, Reece S, Gibson N, Aigrain S. Gaussian processes for timeseries modelling. Philos Trans Roy Soc Pt A. 2013.
39. Rabiner L, Juang B. An introduction to hidden Markov models. IEEE ASSP Mag. 1986;3(1):4–16.
40. Burnham KP, Anderson DR. Model selection and multimodel inference: a practical information-theoretic approach. 2nd ed. New York: Springer; 2002.
41. Dempster AP, Laird NM, Rubin DB. Maximum likelihood from incomplete data via the EM algorithm. J R Statist Soc Ser B (Methodol). 1977;39(1):1– 22. https://rss.onlinelibrary.wiley.com/doi/ pdf/10.1111/j.25176161.1977.tb01600.x.
42. Taylor-Robinson D, Archangelidi O, Carr SB, Cosgriff R, Gunn E, Keogh RH, MacDougall A, Newsome S, Schlüter DK, Stanojevic S, Bilton D. Data resource profile: the UK cystic fibrosis registry. Int J Epidemiol. 2018;47(1):9–10.
43. Hothorn T, Jung HH. RandomForest4Life: a Random Forest for predicting ALS disease progression. Amyotr Lateral Scler Frontotemp Degenerat. 2014;15(5–6):444–52.
44. Zhou J, Liu J, Narayan VA, Ye J. Modeling disease progression via fused sparse group lasso. In: KDD : proceedings/international conference on knowledge discovery and data mining. 2012. p. 1095–1103.
45. Zhou J, Yuan L, Liu J, Ye J. A multi-task learning formulation for predicting disease progression. In: Proceedings of the 17th ACM SIGKDD international conference on Knowledge discovery and data mining, KDD '11. New York: Association for Computing Machinery; 2011. p. 814–22.
46. Pham T, Tran T, Phung D, Venkatesh S. Predicting healthcare trajectories from medical records: a deep learning approach. J Biomed Inform. 2017;69:218–29.
47. Chakraborty P, Codella J, Madan P, Li Y, Huang H, Park Y, Yan C, Zhang Z, Gao C, Nyemba S, Min X, Basak S, Ghalwash M, Shahn Z, Suryanarayanan P, Buleje I, Harrer S, Miller S, Rajmane A, Walsh C, Wanderer J, Reed GY, Ng K, Sow D, Malin B. Blending knowledge in deep recurrent networks for adverse event prediction at hospital discharge. In: Proceedings 2021 AMIA informatics summit. 2021.
48. Xiao C, Choi E, Sun J. Opportunities and challenges in developing deep learning models using electronic health records data: a systematic review. J Am Med Inform Assoc. 2018;25(10):1419–28.
49. Ho DSW, Schierding W, Wake M, Saffery R, O'Sullivan J. Machine learning SNP based prediction for precision medicine. Front Genet. 2019;10:267.
50. Sakuma K, Abrami A, Blumrosen G, Lukashov S, Narayanan R, Ligman JW, Caggiano V, Heisig SJ. Wearable nail deformation sensing for behavioral and biomechanical monitoring and human-computer interaction. Sci Rep. 2018;8(1):18031.
51. Yu S, Chen H, Brown R, Sherman SJ. Motion sensor-based assessment on fall risk and Parkinson's disease severity: a deep multi-source multi-task learning (DMML) approach. In: Proceedings - 2018 IEEE international conference on healthcare informatics, ICHI 2018. Institute of Electrical and Electronics Engineers Inc; 2018. p. 174–9.
52. Chakraborty P, Wang F, Hu J, Sow D. Explicit-blurred memory network for analyzing patient electronic health records. arXiv:1911.06472 [cs, stat], July 2020. arXiv: 1911.06472.
53. Min X, Yu B, Wang F. Predictive modeling of the hospital readmission risk from patients' claims data using machine learning: a case study on COPD. Sci Rep. 2019;9(1):2362.
54. Rudin C. Stop explaining black box machine learning models for high stakes decisions and use interpretable models instead. Nat Mach Intell. 2019;1(5):206–15.
55. Vaswani A, Shazeer N, Parmar N, Uszkoreit J, Jones L, Gomez AN, Kaiser L, Polosukhin I. Attention is all you need. arXiv:1706.03762 [cs], Dec 2017. arXiv: 1706.03762.
56. Ribeiro MT, Singh S, Guestrin C. "Why should i trust you?": explaining the predictions of any classifier. arXiv:1602.04938 [cs, stat], Aug 2016. arXiv: 1602.04938.
57. Lundberg S, Lee S-I. A unified approach to interpreting model predictions. arXiv:1705.07874 [cs, stat], Nov 2017. arXiv: 1705.07874.
58. Dhurandhar A, Chen P-Y, Luss R, Tu C-C, Ting P, Shanmugam K, Das P. Explanations based on the missing: towards contrastive explanations with pertinent negatives. arXiv:1802.07623 [cs], Oct 2018. arXiv: 1802.07623.
59. Prosperi M, Guo Y, Sperrin M, Koopman JS, Min JS, He X, Rich S, Wang M, Buchan IE, Bian J. Causal inference and counterfactual prediction in machine learning for actionable healthcare. Nat Mach Intell. 2020;2(7):369–75.
60. Kaplan EL, Meier P. Nonparametric estimation from incomplete observations. J Am Stat Assoc. 1958;53(282):457–81.
61. Cox DR. Regression models and life-tables. J R Stat Soc. 1972;B34(2):187–220.
62. Lee ET, Wang J. Statistical methods for survival data analysis. Wiley; 2003.
63. Kleinbaum DG, Klein M. Survival analysis: a self-learning text. Springer; 2006.
64. Wang P, Li Y, Reddy C. Machine learning for survival analysis: a survey. ACM Comput Surv. 2019;51:1–36.
65. Nagpal C, Li XR, Dubrawski A. Deep survival machines: fully parametric survival regression and representation learning for censored data with competing risks. IEEE J Biomed Health Inform. 2021.
66. Ranganath R, Perotte A, Elhadad N, Blei D. Deep survival analysis. In: Machine learning for healthcare conference. PMLR; 2016. p, 101–14.
67. Harrell FE, Lee KL, Califf RM, Pryor DB, Rosati RA. Regression modelling strategies for improved prognostic prediction. Stat Med. 1984;3(2):143–52.
68. Lin DY. On the Breslow estimator. Lifetime Data Anal. 2007;13(4):471–80.
69. Xia F, Ning J, Huang X. Empirical Comparison of the Breslow

Estimator and the Kalbfleisch Prentice Estimator for Survival Functions. J Biomet Biostat. 2018;9(2):392.

70. Kvamme H, Borgan Ø, Scheel I. Time-to-event prediction with neural networks and cox regression. JMLR. 2019;20(129):1–30.

71. Katzman JL, Shaham U, Cloninger A, Bates J, Jiang T, Kluger Y. DeepSurv: personalized treatment recommender system using a Cox proportional hazards deep neural network. BMC Med Res Methodol. 2018;18:24.

72. Yousefi S, Amrollahi F, Amgad M, Dong C, Lewis JE, Song C, Gutman DA, Halani SH, Vega JEV, Brat DJ, Cooper LAD. Predicting clinical outcomes from large scale cancer genomic profiles with deep survival models. Sci Rep. 2017;7:11707.

73. Kim S, Kim K, Choe J, Lee I, Kang J. Improved survival analysis by learning shared genomic information from pan-cancer data. Bioinformatics. 2020;36:389–98.

74. Fernández T, Rivera N, Teh YW. Gaussian processes for survival analysis. In: NIPS. 2016.

75. Wang L, Li Y, Zhou J, Zhu D, Ye J. Multi-task survival analysis. In: ICDM. 2017.

76. Ameri S, Fard MJ, Chinnam RB, Reddy CK. Survival analysis based framework for early prediction of student dropouts. In: CIKM. 2016.

77. Antolini L, Boracchi P, Biganzoli E. A time-dependent discrimination index for survival data. Stat Med. 2005;24(24):3927–44.

78. Lee C, Zame WR, Yoon J, van der Schaar M. DeepHit: a deep learning approach to survival analysis with competing risks. In: AAAI. 2018.

79. Ren K, Qin J, Yang Z, Zheng L, Yang Z, Zhang W, Qiu L, Yu Y. Deep recurrent survival analysis. In: AAAI. 2019.

80. Zheng P, Yuan S, Wu X. SAFE: a neural survival analysis model for fraud early detection. In: AAAI. 2019.

81. Xue Y, Zhou D, Du N, Dai AM, Xu Z, Zhang K, Cui C. Deep State-Space Generative Model For Correlated Time-to-Event Predictions. In: Proceedings of the 26th ACM SIGKDD international conference on knowledge discovery and data mining; 2020. p. 1552–62.

82. Alaa AM, van der Schaar M. Deep multi-task gaussian processes for survival analysis with competing risks. In: NIPS. 2017.

83. Chapfuwa P, Tao C, Li C, Page C, Goldstein B, Duke LC, Henao R. Adversarial time-to-event modeling. In: ICML. 2018.

84. Bou-Hamad I, Larocque D, Ben-Ameur H. A review of survival trees. Statist Surv. 2011;5:44–71. Publisher: The author, under a Creative Commons Attribution License.

85. Ishwaran H, Kogalur UB, Blackstone EH, Lauer MS. Random survival forests. Ann Appl Statist. 2008;2(3):841–60.

86. Tjandra DE, He Y, Wiens J. A hierarchical approach to multi-event survival analysis. In: AAAI. 2021.

87. Lawrence ND. Gaussian process latent variable models for visualisation of high dimensional data. InNips. 2003;2:5.

88. Liu B, Li Y, Sun Z, Ghosh S, Ng K. Early prediction of diabetes complications from electronic health records: a multi-task survival analysis approach. In: AAAI. 2018.

89. LeCun Y, Haffner P, Bottou L, Bengio Y. Object recognition with gradient-based learning. In: Shape, contour and grouping in computer vision. Springer; 1999. p. 319–45.

90. Hochreiter S, Schmidhuber J. Long short-term memory. Neural Comput. 1997;9(8):1735–80.

91. Avati A, Duan T, Zhou S, Jung K, Shah N, Ng A. Countdown regression: sharp and calibrated survival predictions; 2019. p. 145–55.

92. Goldstein M, Han X, Puli A, Perotte A, Ranganath R. X-CAL: explicit calibration for survival analysis. 2020.

93. Kamran F, Wiens J. Estimating calibrated individualized survival curves with deep learning. 2021.

94. Li Y, Wang J, Ye J, Reddy C. A multi-task learning formulation for survival analysis. In KDD. 2016.

95. Li Y, Wang L, Wang J, Ye J, Reddy CK. Transfer learning for survival analysis via efficient L2,1-norm regularized cox regression. 2016.

96. RTQ C, Rubanova Y, Bettencourt J, Duvenaud DK. Neural ordinary differential equations. In: Bengio S, Wallach H, Larochelle H, Grauman K, Cesa-Bianchi N, Garnett R, editors. Advances in Neural Information Processing Systems, vol. 31. Curran Associates, Inc.; 2018.

97. Habiba M, Pearlmutter BA. Neural ordinary differential equation based recurrent neural network model. In: 2020 31st Irish signals and systems conference (ISSC). 2020. p. 1–6. ISSN: 2688-1454.

98. Rubanova Y, Chen RTQ, Duvenaud DK. Latent ordinary differential equations for irregularly-sampled time series. In: Wallach H, Larochelle H, Beygelzimer A, d'Alché-Buc F, Fox E, Garnett R, editors. Advances in neural information processing systems, vol. 32. Curran Associates, Inc.; 2019.

99. Voelker A, Kajić I, Eliasmith C. Legendre memory units: continuous-time representation in recurrent neural networks. In: Wallach H, Larochelle H, Beygelzimer A, d'Alché-Buc F, Fox E, Garnett R, editors. Advances in neural information processing systems, vol. 32. Curran Associates, Inc.; 2019.

100. AAAI-SPACA 2021: spring symposium on survival prediction: algorithms, challenges, and applications. https://spaca.weebly.com/.

101. Lange JM, Minin VN. Fitting and interpreting continuous-time latent Markov models for panel data. Stat Med. 2013;32(26):4581–95.

CHAPTER 18

진료와 임상연구에서의 가상의료

Virtual Health in Patient Care and Clinical Research

지은이 Tianna M. Umann, Molly McCarthy, Clifford Goldsmith, Paul Slater, and Christopher Regan
옮긴이 차원철

요약 ABSTRACT

이 장에서는 가상의료 환경에서 양질의 환자 중심 의료 서비스를 구현하기 위한 핵심 개념, 장점 및 문제를 다루며, 가상의료에 대한 현대적 이해와 접근 방식을 제시한다. 업계 전반에 적용 가능한 가상의료의 표준 정의와 그 맥락을 살펴보고, 특히 기업 의료 및 제약 산업 분야에서의 가상의료 활용 사례를 집중적으로 살펴본다.

구체적으로는, 기업 의료 환경에서의 가상의료 및 환자-의료 제공자 경험, 그리고 제약 산업의 분산형 임상 시험 및 연구 직원-환자 경험 측면에서 가상의료의 역할과 영향을 분석한다. 또한, 기술적 고려 사항, 성숙도 모델, 과학적 측정 접근법을 포함하여, 높은 가치와 파급력을 지닌 가상의료 솔루션 구현을 위한 체계적인 접근 방식도 제시한다.

마지막으로, 가상의료의 미래 전망과 함께, 환자-의료 제공자 간 가상의료 솔루션을 분산형 임상 시험 관리 영역으로 확장하는 실제 사례 연구를 통해, 가상의료의 잠재력과 실질적인 적용 가능성을 보여준다.

키워드 KEYWORDS

- 가상의료
- 가상의료 성숙모델
- 다양성과 포용성
- 가상의료 우선순위 프레임워크
- 분산형 임상시험
- 진료옵션으로의 임상연구
- 가상 임상시험 플랫폼

학습 목표 LEARNING OBJECTIVES

- 가상의료의 진료 상황에서 도전과 기회, 그리고 비즈니스 및 기술적 해결 방안을 설명할 수 있다.
- 가상의료 분야에서 구체적인 효과적 활용 사례와 가상진료가 비즈니스 및 사회에 미치는 영향을 설명할 수 있다.
- 가상의료 활용 사례를 위한 비즈니스 솔루션 및 기술 프레임워크 접근 방식을 설명할 수 있다.
- 가상의료 성숙도 모델의 다양한 차원을 설명하고, 이를 통해 조직 내에서 가상의료의 다양한 기능을 계획하고 효과적으로 활용하는 방법을 이해할 수 있다.

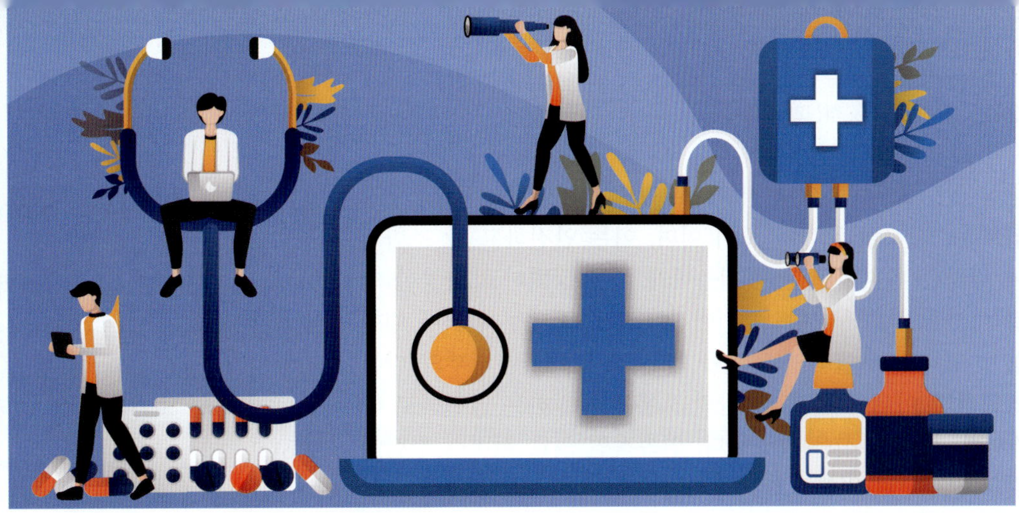

18.1 서론

의료 서비스의 조정 및 협업은 최고 수준의 환자 중심 의료를 제공하기 위한 필수적인 과정이다. 의료 제공 패러다임은 보다 원활하고 상호 연결되며, 다양성과 포용성을 갖춘 환자 여정으로 변화하고 있다. 산업 의료 및 약제 임상 시험과 같은 산업 분야에서는 각 개인의 고유한 요구에 초점을 맞추려고 노력하고 있으며, 환자를 치료 팀의 중심에 두는, 환자 중심적인 치료 접근 방식의 필요성을 인식하고 있다. 원활한 환자 여정의 핵심은 '치료 팀'을 광범위하게 정의하여 실시간 협업 및 조정을 가능하게 하는 것이다. 실제로 의료 제공자 관점에서 보험 회사와 임상 시험은 동전의 양면과 같다. 전자의 경우 의료는 공공 또는 민간 보험 회사를 통해 비용을 받게 되며, 후자의 경우 연구 자금을 지원받는 임상 시험을 통해 비용이 제공된다. 가상의료는 이러한 의료 비용 제공의 이중성이 드러나는 한 예이다.

새롭고 혁신적인 기술이 계속 등장하고 의료 제공 프로세스에 통합됨에 따라 개인 맞춤형 조정 및 협업 치료 모델은 이론에서 시작하여 치료 표준으로 자리 잡아가고 있다[1].

18.2 가상의료를 정의할 수 있을까 (또는 어떻게 정의할까)

사람마다 가상의료를 다른 의미, 개념, 경험으로 받아들인다. 가상의료를 정의한다는 것은 사실 "어떤 문제를 누구를 위해 해결하려고 하는가?" 라는 질문을 던지는 것과 같다. 처음에는 가상의료를 단순히 환자와 의료 제공자 간의 동기화된 화상 연결로 해석할 수 있다. 그러나 가상의료는 단순한 화상 방문 그 이상을 의미한다.

미국 원격의료 협회(ATA, American Telemedicine Association)의 원격의료 분류법에 따르면, "*원격의료는 임상적으로 대면 접촉이 필요하지 않을 때 개인과 의료 제공자를 효과적으로 연결하고 의료진 간 협진을 촉진하는 절차이다. 환자는 원격의료 서비스를 통해 진료를 받고, 의료 제공자와 상담하고, 질환이나 치료에 대한 정보를 받으며, 처방을 받고, 진단을 받을 수 있다.*"

ATA의 문서는 원격의료의 가장 일반적인 접근 방식으로 실시간 화상 통화, 의료 제공자와의 비실시간 메시징과 같은 채팅 기반 상호 작용, 가정에서 환자의 활력 징후를 수집하여 의료 제공자에게 전송하는 것과 같은 원격 환자 모니터링, 그리고 마지막으로 의료 제공자간 협진, 환자 교육, 디지털 진단 및 치료와 같은 기술 지원 솔루션등을 기술하고 있다. ATA는 농촌 지역 환자 및 의료 제공자, 노인, 소외 계층 또는 취약 계층의 의료 접근성 향상과 같은 여러 이점이 있다는 점 또한 강조한다. 그러나 이러한 이점은 적절한 장비의 소재 유무 및 Wi-Fi 연결 가능성뿐만 아니라 환자 또는 가족 등 사용자의 긍정적 경험 및 적절한 기술적 지식을 전제로 가능한다.

McKinsey and Company의 기사 "가상의료: 의료 전달의 다음 개척지"에서는 가상의료의 주요 측면을 보다 광범위하고 차별화된 접근 방식으로 분류, 세분화 및 정의하고자 시도했다. McKinsey는 가상의료 정의에 대해 원격의료, 디지털 치료, 치료 네비게이션의 세 가지 주요 범주를 제안했다. 이 세 범주는 ATA에서 논의된 많은 요점을 포함하면서도, 개인 맞춤형 의료와 연관된 대체 요법 및 치료 최적화를 추가함으로써 그 정의를 더욱 확장하였다.

저자들은 가상의료가 *의료 서비스 제공, 전문가 협업 촉진, 자기관리 지원 및 치료 연속성 내의 치료 조정을 위해 임상의, 환자, 가족, 치료 팀 및 의료 전문가를 연결하는 수단*으로 가장 잘 정의된다고 주장하였다. 이 정의는 환자 여정 전체의 다양한 접점을 보다 포괄적으로 포함하고 있다. 아래 도표는 오늘날의 복잡한 세계에서 가상의료를 어떻게 개념화하는지를 묘사하고 있다.

이미지 18.1에 설명된 연결된 치료 생태계는 양질의 환자 중심 의료 조정 및 협력 치료를 위한 방향키이다. 시스템의 진입로는 "디지털 프런트 도어"이며, 이는 안전하고 잘 조화되며 원활한 환자의 경험을 가능하게 하는 강력하고 다양한 연결 시스템 및 도구 세트로 이어진다. 각각 도구는 환자에 대한 상호 연결된 포괄적인 관점을 가진 조직 내 및 외부의 다른 영역뿐만 아니라 치료 팀 간의 소통을 촉진하는 안전하고 확장 가능한 솔루션을 제공한다. 연속적인 의료 서비스 전반에 걸쳐 진정으로 원활하고 포괄적인 조정된 치료를 위해서는 의료 기업 또는 제약 회사 모두 환자를 중심으로 한 치료 생태계를 중심으로 사고해야 한다.

18.3 임상 진료의 맥락에서의 가상의료

기업 헬스케어와 임상 시험 산업 전반에 걸친 의료체계의 공통된 문제는 궁극적으로 조직 내부와 환자 및 케어 팀 간의 단절을 초래하는, 고립되고 비효율적인 구식 인프라와 데이터 및 커뮤니케이션 시스템이다. 오래된 레거시 시스템과 고립된 커뮤니케이션 도구들은 팀 간 협업을 저해하여 기업 헬스케어 내에서 의료의 단절을 초래하고, 임상 시험에 참여하는 환자들과의 협업을 단절시킨다. 이는 의료 제공자들이 환자들에게 최고 수준의 진료를 제공하는 것을 방해하며, 임상 시험 연구를 통해 생명을 구할 수 있는 치료법의 시장 진출을 지연시키게 된다.

18.4 가상의료 방문

가상의료 방문의 핵심은 환자와 의료 제공자 간의 대면 상호작용을 영상 통화로 대체하는 것으로, 이미지 18.2에서 볼 수 있듯이 시스템의 인프라를 통해 제공자와 환자가 연결되어 모두가 환자의 진료 여정을 통합적으로 볼 수 있도록 지원하는 것이다.

가상진료 방문의 이러한 측면은 의료를 보다 상호협력적, 환자 중심적으로 제공하여, 고품질 진료가 가능하게 한다.

전자건강기록(EHR)의 사용이 보편화됨에 따라, 대면 진료 시 제공자와 환자 간의 상호작용 방식도 변화했다. 역사적으로, 이 대면 상호작용은 제공자와 환자 간의 대화, 그리고 제공자가 그 과정의 주요 정보를 손으로 메모를 기록하는 방식이었다. 전자건강기록(EMR) 시대에, 제공자와 직원들은 종종 환자와 대화를 나누면서, 컴퓨터를 바라보며 키보드를 통해 정보를 입력하는 자연스럽지 못한 상황에 처하게 되었다.

통합된 커뮤니케이션 및 협업 플랫폼이 지원하는 가상진료 방문에서는 제공자와 환자 간의 대면 대화가 다시 가능하게 한다. 질병 및 케어 워크플로를 이해하도록 특별히 설계된 인공지능 솔루션으로 구동되는 최신 커뮤니케이션 및 협업 플랫폼은 환자 대화를 캡처하는 보안 및 프라이버시가 보장된 음성 지원 데이터 캡처 플랫폼을 제공하며, 데이터 및 케어 팀 협업 시스템의 통합과 함께 환자 케어 여정의 전체적인 보기

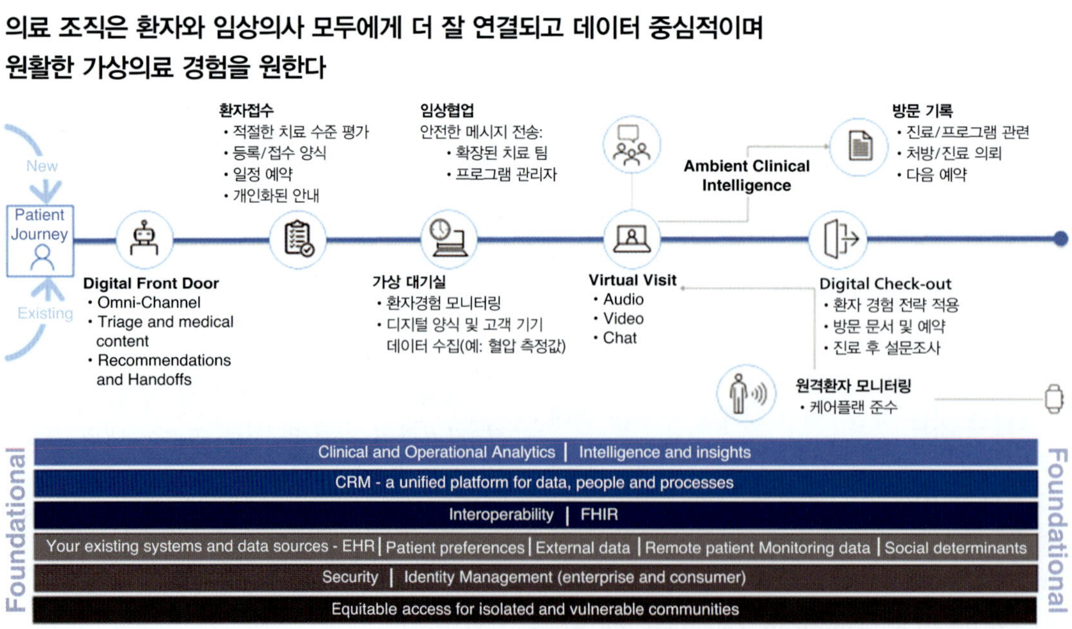

이미지 18.1 연결된 의료 생태계 (출처 Shawn Remacle, Microsoft Corporation)

'가상의료'는 당신에게 무엇을 의미하나요?

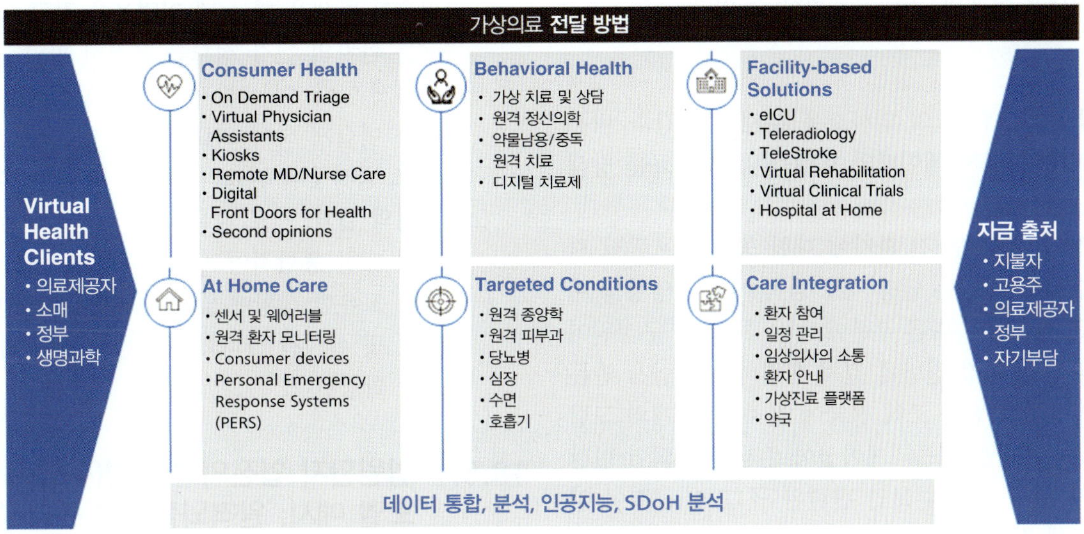

이미지 18.2 가상의료전달 방법 (출처 Shawn Remacle, Microsoft Corporation)

를 제공하도록 한다. 이를 통해 단순 행정업무가 줄어들게 되어, 의료인들이 환자 진료에 집중할 수 있으며, 시각적 및 청각적 요소를 (예: 공감, 우려, 존재감) 이용한 의사소통을 더욱 원활히 할 수 있다.

가상의료 방문의 추가적인 이점은 진료의 다양성과 포용성에 미치는 영향에 있다. 다양한 인구 집단 및 사회경제적 그룹 간의 임상 진료 불평등의 예는 심리학 및 정신과와 같은 영역에서 두드러지며, 급성질환 치료뿐 아니라 만성질환 관리 및 인구 건강 전반에 걸쳐 나타나고 있다. 사회경제적 및 문화적 요인으로 인해 의료 접근성이 제한되는 경우도 많다. 다양성과 포용성은 수십 년 동안 임상 연구 분야에서 간과되었지만, 이제는 중요한 요소로 인식되고 있다. 임상 시험에서의 다양성과 포용성에 대한 자세한 논의는 이 장 뒷부분에서 다루겠다.

인터넷을 통한 가상진료 접근성은 정부가 유선 전화 보급과 마찬가지로 해결해야 할 불평등 문제이다. 대면 상호 작용의 대부분은 가상 방문을 통해 똑같이 이루어지고 여러 측면에서 향상될 수 있지만, 가장 중요한 진단 및 인간 상호 작용 중 하나인 직접적인 접촉은 가상 방문에서 상실된다는 점을 인지해야 한다. 따라서 가상 방문은 대면 진료의 대체물이 아니라 확장으로 간주되어야 한다.

필자가 의과 대학을 졸업하고 처음 겪은 경험 중 하나는 농촌 지역에서 노련하고 존경받는 의사와 함께 일하며 만성질환 환자들을 치료하는 것이었다. 우리는 매일 40~60명의 환자를 진료하였고, 요양원 방문, 병원 중환자실 회진 등으로 시간을 보냈다. 대부분의 환자들은 혼자였고, 우리 대부분이 누리는 일반적인 사회적 및 지역 사회 상호 작용에 참여할 수 없었다. 그와 함께 일한 초기에 한 환자를 함께 진료했던 기억이 난다. 함께한 선배 의사는 많은 환자들이 혼자 살고 있으며, 이 남성의 월례 방문은 아마도 그가 다른 사람과 접촉하는 유일한 시간일 것이라고 말했다. 아무리 바쁘더라도 누군가를 만져주는 시간을 갖는 것은 임상의로서 영광이자 특권이라고 강조했다.

18.5 기업 의료 환경에서의 가상의료

우리는 앞에서 가상의료를 상호 긴밀히 연계된 체계적인 의료 생태계, 이를 가능하게 하는 연결 시스템의 세트로 정의하였다. 이제는 이러한 목표를 달성하기 위한 기업 솔루션의 접근 방식을 다시 살펴보고, 기업 의료 환경의 보편적인 문제점, 도전 및 기회를 다루어 보겠다.

이러한 예시를 살펴보는 동안, 우리는 사람과 프로세스 측면에서 해결책을 정의하는 데 초첨을 맞추는 접근방식을 따를 것이다. 도전과, 문제 정의, 그리고 최적의 결과를 이해하여야 기술이 이를 가능하게 하는 수단이 될 수 있다. 이 장의 뒷부분에서 가상의료 플랫폼의 기술적 고려 사항을 자세히 다루겠지만, 궁극적으로 가상의료 솔루션의 "최적 결과"에 대한 기술적 구현은 기존 인프라, 단기 및 중장기 디지털 전환 로드맵 및 기술 파트너의 조언, 지원 및 지침을 제공할 기타 요인 등에 따라 달라질 것이다.

치료팀의 불화, 실행력 및 통찰력의 부족은 양질의 환자 중심 치료를 불가능하게 하는 가장 일반적 이유들이다[2].

사례들을 기반으로 엔터프라이즈 솔루션을 만드는 상황에서는 위의 개념을 아래와 같이 구체화할 수 있다:

1. 치료 팀 간 협업
   (a) **문제점**: 치료 팀 간의 의사소통 부재는 시간과 비용을 낭비하며, 환자 데이터의 흐름을 막아, 치료를 방해한다.
   (b) **문제 정의**: 치료 팀 간 환자에 대한 공통의 포괄적 관점이 부족하다. 이는 담당 치료 팀 밖에까지 영향을 미쳐 의료 시스템의 다른 부분에서 온 치료 팀 구성원이 환자의 건강 여정 전반에 걸쳐 협력하기 어렵게 만든다. 또한, 치료 팀과 조직 전체에 걸쳐 여러 개의 고립된 커뮤니케이션 애플리케이션이 존재하게 되어 민감한 환자 정보 보호와 보안 관련된 규칙 및 규정이 일관성 없게 적용되게 된다.
   (c) **최적의 결과**: 치료 팀은 환자 데이터 시스템 및 워크플로 관리 도구에 통합된 단일 엔터프라이즈 통신 채널을 확보한다. 전체 보안 및 규정 준수 커뮤니케이션 및 협업 허브를 공유하여 내부 및 외부 팀 모두가 양질의 환자 중심 치료를 체계적으로 제공할 수 있도록 한다.

2. 치료 과정에 대한 환자 참여
   (a) **문제점**: 자원 및 시스템 부족으로, 서로 다른 위치에 있는 의료진 사이에 조정이 이루어지지 않고 치료 계획이 적절히 실행되지 않는다.
   (b) **문제 정의**: 오래된 구식 진료 관리 시스템과 고립된 커뮤니케이션 도구로 인해 의료진은 환자와 긴밀한 관계를 구축하기 어렵게 된다. 의료진은 환자의 치료 계획에 대한 명확한 관점을 확립하는 데 어려움을 겪고 이는 치료 계획을 관리하고 환자를 지원하며, 치료를 조정하는 과정에 비효율성을 더하게 된다. 또한 구식 시스템은 제공자와 환자 모두에게 직관적이지 않아 기술을 잘 다루는 환자조차도 치료 계획에 참여하기가 어렵게 한다.
   (c) **최적의 결과**: 환자 및 기관의 데이터에 대한 통합된 화면을 만들어 여러 진료장소의 의료진 간 의견 조정 절차를 간소화한다.

3. 환자에 대한 통합공유화면
   (a) **문제점**: 제한적이고 분절된 환자의 정보; 의료진은 진료실 환경 밖의 환자 상태를 모니터링하는 데 어려움을 겪는다. 분절된 시스템으로 인해 업무흐름이 조정이 안되고 업무들이 공유되지 않아 서로 고립된다.
   (b) **문제 정의**: 의료진과 환자는 분절된 데이터 시스템에 필요한 탐색을 하는 데 어려움을 겪고 이는 관련된 누구든 환자의 건강 정보를 온전히 파악하는 것을 불가능하게 한다. 이는 환자 개인에게 최적화된 교육 및 안내를 어렵게 하여 의료진과 환자 간의 관계를 악화시키고, 환자중심 진료의 품질을 저하시킨다.
   (c) **최적의 결과**: 서로 다른 데이터 시스템을 통합하고 환자에 대한 통합적이고 직관적인 화면을 만들어 각 환자의 고유한 상황에 맞춰 진료를 조정한다. 원격 모니터링 및 실시간 관리화면을 통해 병원 밖으로 넘어 진료를 확장한다.

18.5.1 입원환자 협진의 거점형(중심축 및 바퀴살) 모델 예시: 원격뇌졸중과 원격정신과

원격뇌졸중 및 원격정신과는 가상의료 분야에서 가장 빠르게 도입, 응용되는 서비스의 예시이다. 원격뇌졸중은 신속한 협진 및 치료 제공을 위해, 원격정신과는 입원 및 외래 환자를 위해 활용된다.

2016년, 미국 대형 기업 의료시스템 중 하나로, 우리는 16개의 대학병원 및 지역 사회 병원에 원격뇌졸중 프로그램을 설치했고, 이들 병원의 응급실에 원격정신과 프로그램을 배치했다. 당시의 기술 수준 및 통합 플랫폼 기능은 초기 단계에 불과했지만, 그 결과는 인상적이었다. 우리는 비출혈성 뇌졸중에 대한 진단 및 혈전용해제 투여까지 걸리는 시간을 30분 이내로 단축시킬 수 있었다. 또한, 원격정신과 프로그램을 통해 응급실에서 정신과 협진까지 걸리는 평균 시간을 8시간에서 30분으로 단축할 수 있었다.

최근 2018년부터 2019년까지 거점형 모델을 활용하여 다기관 원격정신과 시범사업을 벌인 결과, 557건의 협진에 대한 협진 요청부터 대면 평가까지의 평균 환자 대기 시간이 24시간 이상에서 92분으로 단축되었다고 보고되었다[3].

18.5.2 기업의료의 환자–의료의료진 참여 사례

기업의료 팀과 외부 협진의 및 환자 모두가 접근 가능한 안전한 통합 커뮤니케이션 및 협업 플랫폼이 있다면, 제공자와 환자는 암호화된 메시징, 음성 및 화상 통화, 가상 회의를 포함한 여러 커뮤니케이션 채널을 통해 환자 정보를 용이하게 사용할 수 있다.

의료진 간 협진 및 내부 교육 훈련을 위한 가상의료를 활용할 수 있다.

외부 제공자와 환자 사이의 원격진료, 콜센터 관리 및 전자건강기록 공유에 활용할 수 있다.

환자 중심 의료 관점에서 가상의료는 환자가 병원을 방문하지 않고도 자신의 건강 및 치료 계획에 지속적으로 참여할 수 있도록 지원한다. 가상 예약 및 협진과 같은 최신 솔루션을 통해 환자는 편리한 시간과 장소에서 의료진을 만나고 소통할 수 있다. 가상 건강 봇과 같은 혁신 기술은 환자의 일반적인 질문이나 요청사안을 관리하고, 나아가 추가적인 도움이 필요한 경우 실시간 지원 연계하도록 할 수 있는데, 이는 매번 실시간으로 상담할 때보다 상담원의 부담을 줄이는 데 도움이 된다.

코로나바이러스 자가 검사기: 'CDC는 코로나 감염 환자가 언제 의사에게 진찰받아야 하는지 판단하는 데 도움이 되는 Covid-19 봇을 출시하였다.[4]'

18.6 분산형 임상 시험에서의 가상의료

앞선 본문에서 가상의료를 분절 없이 연결된 조정된 치료 생태계 및 이를 가능하게 하는 긴밀한 연결 시스템의 세트로 정의하였다. 이와 같은 정의와 제시된 사용 사례, 도전 및 최적의 결과 등을 종합하면 가상의료 솔루션을 분산형 임상 시험으로 확장하기 위한 기반이 만들어진다. 분산형 임상 시험은 시간이 지남에 따라 발전해 온 용어이며, 가상 건강의 일부 구성 요소들이 임상 시험에 통합되는 연속된 과정을 의미한다. 기억할 것은, 이 용어의 뜻에 임상 시험을 관리하는 업체의 유연성, 즉 임상 시험의 특징 및 참여하는 각 환자의 선호도에 맞는 적절한 응용 프로그램 및 플랫폼 세트를 제어할 수 있도록 한다는 의미가 포함된다는 점이다.

18.7 임상 연구 맥락에서의 가상의료

가상의료 그 자체와 마찬가지로, 임상 연구에서의 가상 요소를 정의하는 데 사용되는 용어는 명확하게 정의되어 있지 않으며 기관마다 다를 수 있다. 우리에게는 순수한 관찰 연구에서 본격적인 중재 연구까지 다양한 종류의 임상 연구가 필요하며, 연구 체계 역시 완벽한 중앙 집중식에서 순수한 분산형까지의 스펙트럼이 존재한다. 임상 시험이 이 스펙트럼의 어디에 위치하든, 임상 연구 프로세스 전체는 분산형 임상 시험 요소들을 활용함으로써 이점을 얻을 수 있다. 이미지 18.3에는 임상 연구에 가상 요소를 적절하게 포함시킴으로 얻을 수 있는 과정이 설명되어 있다.

임상 환경과 마찬가지로, 임상 연구 환경에서 가상 요소를 사용하는 데에는 다음과 같은 여러 가지 이유가 있다.

- 효율성: 연구참여자 모집의 가속화 및 비용 절감 등으로 임상 시험 기간 단축 가능
- 안전성, 효능, 형평성, 다양성 및 포용성 보장 강화: 더 나은 임상 시험 수행 가능
- 환자 경험 개선

산업계에서는 십여 년 전부터 일부 임상 연구에 가상 요소를 꾸준히 도입해 왔으며, COVID-19 팬데믹으로 인해 이러한 추세는 더욱 가속되었으며, 여러 프로토콜의 수정을 통해 더 많은 가상 요소를 허용하게 되었다. 팬데믹 이후에는 평균으로의 회귀 현상이 나타날 가능성도 있지만, 이미 많은 조직들이 임상 연구에서 가상 요소의 이점을 직접 경험했기에, 이를 기회로 전체적인 접근 방식을 가상 요소 방향으로 재구성하고자 하고 있다.

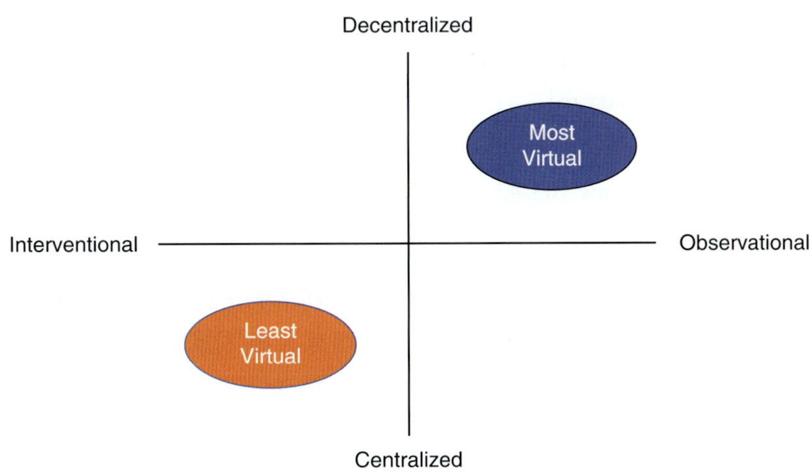

이미지 18.3 임상 연구 시험에서의 가상화 정도

18.8 가상의료 및 임상 시험에서의 다양성과 포용성

2년 반 전, 한 임상 혁신 연구 허브는 생명과 직결되는 치료법의 시장 출시 시간을 단축하여 더 많은 생명을 구하고자 하는 사회적 문제에 대한 연구에 착수했다. 우리는 왜 약물을 시장에 출시하는 데 평균 26억 달러의 비용으로 12~15년이 걸리려, 궁극적으로는 많은 환자들의 최선의 치료를 받을 수 있을 때까지의 시기를 지연시키고 있는지, 그 이유에 대한 사회적 및 산업적 요소들을 조사했다. 위와 같은 객관적 숫자들은 과학, 연구, 정부 및 대중의 다양한 논쟁과 의견을 이끌어 낸다. "왜"라는 질문을 더 깊이 파고들면, 생명을 구하는 치료법이 필요한 사람들에게 도달하는 데 왜 그렇게 많은 비용과 시간이 드는지, 몇 가지 합의할 수 있는 명백한 이유를 발견할 수 있다.

우리는 "왜"를 이해하기 위해 수백 명의 산업계 리더, 시민, 공공, 정부 및 민간 조직에 연락했다. 우리가 민간 및 공공 부문의 임상 연구 및 임상 시험 관련자들로부터 배운 것은 공통적인 속도 제한 요인으로 1) 약물 개발의 비효율성, 2) 1950년대 이후 약물 개발 비용의 10,000% 증가, 그리고 3) 약물 개발 로드맵의 일부로서 임상 시험 프로세스에 대한 환자 참여가 있다는 점이었다. 임상 시험 프로세스와 관련하여 CRO는 효율적인 연구 서비스를 제공할 수 없으며 비즈니스 모델이 위협받고 있다. 의료 센터(현장)의 50%는 특정 임상 시험에 0명의 환자를 등록한다. 97%의 환자는 임상 시험의 참여가 더 나은 임상 결과와 연계됨에도 이에 접근할 수조차 없다. 더 자세히 살펴보면 임상 연구 시험 참여의 핵심 과제는 임상 시험의 다양성과 포용성이라는 두 가지 주요 요소라는 것을 알 수 있다. 다음은 임상 연구에서의 다양성, 포용성 및 형평성과 관련된 주요 참고자료들이다:

- Multi Regional Clinical Trials the MRCT Center of Brigham and Women's Hospital and Harvard
- National Academies of Science, Engineering, Medicine
- NIH Revitalization Act of 1993 Public Law 103-43
- NIH task force on Black and Minority Health
- FDA Drug Trials Snapshots

18.9 임상 연구에서 가상 요소의 예시

앞서 설명한 바와 같이 임상 시험은 "완전히 전통적인" 또는 "완전히 가상적인" 형태일 필요는 없으며, 오히려 전통적 연구가 일부 가상 요소를 포함하는 경우가 많다. 여기에는 다음과 같은 사항이 있다:

- 가상 방문(Virtual Visits)
- 가상 위약군(Virtual Placebo Arms)
- 시뮬레이션을 위한 가상 인구(Virtual Populations for simulation)
- 실제 데이터(RWD), 실제 근거(RWE) 및 합성 데이터(시험 대조군):
  - RWD는 임상 시험 설계, 적격성 및 합성 시험에 정보를 제공할 수 있다.
  - RWD는 분절화되어 있기에 복잡성을 수반한다.
  - FDA는 이미 RWE를 위한 RWD 사용에 대한 지침을 적용했다.
  - 연구자들은 RWD가 새로운 치료법 테스트에 사용될 수 있음을 입증했다.
  - Cures Act는 규제와 관련된 의사 결정과정에서 RWE 생성을 위한 RWD 사용을 장려한다.
- 규제 기관(FDA)의 가이드라인은 목적에 적합한 RWD 데이터를 포함하고 있다[5, 6].

18.10 가상의료 성숙도 모델

가상의료의 성숙도는 조직 내에서 가상 기능을 구현하는 것을 구상하고 기획하는 데 유용한 개념이다. 앞서 살펴본 바와 같이 가상의료는 다양한 비즈니스 및 임상 목표를 달성하기 위해 개발된 광범위하고 심층적인 기능을 가지고 있다. 가상의료의 기본 구성 요소를 이해하면 투자 계획을 세우고 적절한 기대치를 설정하는 데 도움이 되며, 조직이 잠재적인 불확실성을 안고도 성공가능한 프레임워크를 가지고 여정을 시작할 수 있게 한다.

가상의료 성숙도는 환자, 관리자, 간병인이 물리적으로 함께 있지 않을 때에도 치료 제공 및 품질 향상을 가능하게 하는 기능이다. 가상의료라는 용어는 의료진과 환자 간의 다양한 업무 및 상호 작용을 설명하는 데 사용되었다. 설문 조사 결과, 대부분의 의료 및 의료 IT 리더는 가상의료가 무엇인지에 대해 보통 서로 다른 이해도를 가지고 있으나 놀랍게도 이들 모두 옳다고 할 수 있다. 이들이 모두 옳은 이유는 이들이 모두 가상의료이기 때문이다. 일반적으로 서로 다른 정의를 쓰는 이유는 가상의료의 스펙트럼을 따라 서로 다른 성숙도 및 이해도 수준을 반영하기 때문이다. 가상의료 성숙도 정의에는 그 다양성 외에도 여러 차원(dimension)이 있는데, 수직적 성숙도와 수평적 성숙도 모델이 그것이다. 수직적 성숙도는 그림 18.1에 설명된 특정 가상의료 기능의 완성도이다. 단일 가상의료 기능의 예시 중 하나는 가상 분류(Virtual Triage)이다. **기본** 가상 분류 기능은 환자가 임상의와 실시간으로 채팅하며 상태를 설명하고 다음에 무엇을 해야 하는지에 대한 조언을 받는 것이다. **지능형** 가상 분류 버전은 환자가 모바일 앱에서 의료 셀카(동영상/스틸 이미지)를 보내면 이 이미지를 앱이 "미리 읽고" 요청자를 적절한 의료진의 대기열로 안내하여 담당 의료진이 미리 내용을 검토하도록 하고, 환자에게 권장 사항을 제안하게 하는 기능이다.

두 번째 성숙도 차원은 그림 18.2에 설명된 수평적 성숙도이다. 수평적 또는 연속된 과정의 성숙도는 이벤트 발생 전, 발생 중 및 발생 후 의료 문제의 전체 과정에 걸쳐 가상 경험이 매듭지어짐을 의미한다. 가상 분류의 예를 통해 사례를 보면, 의료적 권고 사항에는 진단을 위해 적절한 간병인과 약속을 예약하거나 환자가 건강을 회복하도록 돕는 후속 치료 추

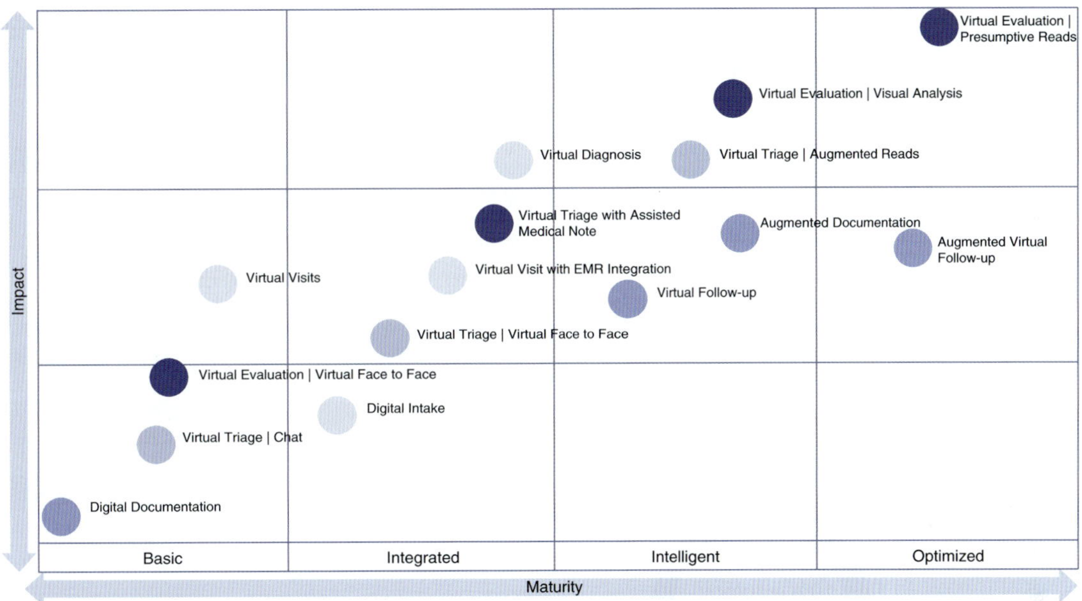

그림 18.1 가상의료 수직 성숙도 모델

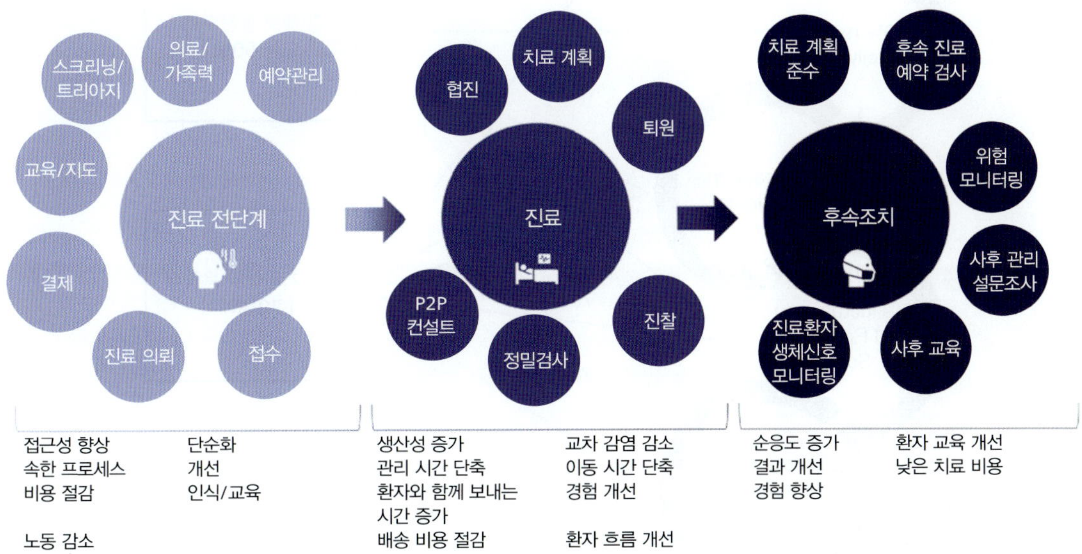

그림 18.2 가상의료 수평 성숙도 모델

적 모델을 설정하는 링크가 함께 제공될 수 있다.

각 수준의 특정 정의 또는 기준 자체보다 가상의료에는 기능의 성숙도 모델이 존재한다는 것을 인식하는 것이 더 중요하다. 이러한 인식은 핵심 성과 지표(KPI) 또는 목표 및 핵심 결과(OKR)을 확립하는 데 도움이 된다. 적절한 투자를 보장하고 올바른 기대치를 설정하기 위해 가상의료 리더십은 시간 경과에 따른 KPI를 설정해야 한다. 이러한 이점 진화 계획은 혁신적인 기술 및 프로세에 도입에 대한 의사결정에 도움이 될 뿐만 아니라 활성화된 기능이 적합한지 검증하는 데에도 유용하다. 만약 중간 목표가 충족되지 않으면 최종 투자를 진행하기 전에 시정 조치를 적용할 수도 있다.

가상의료 프로그램의 각 수준에 대한 명확한 목표 및 성공 기준을 설정하는 것은, 투자 및 우선순위의 균형을 맞추는 데 중요하다. 이러한 목표와 타임라인을 정의할 때는 구체적이고 포괄적으로 다음을 설정해야 한다.

KPI/OKR 예시:

너무 좁거나 실현 가능에 너무 치우친 경우

- 가상 분류를 경증 환자의 30%에게 적용하기 시작
- 사전 만남 환자 경험 개선
  - 인건비 10% 절감
  - 배송 비용 10% 절감
  - 신규 환자 5% 증가
  - 고객 고객 지수 5% 증가
  - 의뢰/치료 지침의 75%
- 그림 18.3에 정의된 비즈니스 KPI/OKR 세트를 참고해서 다음과 같은 내용을 추가해야 한다.
  - 건강 챗봇을 통한 의료 교육 50% 증가
  - 경증 환자의 30%를 가상 분류를 통해 시작

가상의료는 광범위한 결과를 가능하게 하는 방대한 기능들의 조합이기 때문에 어디서부터 시작해야 할지 막막할 수 있다. 현재는 정답으로 여겨지는 시작점은 없지만, 아래 그림 18.4와 같이 좋은 시작 프로세스를 찾는 데 도움이 되는 모범 사례가 있다.

KPI 또는 OKR과 관하여 가능성들을 우선순위에 따라 지정함으로써 기획 팀은 2 × 2 매트릭스에 우선순위 및 비용/복잡성을 가시화할 수 있다. 이를 통해 시작점을 식별하고 수평 및 수직 성숙도의 발전 과정도 계획할 수 있다.

그림 18.3 가상의료 KPIs 정의하기

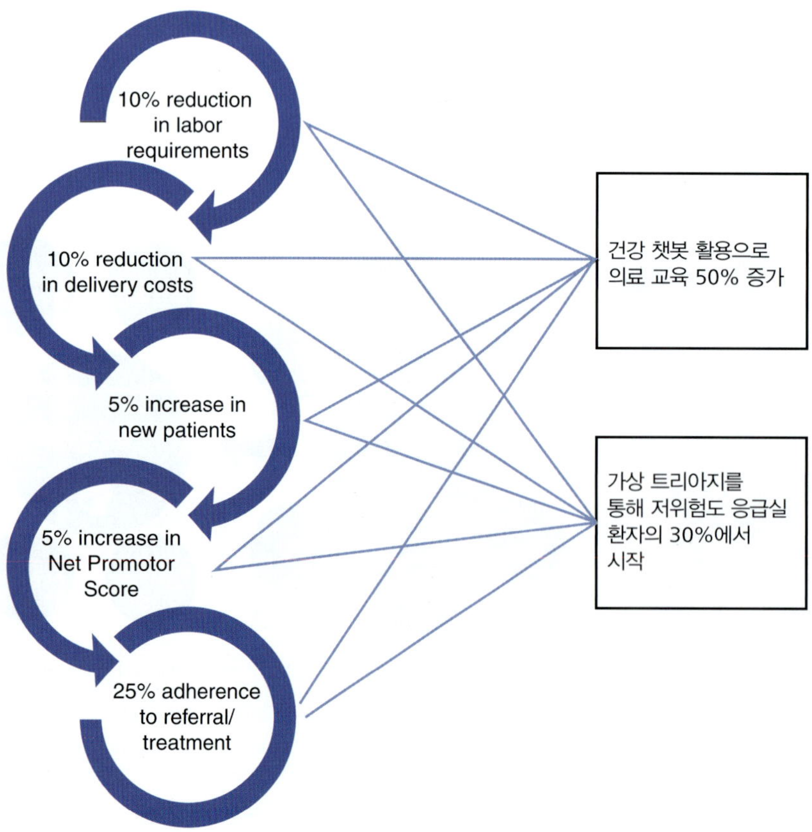

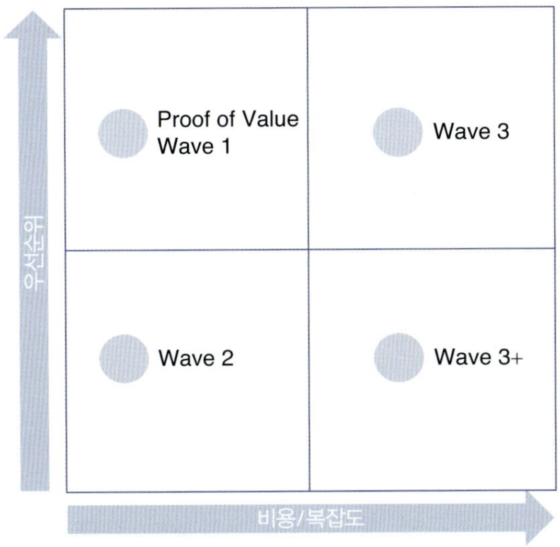

그림 18.4 가상의료 우선순위 체계

18.10.1 우선순위를 가지고 시작하라

가상의료 기획을 위해서는 체계적인 데이터 기반 접근 방식을 따라야 한다. 가상의료 구현을 위한 명확한 비전과 로드맵를 설정하고, 환자, 간병인 및 관리자에게 측정 가능한 혜택을 제공하는 타임라인을 만들면, 이는 가상의료 프로그램의 전체 수명 주기에 걸쳐 활용될 수 있다. 여정 시작시 계획 단계의 시간표와 완전성 사이의 균형을 맞추는 것이 특히 중요하다. 프로그램 후원자가 명확하게 인지해야 하는 것은, 때로는 불완전한 정보 또는 논란이 있는 상태에서 가상의료 배포를 시작하는 것이 완전한 맥락이 결정되고 또는 모든 구성원의 만장일치 합의를 기다리는 것보다 더 중요하다는 것이다. (이는 종종 불가능할 경우가 있다.) 궁극적인 성공의 핵심은 프로젝트 제공 중 받은 피드백을 기반으로 중간 성과를 정기적으로 확인하고 프로그램 우선순위를 재조정하는 개방적인 태도를 유지하는 것이다.

18.11 가상의료 디지털 전환 솔루션 정의로의 접근법

사람, 프로세스, 기술; 입원 및 외래 환자 가상진료 및 분산형 임상 시험을 위한 통합적이며 연속적인 치료를 가능하게 하는 프로그램을 구축하는 접근 방식은 치료 제공 및 수혜에 관련된 **사람들**을 이해하는 것에서 시작하여 치료 제공 프로세스를 이해하고, 마지막으로 이를 가능하게 하는 기술을 이해하는 것으로 마무리된다.

기업 의료 및 임상 시험과 같은 여러 의료 시나리오 내에서 가상의료 플랫폼 제공 접근 방식 프로세스를 따르면 높은 가치, 높은 영향도 및 현실에 잘 맞는 가상의료를 만들어낼 수 있는 가능성을 극대화할 수 있다. 접근 방식에는 약간의 변이가 있을 수도 있지만 아래의 설명에는 가상 치료 또는 분산형 임상 시험 솔루션 구축 과정에서 문서화해야 하는 구성 요소가 잘 정의, 포함되어 있다.

가상 치료 솔루션 팀은 조직 내 다양한 주체를 반영해야 하고, 다양한 산업 시나리오에서 엔터프라이즈 수준의 프로덕션 가상의료 솔루션을 제공한 경험이 있는 이들, 그리고 강력한 변화 관리(change management) 및 기술 파트너, 그리고 신뢰할 수 있는 비즈니스 조언자로 구성되어야 한다. 특히, 기술 파트너와 협력하는 내부 팀에는 비즈니스 의사 결정자, 기술 의사 결정자, 관리자, 변화 관리팀, 환자를 직접 대면하는 의료진 및 서비스 제공자들이 포함되어야 한다. 이 목록은 완벽한 것이 아니며 많은 조직에서는 실제 환자와 보호자 그룹과 같은 주체를 추가로 포함시키기도 한다. 다양성이 확보된 팀은 서비스 시나리오, 사용 사례 및 솔루션 워크플로 정의 과정에 더 깊은 통찰력과 경험을 제공하여, 준비되고, 가치 있고, 효과적인 효용성 높은 솔루션을 만들어낸다.

시나리오 구상 및 아키텍처 디자인 정의 프로세스: (솔루션 정의를 위한 워크샵 및 프로세스의 이름은 기술 파트너마다 다를 수 있다.)

비즈니스 및 기술 솔루션 정의에 일반적으로 사용되는 기술 용어:

- 시나리오 및 페르소나: 시나리오는 특정한 상황이나 과제 연관된 페르소나들이 그 해결책을 찾기 위해 움직이는 과정을 의미한다. 페르소나는 시스템과 상호 작용하는 사람의 분류를 의미한다; 이들은 일반적으로 해당 시스템의 사용자들이다.
- 사용 사례 및 행위자: 소프트웨어 및 엔지니어링에서 사용 사례는 목표를 달성하기 위해 행위자와 시스템 간의 각 상호 작용 단계 또는 작업 목록이다. 행위자는 사람이 될 수도 있고 또는 다른 외부 시스템일 수도 있다.

참조 아키텍처: 공통 용어를 기반으로 비즈니스 결과를 표현할 수 있는 기술 솔루션 모델링 템플릿을 제공한다. 비즈니스 솔루션을 형성하는 기술 시스템 간의 구조, 관계 및 통합을 보여준다.

시나리오 구상—높은 가치, 강한 효과 및 실현 가능한 솔루션 식별

시나리오 구상: "시나리오는 주인공의 관점에서 자신의 상황과 달성하고자 하는 것을 설명하는 이야기이다"[7].

시나리오의 핵심 요소: 중요한 것은 여기서 기술은 초점이 아니라는 것이다. 과제 해결은 원하는 결과를 달성함으로써 설명된다. 기술 솔루션을 개별적으로 지정하는 대신 "마법이 발생"하고 원하는 결과가 달성되었다고 말하면 된다.

- 주인공 설명: 시나리오는 누구에 관한 것인가? 그들의 배경, 사고방식 및 기술 친화력은 어느 정도인가?
- 도전/기회 요약: 시나리오에서 해결해야 할 주요 문제. 이것을 문제/기회/도전으로 만드는 세부 사항은 무엇인가?
- 원하는 결과: 최상의 결과는 무엇이며 성공 지표에 대해 어떤 객관적 또는 주관적 측정치를 사용할 수 있는가?
- 시나리오 이름 지정
- 기술에 대한 구체적 설명이 없는 주인공의 관점에서 스토리를 말하되, 비즈니스 환경과 관련하여 기술한다.
- 여기 현재 상태, 조절, "마법 발생" 및 원하는 미래 상태 결과가 있다.
  - 다음을 설명하라:
    - 시나리오
    - 상황
    - 문제 정의
    - 원하는 결과
    - 성공 지표
- 여러 시나리오 및 페르소나(사람)에서 과제, 문제점 및 원하는 결과를 식별한다(시나리오 구상).
- 문서화된 시나리오에서 팀이 높은 가치, 높은 영향도를 보이는 사용 사례와 관련된 주요 과제, 문제점 및 원하는 결과를 식별해낸다.
- 높은 가치 솔루션 사용 사례에 관련된 행위자를 정의한다.
- 식별된 과제를 포함하는 사용 사례와 관련 깊은 현재의 업무흐름을 정의한다.
- 식별된 과제에 대한 해결책의 미래 워크플로를 정의한다.
- 사례에 대한 미래 행위자를 식별한다.
- 사례의 현재 기술 환경을 식별한다.
- 미래 사용 사례 기술 환경을 식별한다.
- 미래 환경을 단기간에 구현할 수 있는지 평가한다.
- 가능한한 참조 아키텍처로 진행하고, 이것이 불가능하면 미래 워크플로 및 사용 사례를 재평가하여 단계적으로 접근하도록 한다. 단기 사용 사례는 현재의 환경에서 높은 영향도를 가지고, 높은 가치를 나타내며, 현실적으로 구현 가능해야 한다.
- 미래의 높은 가치, 높은 영향, 구현 가능성을 고려하고, 나아가 안전하고 역동적이며 확장 가능한 솔루션 등, 기타 핵심 요소를 구현하는 참조 아키텍처를 만든다.

18.12 가상의료 기술 고려 사항

가상의료 솔루션을 지원하는 아키텍처를 정의할 때 기술 고려사항의 세 가지 핵심 영역은 다음과 같다:

1. **데이터 디지털화**: end-to-end 데이터 흐름 구축
   (a) 기업 의료 서비스 제공의 경우 환자 치료 여정의 역동성을 통합적 관점에서 확인할 수 있다.
   (b) 임상 연구의 경우 연구 목표부터 결과 보고까지의 end-to-end 데이터의 흐름이 표현된다.

2. **데이터 가치 극대화**: 고품질 데이터에 대한 접근성을 향상시키고 인공지능을 통해 데이터 품질 강화한다.
3. **의료 산업 현대화과정에서 환자의 필요도 충족**:
   (a) 기업 의료 서비스 제공의 경우, 치료 참여 관련하여 제공자 및 환자의 부담 경감, 현대적 의료 서비스 제공을 통해 환자 이익 개선, 고품질 치료에 대한 접근성 확대를 의미한다.
   (b) 임상 연구의 경우 환자의 연구참여 부담 경감, 연구를 과정에서 환자의 이득 개선 및 임상 시험 자체에 대한 접근성 확대이다.

18.12.1 기업 의료 맥락에서 고려사항

가상의료 기술 플랫폼은 환자 중심성 및 기능성의 측면에서 다음의 세 가지 핵심 영역을 포함하여야 한다.

1. **환자 참여 강화**: 개인 맞춤형 치료, 임상적 이해도 및 가상의료
2. **의료 팀 협업 강화**: 치료 팀 협업, 치료 조정 및 지속적인 환자 모니터링 지원
3. **임상 및 운영 이해도 개선**: 임상 분석, 운영 분석 및 데이터 상호운용성 향상

기술 애플리케이션 및 도구는 의료 앱, 가상 건강 봇, 개방형 표준, 맞춤형 및 사전 구성된 워크플로, 인공지능/머신러닝 모델, 커넥터(앱, EHR 커넥터, API), 템플릿, 사용자 지정 구성 및 사용자 인터페이스, 공통 데이터 모델을 통해 이러한 기능을 지원한다.

기술 애플리케이션 및 도구:

- 데이터 처리 규정 준수
- 환자 CRM(고객 관계 관리)
- 데이터 시각화 및 보고서
- 의료진 포털
- 환자 포털
- 가상 방문
- 데이터 저장
- 고급 분석
- IoMT(의료 사물인터넷)
- FHIR API (Fast Healthcare Interoperability Resources API)

18.12.2 임상 진료 맥락에서 고려사항

환자를 최우선으로. 고품질의 환자 중심 치료는 전체론적 경험을 통해 시험에 참여하는 환자에게도 적용된다. 전체론적 경험 달성의 핵심은 임상 시험 관리 운영에서 혁신과 변화를 가능하게 한다. 새로운 기술을 성공적으로 구현하려면 여러 플랫폼 및 장치가 상호운용성을 유지하면서 표준적으로 기존 워크플로에 통합될 수 있어야 한다.

역사적으로, 임상 시험에 가상 구성 요소를 광범위하게 채택되지 못한 요인 중 하나는 공통 기술 접근 방식의 부재였다. 이는 임상 시험이 가상 요소를 사용기로 한 순간, 그때부터 해당 시험에 대해 일련의 기술적 결정을 내려야 하고 이를 지원하기 위해 바닥부터 필요 기술을 배포해야 함을 의미한다. 이에 들어가는 비용과 시간은 종종 가상 접근 방식의 이점을 넘어서는 경우가 많다.

가상 요소가 훨씬 더 자주 사용되는 시대로 접어들면서 많은 조직들이 이미지 18.4에 설명된 대로 여러 임상시험에서 재사용할 수 있는 가상 연구 플랫폼으로 이동하고 있다. 이러한 플랫폼의 중추는 전통적 및 비전통적 원천의 데이터(임상 데이터 포함)를 수집, 유지하도록 설계된 공통 데이터이어야 한다. 또한 이 플랫폼은 의료 장치 및 소비자 기반 장치와 연결되어야 하는데, 이는 이 둘 모두 가상 환경에서 자주 사용되기 때문이다.

가상 치료 플랫폼의 세 가지 핵심 영역(환자 참여 강화, 팀 협업 강화 및 임상 및 운영 통찰력 개선) 및 관련 기능 외에도 분산형 임상 시험 플랫폼에는 다음과 같은 기능이 포함되어야 한다[5, 6].

임상 시험 관리 시스템 지원 기능:

- ePro(전자 환자자기평가결과)
- eConsent(전자 동의): 전 세계의 지역적 규제 및 규정 표준을 충족하기 위해 여러 동의 구성을 수용하는 동적이고 확장 가능한 동의 관리 플랫폼
- eCOA(전자 임상 결과 평가)

연결된 사람과 장치:

- IoMT/FHIR/장치
  - 연구 도입 전 센서 또는 기타 장치 검증 과제
  - 센서/장치 데이터 관련 규제 다양성

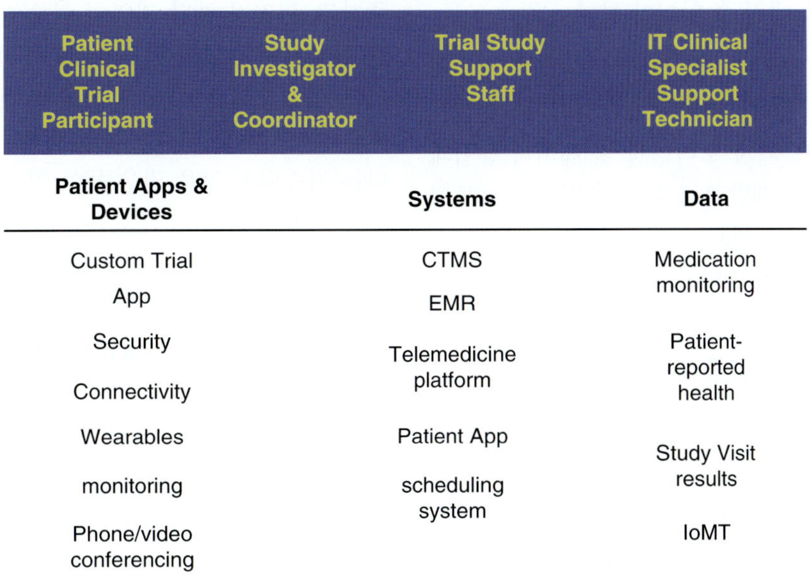

이미지 18.4 가상화된 임상 연구 시험에서 주요 페르소나와 지원 기술 시스템

– 가정 건강 및 가상 기술 교육 과제들

그림 18.5에서 볼 수 있듯이 분산형 임상 시험을 위한 프로덕션 솔루션 개발의 중요한 구성 요소는 기술 검증 또는 타당성 테스트이다. 아래에 설명된 참여 접근 방식은 제품 개발에 대한 agile 접근 방식을 나타내며 학습된 교훈을 기술 검증 단계 개발 이전에 Sprint 0에서 생성된 개발 작업 백로그에 통합하고 알리고 반복할 수 있다. 기술 검증 개발 단계는 분산형 임상 시험에서 성공적인 프로덕션 솔루션의 개발 및 배포를 위한 최종 접근 단계로서 매우 중요하다.

18.12.2.1 환자의 임상 시험 참여시 고려 사항

임상 시험에서 가상의료 요소와 직접 상호작용하는 경우 환자 경험은 일반적으로 전통적인 임상 시험과 다르다는 점을 유의해야 한다. 시험 설계자는 이러한 차이점을 이해하고 환자의 반응이 개인적으로 다를 수 있음을 이해해야 한다. 예를 들어, 임상 시험이 병원 방문을 줄이고, 재택 방문을 늘리도록 설계되었다면, 일부 환자는 환영하겠지만, 이를 두려워하는 환자들도 있을 것이다. 마찬가지로 Apple Watch 또는 Alexa와 같은 기술이 도입되면 다양한 반응을 불러일으킬 가능성이 높다.

포괄적인 디자인은 환자 참여 관련 특별한 주의를 기울여야 할 한 가지 영역이다. 가상 요소가 포함된 시험에는 훨씬 더 다양한 참가자 그룹이 포함될 수 있으며 이는 보통은 장점이다. 그러나 참가자들의 다양성이 클수록 개인의 요구도 더욱 개별화될 가능성이 높다. 이를 돕기 위해 임상 시험 설계시 다양성 및 포용성 목표를 설정하고 포괄적인 디자인 기술 팀을 구성하여 임상 시험 참가자들이 직접 대면하게 되는 구성들에 대해서 올바른 결정을 내릴 수 있어야 한다.

18.12.2.2 임상 시험 후원자 및 시험 직원 고려 사항

- 가상 커뮤니케이션, 협업, 환자 모니터링 및 데이터 통합과 관련된 분산형 임상 시험 개발의 고유한 측면과 프로토콜의 핵심 요소에 대한 고려가 필요
- 환자에게 직접 연구 약물, 장치 및 치료제를 제공하는 방식에 대한 고려 필요
- 방문 간호사 및 재택 의료 산업에 새로운 시대
- 시험 중 및 시험 후까지 장치 구성, 규정 준수 및 보안 유지에 대한 고려가 필요
- 교육 및 지원
- 모든 직원과 환자를 위한 피드백 루프(설문 조사) 구축

18.12.2.3 분산형 임상 시험 참여자로서의 환자에 대한 고려 사항

- 기술 친화성: 임상 시험 참여자 및 연구 직원의 기술 친화도 및 활용 능력 고려
- 연결성 및 접근성: 안정적인 인터넷 연결 및 필요한 기술 장비에 대한 접근성 보장
- 교육 및 지원: 제약 및 기업 의료 분야에서 임상 IT 지원의 새로운 시작

18.13 가상 방문, 가상의료 및 임상 결과

본 장은 2020년 말 코로나바이러스 팬데믹의 두 번째 유행 기간 동안 작성되었다. 현재에도 가상의료에 대한 논의는 이 팬데믹이 가상의료에 미친 영향을 인정하지 않고는 불가능하다. 대규모 백신 접종이 가시화됨에 따라, "뉴 노멀"에는 팬데믹으로 인해 형성된 가상의료의 중요한 역할이 의심할 여지없이 포함될 것이다. 가까운 미래의 가상의료에 대해 우리는 이미 무엇을 먼저 파악할 수 있을까?

18.14 팬데믹 이전 가상의료 현황

2020년 3월 이전에는 의료의 0.01% 미만이 가상 방문이었고(Commonwealth Fund 자료 참조), 미국 의료 시스템의 24%만이 실제 가상의료 프로그램을 운영해왔다. 원격의료 비율이 낮았던 주된 요인은 보험사의 비용 보상 문제였다. 예를 들어, 메디케어는 환자가 지정된 의료 서비스 지역의 지방에 거주하고, 환자가 해당 지역의 의료 시설을 방문하여, 특정 장비를 사용하여 진료받은 경우에만 비용을 지불했다. 원격의료의 다른 장벽으로는 경제적 불평등, 장비 사용 능력, "환자에게 손을 대는" 전통 치료개념과의 상충, 그리고 대면보다 열등하다는 검증되지 않은 믿음 등이 있었다. 이러한 점은 특히 화상 방문에 보다는 전화 방문(미국인의 10%는 인터넷 접근성이 없음, Pew Research Trust)의 경우 경우에 두드러진다.

18.15 팬데믹 1차 유행 기간 동안의 가상 방문

팬데믹 초기, 외출을 줄여 바이러스의 확산 방지하기 위해, CMS는 신속하게 규정을 완화하여 메디케어가 더 광범위하게 원격의료 서비스를 지원할 수 있도록 하였다(CARES Act). 변

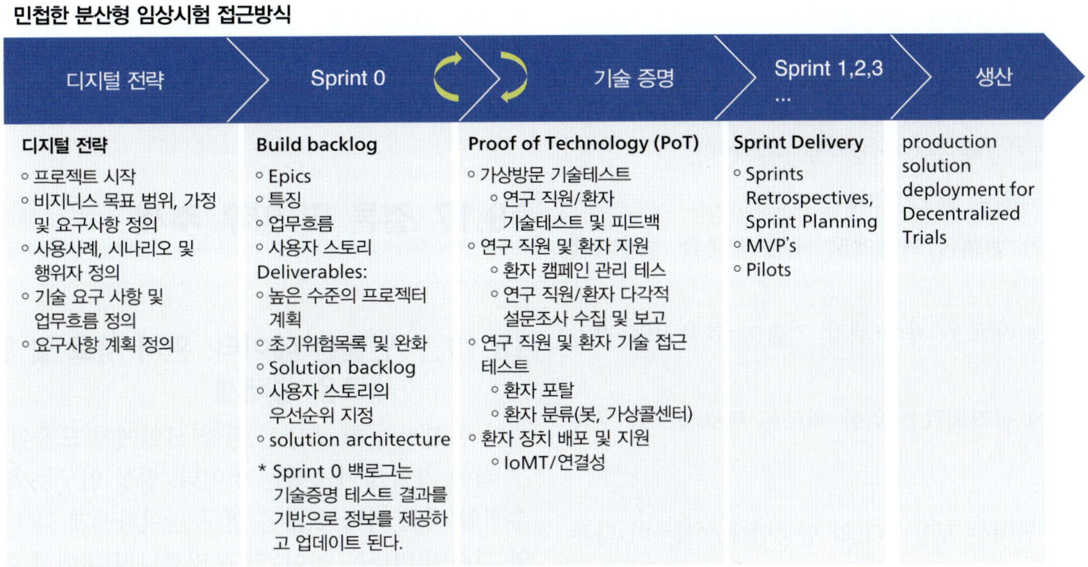

그림 18.5 원활한 가상의료 경험

경 사항은 다음과 같다:

- 원격의료 허가 서비스 수를 두 배 이상 늘렸다.
- 물리 치료사, 작업 치료사 및 언어 병리학자 포함하여 메디케어에 보험비를 청구할 자격이 있는 모든 의료 제공자가 원격의료를 제공할 수 있도록 허용했다.
- 이전에는 전문 인력 취약 지역으로 지정된 농촌 지역에 거주하는 메디케어 수혜자에게만 원격의료를 제한했는데, 이런 지리적 제한을 면제하였다.
- 메디케어 수혜자가 의사 사무실, 병원 및 기타 의료 시설에 방문해야 하는 대신 집에서 원격의료를 받을 수 있도록 허용했다.
- 비디오 외에도 음성 전화를 통해 원격의료를 제공할 수 있도록 허용했다.

미국의 각 주들과 (메디케이드) 민간 보험사도 이 뒤를 따랐다. 원격의료 횟수는 빠르게 증가했으며, 코로나바이러스 확산을 줄이고 취약한 시민을 보호하였으며 최전선 근로자에게 부족했던 PPE를 절약했지만, 대면 방문의 급격한 감소를 완전히 상쇄하지는 못했다. Commonwealth Fund는 4월 말과 5월에 가상 방문이 약 14%로 정점을 찍었다고 보고하였다. 다른 추정치는 CMS가 보고한 방문 중 33%가 가상 방문이라는 점에서 더 높게 보고 있다. Forrester는 2020년에 10억 건 이상의 가상 방문을 수행할 예정이며 그중 90%가 COVID-19 관련이라고 한다. 원격의료 방문 횟수는 코로나19 사례가 둔화됨에 따라 정점에서 천천히 감소했으며 7월부터 11월까지 약 8% 수준으로 안정화되었다. 그러나 이는 팬데믹 이전 수치보다는 여전히 상당히 높다. 두 번째 유행과 곧 출시될 백신이 원격의료 방문에 어떤 영향을 미칠지는 아직 두고 봐야 한다. 이미 많은 임시 규정과 상환 면제가 철회되고 있으며 이는 가상의료의 숫자를 감소시킬 가능성이 높다. 또한 본인 부담금을 면제했던 민간 보험사들은 이제 일부 비용을 소비자가 내도록 변경하고 있다.

18.16 포스트 팬데믹 시대의 가상의료

의료 시스템은 원격진료에 원활하게 적응했으며, 이 시기에 만들어진 많은 임시 규정을 영구적으로 적용해야 한다는 폭넓은 인식이 만들어졌다. 2020년 12월 3일, 메디케어 및 메디케이드 서비스 센터(Centers for Medicare and Medicaid Services)에서 발표한 최종 규칙은 140개의 원격의료 서비스 중 9개를 영구화하고 59개 서비스에 대한 보장을 임시로 연장했다. 영구적인 원격의료 서비스에는 심리 치료, 인지 평가 및 가정 방문이 포함된다. 도시나 도시외각 지역에서도 변경 사항을 영구적으로 적용하려면 법률 제정이 필요할 것이다. 이는 3월과 4월에 원격의료 성장을 촉진했던 임시 조치에서 축소된 것이며 여러 기관들은 이미 이러한 변화, 특히 원격 환자 모니터링에 대한 지원 부족에 대해 우려를 표명하였다. 많은 공급자들은 당연히 원격의료에 대한 추가 투자를 망설이고 있으며 CMS 및 기타 지불자가 팬데믹 이후 원격의료 방문 규칙 및 상환 기준과 관련하여 어떤 조치를 취하는지 지켜보고 있다.

향후 2~3년 동안 다음과 같은 몇 가지 요소를 모니터링해야 한다.

- 가상 건강에 대한 수요가 증가할 것인가? Frost and Sullivan은 2025년까지 7배 증가할 것으로 예측한다.
- 가상 건강이 수익원이 될 것인가?
- 보험비 상환율이 팬데믹 이후에도 대면 방문과 동등하게 유지될 것인가?
- PHI를 보호하는 새로운 가상 건강 기술이 효율적일 것인가?
- 기존 워크플로에 원격의료를 위한 새로운 프로세스를 구축할 수 있는가?

이 모든 것을 뒷받침하는 것은 ROI의 입증인데, 이는 더 나은 건강, 더 나은 치료 결과, 더 낮은 비용 및 개선된 환자 및 제공자 만족도라는 4중 목표를 의미한다. 우리는 전화 방문, 화상 방문, 원격 환자 모니터링에 대한 가상 건강 경험의 ROI를 비교해야 한다. 또한 국가 차원에서 다양한 사회경제적 환경에서 가상 치료의 변화를 보여주고 불평등이 존재하는 곳에서는 광대역 접근과 같은 강력한 시정 제안을 해야 한다.

우리에게는 데이터가 있다! 팬데믹이 이것을 우리에게 제공했다. 가상의료의 가치를 설명하고 국가 차원에서 가상의료를 제공할 수 있음을 보여주는 것은 이제 연구자들의 몫이다.

- 방문 시 데이터 가져오기—환자 360도 보기
  - 환자 자기평가결과
  - 개인/소비자 장치
  - 의료기기
- 질적 측정
  - 환자 만족도
  - 임상의 만족도
- 양적 측정
  - 비용 효율성
  - 예약 준수
  - 치료의 질—NQF 품질 프레임워크
  - 장기 결과
  - 입원 및 재입원 감소
  - 진단 및 SDOH

ATA 원격의료 지침 사용

- 가상 임상 시험(별도 섹션)
- 미래 결론: 비용 절감 및 환자 만족도 향상에도 불구하고 원격의료가 COVID-19 이후 세계에서 안전한 입지를 확보할 수 있을지는 두고 봐야 한다.

18.17 결론 및 향후 추세

18.17.1 연결된 데이터: 환자 치료 및 임상 연구의 새로운 생태계

환자 중심성의 한 측면은 환자 본인에게 도움이 되는 임상 연구 참여 기회를 제공하는 것이다. 임상 연구는 의학 발전에 필수적일 뿐만 아니라 많은 연구 참여자에게 더 나은 건강 결과와 관련이 있다는 점이, 연구 커뮤니티 내에서 더 많은 공감대를 확보하고 있다. 이로 인해 연구자와 의료 전문가들 사이에서 '치료 옵션으로서의 임상 연구'(CRAACO)가 중요한 논의 주제로 떠올랐다.

보다 효과적으로 참여자를 모집하기 위해 기술이 사용됨에 따라 적절한 환자가 연구에 매칭되도록 하는 것이 중요하며, 모집단의 다양성을 확보하는 동시에 참여자가 참여 여부에 대해 충분한 정보에 입각한 선택을 할 수 있도록 하는 사이의 균형을 맞춰야 한다. 우리는 기술을 사용하여, 연구로부터 도움을 받을 모든 환자가 참여할 수 있는 옵션을 갖고 환자가 자신과 사회에 대한 위험과 이점에 대한 정보를 완전히 숙지한 이후 선택을 할 수 있도록 시스템을 구축할 수 있다.

분산형 임상 시험은 그 자체가 도전이다. 이러한 시험은 참여 자체의 부담은 적을 수 있지만, 많은 경우 환자는 여전히 데이터가 사용되고 재사용되는 방식 과련 우려를 가지고 있다. 참가자에게 데이터의 1차 및 2차 사용 의도 및 오용 위험(비식별 데이터의 재식별 포함)에 대한 명확한 이해를 제공하는, 매우 사용자 중심적인 기술 시스템을 설계해야 한다. 진정으로 정보에 입각한 동의를 할 수 있도록 하려면 이와 같은 정보는 사전에, 그리고 실시간으로 제공되어야 한다.

실세계증거(RWE) 및 치료 옵션으로서의 임상 연구(CRAACO) 추세를 함께 고려할 때 임상 연구와 임상 치료 사이의 경계가 점점 더 흐려지고 있다는 점을 알 수 있다. 청구 데이터, EMR 데이터 및 웨어러블 데이터를 결합할 수 있는 시험 설계가 등장하고 있다. 환자에게 더 직접적으로 소통하거나, 연구가 대부분 임상 치료 환경에서 수행되는 등 새로운 운영 모델이 등장하고 있다. 또한 (예를 들어) 허가 외 처방의 데이터는 일관되게 수집되는 경우 임상 연구에 큰 이점을 줄 수 있다. 이러한 변화는 환자의 요구를 모든 상황에서 확인하고자 하는 노력을 더 어렵게 할 수도 있다.

목표는 환자가 의료 서비스를 받으면서 손쉽게 임상 연구에 참여할 수 있도록 하여, 임상연구 참여로 인한 도움을 받고, 임상 연구의 이점이 현재보다 훨씬 더 효율적으로 임상 치료에 흘러갈 수 있도록 하는 것이다. 그러나 우리는 이러한 변화를 촉진하면서도 의료 시스템의 모든 측면에 참여하는 환자가 자신의 참여에 따른 영향에 대해 완전히 인식할 수 있도록 보장해줘야 한다.

18.18 가상의료 환경에서 환자 경험을 향상시킬 수 있는 기술 발전

의사–환자 상호작용이 가상으로 이루어지는 경우가 증가함에 따라, 의료 시스템은 가상 방문 중에 의료진이 환자에게 집중할 수 있도록 보장해줘야 한다. 의료진은 데이터 메모를 보거나 눈을 마주치지 않는 상황에서도 환자에게 공감과 연민을 전달하고 소통할 수 있어야 한다(딜로이트 기사 참조).

임상 연구 분야에서는 기술 발전을 통해 임상 시험 프로세스의 더 많은 요소를 가상화하여 연구 자체와 참여자 모두에게 혜택을 줄 수 있는 다양한 방법이 있다. 세 가지 예는 다음과 같다:

- **데이터 분석**(Data Analytics): 방대한 양의 임상 데이터를 분석하여 패턴, 추세 및 통찰력을 도출하고, 이를 통해 임상 시험 설계, 환자 모집 및 치료 효과 평가를 개선할 수 있다.
- **로봇 공학**(Robotics): 원격 수술, 약물 전달, 재활 치료 등에 로봇 기술을 활용하여 환자의 편의성과 안전성을 높이고 의료진의 효율성을 향상시킬 수 있다.
- **인공지능**(Artificial Intelligence): 의료 영상 분석, 질병 진단, 치료 계획 수립 등에 인공지능 기술을 적용하여 정확도와 효율성을 높이고 개인 맞춤형 치료를 제공할 수 있다.

18.18.1 데이터 분석

현재 우리는 역사상 그 어느 때보다 풍부한 환자 데이터를 보유하고 있지만, 이와 같은 다각적 데이터를 활용해 환자 이력을 정확하게 묘사하는 일은 이제 막 시작 단계이다. 환자의 건강에 영향을 미칠 수 있는 정보에는, EMR(전자건강기록)에 일반적인 임상 정보 외에도 인구 통계학적, 사회경제적, 직업적, 환경적, 식이 등이 포함된다. 데이터 유지, 관리 기술의 발전은 이러한 요인들을 결합하여 실질적인 환자 집단 모델을 생성하는 방식을 더욱 발전시킬 것이다. 이를 통해 일부 임상 연구는 환자의 직접적인 참여 없이도 진행될 수 있으며, 결과적으로는 획기적 효율성 향상을 기대할 수 있다.

18.18.2 로봇 공학

임상 연구 수행의 제한 요인 중 하나는 숙련된 인력만이 수행할 수 있는 역할(전임상 연구부터 원격 현장 모니터링, 환자 직접 상호 작용까지)의 필요이다. 가까운 미래에는 이러한 목적을 위해 로봇 공학을 활용할 수 있을 것이다. 환자와 직접적인 상호 작용하는 로봇 사용이 증가함에 따라, 특히 포괄적인 디자인을 염두에 두고 각 사용 사례를 신중하게 평가해야 한다. 예를 들어, 환자는 환자 결과를 기록하는 로봇과 혈액 채취를 수행하는 로봇에 대해 다르게 반응할 가능성이 높다.

18.18.3 인공지능

인공지능은 이미 임상 연구 분야에서의 효율적으로 답을 얻는 일에 상당히 광범위하게 사용되고 있다. 임상 시험이 시작되기 전 단계에서도 인공지능은 다양한 용도로 활용된다.

인공지능은 후보 분자 및 약물 표적 식별에 도움을 줄 수 있고, 유전자–질병 연관성을 성공적으로 예측할 수 있으며, 전임상 단계에서 불일치된 보고들이 연구자들의 오류로 인한 것인지 등을 이해하는데 사용될 수 있다. 이 시점에서 우리는 실험실 연구를(in vitro) in silico[1]에서 대량으로 재현할 수 있는 방향으로 전환하고 있으며, 일부 경우에는 전임상 연구에서 상당한 비용과 시간을 절감할수 있다.

임상 연구 단계에서는 과거 데이터에 대한 인공지능 통찰력을 사용하여 중요한 질문(가설 생성)을 찾는 데 도움을 받을 수 있다. 또한 환자로부터 정보를 수집할 때 자연어 처리(NLP)를 사용하여 비정형 데이터 수집을 자동화하고 보다 쉽게 분석할 수 있는 형태로 변환할 수 있다. 인공지능을 활용하여 스마트 의료기기 또는 소비자 웨어러블 기반의 새로운 잠재적 디지털 바이오마커를 개발하고, 데이터를 강화하거나 검증하는데도 활용할 수 있다. 향후 임상 연구는 EMR에서 나아가 인구 통계 데이터, 심지어 소셜 미디어 피드에 이르기까지 비전통적인 데이터 원천에 점점 더 의존하게 될 것이다. 인공지능은 이러한 새로운 데이터에서 신호를 찾고, 데이터가 부정확해 보이는 위치, 데이터가 누락된 위치를 이해하고 경우

[1] "in vitro"는 유리 안에서라는 라틴어로, 생체 외부에서 통제된 환경에서 특정 절차를 수행하는 기술을 의미함. "In silico"는 실제 실험 대신 컴퓨터 시뮬레이션이나 모델링을 통해 데이터를 분석하고 모델을 구축하여 가설을 검증하고 예측하는 방법을 의미함.

에 따라 간극을 메울 수도 있다. 또한 인공지능은 시험에서 수집된 데이터를 기존 데이터와 비교하여 향후 연구 방향에 대한 통찰력을 제공할 수 있다.

연구자들은 당연히 이전에 수행된 다른 연구의 맥락에서 자신의 과제를 수행하며, 이는 인공지능이 크게 도움이 될 수 있는 또 다른 영역이다. 전체 지식 체계는 표준화되어 있지 않고 구조화되어 있지 않는 경우가 많으며, 경우에 따라서는 디지털화되어있지조차 않은 경우도 있다. 매일 약 4000편의 논문이 의생명학 저널에 게재된다. 우리는 기계 독해를 사용하여 이 정보를 수집할 뿐만 아니라 임상 연구원과 생물 통계학자에게 가장 관련성이 높은 콘텐츠를 안내하도록 도울 수 있다.

인공지능이 연구 운영을 최적화할 수 있는 기회는 많다. 인공지능은 연구 프로토콜을 평가하고 연구의 성공적 수행을 방해하는 요소를 식별하는데 사용된다. 또한 최고의 후보장소를 결정하고 대상 환자 집단을 찾으며 원하는 표현형과 일치할 가능성이 높은 환자를 식별하는 데 사용될 수 있다. 장소 선정, 환자 등록 및 환자 유지와 관련하여 지금도 계속 어려움이 있음을 고려할때 이러한 장점은 더 큰 의미를 가진다. 연구 운영의 측면에서도 인공지능은 실질적인 도움이 된다. 인공지능은 평가변수 판정을 자동화하고, 데이터 수집과 관련된 사람의 오류를 줄이고, 안전 문제를 자동으로 평가하고, 위험 모니터링의 효율성을 높이는 데 사용할 수 있다.

인공지능은 또한 임상 시험을 보다 환자 중심적으로 만드는 데 중요한 역할을 한다. 수천 개의 프로토콜에서 포함 및 제외 기준을 분석하여 환자에게 가장 적합한 연구를 안내하는 데 인공지능을 사용할 수 있다. 연구에 등록할 가능성이 가장 높은 환자, 치료 프로토콜을 준수할 가능성이 가장 높은 환자, 연구에 남을 가능성이 가장 높은 환자를 예측할 수 있다. 또한 연구에 참여하는 환자의 부담을 줄이는 인공지능 기술을 사용할 수도 있다. 웨어러블을 사용하여 환자의 데이터 입력을 줄이고 Alexa와 같은 개인 비서를 사용하여 환자 기록 결과를 원활하게 수집하고, 환자가 지속적으로 연구에 참여할 수 있도록 동기 부여를 할 수 있다.

미래에는 인공지능 모델을 사용하여 시뮬레이션될 때까지 실제 환자 대상 시험을 시작하지 않을 가능성이 높다. 인공지능은 임상연구의 후원자, 코디네이터 및 참가자 모두를 위한 가장 중요한 파트너가 될 가능성이 높다.

18.19 사례 연구: 분산형 임상 시험 플랫폼

Joseph: 뉴욕 북부에 거주하는 75세 할아버지로, 반려견 Spot과 함께 호숫가를 산책하는 것을 좋아한다.

- 2018년 7월, 증상이 거의 없는 전립선암 진단을 받았다.
- 가장 가까운 대학 병원은 차로 1시간 거리에 있으며, 해당 병원이 임상 시험에 매우 적극적이라는 사실을 알고 있지만, 집에서 멀기 때문에 임상 시험 등록을 선택하지 않았다.

Joseph이 임상 시험에 참여하고 시험을 성공적으로 완료할 수 있도록 하려면 분산형 임상 시험은 어떤 모습이어야 할까?

Joseph과 임상 시험 팀 모두에게 훌륭한 경험을 보장하려면 어떻게 해야 할까?

임상 시험 연구팀과 Joseph 모두에게 만족스러운 경험을 제공하려면 어떤 서비스, 도구 및 기술 인프라가 필요할까?

뉴욕 대학 병원의 임상 연구 코디네이터인 Dan 간호사는 Joseph에게 가능한 임상시험이 있다는 것을 확인한다.

Dan은 2020년 4월 Joseph에게 전화를 걸어 새로운 전립선암 치료제의 두 가지 용량을 비교하는 가상 임상 연구 시험 참여를 권유한다.

Joseph은 연구 코디네이터 Judy와 가상 방문 일정을 잡고 연구 참여 관련 평가를 받고 시행방법을 구체적으로 검토하는 데 동의한다.

Joseph은 보안 화상 회의 소프트웨어를 통해 Judy와 가상으로 만나 시험에 대한 개요를 파악하고 적합하다고 판단한다. 그는 방문 중에 eConsent(전자 동의)를 완료한다.

Joseph은 연구 적격성 기준을 충족하는지 확인하기 위해 생검 및 베이직 검사를 받아야 한다. 그는 거주지 인근 연구실로 가거나 간호사가 자택을 방문하여 베이직 검사 방문을 위해 활력 징후, PSA 및 기타 검사를 수행할수 있다. Joseph은 간호사가 자택으로 오는 것을 선택한다.

임상 시험의 일환으로 Joseph은 전립선 생검을 받아야 한다. 후원자는 연구 일환으로 지역 사회 병원과 계약을 맺었기 때문에 Joseph은 지역 사회 의료 센터에서 생검을 받기 위해 15분만 이동하면 된다.

18.19.1 Joseph, 가상 임상 시험에 공식 등록!

Joseph은 FedEx를 통해 "웰컴 키트"(임상시험용 의약품, 약물 정보 책자, 사전 구성된 태블릿, 활력 징후 모니터링용 웨어러블 기기)를 수령한다.

Joseph은 기술 지원팀과 가상 방문을 통해 태블릿의 앱 사용법, 시험 봇 "Liz" 사용법, 약속 예약 방법, 데이터 접근 및 24시간 연중무휴 지원 방법 등에 대한 안내를 받는다. 기술 지원팀은 Joseph에게 새로운 웨어러블 기기 사용법을 교육한다. Joseph은 자신의 모바일 기기에 임상 시험 앱을 다운로드하기로 한다.

Joseph은 제약 후원사와 계약된 배송 서비스를 통해 임상 시험용 의약품을 정기적으로 배달받는다.

Joseph은 매일 임상시험용 의약품을 복용하고, 태블릿의 원격의료 포털에 증상 및 기타 활동(통증 상태, Spot과의 산책 빈도 등)을 기록한다.

이동 간호사는 2주마다 Joseph의 자택을 방문하여 상태를 확인하고 혈액 검사를 위한 샘플을 채취한다.

18.19.2 VCT 진행 과정

Joseph의 웨어러블 기기는 임상 시험 기간 동안 24시간 내내 데이터를 수집한다.

임상 연구팀은 Joseph에게 QOL(삶의 질)을 평가하는 "푸시 알림"을 보낸다: "오늘 통증은 어떠신가요?", "오늘 Spot과 함께 얼마나 걸었나요?", "빨간 알약은 드셨나요?" 등.

통증이 악화되는 등의 상황 발생 시, 팀은 능동적으로 간호사를 현장에 파견하여 상태를 평가한다.

또한, Joseph은 임상 시험 직원, 이동 간호사 및 기술에 대한 환자의 경험을 정기적으로 평가하도록 요청받는다.

18.19.3 사례 토론 주제

다음은 임상 시험 현장 직원 및 Joseph의 경험 및 임상 연구 시험 능력과 관련하여 고려해야 할 중요한 질문들이다.

- Joseph이 새로운 장치와 앱을 사용하는 데 어떻게 도움을 줄 수 있을까?
- 임상 연구 후원자, 연구 직원 및 Joseph에게 정보를 제공하는 피드백 루프를 어떻게 만들 수 있을까?
- 기술 장치 및 가상 경험 포털이 Joseph의 신체적 및 정신적 능력에 맞춰져 있는지 어떻게 확인할 수 있을까?
- Joseph이 사용해야 하는 기술이 Joseph의 거주지에 있는 인프라 및 기타 연결 리소스와 호환되는지 어떻게 평가할 수 있을까?
- IT 문제들이 연구원과 Joseph의 지속적인 치료 및 만족스러운 경험을 방해하지 않도록 어떻게 보장할 수 있을까?
- 원격 활력 징후 모니터에서 수신하는 데이터의 유효성을 어떻게 검증할 수 있을까?
- 직원 또는 Joseph이 겪을 수 있는 시스템 접속 문제를 어떻게 해결할 수 있을까?
- 시험 직원 및 치료 팀이 실행 가능하도록 데이터 스트림을 통합하려면 어떻게 해야 할까?
- Joseph의 데이터를 연구 외부에서 Joseph과 그의 임상 치료 팀이 사용할 수 있도록 하려면 어떻게 해야 할까?

Website Links

https://www.americantelemed.org/resource/ why-telemedicine/

https://healthcare.mckinsey.com/virtual- health-a-look-at-the-next-frontier-of-care- delivery/

https://mrctcenter.or g/di v ersity- in-clinical-trials/

https://www.nap.edu/initiative/committee- on-understanding-and-eliminating-racial-and- ethnic-disparities-in-health-care

https://www.ncbi.nlm.nih.gov/books/ NBK236531/

https://collections.nlm.nih.gov/catalog/ nlm:nlmuid-8602912-mvset

https://www.fda.gov/drugs/drug-approvals- and-databases/drug-trials-snapshots

https://data v ant.com/2020/05/26/ how-americas-health-data-infrastructure-is- being-used-to-fight-covid-19/

https://www.fda.gov/media/120060/download https://onlinelibrary.wiley.com/doi/

full/10.1002/pds.4932

https://data v ant.com/2020/05/26/ how-americas-health-data-infrastructure-is- being-used-to-fight-covid-19/

복습 문제

01. 가상의료 성숙도 모델이란 무엇인가?

a. 최근 10년 동안의 가상의료 역사

b. 가상의료가 여러 기능으로 구성되어 있으며, 시간이 지남에 따라 특정 가치를 창출할 수 있다는 개념

c. 노령층의 가상의료에 대한 반응이 다르게 나타날 수 있다는 우려

02. 참/거짓: KPI를 정의할 때, 상위 수준의 서술적 목표만으로 충분하다.

a. 참

b. 거짓

부록: 복습 문제 정답 및 해설

문제 1: 정답 b

가상의료가 여러 기능으로 구성되어 있으며, 시간이 지남에 따라 특정 가치를 창출할 수 있다는 개념

문제 2: 거짓

효과적인 KPI는 명확한 타임라인안에 구체적으로 측정 가능해야 하다.

참고문헌

01. AHRQ. Care coordination and collaboration are the foundation for delivering the highest standards of patient centric care. 2015. https://www.ahrq.gov/ ncepcr/care/coordination/mgmt.html#-care.

02. Health Catalyst. The six care management challenges health-care must overcome. 2016. https://www.health- catalyst.com/ Six-Care-Management-Challenges- Healthcare-Must-Over-come.

03. Shayevitz C, Breitinger S, Lerario MP, Mroczkowski M, Osuji M, Fleischut P, Khan M, Murray J, Wilner P, Sombrotto L. Implementation of a centralized telepsychiatry consult service in a multi-hospital metropolitan health care system: challenges and opportunities. Elsevier. 2020; https://www.scien- cedirect.com/ science/article/abs/pii/S003331822030236X#:~:text=Telepsychiatry%20is%20an%20evidence-based%20practice%20that%20has%20demonstrated,demonstrated%20high%20rates%20of%20patient%20and%20provider%20satisfaction

04. Nextgov. CDC launches COVID-19 bot to help you decide if you need to see a doctor. 2020. https://www. nextgov.com/ emerging-tech/2020/03/cdc-launches-covid-19-bot-help-you-decide-if-you-need-see-doctor/163975/.

05. DIA. COVID-19: the great decentralized clinical trials accelerator. 2020a. https://globalforum.diaglobal.org/ issue/september-2020/#clinicaltrialsissue/

06. DIA. COVID 19: the great decentralized clinical trials accelerator. DIA Global forum. DIA; 2020b.

07. De Bonte A, Fletcher D. Scenario-focused engineer- ing: a toolbox for innovation and customer-centricity. Microsoft; 2015

CHAPTER 19

장기요양 및 재활 변화를 이끄는 디지털 건강 솔루션

Digital Health Solutions Transforming Long-Term Care and Rehabilitation

지은이 Mohamed-Amine Choukou, XinXin (Katie) Zhu, Shwetambara Malwade, Eshita Dhar and Shabbir Syed Abdul

옮긴이 강미라

요약

ABSTRACT

신흥 디지털 헬스 솔루션(digital healthcare solutions, DHS)은 원격 모니터링과 건강 행동 개선을 위한 다양한 기회를 열어주었다. 이러한 솔루션은 건강 상태를 모니터링하는 걸 도울 뿐만 아니라 진단, 예방, 더 나은 건강 상태 관리를 목표로 한다. DHS는 환자의 심리적, 사회적 요구를 해결하는 것뿐만 아니라 장기요양, 질병 관리 등의 넓은 범위를 가지고 있다. 이 챕터에서는 장기요양을 위한 원격 모니터링 솔루션과 재활을 위한 솔루션에 대해 얘기한다.

장기요양은 만성질환 또는 기능장애가 있는 다양한 연령대의 환자를 위한 다양한 케어 서비스를 포함한다. 일과를 수행하는 데 필요한 최소의 도움부터 완전한 케어까지, 환자의 요구사항은 다양할 수 있다. 원격 모니터링 지원은 환자를 의료제공자와 디지털로 연결시켜주는 동시에 환자가 자가 모니터링하는 것을 도울 수 있다. 이러한 장기간 케어 솔루션의 범위는 피로 및 불안감, 삶의 질, 영양, 수면, 신체 활동 등등과 같은 문제를 다루는 것을 포함한다.

재활 기술의 발전은 환자의 자기 의존 및 삶의 질을 구축하고 유지하는 데 재활이 하는 역할을 점점 더 향상시키고 있다. 재활 영역은 가상 현실, 로봇 공학 및 햅틱 장치와 같은 복잡한 기술을 필요로 하는 경우가 많다. 일상생활활동을 돕고 임상 평가를 향상시키기 위해서, 이러한 기술의 의료 적용은 효율적인 가정 재활을 위한 솔루션과 회복을 위한 다각적 접근법을 제공하는 것을 중심으로 돌아간다. 따라서, 신흥 기술의 사용은 겉보기에 건강한 노인의 가족을 도울 수 있고, 사용자 친화적인 해결책에 의존하면서 가벼운 증상도 감지할 수 있도록 해준다.

키워드

KEYWORDS

- 원격 모니터링
- 디지털 헬스
- 장기요양
- 재활
- 웨어러블 기기
- 삶의 질
- 자기관리

학습 목표

LEARNING OBJECTIVES

- "장기요양"을 환자, 만성질환과 장애 및 기술 기반 도움의 기회 등의 다양성 측면에서 정의하고 설명한다.
- 만성질환 홈 케어를 지원하기 위한 원격 모니터링 접근 방법과 이를 시행하는 데 존재하는 기회 및 어려움을 나열하고 설명한다.
- 회복, 만성질환, 노인의 인지적 및 신체적 도움을 지원하는 데 웨어러블 기기와 가상 현실이 어떻게 사용되는 지 설명한다.

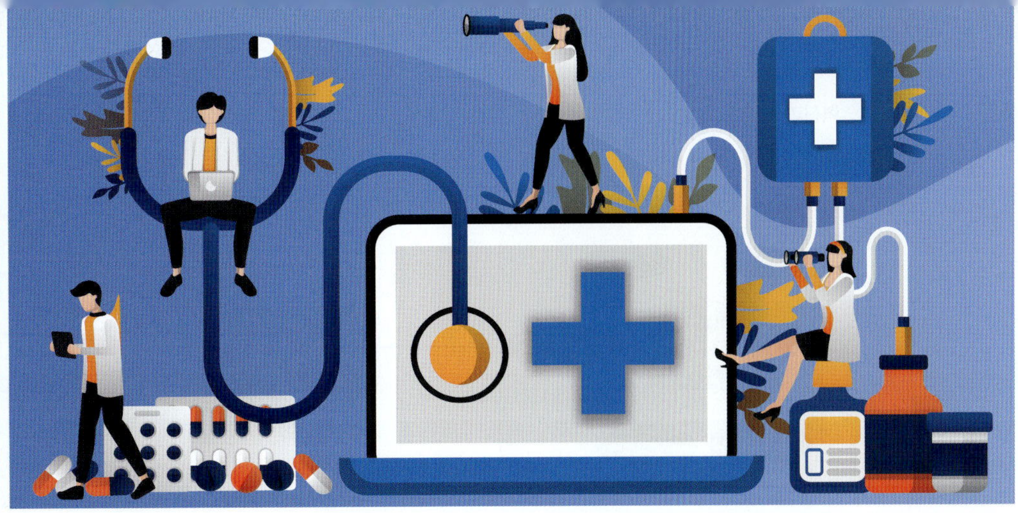

19.1 신흥 디지털 헬스 솔루션

디지털 기술과 데이터 분석의 발전은 건강 행동이 측정되고 모니터링 될 수 있는 전례없는 가능성을 만들어 내었고, 따라서 과학이 더 나은 건강 관리와 건강 영향을 이끌어낼 수 있는 능력을 가속화하였다. 디지털 헬스는 개인의 일상적인 건강 습관을 평가하고 언제 어디서든 디지털 치료 자원을 사용할 수 있도록 하기 위한 디지털화 도구의 사용에 중심이 된다[1].

디지털 헬스 솔루션(DHS)은 고품질의 소프트웨어 애플리케이션으로 구동되며 건강 상태를 예방, 진단, 관리, 지원하는 근거 중심 임상 접근법이다[2].

DHS는 e-헬스(eHealth), 모바일 헬스(mHealth), 의료 사물인터넷, 원격의료, 정밀의학 등등과 같은 폭넓은 범주를 포함한다[3]. 게다가, 원격진료와 같은 DHS는 효율적으로 병원 관리를 개선하고, 대기시간을 최소화하고, 케어 비용을 감소시킬 수 있다[4]. 만성질환을 위해 개발된 e-헬스 솔루션은 자기관리와 건강평가를 향한 세계적인 추세를 반영한다[5].

종양학 치료 체계에 모바일 건강을 통합시키는 것은 예방 전략을 촉진하거나, 질병의 다양한 행동, 증상, 생리학적 지표를 추적하고, 이에 대한 치료를 제공할 저비용, 실시간 방법을 제공하는 데 생산적인 단계가 될 수 있다[6]. 임상 연구는 이러한 전략이 신체 활동, 식단, 피로와 같은 다양한 건강결과에서, 또, (예를 들어 암과 같은) 질병이 있는 인구와 없는 인구 모두에서 주는 장점을 암시했다[7]. (예를 들어, 노인이거나 기타 병을 가진) 사람들의 심리사회적 요구를 다루는 현재의 접근 방식은 다른 맥락에서 지원 프로그램과 지지적 치료를 장려하고 개선하는 데 널리 사용되어 왔다[8].

따라서, DHS는 환자의 심리적, 사회적 욕구를 다루는 것뿐만 아니라 장기요양, 질병 관리에도 아주 넓은 범위를 가진다. 후속 섹션에서는 집에 있는 동안의 장기요양과 원격 모니터링 솔루션에 초점을 두고 DHS가 병원 재입원과 입원 기간을 줄일 수 있는 기회에 대해 얘기한다(그림 19.1). 현재의 한계와 어려움 또한 명시되었다.

19.2 디지털 솔루션의 기회

19.2.1 장기요양

장기요양은 모든 연령대의 사람에게 제공되는, 만성질환 또는 기능장애를 가진 사람들에게 필요한 광범위한 케어 서비스를 포함한다[9]. 사람들의 요구사항은 일과를 수행하는 데 필요한 최소의 개인적 도움부터 가상 지원을 통한 완전한 케어까지 다양할 수 있다. 가상으로 도움을 받을 수 있는 환자는 자신의 의료제공자와의 디지털 연결을 통해 집에서 자신의 상태를 모니터링할 수 있다. 자기관리가 점점 더 중요해짐에 따라, 장기 질환을 가진 사람들은 의료 서비스를 이용하고 지원적 돌봄 수요를 충족하기 위해 e-헬스 플랫폼을 받아들일 것이다[10].

19.2.1.1 홈케어를 위한 원격 모니터링 솔루션

피로와 불안감

피로와 불안감은 대부분의 만성질환에 영향을 미치는 건강 상태이다. 피로와 더불어 우울증, 불안감과 같은 심리적 증상은 고령 인구에서 관찰되는 흔한 감정이며, 부정적인 임상결과와 연관이 있다[11].

DHS의 발전은 만성질환 치료를 따르고 있는 환자와 노인 등등 홈 케어가 필요한 사람들의 지지적 치료에 대한 충족되지 않은 수요를 채워줄 수 있다. 자기관리를 돕기 위한 모바일 건강 중재가 암 생존자의 피로 임상결과를 개선시킬 수 있다는 증거가 나타나고 있으며, 일부는 심리적 고통에 도움이 될 가능성을 보이고 있다[12]. 게다가, 골수증식종양(myeloproliferative neoplasm) 환자들은 "Calm"이라는 명상 앱을 사

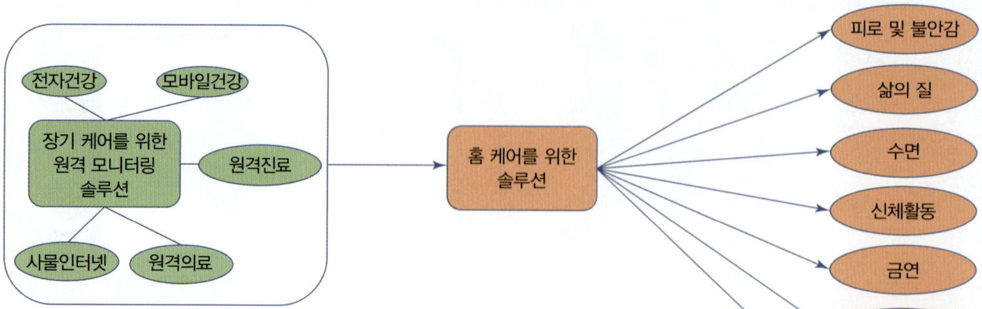

그림 19.1 장기요양을 위한 원격 모니터링 솔루션의 범위

용함으로써 정신건강, 수면, 피로 및 통증에 긍정적인 영향을 받는 경험을 했다[13]. 모바일 앱을 통한 문자 메세지는 또한 화학요법을 받고 있는 환자들의 부작용을 억제할 수 있었다[14]. 이러한 메시지는 또한 암 환자들 사이에서 신체 및 정신 건강을 촉진시킬 수 있는 것으로 보였다. 환자들에게 개인 맞춤형 동기부여 메시지를 보냄으로써 환자 참여와 환자 결정력 강화를 장려하는 것은 더욱 전망이 밝은 접근법이 될 수 있다. 신흥 DHS가 제공하는 원격 장기요양에도 불구하고, 원격 모니터링은 의료진이 환자의 상태를 추적하고 필요에 따라 중재 수정을 제안해줄 수 있도록 해준다.

삶의 질

이제 인터넷 기반 및 모바일 기반 중재는 건강한 행동의 발달을 촉진하기 위해 사용되고 있다. e-헬스 이니셔티브는 신체 활동을 향상시키고 암 환자들에게 보다 나은 삶의 질을 제공하기 위한 효율적인 방법이 될 수 있다[15]. 노인에게는, 특히 노쇠한 경우, 맞춤형 운동 및 인지 훈련 프로그램이 좋은 삶의 질을 유지하는 데 필수적이다. 이런 점에서, 웨어러블 기기와 모바일 건강 솔루션은 개인, 의료 전문가, 장기요양 센터가 개 개인의 스트레스 수준을 운동 및 인지 훈련 도중에 모니터링 함으로써 개인 맞춤형 치료 솔루션을 성공적으로 통합시킬 수 있도록 해 줄 가능성이 있다[16]. 폐암 환자들의 삶의 질을 개선하는 방법으로 개인 맞춤형 완화치료의 빠른 채택 및 시행이 추천되었다[17]. Lozano-Lozano와 동료들이 만든 모바일 건강 앱 “BENECA”는 암 생존자들로 하여금 건강한 생활방식을 고수하도록 격려하기 위해 이 모바일 앱을 사용하여 그들이 겪는 다양한 문제를 해결하는 것의 가치를 강조했다. 해당 앱은 삶의 질과 중고강도의 일일 신체활동을 향상시켰으며, 체중을 감소시켰다[18]. Pain Guard라는 7개의 모듈로 구성된 앱은 암 환자들이 집에 있는 동안 통증 완화의 개선을 성공적으로 보여주었다. 이 기술은 유해반응을 감소시키는 데 성공했고, 환자의 약물 복용 순응도를 강화했으며, 환자의 삶의 질 또한 향상시켰다[19].

만성질환 환자의 주관적 행복도 증가에 대한 관찰연구에서, 디지털 중재 도구 Happify는 예비적 증거를 제공했다. 사용자들은 마음 챙김, 인지 행동 치료, 긍정적인 사고라는 이론적인 전통으로부터 웰빙 전략을 소개받았다[20]. 차후 연구는 무작위 대조군 시험을 포함함으로써 Happify가 신체적, 건강 관련 측도뿐만 아니라 우울증 및 불안감 증상과 같은 기타 만성질환 관련 결과에 미치는 영향을 조사할 수 있을 것이다[20].

수면

수면장애는 암과 같은 만성 장애를 가진 환자들에게서 (특히 화학 요법을 받고 있을 경우) 흔히 볼 수 있으며, 피로와 강력히 연관되어 있다[21]. 심장 및 신장 장애를 가진 환자들 또한 수면의 질이 좋지 않음을 나타낸다[22]. 노인의 경우, 나이와 연관된 수면 변화보다는 신체 상태 및 동반질환으로 인해 수면 지장이 발생한다[23]. 체력과 건강을 신장시키기 위한 앱 사용에 대해 사회적으로도 점점 더 관심을 갖게 되었고, 그 결과 이러한 문제에 기반한 애플리케이션의 수가 기하급수적으로 증가했다[24]. 환자의 리듬을 일상생활 동안에 원격으로 모니터링하는 것은 일주기 및 수면 장애에 대한 측정 가능한 결정 요인을 밝힐 수 있다. 이러한 점은 전자건강 도구와 환자와의 소통에 중점을 두는 환자 중심 접근 방식의 사용을 뒷받침한다[25]. 최근 한 연구는 스마트폰을 사용하여 폐쇄성 수면 무호흡–저호흡 증후군(Obstructive sleep apnea-hypopnea syndrome, OSAHS)을 가진 환자에게 구강인두 운동을 가르치기 위해 개발된 모바일 건강 소프트웨어를 시험했다. 증상의 심각성은 감소하였으며, 3개월 후에는 상기도 근육의 긴장도가 호전되었다[26].

웰빙과 삶의 질을 다루는 치료 경로인 디지털 인지 행동치료(Cognitive behavioral therapy, CBT) 또한 불면증 치료에 성공을 거두었다. Espie 등의 연구 결과는 이 치료법이 불면증의 낮과 밤 측면을 모두 개선할 수 있다고 밝혔으며, 불면증 치료에서 CBT가 임상 가이드라인 권고사항으로서 가지는 중요성을 확대시켰다[27]. 지속적인 기도양압 치료를 위한 원격 모니터링 시스템에 대해 조사한 연구에 따르면, 중등증에서 중증 수준의 폐쇄성 수면 무호흡증을 앓고 있는 아시아인의 치료 순응도 및 수면의 질이 크게 개선된 것으로 나타났다[28].

Breath Easier 앱은 초기폐암 생존자와 가족 구성원을 위해 소그룹으로 진행되는 대면 마음챙김 기반 중재로서 설계되었다. 중재 후, 이 선행 연구에서는 생존자와 가족 모두의 수면의 질과 피로에 대한 증상이 크게 감소한 것으로 나타났다[29]. 따라서, 수면 장애의 경우, 사물인터넷 장치를 기반으로 한 원격 환자 모니터링은 발전하고 있는 의료 혁신 분야 중 하나이다[30]. 원격의료 전달 시스템은 수면 결과를 개선하기 위해 거슬리지 않는 모니터링을 제공하고 자기관리를 도울 수 있다.

신체 활동

신체 활동 부족은 높은 질병률, 건강 관련 삶의 질 감소, 그에 따른 의료 지출과 관련이 있으며, 전 세계적으로 네 번째로 많은 사망 원인이 될 것으로 예상된다[31]. 신체 활동은 환자 인구의 2차 및 3차 의료뿐만 아니라 일반 인구의 1차 예방에도 중요하다. 전 세계 인구의 약 3분의 1이 세계보건기구(WHO)가 정한 주간 최소 신체 활동 필요량(일주일간 중간 강도의 유산소 신체 활동 150분 이상, 또는 고강도 유산소 신체 활동 75분 이상, 또는 비슷한 양의 중간 강도 및 고강도 활동의 병행)을 충족하지 못한다[32]. 신체 활동 부족은 신장질환, 암, 심장질환과 같은 만성질환을 가진 환자들 사이에 흔하며, 이는 신경근 기능, 운동 내성 및 심폐 능력 저하로 이어질 수 있다[33]. 이전 연구에서는 신체 활동이 통증, 기능 및 삶의 질에 상당한 영향을 미치는 것으로 나타났다[34]. 모바일 앱, 웹사이트, 웨어러블 기기와 같은 DHS는 이러한 질환에 대한 신체 활동 참여를 지원하는 능력을 보여주었다[35, 36].

여러 관찰 연구들은 신체 활동이 건강한 노화에 크게 기여한다는 타당한 증거를 보여주었다[37]. 모바일 정신건강 앱과 챗봇(대화형 에이전트)은 미국정신의학협회(American Psychiatric Association)의 애플리케이션 평가 과정을 충족하고 장치의 상황, 위험, 사실, 접근성 및 임상 기능성에 기반해 개발된다면 의학적 치료로 범위가 확장이 될 수 있다[38]. 여러 중재 방법들이 개발되고 있으며 신체 활동 개선 효과가 있는지 연구하고 있다. 여러 시범 연구들은 모바일 웹 앱이 암 생존자의 신체 활동을 장려하는 효과를 보여주었다. 목표 지정, 자가모니터링, 소통 및 사회적 지원과 같은 행동 변경을 위한 가이드라인은 암 환자의 신체 활동 앱 사용성을 강화하기 위한 도구로서 제시되었다[39]. e-헬스 중재는 비교적으로 낮은 요금으로 제공될수 있으며, 암 생존자들의 가정 기반 신체 활동 프로그램 선택에 더 잘 맞는다. 웹 기반 자기관리 기술은 젊은 암 환자들의 신체 활동을 증가시킬 잠재적인 도구가 될 수도 있다[40]. 암 생존 치료에 체중 감소와 신체 활동이 갖는 중요성을 연구하기 위해, 시중에서 판매되는 가속도계 기반의 피트니스 추적기인 Fitbit One은 사용하여 신체 활동 패턴과 중재의 신체 활동 효과를 분석하는 데 사용되었다[41].

게다가, 웨어러블 액티그래피(활동량측정) 장치는 환자를 객관적으로 평가하는 능력을 보여주었다. 한 연구에 따르면, 액티그래피 장치의 데이터는 생존 및 삶의 질 점수와의 강한 연관성을 가지므로 중요한 임상 결과를 예측하는 데 사용될 수 있음이 나타났다[42]. 현재 수많은 신체 활동 모니터링 장치가 존재하며 실제 임상적 발전 가능성을 보여준다; 그러나, 신체 활동이 질병 예방과 장기요양 관리 모두에 중요하다는 것을 증명하기 위해서는 더 큰 규모의 임상 증거가 더 많이 필요하다.

금연

1차 의료 체계 내에서, 효과적인 금연 전략은 중요한 공중보건 우선순위였다. 더 많은 흡연자가 증거에 기반해 금연을 시도하도록 장려하는 것은 까다로운 환자 치료 환경에서 일하는 의사에게 주된 장애물로 남아있다[43]. 다행스럽게도, 장기적인 금연을 보장할 수 있는 특별한 금연 애플리케이션들이 개발되었다. 이러한 새로운 혁신의 장점은 즉각적인 접근성과 저렴한 비용이다[44]. 수용전념치료(Acceptance and commitment therapy, ACT)는 모바일 애플리케이션으로 전달될 때 잠재력이 있는 금연 치료 모델 중 하나이다. Smart Quit과 ACT 기반 금연 앱인 SmokeFree28과 같은 ACT 이론 기반의 스마트폰 애플리케이션은 금연에 효과적이라고 입증되었다[45]. 현재 시중에 있는 애플리케이션들은 금연을 위한 한 가지 조치의 성공률에 영향을 미치는 데 중점을 두고 있다. SmokeFree28과 같은 몇몇 애플리케이션은 실수 발생을 허용하지만, 그런 애플리케이션이 사람들이 약물을 보다 효과적으로 사용하는 데 도움이 될 가능성을 고려해볼 때 이에 더 많은 주의를 기울여야 하며, 대규모 무작위 시험이 필요할 것으로 보인다[46]. 흡연을 중단하기 위해 행동 및 약리학적 전략과 같은 중재를 함께 사용했을 때 (특히 폐암 연구의 경우) 삶의 질을 크게 향상시킬 수 있었다[47]. 스마트폰 앱을 통한 마음챙김 훈련(경험 표집을 동반하는 모바일 마음챙김 훈련)은 인식을 증진시키고 흡연 및 흡연욕구를 감소시키는 것으로 나타났다. 장기적으로, 이러한 영향은 금연을 장려하는 데 의미가 있을 수도 있다[48].

"건강해지기, 모바일해지기(Be He@lthy, BE MOBILE)"는 세계보건기구(WHO)와 국제전기통신연합의 공동 프로젝트로, 저소득, 중소득 및 고소득 국가들 모두가 근거에 기반한 모바일건강(mHealth) 중재를 거버넌스 내에 통합하여, 비전염성 질병과 그 위험 요인, 특히 흡연 및 당뇨병을 모니터링하고 관리할수 있도록 해주었다. 이들 국가들은 원격 모니터링을 통해 성공적으로 질병을 예방하고 정보를 관리함으로써 의료 시스템을 개선할 수 있었다[49]. 대화형 에이전트로 간주되는 챗봇은 오디오 또는 문자 매체를 통해 사용자와 대화하는 컴퓨터 프로그램이다. 실험 연구에 따르면 지원형 챗봇의 도움을 받는 치료를 받은 흡연자는 앱에 더 자주 참여한 것으로 나타났다. 또한, 장기간 금연을 목표로 하는, 개인 맞춤형 건강 추천 시스템에 기반한 모바일 앱을 위한 연구가 진행되고 있다[50].

영양

영양은 장기요양이 필요한 사람들에게 매우 중요하게 여겨진다[51]. 노인 영양실조는 건강에 여러 부정적인 결과를 불러올 수 있다: 다양한 병리학의 예후예측에 영향을 미칠 수 있고, 건강 관련 삶의 질을 감소시킬 수 있고, 질병률 또는 사망률과 병원입원 횟수를 증가시킬 수 있다[52]. 자가학습 시스템은 식단 관리를 통해 개인의 건강을 향상시킬 수 있는 능력을 보여주었다. 행동 및 생리적 반응을 디지털 도구 형태로 결합하는 것은 영양을 개선하는 데 유용한 것으로 나타났다[53]. 의료 분야에서 기술이 성장함에 따라, 지난 십 년간 영양 지원을 위한 모바일 건강 중재가 활발해졌다.

암 환자들은 식단 상담을 위해 모바일 건강 앱을 적극적으로 사용하고 있다. 최적화된 영양 데이터와 개인화된 영양 치료가 포함된 이러한 앱의 사용은 특히 암을 가진 환자들의 영양 상태를 향상시키는 것으로 나타났다[54]. 이 연구는 또한 소프트웨어가 사용된 후 영양 목표가 어떻게 달성되었는지 보여주었다. 요즘에는, 식단과 신체 활동 습관을 향상시켜 체중 감량을 유도하기 위해 디지털 기술을 활용한 맞춤형 지도가 인기를 얻고 있다[55]. 영양 디지털 헬스 솔루션의 효능과 수용에 대한 다양한 접근 방식은 다양한 연구에 의해 입증되고 있다.

최근 한 연구에서, 연구자들은 DIETOS (DIET Organizer System)라는 새로운 웹 기반 추천 시스템(recommendation system, RS)을 개발했다. 이 시스템은 만성신부전(chronic kidney disease, CKD), 당뇨병, 고혈압을 포함한 만성질환 환자뿐만 아니라 건강한 사용자에게도 모두 적용된다. DIETOS는 개인화 식단 선택을 추천하는 동시에 건강에 유해한 부작용을 일으키는 음식의 섭취를 금지한다[56]. 또다른 이란의 RS 연구에서, 연구자들은 지식 기반의 스마트폰 애플리케이션인 간식 추천 시스템을 설계했다. 이 도구는 당뇨병 환자들이 균형잡힌 식사를 할 수 있도록 함으로써 건강한 생활방식에 기여했다[57].

능동적 케어 및 노인 케어를 위한 원격 모니터링 솔루션

지역 돌봄 및 서비스에서, 원격의료 시스템은 노인 대상자, 특히 만성질환을 앓고 있는 이들에 대한 보다 적절한 모니터링을 장려함으로써 미래의 역할을 수행할 수도 있다. 그러나 현재 가장 큰 문제는, 원격케어 시설을 더 많은 노인들에게 유의미하고 개방적으로 만들 방법을 찾아야 할 뿐만 아니라 인지 및 신체 장애와 중복이환을 가진 환자들의 수요 및 자원에 기술적 체계를 적응시킬 방법 또한 찾아야 한다는 것이다[58]. 혁신적인 e-헬스 프로그램이 이러한 문제를 다루고 있는 것으로 보인다. 이탈리아에서는, 가족 중심 시설이 원격 모니터링을 통해 중요한 변수들을 계속해서 추적하고 환자들에게 효과적인 원격 심리 상담을 제공했다. 원격의료 시스템은 지역 의료 시설에 통합되어 노인들의 행동을 극적으로 변화시켰으며 간병인의 업무량 또한 감소시켰다[58]. 파킨슨병의 경우처럼 웨어러블 센서를 사용하는 것도 낙상 예방에 유용할 수 있다. 홈 기반 관찰 연구는 그런 센서가 실제 생활에서 낙상을 추적할 수 있다는 것을 보여주는 완벽한 예시이다[59]. FitBit®은 (특히 노인들의) 걷기 운동을 돕기 위해 감독운동치료(supervised exercise therapy, SET) 프로그램 대신 사용되기도 했다. FitBit과 같은 규제된 걸음 수 모니터링 시스템의 사용은 퇴역군인의 하루 걸음 수를 크게 증가시키는 데 성공했다[60].

완화치료의 경우, 팬데믹 재발의 측면에서 원격진료가 안전하고 효과적인 소통과 고품질 치료를 촉진하며 미래가 될 수 있다[61]. 원격 모니터링은 의사들에게 환자의 증상 및/또는 생리학적 검사에 대한 보다 포괄적이고 훨씬 일관된 피드백을 제공하며, 믿을 만하고 편리한 약물 사용을 포함한 전반적인 케어 관리를 크게 향상시킬 수 있다[62].

19.2.2 디지털 헬스 기술의 사용에 존재하는 문제들

원격의료는 만성질환을 가진 인구를 돌보는 데 잠재적인 길을 제공하는 동시에, 환자의 자가 돌봄 역량을 강화시킨다. 새로운 e-헬스 기술에는 몇 가지 단점이 있었다. 초보자의 경우, 환자자기평가결과(patient reported outcome, PROs) 프로그램은 환자를 시스템에 로그인시켜 자신의 병을 관리하도록 함으로써 자신의 건강 상태를 정기적으로 또 체계적으로 모니터링할 수 있도록 한다. 이 시스템은 이러한 데이터 스트림 없이는 더 이상 쓸모가 없어져서, 쓸모없는 평가 알고리즘으로 이어질 것이다[63]. 이런 PRO 프로그램은 접근성과 보편적 수용에 큰 장애물이 있으며[64], 자가 보고는 환자에게 부담을 주어 수집된 데이터의 양을 감소시키고 결과적으로 이러한 솔루션의 효능을 감소시킬 것이다[65]. 더욱이, 모든 디지털 헬스 기술이 높은 비용 효율을 가지고 있지는 않으며[66], 이는 디지털 헬스 기술이 일상적인 의료행위로 채택되는 데 큰 장애물이다. 따라서, 환자 데이터 수집과 관련된 e-헬스 접근성에 대한 장애물을 제거하기 위한 혁신적인 접근 방식은 암이 환자의 삶에 미치는 극단적인 심리사회적 영향을 최소화하는 데 도움이 될 수 있다. 결과적으로, 현재의 종합 치료 모델과 지원 네트워크의 금연, 영양 및 심리적 요구가 적절히 해결되지 않는 이상 환자에게 동기를 부여하는 것은 현실적이지 않을 것이다. 따라서, 개발된 솔루션의 효율성을 높이기 위해서는 DHS 솔루션을 설계하는 동안 사용자 선호도를 고려하는 것이 중요하다.

19.2.3 재활

재활 기술은 환자의 독립성과 삶의 질을 회복시키고 유지하는 데 있어 재활의 역할을 점점 더 늘리고 있다. 이 역할은 갈수록 더 기술에 의해 지원되고 있으며 계속해서 전 세계적으로 재활 전문가들에 의해 점진적으로 채택되고 있다. 스마트 기술은 노인학(gerontology)과 재활이라는 좁은 시장에 도입되기 전에 피트니스 시장에서 널리 개발되었다. 앉아서 생활하는 성인[67]과 과체중의 중년 및 노년층[68]의 행동 변화를 유도하기 위해 여러 스마트 기술이 개발되었다. 재활 분야는 종종 가상 현실, 로봇 공학 및 햅틱 장치와 같은 고급 및/또는 복잡한 기술을 요구한다. 가상 현실 기술은 다른 방법으론 거의 달성할 수 없는 제어된 다감각 자극을 가능하게 하는 복잡한 환경을 제공한다. 현실 세계에서는 즉각적 환경의 산만함과 환자의 활동 집중도와 관련된 다양한 이유로 인해 치료사가 환자에게 다감각적인 입력을 충분히 제공한다는 것을 보장하기 어렵다. 가상 현실 기술의 핵심적인 특성은 시각적 및 다감각적 입력과 피드백을 원활하게 제공하는 능력이다. 실제로, 후자는 제어된 공간에서 보여지는 3D 객체를 수반하는 상황의 시각적 표현을 기반으로 하여[69] 다양한 상호작용, 몰입 및 상상력을 제공한다[70].

뇌졸중과 같은 후천적 신경질환이 있는 개인은 보통 "전형적인" 운동 동작과 관련된 일반적인 피드백을 방해하는 고유수용감각장애를 가지고 있다[71]. 운동 학습에서 피드백은 기술 습득에 결정적인 역할을 한다[72]. 피드백은 최종 결과('성공 또는 실패')뿐만 아니라 운동 수행, 정확도 및 일반적 기능에도 중요하다[73]. 이는 최근 가상 현실 기술의 사용과 함께 가능해졌다. 가상 현실 기반 중재는 점점 더 흥미로운 치료 접근법이 되어가고 있다. 기능성 게임과 가상 및 증강 현실은 건강 목적으로 사용되었을 시 환자들에게 엔터테인먼트 플랫폼일 뿐만 아니라 교육, 훈련 및 검사 용도 또한 가진다. 이러한 도구는 개인용 컴퓨터, 스마트 기기, 비디오 게임 콘솔, 또는 특정 기능 전용 특수 장비를 통해 활용될 수 있다. 로봇 기술은 기능을 회복시키는 것을 목표로 운동 재학습을 도울 수 있다[74]. 로봇 기술 기반 치료는 기존의 치료법에 비해 많은 잠재적 이점을 제공하는데, 가장 중요한 점은 대용량 및 고강도 훈련을 제공하는 능력과 경우에 따라 환자와 치료사 모두에게 즉각적인 시각적 피드백을 제공하는 능력이 있다는 점이다. 가상 현실과 로봇 기술을 결합하는 것은 운동 학습과 관련된 대부분의 신경 회로를 활성화함으로써 신경 가소성을 더 잘 자극할 수 있는 특히 흥미로운 접근 방식이다[75]. 다음 섹션에서는 원격 재활 및 가정 재활에 초점을 두고 새로운 재활 기술 덕분에 가능해진 접근법의 범위를 설명한다. 원격 재활 및 가정 재활 기술의 미래와 과제 또한 다루어진다.

19.2.3.1 효율적인 가정 재활을 위한 원격 재활 솔루션

가정 신경 재활을 지원하는 웨어러블 기기와 가상 현실

뇌졸중 후 환자의 원격 재활이 장애의 가장 큰 원인인 만큼, 이에 중점을 둔 광범위한 연구 및 개발이 이루어지고 있다[76]. 뇌졸중은 균형감각 저하, 협응성 상실, 부분마비, 기억력 저하 등을 포함하면서도 이에 국한되지 않는, 장기간의 회복기간이 필요한 다양한 건강문제를 환자에게 남기는 신경학적 질환이다. 가정 기반 및 자기관리 재활에 대한 필요성이 증가하고 있음을 고려해볼 때, 가상현실 기반 원격재활은 유망한 접근법이다[77]. 원격재활 목적을 위한 가상현실의 역할은 의료계에서 널리 논의되어 왔으며, 종종 가상 현실을 훈련 장비라기보다는 평가 도구로 검토했다. 휴대용의 화려한 가상현실 장비는 오락용 헤드셋과 3D 스크린 등으로 알려져 있으며, 조종사, 운전자 훈련 등 다양한 분야에서 훈련 장비로 알려져 있다. 하지만 이러한 장비는 (잠재적인) 치료 접근법으로 널리 알려져 있지 않다. 그러나, 의료 적용을 위한 가상현실, 증강현실 헤드셋과 홀로그램 객체를 포함하는 혼합현실 시스템의 사용에 대한 관심이 증가하고 있다. 이러한 시스템은 점점 더 정교해 지고 있으며, 디지털 정보를 오버레이하는 것에서부터 깊이 감지 및 공간 추적으로 전환되어 보다 몰입되며 쌍방향의 경험을 제공한다. 이러한 시스템은 현재 연결형 설정 또는 독립형 설정으로 사용 가능하다.

감지기술과 가상현실의 결합은 기능회복에서 유망한 결과를 보여주었다[78, 79]. Munroe 등[80]은 증강현실 게임을 설계 및 시험했는데, 근전도 검사 전극과 가속도계를 암밴드에 제공하여, 데이터를 제공하고, 뇌성마비가 있는 어린이들이 느리고 쉬운 활동에 몰입할 수 있게 함으로써 신체재활을 하는 것을 돕는 자택 신경재활을 제공하였다. 가상현실이 주어진 치료 시간 내의 행위를 증가시키는 데 기여하는 바는 잘 알려진 장점이지만, 기능 및 신경가소성(neuroplasticity) 면에서의 이점은 덜 알려져 있다. 예를 들어, Clark 등[81]은 상지 가상현실 재활이 전통적인 치료법에 비해 뇌졸중 환자의 일상생활활동은 향상시키지만 상지 운동기능은 향상시키지 못한다고 보고했다. 이는 가상 현실을 총 치료 시간을 늘리고 따라서 치료 이점을 증가시키기 위한 기존 치료에 보완적인 접근법으로서 제시한다[81]. 가상현실은 맞춤형 재활을 제공하고, 결과를 모니터링하고, 즉각적이며 서류화된 피드백을 제공할 가능성을 가지고 있다[82]. 기술은 또한 치료 기간 밖의 사용자를 기관 내외 모두에서 참여시킬 수 있다는 독점적인 장점을 가지고 있다. 가상현실은 치료사가 없을 때 뇌졸중 생존자를 재활 활동에 참여시키기 위한 치료 도구를 구성하며, 따라서 가상현실은 치료를 강화하고 최고의 회복 및 환자 결과를 도출하기 위한 부수적인 접근법이 된다[83]. 실제로, 가상현실은 기존 치료법이 달성할 수 있는 복용량보다 높은 양을 제공한다는 것이 인정되었다[71]. 가상현실은 또한 치료 진행상황을 수량화하고 치료사들이 측정된 성과에 기반해 소통하고 치료를 맞춤화할 수 있도록 하는 흥미로운 접근 방식을 구성한다. 원격재활이 실시간 전송 데이터를 사용하는 원격회의를 통해 이루어지든 저장 후 전송 모델을 통해 이루어지든, 치료사는 모든 치료 단계를 모니터링하고 적시에 환자의 수요를 충족하기 위해 필요에 따라 중재를 조정할 수 있다.

노인 재활을 돕기 위한 웨어러블 기기 및 가상 현실

노인 재활의 목표는 노화 영향을 지연시켜서 신체적, 정신적 능력을 가능한 한 유지하는 것이다. 표준화되고 적응된 신체활동은 유연성, 균형, 운동협응력뿐만 아니라 심혈관 효율성, 근력 등 노인의 신체적 건강과 인지 능력의 기본적인 요소들을 유지하는 데 도움을 줄 수 있다. 미국스포츠의학대학(American College of Sports Medicine)과 미국심장협회(American Heart Association)의 권고사항에 따르면, 정기적인 신체활동에 체중 및 지구력 훈련, 스트레칭, 균형운동의 요소가 포함되어야 한다[84]. 웨어러블 기기와 가상현실 플랫폼은 노인 재활에서 갈수록 더 중요한 역할을 하고 있다. 두 기술 모두 포괄적이고, 재미있으며, 교육적인 솔루션을 제공하여 환자들이 일상 기능 및 활동에서 영감을 받은 의미있는 활동과 동기 부여적 상황에 몰입할 수 있는 방식으로 훈련목표를 지원한다. 실제로, 기능적 운동 프로그램은 낙상 위험을 감소시키고, 하지의 균형과 근력을 향상시키며, 전반적인 보행능력을 향상시키는 데 성공적이다[85, 86].

치료 전환을 돕기 위한 원격 재활

성공적인 치료 전환을 위해서는 환자가 다른 의료 환경으로 옮겨갈 때 환자에 대한 철저한 평가가 필요하다. 이 복잡한 문제를 극복하기 위해, 치료 전환은 정보기술, 생물정보학 및 치료 관리 전문가뿐만 아니라 의료 팀과 원격의료 회사 간의 협력 또한 점점 더 필요로 하고 있다. 병원 또는 재활 센터에서 퇴원한 환자의 경우, 원격 재활은 피할 수 있는 재입원을 줄이고 환자의 자기관리를 늘리는 동시에 “치료 경험 개선하기, 인구 보건 개선하기, 1인당 의료 비용 감소시키기”라는 세 개의 목표를 다룬다[87, 88]. 원격재활은 또한 자원이 부족한 국가나 지역, 외진 지역에 거주하는 사람들과 같은 소외된 집단 내의 환자가 치료에 접근하는 데 도움을 준다.

19.2.3.2 재활 및 재택 재활에 대한 다양식 접근 방법

가상 현실, 로봇 공학 및 회복 결과

기술 기반 재활은 다면적이며, 점점 더 다양한 감각 양상을 목표로 하고 보다 개인화된 재활과 더 많은 양과 강도의 치료 제공 가능성을 제공하는 여러 기술을 기반으로 한다. 표 19.1은 손 재활을 목표로 하는 기술 기반 다면적 중재의 예시를 나타낸다. 이러한 기술은 다양한 치료 목적에 부합한다. 로봇공학과 햅틱기술은 환자가 활동을 수행하는 동안 도움을 제공함으로써 운동 기능에 중점을 두는 반면, 가상 현실은 말 그대로 일상생활활동의 전체적인 활동을 수행하는 데 중점을 두는

표 19.1 손 재활을 목표로 하는 기술 기반 다면적 중재의 예

중재					주요 저자가 기술한 예시/설명	참조
치료 양식의 개수	종류					
	로봇 공학	가상/증강 현실	게임	햅틱 피드백		
1	√				보충 물리치료를 제공하는 로봇 보조 치료	[89]
					ARMin III 및 HandSOME 외골격을 결합함으로써 닿기 및 잡기 활동 시에 협응된 전체 사지 훈련을 가능하게 하는 로봇 훈련 프로토콜	
		√			기능적 개선을 평가하고 기능적 회복을 촉진하기 위해 가정에서 사용되는 가상 현실 기반 치료	[90]
		√			표준 재활의 보조 수단으로 제공되는 가상 현실 훈련	[91]
			√		재활 중 뇌졸중 환자의 진행 상황을 추적하는 데 사용할 수 있는 평가 및 모니터링 지원 기능을 갖춘 안드로이드 태블릿 기반 게임(FINDEX). FINDEX는 뇌졸중 생존자의 소근육 운동 능력을 향상시키는 데 사용된다.	[92]
					저비용 게임 기술을 사용하여 뇌졸중 환자의 손상된 상지를 운동시키는 동시에 덜 손상된 팔이 손상된 팔의 움직임을 지원하고 보조하는 시스템	[93]
2	√	√			뇌졸중으로 인한 상지 편부전마비 남성의 목표와 임상 표현에 맞춰 맞춤화된 가상 시뮬레이션 로봇 기반 중재	[94]
	√			√	입원 뇌졸중 재활실에서 뇌졸중 후의 팔을 치료하기 위한 로봇 치료법	[95]
					시간 독립적 기능 훈련(Time Independent Functional Training, TIFT)이라는 뇌졸중 후 기능 중심 재활을 위한 햅틱 지도 방법이 ARMin III 로봇에 맞추어 개발되었다. 이 모드는 선반에 물건 놓기, 주전자로 물 따르기, 통에 물건 분류해넣기와 같은 기능적 움직임 중에 관절 간 협응성을 재훈련하는 것을 돕는다.	[90]
		√	√		만성 뇌졸중 환자의 상지 운동 회복을 위한 Kinect 기반 가상 현실 게임 훈련	[96]
					컴퓨터 기반 닿기 활동과 관련된 운동을 증가시키기 위해 컴퓨터 게임을 기반으로 한 닿기 활동을 갖추었으며 기기의 추가 개발 및 사용자 시험을 갖춘 단순한 증강 현실 테이블 기반 시스템	[97]
		√		√	뇌졸중 후 개인의 손 사용 및 보행을 개선하는 가상 현실 기술	[98]
					소근육 운동 기능의 회복을 돕기 위해 햅틱 꼬집기 활동을 시뮬레이션 하는 햅틱 강화 가상 현실 시스템	[99]
3	√	√	√		만성 뇌졸중 생존자들은 웨어러블 로봇 보조기(UL-EXO7)가 지도하는 가상 활동별 반복훈련을 따랐을 때와 물리치료사가 지도하는 실제 활동별 반복훈련을 따랐을 때 비슷한 결과를 얻는다.	[100]
					로봇 훈련 장치에서 활용되는 적응형 제어 방법을 이용한 가상 현실 기반 치료	[101]
	√	√		√	편마비 환자의 손가락 동작 훈련을 위한 가상 현실 시뮬레이션. 이 시스템은 실제 피아노와 유사한 시각적, 청각적 및 촉각적 피드백을 제공하는 시뮬레이션 피아노를 사용한다. 팔 추적을 통해 환자는 팔과 손을 하나의 협응된 단위로 훈련할 수 있으며, 이동 단계와 조작 단계의 통합이 강조된다.	[102]
					Haptic Master: 풍부한 가상 환경을 사용한 이러한 시뮬레이션에 활용되는 주요 기능으로는 햅틱 효과, 커스텀 시각 표현, 3D 확장 가능 작업공간, 직접적 모션 분석, 사용자의 성공률에 따라 활동 난이도를 변경하는 적응형 알고리즘 등이 있다.	[103]
	√		√	√	헵(Hebb)의 모델을 사용하는 손가락 움직임 훈련을 위한 로봇 보조	[104]
4	√	√	√	√	뇌졸중 후 이른바 만성 단계에서 햅틱을 이용한 3차원 가상 환경에서의 평가 및 훈련	[105]

경우가 많다. Clark 등[81]은 상지 가상 현실 치료를 기존 치료와 비교했는데, 기존 치료와 비교했을 때 상지 가상 현실 치료가 일상생활활동은 개선하지만 운동기능은 개선하지 못한다고 결론지었다[81]. 비슷한 역할은 보다 재미있는 치료 세션을 제공하는 것을 목표로 하는 게이밍 애플리케이션의 특징이다. Clark 등은 재활 프로그램에서 로봇공학과 가상현실 기술의 결합이 재활 결과를 향상시키는 성공적인 방법이라고 밝혔다[81]. 표 19.1은 손 재활을 목표로 하는 복잡한 기술 기반 중재의 예시를 대략적으로 보여주는 목록을 제공한다.

일상생활활동을 돕는 가상 및 증강 현실

가상 및 증강 현실은 치매 환자의 평가 및 훈련에 큰 기회를 제공한다. 치매 환자를 돌보는 데는 많은 비용이 드는데, 예를 들면 캐나다에서는 연간 150억달러를 지출한다[106, 107]. García-Betances 등은 진단 및 훈련 목적으로 가상 현실을 사용하는 영역을 분류했다[108]. 가상현실은 주의력, 실행 기능, 기억력(즉, 단기 및 작업 기억, 타인중심적 및 자기중심적 공간기억, 비언어적 일화 기억, 미래계획 기억, 일시적 순서 기억 등등), 지남력(즉, 주변환경 중심의 공간지각력, 시각공간, 공간 탐색, 길찾기, 지형학적 지남력장애 등등), 일상생활의 집행기능 및 계측기를 사용한 활동을 평가하고 훈련하기 위해 사용될 수 있다[108].

임상 평가를 향상시키는 가상 및 증강 현실

치매는 노화와 연관된 인지 저하로 시작해서 경도인지장애, 그리고 중증도 인지장애로 변화하며, 결국 심각한 인지장애에 이르는 연속선상에서 발생한다. 의료 환경에 다양한 선별검사 도구가 존재하기는 하나[109], 노화와 연관된 인지 저하는 아직 노인 인구에서 체계적으로 스크리닝되지 않고 있다[110, 111]. 사실, 대부분의 인지 저하는 가족 구성원에 의해 의식 및 보고된다[112]. 여러 수준에서 부담이 되겠지만, 가벼운 증상을 인지하면 환자의 의료진에게 알리는 것이 아마도 가족 구성원이 내려야 하는 최선의 결정일 것이다[113, 114]. 따라서, 가족 구성원이 경도 인지 장애를 감지하고 심지어 인지 장애 사례를 발견하는 데 중요한 역할을 하는 경우가 많지만, 가족 구성원들은 질병에 대한 지식이 거의 없다고 보고되었다[112, 115, 116]. 현재로서는, 의료제공자가 아닌 이상, 질병에 대해 사용 가능한 정보는 제한적이다(예: Halbach 등[117]). 따라서, 외형적으로 건강해 보이는 노인들의 가족 구성원들이 존엄성을 완전히 존중하면서 게임화 및 사용자 친화적인 솔루션에 의존하여 경미한 증상을 감지하는 데 도움을 주기 위해서는 새롭게 떠오르는 기술들을 사용하는 것이 필수적이다.

19.2.3.3 COVID-19 이후 시대에서의 재활 및 원격재활

COVID-19 강타 이후로 모든 사람들이 불필요한 접촉을 중단해야 했고, 봉쇄로 인해 원격 및 온라인 서비스에 대한 수요가 촉발되었으며, 이는 법률과 서비스 보급 등 여러 장애물 속에서도 계속해서 확대되고 있다. 예기치 않게, 팬데믹은 특히 노인학 분야에서 기술 구현의 급격한 성장을 가져왔다. COVID-19의 교훈은 팬데믹 이후에도 지속될 가능성이 높다. 예를 들어, 웨어러블 기기는 일반 대중 사이에서 사용자 수가 증가했으며, 서비스를 치료 응용에 더욱 가깝도록 조정하기 위하여 기관, 개인 및 다중사용자 네트워크 간의 사회적, 문화적 및 비즈니스적 상호작용의 고유한 매커니즘[118]을 이해해야 할 필요성이 커지고 있다. 많은 기기가 널리 상업화되고 도입되면서 디지털 솔루션의 개발이 확실히 성숙도에 도달했지만, 사용자 경험을 구상하고 평가해야 할 필요성이 다음 우선순위인 것으로 보인다. 이 섹션에서는 아이디어화를 위한 전제로서 디지털 솔루션이 수반하는 과제와 위험을 수집하여 제시한다.

수용 및 순응

장기적인 원격재활 서비스의 사용 여부는 첫째, 솔루션의 수용, 그리고 둘째, 사용자의 치료 또는 프로토콜 순응에 의해 결정된다[119]. 한 예로, 사용자(신경과 환자)들은 독립성을 유지하기 위해 보조 기술에 대해 개방적인 태도를 보이고[120, 121] 능동적 노화를 돕기 위한 가상 현실에 대해 긍정적인 태도를 가지고 있으며, 이러한 치료 접근 방식이 즐거운 경험을 제공하는 유용하고 사용하기 쉬운 솔루션이라고 생각한다[122].

환자 참여

어느 치료에서나 동기부여와 인내심은 중요하다. 원격 재활과 가정 재활에 사용되는 디지털 인터페이스 덕분에, 환자는 맞춤형 훈련 세션, 디지털 문서화된 진행상황, 온라인 데이터 액세스를 통해 능동적이고 몰입중이며 의욕적인 상태를 유지할 수 있다. 환자의 기준치에 따라서, 치료가 진행되는 동안 다양한 방식으로 조정, 변경 및 갱신될 수 있다. 비용은 흔한 우려사항이며, 많은 경우, 치료에 건강보험 처리가 되지 않는 경우 치료에 대한 접근성과 장기적인 치료에 필요한 끈기에 방해가 된다. 원격재활 플랫폼의 도입은 환자 및/또는 치료사의 컴퓨터 사용 능력 부족, 고가의 장비, 불충분한 통신 인프라, 환자 안전 우려에 의해 어려움을 겪을 수 있다[70].

온라인 공동의사결정

공동의사결정은 환자들이 치료 여정에서 자신이 권한을 가진다는 느낌과 참여한다는 느낌을 받을 수 있는 하나의 방법이다. 원격재활은 환자들이 치료에 참여하도록 강요하기 때문에, 환자들의 의사결정 관여를 가능하게 할 수 있다. 치료에 있어서 적극적인 참여는 적절한 정보를 수집하고, 몇몇 상황을 시험해보고, '투자수익률'을 평가하는 등 다양한 의사결정 과정을 활성화시킨다. 비유하자면, 원격재활은 전통적인 치료에서는 흔하지 않은 지식과 의사결정의 길로 환자를 유도한다. 공동의사결정의 질을 보장하기 위해서는 건강정보 이해능력이 필요하긴 하나[123], 원격재활은 여전히 건강 결과에 긍정적인 영향을 미치는 다양한 방식으로 환자를 참여시킨다.

참고문헌

01. Agrawal R, Prabakaran S. Big data in digital healthcare: lessons learnt and recommendations for general practice. Heredity. 2020;124(4):525–34.
02. Alliance DT. Transforming global healthcare by advancing digital therapeutics. [Cited 2021 Feb 8]. Available from: https://dtxalliance.org/.
03. Food & Drug Administration. What is digital health? 2020 [cited 2021 Feb 8]. Available from: https://www.fda.gov/medical-devices/ digital-health- center- excellence/ what-digital- health.
04. Le LB, et al. Patient satisfaction and healthcare utilization using telemedicine in liver transplant recipients. Dig Dis Sci. 2019;64(5):1150–7.
05. Cheng AS, et al. Breast cancer application protocol: a randomised controlled trial to evaluate a self- management app for breast cancer survivors. BMJ Open. 2020;10(7):e034655.
06. Lozano-Lozano M, et al. Mobile health and supervised rehabilitation versus mobile health alone in breast cancer survivors: randomized controlled trial. Ann Phys Rehabil Med. 2020;63(4):316–24.
07. Silva EH, Lawler S, Langbecker D. The effectiveness of mHealth for self-management in improving pain, psychological distress, fatigue, and sleep in cancer survivors: a systematic review. J Cancer Surviv. 2019;13(1):97–107.
08. Nasi G, Cucciniello M, Guerrazzi C. The role of mobile technologies in health care processes: the case of cancer supportive care. J Med Internet Res. 2015;17(2):e26.
09. Kohler PO, Wunderlich GS. Improving the quality of long-term care. National Academies Press; 2001.
10. Walkden J-A, McCullagh PJ, Kernohan WG. Patient and carer survey of remote vital sign telemonitoring for self-management of long-term conditions. BMJ Health Care Inform. 2019;26(1):e100079.
11. Eggermont LH, et al. Pain characteristics associated with the onset of disability in older adults: the maintenance of balance, independent living, intellect, and zest in the Elderly Boston Study. J Am Geriatr Soc. 2014;62(6):1007–16.
12. Foster C, et al. A web-based intervention (RESTORE) to support self-management of cancer-related fatigue following primary cancer treatment: a multi-centre proof of concept randomised controlled trial. Support Care Cancer. 2016;24(6):2445–53.
13. Huberty J, et al. Experiences of using a consumer-based mobile meditation app to improve fatigue in myeloproliferative patients: qualitative study. JMIR Cancer. 2019;5(2):e14292.
14. Rico TM, et al. Use of text messaging (SMS) for the management of side effects in cancer patients undergoing chemotherapy treatment: a randomized controlled trial. J Med Syst. 2020;44(11):1–12.
15. Dorri S, et al. A Systematic Review of Electronic Health (eHealth) interventions to improve physical activity in patients with breast cancer. Breast Cancer. 2020;27(1):25–46.
16. Delmastro F, Di Martino F, Dolciotti C. Cognitive training and stress detection in mci frail older people through wearable sensors and machine learning. IEEE Access. 2020;8:65573–90.
17. Polanski J, et al. Quality of life of patients with lung cancer. Onco Targets Ther. 2016;9:1023.
18. Lozano-Lozano M, et al. A mobile system to improve quality of life via energy balance in breast cancer survivors (BENECA mHealth): prospective test-retest Quasiexperimental feasibility study. JMIR Mhealth Uhealth. 2019;7(6):e14136.
19. Yang J, et al. Development and testing of a mobile app for pain management among cancer patients discharged from hospital treatment: randomized controlled trial. JMIR Mhealth Uhealth. 2019;7(5):e12542.
20. Parks AC, et al. The effects of a digital well-being intervention on patients with chronic conditions: observational study. J Med Internet Res. 2020;22(1):e16211.
21. Fox RS, et al. Sleep disturbance and cancer-related fatigue symptom cluster in breast cancer patients undergoing chemotherapy. Support Care Cancer. 2020;28(2):845–55.
22. Randerath W, et al. Definition, discrimination, diagnosis and treatment of central breathing disturbances during sleep. Eur Respirat J. 2017;49(1):1600959.
23. Martin MS, et al. Sleep perception in non-insomniac healthy elderly: a 3-year longitudinal study. Rejuvenation Res. 2014;17(1):11–8.
24. Ong AA, Gillespie MB. Overview of smartphone applications for sleep analysis. World J Otorhinolaryngol Head Neck Surg. 2016;2(1):45–9.
25. Lévi F, et al. Tele-monitoring of cancer patients' rhythms during daily life identifies actionable determinants of circadian and sleep disruption. Cancers. 2020;12(7):1938.
26. O'Connor-Reina C, et al. Myofunctional therapy app for severe apnea–hypopnea sleep obstructive syndrome: pilot randomized controlled trial. JMIR Mhealth Uhealth. 2020;8(11):e23123.
27. Espie CA, et al. Effect of digital cognitive behavioral therapy for insomnia on health, psychological well-being, and sleep-related quality of life: a randomized clinical trial. JAMA Psychiat. 2019;76(1):21–30.
28. Chumpangern W, Chirakalwasan N. Tele-monitoring system implementation in continuous positive airway pressure

therapy in Asian obstructive sleep apnea. Eur Respirat Soc. 2020;56:1344.

29. McDonnell KK, et al. A prospective pilot study evaluating feasibility and preliminary effects of breathe easier: a mindfulness-based intervention for survivors of lung cancer and their family members (dyads). Integr Cancer Ther. 2020;19:1534735420969829.
30. Asif-Ur-Rahman M, et al. Toward a heterogeneous mist, fog, and cloud-based framework for the internet of healthcare things. IEEE Internet Things J. 2018;6(3):4049–62.
31. Martin B, et al. Economic benefits of the health-enhancing effects of physical activity: first estimates for Switzerland. Schweizerische Zeitschrift für Sportmedizin und Sporttraumatologie. 2001;49(3):131–3.
32. World Health Organization. Global recommendations on physical activity for health. 2010 [cited 2021 Feb 9]. Available from: https://www.who.int/ publications/i/item/9789241599979.
33. Beddhu S, et al. Physical activity and mortality in chronic kidney disease (NHANES III). Clin J Am Soc Nephrol. 2009;4(12):1901–6.
34. Marley J, et al. The effectiveness of interventions aimed at increasing physical activity in adults with persistent musculoskeletal pain: a systematic review and meta-analysis. BMC Musculoskelet Disord. 2017;18(1):1–20.
35. Clarkson P, et al. (Protocol) Maintaining physical activity through the use of digital tools for people with a long-term condition/s (LTCs): a scoping review. Protocols. io. 2020.
36. Vandelanotte C, et al. Past, present, and future of eHealth and mHealth research to improve physical activity and dietary behaviors. J Nutr Educ Behav. 2016;48(3):219–28.
37. Daskalopoulou C, et al. Physical activity and healthy ageing: a systematic review and meta-analysis of longitudinal cohort studies. Ageing Res Rev. 2017;38:6–17.
38. Torous J, Cerrato P, Halamka J. Targeting depressive symptoms with technology. Mhealth. 2019;5:19.
39. Robertson MC, et al. Mobile health physical activity intervention preferences in cancer survivors: a qualitative study. JMIR Mhealth Uhealth. 2017;5(1):e3.
40. Kanera IM, et al. Long-term effects of a web-based cancer aftercare intervention on moderate physical activity and vegetable consumption among early cancer survivors: a randomized controlled trial. Int J Behav Nutr Phys Act. 2017;14(1):1–13.
41. Hartman SJ, Nelson SH, Weiner LS. Patterns of Fitbit use and activity levels throughout a physical activity intervention: exploratory analysis from a randomized controlled trial. JMIR Mhealth Uhealth. 2018;6(2):e29.
42. Fujisawa D, et al. Actigraphy as an assessment of performance status in patients with advanced lung cancer. Palliat Support Care. 2019;17(5):574–8.
43. Carpenter MJ, et al. Nicotine replacement therapy sampling for smoking cessation within primary care: results from a pragmatic cluster randomized clinical trial. Addiction. 2020;115(7):1358–67.
44. Borrelli B, et al. Prevalence and frequency of mHealth and eHealth use among US and UK smokers and differences by motivation to quit. J Med Internet Res. 2015;17(7):e164.
45. Regmi K, et al. Effectiveness of mobile apps for smoking cessation: a review. Tobac Prevent Cessat. 2017;3(12):1–11.
46. Ubhi HK, et al. A mobile app to aid smoking cessation: preliminary evaluation of SmokeFree28. J Med Internet Res. 2015;17(1):e17.
47. Reck M, et al. Metastatic non-small-cell lung cancer (NSCLC): ESMO Clinical Practice Guidelines for diagnosis, treatment and follow-up. Ann Oncol. 2014;25:iii27–39.
48. Garrison KA, et al. Craving to quit: a randomized controlled trial of smartphone app–based mindfulness training for smoking cessation. Nicot Tobacco Res. 2020;22(3):324–31.
49. World Health Organization. Be healthy, be mobile: annual report 2018. 2019.
50. Hors-Fraile S, et al. A recommender system to quit smoking with mobile motivational messages: study protocol for a randomized controlled trial. Trials. 2018;19(1):1–12.
51. Thomas DR. Nutrition assessment in long-term care. Nutr Clin Pract. 2008;23(4):383–7.
52. Phillips MB, et al. Nutritional screening in community-dwelling older adults: a systematic literature review. Asia Pac J Clin Nutr. 2010;19(3):440.
53. Michel M, Burbidge A. Nutrition in the digital age-How digital tools can help to solve the personalized nutrition conundrum. Trends Food Sci Technol. 2019;90:194–200.
54. Orlemann T, et al. A novel mobile phone app (OncoFood) to record and optimize the dietary behavior of oncologic patients: pilot study. JMIR cancer. 2018;4(2):e10703.
55. Halse RE, et al. Correction: improving nutrition and activity behaviors using digital technology and tailored feedback: protocol for the tailored diet and activity (ToDAy) randomized controlled trial. JMIR Res Protocol. 2020;9(12):e25940.
56. Agapito G, et al. DIETOS: a recommender system for health profiling and diet management in chronic diseases. In: HealthRecSys@ RecSys. 2017.
57. Norouzi S, et al. A mobile application for managing diabetic patients' nutrition: a food recommender system. Arch Iran Med. 2018;21(10):466–72.
58. De Cola MC, et al. Tele-health services for the elderly: a novel southern Italy family needs-oriented model. J Telemed Telecare. 2016;22(6):356–62.
59. Silva de Lima AL, et al. Home-based monitoring of falls using wearable sensors in Parkinson's disease. Mov Disord. 2020;35(1):109–15.
60. Endicott KM, et al. A modified activity protocol for claudication. J Cardiovasc Surg. 2018;60(3):382–7.
61. Humphreys J, et al. Rapid implementation of inpatient telepalliative medicine consultations during COVID-19 pandemic. J Pain Symptom Manag. 2020;60(1):e54–9.
62. Stoddart A, et al. Telemonitoring for chronic obstructive pulmonary disease: a cost and cost-utility analysis of a randomised controlled trial. J Telemed Telecare. 2015;21(2):108–18.
63. María Cavanillas J, Curry E, Wahlster W. New horizons for a data-driven economy: a roadmap for usage and exploitation of big data in Europe. Springer; 2016.

64. Jensen RE, et al. Review of electronic patient-reported outcomes systems used in cancer clinical care. J Oncol Pract. 2014;10(4):e215–22.
65. Jensen RE, Gummerson SP, Chung AE. Overview of patient-facing systems in patient-reported outcomes collection: focus and design in cancer care. J Oncol Pract. 2016;12(10):873.
66. De La Torre-Díez I, et al. Cost-utility and cost-effectiveness studies of telemedicine, electronic, and mobile health systems in the literature: a systematic review. Telemed e-Health. 2015;21(2):81–5.
67. Sullivan AN, Lachman ME. Behavior change with fitness technology in sedentary adults: a review of the evidence for increasing physical activity. Front Public Health. 2016;4:289.
68. Cheatham SW, et al. The efficacy of wearable activity tracking technology as part of a weight loss program: a systematic review. J Sports Med Phys Fitness. 2018;58(4):534–48.
69. Demos JN, Getting started with neurofeedback. N.Y.W.W.N. Company; 2005.
70. Burdea GC. Virtual rehabilitation--benefits and challenges. Methods Inf Med. 2003;42(5):519–23.
71. Pollock A, et al. Interventions for improving upper limb function after stroke. Cochrane Database Syst Rev. 2014;11:CD010820.
72. Muratori LM, et al. Applying principles of motor learning and control to upper extremity rehabilitation. J Hand Ther. 2013;26(2):94–102. quiz 103
73. Cirstea MC, Levin MF. Improvement of arm movement patterns and endpoint control depends on type of feedback during practice in stroke survivors. Neurorehabil Neural Repair. 2007;21(5):398–411.
74. Fasoli SE, Krebs HI, Hogan N. Robotic technology and stroke rehabilitation: translating research into practice. Top Stroke Rehabil. 2004;11(4):11–9.
75. Comani S, et al. Monitoring neuro-motor recovery from stroke with high-resolution EEG, robotics and virtual reality: a proof of concept. IEEE Trans Neural Syst Rehabil Eng. 2015;23(6):1106–16.
76. Béjot Y, et al. Epidemiology of stroke in Europe and trends for the 21st century. Presse Med. 2016;45(12 Pt 2):e391–8.
77. Cao S. Virtual reality applications in rehabilitation. Cham: Springer; 2016.
78. Laver KE, et al. Virtual reality for stroke rehabilitation. Cochrane Database Syst Rev. 2017;11(11):Cd008349.
79. Tieri G, et al. Virtual reality in cognitive and motor rehabilitation: facts, fiction and fallacies. Expert Rev Med Devices. 2018;15(2):107–17.
80. Munroe C, et al. Augmented reality eyeglasses for promoting home-based rehabilitation for children with cerebral palsy. In: The eleventh ACM/IEEE international conference on human robot interaction. Christchurch, NZ: New York, NY: IEEE Press; 7–10 March 2016.
81. Clark WE, Sivan M, O'Connor RJ. Evaluating the use of robotic and virtual reality rehabilitation technologies to improve function in stroke survivors: a narrative review. J Rehabil Assist Technol Eng. 2019;6:2055668319863557.
82. Alexandre R, Postolache O, Girão PS. Physical rehabilitation based on smart wearable and virtual reality serious game. In: 2019 IEEE international instrumentation and measurement technology conference (I2MTC); 2019.
83. Parker J, Powell L, Mawson S. Effectiveness of upper limb wearable technology for improving activity and participation in adult stroke survivors: systematic review. J Med Internet Res. 2020;22(1):e15981.
84. Nelson ME, et al. Physical activity and public health in older adults: recommendation from the American College of Sports Medicine and the American Heart Association. Med Sci Sports Exerc. 2007;39(8):1435–45.
85. Zak M, Swine C, Grodzicki T. Combined effects of functionally-oriented exercise regimens and nutritional supplementation on both the institutionalised and free-living frail elderly (double-blind, randomised clinical trial). BMC Public Health. 2009;9:39.
86. Kaminska MS, et al. The effectiveness of virtual reality training in reducing the risk of falls among elderly people. Clin Interv Aging. 2018;13:2329–38.
87. Berwick DM, Nolan TW, Whittington J. The triple aim: care, health, and cost. Health Aff (Millwood). 2008;27(3):759–69.
88. Noel K, et al. Tele-transitions of care. A 12-month, parallel-group, superiority randomized controlled trial protocol, evaluating the use of telehealth versus standard transitions of care in the prevention of avoidable hospital readmissions. Contemp Clin Trials Commun. 2018;12:9–16.
89. Aisen ML, et al. The effect of robot-assisted therapy and rehabilitative training on motor recovery following stroke. Arch Neurol. 1997;54(4):443–6.
90. Brokaw EB, et al. Robotic therapy provides a stimulus for upper limb motor recovery after stroke that is complementary to and distinct from conventional therapy. Neurorehabil Neural Repair. 2014;28(4):367–76.
91. Brunner I, et al. Virtual reality training for upper extremity in subacute stroke (VIRTUES): a multicenter RCT. Neurology. 2017;89(24):2413–21.
92. Carabeo CGG, et al. Stroke Patient Rehabilitation. Simulat Gam. 2014;45(2):151–66.
93. Hijmans JM, et al. Bilateral upper-limb rehabilitation after stroke using a movement-based game controller. J Rehabil Res Dev. 2011;48(8):1005–13.
94. Fluet GG, et al. Robotic/virtual reality intervention program individualized to meet the specific sensorimotor impairments of an individual patient: a case study. Int J Disabil Hum Dev. 2014;13(3):401–7.
95. Abdullah HA, et al. Results of clinicians using a therapeutic robotic system in an inpatient stroke rehabilitation unit. J Neuroeng Rehabil. 2011;8:50.
96. Askin A, et al. Effects of Kinect-based virtual reality game training on upper extremity motor recovery in chronic stroke. Somatosens Mot Res. 2018;35(1):25–32.
97. King M, et al. An affordable, computerised, table-based exercise system for stroke survivors. Disabil Rehabil Assist Technol. 2010;5(4):288–93.

98. Deutsch JE, et al. Development and application of virtual reality technology to improve hand use and gait of individuals post-stroke. Restor Neurol Neurosci. 2004;22(3–5):371–86.

99. Yeh SC, et al. The efficacy of a haptic-enhanced virtual reality system for precision grasp acquisition in stroke rehabilitation. J Healthc Eng. 2017;2017:9840273.

100. Byl NN, et al. Chronic stroke survivors achieve comparable outcomes following virtual task specific repetitive training guided by a wearable robotic orthosis (UL-EXO7) and actual task specific repetitive training guided by a physical therapist. J Hand Ther. 2013;26(4):343–52. Quiz 352.

101. Huang X, et al. The combined effects of adaptive control and virtual reality on robot-assisted fine hand motion rehabilitation in chronic stroke patients: a case study. J Stroke Cerebrovasc Dis. 2018;27(1):221–8.

102. Adamovich SV, et al. Design of a complex virtual reality simulation to train finger motion for persons with hemiparesis: a proof of concept study. J Neuroeng Rehabil. 2009;6:28.

103. Adamovich SV, et al. Incorporating haptic effects into three-dimensional virtual environments to train the hemiparetic upper extremity. IEEE Trans Neural Syst Rehabil Eng. 2009;17(5):512–20.

104. Rowe JB, et al. Robotic assistance for training finger movement using a hebbian model: a randomized controlled trial. Neurorehabil Neural Repair. 2017;31(8):769–80.

105. Broeren J, et al. Assessment and training in a 3-dimensional virtual environment with haptics: a report on 5 cases of motor rehabilitation in the chronic stage after stroke. Neurorehabil Neural Repair. 2007;21(2):180–9.

106. Mapping connections: an understanding of neurological conditions in Canada—Protecting Canadians from illness. Public Health Agency of Canada. 2014 [cited 2020 Mar 20]. Available from: https://www. phac-aspc. gc.ca/publicat/cd-mc/ mc-ec/ assets/pdf/ mc-ec- eng. pdf.

107. Making the case for investing in mental health in Canada. Calgary: Mental Health Commission of Canada. 2011 [cited 2020 Mar 20]. Available from: https://www.mentalhealthcommission.ca/sites/ default/files/2016-06/ Investing_in_Mental_Health_FINAL_Version_ENG.pdf.

108. García-Betances RI, et al. A succinct overview of virtual reality technology use in Alzheimer's disease. Front Aging Neurosci. 2015;7:80.

109. Mitchell AJ, Malladi S. Screening and case finding tools for the detection of dementia. Part I: evidence-based meta-analysis of multidomain tests. Am J Geriatr Psychiatry. 2010;18(9):759–82.

110. Ashford JW, et al. Should older adults be screened for dementia? It is important to screen for evidence of dementia! Alzheimers Dement. 2007;3(2):75–80.

111. Solomon PR, Murphy CA. Should we screen for Alzheimer's disease? A review of the evidence for and against screening Alzheimer's disease in primary care practice. Geriatrics. 2005;60(11):26–31.

112. Connell CM, et al. Attitudes toward the diagnosis and disclosure of dementia among family caregivers and primary care physicians. The Gerontologist. 2004;44(4):500–7.

113. Boise L, et al. Delays in the diagnosis of dementia: perspectives of family caregivers. Am J Alzheimers Dis. 1999;14(1):20–6.

114. Maguire CP, et al. Family members' attitudes toward telling the patient with Alzheimer's disease their diagnosis. BMJ (Clin Res Ed). 1996;313(7056):529–30.

115. Fortinsky RH. How linked are physicians to community support services for their patients with dementia? J Appl Gerontol. 1998;17(4):480–98.

116. Glasser M, Miller B. Caregiver and physician perspectives of medical encounters involving dementia patients. Am J Alzheimers Dis. 1998;13(2):70–80.

117. Halbach T, et al. A mobile application for supporting dementia relatives: a case study. Stud Health Technol Inform. 2018;256:839–46.

118. Lucero A, et al, Mobile collocated interactions interactions, 2013;20(2).

119. Morone G, et al. Wearable devices and virtual reality for neurorehabilitation: an opportunity for home rehabilitation, in converging clinical and engineering research on. NeuroRehabilitation. 2019;III:601–5.

120. Pérez C, et al, A novel approach to integrate VR exer-games for stroke rehabilitation: evaluating the implementation of a 'games room'. 2017. p. 1–7.

121. Meiland F, et al. Technologies to support community-dwelling persons with dementia: a position paper on issues regarding development, usability, effectiveness and cost-effectiveness, deployment, and ethics. JMIR Rehabil Assist Technol. 2017;4(1):e1.

122. Syed-Abdul S, et al. Virtual reality among the elderly: a usefulness and acceptance study from Taiwan. BMC Geriatr. 2019;19(1):223.

123. Seo J, et al. Effect of health literacy on decision-making preferences among medically underserved patients. Med Decis Mak. 2016;36(4):550–6.

CHAPTER 20

스마트홈에서의 실생활 시뮬레이션을 통한 전문직 간 학습

Learning Interprofessionally from a Real-Life Simulation in a Smart Home

지은이 **Gabriela Mustata Wilson, Ruth E. Metzger**

옮긴이 **허규연**

요약

ABSTRACT

이 글에서는 사람들이 자신의 집에서 노후까지 자립적으로 생활하면서 일상생활활동(activities of daily living, ADLs)을 수행시 직면하는 장애물을 식별하고 해결하기 위해, 미래의 의료 전문가들이 팀으로 작업해야 할 필요성을 다루는 혁신적인 시뮬레이션을 소개한다. 해당 교육 방식은 스마트 홈 인큐베이션 랩(incubation lab)에서 소규모 팀으로 일상생활활동 평가가 이루어진 후 구조적 보고 회의가 진행되는 식이었다. 이 방식은 학생들이 실제 장애를 겪고 있는 사람들이 가정 환경에서 일상생활활동을 수행하는 동안 그들과 전문직 간 협력하고, 스마트 홈 기술이 그들의 독립적인 생활을 유지하는 데 도움이 될 수 있는 방법을 함께 탐색할 수 있도록 하기 위해 선택되었다.

이 시뮬레이션의 목표 대상은 다음을 포함했다: (1) 세 번째 학기를 수강 중인 작업치료과 학생; (2) 전공의; (3) 다섯 번째 학기를 수강 중인 식품영양과 학생; (4) 다섯 번째 학기를 수강 중인 건강정보 및 정보관리과 학생. 학생들과 참여한 사람들은 강의 강사, 시뮬레이션 리더, 그리고 20세의 맹인 여성, 파킨슨병 투병중인 퇴직 남성(과 그의 아내), 휠체어에 의존하는 27세 마비 여성으로 이루어진 세 명의 표준화된 환자(standardized patients, SPs)였다.

키워드

KEYWORDS

- 시뮬레이션
- 자립적 노화
- 스마트 홈 기술
- 독립성
- 전문직 간 협력
- 일상생활활동
- 표준화된 환자
- Minka

학습 목표

LEARNING OBJECTIVES

- 스마트 홈 기술이 어떻게 일상생활활동을 돕고 또 방해하는지 알아내는 데 있어서 다분야 학생들의 협력을 돕는 데에 표준화된 환자가 어떻게 사용되는지 설명한다.

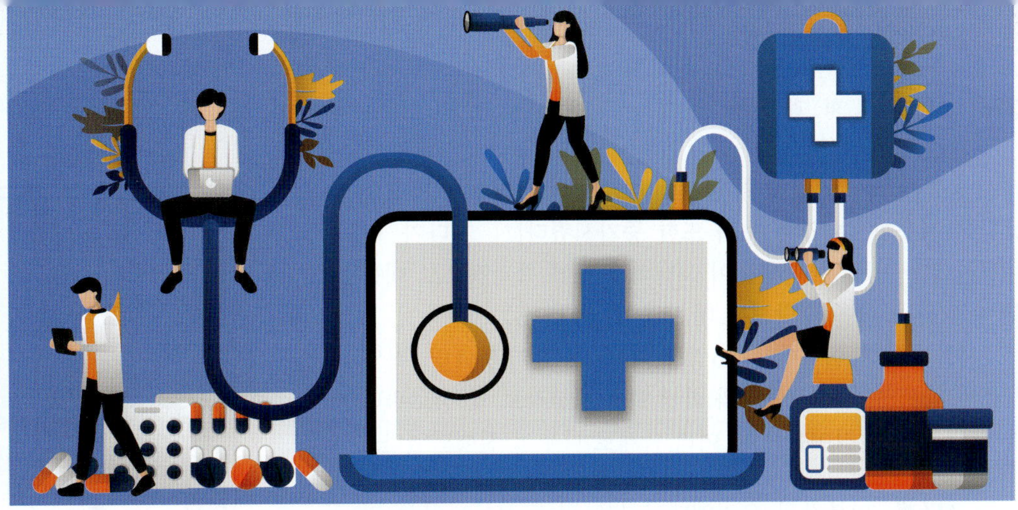

20.1 목표

노인인력강화프로그램(Geriatric Workforce Enhancement Program, GWEP)의 책임자와 건강정보학 및 정보관리(the Health Informatics and Information Management)의 회장은 서로 공동의 목표를 결합하여 시뮬레이션과 목표를 개발하였다.

노인의 건강 결과를 개선하고 노인 의료 인력을 개발하는 것을 목표로 하며 정부 보조금을 받아 5년 동안 진행되는 프로그램인 노인인력강화프로그램은 "스마트 홈 기술 인큐베이션 랩에서 전문직 간 시뮬레이션을 개발하는 것"을 주요 목표 중 하나로 설정했다. 이 목표를 달성하기 위해, 해당 시뮬레이션은 자립적 노화를 지원하기 위해 신흥 기술의 적용에 중점을 두었다. 특히, 주 목적은 표준화된 환자들로부터 피드백을 수집하고, 기술이 일상생활활동을 수행하는 중에 장애물을 극복하고 독립적으로 더 오래 살 수 있는 방법을 찾는 것이다.

건강정보 및 정보관리과 학생들은 건강정보기술(Health Information Technology, HIT) 프로젝트 전체 계획 수립이라는 학습 목표를 가지고 프로젝트 관리 강의에 참여했다. 이 시뮬레이션의 경우, 학생들의 프로젝트 계획은 자립적 노화를 돕기 위해 스마트 홈 기술을 계획 및 구현하는 것에 중점을 뒀다. 학생들의 구체적인 목표는 다음과 같았다:

(a) 건강정보기술 프로젝트의 범위와 특징을 설명하기
(b) 프로젝트 관리의 중요한 요소를 설명하기
(c) 프로젝트 성공 및 실패의 중요한 특징을 파악하기
(d) 효과적 계획수립의 목적과 중요 단계를 파악하기
(e) 효율적인 워크플로우와 적절한 결과를 보장하기 위해 프로젝트 관리 계획의 각 요소 파악 및 설명하기
(f) 프로젝트 계획서를 정의 및 준비하기
(g) 프로젝트 시간 관리, 프로젝트 비용 및 조달 활동을 지원하기 위해 모범 사례 제시하기
(h) 정보학 프로젝트를 성공적으로 계획하기 위한 목적 및 핵심 단계를 파악하기
(i) 활동에 필요한 계획서 개발하기

두 프로그램의 공통 목표는 학생, 교수진 및 표준화된 환자 팀 간의 협업을 증가시키는 것이었다. 결과는 학생들이 학습 활동 전후에 자신의 역량을 평가할 수 있는 검증된 20문항 설문조사인 전문직간협력역량달성척도(Interprofessional Collaborative Competency Attainment Scale, ICCAS)를 사용한 정량화된 피드백을 통해 측정되었다. 추가적으로, 학생들과 표준화된 환자들은 학습한 내용에 대한 관찰 및 토론을 기반으로 한 질적 피드백을 제공하였다.

20.2 활동 설명

이 활동의 기반은 "스마트 홈 인큐베이션 랩"의 역할을 하기 위해 대학 캠퍼스에 지어진 작고 이용하기 편한 주택이었다. 그 목적은 학생과 교수진에게 스마트 홈 기술이 노인과 장애를 가진 사람들이 독립적으로 생활하고 자신의 집에서 자립적으로 노년을 보낼 방법을 탐구할 수 있는 환경을 제공하는 것이었다. 해당 주택은 일본어로 "민가"를 뜻하는 "민카(Minka)" 설계를 기반으로 했다. 세계적으로 유명한 노인병 전문의인 Bill Thomas 박사가 설계 및 제작한 이 주택은 작고(680 ft2), 콤팩트하고, 에너지 효율이 좋았으며, 개방적이고 현대적인 인테리어를 갖추고 있었다. 또한 이 주택에는 교수진이 학생들을 위해 서로 전문직 간 실무 프로젝트를 개발할 수 있는, 가능성을 상상할 수 있도록 백지 상태를 제공하는 데 필요한 인프라로 지어졌다.

이 시뮬레이션은 Zink 등[1]이 의사교육의 맥락에서 설명한 전략인 몰입 학습 모델을 사용했다. 보건의료직 교육자들은 해당 모델을 다양한 분야 및 학생 유형에 적용했는데, 학생들의 문화적 감수성 및 역량을 증진시키는 '놀라운' 경험이

라는 공통분모가 있었으며, 동시에 학생들의 유연성과 자신의 상황에 적응할 수 있는 능력 또한 증가시켰다[1]. 게다가, 이 특정한 접근 방법은 학생들이 고객의 요구에 즉각적으로 대응할 수 있는 능력을 개발하는 데 도움이 된다.

시뮬레이션 활동에는 16명의 학생(즉, 의대생 1명, 작업치료과 학생 5명, 식품영양과 학생 2명, 건강정보 및 정보관리과 학생 8명)이 참여했으며, 여러 단계로 나누어 진행되었다:

- ***1단계***: 20분간의 오리엔테이션을 위해 시뮬레이션 리더, 표준화된 환자, 학생 및 교수진이 한 교실에 모였다. 오리엔테이션 동안 리더들은 표준화된 환자를 나머지 사람들에게 소개하고 활동 진행 방법에 대한 설명을 제공했다. 리더들은 여섯 개의 팀을 배정했으며, 각 팀은 각기 다른 분야의 학생 네 명과 표준화된 환자 한 명으로 구성되었다. 식품영양과와 작업치료과 학생들은 하나 이상의 그룹에 참여했으나 매번 다른 환자를 맡았다. 각 표준화된 환자는 두 개의 팀에 배정되었다.
- ***2단계***: 오리엔테이션 이후, 모든 팀과 교수진은 주택으로 이동했으며, 여섯 팀은 세 팀씩 두 개의 그룹으로 나누어졌다. 첫 번째 그룹은 주택에 들어갔고, 그동안 두 번째 그룹은 프로젝트 관리 논의에 참여하기 위해 교실로 이동했다.
- ***3단계***: 주택에 남은 세 팀은 제각각 다른 스테이션으로 이동하여 시뮬레이션을 시작했다. 각 스테이션에서 표준화된 환자는 식료품 정리, 침대 정리 등의 일상생활활동을 수행해야 했다. 학생들은 여러 스테이션에 걸쳐 환자와 동반하고, 환자가 겪은 어려움을 관찰하고, 보조기술(Assistive technology)을 통해 일상생활활동이 보다 더 편안해질 수 있는 방법에 대한 피드백에 귀를 기울였다. 각 스테이션에서 정해진 시간만 허용하기 위해 타이머가 설정되었다. 할당받은 시간이 끝난 후 팀은 다음 스테이션으로 이동했으며, 표준화된 환자는 해당 스테이션의 일상생활활동을 수행했다. 활동은 교수진과 노인인력강화프로그램 프로젝트 책임자에 의해 감독되었다.
- ***4단계***: 네 개의 스테이션을 모두 완료한 뒤, 주택에 있던 팀은 교실에서 토론을 나눈 팀과 장소를 바꾸었고, 앞의 활동이 반복되었다. 표준화된 환자는 주택에 남아서 다음 그룹과 함께 스테이션을 헤쳐 나갔다.
- ***5단계***: 두 그룹 모두 시뮬레이션을 완료한 후, 보고를 위해 모두 교실에 다시 모였다. 리더들은 학생과 표준화된 환자들에게 이번 경험에서 가장 크게 "배운 점"에 대해 물어봤다. 그 다음, 학생들은 서로에게 던져 주는 재밌는 학습 도구인 "썸볼(thumball)"을 사용해 자신의 팀워크에 대해 생각해 보아야 했다. 공을 잡은 학생은 자신의 엄지에 닿은 팀워크 질문에 답해야 하는 것이 규칙이다(여러 온라인 판매자로부터 구매 가능).
- ***6단계***: 토론이 끝나기 직전, 학생들은 학습 활동 전후의 역량을 평가하기 위한 인증된 20문항 설문조사인 전문직간협력역량달성척도를 완료했다[2, 3]. 추가적으로, 학생들은 리더들에게 향후 경험을 개선할 방법에 대한 질적 피드백을 제공했다.

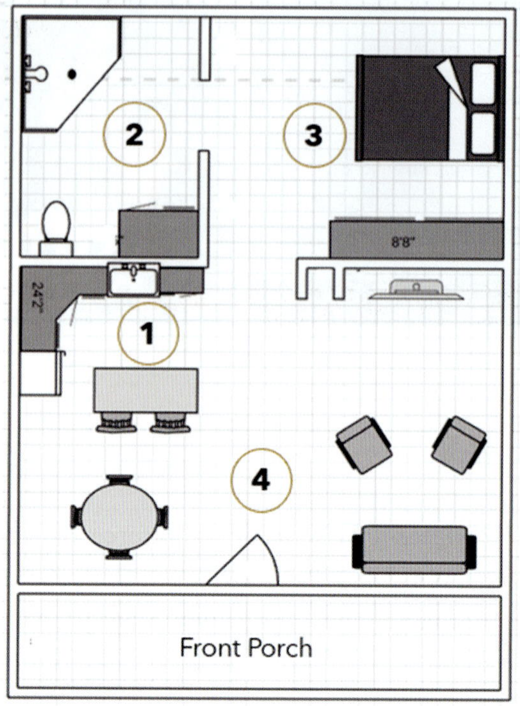

그림 20.1 시뮬레이션 설정 평면도. (1) 주방. (2) 욕실. (3) 침실. (4) 거실/식사 공간

해당 프로젝트는 University of Southern Indiana의 기관생명윤리위원회(Institutional Review Board)에서 검토를 거쳐 품질 향상 프로젝트에 해당되는 것으로 결정되었으며 인간 대상 연구로서 검토되지 않았다.

20.3 필요한 재료

20.3.1 환경

프로젝트에서 사용된 민카 주택은 기본적인 가구와 가전제품을 갖추었으며 침실, 욕실, 주방, 거실/식사 공간이 있었다(그림 20.1 참조). 시뮬레이션을 위해, 사람들이 평범한 일상생활 활동을 수행하는 주택의 네 구역에는 해당 구역에서 보통 사용되는 물건들이 마련되었다:

1. 주방 – 식료품, 커피포트, 쓰레기가 들어있는 쓰레기통, “Alexa”라고 말하면 명령에 응답하는 음성 제어 지능형 개인 비서 서비스 Alexa
2. 욕실 – 샤워기, 변기, 싱크대, 비누, 타월, 칫솔
3. 침실 – 침대시트와 침대보가 있는 침대
4. 거실/식사 공간 – 가구, 스마트TV, 식물

이러한 환경은 시뮬레이션 랩, 아파트, 또는 주택에서 재현될 수 있다.

20.4 평가(Assessment)

학생들의 전문직 간 협력 역량 변화를 평가하기 위해, 학생들은 전문직간협력역량달성척도를 완료하도록 요청 받았다. 가능한 응답은 1부터 7까지였으며, 1은 전문직 간 능력이 가장 낮은 수준을 나타내고 7은 가장 높은 수준을 나타낸다. 활동 전과 후의 차이는 이분산을 가정한 Student’s t-test를 통해 분석되었다. 모든 데이터는 엑셀-XLStat의 통계 함수를 사용하여 분석되었으며 유의확률은 0.05로 설정되었다. 질적 피드백은 설문조사의 일환으로 수집되었으며 건강정보 및 정보관리과 학생들이 최종 민카주택프로젝트관리(MINKA House Project Management)의 일부로서 분석할 수 있도록 제공되었다. 각 건강정보 및 정보관리과 프로젝트는 배정받은 표준화된 환자, 다른 기술들, 그리고 환자의 일상 생활을 위해 개선할 수 있는 점에 중점을 두었다.

열 여섯명 중 10명이 전문직간협력역량달성척도를 완료했다(즉, 의대생 1명, 작업치료과 학생 2명, 식품영양과 학생 2명, 그리고 건강정보 및 정보관리과 학생 5명). 20개 질문 중 17개에 대한 응답은 $P < 0.05$ 수준에서 자신의 전문직 간 협력 역량 달성에 대한 학생들의 인식이 통계적으로 유의미하게 증가했다는 것을 나타냈다. 두 개의 질문에 대한 응답에서는 변화가 없었고, 다른 한 질문에서는 기술이 감소한 것으로 나타났다. 전체적으로, 답변 중 90%는 학습 활동 후 전문직 간 기술이 향상되었다고 나타냈다(60%는 “훨씬 좋아졌다”고 표시했고, 30%는 “어느 정도 좋아졌다”고 표시했다). 10%는 자신의 기술이 “거의 동일하다”고 표시했다. 표 20.1에 나타나듯이, 자신의 전문직 간 기술에 대한 학생들의 인식의 평균값은 활동 전 3.447에서 활동 후 3.814로 증가했으며, 분산은 활동 전 0.08에서 활동 후 0.01로 감소하였다.

또한, 학생들은 학습 활동에 대한 자신의 전반적인 인식을 평가하도록 요청받았다. 0부터 5까지(0은 가장 나쁨, 5는 가장 좋음) 점수를 매길 수 있었으며, 평균 점수는 3.8점이었다. 학생들의 전문직 간 교육인식에 대한 가장 중요한 변화는 환자와 함께 전문직 간(interprofessional, IP)팀 접근법을 사용해 건강 상황을 다루고 전인치료를 제공하는 것과 관련이 있었다(표 20.1—12, 13번 항목 참조).

질적 피드백은 설문조사의 일환으로 수집되었으며 건강정보학 및 정보관리 학생들이 최종 민카주택프로젝트관리의 일부로서 분석할 수 있도록 제공되었다. 다음을 설명함으로써 배정받은 표준화된 환자가 독립적으로 생활하고 일상생활 활동을 완료할 수 있도록 하는 것이 목표였다: (1) 문제 진술; (2) 목표; (3) 방법 또는 활동; (4) 자원; (5) 일정 및 이정표; (6) 예산; (7) 평가/분석. 졸업반 급 건강정보학 및 정보관리 학생들은 건강정보기술 및 정보 시스템의 귀중한 설계자, 시행자 및 관리자가 되기 위해 필요한 지식을 제공하는 엄격한 교육과 커리큘럼을 통해 이 프로젝트를 완료할 준비가 잘 되어 있었다.

질적 피드백은 다음을 포함했다:

- 다른 전문직을 가진 사람들은 동일한 질문을 하더라도 전혀 다른 발상/관점을 가지고 있을 수 있었다.
- 실제 환자가 있다는 것은 가치 있다.
- 우리의 감각은 우리가 주변 환경과 상호작용하는 능력에 영향을 미치므로, 우리는 변화하는 요구 사항을 충족하기 위해 환경에 적응해야 한다.
- 우리 모두는 서로를 돕기 위해 아이디어를 생각해 냈다.

건강정보 및 정보관리과 프로젝트 관리 학생들의 목표 달성도는 교수진이 수업을 위해 제출한 서면 프로젝트 계획에 따라 교수진에게 평가되었다.

20.5 분석(Evaluation)

시뮬레이션의 완료는 계획된 다섯 개의 전문직 간 스마트 홈 시뮬레이션 중 첫 번째를 개발 및 구현하는 것이었던 GWEP의 목표를 충족했으며, 건강정보 및 정보관리과 학생들에게 그들의 건강정보기술 프로젝트 계획의 기초를 제공해 주었다. 건강정보 및 정보관리과 학생들의 프로젝트 계획은 모든 건강정보기술 관련 프로젝트에서 따르는 필수 프로젝트 관리 단계를 포함했다. 학생들은 노인의 높은 삶의 질을 촉진하는 사용

표 20.1 시뮬레이션 전후의 자신의 전문직 간 교육(Interprofessional education, IPE) 기술에 대한 학생들의 인식

	USI 캠퍼스의 민카(Minka) 주택에서 이루어진 USI 전문직 간 시뮬레이션 ICCAS 학생 답변	활동 전	표준편차	활동 후	표준편차	차이
1	IP 팀 구성원 간의 효과적인 의사소통을 촉진한다	3.20	1.08	3.80	0.75	0.60
2	IP 팀 구성원의 아이디어 및 우려에 적극적으로 귀 기울인다	4.20	1.54	3.80	0.87	−0.40
3	비판적이지 않게 나의 아이디어 및 우려를 표현한다	3.50	1.36	3.80	0.75	0.30
4	IP 팀 구성원에게 건설적인 피드백을 제공한다	3.30	1.10	3.70	0.78	0.40
5	나의 아이디어 및 우려를 명확하고 간결하게 표현한다	3.30	1.42	3.80	0.87	0.50
6	문제를 해결하기 위해 IP 팀 구성원을 찾는다	3.50	1.43	3.80	0.87	0.30
7	돌봄을 향상하기 위해 IP 팀 구성원들과 효과적으로 협력한다	3.40	1.11	3.60	0.80	0.20
8	돌봄을 향상하기 위해 IP 팀 구성원들과, 구성원들로부터, 구성원들에 대해 배운다	3.40	1.02	3.70	0.78	0.30
9	나의 능력과 내가 IP 팀에 기여하는 바를 파악하고 설명한다	3.40	1.11	3.70	0.78	0.30
10	내가 IP 팀에 기여하는 바에 대해 책임을 진다	3.60	1.02	3.80	0.87	0.20
11	IP 팀 구성원들의 능력과 공헌을 이해한다	3.60	1.28	3.90	0.70	0.30
12	다른 사람의 기술과 지식이 나의 것과 어떻게 보완되고 겹치는지 인식한다	3.50	1.36	3.89	0.74	0.39
13	건강 상황을 해결하기 위해 환자에게 IP 팀 접근법을 사용한다	3.10	1.30	3.90	0.70	0.80
14	전인치료를 제공하기 위해 환자에게 IP 팀 접근법을 사용한다	3.00	1.18	4.00	0.77	1.00
15	의사결정 과정에 환자/가족을 포함시킨다	3.30	1.27	3.89	0.87	0.59
16	IP 팀 구성원들의 관점에 적극적으로 귀 기울인다	3.60	0.92	3.90	0.70	0.30
17	IP 팀 구성원들의 아이디어를 고려한다	3.44	1.07	3.90	0.83	0.46
18	존중하는 방식으로 팀 갈등을 해결한다	3.80	1.25	3.80	0.87	0.00
19	IP 팀 구성원들과 함께 효과적인 치료 계획을 개발한다	3.80	1.54	3.80	0.60	0.00
20	겹치는 치료 범위 내에서 책임을 협상한다	3.00	1.10	3.80	0.60	0.80
	평균	3.447		3.814		
	분산	0.08		0.01		

자 친화적 보조기술에 대한 예산을 의식한 아이디어를 발달시키는 임무를 맡았다. 또한, 학생들은 제안된 기술이 거주자의 삶의 질에 어떤 영향을 미칠지 측정하고 주택의 구조적 변화가 거주자의 독립성에 미치는 영향을 측정하는 등, 민카 주택의 다양한 변화를 평가할 획기적인 방법을 찾아야 했다.

20.6 영향

전문직 간 역량 향상 외에도 이와 같은 시뮬레이션의 가장 중요한 측면은 바로 학생들이 시뮬레이션으로부터 배워서 자신의 지식 기반의 일부로 만드는 것이 무엇인지이다. 다음은 그런 성찰 중 일부이다:

- *"아하" 하는 순간이 몇 번 있었어요…민카 주택이 현실을 다른 눈으로 보게 해줄 줄은 꿈에도 몰랐어요.*
- *강의를 통해 팀과 프로젝트 진행 중에 협력하는 방법을 배웠어요. 나중에 경력을 쌓으면서 프로젝트 관리 자격증을 따고 싶어요.*
- *제가 매우 가치 있다고 생각하는 이 강의의 한 가지 측면은 수업의 대부분이 하나의 거대한 프로젝트였다는 것입니다. 특정한 인구집단을 도울 수 있는 방법에 대한 직접적인 경*

험을 얻는 것은 큰 동기 부여였습니다.

- *팀 프로젝트는 팀으로서 함께 배우고 다양한 성격을 가진 구성원들과 소통하는 데 도움이 됐어요.*
- *이 수업은 기존의 틀을 벗어난 생각을 하도록 도전하게 만들었어요. 같은 수업을 듣는 다른 부서의 다양한 그룹 구성원들과 함께 일하면서 프로젝트 관리에 대해 많은 것을 배웠습니다.*

때로는 활동의 영향이 계획한 것 이상으로 확장되기도 한다. 성공적인 학습 활동을 개발하는 것은 '좋은 계획'의 일부이며, 때로는 예상치 못한 일이 가장 기분 좋고 가치 있는 방식으로 발생하기 때문에 이는 '우연한 행운'의 일부이다. 따라서, 열린 사고를 유지하고, 교수진 또한 학생들과 함께 계속해서 배워 나간다는 것을 기억하는 것이 중요하다.

- 첫번째 우연은 훈련된 표준화된 환자가 없었기 때문에 발생했다. 표준화된 환자 집단을 고용하여 훈련시키는 것이 정부 보조금의 목표 중 하나였으나, 보조금을 받은 지 얼마 안 된 상태에서 목표를 달성하기 전에 시뮬레이션이 시작되었다. 그 결과, 팀에 참여할 실제 장애가 있는 사람들을 지역 사회에서 모집했다. 이는 표준화된 환자의 상황을 학생들에게 매우 현실적으로 보여주었다. 그들은 연기하는 것이 아니라 실제 질환이 있는 실제 사람들에게 귀 기울이고 있었다. 학생들의 피드백은 이런 점이 가장 가치 있다고 나타냈다.
- 파킨슨병을 앓고 있는 신사는 아내를 데리고 왔다. 그가 학생들과 함께 팀에 참여하는 동안, 아내는 시뮬레이션 리더들과 이야기를 나누며 질병이 그의 움직임뿐만 아니라 몸 전체에 어떤 영향을 미치는지에 대한 풍부하고 심층적인 정보를 제공했고, 향후 참여를 위해 우리를 파킨슨병 지지 단체와 연결시켜주었다.
- 시각 장애인 여성은 항상 안내견과 함께했으며 시뮬레이션에 안내견을 데리고 왔다. 그러나 전혀 예상치 못한 일이 일어났는데, 안내견의 이름이 Alexa였다는 것이다. 이 때문에, 우리는 개를 혼란시키지 않기 위해 음성으로 작동되는 Alexa 컴퓨터의 이름을 변경해야 했다. 우리가 컴퓨터 Alexa에게 명령을 내리면, 개 Alexa는 자신에게 명령을 내리고 있다고 생각할 것이다.
- 휠체어를 탄 여성이 현장에 나타나지 않았고 사전에 전화하여 알리지 못했다. 이 때문에, 작업치료보조 교수진은 신속히 그녀의 행정 보조원을 모집하였고, 그녀를 대신하기 위해 작업치료보조 실험실에 있던 휠체어를 가져왔다. 보조원은 시뮬레이션에 참여하게 되어 기뻐했으며 재미를 얹어주었다.
- 이 활동을 통해, 우리 모두 대타를 뛰고 신속하게 예상치 못한 문제를 해결하기 위해 서로 협력하면서 순간적인 교수진의 팀 빌딩이 이루어졌다.

시뮬레이션이 학생들에게 제기한 가장 창의적인 도전과제 중 하나는 요구 사항과 표준화된 환자가 이를 극복하기 위해 필요한 것에 초점을 맞춘 기술을(기술이 아직 존재하지 않더라도) 구상하는 것이었다. 학생들은 자신의 생각이 미지의 것을 모험하게 하고, 답을 모색했으며 아무것도 찾지 못했을 경우 해결책을 만들어 내도록 노력했다. 이러한 유형의 추상적 사고[4, 5]는 수많은 문제를 해결하고 환자가 목표를 달성하도록 돕는 것과 관련된 다양한 개념을 파악해야 하는 의료 전문가에게 필수적이다. 수집된 데이터는 사람들이 "숫자를 보고, 패턴을 발견하고, 그 패턴이 무엇을 의미하는지 분석하고, 이를 다른 모든 사람들에게 설명하기 위한 이야기를 구축"할 수 없다면 아무 쓸모가 없다[5]. 훌륭한 추상적 사고자들은 무언가를 관찰하고는 곧 보이는 것보다 훨씬 더 나아간 개념을 상상할 수 있다. 이 전문직 간 교육 활동은 학생들이 의료, 정보기술 및 프로젝트 관리의 개념을 적용하면서 공감과 직업정신을 가지고 이러한 기술을 익히는 데 도움이 되었으며, 그들의 진로에 있어서 매우 귀중한 학습 경험이 되었다.

참고문헌

01. Zink T, Halaas G, Finstad D, Brooks K. The rural physician associate program: the value of immersion learning for third-year medical students. J Rural Health. 2008;24(4):353–9. https://doi. org/10.1111/j.1748-0361.2008.00181. x.

02. Macdonald C, Douglas E, Archibald D, Trumpower D, Casimiro L, Cragg B, Jelley W, Med Pt. Designing and operationalizing a toolkit of bilingual Interprofessional education assessment instruments. J Res Interprofessional Pract Educ. 2010;1(3). https:// doi.org/10.22230/jripe.2010v1n3a36.

03. Schmitz CC, Radosevich DM, Jardine P, MacDonald CJ, Trumpower D, Archibald D. The Interprofessional Collaborative Competency Attainment Survey (ICCAS): a replication validation study. J Interprof Care. 2017;31(1):28–34. https://doi. org/10.1080/1356 1820.2016.1233096; Epub 2016 Nov 16

04. Apps JN. Abstract thinking. In: Loue SJD, Sajatovic M, editors. Encyclopedia of aging and public health. Boston, MA: Springer US; 2008. p. 67–9. https://doi. org/10.1007/978-0-387-33754-8_2.

05. Healthline. Abstract thinking: what it is, why we need it, and when to rein it in. 2020. https://www.healthline. com/health/abstract-thinking# takeaway.

CHAPTER 21

머신러닝을 이용하는 직접적 일차의료 환경 내 예방 진료 서비스의 이용에 대한 예측

Predicting Preventive Care Service Usage in a Direct Primary Care Setting Using Machine Learning

지은이 Sugato Bagchi, Ching-Hua Chen, George R. Kim, Judy George, Thomas A. Galiardi, Marion J. Ball, Sasha E. Ballen, Jane L. Snowdon

옮긴이 강미라

요약 ABSTRACT

전자건강기록(electronic health record, EHR), 디지털화된 청구, 환자와 의료제공자 간 의사소통으로 인해 데이터의 가용성이 증가함에 따라 일차의료 및 환자 참여를 이해하고 개선할 수 있는 기회가 주어지고 있다. 인공지능(artificial intelligence, AI), 머신러닝(machine learning, ML), 분석, 시각화 등의 계산 도구는 개인 및 인구집단건강의 건강 행동 및 의료 품질에 대해 새롭고 데이터에 기반한 통찰력을 제공한다. 직접적 일차의료(Direct Primary Care, DPC) 진료시 생기는 전자 환자 데이터(EHR, 청구, 환자와 의료제공자 간 의사소통 메타데이터)에 머신러닝을 적용하는 것을 탐구한다. DPC는 (추가)비용이 거의 들지 않는 선금 기반의(retainer-based) 외래 진료 모델로, 환자의 진료 접근성과 낮은 행정적 간접비용이 강점이다. 여섯 개의 ML 모델들을 먼저, 기존 진료실 방문 환자들을 대상으로한 DPC 데이터의 훈련 세트에 설명 및 적용하고, 이후 3년간의 테스트 세트에 적용한다. 6개 모델의 예측률을 비교한 뒤, 예방진료 서비스 및 예방 선별 이용 두가지 모두에 관련된 요소들을 이해하기 위해 ML 기술을 DPC 및 기타 외래 관행 모델에 적용할 수 있는 가능성에 대해 논의를 진행한다.

키워드 KEYWORDS

- 건강 서비스 연구
- 환자 참여
- 머신러닝
- 의사소통
- 일차의료
- 예방의학

학습 목표 LEARNING OBJECTIVES

- 직접적 일차의료 관행의 독특한 특징 세 가지를 나열한다.
- 분류에 사용할 수 있는 지도형 머신러닝(ML) 방식 세 가지를 나열하고 설명한다.
- ML 성능의 측도로서 "정확도"와 "F1 스코어"의 차이를 설명하고 "baseline majority"가 이러한 모델 성능을 측정하기 위한 벤치마크로 사용되는 이유를 설명한다.
- 예방 진료 방문과 예방 검진 테스트 이용을 예측하는 데 도움이 될 수 있는 전자 환자 데이터의 기능의 예시를 든다.

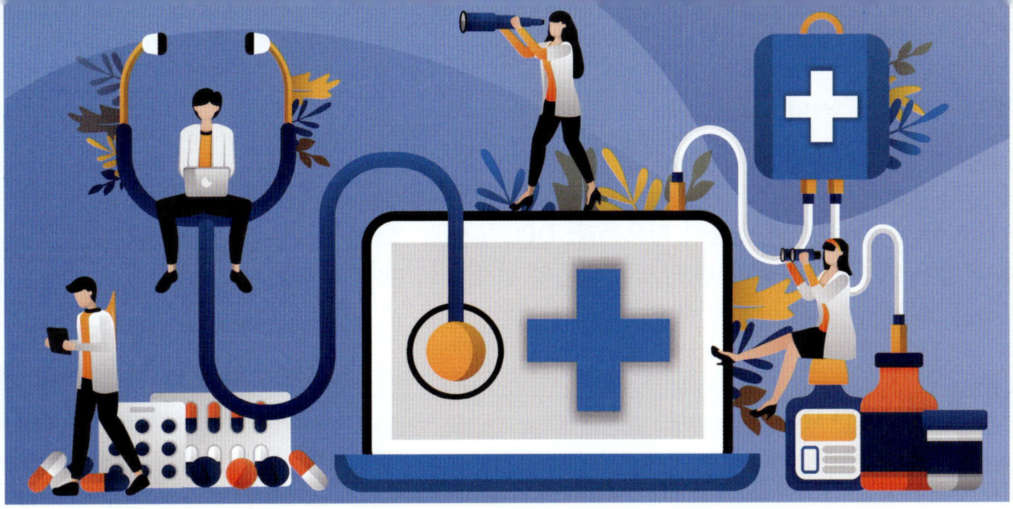

21.1 소개

정보 기술(information technology, IT)은 미국 의료에 근본적인 변화를 일으키고 있다. 첫째, 전자건강기록(EHR)과 건강 데이터와 무선/클라우드 기술을 통해 네트워크로 연결된 디지털 건강 데이터의 가용성이 높아짐에 따라 환자 케어는 고립된 만남에서 의료제공자와의 종단적이고 의미 있는 치료적 관계로 변화되고 있다. 둘째, 분석론, 인공지능(AI), 머신러닝(ML), 시각화 등의 데이터 도구는 의료진과 환자들에게 시기 적절한 통찰력을 제공하고 있어서, 치료를 알리고 치료를 최적화하도록 해준다. 셋째, 디지털 인프라가 증가한 덕분에 개인 및 인구집단 건강에 대해 조직적으로 인식하여, 활용도를 최적화하고, 비용/낭비를 줄이고, 회복탄력성을 향상시킬 수 있게 되었다. 미국 의료 IT는 40년간의 성장을 계속하면서, 이제는 원격의료, 빅데이터, 인지 컴퓨팅, 스트리밍 분석과 같은 새로운 기술들을 수용하고 있다.

의료 IT가 점점 더 보편화됨에 따라 동시에, 헬스케어 임상, 의료전달, 의료비 지불 방식이 진화되어 환자 및 의료제공자에게 혜택이 되는 효과를 주고 있다. 이러한 추세는 최전선에서 환자 참여와 질병 예방에 중점을 두는 일차의료에서 높은 관심을 끌고 있다. 이 장에서는 예방 진료 서비스(preventive care services, PCS)와 검진 테스트의 사용과 관련된 환자/진료의 특징을 탐구하기 위해 머신러닝이 직접적 일차의료(DPC) 임상으로부터 전자 환자 데이터(EHR, 청구, 환자와 의료제공자 간 의사소통)에까지 어떻게 적용되는지 설명할 것이다.

21.2 직접적 일차의료란?

직접적 일차의료(DPC)는 [또는 직장 건강 보험 프로그램에서 추가적인 비용 없이 주요 보장 범위를 "랩어라운드(Wrap around)" 일차 진료 옵션으로서] 환자당 고정된 정기적 비용(월별, 분기별, 또는 연간 요금)으로 적시에 개인화된 일차진료와 예방 의료를 제공하기 위한 매력적인 외래진료 및 지불 모델이다[1-3]. DPC는 표준 관리 의료 지불 프로그램(예시: 건강유지기구(Health Maintenance Organization, HMO), 환자중심 메디컬 홈(Patient-Centered Medical Home, PCMH), 메디케어(Medicare)/메디케이드(Medicaid))에서 제외되었다. DPC는(a) 직접적인 환자와 의료제공자 간 의사소통을 통해 환자 참여를 장려하고, (b) 조기 접근과 근거 중심 예방 의료행위에 대한 장벽을 제거하고, (c) 관리 및 청구 간접비를 절감함으로써 환자 및 의료제공자를 위해 일차의료의 질을 개선하는 것(더 나은 인구집단 건강, 더 나은 환자/의료진 치료 경험, 더 낮은 1인당 비용)을 목표로 한다. 사업 및 연구에 있어서 주목받고 있는 것은, 장애물(예: 등록 비용, 본인부담금, 의사소통, 거리) 맥락에서 특정한 예방 검진 서비스의 완료율로 측정된, 예방을 통해 더 나은 건강을 예측하고 영향을 미치는 변수와 관련된, 다양한 환자 인구집단, 공동체 환경 및 의료행위 구성에서 DPC의 지속 가능성 및 효과이다.

나이, 성별, 만성질환 및 동반질환 유무와 같은 환자의 특성에 따라 건강 유지 방문, 예방접종 및 선별검사와 같은 근거 중심 예방 진료 서비스[4-10]가 권장된다. 예로, 성인 대장암(CRC) 검진[9], 어린이 영양 권장사항[11], 청년 행동 및 정신 건강 검진[12]이 있다. 현재 유방암, 대장암 및 자궁경부암(기타 다른 질환들 중에)의 유병률은 PCS/검진 비율이 더 향상될 수 있다는 것을 보여준다[13]. DPC 진료 모델에 대한 연구는 적극적인 서비스 제공/확장을 통해 이러한 비율을 개선하는 방법에 대해 통찰력을 제공해줄 수 있다[14].

DPC 환경 내 예방 진료의 사용 사례를 추적하는 문헌의 수는 부족하다[15, 16]. 메디케어 어드밴티지(Medicare Advantage) 환자들에 대한 후향적 코호트 연구에서는 "표준" 일차의료 모델에 대해 비슷한 코호트 연구와 비교했을 때 "고접촉(high-touch)" 일차의료 모델이 더 높은 예방 진료 방문 비율 증가 및 약물치료 순응도 증가와 병원 입원 및 전체 월별 의료 비용 감소와 관련되어 있다는 것을 보여주었다[17]. 따라서, 다음과 같은 연구 질문이 떠오른다: DPC의 어떤 변수가 더 높은 PCS 완결도와 관련 있으며 기존의 전자 의료 데이터에서 이러한 변수를 어떻게 발견할 수 있는가?

21.3 머신러닝

ML은 계산방법/알고리즘을 새로운 데이터에 노출시킴으로써 자동적으로 패턴을 학습할 수 있도록 하는 인공지능의 구현방식이다. ML 방법은 크게 지도(supervised), 비지도(unsupervised), 강화(reinforcement) 학습으로 세 범주로 나누어지며, 각 방법은 입력 데이터와 관련된 "응답"(출력)의 유형에 따라 달라진다[18].

- *지도학습의 경우*, 모델/알고리즘은 입력 데이터와 옳은(라벨링 된) 출력(응답)으로 구성된 훈련 데이터 세트로 훈련된다. 훈련이 되고 나면, 모델/알고리즘은 라벨을 새로운 (테스트) 데이터에 부여하는 성능에 대해 평가받는다.
- *비지도학습의 경우*, 모델/알고리즘은 매우 많은 양의 라벨링 되지 않은 데이터를 받은 뒤 비슷한 특징을 이용해 군집링을 해결하는 데 도움이 되는 패턴을 찾는다. 이 접근 방식은 더 빠를 수 있으며 데이터를 이해하고 지도학습의 설계를 안내하기 위한 통찰력을 제공할 수 있다.
- *강화학습의 경우*, 모델/알고리즘은 연속형 자료를 받고(샘플이나 훈련 세트 없음) 주어진 문제를 해결하기 위한 시행착오를 통해 학습한다. 강화학습은 로봇 작업에 사용될 수 있다.

이 장에서는 훈련 데이터를 EHR, 청구 및 환자와 의료제공자 간의 의사소통으로부터 얻으며 라벨링 된 응답이 특정한 환자 기록 항목(예: 예방접종과 같은 특정 PCS 완료 여부)인 지도학습에 초점을 맞춘다. 훈련이 되고 나면, 알고리즘은 라벨링 되지 않은 (테스트) 환자 데이터에 적용되어, 예를 들면 어떤 환자가 예방접종 등의 PCS를 완료할지 예측한다.

21.3.1 지도학습을 사용한 분류

여기서 지도학습은 입력 데이터(EHR, 청구, 의사소통)에 따라 분류하거나 데이터 증례(환자 기록)가 속하는 클래스(예를 들면, 예방접종과 같은 특정한 PCS의 완료 여부)를 예측하는 데에 적용된다. DPC 데이터의 경우, 다른 특징에 기반하여 환자가 특정한 예방접종이나 검사를 받을 확률이 높은지 예측하기 위해, 우리는 이를 잘 예측하는 알고리즘을 찾지만, 이는 분류에 기여하는 요소를 설명할 수 있다. 구체적인 알고리즘은 다음과 같다:

- ***로지스틱 회귀***(Logistic Regression, LR)는 특정한 사건 또는 클래스의 확률을 예측하는 통계적 모델이다[19]. 로지스틱 함수를 사용하여(EHR, 청구, 의사소통 데이터로부터 얻은) 입력 변수들을 선형조합한 후 그 확률값의 특이점에 따라 사건 또는 범주의 확률로 매핑한다.
- ***서포트 벡터 머신***(Support Vector Machine, SVM)은 훈련 데이터의 기하학적 모델을 생성하여 양성 및 음성 사례 사이의 "가장 넓은 경계"를 찾는다. 이러한 유형의 알고리즘은 "이상치"를 예측하는 데 있어 LR보다 잠재적으로 더 강력하다. 이 알고리즘은 Vapnik에 의해 개발되었다[20]. *선형 서포트 벡터 분류*(Linear Support Vector Classification)는 SVM의 한 버전으로, 분리 경계가 선형인 것으로 가정한다.
- ***신경망***(Neural Networks, NN)은 인간의 뇌 내 상호 연결된 신경세포의 작동을 모방한다[19]. NN은 3개 이상의 노드(알고리즘) 레이어를 사용한다: 입력 레이어, 하나 이상의 숨겨진 레이어, 출력 레이어. 미가공 데이터는 입력 레이어에 의해 수집되고, 숨겨진 레이어(들)로 보내져 수정된 뒤, 다음 처리를 위해 출력 레이어로 보내진다. NN은 많은 숨겨진 레이어 안의 수천 개의 연결된 "노드"를 담고 있을 수 있다. "***딥 러닝***(Deep Learning)"은 반복적인 방식으로 여러 개의 숨겨진 레이어를 사용하여 데이터에서 패턴을 학습하는데, 이 경우 NN을 *다층 퍼셉트론*(Multiple Layer Perceptron, MLP)이라고 한다. 이러한 접근 방식은 이미지 인식에 사용된다.
- ***의사결정/회귀 트리***(Decision/Regression Trees)는 클래스를 예측하기 위해 입력 변수를 사용하고 반복적으로 데이터를 분할하지만, 테스트 데이터에 대한 성능을 감소시킬 수 있는 "과적합(overfitting)"(훈련 데이터 내 중요하지 않은 노이즈에 과한 비중을 두는 것), "편향"(훈련 결과를 과도하게 제한하는 것), "분산"(데이터의 작은 변화로 인한 결과의 큰 변화)에 취약하다. 이러한 문제를 극복하기 위한 방법은 다음과 같다:
  - ***랜덤 포레스트***(Random Forest, RF): 여러 입력 데이터 세트("나무의 숲")를 사용하는 의사결정 트리[21]를 사용해 집합적이고 더 정확하며 안정적인 예측을 생성한다. 단일 의사결정 트리보다 훈련 과정이 더 오래 걸리고 해석하기가 더 복잡하다. RF는 과적합을 줄이기 위해 사용된다.
  - ***부스팅***(Boosting): 약한 분류기의 세트(앙상블)를 사용

하여 RF에서 사용되는 방식과 다른(순차적) 방식의 강력한 분류기(예측을 잘하는 알고리즘)를 구축한다. 이로써 RF보다 더 나은 성능을 얻을 수 있고 편향과 분산을 줄일 수 있지만 과적합에 취약하다. 이 연구에서는 두 가지 버전의 부스팅이 사용되었다:

AdaBoost (Adaptive Boosting)은 Schapire와 Fruend에 의해 개발되었으며[19] 통계적 방법을 사용하여 알고리즘 훈련에서 약한 분류기에 가중치를 부여하고 결합한다. 이 방법은 이진형(예/아니오) 분류 문제에 유용하다. Friedman이 개발한 ***Gradient Boosting***은 알고리즘 훈련을 최적화하기 위한 보다 정교한 ML 부스팅 방법이다. 이 방법은 AdaBoost보다 더 넓은 범위의 분류 문제(다중분류, 회귀분석)에 유용하다. Chen과 Guestrin이 개발한 효율적이고 확장 가능한 구현인 ***eXtreme Gradient Boosting (xgboost)***은 분류, 회귀분석, 순위 지정(ranking)에 유용하다 [22-24].

21.3.2 분류기 모델 성능 평가

정확도와 F1 스코어는 MLM 성능을 평가하는 두 가지 척도이다[19]. 정확도는 모델/알고리즘이 데이터의 테스트 세트에 대해 생성한 (정확한 예측 수) ÷ (총 예측 수)로 정의된다. 이진(양성 또는 음성) 분류의 경우:

정확도 = (TP + TN) ÷ (TP + TN + FP + FN)이며,

TP = 참양성(True Positives, 모델/알고리즘이 양성 분류를 올바르게 식별함)
TN = 참음성(True Negatives, 모델/알고리즘이 음성 분류를 올바르게 식별함)
FP = 위양성(False Positives, 모델/알고리즘이 양성 분류를 잘못 식별함)
FN = 위음성(False Negatives, 모델/알고리즘이 음성 분류를 잘못 식별함)

	모델/알고리즘이 아이템을 양성으로 식별함	모델/알고리즘이 아이템을 음성으로 식별함
테스트 세트 아이템이 양성일 경우	참양성(TP)	위음성(FN)
테스트 세트 아이템이 음성일 경우	위양성(FP)	참음성(TN)

정확도는 0(매우 낮은 품질의 모델/알고리즘)부터 1(완벽한 모델/알고리즘)까지이지만, FP와 FN이 중요하면서도 드문 경우("불균형적 분류")에는 정확도로 충분하지 않을 수 있다.

따라서, 두 개의 추가적인 중요도의 측도로 **정밀도**(Precision)와 **재현율**(Recall)이 존재한다:

정밀도 (양성 예측값(Positive Predictive Values, PPV))
= TP ÷ (TP + FP)

재현율 (참양성률(True Positive Rate)
또는 민감도(Sensitivity)) = TP ÷ (TP + FN)

한 테스트 데이터 세트에 대한 모델/알고리즘의 **F1** 스코어는 정밀도와 재현율의 화합인 측도이며, 다음과 같다:

$$\text{F1 스코어} = 2 \times \big((\text{정밀도} \times \text{재현율}) \div (\text{정밀도} + \text{재현율})\big)$$

F1 스코어 또한 0부터 1까지이며 FP와 FN을 고려한다.

따라서, 정확도는 모델/알고리즘이 테스트 세트에서 얼마나 잘 기능하는지에 대한 척도이지만 **F1** 스코어는 정밀도 및 재현율에 관한(즉, FP와 FN이 중요할 때) 모델/알고리즘 성능에 대한 균형 잡힌 통찰력을 제공한다. 대부분의 실제 분류 문제의 경우, F1 스코어가 모델/알고리즘 성능을 평가하는 데 가장 유용하다.

21.4 사례 연구: 머신러닝을 이용하는 직접적 일차의료 환경 내 예방 진료 서비스의 사용에 대한 예측

우리는 DPC 의료행위에서의 예방 진료 서비스 및 선별검사 사용과 관련된 환자 및 의료행위 특징 (입력 데이터)을 알아보기 위해서 앞서 설명한 여섯 개의 분류 알고리즘을 사용한 머신러닝 모델(machine learning model, MLM)의 발전 및 평가에 대해 설명할 것이다. MLM은 EHR, 청구 및 환자와 의료제공자 간 의사소통 데이터를 기반으로, 환자가 PCS를 받을 가능성을 예측하는 특징들을 찾아내기 위해 적용된다. 다양한 상황 속에서 ML을 사용하지 않고 일차의료 사용에 대해 예측한 보고들이 있었다[25-27]. Kueper 등의 깊이 있는 문헌고찰[28]은 일차의료에 관한 연구에서 ML에 대한 최근 관심과 적용을 언급하며 해석 가능한 머신러닝 기법의 사용을 주장하였다. Doupe 등이 쓴 건강 의료 결과 연구에 ML 방법을 적용하는 방법에 대한 자습서[29]를 참고해볼 수 있다.

21.4.1 데이터 출처와 코호트 정의

비식별화된 EHR, 청구 및 통신 데이터는 선호되는 공급자 기관(preferred provider organization, PPO)의 보험 가입자에게 R-Health DPC에 가입할 선택지를 제공하는 의료 기관인 R-Health로부터(신뢰할 수있는 중개인을 통하여) 얻어진다. 특정한 DPC 데이터 출처(연결되어 있지만 비식별화됨)는 다음을 포함했다: (a) EHR 진료, 혈액검사 및 검사처방/결과, (b) (비DPC 진료, 서비스, 청구에 대한) 외부 청구, (c) 의료행위에서 제공되는 안전한 메시지, 전화기 및 음성메시지 앱에서 생기는 환자와 의료진 간 의사소통 메타데이터(타임스탬프는 있지만 문자 내용은 없음). 7040명의 (2016년 10월부터 2019년 11월까지 최소 1년간 등록된) DPC 환자의 후향적 데이터가 사용되었다. 미성년자 데이터는 예방을 위한 진료를 포함했지만 선별검사는 제외하였다. 환자들은 예방 진료를 받는 것에 대해 이득도 불이익도 받지 않았다. EHR에 코호트 기간(호스피스 진료는 제외) 동안 최소 한 번의 예방 진료 방문 기록이 있을 시 환자는 "참여한" 것으로 정의되었다.

수집된 데이터는 다음 사항에 대한 특정 선별검사들의 성능을 포함했다: (1) 유방암(양측 유방절제술 또는 편측 유방절제술 2회를 받지 않은 52~74세 여성), (2) 자궁경부암(Pap만 해당, 이전에 자궁절제술을 받았고 자궁경부가 없는 경우를 제외한 24~64세 여성), (3) 대장암(대장암 또는 결장절제술을 겪은 적이 있는 경우를 제외한 51~75세 남성 및 여성), (4) 제1형 또는 제2형 당뇨병(임신당뇨병 또는 스테로이드 유발 당뇨병 제외) 진단을 받았거나 검진을 받은 18~75세 남성 및 여성의 당화혈색소(HbA1c).

R-Health에서 시행된 선별검사 데이터는 EHR에서 추출되었으며, 다른 곳에서 검사시행된 데이터는 청구 데이터에서 제외되었다. CRC와 같이 해당 기간 이전에 발생한 선별검사 데이터는 EHR에 수동으로 입력되었다. 데이터를 추출하기 위해 CPT, ICD, LOINC 코드 및 설명자(descriptors)가 사용되었다. 특정 질병 및 시술 코드는 의료 효과성 데이터 및 정보 세트(Healthcare Effectiveness Data and Information Set, HEDIS®)의 임상 치료 척도를 유지관리하는 국가 품질 보증 위원회(National Committee for Quality Assurance, NCQA)의 독점적인 저작권을 가진 IBM Watson Health 알고리즘에 의해 결정되었다[30].

21.4.2 모델 설명 및 범위

두 유형의 예측 ML 모델이 구축되었다. 먼저, 어떤 환자가 R-Health (DPC) 공급자가 제공하는 예방 진료를 받을지에 대해 예측하는 영향력 있는 특징을 알아내기 위해서 하나의 예방 진료 모델이 개발되었다. 다음으로, R-Health (DPC)에서 예방 진료를 받고 있는 환자 집단 중 조건이 맞는 환자들이 예방적 목적의 "선별검사"를 받을지 판단하기 위해 "선별검사" 예측 모델 세트가 개발되었다. 이러한 모델은 권고된 예방적 목적의 방문 및 선별검사를 안받을 가능성이 높은 R-Health 환자를 식별하고 이러한 행동과 관련된 특징을 식별하기 위해 사용되었다.

21.4.3 예방 진료 예측 모델

첫번째 MLM은 환자 및 의료제공자 데이터를 입력 변수로 사용하여 이진 분류(환자가 예방 진료에 참여할지 여부)를 생성하여 (a) 예방 진료에 참여할 환자를 예측하는 정확도를 평가하고, (b) 어느 입력 변수가 환자의 결정과 관련되어 있는지 추론했다. 분류기는 6개의 ML 접근 방법(선형 서포트 벡터 분류, 로지스틱 회귀, 신경망, 랜덤 포레스트, AdaBoost, Extreme Gradient Boosting 알고리즘[23, 24])을 사용하여 구축되었으며 어느 접근 방법이 가장 좋은지 파악하고 중요한 입력 변수를 식별하기 위해 이 모델들의 성능이 비교되었다[31].

예방 진료 예측 모델과 관련된 입력값의 변수와 이들의 분류는 표 21.1의 처음 5개 행에 나와 있다. 해당 변수들은 분류와 비선형적으로 관련되어 있거나 모델 내 다른 변수들과 상호 작용할 수 있다. 중요한 변수들이 식별되고 나면, 이들이 예방 진료를 받기로 하는 결정에 어떻게 영향을 미치는지 이해하기 위해 추가 분석이 필요할 수 있다.

예측 모델을 개발할 때, 입력 변수들은 예방 관리를 위한 접촉에 영향을 받지 않거나 이러한 접촉 이후에 수집 된 데이터에 기반하지 않아야 한다는 점이 중요했다. 예를 들어, 환자의 알레르기는 예방 진료 방문 동안 기록되지만, 만약 환자가 방문을 한 적이 전혀 없다면 이 기록은 비어있을 것이므로, 환자의 알레르기는 입력 변수로 간주될 수 없다. 또한, 환자와 의료제공자는 예방 진료 방문 후에 평소보다 많이 전자 의사소통을 할 수 있기 때문에, 환자의 첫 번째 방문 전에 기록된 전자 의사소통만을 포함하도록 주의해야 한다.

21.4.4 예방 검진 선별검사 예측 모델 세트

(a) 권고된 선별검사를 완료하지 않을 가능성이 높은 환자를 식별하고 (b) 이러한 행동과 관련된 변수를 발견하기 위한 예측 분류기들이 Extreme Gradient Boosting (xgboost) 알고리즘을 사용하여 구축되었다. 해당 접근 방법의 입력 변수는 표 21.1에 설명된 10개 범주 모두의 조합이다. "검진 테스트"(6~10행)의 집단이 R-Health에서 예방 진료에 참여하는

표 21.1 예방 진료 예측 모델과 예방 검진 테스트 예측 모델에 대한 입력 변수

	범주	입력 변수
예방 진료 예측 모델	회원/환자 인구 통계 자료	• 나이 • 성별 • 세대 구성원 수 • R-health 공급자로부터의 거리
	R-Health 등록 정보	• 주보험가입자와의 관계 (직원, 배우자, 기타) • 일차의료제공자 및 기관
	의사소통(첫 번째 방문 전)	• 등록 후 첫 의사소통 시기(30, 60, 90일) • 환자 참여 의사소통의 일수 및 주수('일수/주'로 표준화) • 방식(스마트폰 앱, 이메일, SMS, 전화기)별 의사소통의 빈도 • Word counts for text-based communication modalities
	(R-Health 및 청구 기록으로부터 습득한) 만성질환	• 비만 • 당뇨병 • 고혈압 • 고콜레스테롤혈증 • 불안 • 우울증 • 찰슨동반질환지수(Charlson Comorbidity Score , CCI) [32,33] • 미국 메디케어 및 메디케이드 서비스 센터(Centers for Medicare and Medicaid Services, CMS)에서 만성으로 간주하는 질환 개수[34]
	외부(R-Health이 아닌) 이용(청구로부터 얻음):	• 등록 전 예방 진료 • 전문의 방문 • 병원 방문(ER, 내래, 외래) • 보험사 지불금 • 청구 월수
예방 "검진 테스트" 예측 모델	검사실[a] 및 활력징후	• 신체질량지수(body mass index, BMI)의 빈도 • 혈압(blood pressure, BP) 측정치 • 지질검사 패널 • 종합 대사 패널(comprehensive metabolic panel, CMP) • 전체혈구계산(complete blood count, CBC) • 소변검사
	흡연 상태	• 비흡연자 • 현재 흡연자 • 흡연 상태 미상
	방문	• 방문 빈도 • 가상 방문
	알레르기	• 알레르기의 수
	예방접종	• 예방접종 횟수

*SMS*는 단문 메시지 서비스(short messaging service), *ER*은 응급실(emergency room)
[a]혈액검사 값들은 HbA1c 검사를 받는지 여부와 관련이 있지만 원인은 아니기 때문에 HbA1c 검사 예측 변수에서 제외되었다.

환자만 고려하기 때문에, 이러한 추가적인 변수는 예방 진료 접촉(1~5열)에 영향을 받을 수 있다.

21.4.4.1 모델 성능 테스트

예측 모델의 훈련과 테스트를 위한 데이터의 공급은 종종 충분하지 않다. 모델을 평가하는 데 있어서 교차 검증은 필수적인 단계이다. 교차 검증은 모델을 훈련하는 데 사용되는 데

이터의 양을 최대한 활용하고 모든 데이터를 사용하여 모델의 성능을 평가한다[19]. K-겹 교차 검증의 경우, 훈련 데이터는 동일한 크기의 하위 샘플 K개로 분할된다. 각 겹마다 다른 K-1 하위 샘플이 훈련 데이터로 사용되며 마지막 하위 샘플은 확인용으로 사용된다.

겹(Fold, 무작위 샘플링)이 클래스 라벨 비율을 대략 0.69로 유지한다는 가정 하에 5겹 교차검증을 사용하여 각 머신러닝 기법의 정확도와 F1 스코어를 평가했다[19].

21.5 결과

미성년자를 포함한 R-Health DPC 환자의 총 인구 수는 7040명(여성 4341명(62%), 18세 이상 성인 88%)이었다. 등록 기간은 12개월부터 36개월까지였으며, 평균은 12개월(중앙값 12.16개월)이었다. 예방 진료 분석의 기준을 충족하는 환자(최소 1년간 DPC 등록)는 3701명(53%)이었는데, 이 중 2548명(69%)는 R-Health로부터 예방 진료를 받았고, 1159명(31%)는 받지 않았다. R-Health의 예방 진료에 참여하지 않은 일부 환자들은 다른 곳에서 예방 진료를 받았다(그림 21.1). 해당 환자 3707명의 집단은 1세에서 79세까지 이르렀으며 중앙값은 42세였고[사분범위(interquartile range, IQR), 27~54] 이 중 2337명(63%)이 여성이었다.

1년 이상 R-Health 공급자가 제공하는 예방 진료에 참여한 조건에 부합하는 환자들은 다음과 같은 예방 "검진 테스트" 비율을 보였다: 유방암(88%), 대장암(52%), 자궁경부암(Pap만)(60%), HbA1c (83%). 이는 그림 21.2에 묘사되어 있다. "선별검사"의 증거는 CPT 코드와 유방암, 대장암, 자궁경부암 검사에 대한 검사 설명과 HbA1C에 검사 결과 기록 내 LOINC 코드에 기반했다.

환자/공급자 입력변수로하는 데이터를 기반으로 어느 환자가 R-Health 예방 진료에 참여할 지 예측하기 위해서 6개의 ML 접근 방법이 테스트 데이터에 적용되었다. 예방 진료 방문의 결과로 생성된 데이터는 편향을 방지하기 위해 훈련 데이터 세트에 포함하지 않았다. 표 21.2에 나와 있듯이, 정

그림 21.1 R-Health 또는 외부 일차의료제공자가 제공하는 예방 진료에 참여한 환자들

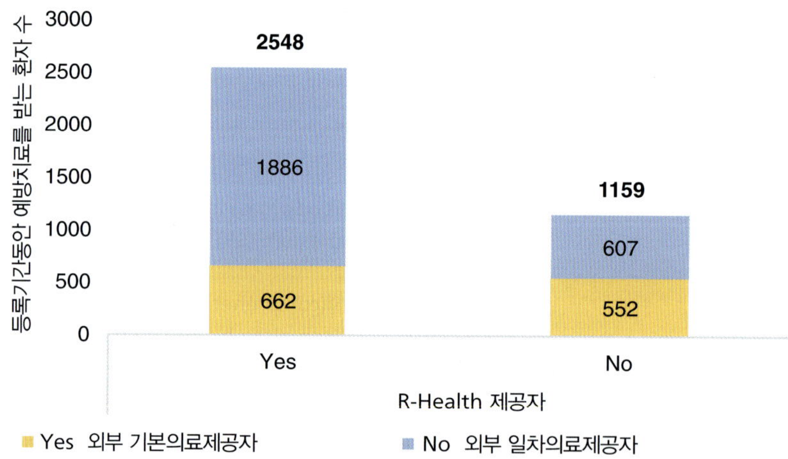

그림 21.2 R-Health의 예방 진료에 1년 이상 참여했으며 조건에 부합하는 환자들에 대한 예방 "검진 테스트" 비율

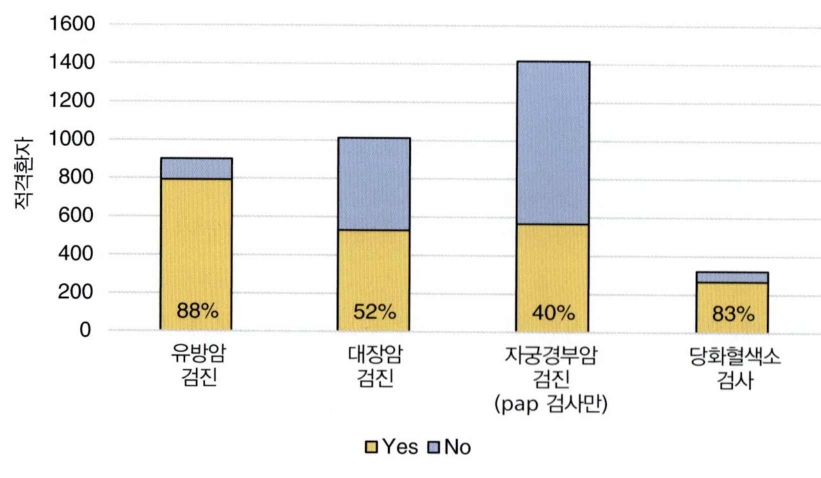

표 21.2 예방 진료 방문에 대한 예상 모델링 성능

방법	Accuracy	F1
다수 기준선 Majority baseline	0.69	0.81
선형 서포트 벡터 분류 Linear support vector classification	0.78 (+/− 0.02)	0.84 (+/− 0.02)
로지스틱 회귀 Logistic regression	0.78 (+/− 0.03)	0.84 (+/− 0.02)
신경망 Neural network (MLP)	0.78 (+/− 0.03)	0.84 (+/− 0.02)
랜덤 포레스트 Random Forest	0.83 (+/− 0.03)	0.87 (+/− 0.01)
Adaboost	0.84 (+/− 0.03)	0.88 (+/− 0.02)
Extreme gradient boost	**0.86 (+/− 0.04)**	**0.89 (+/− 0.03)**

*MLP*는 다층 퍼셉트론(multi layer perceptron)

확도와 F1 측도에 대한 5겹 교차검증을 사용해 각 ML 기법의 예측 모델링 성능을 평가하였다. 외래 예방 진료 방문을 예측하는 데에는 Extreme Gradient Boost (xgboost) 방법[22]이 0.86의 정확도와 0.89의 F1 스코어로 가장 좋은 성능을 보였다.

그림 21.3에서 볼 수 있듯이, gradient boosted tree에 적용된 SHAP (SHapley Additive exPlanations) 값을 사용해 예방 진료 예측 모델의 가장 중요한 변수를 식별했다[35]. 예방 진료와 관련된 상위 3개 변수(즉, 가장 높은 SHAP 값을 가짐)은 환자와 의료제공자 간 의사소통의 시기, 길이, 빈도와 관련되어 있다.

그림 21.4는 5개의 주요 범주[멤버/환자 인구 통계 자료, R-Health 등록 정보, (첫 번째 방문 전) 의사소통, 만성질환, 외부(R-Health가 아닌) 이용]와 관련된 R-Health 예방 진료를 예측하는 데 관련된 환자/공급자 변수의 양의 상관관계 및 음의 상관관계를 시각화한다. 예방 진료를 예측하는 데 있어 가장 양의 상관관계가 큰 변수는 등록 90일 내 환자의 의사소통이었고, 다른 양의 상관관계는 첫 방문 전 환자 의사소통의 양(환자와의 전자 의사소통 일수, 통화 빈도)과 관련있었다. 예방 진료 참여를 예측했던 또 하나의 변수는 환자의 만성질환 부담(당뇨병, 비만, 우울증, 불안과 같은 질환의 수)이었다. 예방 진료 참여와 부정적으로 연관되어 있는 변수로는 당뇨병 진단, 진료소와의 거리, R-Health 등록 전 예방 진료 받은 이력(즉, R-Health 외에 일차의료제공자가 있는 것)이 포함되었다.

표 21.3은 Extreme Gradient Boost (xgboost)를 사용해 훈련한 예방 "선별검사" 예측 모델의 5겹 교차검증 정확도를 보여준다. 그림 21.2의 항상 다수 클래스를 예측하는 기준선과 비교했을 때, xboost가 예방 "선별검사"를 예측하는 정확도는 유방암(0.88에서 0.92), 대장암(0.52에서 0.70), 자궁경부암(0.60에서 0.66) 검진을 예측하는 데 상당히 우수(95% CI)했지만, HbA1c 검진(0.83, 변화 없음)에 대해서는 그렇지 않았다. 이후 분석에서는 HbA1c 선별검사는 제외되었다.

표 21.4는 예방 "선별검사"를 예측하는 데 쓰인 식별된 주요 변수, 해당 변수의 상대적 중요도, 변수들이 검진 유형과 양의 상관관계 또는 음의 상관관계인지를 보여준다. 인구 통계학적으로, DPC 환자의 나이가 많을수록 예방적 목적의 선별검사를 받을 가능성이 더 낮았다. R-Health 외의 병원 진료소나 전문의를 찾아간 DPC 환자들의 경우, 유방암 검진을 받

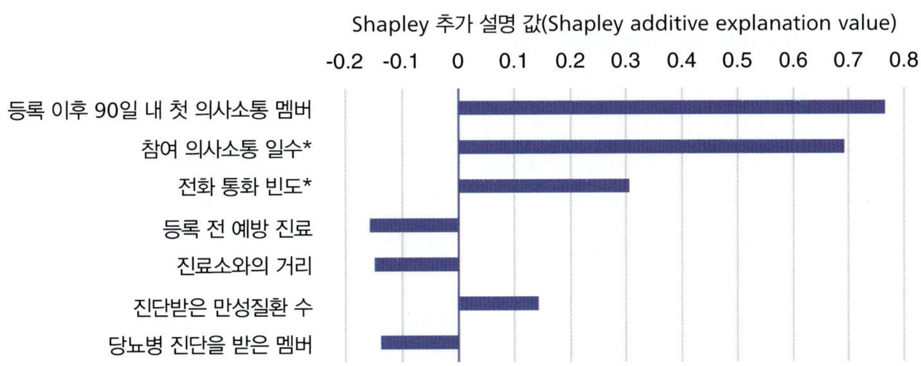

그림 21.3 방 진료 참여에 대한 변수 중요도(이득). *각 변수의 중요도 크기는 방 진료 참여와 양의 상관관계 또는 음의 상관관계가 있는지 나타내는 막대기로 표시된다. 방문 후의 시간적 효과를 예측에서 배제하기 위해서, 등록 후 첫 방문 전의 기간과 관련된 변수는 *로 표시되었다. PCS 환자 참여와 양의 상관관계 또는 음의 상관관계를 가진 특징은 예측 변수이다.*

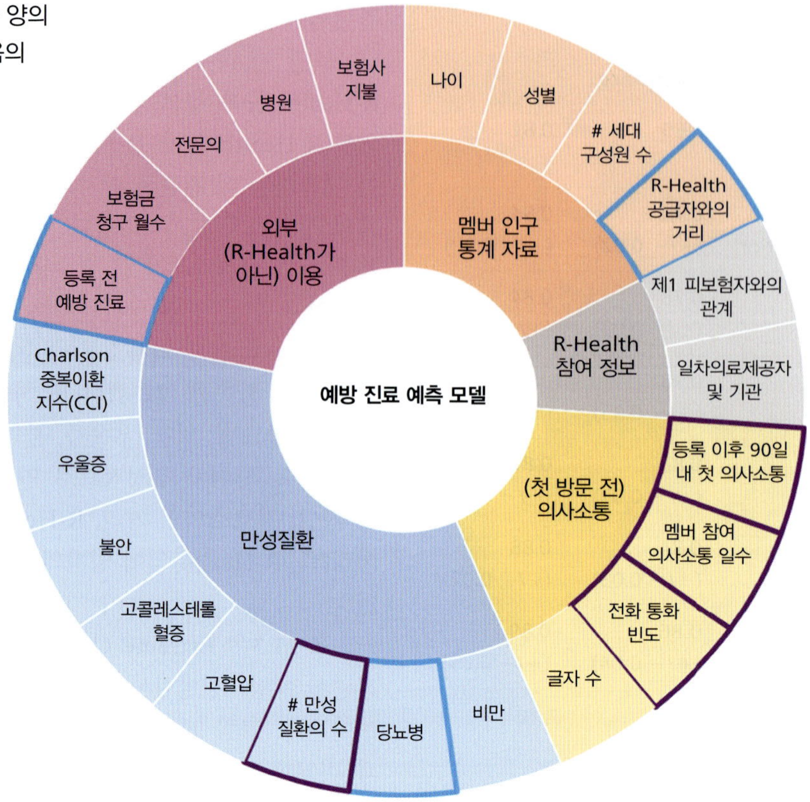

그림 21.4 예방 진료 이용과 양의 상관관계(보라색 테두리) 및 음의 상관관계(청록색 테두리) 변수

는 가능성에 대해 더 적은 환자나이와 보험 지불금의 누계가 가장 중요한 예측 변수였다. 대장암 검진을 받는 데 있어서는 환자 나이가 더 적고 (비 선별) 수술 수는 더 높은 것이 가장 중요한 예측 변수였다. 마지막으로, 자궁경부암 검진의 경우 많은 보험금 청구 개월 수와 전문의 방문 횟수가 더 많을수록 (비록 상대적으로 좋지 않은 수준이긴 하지만) 가장 좋은 예측 변수였다. 해당 분석의 집단이 이미 R-Health의 예방 진료에 참여한 것으로 정의되었기 때문에 [이 경우 의사소통이 핵심적인 설명 변수(그림 21.3 참조)], 환자와 의료제공자 간 의사소통은 더 이상 예방 "선별검사"의 차별화된 변수가 아니다.

그림 21.5에는 예방 "선별검사" 사용을 예측하는 변수의 두 범주를이 요약되어 있다. 환자/멤버의 인구 통계학적 변수인 나이는 예방 "선별검사" 이용과 음의 상관관계가 있었는데, 즉, 환자 나이가 증가할수록 예방 "검진 테스트" 사용은 감소했다. (R-Health가 아닌) 외부 병원 이용과 관련된 변수(외부 전문의 방문, 병원 방문, 보험사 지불, 보험금 청구 월수)은 예방 "선별검사" 이용과 양의 상관관계가 있었다: 즉, 전문의를 찾아가거나, 병원에 방문하거나, 보험금 청구 월수가 더 많거나, 예방 "검진 테스트"를 더 많이 받는 환자.

표 21.3 예방 선별검사에 대한 예측 모델링 성능[Extreme Gradient Boost (xgboost)를 사용한 5겹 교차 검증]

예방 선별검사	Majority baseline	Predictive accuracy
유방암 검진	0.88	0.92(+/− 0.02)
대장암 검진	0.52	0.70(+/− 0.03)
자궁경부암 검진(Pap)	0.60	0.66(+/− 0.01)
당화혈색소 (HbA1c) 검사(당뇨병)	0.83	0.83(+/− 0.02)

표 21.4 핵심 변수와 그 중요성, 그리고 예방 검진과의 긍정적 또는 부정적 연관성

변수	유방암 검진	대장암 검진	자궁경부암 검진
환자 나이	1.21 (−)	0.56 (−)	0.21 (−)
보험 지불 누계금액	0.30 (+)	0.41 (+)	0.08 (+)
전문의 방문 횟수	0.28 (+)	0.10 (+)	0.22 (+)
보험금 청구 월수	0.21 (++)	0.28 (+)	0.32 (+)
(비검진) 수술 횟수	−	0.49 (+)	−

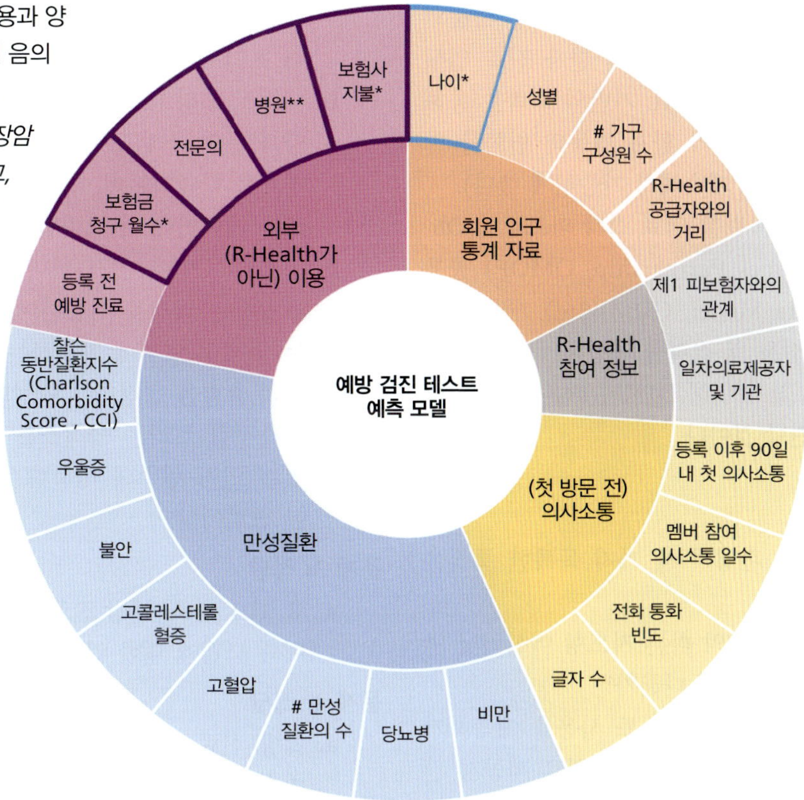

그림 21.5 예방 선별검사 이용과 양의 상관관계(보라색 테두리) 및 음의 상관관계(청록색 테두리) 변수.

**이 표시된 변수는 유방암, 대장암 및 자궁경부암 검진과 관련있고, **이 표시된 경우 오직 대장암 검진에만 관련있음*

21.5.1 논의

EHR, 보험금 청구, 환자와 의료제공자 간 의사소통으로부터 얻어지는 다차원적 환자 데이터에 ML을 적용하는 것은 (예방 진료 이용과 같은) 의료 행동에서의 패턴을 예측하고(DPC와 같은) 다른 진료 환경 내 행동들과 관련된 변수를 식별하는 데 도움이 될 수 있다. 외래 진료의 해당 예시에서, ML은 환자의 일차의료 및 예방 참여, 또 예방 진료 서비스의 적극적 활용으로 나타났듯 환자 참여를 예측하는 데 있어서 환자와 의료제공자 간 의사소통이 가지는 중요성에 대해 데이터에 기반한 통찰력을 제공했다.

환자 데이터에 적용된 6개의 다른 ML 모델/알고리즘 중에서, Extreme Gradient Boost (xgboost)의 구현은 (높은 PCS 이용으로 대표되는) 일차의료 참여와 조기의 빈번한 환자-의료진 간 의사소통과 연관되었다. 또한, 예방 "선별검사" 이용에 대한 예측은(DPC가 아닌) 외부 전문의 및 병원 서비스의 광범위한 사용과 연관되어 있었다. 이 연구는 예방적 치료에 참여하지 않는 환자를 식별하고 진료소 접근의 이점을 얻을 수 있는 방향을 제시한다.

PCS 이용과 연관된 환자/관행 변수 상위 3개는 환자와 의료진 간 의사소통, 그 빈도, 지속 기간, 시기였다. 이러한 결과는 PCS 이용/환자 참여를 개선하기 위한 저비용의 표적 중재와 관련된 통찰력을 제공할 수 있다: (1) 다른 방법으로는 예방 진료에 참여하지 않았을 만성질환 보유 환자에게 (첫 방문 전에) 조기에 적극적으로 찾아가는 서비스, (2) 환자와 의료진 간 의사소통과 환자 PCS 사용을 개선하는 기타 업무흐름의 연구 및 맞춤화, (3) PCS 사용의 다른 장벽의 발견 및 이해.

21.6 결론/향후 방향

이 탐구는 전자 DPC 실무와 거래 데이터에 대한 ML의 적용을 위한 토대를 제공한다. DPC에 대한 환자 치료 거래의 지속적인 캡처는 (그리고 계속해서 허용) COVID-19의 과정 전반에 걸쳐 실무 및 환자 행동의 변화를 파악하기 위한 ML 주도 노력을 허용했다.

MLM의 개발에서 추가 작업은 공통 데이터 모델(예: 관찰 의료 결과 파트너십(Observational Medical Outcomes Partnership, OMOP) 공통 데이터 모델(Common Data Model, CDM)[36]) 개발의 이니셔티브와 함께 DPC 및 기타 의료 실무 모델의 연구 및 비교를 촉진하여 공통 주제, 연관성 및 의료 품질 프로세스 및 결과를 개선하기 위한 방법을 찾는다.

최근 탐구에서는 COVID-19가 DPC 관행에 미친 영향과 그 반대의 영향을 조사했다. 2020년 동안, 대면 방문 및 서비스는 급격히 감소했으나, 원격의료 통신 도구와 가상 방문의 채택 및 대중적인 수용은 증가했다. DPC의 환자 진료 업무 데이터를 지속적으로 수집한 덕분에 ML 기반의 노력을 통해 COVID-19이 진행되는 동안 진료와 환자 행동의 변화를 알아볼 수 있었다(그리고 앞으로도 계속해서 가능하게 했다).

MLM 개발의 향후 작업은 관찰 의료 결과 파트너십(Observational Medical Outcomes Partnership, OMOP) 공통 데이터 모델(Common Data Model, CDM)[36]) 개발 이니셔티브와 함께, 의료 품질 절차 및 결과를 개선하기 위해서 공통된 주제, 연관성, 방법을 찾기 위해 DPC와 다른 의료 관행 모델의 연구 및 비교를 촉진할 것이다.

복습 문제

01. 직접적 일차 의료(DPC) 관행의 세 가지 독특한 특징은 무엇인가?

02. 분류에 사용될 수 있는 3가지의 다른 지도형 머신러닝 방법은 무엇이며 각 방법은 어떻게 다른가?

03. 예방 진료 서비스 및 예방 검진 테스트 사용을 예측하기 위해 전자건강기록, 관리 데이터, 환자와 의료 제공자 간 의사소통 메타데이터로부터 생성될 수 있는 기능의 유형의 예시로는 무엇이 있는가?

04. 이번 장에 제시된 분석을 위해, 예방 진료 서비스 및 예방 스크리닝 검사 사용과 더 강력하게 연관된 변수는 무엇인가?

부록: 복습 문제 정답 및 해설

문제 1: 정답

- **a.** 환자 참여 및 직접적인 환자와 의료진 간 의사소통을 장려한다.
- **b.** 조기 접근과 적극적 근거 중심 예방에 대한 장벽을 제거하여 1인당 비용을 낮춘다.
- **c.** 치료 전달의 행정상, 인지적 및 청구상 간접비를 낮춘다.
- **d.** 가입자에게 저렴한 또는 무료의 일차 의료를 제공한다.
- **e.** 의료진의 패널 크기는 줄고 의료진이 환자와 보내는 시간은 늘어난다.
- **f.** 상업 보험에 참여하지 않고, 다른 치료를 위해 랩어라운드(wraparound) 보험을 (보통) 필요로 한다.

문제 2: 정답

- **a.** 로지스틱 회귀(LR)는 해석 가능한 방법으로, 로지스틱 함수를 사용해 입력 변수의 선형 조합을 데이터 포인트가 특정한 클래스에 속하는 확률에 매핑한다. 확률에 대한 임계값을 선택함으로써, 회귀 결과를 사용해 데이터 포인트를 특정한 클래스에 분류해 넣을 수 있다.
- **b.** 서포트 벡터 머신(Support Vector Machines, SVM)은 양과 음의 클래스 예시 간의 가능한 한 가장 넓은 분리 경계를 학습하는데, 따라서 로지스틱 회귀에 비해 처음 보는 데이터에 더 강력할 가능성이 있다.
- **c.** 신경망(NN)은 인간 뇌내 상호 연결된 뉴런의 작동을 모방하는 과정을 이용하며, 노드 간 연결이 흥분성 또는 억제성 연결에 해당하는 실수 가중치를 가지고, 노드의 출력을 결정하는 활성화 함수를 가진다.
- **d.** 의사결정 트리는 클래스를 예측하는 데 도움이 될 수 있는 입력 변수의 비선형 조합을 학습하는 해석 가능한 방법이다.

문제 3: 정답

- **a.** 표 21.1 참조. 예방 진료 예측 모델과 예방 검진 테스트 예측 모델에 대한 입력 변수

문제 4: 정답

- **a.** 예방 진료 서비스 이용과 가장 강력히 연관되어 있는 변수는 의료제공자와 환자가 등록 후 첫 90일 내에 연락을 주고 받았는지에 대한 여부, 첫 방문 전 기간 동안 전자 의사소통의 양, 전화 통화의 빈도였다. 그림 21.3 참조: 예방 진료 참여에 대한 변수 중요도(이득)
- **b.** 예방 선별검사 이용과 가장 강하게 연관된 변수는 환자의 나이, 보험 지불 누계금액, 전문의 방문 횟수, 보험금 청구 월수, 수술 횟수였다. 표 21.4 참조: 주요 변수와 그 중요도, 예방 스크리닝과의 양의 상관관계 또는 음의 상관관계.

감사의 말 저자들은 본 연구가 가능하도록 지원과 데이터를 제공해 준 Mason Reiner, 그리고 유익한 의견을 제시하고 본 원고의 기술적 편집을 맡은 Van Williams에게 감사를 표한다.

참고문헌

01. Doherty R. Assessing the patient care implications of "concierge" and other direct patient contracting practices: a policy position paper from the American College of Physicians. Ann Intern Med. 2015;163(12):949–52. https://doi.org/10.7326/ m15-0366.

02. Eskew PM, Klink K. Direct primary care: practice distribution and cost across the nation. J Am Board Fam Med. 2015;28(6):793–801. https://doi.org/10.3122/ jabfm.2015.06.140337.

03. Rubin R. Is direct primary care a game changer? JAMA. 2018;319(20):2064–6. https://doi.org/10.1001/jama.2018.3173.

04. Bibbins-Domingo K, Grossman DC, Curry SJ, Davidson KW,

Epling JW Jr, García FAR, et al. Screening for colorectal cancer: US preventive services task force recommendation statement. JAMA. 2016;315(23):2564–75. https://doi.org/10.1001/jama.2016.5989.

05. Curry SJ, Krist AH, Owens DK, Barry MJ, Caughey AB, Davidson KW, et al. Screening for cervical cancer: US preventive services task force recommendation statement. JAMA. 2018;320(7):674–86. https:// doi.org/10.1001/jama.2018.10897.

06. Fitzpatrick SL, Wischenka D, Appelhans BM, Pbert L, Wang M, Wilson DK, et al. An evidence-based guide for obesity treatment in primary care. Am J Med. 2016;129(1):115.e1–7. https://doi.org/10.1016/j. amjmed.2015.07.015.

07. Fox CS, Golden SH, Anderson C, Bray GA, Burke LE, de Boer IH, et al. Update on prevention of cardiovascular disease in adults with type 2 diabetes mellitus in light of recent evidence: a scientific statement from the American Heart Association and the American Diabetes Association. Diabetes Care. 2015;38(9):1777–803. https://doi.org/10.2337/ dci15-0012.

08. Guirguis-Blake JM, Beil TL, Senger CA, Coppola EL. Primary care screening for abdominal aortic aneu-rysm: updated evidence report and systematic review for the US Preventive Services Task Force. JAMA. 2019;322(22):2219–38. https://doi.org/10.1001/ jama.2019.17021.

09. Simon K. Colorectal cancer development and advances in screening. Clin Interv Aging. 2016;11:967–76. https://doi.org/10.2147/cia.S109285.

10. Siu AL. Screening for breast cancer: U.S. Preventive Services Task Force recommendation statement. Ann Intern Med. 2016;164(4):279–96. https://doi.org/10.7326/m15-2886.

11. Harrison SE, Greenhouse D. Dietary and nutrition recommendations in pediatric primary care: a call to action. South Med J. 2018;111(1):12–7. https://doi.org/10.14423/SMJ.0000000000000754.

12. Rojas LM, Bahamón M, Wagstaff R, Ferre I, Perrino T, Estrada Y, et al. Evidence-based prevention programs targeting youth mental and behavioral health in primary care: a systematic review. Prev Med. 2019;120:85–99. https://doi.org/10.1016/j.ypmed.2018.12.009.

13. Barlow WE, Beaber EF, Geller BM, Kamineni A, Zheng Y, Haas JS, et al. Evaluating screening participation, follow-up, and outcomes for breast, cervical, and colorectal cancer in the PROSPR consortium. J Natl Cancer Inst. 2020;112(3):238–46. https://doi.org/10.1093/jnci/djz137.

14. Schapira MM, Sprague BL, Klabunde CN, Tosteson AN, Bitton A, Chen JS, et al. Inadequate systems to support breast and cervical cancer screening in primary care practice. J Gen Intern Med. 2016;31(10):1148– 55. https://doi.org/10.1007/s11606-016- 3726- y.

15. Carlasare LE. Defining the place of direct primary care in a value-based care system. WMJ. 2018;117(3):106–10.

16. Cole ES. Direct primary care: applying theory to potential changes in delivery and outcomes. J Am Board Fam Med. 2018;31(4):605–11. https://doi.org/10.3122/jabfm.2018.04.170214.

17. Ghany R, Tamariz L, Chen G, Dawkins E, Ghany A, Forbes E, et al. High-touch care leads to better outcomes and lower costs in a senior population. Am J Manag Care. 2018;24(9):e300–4.

18. Hurwitz J, Kirsch D. Machine learning for dummies. IBM Limited ed. Hoboken, NJ: Wiley; 2018.

19. Bishop C. Pattern recognition and machine learning. In: Information science and statistics. 1st ed. New York: Springer-Verlag; 2006.

20. Vapnik V. The nature of statistical learning theory. 1st ed. New York, NY: Springer; 1995.

21. Breiman L. Random forests. Mach Learn. 2001;45(1):5–32. https://doi.org/10.102 3/A:1010933404324.

22. Chen T, Guestrin C. XGBoost: a scalable tree boosting system. In: Proceedings of the 22nd ACM SIGKDD international conference on knowledge discovery and data mining. San Francisco, CA: Association for Computing Machinery; 2016. p. 785–94.

23. Friedman J, Hastie T, Tibshirani R. Special invited paper. Additive logistic regression: a statistical view of boosting. Ann Stat. 2000;28(2):337–74.

24. Friedman JH. Greedy function approximation: a gradient boosting machine. Ann Stat. 2001;29(5):1189–232.

25. Ellis DA, McQueenie R, McConnachie A, Wilson P, Williamson AE. Demographic and practice factors predicting repeated non-attendance in primary care: a national retrospective cohort analysis. Lancet Public Health. 2017;2(12):e551–e9. https://doi.org/10.1016/ S2468-2667(17)30217-7.

26. Desai S, Jena AB. Do celebrity endorsements matter? Observational study of BRCA gene testing and mastectomy rates after Angelina Jolie's New York Times editorial. BMJ. 2016;355:i6357. https://doi.org/10.1136/bmj.i6357.

27. Wong ES, Maciejewski ML, Hebert PL, Reddy A, Liu C-F. Predicting primary care use among patients in a large integrated health system. Med Care. 2019;57(8):608–14. https://doi.org/10.1097/ MLR.0000000000001155.

28. Kueper JK, Terry AL, Zwarenstein M, Lizotte DJ. Artificial intelligence and primary care research: a scoping review. Ann Fam Med. 2020;18(3):250–8. https://doi.org/10.1370/afm.2518.

29. Doupe P, Faghmous J, Basu S. Machine learning for health services researchers. Value Health. 2019;22(7):808–15. https://doi.org/10.1016/j. jval.2019.02.012.

30. National Committee for Quality Assurance (NCQA) Healthcare Effectiveness Data and Information Set (HEDIS) Measures and Technical Resources 2019. Accessed 24 Aug 2019.

31. Sheridan RP, Wang WM, Liaw A, Ma J, Gifford EM. Extreme gradient boosting as a method for quantitative structure-activity relationships. J Chem Inf Model. 2016;56(12):2353–60. https://doi.org/10.1021/acs.jcim.6b00591.

32. Charlson ME, Pompei P, Ales KL, MacKenzie CR. A new method of classifying prognostic comorbidity in longitudinal studies: development and validation. J Chronic Dis. 1987;40(5):373–83. https://doi.org/10.1016/0021-9681(87)90171-8.

33. Quan H, Sundararajan V, Halfon P, Fong A, Burnand B, Luthi JC, et al. Coding algorithms for defining comorbidities in ICD-9-CM and ICD-10 administrative data. Med Care. 2005;43(11):1130–9. https://doi.org/10.1097/01.mlr.0000182534.19832.83.

34. U.S. Centers for Medicare & Medicaid Services (CMS). Chronic

conditions. https://www.cms.gov/ Research-Statistics- Data-and- Systems/ Statistics-Trends- and- Reports/ Chronic-Conditions/ CC_Main. Accessed 24 Aug 2019.

35. Lundberg SM, Lee S-I. A unified approach to interpreting model predictions. In: Proceedings of the 31st international conference on neural information processing systems. Long Beach, CA: Curran Associates Inc.; 2017. p. 4768–77.

36. OMOP Common Data Model. https://www.ohdsi. org/data-standardization/ the-common- data- model/. Accessed Sept 2021.

PART III

지평선

Horizons

이전 장에서는 미국의 의료시스템이, 각 개인과 집단을 위한 프로세스 및 측정지표를 개선하기 위해 정보기술을 도입함으로써 어떤 변화를 겪어왔는지를 묘사하였다. 이 섹션에서는 이러한 변화들이 미국의 의료시템에게 어떠한 새로운 문제들을 야기했는지를 확인할 것이다. 이러한 문제들은 더 나은 의료와 기술을 위한 진화를 이끌어내야 한다.

이 챕터는 다음과 같은 참고자료와 관련 있다:

- M. Chris Gibbons 등의 Healthcare Delivery in the Digital Age
- William R. Hersh from Oregon Health & Sciences University의 Workforce informatics competencies and skills
- Gabriela Mustata Wilson and colleagues 등의 An emerging need for a new vision of multi-interprofessional training
- Koski and colleagues from IBM의 Healthcare disparities and data bias, their implications for health systems, health equity, and artificial intelligence applications
- Stephen Bandeian and colleagues 등의 A future healthcare analytic system
- David Meyers의 Health information technology and ethics
- Mark Hagland of Healthcare Innovation의 Nurse informaticists and the coming transformation of the US healthcare system
- John Silva 등의 The future of health systems and "health intelligence" by John Silva and colleagues
- Johns Hopkins의 Stephanie Reel과 Steven Mandell의 The future of HIT that go beyond just the technology

CHAPTER 22

디지털 시대의 의료 서비스 제공

Healthcare Delivery in the Digital Age

지은이 **M. Chris Gibbons, Yahya Shaihk, and Frances Ayalasomayajula**
옮긴이 **차원철**

요약

ABSTRACT

오늘날 신흥 기술들은 점점 개인과 집단의 변화하는 건강 관리 요구에 맞추어 진화하고 있으며, 이에 따라 의료 서비스 제공 시스템에도 파괴적인 영향을 미치고 있다. 이 장은 여덟 가지 현실 트렌드를 간략히 살펴보고, 변화된 의료 시스템에 대한 비전을 제시한다.

키워드

KEYWORDS

- 신흥 기술
- 소매업 기반 의료
- 모바일 의료
- 의료 전달
- 고용 기반 의료
- 소비자 의료
- 재택 의료
- 지역 기반 의료
- 환자 참여도
- 재택 병원
- 의료 앱
- 환자 결정권

학습 목표

LEARNING OBJECTIVES

- 오늘날 의료 서비스 제공 변화를 이끌고 있는 기술 기반의 현실과 트렌드를 인용하고, 그 예를 든다.
- 이러한 현실과 트렌드로 인한 의료 서비스 제공의 변화를 묘사하되, 어디서, 어떻게, 누구에 의한 것인지에 집중한다.
- 변화를 위해 극복해야 할 장애물들을 설명한다.

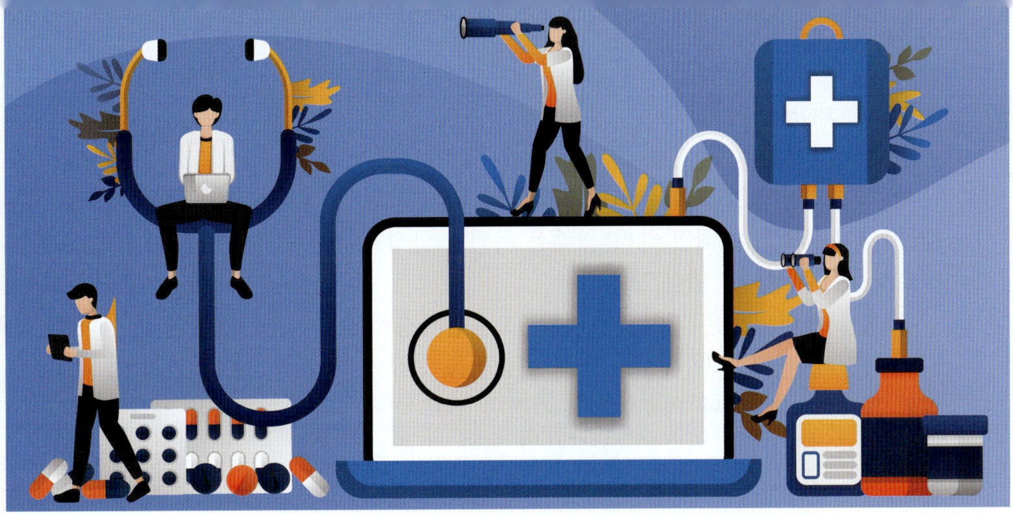

22.1 서론

의료분야에서 신흥기술의 영향에 대해서는 이미 많은 논의가 이루어졌다. 많은 창업자, 투자자들이 임상적인 업무흐름을 개선하고, 예측 분석을 가능하게 하며, 대규모로 상호운용성이 향상될 수 있는 혁신적 기술을 개발하고 있다. 이러한 혁신들은 *현재*의 의료 전달체계에서는 파괴적으로 느껴질 수 있지만, 시간이 지남에 따라 *통합적인 시너지*를 만들 것이며, 지속가능한 변혁을 통해 미래의 의료 전달체계에 영향을 미칠 것이다. 이전 시대에서는 이러한 변화가 불가능하였다. 우리는 이미 의료 분야에 영향을 미치고 있는 여덟 가지 현실/트렌드를 살펴보겠다.

1. *병원 기반 의료의 감소*

경제, 정책, 규제, 질병 역학, 진료행위 변화 등 다양한 원인으로 인해 병원 입원율과 입원기간은 유의미하게 감소하였다[1, 2]. 이러한 전반적인 변화를 가능하게 한 두 가지 주요 기술과 워크플로의 혁신은 다음과 같다:

(a) 의료기기가 소형화, 휴대 가능하고, 착용하거나 복용 가능한 형태로 진화하였으며, 동시에 광대역 연결이 가능해짐으로써[3-8], 집이나 지역 사회에서도 높은 수준의 돌봄이 이루어질 수 있는 기반을 형성하였다. 이를 통해 중환자실이나 일반병실의 입원기간을 줄일 수 있었다[5].

(b) 의료서비스를 상호 조정하는 혁신은 의료 자원의 공급망과 서비스를 병원 이후로 확장할 수 있는 계기를 제공하였다. "재택 병원"은 의료의 자원과 서비스를 체계화하고 운용하여 돌봄을 제공하는데, 약제, 진단검사, 영상검사, 24시간 의사 및 간호사 지원, 병상 지원 등을[9], 경영과 물류, 공학적 접근을 통해 "하이테크 재택 의료"를 제공하게 된다. 여기에는 혈관내 주사, 비경구적 영양 공급, 항암치료, 통증치료, 호흡 관리 (호흡기 및 산소), 원격진료 등이 포함되는데, 이를 통해 병원입원을 줄여, 비용과 안전이슈를 감소시킬 수 있다. 지금까지 "재택 병원"은 환자의 생존율, 건강, 기능적 가능성, 삶의 질, 질병 특이적인 예후, 그리고 특히 전반적 만족도에 있어, 입원치료와 유사하거나 더 나은 결과를 보여왔다. 기술에 많이 의지함에도 불구하고 기존의 의료보다 비용이 줄어든다는 점은 눈여겨볼 대목이다[10].

2. *소매업 기반 의료*

소매업 기반의 의료는 아직 매우 초기 단계이나, 신흥 혁신 모델에 대해서는 설득력 있는 증거들이 있다. 총 세 가지 예시가 있는데, 지역 사회 기반 소매상 클리닉, 지역 사회 기반 원격의료, 고용 기반 의료가 그것이다.

(a) 소매상 클리닉: MinuteClinic®

2001년 이전에는, 대부분의 의료행위는 병원이나 응급실, 의원, 사무실 등에서만 가능했다. 2001년에 들어서, 미네소타의 MinuteClinic®은 지역 사회의 소매점을 기반으로 급성질환 진료를 제공하는 서비스를 시범적으로 시작하였다. MinuteClinic®는 2005년에 CVS Health로 합병되었다. 2021년 현재 CVS Health의 MinuteClinic®는 미국전역에 1100개소의 클리닉을 운영함으로 해당 비지니스를 선도하고 있으며, 향후 만성질환에 집중한 "HealthHUB"를 1500개 개소 이상 증설할 계획을 가지고 있다. 다른 체인소매점들도 유사한 서비스를 제공하는데 Walgreens의 Health-Care Clinics® 등이 그 예이다.

2011년 이후 6년동안 매년 20%가까운 성장을 하여 2017년, 미국 전역의 2200개소의 소매점 클리닉을 구축하였고, 약 14억달러의 매출을 보고하였다. 짧은 대기시간, 예약 없이 가능한 진료, 비정규시간 진료, 편리한 위치, 투명한 가격 정책 등은 소비와 환자들의 높은 만족도로 이어졌고, 높은 인기에 힘입어 2021년 현재 9000여 개소의 소매점 클리닉, 혹은 독립형 급성기 진료소들이 운영되고 있다[11-13].

소매점 클리닉들은 전자의무기록, 고속검사장비, 전자 처방, 원격진료 등 새로운 의료 기술들을 진료에 적극 활용한다. 초기에 의료인들이 가졌던 진료 연속성의 부재, 비의료인 진료로 인한 품질 저하 등에 대한 우려는, 응급실이나 외래 진료에 비해 월등한 접근성 및 수용도로 인해 상쇄되었다[14-16]. 소비자와 환자들에게, 소매점 클리닉의 인기는 급격하게 상승하고 있으며, 이들의 환자 만족도, 대기 시간, 비용, 진료 품질은 기성의 의료시스템과 같거나 오히려 더 높다는 증거가 축적되고 있다. 여기서 나아가, 이와 같은 소매점 클리닉은 의료 접근성이 낮은 인구들에게 의료서비스를 제공하는 역할을 한다는 증거도 있다.

(b) 지역 사회 기반 원격의료: 보훈병원-Walmart 파트너쉽

2018년 12월, 미국 보훈처는 Walmart와 손잡고, 재향군인들을 대상으로, Walmart 소매점에서의 원격의료 서비스를 개시하였는데, "재향군인들에게 신기술을 통해 서비스를 제고하고… 미국인들에게 적정가격의 더 나은 치료를 제공하며," "재향군인의 사는 장소, 어디에서 어디로 가든지 관계없이 끊임없는 통합된 치료를 제공"하기 위함이 그 목적이라고 되어 있다.[1]

이 모델은 전통적인 보훈병원 주도의 서비스에서의 벗어나는 것을 의미하며, 미 연방정부와 민간 소매 대기업간의 첫 번째 공식적인 협력으로, 의료서비스를 어디서든 이용할 수 있도록 하고, 환자/소비자의 편의를 증진하고 비용을 절감하여, 궁극적으로는 재향군인의 건강을 증진시키도록 고안되었다.

(c) 고용 기반 의료: AmazonCare®

2019년 9월, Amazon은 직원들을 위하여 채팅과 화상전화를 통해 즉각적으로 높은 수준의 의료를 받을 수 있는 Amazon Care® 서비스를 개시하였다. (보통 60초 이내에 서비스가 가능하다) Amazon Care®에는 크게 두 가지 요소가 있다. 1) 가상의료: 환자들의 사생활을 보호하는 환경에서 스마트폰 앱 (안드로이드와 iOS모두 지원)의 메세지나/화상연결을 통해 의사나 간호사들과 직접 연결하는 시스템, 2) 직접 의료: 환자가 현재 있는 곳으로 직접 방문하여 서비스를 제공하는 것으로, 약품 배달, 혈액검사, 신체검사(호흡음 청진) 등을 포함한다.

2021년 현재 까지는, Amazon Care®는 오직 워싱턴주에의 아마존 직원에게만 제공되었으나, 2021년 여름까지 가상의료는 미국 50개 주로 확장 예정이며, 직접 의료는 워싱턴 DC를 기반으로 순차적으로 확장을 계획이다.[2] 이와 같은 방식의 소매업 기반의 의료가 궁극적으로 성공할 수 있을지의 여부는 조금 더 지켜보아야 할 일이다.

(d) 소매상 약국: Amazon Pharmacy®

2020년 11월, Amazon은 두 가지의 약국 서비스를 발표하였다. Amazon Pharmacy는 Amazon에 입점한 새로운 매장으로, 소비자들은 이 곳에서 본인의 컴퓨터나 모바일 기기 앱을 이용하여 약품을 받기 위해 필요한 모든 작업을 수행할 수 있다. 보안이 철저한 개인 프로파일을 통해 본인의 보험 정보를 추가하거나, 처방전을 관리하고, 지불 방법을 결정할 수 있다. 프라임 멤버는 2일내 무료 배송 서비스를 횟수에 관계 없이 받을 수 있다. 여기에서 나아가 프라임 멤버는 보험이 없는 경우에는, Amazon에서뿐만 아니라 협력관계에 있는 전국 50,000개의 다른 약국에서 할인 혜택을 받을 수 있다. 보험 없이 약품을 구입할 경우 브랜드약품의 경우 40%, 제네릭의 경우 80%까지 할인이 가능하다. 어떤 약의 경우는 한 달 복용분이 1달러까지 낮아질 수 있다. 소비자들은 온라인 셀프서비스나, 24시간 가능한 상담전화를 사용할 수 있다.[3]

Amazon Care®와 Amazon Pharmacy® 경험으로 얻은 통찰은 다음과 같다.

- Amazon Care® 모델이 불과 18개월의 시범사업 이후 전국적으로 확장하게 된 것은 이러한 모델의 수용성에 대한 부정할 수 없는 증거이다.
- Amazon Care®는 기존의 의료 보험 및 규제와는 확연히 다른 모습이며, 기존의 시스템에 파괴적 영향을 줄 수 있는 잠재력이 있다.

1 https://www.managedhealthcareconnect.com/content/ walmart-va-collaborate-new-partnership-offer-telehealth-services

2 Amazon Care to launch across U.S. this summer, offering millions of individuals and families immediate access to high-quality medical care and advice—24 hours a day, 365 days a year, March17,2021 https://www.aboutamazon.com/news/workplace/amazon-care-to-launch-acrossu-s-this-summer-offering-millions-of-individuals-andfamilies-immediate-access-to-high-quality-medical-care-and-advice-24-hours-a-day-365-days-a-year

3 Introducing Amazon Pharmacy: Prescription Medications Delivered. BusinessWire, Nov 17, 2020. URL: https://www.businesswire.com/news/home/20201117005429/en/ [last accessed 27 October 2021].

- Amazon Care®는 기존의 의료와 달리 입원병실의 필요성이 없거나 매우 적기에, 상당한 수준으로 기존 병원의 재무구조에 영향을 미칠 잠재력이 있다.
- Amazon Care®의 패러다임은 다음의 두 가지 특징으로 완전히 새로운 환자 경험을 창조하였다. A) 환자/소비자가 요청한 이후 60초 이내에 의사나 간호사와 만날 수 있다는 점. B) 웹 기반으로 인해 시간과 장소에 전혀 관계 없이 의료 서비스를 받을 수 있다는 점 이러한 특징들은 사용자들이 새로운 시스템에 가지는 불안감을 잠재울 수 있을 정도로 강력할 수 있다.
- Amazon Pharmacy®는 전통적인 약국 서비스와 새로운 서비스가 결합한 하이브리드 형태로 기존의 의료에서는 볼 수 없었던 시스템이다. 이 새로운 시스템은 아마존 직원뿐만 아니라 고객들에게도 제공되고 있으며, 그 편의성과 가격경쟁력, 부가 서비스들은 기존의 약국 시스템에서는 구현이 거의 불능할 것이다.

3. *인구학적 특징의 변화*

미국은 고령화되고 있다. 2016년에 미국 인구 중에 65세 이상인 인구는 4천9백만명이었다. 2030년에 이르면 베이비부머가 모두 65세 이상이 될 것이며, 전체 인구 중에 20%가 "노령"으로 분류될 것이다. 2060이 되면, 9500만병이 65세 이상으로 채워지게 되어 현재 전체 인구 구성비 중 15%의 비중에서 25%로 늘어나게 될 것이다. 85세 이상 초고령층은 2035년에는 현재의 두 배인 1180만명, 2060년에는 현재의 세 배인 1900만명으로 늘어나게 된다. 2034년에 이르러서는 미국 역사상 처음으로 노령층의 수가 어린이의 수를 넘어서게 된다. 2060까지 전체 인구는 7900만명이 늘어날 것으로 예상되는데, 2058년이 4억명을 넘어서는 해가 될 것으로 예상되고 있다[17].

인구의 노령화와 더불어 인종, 민족의 다양성 역시 증가하고 있다. 1900년 미국에서는 오직 8명 중 1명이 유색인종이었다. 유색인의 비율은 1970년 이후 계속 상승하여 1990년에이르러서는 5명 중 1인, 200년에는 4명중 1인까지 늘어났다. 2060년이 되면 미국인 3명중 1인은 유색인종이 될 것으로 예상되며 (32%), 히스패닉을 제외한 백인 인구는 1억9900만병에서 1억7900만명으로 줄어들 것이다. 이러한 감소는 해당 인구의 낮은 출산율, 높은 사망률에 기인한다.

다른 시각으로 보면, 현재 인구의 30%를 차지하고 있는 밀레니엄 세대의 44%는 소수 인종 및 민족에 의해 구성되어 있는데, 이는 베이비 부머 세대의 25%와 현격한 차이를 보인다[18]. 밀레니엄 세대는 개인의 주치의를 보유하지 않고 있고, 원하지 않는 경우도 많으며, 디지털 도구나 소매업 기반 의료를 통해 건강 문제를 해결하려는 경향이 강하다. 이러한 변화는 인구 전반의 의료 수요에 큰 영향을 미칠 것이며, 나아가 의료서비스의 틀에 변화를 가져올 것이다:

(a) 더 많은 노령 환자들이 점점 더 복잡하고 다양한 중증도의 만성질환을 앓게 되면서 앞으로는 더욱 종합적인 외래진료 서비스가 필요할 것이다.

(b) 인구 구성의 다양화가 진행됨에 따라, 다양한 문화적 배경을 가지고 있는 환자들에 대한 고려가 필요하게 된다. 의료가 문화적 설득력을 가져야 환자 참여와 환자 결정력 강화를 이끌어낼 수 있다.

이러한 수요의 변화를 맞이하여, 전통적인 의료전달 서비스의 구조는 변화하고 진화해야 한다. 특히 환자들이 원하는 곳, 원하는 때에 서비스를 제공할 수 있는 디지털 기술을 어떻게 다루어야 할지 고민해야 한다.

4. *소비자 의료 기술의 등장*

소비자 디지털 헬스 기술은 환자와 보호자가 건강을 관리하고, 만성질환을 조절하는 일을 돕는다. 오늘날 디지털 도구를 보유하는 비율은 매우 높은데, 미국인의 96%는 휴대전화를 가지고 있고, 81%는 스마트폰을 소유하고 있으며, 75%는 데스크탑이나 노트북을, 50%는 태블릿을 가지고 있다. 스마트폰이나 온라인 접속은 특히 젊은 세대와, 유색인, 낮은 소득 계층에게서 높다.

도구의 사용률 역시 증가하고 있는데, 인구의 46%가 이미, 음성인식 장비를 활용하고 있다.[4]

스마트폰 플랫폼은 앱을 통해서 사용자들이 다른 사람이나, 제품, 그리고 서비스와 소통하는 방식 자체를 바꿔가고 있다:

(a) 애플과 구글 플레이스토어에는 약 500만개의 앱과 게임이 있는데, 이들은 평균 하루에 최소 11회 이상 사용되는 것으로 알려져 있다[19]. 현재 세계적으로 약 318,000개의 건강 관련 앱이 존재하고 있으며, 매일 200개의 앱이 추가되고 있다. 건강 관련 앱의 누적 다운로드 수는 약 35억(33억5천만) 건에 이른다.

---

[4] Mobile Fact sheet, Mobile phone ownership over time, Aptil 2021, https://www.pewresearch.org/internet/fact-sheet/mobile/

(b) "건강 & 피트니스" 앱은 다음과 같이 구분될 수 있다 [20]:

- *일반 건강 및 웰니스*는 영양과 칼로리, 수면 패턴을 모니터링하고, 스트레스를 어떻게 관리해야 할지 알려준다.
- *원격진료 앱*은 원격으로 환자와 의사들(자격증이 있는)을 연결해준다.
- *건강관리 앱*
  - 특정한 컨디션의 환자의 자가 모니터링과 관리를 돕는다(심장질환, 당뇨, 임신, 정신건강 등).
  - 환자와 의료진이 건강 관련 정보를 원격으로 공유할 수 있도록 돕는다.
  - 환자와 보호자가 약정보를 관리하고 투약을 잘 할 수 있도록 돕는다.

소비자 의료 앱은 다른 의료 기술과 연계해서 활용될 수 있다. 예를 들어, Epic의 PatientKeeper®은 의료진으로 하여금, 모바일 장치나, 노트북, 태블릿을 통해서 환자의 임상/EHR 정도에 접근할 수 있도록 한다. 이를 통해서, 의료진은 장소와 시간의 제한 없이 필요에 따라 즉시 환자 정보에 접근할 수 있다. 만약 의료 앱이 모든 질환에 걸쳐 활용된다면, *460억 달러*에 이르는 재정이 절감될 수 있다고 예상된다.

다른 모든 서비스 영역에서 그렇듯이, 개인 디지털 장비와 의료 기술의 발전은 소비자들이 의료에서 원하는 기대치를 변화시키고 있다. 새로운 가치 제안: 더 많고 빠르고 값싸며, 편리한 의료 서비스에 대한 요구도는 Institute of Healthcare Improvement의 목표를 넘어서고 있다[21]. 의료 제공자들이 새로운 환자를 유치하고 기존 환자를 유지하기 위해 애쓰면서 새로운 결정인자가 의료의 중요한 가치로 등장하였다.

5. *광대역 네트워크와 5G의 확산*

광대역 네트워크는 시간이 지남에 따라 그 중요성이 커지고 있다. 의료장비의 상호운용성과 보안성, 그리고 효과적이고 지속적인 의료서비스를 위해서는 이러한 인프라가 매우 중요하다. 광대역 인터넷은 광케이블, 구리케이블, DSL과 같은 유선이나, 무선망을 통해 제공 된다. 현재의 5G (5세대) 네트워크 아키텍쳐는 더 빠른 전송 속도의, 짧은 지연시간, 그리고 높은 접속 밀도(더 많은 장비들이 연결될 수 있는)를 제공한다. 이러한 광대역 네트워크는 IoT가 현실화하는 데 절대적인 기반이 되는데, IoT는 각종 기기에 네트워크 기능을 포함하여, 장소와 시간에 관계없이, 환자에게 의료서비스의 필요가 있을 때마다 지체 없이 이를 가능하게 하는 중요한 기술이다[22].

6. *인공지능의 활용*

배우고, 추론하고, 문제를 해결하는 사람의 지능과 행동을 시뮬레이션하는 인공지능은 단일의 기술이 아니라 계산 관련한 각종 모델과 알고리즘을 합하는 다양한 과정과 행위의 조을 의미한다. 매우 큰 "빅"데이터를 다루는 기술의 발전은 인공지능, ML과 NLP의 고도화를 촉진하였다. 현실의 문제를 해결하기 위하여, 이미지와 음성 인식기술, 빅데이터 분석기술과 응용소프트웨어들 등 강력한 테크놀로지가 개발되고 있다.

(a) 오늘날 가장 흔하게 쓰이는 인공지능 접근 방법인 머신러닝(ML)은 데이터를 이용하여 특정한 패턴을 인식할 수 있도록 "training"하고, 이렇게 준비된 모델이 새로운 데이터에서 예측할 수 있도록 "test"하는 방식으로 운용된다. 이는 ML 알고리즘이 많은 추가적인 프로그래밍 없이 시간에 따라 증가하는 경험을 통해 학습을 지속할 수 있다는 점을 의미한다. 머신러닝은 NLP와 영상 인식, 음성인식, 로봇과 같은 다른 영역에서도 광범위하게 이용된다.

(b) NLP는 컴퓨터를 이용하여 인간의 언어를 분석하고 만들어낼 수 있는 기술이다. NLP는 데이터에서 환자를 위한 임상적 주요 정보를 추출하고, 진단과 치료에 대한 추천능력을 제고하는 데 쓰일 수 있다[23].

인공지능과 ML은 의료전반에 걸쳐 활용될수 있다. 일부 예를 들자면, 웰니스, 스크리닝과 진단, 치료와 중재를 결정하기 위한 예측모델, 로봇과 같은 하드웨어 기기, 원격의료, 원격모니터링, 신약개발 등이 있다. 이러한 혁신사례들은 의료진들에 의해 현장에서 곧바로 활용될 수 있는 기술에 대한 인사이트를 제공한다[24, 25].

많은 임상의들은 (83%) 인공지능기반의 디지털헬스가 진료에 매우 과범위하고 빠르게 적용되고 있다는 인식을 가지고 있으며, 역시 다수는 (84%) 이의 임상적 활용에 수용적인 자세를 보인다 (84%). 동시에, 거의 절반이 되는 의사들은 이와 같은 기술의 중장기적 부작용에 대해 걱정하고 있는데 (51%), 여기에는 직업이 사라질 수 있다는 우려도 포함된다. 인공지능의 임상활용과 관련된 또다른 우려는, 본질적으로 포함된 인종과 성별과 관련된 차별성이다. 특히 임상결정지원시스템과 같은 프로그램이 "... 데이터에 missing이 많거나 특정 환자군이 빠져있거나, 혹은 분류가 잘못되거나, 기록에 에러가 있거나, 아니면 적용단계에서 오류가 있다면" 심각한 결과로 이어질 수 있다.[26] 인공지능 시스템을 개발하고 적용하는 과정에서 면밀한 주의가 필요하며, 그렇게 하여야 이미 문제되고 있는 의료불평등을 더 심화시키지 않을 수 있다.

7. *로봇의 활용*

의료에서 "로봇"은 의료전달과정에서 쓰이는 다른 종류의 도구들을 의미한다:

(a) *수술로봇*: 현재 세 종류의 시스템이 사용되고 있다.

- *능동 시스템*은 사람의 개입 없이 100% 사전프로그램에 의해 동작한다.
- *반능동 시스템*은 직접적인 사람의 조종과 사전프로그램의 조합으로 작동한다.
- *마스터-슬레이브 시스템*은 전적으로 사람의 행위에 의해 동작한다[27].

(b) *소셜보조로봇(Socially Assistive Robots: SARs)*: 이들은 사회적 상호작용을 통해 환자들을 돕는다. SAR은 특히 노인의 삶의 질을 증진시키는 데 활용될 수 있는데, 신체적 제약이 많은 이들의 재활훈련과, 발달장애인들의 인지 및 발달 훈련 등에도 상담사, 사회복지사들에게 도움을 줄 수 있다. SAR과 관련된 내용은 다음과 같다:

- 교육과 피드백을 제공함으로써, 환자들이 해야 할 임상적 역할을 지도하고, 치료에 대한 순응도를 제고하고, 임상적 결과를 모니터링한다.
- 사회적 상호작용뿐만 아니라, 물리적 움직임으로 환자의 신체와 상호작용을 한다[28-32].

(c) *소프트웨어 로봇("봇")*: 이는 자동으로 업무를 수행하는 소프트웨어 프로그램들을 의미한다. 종종 대화형 에이전트들을 의미하기도 한다.[5]

- *챗봇*은 텍스트나 이미지, 나아가 음성으로도 대화를 시뮬레이셔할 수 있다. 간단한 챗봇들은 룰 기반으로 동착하며, 미리 정하여진 키워드나 프로그래머에 의해 정의된 반응만 하기에 그 동작 범위가 작다.
- *음성보조*는 말을 이해하고, 역시 음성으로 반응하며 다른 동작을 수행할 수 있다(예: 시리, 알렉사, 코타나)
- *단순에이전트*는 점점 더 많이 쓰이는 경향을 보이는데, 단순한 예약 및 복약 알림이나, 자동으로 건강정보를 공유하는 일 들이 여기에 포함된다.
- *스마트에이전트*는 인공지능이나 머신러닝, NLP (Natural Language Processing), NLU (Natural Language Understanding)과 같은 기술에 의해 동작되며, 고도화된 상호작용, 사고, 예측이 가능하며, 환자의 선별예진을 수행하거나, 경과를 모니터링하고, 나아가 정교한 환자 교육까지도 가능하게 한다.[33-35].

요약하자면, 로봇은 의료 영역에서 더 광범위하게 쓰이고 있다: 원격 수술을 가능하게 하고[36-38], 환자에게 건강 관련 교육을 제공하고, 복잡한 처치를 수행할 수 있도록 도우며, 외래를 예약하고, 또한 미리 알림을 제공하며, 기타의 환자 돌봄을 돕는 여러 업무들을 수행하고 있다.

8. *인터넷 사물(Internet of Things: IOT)의 진화*

인터넷 사물(IoT)은 물리적 객체, 디지털 도구, 장치, 플랫폼 및 시스템의 모음으로, 무선 또는 유선 초고속 인터넷 네트워크를 통해 연결하여, 활성화된 데이터 생태계 내의 구성 요소 간에 데이터 및 명령의 양방향 전송을 가능하게 한다.[39] 이는 데이터와 기능이 필요해지는 시점에 접근하여 원하는 동작이 이루어질 수 있게 한다. IoT가 변화를 이끌어내는 동력은 그 자체의 고유한 기능뿐만 아니라, 언제 어디서나 네트워크를 통해 이들이 자동적으로 동작하고, 통합하고 조정하는 능력에 있다. 다음의 예시를 보자:

(a) 월마트와 같은 소매 약국 체인점은 IoT를 사용하여 냉장 유닛의 식품 온도를 모니터링하고 유지하며, 손님이 쇼핑을 하는 시간과 하지 않는 시간에 따라 환경 난방 및 냉방 제어를 하여 에너지 소비를 최적화한다.

(b) 스마트 홈 및 스마트 커뮤니티는 IoT를 사용하여 생활의 모든 측면에서 웰니스를 향상시키고 건강 상태를 최적화하는 데 도움을 줄 것이다[40]. 예를 들어 가정 내의 체중계, 혈압 측정기, 피트니스 및 수면 모니터링 장치와 같은 스마트 제품들이 통합되어 "건강 인지" 생태계를 형성할 것이다[41]. 이 생태계는 투명하고 24시간 동작하여, 커뮤니티 내에서 환자가 위치하는 곳 어디에서나 발생하는 개별 건강 문제를 감지, 이해 및 대응할 수 있도록 할 것이다[42].

5 What are software Robots, Think Automation, https://www.thinkautomation.com/bots-and-ai/what-are-software-bots/

22.2 의료에서 디지털 혁신이 내포하는 의미

위와 같은 상황과 경향은 이미 오늘날 일상의 의료 실무, 건강 관리 제공 영역에서 발생하고 있다. 첫째, 디지털 건강 도구는 이미 실시간 데이터에 대한 혁신적 수준의 접근을 가능하게 하며, 각 개인의 맞춤형 건강 관리를 직접 지원하고 있다. 둘째, 건강 관리를 담당하는 주체와 그 제공 방식이 필연적으로 변하고 있으며, 이는 이러한 활동의 장소가 기존의 진료실과 병원 밖으로 이동하여, 환자가 어디에 있든, 언제든지 환자가 필요로 하고 원하는 곳으로 이동하고 있다.

이 새로운 현실은 두 가지 질문을 하게 한다.

- 환자에게 더 나은(위험이 낮고 비용이 저렴한) 치료 옵션이 제공된다면, 전통적인(위험이 높고 비용이 높은) 형태의 치료와 치료 제공 방식을 유지할 만한 설득력 있는 이유가 있는가? 즉, 병원과 입원 시설에 대한 지속적인 필요가 있을 것인가? 이에 대한 설득력 있는 대답은 '아니요'이다.
- 전통적인 고비용 치료 형태를 유지할 이유가 없다면(즉, 우리가 알고 있는 병원), 미래의 건강 관리 시스템은 어떤 모습일 것인가?

미래를 예측하는 것은 어려움이 따르지만, 이러한 현실과 트렌드, 그리고 그들이 제시하는 기회와 도전을 적극적으로 받아들이고, 환자에게 질 높은 가치 있는 치료를 제공할 수 있는 혁신을 할 수 있는 병원 시스템만이 살아남을 것이라는 점은 점점 더 명확해지고 있다.

22.3 미래에 대한 긍정적 시각

미래의 미국 의료 체계 및 제공시스템에 대한 가능한 시나리오들이 여러 문헌에서 기술되어 왔으나[43-47], 지금의 현실과 오늘날 의료를 구성하는 국가적 경향을 고려한 포괄적인 비전이나 합의는 아직 존재하지 않다. 현실과 경향은 다음과 같은 요소를 포함한다:

- 점점 더 고령화되고 다양해지는 국가 인구 구성,
- 의료 제공자들의 부족과 불균형의 심각한 악화,
- 건강 결정 요인 중 사회적 및 의학적/유전적 요소에 대한 집중,
- 상승하는 의료 비용,
- 기술의 가능성과 역할.

우리는 조금 더 포괄적인 비전을 가지고 미래의 의료 제공시스템을 평가하고자 한다. 우리는 이 모델이나, 다른 어떤 모델도 완벽하다고 보지 않지만, 최소한 지속적인 논의를 위한 가치 있는 기초를 제공할 수 있다고 생각한다.

22.4 미래의 의료 전달 시스템의 구성 요소와 배분

그림 22.1 비전의 주요 구성 요소. 요약하며, 입원 환자(병원) 서비스는 지속적으로 축소될 것이다. 이러한 서비스 축소는 기관들 중 다수에게 치명적 영향을 미칠 가능성이 있으며, 결과적으로 입원 치료의 주요 구조 조정이 발생할 것이다.

1. *(입원 치료) 병원 내 중환자 치료: 10~15%*

   생존한 기관들은 고도의 중증 환자, 복잡한 질환에 집중할 것이며, 비교적 덜 체계적인 의료 시스템이나, 다른 치료의 대안이 없다는 것이 확인된 이들에게 집중할 것이다. 이전에는 중환자실에서만 가능했던 치료들이 기술의 발전에 따라 외래 및 가정 환경에서도 가능하게 바뀌어가고 있다. 따라서 병원 기반의 중환자 치료 수요조차도 감소할 것이다. 남아있는 시설에서의 치료는 의료진에 의해 수행될 가능성이 크지만, 이 유형의 치료는 국가 전체의 치료 중에서 가장 작은 비율을 차지하게 될 것이며, 궁극적으로 전체 치료의 10%에서 15% 정도로 축소될 것이다

2. *(가정 내 병원) 가정에서의 입원 서비스: 15~25%*

   기술의 발전으로 인해 더 많은 환자들이, 전통적으로는 입원 환경에서 수행되었던 치료를 지역 사회, 외래 또는 가정 환경에서 받게 될 것이다(즉, 입원상태라 아니라는 뜻). 브로드밴드 기반의 건강 기술의 발전은 이러한 비입원 치료 모델의 효율성을 더욱 높일 것이다. 이 트렌드는 이미 "Hospital at Home" 모델의 발전과 함께 그 중요성을 더해가고 있다[48-53]. "가정 내 병원" 치료는 전체 치료량 중 15%에서 25%까지 차지할 수 있다.

3. *(스마트 케어 공동체) 지역기반 돌봄 생태계: 30%**

   IBM, Microsoft, Google, Apple, Amazon과 같은 기술 회사들과 자동차[54] 및 주거[40, 55] 산업의 이해 관계자들은 건강 부문에서의 기회를 탐색하고 있다. 가까운 미래에는 환자와 의료진의 만남, 치료 제공 및, 거래가 Accountable Care Organization (ACO) 구역 내에서 "언제 어디서나" 발생할 것이다. 이러한 지역기반 생태계는 스마

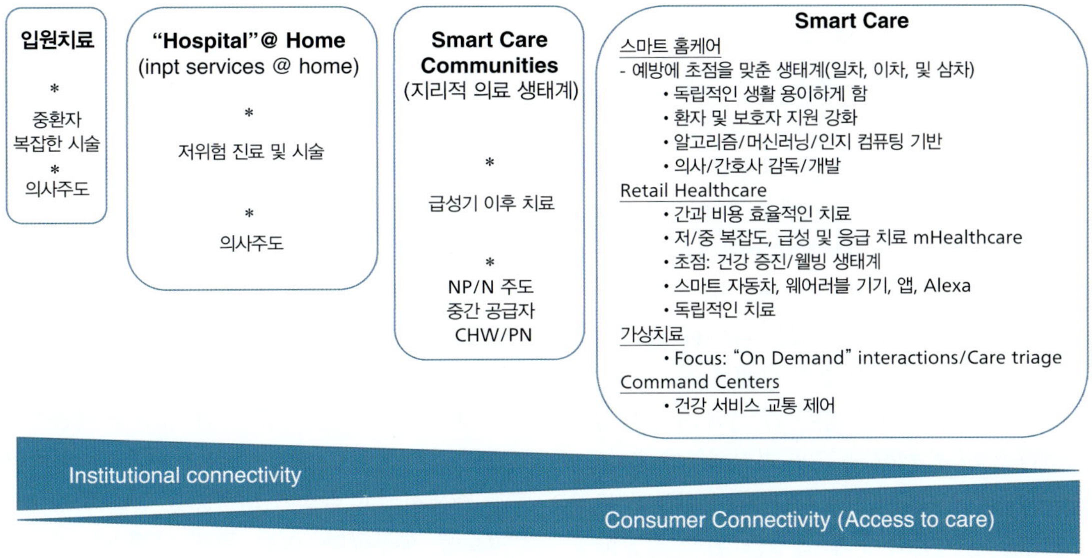

그림 22.1 장기요양을 위한 원격 모니터링 솔루션의 범위

트 시티와 스마트 커뮤니티의 일부로서, 개인 및 집단 수준에서 급성기 이후의 관리와, 만성질환의 자기 관리를 최적화할 수 있다. 환자 건강 가이드(navigator), 지역 사회 건강 도우미("promotores")로 구성된 돌봄 팀은 의사, 간호사, 임상 간호사(Nurse Practitioner)의 감독을 받을 것이다[56-60]. 더 먼 미래에는 이러한 지역 기반의 의료 제공 모델이 전체의 30%까지 차지할 수 있다.

4. *스마트 케어 40~50%*

디지털 헬스 및 소비자 건강정보학은 케어 제공 모델의 가장 큰 구성 요소가 될 가능성이 있으며, 전체의 40%에서 50%를 차지할 수 있다. "스마트 케어"라는 용어는 더욱 정교해진 광대역 연결 기기가 미리 설정된 알고리즘에 따라 환자의 필요를 자동적으로 감지, 결정, 반응하는 기능을 갖춘다는 것을 의미한다. 더 많은 솔루션들이 건강 중심의 사물인터넷(IoT)의 일부로서 환경에 내장되어, 환자와 지속적이고 포괄적으로 상호작용하게 될 것이다. 스마트 케어 도구와 스마트한 환경은 매우 강력한 잠재적 건강 증진역할을 할 수 있는데, 이는 수돗물에 불소를 넣거나, 소금에 요오드를 넣고, 차에 에어백을 설치하는 것처럼 조용하면서도 지속적 영향을 미칠 수 있다. 같은 맥락에서, 스마트 홈과 스마트 자동차는 사람들이 독립적이고 안전하게 생활하며, 웰빙과 질병예방에 집중할 수 있도록 돕는 "24시간 가동하는" 소비자 건강 생태계의 필수 구성 요소가 될 수 있다.

이러한 케어 제공 모델이 성장함에 따라, 데이터와 정보 흐름을 최적화하고 지역 사회 자원을 효과적으로 활용하기 위한 '건강 기술 관제사'와 '제어 센터'의 필요성이 대두될 것이다. 일부 의료 기관들은 이미 이러한 가능성을 고려하고 실행을 준비하고 있다. 예를 들어, 미주리주의 Mercy Hospital 시스템은 네트워크 내에서 원격으로 최적화된 케어를 제공하는 최초의 '침대 없는 병원'을 개발했다[61].

5. *브로드밴드: 모든 시스템이 호환되도록 하기*

기관 내와 가정에서의 초연결 수준의 브로드밴드 연결은 이 모든 의료 제공 비전의 핵심이다. 그림 22.1 하단의 두 개의 화살표가 보여주듯이, 만약 우리가 기관 연결성에만 초점을 맞춘다면 일부 소비자는 서비스에 거의 접근할 수 없을 것이다. 대신, 소비자의 브로드밴드 연결성을 확보할 경우, 모든 소비자는 적어도 최소한의 의미 있는 의료 상품 및 서비스에 접근할 수 있게 될 것이다.

22.5 돌봄 생태계의 두 가지 예시

우리는 디지털 및 디지털 헬스 기술의 발전이 어떻게 의료 제공 방식을 변화시킬 수 있는지를 상상하게 하는 두 가지 가상 시나리오를 제시하고자 한다. 여기서 묘사된 기술들은 현재 이용 가능하거나 1~3년 내에 시장에 출시될 것으로 예상되는 것들이다. 그러나 현재까지 아래 시나리오와 같이 기술들을 결합하여 환자의 필요에 따라, 언제 어디서나 케어를 제공할 수 있는, 실질적으로 가용한 시스템을 구현한 사례는 없었다.

사례 연구: A "천식 관리 스마트 홈"

John은 흡입기를 주 1회 정도 사용해야 하는 중등도의 만성 천식을 앓고 있는 7세 소년이다. 그의 가족은 최근에 노인과, 만성질환 아이가 있는 가정을 위해 최적화된 도시의 새로운 스마트 커뮤니티로 이사했다. 존의 새 집에는 자동으로 작동하며 "항상 켜져 있는" 여러 센서와 기술이 내장되어 있다. 이러한 센서는 천식을 포함하여 노인과 아이들 건강에 주로 영향을 미치는 다양한 문제들과, 우려 요소들, 그리고 환자의 의학적 상태를 감지할 수 있다. 시간이 지남에 따라 스마트 홈은 각 가족 구성원의 습관과 행동을 "학습"하고 케어 제공을 최적화한다. 문제가 발생하면 스마트 홈은 자동적으로 정확하게 의학적 문제(예: 천식 악화)를 감지하고 문제 해결을 위해 적절한 조치를 취할 수 있다.

어느 날 밤, John이 잠든 후 호흡이 점점 어려워지기 시작한다. John이 완전히 잠에서 깨기 전에 스마트 홈은 이를 감지하고 이를 천식 발작의 초기 신호로 인식한다. 그의 부모는 옆방에서 자고 있으며, 아직 아이의 상태 변화를 알지 못한다. 존이 완전히 깨어나기 전에 스마트 홈은 그의 방의 습도를 높이고, 처방된 적절한 양의 nebulizer 약물을 방에 분무하여 호흡기에 도달할 수 있도록 한다. 존이 따뜻하고 습한 약물 공기를 들이마시면서 천식 발작이 인간의 개입 없이 예방되고, 부모는 사건이 발생한 후 모바일 알림을 받아서야 이를 알게 되는데, 부모가 John의 방으로 가니, 아이는 이미 침대에서 편안하고 깊이 잠들어 있다.

사례 연구: B "자동 구급차"

저녁 6시, 과체중인 50세의 사업가인 알렉스는 12시간 동안의 격렬한 업무를 마치고 퇴근 후 5살 딸의 학교 크리스마스 행사에 가기 위해 퇴근 시간 교통체증과 싸우고 있다. 운전 중 알렉스는 갑자기 왼손에 저림이 느껴지고 얼굴이 처지는 증상을 경험하기 시작한다. 그의 스마트 카는 알렉스가 도로 및 교통 상황에 부적절하게 반응하고 있으며, 그의 말이 어눌해져 음성 명령을 이해할 수 없음을 감지한다. 차량은 즉시 자동운전 모드로 전환되며, 알렉스의 생체 신호를 포함한 정보를 클라우드 기반 인공지능 응급 분석 및 대응 시스템(CAEARS: Cloud-Based Artificial Intelligence Emergency Analytics & Response System)에 전송한다. CAEARS는 바로 알렉스와의 음성 통화를 시도하지만 실패한다. 차량은 또한 알렉스가 갑자기 신경학적으로 전혀 반응하지 않게 되었음을 감지하고, 이를 응급 상황으로 판단한다. CAEARS는 즉시 이 정보를 근처 병원의 응급실(ED)에 예상 도착 시간과 함께 전송한다. 이후 차량은 병원으로의 경로를 안내하라는 명령을 받는다. 차량은 스마트 신호등 시스템에 전자 신호를 보내 알렉스의 차량을 응급 이송 차량으로 지정한다. 신호등 시스템은 알렉스의 내비게이션 시스템과 통신하여 병원으로 가는 가장 직선 경로를 제공한다. 알렉스는 병원 응급실에 도착하며, 대기 중이던 의료팀은 즉시 그를 소생시키고 급성기 뇌졸중을 진단하여, 골든타임 내에 치료를 제공한다. 이를 통해 알렉스는 완전히 회복하게 된다.

22.6 결론

미래의 의료 서비스 제공이 어떤 모습일지에 대한 비전을 제시하려면 정의의 변화가 필요하다:

- '의료 서비스'가 무엇인지에 대한 정의와 인식의 변화: 환자 모니터링 및 데이터 수집과 같이 기술을 통해 매개되고 사람이 직접 제공하지 않는 비전통적 서비스를 포함하도록 정의와 인식의 변화.
- '간병인'에 대한 정의와 인식이 변화하여 공식 및 비공식 간병인은 물론 환자에 대한 치료와 정보를 제공하는 자동화된 기술까지 포함하게 되었다.
- 병원, 응급실 또는 진료소 환경이 아닌 지역 사회, 가정 및 기타 비사무실 환경을 포함하여 모바일 및 온라인 기술을 사용하여 수요맞춤형 케어를 지원하는 등 '의료 서비스'가 발생하는 장소에 대한 정의와 인식이 변화하고 있다.

전통적인 의료비 지불 방식으로 인한 장벽은 디지털, 모바일, 광대역 기술이 제공하는 포괄적이고도 파괴적 기술에 의해 극복되고 있다. 소비자/환자의 수용과 수요에 힘입은 서비스 영역의 강력한 혁신이 점차 힘을 얻고 변화를 일으키고 있다.

복습 문제

01. 디지털 시대에, 진료가 일어나는 장소의 가장 큰 변화는 무엇인가?

부록: 복습 문제 정답 및 해설

문제 1: 정답

a. 모바일 및 클라우드 기술을 활용한 변화로, 병원에서 점차 멀어지고, 외래나 재택 기반 의료로 진행중이며, 임상적 결과 및 의료 서비스, 환자 안전 등 측정가능한 지표의 개선도 확인되고 있다.

참고문헌

01. Mardis R, Brownson K. Length of stay at an all-time low. Health Care Manag (Frederick). 2003;22(2):122–7.
02. DeFrances CJ, Hall MJ. 2005 National Hospital Discharge Survey. Adv Data. 2007;385:1–19.
03. Gibbons MC, Wilson RF, Samal L, Lehmann CU, Dickersin K, Lehmann HP, et al. Consumer health informatics: results of a systematic evidence review and evidence based recommendations. Transl Behav Med. 2011;1(1):72–82.
04. Gibbons MC. A historical overview of health disparities and the potential of eHealth solutions. J Med Internet Res. 2005;7(5):e50.
05. What is telehealth? How is telehealth different from telemedicine? https://www.healthit.gov/providers-professionals/ faqs/what-telehealth- how- telehealth- different- telemedicine. Accessed 1 Mar 2014.
06. Finkelstein J, Knight A, Marinopoulos S, Gibbons MC, Berger Z, Aboumatar H, et al. Enabling patient-centered care through health information technology. Evid Rep Technol Assess (Full Rep). 2012;(206):1–1531.
07. Yilmaz T, Foster R, Hao Y. Detecting vital signs with wearable wireless sensors. Sensors (Basel). 2010;10(12):10837–62.
08. Darwish A, Hassanien AE. Wearable and implantable wireless sensor network solutions for healthcare monitoring. Sensors (Basel). 2011;11(6):5561–95.
09. Cheng J, Montalto M, Leff B. Hospital at Home. Clin Geriatr Med. 2009;25(1):79–91, vi. https://doi. org/10.1016/j.cger.2008.10.002.
10. Conley J, O'Brien CW, Leff B, et al. Alternative strategies to inpatient hospitalization for acute medical conditions: a systematic review. JAMA Intern Med. 2016;176(11):1693–702.
11. Brewer M. Retail clinics: a disruptive innovation in healthcare, MG652 McCallum Graduate School of Business, Bentley University. 2 June 2017. https://static1.squarespace.com/ static/588288a5bf629a83881447c9/t/5a7daac15345 0a1218cbdb95/1518185154821/Retail+Clinics+Dis ruptive+Innovation.pdf.
12. Schafer D. The retail clinic boom. Med Econ J. 2020;97(6).
13. Mehrotra A, Lave JR. Visits to retail clinics grew fourfold from 2007 to 2009, although their share of overall outpatient visits remains low. Health Aff (Millwood). 2012;31(9):2123–9.
14. Mehrotra A, Liu H, Adams JL, Wang MC, Lave JR, Thygeson NM, et al. Comparing costs and quality of care at retail clinics with that of other medical settings for 3 common illnesses. Ann Intern Med. 2009;151(5):321–8.
15. Mehrotra A, Wang MC, Lave JR, Adams JL, McGlynn EA. Retail clinics, primary care physicians, and emergency departments: a comparison of patients' visits. Health Aff (Millwood). 2008;27(5):1272–82.
16. Cassell C. Can retail clinics transform health care? JAMA. 2018;319(18):1855–6. https://doi. org/10.1001/jama.2018.2172.
17. Vespa J, Medina L, Armstrong DM. Demographic turning points for the United States: population projections for 2020 to 2060, current population reports. Washington, DC: U.S. Census Bureau; 2020. p. 25–1144.
18. Lobaugh K, Stephens B, Simpson J. The consumer is changing, but perhaps not how you think, Deloitte 22 Healthcare Delivery in the Digital Age 352 Insights. 29 May 2019. https://www2.deloitte.com/us/ en/insights/industry/retail-distribution/ the-consumer- is- changing. html.
19. Blair I. Mobile app download and usage stats 2021. https://buildfire.com/app-statistics/#:~: text=Key%20 Mobile%20App%20Statistics&text=The%20 Apple%20App%20Store%20has,on%20the%20 Google%20Play%20Store.
20. Hall R. Health apps: how mobile apps are improving our lives & well being. https://mindsea.com/ health-apps/.
21. Bodenheimer T, Sinsky C. From triple to quadruple aim: care of the patient requires care of the provider. Ann Fam Med. 2014;12(6):573–6. https://doi. org/10.1370/afm.1713.
22. Brown S. 5G explained. 13 Feb 2020. https://mitsloan. mit.edu/ideas-made- to- matter/ 5g-explained.
23. Chen M, Decary M. Artificial intelligence in healthcare: an essential guide for health leaders. Healthc Manage Forum. 2020;33(1):10–8. https://doi. org/10.1177/0840470419873123; Epub 2019 Sep 24
24. Parikh RB, Teeple S, Navathe AS. Addressing bias in artificial intelligence in health care. JAMA. 2019;322(24):2377–8.
25. DeCamp M, Lindvall C. Latent bias and the implementation of artificial intelligence in medicine. J Am Med Inform Assoc. 2020;27(12):2020–3.
26. Digital Doctor 2021. Ipsos Mori, United Kingdom; 2021.
27. Leal Ghezzi T, Campos CO. 30 years of robotic surgery. World J Surg. 2016;40(10):2550–7. https://doi. org/10.1007/s00268-016-3543- 9.
28. Michaud F, Caron S. Roball, the Rolling Robot. Autonomous Robots. 2002;12:211–22. https://doi.org /10.1023/A:1014005728519.
29. Rabbitt SM, Kazdin AE, Scassellati B. Integrating socially assistive robotics into mental healthcare interventions: applications and recommendations for expanded use. Clin Psychol Rev. 2015;35:35–46. https://doi.org/10.1016/j.cpr.2014.07.001; Epub 2014 Jul 17
30. Feil-Seifer D, Matarić MJ. Ethical Principles for Socially Assistive Robotics. IEEE Robot Autom Mag. 2011;18(1):24–31. https://doi.org/10.1109/ MRA.2010.940150.
31. Prange G, et al. Review of robot-aided therapy for upper-limb recovery after stroke. J Rehabil Res Dev. 2006;43(2).
32. Tapus A, Matarić MJ, Scassellati B. Socially assistive robot-

ics: grand challenges of robotics. IEEE Robot Autom Mag. 2007;14:35–42.

33. Car LT, Kowatsch T. Conversational agents in health care: scoping review and conceptual analysis. J Med Internet Res. 2020;22(8):e17158.
34. Abd-Alrazaq A, Safi Z, Alajlani M, Warren J, Househ M, Denecke K. Technical metrics used to evaluate health care chatbots: scoping review. J Med Internet Res. 2020;22(6):e18301. https://doi. org/10.2196/18301.
35. Gabarron E, Larbi D, Denecke K, Årsand E. What do we know about the use of chatbots for public health? Stud Health Technol Inform. 2020;270:796–800. https://doi.org/10.3233/SHTI200270.
36. Hussain A, Malik A, Halim MU, Ali AM. The use of robotics in surgery: a review. Int J Clin Pract. 2014;68(11):1376–82.
37. Avgousti S, Christoforou EG, Panayides AS, Voskarides S, Novales C, Nouaille L, et al. Medical telerobotic systems: current status and future trends. Biomed Eng Online. 2016;15(1):96.
38. Ballantyne GH. Robotic surgery, telerobotic surgery, telepresence, and telementoring. Review of early clinical results. Surg Endosc. 2002;16(10):1389–402.
39. Gibbons MC, Shaihk Y. Intro to health informatics and digitial inclusion. In: Edmunds M, et al., editors. Consumer informatics and digital health. Cham: Springer AG; 2019. https://doi. org/10.1007/978-3- 319- 96906- 0_ 2.
40. Karten S. Beyond the smart home: the health hub of the future. HIT Consultant. 9 Mar 2016. http://hitconsultant. net/2016/03/09/beyond-the- smart- home- the- health- hub- of- the- future.
41. Karten S. Will the home become the healthcare center of the future? HIT Consultant. 9 Oct 2015. http://hitconsultant. net/2015/10/09/ will-home- become- healthcare- center- future/.
42. Weiser M. The computer for the twenty-first century. Scientific American. 1 Sept 1991. https://www.ics.uci.edu/~corps/phaseii/Weiser-Computer21stCentury- SciAm. pdf. Accord Stuart Karten, Beyond the Smart Home: The Health Hub of the Future, supra note 70.
43. Charlesworth K, Jamieson M, Butler CD, Davey R. The future healthcare? Aust Health Rev. 2015;39(4):444–7.
44. Nagle LM, Pitts BM. Citizen perspectives on the future of healthcare. Healthc Q. 2012;15(2):40–5.
45. Mezghani E, Da SM, Pruski C, Exposito E, Drira K. A perspective of adaptation in healthcare. Stud Health Technol Inform. 2014;205:206–10.
46. Sklar DP. Delivery system reform--visualizing the future. Acad Med. 2013;88(7):905–6.
47. Kimball B, Joynt J, Cherner D, O'Neil E. The quest for new innovative care delivery models. J Nurs Adm. 2007;37(9):392–8.
48. Wilson A, Parker H, Wynn A, Spiers N. Performance of hospital-at-home after a randomised controlled trial. J Health Serv Res Policy. 2003;8(3):160–4.
49. Wilson A, Wynn A, Parker H. Patient and carer satisfaction with 'hospital at home': quantitative and qualitative results from a randomised controlled trial. Br J Gen Pract. 2002;52(474):9–13.
50. Jones J, Wilson A, Parker H, Wynn A, Jagger C, Spiers N, et al. Economic evaluation of hospital at home versus hospital care: cost minimisation analysis of data from randomised controlled trial. BMJ. 1999;319(7224):1547–50. M. C. Gibbons et al. 353
51. Wilson A, Parker H, Wynn A, Jagger C, Spiers N, Jones J, et al. Randomised controlled trial of effectiveness of Leicester hospital at home scheme compared with hospital care. BMJ. 1999;319(7224):1542–6.
52. Richards SH, Coast J, Gunnell DJ, Peters TJ, Pounsford J, Darlow MA. Randomised controlled trial comparing effectiveness and acceptability of an early discharge, hospital at home scheme with acute hospital care. BMJ. 1998;316(7147):1796–801.
53. Shepperd S, Harwood D, Gray A, Vessey M, Morgan P. Randomised controlled trial comparing hospital at home care with inpatient hospital care. II: cost minimisation analysis. BMJ. 1998;316(7147):1791–6.
54. Stoaks U. The next big digital health platform for entrepreneurs to build on: your car. Forbes. 1 Sept 2015.
55. Tso R. Smart homes of the future will know us by our heartbeats. Wired. 5 Dec 2016.
56. Gibbons MC, Tyus NC. Systematic review of U.S.- based randomized controlled trials using community health workers. Prog Community Health Partnersh. 2007;1(4):371–81.
57. Whiteman LN, Gibbons MC, Smith WR, Stewart RW. Top 10 things you need to know to run community health worker programs: lessons learned in the field. South Med J. 2016;109(9):579–82.
58. Eckenrode J, Campa MI, Morris PA, Henderson CR Jr, Bolger KE, Kitzman H, et al. The prevention of child maltreatment through the nurse family partnership program: mediating effects in a long-term follow- up study. Child Maltreat. 2017;22(2):92–9.
59. Olds DL, Robinson J, Pettitt L, Luckey DW, Holmberg J, Ng RK, et al. Effects of home visits by paraprofessionals and by nurses: age 4 follow-up results of a randomized trial. Pediatrics. 2004;114(6):1560–8.
60. Olds DL, Robinson J, O'Brien R, Luckey DW, Pettitt LM, Henderson CR Jr, et al. Home visiting by paraprofessionals and by nurses: a randomized, controlled trial. Pediatrics. 2002;110(3):486–96.
61. Mercy Virtual Care Center. April 2021. https://www. mercyvirtual.net/worlds-first- virtual- care- center/.

CHAPTER 23

정보학과 임상 직군 역량 및 교육

Informatics and Clinical Workforce Competencies and Education

지은이 William Hersh
옮긴이 김경아

요약

ABSTRACT

의료정보 관리 시스템을 성공적으로 구현하는 데 중요한 요소는 사람이며, 여기에는 시스템을 개발, 구현 및 평가하는 사람뿐만 아니라 이를 사용하여 의료를 제공하는 사람도 포함된다. 이 장에서는 그런 모든 개인에게 필요한 역량과 교육에 대해 현재의 직무 및 보유한 자격증과 취득하기 위한 훈련 방식을 포함하여 설명한다.

키워드

KEYWORDS

- 정보학
- 역량
- 교육 및 훈련
- 인력

학습 목표

LEARNING OBJECTIVES

- 정보학 및 의료 전문직에 필요한 정보학 역량을 설명한다.
- 정보학 분야에서 취득할 수 있는 다양한 자격증에 대해 논의한다.
- 정보학 전문직을 훈련할 때 사용할 수 있는 다양한 교육 유형을 설명한다.
- 정보학 인력에 대해 알려진 내용에 대해 논의한다.

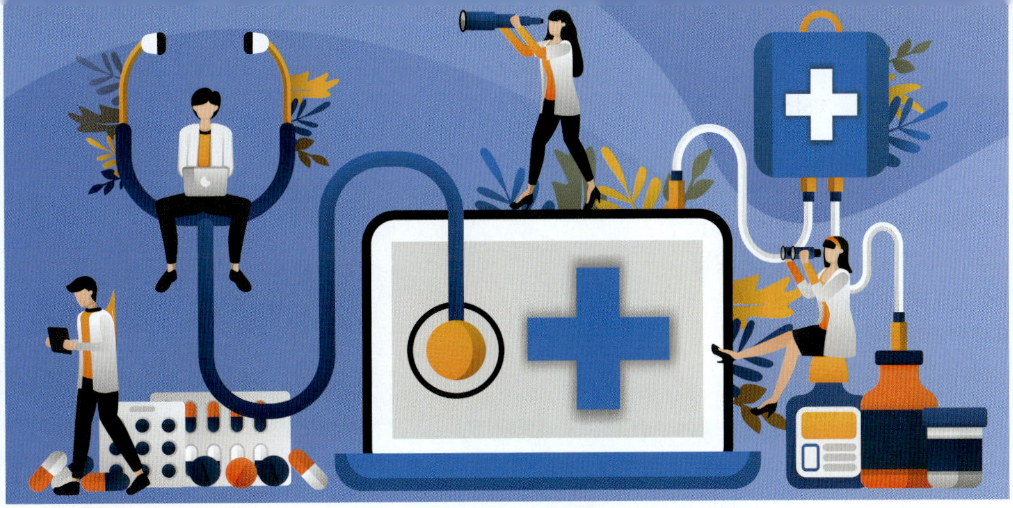

23.1 소개

데이터, 정보 및 지식을 건강 관련 활동에 적용하는 것에 대한 모든 측면에 초점을 맞추는 학문을 정보학(informatics)이라고 하며, 적용되는 건강 관련 분야에 따라 의생명정보학(biomedical informatics), 임상정보학(clinical informatics), 건강정보학(health informatics) 등과 같이 다양한 형용사를 앞에 붙인 이름을 사용된다[1]. 모든 현대 의료전문가는 전자건강기록(electronic health record, EHR)과 이의 중요한 기능들[예: 임상 의사결정 지원(clinical decision support), 처방입력 등]과 같은 환자 치료를 위한 주요 애플리케이션의 사용 역량을 갖추고 있어야 하며, 정보학은 이들을 위한 핵심 기술이다[2, 3].

의료 환경에는 정보학을 넘어서 정보 시스템을 관리하는 사람들도 있으며, 가장 주목받는 사람들은 정보기술(information technology, IT)과 건강정보관리(health information management, HIM) 분야 종사자들이다[4]. 전자는 네트워킹, 보안, 비임상적 애플리케이션과 같은 영역에서 보다 일반적인 IT 전문성을 제공하는 반면, 후자는 역사적으로 환자기록을 관리해 왔다.

이 장에서는 정보학 전문가와 의료 전문가에게 필요한 역량 순으로 정보학 역량에 대해 논의하는 것으로 시작하고자 한다. 다음으로, 정보학 전문가 자격증의 특징에 대해 살펴본 후, 이어서 정보학 교육에 대해 간단히 설명할 것이다. 마지막으로, 정보학 및 IT 인력에 대한 추가적인 설명과 함께 이 장을 마무리 지을 것이다.

23.2 정보학 전문가에게 필요한 역량

지난 10년간 정보학 종사자의 역량을 규정하기 위한 많은 노력이 있었다. 초기 노력 중 하나는 임상정보학의 핵심 내용을 정의하여 임상의사의 전문 자격증(board certification) 준비에 필요한 지식을 파악하는 것을 목적으로 하였다[5]. 또 다른 하나는 국제의료정보학회(International Medical Informatics Association)[6]의 교육 권장 사항에 대한 갱신이었다. 몇 년 후, 미국 의료정보학회(American Medical Informatics Association, AMIA)에서는 해당 분야의 대학원 교육 핵심 역량을 발표했다[7]. 최근에는 AMIA에서 응용 의료정보학의 핵심 역량 체계를 발표했으며, 이 체계는 건강정보학 및 정보관리 인증 위원회(Commission on the Accreditation of Health Informatics and Information Management, CAHIIM)에 의해 석사 학위 프로그램 인증 사용을 위해 도입되었다[8]. 그림 23.1에서 볼 수 있듯이, 이 체계는 이러한 프로그램들에서 필수로 할 기본 및 중첩되는 영역의 지식과 기술들을 인식한다.

전문가 인증을 위한 정보학 전문가의 업무를 정밀하게 구성하려는 시도로, AMIA는 분야 종사자들을 인터뷰하여 그들의 업무에 적용되는 지식, 기술 및 작업을 명세화하는 두 가지 인력 분석을 의뢰하였다. 이들 분석은 각각 임상정보학 하위전문분야(clinical informatics subspecialty, CIS)[9]에 속하는 의사와 건강정보학(health informatics, HI)[10]에 종사하는 의사를 대상으로 이루어졌다. 전자의 목적은 의사 전문의 자격증에 요구되는 역량을 갱신하는 것이었고, 후자의 목적은 AMIA가 주도하는 고급 건강정보학 자격증을 예상하여 해당 역량을 정의하는 것이었다[11, 12]. 이들 독립적인 분석으로부터의 한 가지 흥미로운 발견은 고수준 업무 영역의 집합(표 23.1)이 유사하다는 것이었다.

두 분석 모두 공통적인 용어, 모든 정보학 영역에 걸친 기본적 지식, 인력이 기능하는 환경에 대한 이해를 포함하는, 근본 지식 및 기술이라는 첫 번째 영역을 설명한다. 개인이 일하는 장소에 따라, 소비자 건강, 의료, 공중보건 또는 연구 환경이 포함될 수 있다.

두 번째 영역은 건강 의사결정을 향상시키고 의료전달과 결과를 개선하는 것에 중점을 둔다. 정보학 실무는 의료진, 환

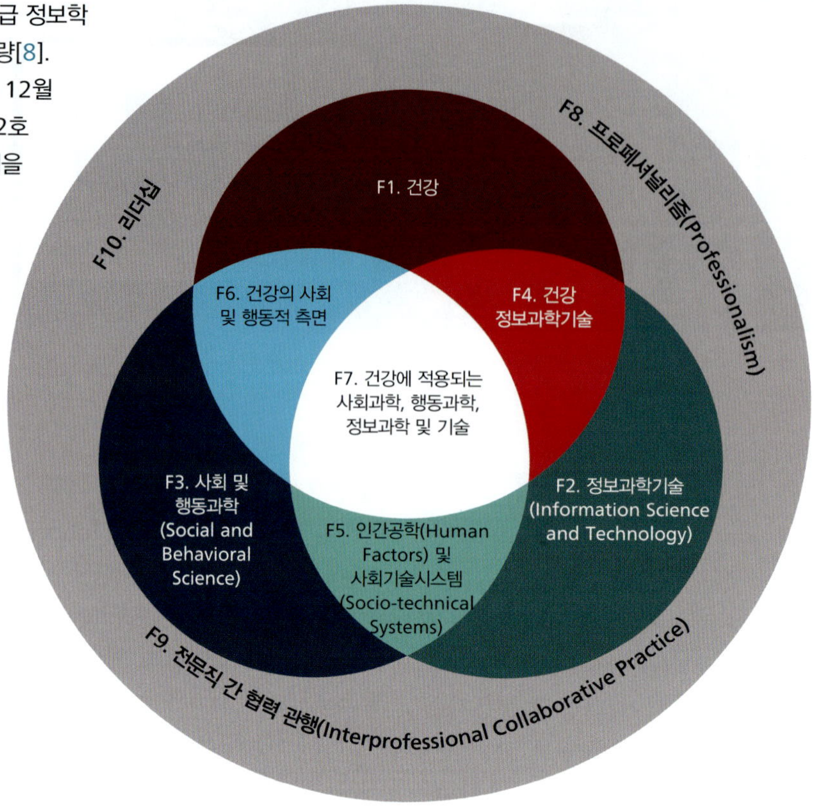

그림 23.1 건강정보학 석사급 정보학 전문가에게 요구되는 핵심 역량[8]. (AMIA의 허가 하에 2018년 12월 미국 의료정보학회지 25권 12호 1657-1668쪽에 게재된 그림을 재생산한 그림, https://doi.org/10.1093/jamia/ocy132)

자, 정책입안자, 연구자 및 공중보건 전문가의 의사결정을 지원하고 강화해야 한다. 또한, 기존의 의료 절차를 분석하고 건강 데이터 및 건강정보시스템(health information systems, HIS)이 개선된 결과를 가능하게 할 수 있는 방법들을 파악해야 한다. 정보학 업무는 발견과 혁신을 추구하는 것뿐만 아니라 HIS가 전문 실무에 미치는 영향 또한 평가해야 한다. 보다 임상적인 측면에서 보면, 정보학 실무는 임상 의사결정 지원을 개발, 구현, 평가, 감시 및 유지할 수 있어야 하며 동시에 정보학 도구 및 절차를 통해 건강시스템의 혁신을 지원해야 한다.

세 번째 영역은 보건 및 기업정보시스템을 구성한다. 정보학 실무는 치료과정 전반에 걸쳐 기존 정보기술시스템과 통합된 HIS를 계획, 개발 또는 획득, 구현, 유지, 평가하는 것을 포함해야 한다. 이것은 임상, 소비자 및 공중보건 영역을 포함해야 하며 보안, 개인정보 보호 및 안전에 대한 고려사항을 다루어야 한다. 이 영역은 기관 지식 보관소의 개발, 큐레이션 및 유지도 포함해야 하며 동시에 보안, 개인정보 보호 및 안전 고려사항도 다루어야 한다.

네 번째 영역은 Gardner와 동료들 분석의 원래 4개 영역에 추가된 것으로, 데이터와 관련된 모든 문제, 가장 두드러지게는 거버넌스, 관리, 분석에 중점을 둔다. 실무는 데이터 거버넌스의 구조, 정책 및 절차를 수립하고 유지하는 것을 포함

표 23.1 건강정보학[10]과 임상정보학 하위전문분야[9]의 실무 영역

영역	건강정보학	임상정보학 하위전문분야
1	기초 지식	근본 지식 및 기술
2	건강 의사결정, 절차 및 결과 업무 향상	의료전달 및 결과 개선
3	건강정보시스템(Health information systems, HIS) 업무	기업정보시스템(Enterprise information systems)
4	데이터 거버넌스, 관리 및 분석 업무	데이터 거버넌스 및 데이터 분석
5	리더십, 프로페셔널리즘, 전략 및 변환 업무	리더십 및 프로페셔널리즘

해야 한다. 인력은 건강 관련 데이터를 습득하고 관리함으로써 다양한 환경에서 데이터의 품질과 의미를 보장하고, 이들 데이터를 개인 및 인구 건강을 지원하는 분석에 활용하며 혁신을 유도할 수 있어야 한다. 또한, 신생 데이터 출처로부터 정보를 통합하고 임상 및 비즈니스 의사결정을 최적화하기 위한 통찰을 도출하는 것도 매우 중요하다. 이 영역에 대한 전반적인 설명에서 명백히 언급되지 않은(그러나 실무의 세부 사항에서 다루어지는) 부분은 데이터의 편향들(biases)을 파악 및 최소화하고 그 영향을 완화시키는 능력과 모든 건강 관련 환경에서 머신러닝(machine learning) 및 인공지능(artificial intelligence) 애플리케이션을 구현 및 평가하는 능력이다.

다섯 번째 영역은 리더십, 프로페셔널리즘 및 변환에 필요한 능력과 함께 정보학의 사회기술적 측면을 반영한다. 정보학 실무는 정보학 모범 사례를 위한 지원을 구축하고 조정을 생성할 수 있어야 할 뿐만 아니라 조직과 시스템 전반에 걸친 협력과 이해관계자의 참여를 통해 정보학의 새로운 기회과 혁신을 주도할 수 있어야 한다.

23.3 의료 전문가에게 필요한 정보학 역량

앞서 언급했듯이, 정보학 역량은 해당 분야에 전문적으로 종사하는 사람뿐만 아니라 거의 모든 의료 전문가에게 필요하다. 시스템을 개발, 구현 및 평가하는 이들에 비해, 의료 전문가들의 정보학 역량은 의료를 전달 및 개선하기 위해 시스템을 사용하는 능력과 더욱 관련이 있다. 이러한 개별 전문가들은 임상 의사결정 지원, 질 향상(quality improvement), 임상 연구 등과 같이 상당한 정보학 요소를 가진 활동에 참여하게 될 수 있다. 이를 위해 의료 전문가들은 훈련의 일부분으로서 정보학 교육을 받는 것이 요구된다.

Hersh와 동료들은 의대생에게 필요한 임상정보학 역량을 정의하면서[3], 실제로는 모든 의료 전문가에게 적용된다고 언급했다. 표 23.2는 의대생에게 필요한 고수준 역량을 나열하고 있다. 의료 인력에게 필요한 역량을 정의하려는 또 다른 노력은 TIGER 이니셔티브(Technology Informatics Guiding Education Reform Initiative, TIGER Initiative)이며 원래 간호학에서 유래했지만 모든 의료 전문직을 포함하도록 확장되었다.[1]

[1] https://www.himss.org/what-we-do-technology- informatics-guiding-education-reform-tiger.

표 23.2 의학 교육을 위한 임상정보학 역량[3]

1.	지식 기반 정보를 발견하고 검색하며 환자 치료 및 기타 임상 업무에 적용한다.
2.	환자 치료 및 기타 임상 활동을 위해 전자건강기록을 효과적으로 읽고 작성한다.
3.	임상 의사결정 지원(CDS)을 사용하고 구현을 인도한다.
4.	인구모집단 건강 관리 접근법을 사용하여 치료를 제공한다.
5.	환자 개인정보와 보안을 보호한다.
6.	환자 안전을 개선하기 위해 정보기술을 사용한다.
7.	질측정(quality measurement) 선택 및 질향상에 참여한다.
8.	임상환경 전반에 걸친 환자 정보를 파악하고 접근하기 위해 건강정보교환(health information exchange, HIE)을 사용한다.
9.	환자의 건강과 의료전달을 향상시키기 위해 개인 건강기록 및 환자 포털을 통한 환자의 참여를 유도한다.
10.	정보기술 도구의 사용을 통해 전문성을 유지한다.
11.	원격진료를 통해 임상치료를 제공하고 명시된 대로 환자를 의뢰(refer)한다.
12.	맞춤/정밀의학(personalized/precision medicine)을 응용한다.
13.	실무 기반 임상 및 중개연구에 참여한다.
14.	임상치료에 머신러닝 애플리케이션을 적용한다.

23.4 정보학 전문가 자격증

인력의 측정방법이 부족함에도 불구하고, 미국에서는 인력 관련성을 가리키는 하나의 방법이 개발되었는데, 바로 전문 자격증(professional certification)이다. 최초의 공식 자격증은 의사를 위해 개발된 임상정보학으로 모든 전문 분야의 하위 전문 분야로 지정되었다[13]. 이것은 공식 전문의 자격증(board-certification) 메커니즘을 통해 이루어졌다. 해당 하위 전문 분야의 핵심적인 내용은 기본 원리, 임상 의사결정 및 치료 과정 개선, 건강정보시스템, 변화 주도 및 관리 등 네 가지 영역을 중심으로 구성되었으며 Gardner와 동료들의 분석에서 간략하게 서술되었다[5]. 5년 이상이 지난 후, 미국 전역에 걸쳐 임상정보학 분야에서 전문의 자격증을 보유한 의사는 2000명이 넘었다[14].

또한, 미국 AMIA는 건강정보학에 종사하는 다른 전문가들을 인증할 고급 건강정보학 자격증(Advanced Health

Informatics Certification, AHIC)[2]을 개발 중이다[11, 12]. AMIA는 또한 건강과학, 사회 및 행동과학, 정보과학기술의 토대에 기반하여 건강정보학 전문가에게 필요한 석사 수준의 역량 집합을 개발했다[8]. 이러한 역량들은 건강정보학 및 정보관리교육 인증위원회(Council on Accreditation of Health Informatics & Information Management Education, CAHIIM)[3]를 필두로 석사 수준 프로그램 인증에 사용된다.

건강 정보기술과 관련된 다른 자격증도 존재한다. 미국 헬스케어정보관리시스템협회(Healthcare Information Management Systems Society, HIMSS)는 IT 역할에 종사하는 이들을 위해 만들어진 두 개의 자격증인 공인 헬스케어 정보 및 관리 시스템 전문가(Certified Professional in Healthcare Information and Management Systems, CPHIMS)와 입문 수준인 공인 헬스케어 정보 및 관리 시스템 준전문가(Certified Associate in Healthcare Information and Management Systems, CAHIMS)[4]을 제공하였다. 건강정보관리 전문직에는 최고 수준의 보건의료정보관리자(Registered Health Information Administrator, RHIA)[5] 등 다양한 자격증이 있다.

23.5 정보학 교육

정보학 전문가, 의료 전문가 등의 교육에서 많은 접근법과 혁신이 있었다[15]. 정보학 전문가의 교육은 역사적으로 대학 졸업자(즉, 학사 취득 후) 수준에서 이루어졌다. 아마도 어느 정도는 의료계, 즉, 의학, 간호학, 약학 등에서 이 분야로 진출하는 사람들의 수가 많기 때문일 것이다. 물론, 이 분야에 종사하는 모든 사람이 의료 배경을 가진 것은 아니며, 컴퓨터과학, 정보기술, 경영 등을 포함한 다양한 배경을 가진 사람들도 있다. 대부분의 분야와 마찬가지로, 학문적 및/또는 연구 분야의 진로를 원하는 사람들은 대개 박사 학위(또는 박사 후 석사 학위)를 취득하려고 할 것이고, 반면에 운영 환경에서 일하고자 하는 사람들은 석사 학위 취득을 추구할 것이다.

이 분야의 고급 교육을 위한 또 다른 수단은 특별장학금(fellowship) 제도로, 종종 대학원 학위 취득도 포함한다. 정보학 특별장학금의 원조 제공자는 정보학 연구 및 교육에 전념하는 미국 국립보건원(National Institutes of Health, NIH) 산하기관인 미국 국립의학도서관(National Library of Medicine, NLM)이었다. 1980년대부터, NLM[6]은 NIH의 교육 보조금(grant) 체계를 이용하여 박사 학위를 취득하게 하는 “박사 전(pre-doctoral)” 특별장학금을 제공했으며, 일반 또는 의학박사 학위 소지자에게는 대체로 대학원 학위(일반적으로 석사 학위)를 포함했던 “박사 후(post-doctoral)” 특별장학금을 제공했다[16]. 1990년대에는 미국 국가보훈처(Department of Veteran’s Affairs, VA)에서도 박사 후 특별장학금을 제공하기 시작했다.

또 다른 유형의 특별장학금은 의사를 위한 임상정보학 하위 전문 분야의 시작과 함께 나타났다. 이러한 특별장학금은 많은 경우 대학원 학위 또는 자격증을 제공하지만 하위 전문 분야 교육의 의학적 모델에 더 중점을 두었다[17]. 해당 장학금은 대학원 의학교육 인증위원회(Accreditation Council for Graduate Medical Education, ACGME)[7]의 인가를 받는다. 최근 혁신 중 하나는 임상정보학의 특별장학금을 다른 의학 하위 전문 분야의 특별장학금과 혼합하는 것이다[18]. 임상정보학 특별장학금에 대한 지속적인 우려 중 하나는 재정의 지속가능성인데, 정보학 의사들은 일반적으로 그들의 서비스에 대한 “대금을 청구(bill)”하지 않기 때문이다[19]. 임상정보학 특별장학금 수혜자들은 COVID-19 팬데믹 기간 동안 소속 기관에 중요한 기여를 한 것으로 드러났다[20].

최근 한 분석에서는 석사 학위 프로그램의 현황을 평가했다[21]. 이 연구는 미국 내 75~80개의 프로그램을 확인했으며, 그중 절반 정도가 설문조사에 응답했다. 프로그램들은 크기가 다양했는데, 등록 학생이 30명 미만인 프로그램은 전체의 약 3분의 1 정도이고, 90명 이상인 프로그램은 소수이다. 규모는 고르게 나누어져 있었다.

미래에 성장할 수 있는 작은 추세 중 하나는 학사 수준의 교육 프로그램이다. 현재 미국 전역에 아주 소수의 프로그램만이 존재하지만, 정보학 직종이 점점 자리를 잡으면서 수가 증가할 수 있다.

정보학 정식 학위 없이 정보학 역할에 종사하는 사람들이, 특히 운영 환경에서, 많다. 많은 학문 프로그램들은 보다 짧은 교육 과정을 제공한다. 여러 학문 프로그램에서 제공하는 자격증 중 하나는 여전히 대학원 수준이지만 더 작은 규모의 집중 교육 과정을 제공하는 대학원 자격증(Graduate Certificate)이다.

또 다른 선택지는 단일 평생교육(continuing education) 유형의 과정이다. 가장 널리 알려진 단일 강의 모음 중 하나는 AMIA와 다수의 학술 파트너가 제공하는 10 × 10(“ten by

[2] https://www.amia.org/ahic.

[3] https://www.cahiim.org/accreditation/health-informatics

[4] https://www.himss.org/resources-certification/overview.

[5] https://www.ahima.org/certification-careers/certifications-overview/

[6] https://www.nlm.nih.gov/ep/GrantTrainInstitute.html.

[7] https://acgme-i.org/Specialties/Landing-Page/pfca- tid/38/Clinical-Informatics.

ten") 프로그램[8]이다. 모든 10 × 10 과정 중 최초이며 현재까지 최대 규모를 자랑하는 오레곤 보건과학대학교(Oregon Health & Science University)의 프로그램[9]은 2005년 이래로 2800명 이상이 수료하였다[22].

23.6 건강정보학 인력의 규정

의료 기관에는 많은 정보학 직무 및 직함과 IT 역할들이 존재한다. HIMSS는 이들 직책들[10]을 열거하고 설명했다. 그러나 정보학 직무에 대한 정의의 모호성은 해당 분야에서 누가 일하며 무엇을 하는지에 대한 혼란을 초래한다. 미국에서는 노동통계국(Bureau of Labor Statistics)이 표준직업분류(Standard Occupational Classification, SOC) 체계를 기반으로 인력에 관한 통계를 유지 관리한다. 대형 건강정보기술(health information technology, HIT) 커뮤니티의 많은 구성원들은 2018년 SOC 업데이트에 건강정보학 코드를 추가할 것을 요청했다[11]. 유감스럽게도 이 요청은 주목받지 못하였고, 건강정보학은 건강정보 분석가 및 의료등록 담당자(Health Information Analysts and Medical Registrars)의 범주로 묶였으며 해당 범주 아래서 "건강정보학 전문가"가 설명에 도움이 되는 실례[12]로 고려되었다. 건강정보학을 특정하는 SOC 코드의 부재로 인해 해당 인력이 명확하게 정의되지 않고 뚜렷하게 보이지 않는다. 이러한 비가시성은 호주 등의 다른 국가에서 주목받았다[23].

미국에서 이전에 사용하던 인력 데이터 출처 중 하나는 HIMSS 분석 데이터베이스(Analytics Database)[13]였는데, 건강정보학에 종사하는 이들의 상위집합인 대형 HIT 고용에 초점을 맞추었다. 주로 HIT 시스템 사용에 대한 의료기관 자가보고 자료의 출처인 HIMSS 분석 데이터베이스는 예전에는 전반적인 풀타임근무시간(full-time equivalent, FTE) 수준과 더불어 관리, 프로젝트 관리, 프로그래밍, 운영, 네트워크 관리, 사용자 상담 창구(help desk), PC 지원, 보안, 및 전자의무기록 지원과 같은 다양한 직무 범주들에 대한 FTE 수준 자료를 수집했다. 안타깝게도, 이러한 인력 데이터는 더 이상 유지되지 않는다.

HIMSS 분석 데이터베이스는 일부 인력 분석에 사용되었다. 2007년 데이터 분석에서는 미국 HIT 인력 규모가 약 108,390명으로 추정되었다[24]. 게다가, 의료기관 내 HIT 애플리케이션 수용 수준이 증가함에 따라 FTE의 양도 증가한 것으로 나타났다. 만약 수용 수준이 낮은 병원들이 임상의사 결정지원(clinical decision support, CDS) 및 처방 입력(order entry)과 같은 기능을 통합한 병원들과 같이 더 높은 수용 수준을 보이는 병원들의 병상당 FTE 수준에 도달한 경우 인력 규모가 149,174명까지 증가할 수 있다는 추정이 도출되었다. 이로 인해 인력 개발을 위한 자금 1억 1,800만 달러가 전국적으로 EHR 채택에 대한 보상을 제공하는 300억 달러 HITECH 법안(US$30B HITECH Act)에 포함되게 되었다[25].

2007년 데이터를 분석한 논문에서는 잘 알려진 EHR 수용의 주요 단계를 측정하는 0-7 단계의 척도인 HIMSS 분석 전자의무기록 수용 모델(Electronic Medical Record Adoption Model, EMRAM)[14]에 기반하여 HIT FTE 인력(staffing)을 특히 수용 수준과 관련하여 살펴보았다. 이것은 물론 HITECH 법안 이전에 이루어졌으며, 훨씬 더 적은 수의 병원과 건강시스템이 EHR을 도입하고 운영했던 시기였다. 또한 그 무렵 의료 IT의 혜택을 뒷받침하는 근거에 대한 최초의 체계적 문헌고찰이 발표되었는데, 의료 IT의 가치가 주로 CDS와 전산처방입력(computerized provider order entry, CPOE)의 사용으로부터 비롯되었음을 보여주었다[26]. 그에 따라 해당 논문에서는 근거 기반 혜택과 연관된 IT 사용 수준을 달성하기 위해 어떤 증가가 필요할 지에 특별히 중점을 두고 EMRAM 단계별로 의료 IT 인력의 수준을 살펴보았다.

만약 EHR 수용이 치료 향상의 근거에 의해 뒷받침되는 수준, 즉 EMRAM 4단계(CDS와 CPOE의 사용)로 증가하고 해당 병원의 병상당 FTE 비율(FTE/Bed ratio)은 동일하게 유지된다면, 인력 규모는 149,174명까지 성장해야 한다는 것이 해당 연구의 또 다른 결과이다. 다시 말해 의료 IT 인력의 규모를 40,784명만큼 늘릴 필요가 있었다는 뜻이다.

2007년부터 미국 내 EHR 수용 비율은 병원은 96%[15], 개원의 및 기타 의사들은 87%[16]까지로 대폭 증가했다. 2014년까지 미국 병원의 4분의 1이 EMRAM 6단계와 7단계에 도달했다. 2014년 데이터에 기반한 최신 연구는 EHR 도입 증가가

8 https://www.amia.org/amia10 × 10.

9 https://dmice.ohsu.edu/hersh/10 × 10.html.

10 https://www.himss.org/resources/health-information- and-technology-job-descriptions.

11 https://www.amia.org/sites/amia.org/files/ Recommendation-for-Health-Informatics-SOC-- Proposal-2014-07-21.pdf.

12 https://www.amia.org/news-and-publications/policy-news-washington-download/121817-government-equates-informatics-registrars-new-occupation.

13 https://www.himssanalytics.org/.

14 https://www.himssanalytics.org/emram.

15 https://dashboard.healthit.gov/evaluations/data-briefs/ non-federal-acute-care-hospital-ehr-adoption-2008-2015. php.

16 https://dashboard.healthit.gov/quickstats/pages/ physician-ehr-adoption-trends. php.

인력에 미치는 영향을 평가하였다[27]. 비록 2014년의 EMRAM 단계별 병상당 FTE 비율은 2007년과 유사하지만 (단, 2007년에는 달성한 병원이 없는 7단계 제외), 병원들이 4단계를 넘어 더 높은 EMRAM 단계로 발전했기 때문에 총인력의 규모는 2007년보다 증가했다. 2014년 데이터에 대한 연구는 만약 모든 병원이 6단계를 달성한다면 19,852만큼의 의료 IT FTE가 추가로 필요할 것으로 추정했다.

의료기관 내 정보학 분야의 리더십 역할도 명확하게 정의되어 있다. 종종 최고 건강정보 책임자(Chief Health Information Officer)라고도 불리는 최고 의료정보 책임자(Chief Medical Information Officer, CMIO)의 역할은 미국에서 오랜 시간에 걸쳐 확립되어 왔으며, 일반적으로 이러한 조직의 정보학 분야 의사 리더십 역할을 대표한다[28, 29]. 다른 최고 임상정보 책임자(Chief Clinical Information Officer, CCIO) 역할들도 등장하고 있다[30]. 최고 간호정보학 책임자(Chief Nursing Informatics Officer, CNIO) 또한 새롭게 등장하고 있으며 의료 기관에서 전략적인 직위로 알려져 있다[31].

23.7 결론 및 전망

건강정보학 전문가들은 개인건강, 의료, 연구, 공중보건을 개선하기 위해 정보를 적용하는 데 앞장서고 있다. 건강정보학의 효과적인 적용에서 중요한 측면은 자격증으로 입증된 역량을 갖춘 유능한 인력이다. 최근 연구들은 이러한 인력의 규모와 필수 지식 및 기술을 자세히 설명한다. 미래에는 점점 더 자격증이 고용의 필수 조건이 될 가능성이 높다.

생각해 볼 문제

01. 당신의 의료 조직이 주요 IT 이니셔티브를 착수하고 있다. 정보학, IT, 임상 및 행정 직원 중 어떤 구성원들에게 어떤 교육과 훈련이 가장 중요한가?

02. 조직의 임무 수행에 필수적인 주요 IT 시스템을 유지하는 데 있어서, 프로젝트 리더십 직원이 프로젝트 및 대형 조직에 지속적으로 참여하도록 하기 위해 가장 중요한 계속 교육과 전문성 개발은 무엇인가?

참고문헌

01. Hersh W. A stimulus to define informatics and health information technology. BMC Med Inform Decis Mak. 2009;9:24.

02. Fridsma DB. Health informatics: a required skill for 21st century clinicians. BMJ. 2018;362:k3043. https://doi.org/10.1136/bmj.k3043.

03. Hersh WR, Gorman PN, Biagioli FE, Mohan V, Gold JA, Mejicano GC. Beyond information retrieval and electronic health record use: competencies in clinical informatics for medical education. Adv Med Educ Pract. 2014;5:205–12.

04. Hersh W. The health information technology work- force: estimations of demands and a framework for requirements. Appl Clin Inform. 2010;1:197–212.

05. Gardner RM, Overhage JM, Steen EB, Munger BS, Holmes JH, Williamson JJ, Detmer DE, AMIA Board of Directors. Core content for the subspecialty of clinical informatics. J Am Med Inform Assoc. 2009;16:153–7.

06. Mantas J, Ammenwerth E, Demiris G, et al. Recommendations of the international medical informatics association (IMIA) on education in biomedical and health informatics. First revision. Methods Inf Med. 2010;49:105–20.

07. Kulikowski CA, Shortliffe EH, Currie LM, et al. AMIA Board white paper: definition of biomedical informatics and specification of core competencies for graduate education in the discipline. J Am Med Inform Assoc. 2012;19:931–8.

08. Valenta AL, Berner ES, Boren SA, et al. AMIA Board white paper: AMIA 2017 core competencies for applied health informatics education at the master's degree level. J Am Med Inform Assoc. 2018;25:1657–68.

09. Silverman HD, Steen EB, Carpenito JN, Ondrula CJ, Williamson JJ, Fridsma DB. Domains, tasks, and knowledge for clinical informatics subspecialty practice: results of a practice analysis. J Am Med Inform Assoc. 2019;26:586–93.

10. Gadd CS, Steen EB, Caro CM, Greenberg S, Williamson JJ, Fridsma DB. Domains, tasks, and knowledge for health informatics practice: results of a practice analysis. J Am Med Inform Assoc. 2020;27:845–52.

11. Gadd CS, Williamson JJ, Steen EB, et al. Eligibility requirements for advanced health informatics certification. J Am Med Inform Assoc. 2016;23:851–4.

12. Gadd CS, Williamson JJ, Steen EB, Fridsma DB. Creating advanced health informatics certification. J Am Med Inform Assoc. 2016;23:848–50.

13. Detmer DE, Shortliffe EH. Clinical informatics: prospects for a new medical subspecialty. JAMA. 2014;311:2067–8.

14. Desai S, Mostaghimi A, Nambudiri VE. Clinical informatics subspecialists: characterizing a novel evolving workforce. J Am Med Inform Assoc. 2020;27:1711–5.

15. Berner ES, editor. Informatics education in health- care: lessons learned. 2nd ed. London: Springer; 2020. https://doi.org/10.1007/978-3-030-53813-2.

16. Braude RM. A descriptive analysis of National Library of Medicine-funded medical informatics training pro- grams and the career choices of their graduates. Med Decis Making. 1991;11:33–7.

17. Longhurst CA, Pageler NM, Palma JP, Finnell JT, Levy BP, Yackel TR, Mohan V, Hersh WR. Early experiences of accredited clinical informatics fellow- ships. J Am Med Inform Assoc. 2016;23:829–34.

18. Palma JP, Hron JD, Luberti AA. Early experiences with combined fellowship training in clinical informatics. J Am Med Inform Assoc. 2020;27:788–92.

19. Kannry J, Smith J, Mohan V, Levy B, Finnell J, Lehmann CU, Group-AMIA on behalf of the CIPD. Policy statement on clinical informatics fellowships and the future of informatics-driven medicine. Appl Clin Inform. 2020;11:710–3.
20. Subash M, Sakumoto M, Bass J, et al. The emerging role of clinical informatics fellows in service learning during the COVID-19 pandemic. J Am Med Inform Assoc. 2021;28(3):487–93. https://doi.org/10.1093/ jamia/ocaa241.
21. Cox SM, Johnson SB, Shiu E, Boren S. The national landscape of culminating experiences in master's programs in health and biomedical informatics. J Am Med Inform Assoc. 2021;28(4):856–61. https://doi. org/10.1093/jamia/ocaa348.
22. Hersh W, Williamson J. Educating 10,000 informaticians by 2010: the AMIA 10x10 program. Int J Med Inf. 2007;76:377–82.
23. Martin-Sanchez F, Gray K. Recognition of health informatics in Australian standard classifications for research, occupation and education. Stud Health Technol Inform. 2014;204:92–7.
24. Hersh W, Wright A. What workforce is needed to implement the health information technology agenda? Analysis from the HIMSS analytics database. In: AMIA annual symposium proceedings/ AMIA symposium. 2008. p. 303–7.
25. Hersh W. A retrospective on the HITECH workforce development program. Health IT Buzz; 2014.
26. Choudhry NK, Fletcher RH, Soumerai SB. Systematic review: the relationship between clinical experience and quality of health care. Ann Intern Med. 2005;142:260–73.
27. Hersh WR, Boone KW, Totten AM. Characteristics of the healthcare information technology workforce in the HITECH era: underestimated in size, still growing, and adapting to advanced uses. JAMIA Open. 2018;1:188–94.
28. Leviss J, Kremsdorf R, Mohaideen MF. The CMIO--a new leader for health systems. J Am Med Inform Assoc. 2006;13:573–8.
29. Rydell RL, Landa HM. The CMIO survival guide: a handbook for chief medical information officers and those who hire them, second edition. 2nd ed. Boca Raton: Productivity Press; 2018.
30. Kannry J, Sengstack P, Thyvalikakath TP, Poikonen J, Middleton B, Payne T, Lehmann CU. The chief clinical informatics officer (CCIO): AMIA task force report on CCIO knowledge, education, and skillset requirements. Appl Clin Inform. 2016;7:143–76.
31. Jackson T. From tactician to strategist: the evolving role of the CNIO. 2019. healthsystemcio.com.

CHAPTER 24

보건정보학에서 다중 전문직 훈련에 대한 새로운 비전 등장의 필요성

Emerging Need for a New Vision of Multi-Interprofessional Training in Health Informatics

지은이 Gabriela Mustata Wilson, Patricia Hinton Walker, and Marion J. Ball
옮긴이 손명희

요약 ABSTRACT

이 장에서는 기술에 의해 주도되는 미래의 의료 교육, 의료 제공/실무, 그리고 미래 과학에 대한 다양한 '미래 전망'을 제공한다. 현재의 전문직 간 교육시스템은 지속적으로 성장하고 개선되고 있지만, 급변하는 환경 속에서 앞으로는 진료와 교육에서 새로운 모델이 요구될 것이다. 이 장에서는 급변하는 미래에 대비하기 위해 텍사스 대학교의 알링턴 캠퍼스의 보건정보학을 위한 다중 전문직 간 협력 센터(Multi-Interprofessional Center for Health Informatics)의 선구적인 비전을 조명하고자 한다. 예상되는 미래는 다음과 같다. (1) 개인/환자 중심의 모바일 헬스 기기 사용 및 통합 증가; (2) 원격의료 및 다른 원격 기반 중재(건강 코칭 포함) 증가; (3) 인공지능(A.I.)의 긍정적 영향; (4) 개인, 기업, 및 의료 기관의 비용 절감과 비용 효율성 향상에 대한 관심; 그리고 (5) 이들은 개인, 전문직 및 시스템 중재의 결과와 만족도에 영향을 미칠 것이다. 개인/환자, 제공자, 그리고 기술의 상호작용이 개인, 그룹/커뮤니티 및 시스템 수준에서 점점 더 중요한 역할을 하는 의료 제공 환경에서, 이러한 변화에 맞추어 교육 시스템을 계획하는 것이 중요하다. 따라서 이 장의 저자들은 새로운 다중 전문직 간 교육 시스템의 필요성을 인식하고, 미래에는 보다 복잡한 다중 전문직 간 협력 기반의 의료 제공 시스템을 구축하기 위한 기초를 마련할 것을 제안한다.

키워드 KEYWORDS

- 전문직 간 협력
- 다중 전문직 간 협력
- 보건정보학
- 전문직 간 교육
- 다중 전문직 간 교육

학습 목표 LEARNING OBJECTIVES

- 현재와 미래의 의료 시스템의 필요성에 대해 논의한다.
- 보건정보학과 다중 전문직 간 교육을 정의한다.
- 보건정보학에서 전통적인 전문직 간 교육과 다중 전문직 간 훈련의 속성을 설명한다.
- 의료 환경에서 다중 전문직 간 협력의 이점과 장애 요소를 설명한다.
- 다중 전문직 간 팀 내에서 보건정보 전문가의 역할을 설명한다.

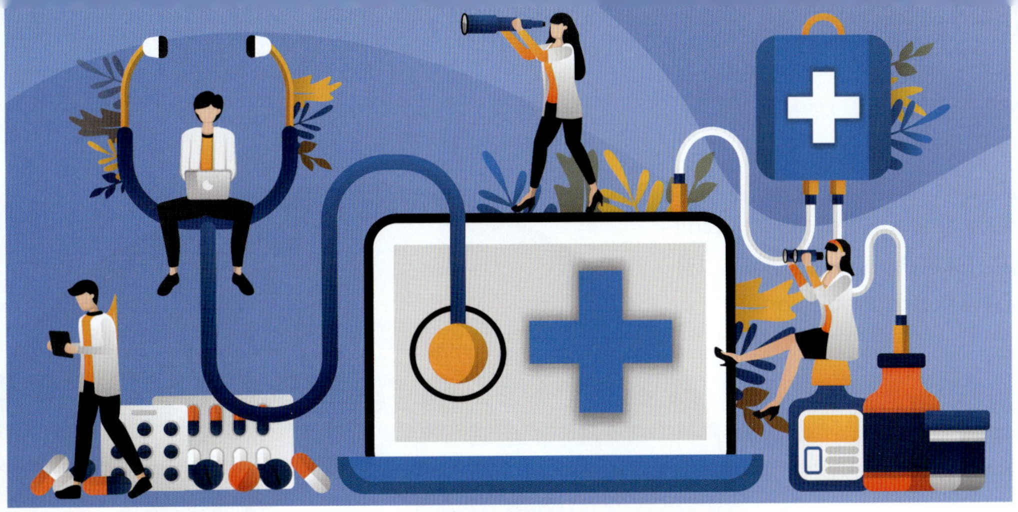

24.1 현재와 미래의 의료 시스템의 필요성

우리는 사물인터넷(internet of things, IoT)을 기반으로 하는 모바일 컴퓨팅에서부터 빅데이터와 인공지능(Artificial Intelligence, AI)을 통합하는 로봇 공학에 이르기까지 다양한 기술로 자동화되고 발전된 디지털세계에 살고 있다. 우리의 의료시스템은 전통적으로 임상에서 의료진이 환자와 상호작용하는 환경(예: 외래 진료실, 응급실, 중환자실 등)에서 수집되는 데이터에 의존하고 있고, 환자가 질병이나 증상을 호소했을 때 이에 대응하는 사후적 치료에 중점을 둔 '질병 치료' 모델로 설계되어 있다. 이러한 데이터는 종종 기관 또는 의료 시스템의 기록에 국한되며, 종이 기록과 전자의무기록(EMR) 시스템 등에 분산되어 있어 상호운용성이 부족하다. 환자가 집에서 자신의 데이터(예: 혈압, 혈당, 증상 모음 등)를 꾸준히 측정하고 기록하더라도 이러한 정보를 의료진에게 전송하고 공유하는 것은 여전히 어려운 경우가 많다. 이러한 개인의 데이터는 의료진이 환자가 응급 상황(예: 가슴 통증, 뇌졸중 또는 말기 암)으로 내원할 때까지 기다리는 사후 대응 방식으로 운영된다. 그 결과, 미국은 다른 나라들보다 두 배의 의료비를 지출하면서도 대부분의 인구 건강 지표에서 다른 나라에 비해 미흡한 수준이다. 이러한 격차는 코로나19 팬데믹 동안 더욱 악화되었다. 연구부터 병원, 의원, 가정에 이르기까지 보건 및 공중보건 전반에 미친 팬데믹의 영향은 지역 사회, 국가 및 글로벌 수준에서의 더 나은 도구와 더 나은 협력이 필요함을 보여주었다. 전통적인 의료 시스템은 원격의료 서비스의 급속한 확장에도 불구하고 엄청난 수의 환자로 인해 과부하가 걸렸고 상당한 매출 손실을 입었다. 이러한 환경에서 살아남고 "넥스트 노멀"에 더 잘 대비하려면 의료 서비스 제공 방식을 개선할 수 있는 혁신적인 접근 방식이 필요하다. 이는 시민과 개인/환자를 연결된 의료 생태계의 핵심에 놓아야만 달성할 수 있다(그림 24.1 참조), 개인 건강 및 웰니스 데이터(질병 치료 중심의 데이터와 대비됨), 환자 가정 모니터링 데이터, 빠른 가정 및 클리닉 진단 검사 데이터, 소셜 미디어, 공중보건 및 인구 건강을 포함한 지역 사회의 건강, 학교 및 캠퍼스 기반 클리닉, 그리고 새로운 맥락에서의 사회적 건강 결정 요인(social determinants of health, SDOH) 데이터, 사물인터넷(IoT) 등과 같은 건강 정보를 다중 데이터 스트림에서 실시간으로 추출할 수 있어야 한다.

코로나19 팬데믹의 영향으로 사전 **예방적**인 운영이 아닌 사후 **대응적**으로 운영되고 있는 우리 의료 시스템 내의 공백이 드러났다. 팬데믹에 대한 우리의 즉각적인 대응은 병원에 충분한 병상, 인공호흡기, 개인 보호 장비(PPE)를 확보하여 코로나19 환자의 급증에 대비하는 것이었다. 이러한 조치는 치료가 필요한 환자들에게는 필수적이었다. 하지만 이와 동시에 바이러스 확산의 원인을 이해하고, 위험에 처한 지역 사회를 식별하며, 시민과 건강 정보를 공유하고, 지역 사회 차원에서 바이러스 확산을 막기 위한 건강 교육을 촉진하는 것도 중요한 것들이었다. 팬데믹이 취약 계층과 소외된 계층에 미친 불균형적인 영향은 이러한 위기를 해결하기 위해 보건 기관, 지역 사회, 지역 보건 센터, 학술 기관 및 산업 간의 협력의 필요성을 보여주었다. 이러한 조치와 다중 전문직 간 협력을 포함한 협력적 접근 방식을 통해서만 현재 우리가 직면한 도전에 효과적으로 대응할 수 있으며, 사후 대응형 모델에서 사전 예방적 의료 모델로 전환할 수 있을 것이다.

동시에, 코로나19 대응 초기 단계에서 의료 서비스 제공의 주축이 된 원격의료 및 원격진료 기능은 병원 외 환경 뿐만 아니라 중환자를 포함한 특정 환자들의 직접적인 의료 감독과 관리를 위해 계속해서 사용될 것이다[1]. 많은 학교와 고등 교육 기관이 온라인 학습을 수용한 것처럼, 건강 관리를 받거나 추적 검사를 원하는 사람들도 편안하게 집에서 빠른 진단을 위해 전문의와의 가상진료를 요청하게 될 것이다[2]. 마찬가지로, 웨어러블 기기 및 기타 디지털 건강 기술은 입원이 필요하지 않지만 여전히 면밀한 의료 모니터링이 필요한 사람들을 집에서 지원할 수 있는 잠재력을 가지고 있다[1]. 앞으

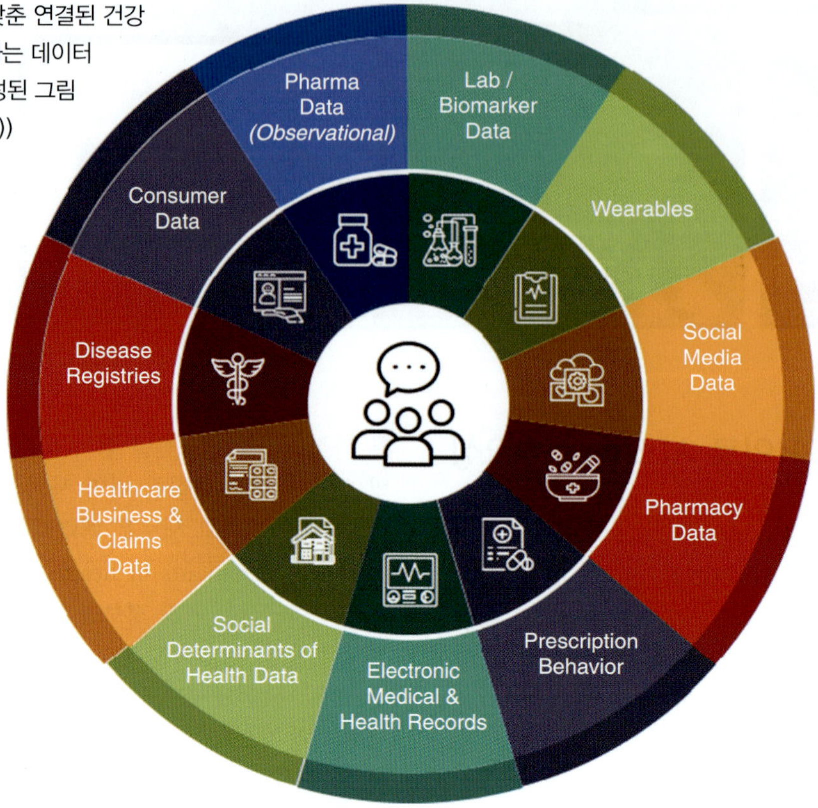

그림 24.1 개인에 초점을 맞춘 연결된 건강 생태계 및 이 시스템에 기여하는 데이터 흐름. (Sketchbubble로 생성된 그림 (www.sketchbubble.com))

로의 도전 과제는 데이터 통합과 원격의료 데이터 및 시스템의 보안과 개인정보 보호 문제를 해결하는 것이다. 최근 미국 식품의약국(FDA)이 혈당 추적과 심방세동 관련 기술 등 일부 모바일 헬스(mHealth) 기술을 승인하였고, 이러한 기술은 이미 일부 원격진료시스템에 통합되어 있다. 또한, 앞으로 더 많은 시스템에 대한 미국식품의약국의 승인이 이루어지면, 만성 질환 관리를 위한 '모바일 헬스 모니터링'은 더욱 개선될 것으로 예상된다.

코로나19 팬데믹은 보건의료 시스템의 취약점을 드러냈으며, 이에 대응하기 위해 빠르게 디지털 기술이 발전하고 데이터가 통합되었다. 이를 기반으로 현재와 미래의 보건의료 인력은 인구의 고령화, 더 나은 치료 조정, 건강 행동 증진, 국민의 자기관리와 같은 남은 과제에 대비해야 한다. 또한 디지털 및 건강 문해력, 그리고 건강 정보 교환, 데이터 공유, 다양한 데이터 스트림에 접근할 수 있는 유연한 기술 플랫폼의 관점에서 보건정보 기술을 이해하는 것도 중요하다. 이러한 모든 요소는 개인/기업 및 지역 사회 차원에서 건강 관련 비용을 추적하여 더 나은 건강결과를 도출하는 데 기여한다. 그림

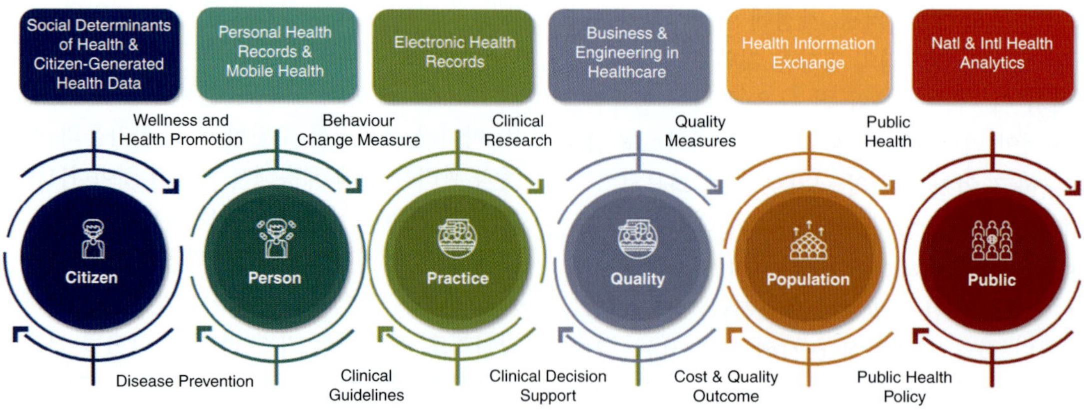

그림 24.2 건강 IT 생태계의 비전 (Sketchbubble로 생성된 그림 (www.sketchbubble.com))

24.2에서 볼 수 있듯이, **다중 전문직** 간 협력적 접근 방식은 개인/환자/가족의 참여를 강화하여 '의료 비즈니스'에서 '지역 사회를 위한 서비스'로의 전환을 가능하게 한다.

이러한 과제들은 큰 도전이지만, 다음과 같은 노력을 통해 가능하다.

1. 건강한 생활 습관과 건강 행동 변화에 중점을 두고 개인의 건강, 웰니스, 회복력을 증진하며 효과적인 스트레스 관리에 힘쓴다.
2. 개인의 행동 변화와 지역 사회의 참여를 통해 질병 예방에 중점을 두고, 이를 가능하게 하는 도구를 생활과 학습의 모든 측면에 도입한다.
3. 보건의료 전문가들의 일상적인 업무를 지원할 수 있도록, 직관적이고 사용자 친화적이며 유연한 보건 정보 시스템을 구축한다. 이러한 보건정보학 시스템은 재난이나 비상 상황 발생 시 필요한 대규모 데이터를 처리하고 기능과 용량을 자동으로 확장할 수 있도록 한다.
4. 공중보건 및 집단 건강 연구를 창의적으로 설계하여 실행하고, 기존 자원을 최대한 활용하고 역량을 강화한다.
5. 기존 지식을 바탕으로 지역, 국가, 글로벌 조직 전반에서 다학제적이고 다중 전문직 간의 커뮤니티 참여를 촉진한다.

연구, 교육 및 학습 전략은 **다중 전문직 간** 관점을 통합하여 서비스에 대한 공평한 접근성과 지역 사회의 참여를 촉진해야 한다. 미래의 보건 전문가들이 연결된 보건의료생태계의 더 나은 미래를 만들기 위해서는 학교, 도서관, 종교 기반 조직, 지역보건기관 및 산업계와의 강력한 협력이 필수적이다.

24.2 보건정보학과 다중 전문직 간 교육

24.2.1 보건정보학이란 무엇인가?

보건정보학이 학문 분야로 표준화되기 시작한 1960년대 이후로 다양한 정의가 제시되었다[4-6]. 주목할 만한 정의 중 하나는, 보건정보학을 데이터 과학, 건강정보기술, 건강 정보 관리, 데이터 분석의 교차점에 있는 발전하는 학문으로 설명하며, 이론을 실무에 적용할 수 있는 기술을 통해 건강과 의료를 개선하는 데 중점을 둔다고 한다[7]. 간단히 말하면, **보건정보학**은 의료 **데이터**를 **정보**로 통합하고, 이를 바탕으로 **지식**을 도출하며 **지혜**를 창출하는 학문이다.

방대한 양의 데이터 생성과 기술 및 혁신의 확대로 인해 보건정보학은 보건의료의 필수적인 부분이 되었으며, 의료 과학, 컴퓨터 과학, 정보 과학, 인지 과학을 결합하여 궁극적으로 사회의 건강과 웰빙을 증진하고, 경제적 기능을 향상시키는 것을 목표로 한다. 보건정보학은 의학, 간호, 약학, 인구 및 공중보건, 사회복지, 치의학, 도서관학, 공학, 작업 치료 및 물리 치료, 비즈니스 분야, 그리고 건강 행동 과학 및 행동 변화를 다루는 심리학자, 사회복지사, 건강 코치 등 다양한 분야의 학자들과 숙련된 실무자들이 협력함으로써 이러한 필요를 충족할 수 있다(그림 24.3).

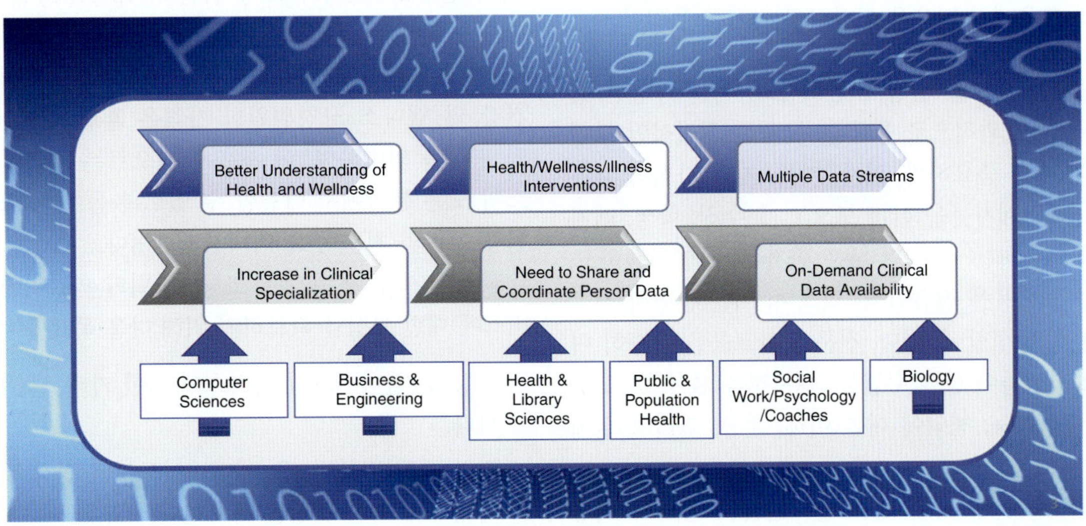

그림 24.3 건강/웰니스/질병 관련 건강정보학 데이터 통합

24.2.2 다중 전문직 간 교육이란 무엇인가?

다중 전문직 간 교육을 정의하기 위해서는 먼저 전문직 간 교육이 무엇을 의미하는지 이해하고, 이 교육 방식이 제공하는 역사적 강점을 바탕으로 해야 한다. 대부분의 의료 전문가들이 알고 있듯이, 전문직 간 교육은 두 개 이상의 전문 분야가 협력적이고 상호작용적인 학습에 참여하는 훈련이나 교육을 의미한다. 전문직 간 교육의 가장 일반적으로 사용되는 정의는 세계보건기구(WHO)에서 제시한 것으로, "*전문직 간 교육은 두 개 이상의 직종에 속한 학생들이 서로에 대해 배우고, 서로로부터 배우며, 함께 배워 효과적인 협력을 가능하게 하고 건강 결과를 개선하는 것*"이라고 설명한다[8].

보건 제도 개혁과 인구 증가로 인해, 양질의 의료를 제공하기 위한 실무 환경이 빠르게 변화하며, 이는 모든 전문가가 다른 분야의 전문가와 협력할 수 있는 능력을 갖추는 것을 요구하고 있다. 시장에서는 직종별 전문 기술뿐만 아니라 협업 능력도 요구되며, 교육자들에게는 학생들이 현장에서 다양한 전문직과 소통하고 협력할 수 있는 역량을 기를 수 있도록 교육할 필요성이 강조되고 있다. 지금도 여전히 미국과 다른 나라에서는 보건 전문직 교육과 의료 제공 사이에 상당히 큰 격차가 존재한다. 모든 의료 시스템의 목표는 교육과 의료 제공을 함께 변화시킬 수 있도록 깊이 연결되고 통합된 학습 시스템을 구축함으로써 이 격차를 해소하는 것이다. 전통적인 전문직 간 실무와 교육 시스템의 통합을 통해 우리는 다음과 같은 목표를 달성할 수 있다:

- 개인, 가족, 지역 사회, 학습자들의 경험의 질을 동시에 향상한다.
- 건강 지표를 달성하고 교육을 개선하는 데 함께 책임을 진다.
- 의료 제공과 교육에서 비용을 절감하고 가치를 높인다.

지금까지의 근거와 실무를 면밀히 검토하고, 이를 다양한 임상 및 학습 환경에 효과적으로 통합할 수 있는 실질적인 모델을 만드는 것이 매우 중요하다. 환자, 가족, 지역 사회와 같은 매우 다양한 이해관계자들을 한데 모으고, 교수진, 학생, 레지던트들을 팀에 포함하는 것은 더 나은 환자 경험을 창출하고, 건강을 개선하며, 비용을 절감할 수 있으며, 이는 분명히 전문직 간교육을 통해 달성할 수 있다. 전문직 간교육은 단순히 여러 프로그램의 학생들이 함께 수업을 듣는 것을 넘어, 의료 팀 구성원들의 역할, 재능, 책임에 대한 이해, 존중, 그리고 실제 적용을 촉진한다.

의료 발전으로 인해 이제 개별 의료인들이 혼자서 최상의 의료를 제공하기 위해 필요한 지식과 기술을 유지하는 것이 사실상 불가능해졌다. 만성질환의 증가로 여러 전문직 간의 치료 조정이 필요해지면서, 효과적인 환자 중심 의료를 제공하기 위한 전문직 간 접근의 필요성이 대두되었다. 이러한 필요성을 인식하여, 주요 전문 기관의 인증 기준과 지침에 이제 전문직 간교육이 인증의 표준으로 통합되고 있다. 의학(정통 의학과 정골 의학), 간호, 치의학, 약학, 공중보건을 대표하는 여섯 개의 조직이 협력하여 팀 기반의 환자 치료를 통해 인구 건강 결과를 개선할 미래의 보건 전문가들을 위한 교육 체계를 구축하기 위한 협력을 시작했다. 이들 조직은 전문직 간 교육 및 실무 협력(IPECP)으로 알려져 있으며, 2011년 5월에 전문직 간 교육과 실무를 위한 국가 핵심 역량을 개발해 발표했다[9]. 2016년에는 전문직 간교육 협력 실무가 9개의 새로운 기관 회원을 맞이하여 전문직 대표를 15명으로 확장했고, 그 결과 트리플 에임(Triple Aim) 요구사항(예: 환자 진료 경험 개선, 인구 건강 증진, 1인당 의료 비용 절감)을 충족하기 위해 전문직 간 교육 및 실무 협력의 역량을 업데이트했다.

다중 전문직 간 접근은 단순히 보건 전문가들이 협력하는 것을 넘어, 서비스를 통합하고 팀워크 개념을 활용하며, 집단 의사결정을 통합하고, 변화를 촉진한다[11-14]. 이 접근 방식은 여러 전문직과 분야의 강점과 지식을 바탕으로 하며, 개인의 건강, 웰빙, 그리고 인구 건강에 중점을 둔 팀 기반 접근을 포함한다.

또한, 건강한 생활 습관 관리, 예방, 그리고 만성질환의 가정 내 모니터링에 중점을 둔 모바일 헬스(mHealth)의 활용이 확대될 것으로 예상되며, 건강 코칭에 대한 국내외 관심이 증가하고 있다. 현재까지 5,000명 이상의 건강 및 웰니스 코치가 '국가 건강 및 웰니스 코칭 위원회(NBHWC)'를 통해 국가 인증을 받았다. 이 위원회는 2016년부터 국가 의학 시험 위원회와 협력하여 견고한 자격시험을 개발하고 제공해 왔다. 국가 건강 및 웰니스 코칭위원회 자격은 훈련, 교육, 코칭 전문성의 평가를 의미하며, 이 새롭게 떠오르는 직업이 의료와 웰니스의 모든 분야에서 발전할 수 있도록 돕는다. 아래는 이 국가 인증 기관의 최근 주요 이니셔티브이다.

국가 건강 및 웰니스 코칭위원회의 의료위원회는 코칭 서비스에 대한 보상을 확보하기 위해 다음 목표를 추진하고 있다:

- 건강 및 웰니스코칭 서비스에 대한 카테고리 I 코드를 확립한다.
- 건강 계획(지불자) 및 메디케어로부터 건강 및 웰니스 코칭 서비스에 대한 보상을 확보한다.

- 기존 의료 수가 코드 및 새로운 코드를 활용하여 건강 및 웰니스코치를 의료 팀에 통합하려는 대형 의료 시스템과 협력하고, 코칭 워크플로, 의뢰, 결과 데이터 수집에 협력한다.
- 질병통제예방센터와 협력하여 임상 환경에서 당뇨병 예방 프로젝트를 발전시킨다.
- 필요할 경우 행정, 컨설팅, 법률 자문을 확보한다[15].

24.3 보건정보학에서 전통적인 전문직 간 훈련과 다중 전문직 간 훈련의 특성

24.3.1 보건정보학에서의 전문직 간 훈련과 교육

2009년 여섯 개의 국가 보건의료 전문직 교육 협회가 "미래의 보건 전문가들이 팀 기반 환자 진료를 강화하고 건강 결과를 개선할 수 있도록, 전문직 간 학습 경험을 증진하고 발전시키기 위한 노력을 촉진하고 장려"하기 위해 전문직 간 교육협력체를 결성했다.

전문직 간 교육협력체는 더 균형 잡힌 교육을 제공하고 팀의 일원으로서 전문직 간 협력에 필요한 네 가지 핵심 역량을 정립했다.

첫 번째 역량: **전문직 간 실무를 위한 가치·윤리**: 다른 직종의 구성원들과 함께 상호 존중과 공유된 가치를 유지할 수 있는 환경을 조성하며 협력한다.

두 번째 역량: **역할과 책임**: 자신의 역할과 다른 직종의 역할에 대한 지식을 활용하여 환자의 건강 관리 요구를 적절히 평가하고 해결하며, 인구 건강을 증진시키고 발전시킨다.

세 번째 역량: **전문직 간 의사소통**: 환자, 가족, 지역 사회, 그리고 보건 및 기타 분야의 전문가들과 책임감 있고 적절하게 대응할 수 있게 의사소통하여 팀 기반의 건강 증진, 유지, 질병 예방 및 치료를 지원한다.

네 번째 역량: **팀과 팀워크**: 관계 구축 가치와 팀 역학 원칙을 적용하여 다양한 팀 역할에서 효과적으로 수행하고, 안전하고, 신속하며, 효율적이고, 효과적이며 공정한 환자와 인구 중심의 치료 및 인구 건강 프로그램과 정책을 계획, 제공, 평가한다.

보건정보학은 표준화된 절차 개발, 의사소통 개선, 성과 지표 평가, 책임성 확립, 강력한 의료 조정 등을 통해 의료 서비스를 크게 향상시킬 수 있다[16]. 따라서 더 건강한 생활 방식의 인센티브와 개인의 만성질환 관리를 강화하기 위해 확장된 교육 프로그램과 새로운 역량 개발이 필요하며, 새로운 가치 기반 지불 모델을 가능하게 하는 데이터 인프라가 필수적이다.

학술 기관들은 이러한 요구를 해결하기 위해 변화를 지원하고 더 높은 교육 기준에 대한 수요를 충족하는 새로운 프로그램을 만들기 시작했다. 이러한 프로그램에는 정보 과학, 임상 및 건강 관련 용어, 데이터 분석 및 관리, 의사소통 기술에 대한 지식이 포함되어야 한다. 왜냐하면 환자 치료는 본질적으로 전문직 간 협력으로 이루어지기 때문이다[17]. 그림 24.4에 나타난 바와 같이, 보건정보학에서의 전통적인 전문직 간 교육은 보건의료 전공 학생들이 *정보학을 활용한 협력적 팀 환경*에서 함께 학습하며 환자를 치료하는 방법을 준비시키는 중요한 접근 방식이다[18]. 이 교육의 전제는 전문직 간 교육을 통해 학습이 이루어지면 보건 정보 기술역량이 습득되고, 치료가 개선된다는 것이다[19-21].

보건정보학을 기반으로 한 역량 중심의 교육과 훈련은 환자 안전을 향상시키고, 의료 및 공중보건에 영향을 미칠 협력적 전문직 간 연구 및 실무 이니셔티브를 촉진하기 위해 필수적이다. 학술 교육의 초기 단계에서부터 보건정보학 역량을 통합하면, 실시간 실습 기회를 제공하여 미래의 인력을 양성하고, 이를 통해 협력적 환자 중심 치료와 건강 결과를 개선할 수 있다[22-25].

24.3.2 다중 전문직 간 훈련과 교육

앞서 언급했듯이, 기술 발전을 통해 개인 및 인구 수준에서 상당한 건강 개선이 이루어졌음에도 불구하고, 여전히 건강 불평등을 경험하는 인종 및 민족 소수자 등 일부 인구 집단에서 질병 부담이 불균형하고 심각하게 나타난다. 또한, 기술에 접근하고 이를 다룰 수 있는 디지털 문해력을 가진 사람들과 그렇지 못한 사람들 간에 디지털 격차가 존재한다. 이는 기존의 건강 불평등과 격차를 더욱 심화시키며, 사회적 건강 결정 요인에도 영향을 미친다. 모든 수준에서 시민들을 참여시키고, 의료 제공자와 의료 기관을 포함하여 개인과 지역 사회를 참여시키고 권한을 부여하며 동기 부여하는 기술과 제품을 개발하는 것은 지속 가능한 건강 증진 활동과 중재를 향한 명확한 경로를 제공하며, 이를 통해 건강, 의료 서비스 제공, 그리고 건강 불평등의 해소가 이루어진다. 미래의 기술은 경제적 부담이 적고, 안전하며, 문화적으로 민감해야 하며, 특히 인종 및 민족 소수자와 건강 격차를 겪는 인구의 의료 서비스 질을 개선해야 한다.

결과적으로, 새롭게 제안된 **다중 전문직 간** 맥락에서의 훈련과 교육은 우리 건강 시스템의 미래에 매우 중요하며, 상

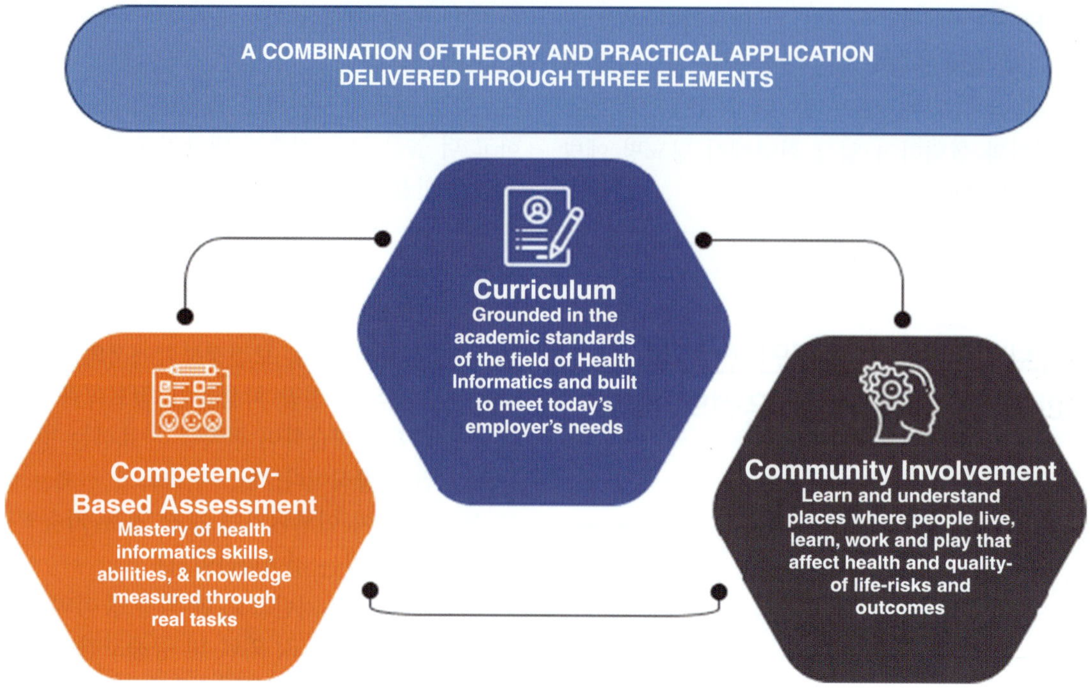

그림 24.4 건강정보학 전문직 간 교육 모델 (Sketchbubble로 생성된 그림 (www.sketchbubble.com))

호 연결된 건강 생태계를 구축하기 위해 학습과 연구 방식에 변화가 필요하다. 앞서 언급한 모든 학문 분야는 실행 과학(Implementation Science), 발달 과학(Developmental Science), 지역 사회 기반 참여 연구(Community-based Participatory Research), 시민 과학(Citizen Science), 그리고 결과 연구(Outcomes Research)의 모델을 개발하는 신진 과학자들에게 중요한 역할을 하게 될 것이다. 따라서 **다중 전문직 간 교육과 훈련**의 목표는 학습자들에게 복잡한 문제를 해결하고 한 직종의 범위를 넘어서는 문제를 다룰 수 있는 지식, 기술, 태도, 가치를 심어주어 시스템 기반의 전체론적 의사결정을 가르치는 것이다.

텍사스 대학교 알링턴의 보건정보학 다중 전문직 간 협력센터는, 초기 계획의 일환으로 플랫폼 전반에서 학습, 연구, 아이디어 인큐베이션, 혁신 육성, 외부 참여를 포함한 다중 전문직 간 학습 모델을 위한 프레임워크 기반 접근 방식을 고안했다. 이 접근 방식은 다양한 분야의 협력을 통해 학습과 연구를 통합하고, 새로운 아이디어와 혁신을 촉진하며 외부 참여를 강화한다. 이를 통해 다중 전문직 간 협력을 지원하여 차세대 보건 전문가들이 21세기의 도전에 대응할 수 있도록 준비시키며, 질병 치료 중심에서 벗어나 건강 증진과 삶의 질 향상을 목표로 한 전환을 촉진한다.

24.4 의료 환경에서 다중 전문직 간 협력의 이점과 도전 과제

24.4.1 전문직 간 협력의 이점

의료 오류의 주요 원인들(예: 비효율적인 의사소통, 팀워크 부족, 보건정보학 역량 부족)[26-29]은 의료 환경에서 다중 전문직 간 팀의 필요성을 부각시켰다. 직종 간 경쟁, 각 직종의 역할에 대한 이해 부족, 그리고 부정적인 고정관념은 의료에서 팀워크를 방해하는 요소들이다[30]. 따라서 분절되고 단절된 진료를 개선하는 것이 매우 중요하며, 연구에 따르면 팀 협력과 의사소통이 환자의 치료결과를 개선하는 데 필수적이다[31].

각 전문 분야의 종사자는 고유한 역할, 기술, 책임을 가지며, 이를 통해 환자 관리를 보다 효율적으로 할 수 있다. 그러나 앞서 언급했듯이, 의료 전문가들이 다른 전문분야와 협력하지 않으면 개인, 환자, 서비스 이용자에게 제대로 된 이익을 줄 수 없다. 전문직 간 협력의 이점은 의료 오류 감소, 의료 비용 절감, 그리고 직종 간 관계 개선을 포함한다. 하지만 이러한 기술들만으로는 충분하지 않다. 각 개인과 인구의 건강에 영향을 미치는 요인들이 의료 시스템 밖에도 존재하기 때문이다. 현재와 미래의 보건 전문분야 종사자를 훈련시키는 중요한 요소는 사회적 건강 결정 요인(Social Determinants of Health, SDOH)과 의료 시스템 내부뿐만 아니라, 인구 전체에서 발생하는 디지털 격차의 중요성을 이해하는 것이다. 이러한 기술은 학업 과정 중에 미리 배워야 하며, 졸업 후나 실제 의료 환경에서 일을 시작한 후에 배우기에는 늦다. 학습자들이 직종이나 전공에 상관없이 서로 협력하는 법을 이해하게 되면, 그들은 다중 전문직 간 팀의 일원으로서 업무에 준비가 되었다고 할 수 있다. 이는 의료 시스템을 강화하는 중요한 단계이며, 모두가 개인의 건강 증진에 기여할 수 있는 발판이 된다.

24.4.2 전문직 간 협력의 도전 과제

문헌에서 전통적인 전문직 간 교육(IPE) 활동을 지지하고 있지만, 해결할 과제는 남아있다. 즉, 의료 시스템은 사람, 프로세스, 그리고 정보를 통합하도록 설계되지 않았다[32]. 현대 보건의료는 다양한 전문 분야 구성원 간의 팀워크뿐만 아니라 정보학 역량도 필요로 한다. 또한, 개인의 건강에 기여할 수 있는 사회적 및 경제적 데이터를 통합할 수 있어야 한다. 기술이 의료 서비스 제공 시스템의 중요한 부분이 된 것은 의심의 여지가 없다. 정보 기술을 의료 환경에서 사용하면 환자 안전, 의료 서비스의 질, 효율성, 데이터 수집이 개선되고 비용 절감에도 기여한다는 것이 입증되었다. 병원 시스템은 전자건강기록(EHR)을 성공적으로 도입했지만, 이 시스템을 사용하는 데 따른 어려움과 협력적 진료에 미치는 영향에 대한 보고가 여전히 계속되고 있다[33, 34]. 특히, 빠르게 발전하는 기술에 어떻게 적응할 것인지가 중요한 과제로 대두되고 있다. 의료 산업은 웨어러블 센서 데이터, 스마트폰 앱, 기존 통신, 인공지능 및 데이터 보안을 통합할 수 있는 기술의 발전으로 과거보다 훨씬 더 낮은 비용으로 더 많은 사람들게에게 영향을 미칠 수 있게 되었다. 의료 기관들은 인공지능 방법론과 소프트웨어에 대한 지식을 가진 전문가뿐만 아니라 관련 건강 문제에 대한 지식을 가진 다양한 직종의 전문가를 고용하거나 유지해야 할 필요가 있다. **보건정보학에 대한 다중 전문직 간 접근**을 통합한 교육 모델이 이러한 문제를 해결하는 데 필수적이다.

24.5 다중 전문직 간 팀 내 보건 정보 전문가의 역할

각 전문분야는 고유한 역할, 기술, 책임을 가지고 있어 환자 관리를 효율적으로 수행하는 데 기여한다. 보건정보학 팀은 다양한 배경을 가진 전문가들로 구성되어 있다:

- 기술 전문분야(예: 네트워크 전문가, 데이터베이스 전문가, 시스템 관리자 등)
- 보건 전문분야(예: 간호사, 의사, 공중보건 전문가)
- 데이터 과학 전문분야 (예: 데이터 분석가, 건강 정보 관리자)
- 행정 전문분야(예: 재무/회계 전문가)

각 팀원은 자신만의 독특한 지식과 경험을 팀에 기여하며, 이러한 수준의 팀워크와 협력만이 복잡한 보건정보학 분야에서 전문가들이 성공할 수 있는 길이다. 보건정보학 팀의 구성원들은 의료, 정보 시스템, 데이터베이스, 정보 기술 보안에 대한 지식을 활용해, 치료과정에서 생성되는 방대한 양의 데이터를 수집, 저장, 해석 및 관리한다. 이들은 다음과 같은 책임을 맡고 있으며 앞으로도 그럴 것이다[28]:

- 보건 정보 시스템 선택 및 맞춤 설정
- 보건 정보 시스템의 기능 요구 사항을 계획, 설계 및 정의
- 보건 정보 기술 프로젝트 관리
- 모바일 헬스 애플리케이션을 통한 개인과의 인터페이스
- 개인 건강 데이터 및 개인이 생성한 데이터 통합 및 분석
- 건강 관련 환경 데이터 통합 및 분석
- 데이터와 프로세스 분석을 통한 의사결정 지원
- 보건 목표 달성을 지원하기 위한 정보 시스템의 적용 및 영향 평가
- 시스템 간 데이터 상호운용성을 지원하기 위한 데이터 표준 사용
- 기밀성, 보안 및 무결성 기준 보장
- 의료 기관의 전자의무기록(EHR) 도입 및 유지 관리 방안 개발, 지원 및 촉진
- 의료 제공자 및 시설 간의 의사소통 개선을 통한 최상의 환자 결과(patient outcome) 보장
- 건강 데이터 표준, 출처 및 건강 데이터의 유의미한 활용에 대한 지식 확보
- 부서 간 규제 준수 및 보건 정보 기술 요구 사항에 대한 의사소통 촉진

보건 정보 전문가는 정보 기술을 활용하여 데이터를 정보와 지식으로 처리하며, 다음과 같은 직접적인 응용 분야에서 사용된다.

- **생물통계학 및 정보학**: 데이터를 의미 있는 정보로 변환하

여 논리적이고 유익한 임상 및 공중보건 결정을 내리는 데 활용한다.

- **임상 정보학 및 건강 품질 보증**: 임상 환경에서 정보 기술의 적용을 분석하여 효율성과 품질을 향상시킨다(예: 병원에서 의료기기의 안전성과 효용성을 연구).
- **예측 모델링**: 의학통계학과 밀접하게 관련되며, 임상 환경에서 건강상태를 진단하거나 약물 상호작용, 이전 건강 상태, 과거력 등과 관련된 문제를 예측 모델링을 통해 인식한다.
- **인간-컴퓨터 상호작용**: 현재의 인터페이스를 평가하고, 더 효율적이고 직관적인 사용자 인터페이스 개발을 제안하여 의료 전문가들이 더 빠르게 관련 정보를 얻을 수 있도록 한다. 이 작업은 컴퓨터 과학자들과의 협력을 통해 이루어질 수 있다.
- **조직 개발**: 조직 유형, 특성, 기능 영역과 비즈니스 프로세스, 정보 기반 제품 및 서비스, 정보 기술의 역할 재정의, 변화하는 업무 환경과 조직적 관행, 사회기술적 구조, 정보 기반 산업의 성장과 변화까지 포함하여, 조직 내에서 정보의 필요성, 사용 방식 및 결과를 검토한다.
- **프로세스 관리**: 사람, 시스템, 정보가 더 일관성 있게 상호작용할 수 있도록 하여 의료 기관의 비즈니스 접근 방식을 정립한다. 프로세스 관리는 낭비 감소, 비용 절감, 프로세스 간소화, 준수율 증가, 환자 건강 결과 개선 등을 통해 의료 시스템의 운영 방식을 근본적으로 변화시킬 수 있다.
- **헬스 인텔리전스**: 여러 소셜 미디어 채널에서 실시간으로 수집된 디지털 메트릭을 인공지능 알고리즘으로 분석하고, 질병의 지역적 적응, 디지털 허위 정보 캠페인, 웹사이트 트래픽, 익명화된 휴대전화 데이터를 통한 인구 이동, 익명화된 금융 거래 등의 다양한 데이터 스트림을 분석한다. 이러한 데이터 스트림과 사회적 건강 결정 요인(SDOH) 및 추가적인 감시 데이터를 하나의 데이터 시각화 도구에 통합하면, 바이러스나 질병의 확산에 영향을 미칠 수 있는 이동과 행동 패턴을 이해할 수 있게 된다.

24.6 결론 및 전망

현재와 미래의 의료 환경에서 주요한 주제는 정보 시스템과 기술을 활용하여 환자 치료의 질과 안전을 향상하는 것이다. 기술이 큰 가능성을 지니고 있지만, 의료 시스템이 점점 더 복잡해짐에 따라 교육자들과 의료 제공자들은 학생들이 효과적이고 효율적인 치료를 제공할 수 있도록 새로운 방식과 혁신적인 접근 방식을 고민해야 한다. 이를 달성하려면, 보건의료 전공 학생들은 환자 중심적이고 지역 사회를 고려한 더 안전하고 개선된 미국 의료 시스템을 구축하기 위한 공통된 목표 아래 능동적으로 협력하는 방법을 배워야 한다. 따라서 미래 지향적인 교육자의 목표는, 학생들이 하나 이상의 의료 문제를 중심으로 협력적 실무의 특성과 그 영향을 탐구할 수 있는 기회를 제공하고, 팀의 일원으로서 자신을 더 잘 이해할 수 있도록 돕는 것이다. 다중 전문직 간 훈련, 교육, 연구를 통해 Health IT 중심의 새로운 의료 환경에서 살아가고 일하게 될 차세대 보건정보학자들과 모든 제공자들은 신뢰할 수 있고 중요한 파트너로 인정받으며, 의료 서비스, 환자 건강 결과, 그리고 인구 건강을 개선하는 데 기여할 것이다.

참고문헌

01. National Academies of Sciences, Engineering, and Medicine. Critical findings on COVID-19: select publications from the National Academies of Sciences, Engineering, and Medicine. Washington, DC: The National Academies Press; 2021. https://doi. org/10.17226/26100.
02. https://www.modernhealthcare.com/technology/predicting-future-role-telemedicine. Accessed 22 Mar 2021.
03. https://www.aha.org/strategic-workforce-issues. Accessed 22 Mar 2021.
04. Sweeney J. Healthcare informatics. Online J Nurs Inform. 2017;21. https://www.himss.org/resources/healthcare-informatics
05. American Medical Informatics Association. 2020. www.amia.org. Accessed 27 Feb 2021.
06. American Medical Informatics Association. Why informatics? 2020. https://www.amia.org/why-informatics. Accessed 27 Feb 2021.
07. Ball MJ. Better health through informatics: managing information to deliver value. Public Health Inform Inform Syst. 2003:39–51. https://doi. org/10.1007/0-387-22745-8_3.
08. World Health Organization. World Health Organization study group on interprofessional education and collaborative practice. 2007. http://www.who.int/hrh/professionals/announcement.pdf. Accessed 27 Feb 2021.
09. Interprofessional Education Collaborative Expert Panel. Core competencies for interprofessional collaborative practice: report of an expert panel. Washington, DC: IPEC; 2011.
10. Interprofessional Education Collaborative. Core competencies for interprofessional collaborative practice: 2016 update. Washington, DC: Interprofessional Education Collaborative; 2016.
11. Barr H, Koppel I, Reeves S, Hammick M, Freeth D. Effective interprofessional education: argument, assumption & evidence. Oxford: Blackwell; 2005.
12. Brashers VL, Curry CE, Harper DC, et al. Interprofessional

health care education: recommendations of the National Academies of Practice expert panel on health care in the 21st century. Issues Interdiscip Care. 2001;3(1):21–31.

13. Freeth D, Hammick M, Reeves S, Koppel I, Barr H. Effective interprofessional education: development, delivery & evaluation. Oxford: Blackwell; 2005.

14. TeamStepps: Strategies and Tools to Enhance Performance and Patient Safety, Agency for Healthcare Research and Quality, U.S. Department of Health and Human Services. http://teamstepps.ahrq.gov/index.htm. Accessed 22 Mar 2021.

15. The National Board for Health and Wellness Coaching (NBHWC) Healthcare Commission working to obtain CPT codes for coaching: https://nbhwc.org/campaign/. Accessed 25 Mar 2021.

16. Mitchell P, Wynia M, Golden R, et al. Core principles & values of effective team-based health care. Washington, DC: Institute of Medicine of the National Academies; 2012. http://www.iom.edu/ Global/Perspectives/2012/TeamBasedCare.aspx

17. Thye J. Understanding health informatics core competencies. 2021. Consortium member of the E.U.* U.S. eHealth Work Project. https://www.himss.org/resources/health-informatics#Part1. Accessed 24 Mar 2021.

18. Christopherson TA, Troseth MR, Clingerman EM. Informatics-enabled interprofessional education and collaborative practice: a framework-driven approach. J Interprof Educ Pract. 2015;1(1):10–5. https://doi.org/10.1016/j.xjep.2015.03.002.

19. Thye J, Shaw T, Hüsers J, Esdar M, Ball M, Babitsch B, Hübner U. What are inter-professional eHealth competencies? Proceedings of the GMDS, Osnabruck, Germany, 2018. p. 201–205.

20. Shaw T, Husers J, Esdar M, Ball M, Babitsch B, Hubner U. What are inter-professional eHealth competencies? (open source). IOS Press; 2018.

21. Hubner U, Ball M, Shaw T (eds). Technology Informatics Guiding Education Reform (TIGER): an international recommendation framework of core competencies in health informatics for nurses. Methods (open source), June 2018 issue.

22. Reynolds E, Mustata Wilson G. The power of Interprofessional education to enhance competency-based learning in health informatics and population health students. J Health Adm Educ. 2018;35(3):377–87.

23. Ehlman M, Green J, Mustata Wilson G, McCullough J. Click and care: academic integration of a nursing home electronic health records system. J Health Admin Educ. 2017;34:602–10.

24. Titzer JL, Mustata Wilson G, Swenty CF. Interprofessional education: lessons learned from conducting an electronic health record assignment. J Interprof Care. 2015;29(6):536–40.

25. Schaar G, Mustata Wilson G. Evaluating senior baccalaureate nursing students' documentation accuracy through an Interprofessional activity. Nurse Educ. 2015;40(1):7–9.

26. Meadows G, Chaiken B. Using I.T. to improve clinical teamwork and communication. Nurs Econ. 2003;21(1):33–4.

27. O'Daniel M, Rosenstein AH. Professional communication and team collaboration. In: Hughes RG, editor. Patient safety and quality: an evidence-based handbook for nurses. Rockville, MD: National Library of Medicine, National Institutes of Health; 2008.

28. Popovich D. Cultivating safety in handoff communication. Pediatr Nurs. 2011;37(2):55–60.

29. Makary MA, Daniel M. Medical error—the third leading cause of death in the US. BMJ. 2016;353:i2139. https://doi.org/10.1136/bmj.i2139.

30. Davidson M, Smith RA, Dodd KJ, Smith JS, O'Loughlan MJ. Interprofessional pre-qualification clinical education: a systematic review. Aust Health Rev. 2008;332(1):111–20.

31. Winterbottom F, Seoane L. Crossing the quality chasm: it takes a team to build the bridge. Ochsner J. 2012;12:389–93.

32. Kuziemsky C, Reeves S. The intersection of informatics and interprofessional collaboration. J Interprof Patient Care. 2012;26(6):437–9. https://doi.org/10.31 09/13561820.2012.728380.

33. Chao C-A. The impact of electronic health records on collaborative work routines: a narrative network analysis. Int J Med Inform. 2016;94:100–11. https://doi.org/10.1016/j.ijmedinf.2016.06.019.

34. Vos JFJ, Boonstra A, Kooistra A, et al. The influence of electronic health record use on collaboration among medical specialties. BMC Health Serv Res. 2020;20:676. https://doi.org/10.1186/s12913-020-05542-6.

CHAPTER 25

의료 격차 이해: 보건 시스템과 인공지능 적용에 대한 시사점

Understanding Disparities in Healthcare: Implications for Health Systems and AI Applications

지은이 **Eileen Koski, Elisabeth Lee Scheufele, Hema Karunakaram, Morgan A. Foreman, Winnie Felix, and Irene Dankwa-Mullan**

옮긴이 **손명희**

요약

ABSTRACT

이 장의 목표는 건강 격차의 원인과 영향을 설명하는 것이며, 특히 사회적 또는 구조적 불평등이 의료 접근성과 의료의 질에 어떻게 영향을 미치는지에 중점을 둔다. 먼저 건강 격차에 대한 정의를 다룬 후, 구조적 요인과 사회적 건강 결정 요인을 포함한 기여 요인들을 논의할 것이다. 이 과정에서 사회적 불평등이 의료 접근성, 이용 및 의료의 질에 미치는 영향을 살펴보고, 인종적 불평등, 연구에서의 차별, 편견과 다양성 부족, 그리고 정책과 재정 같은 조직적·시스템적 요인들이 어떻게 의료의 질에 작용하는지도 다룰 것이다. 또한 여러 요인들이 상호작용하여 건강 격차를 어떻게 심화시키는지 설명하고, COVID-19 사례를 통해 개별 요인들이 결합되어 그 영향이 어떻게 증폭되었는지 분석할 것이다. 마지막으로, 이러한 격차가 연구 발전과 의료 시스템 개선을 위한 인공지능 알고리즘에 사용되는 의료 데이터에 어떤 영향을 미치는지 간략히 살펴볼 것이다.

키워드

KEYWORDS

- 인공지능
- 건강형평성(health equity)
- 인종 격차
- 건강 격차(health disparities)
- 의료 접근성 · 빈곤과 건강

학습 목표

LEARNING OBJECTIVES

- 미국 보건 및 학습한 후, 독자는 다음을 수행할 수 있어야 한다.
- 사회적 건강 결정 요인을 포함한, 격차를 유발하는 요인들을 설명할 수 있다.
- 인종, 지리적 위치, 언어 및 문해력, 소득과 자산, 보험, 재정 및 정책이 건강 격차에 미치는 영향을 설명할 수 있다(COVID-19 팬데믹을 예시로).
- 전자 데이터와 정보 기술을 활용해 보건 및 의료 격차를 완화하는 데 따른 문제점을 논의할 수 있다.

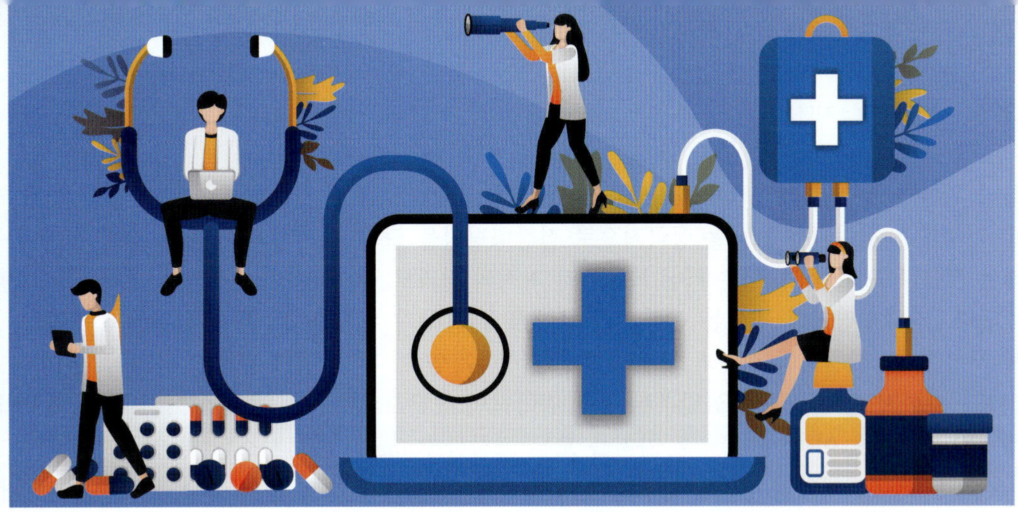

25.1 서론

미국의 의료 시스템은 세계에서 가장 높은 수준의 의료 서비스를 제공하고 있다. 그러나 많은 사람들이 기본적인 필수 의료서비스에 접근하지 못하는 불평등을 겪고 있으며, 이로 인해 건강 상태와 치료 결과에서 큰 건강 격차가 발생하고 있다[1]. 최근 오바마케어(Affordable Care Act)와 같은 대규모 보건 정책이 시행되었지만, 의료 접근성, 이용률, 그리고 제공되는 의료 서비스의 질 측면에서 건강 격차가 지속되고 있다[2]. 건강 격차에 기여하는 요인은 다양하지만, 인종에 기반한 경제적·사회적 불평등은 역사적 차별과 배제에서 비롯된 구조적 문제이며, 이는 거의 모든 건강 격차에 깊은 영향을 미치고 있다. 인공지능과 머신러닝의 등장은 보건 분야의 발전 가능성에 대한 기대를 높이고 있지만, 건강형평성 달성과 기존 의료 격차 해소를 위한 사회적 활용 과정에 대해서는 심각한 우려도 제기되고 있다. 점점 더 많은 문헌에서 인공지능 기술과 머신러닝을 개발하고 활용하는 과정에서 윤리적 원칙 적용의 필요성을 강조하고 있는데, 특히 이러한 모델들이 의사 결정과 임상 실무에 영향을 미치는 의료 시스템에서 윤리적 고려는 필수적이다. 인공지능 혁신이 의료 의사 결정과 관리에 통합됨에 따라, 이해관계자들이 이러한 격차의 맥락을 이해하는 것이 중요하다. 사회적·윤리적 의미에 대한 인식이 높아지면, 현재의 인공지능 모델에서 편향을 제거하고, 훈련 데이터에 내재된 차별과 인종적 편향을 해결하며 의료 서비스의 질적 격차를 악화시키는 기존 관행을 개선하는 데 기여할 수 있다. 궁극적으로 모든 환자 집단의 건강 지표를 개선하는 전략을 마련하는 데 도움이 될 것이다.

이 장은 COVID-19 팬데믹 동안 드러난 미국의 건강 격차의 근본 원인과 지속적인 요인에 대한 배경을 제공하기 위한 것이다. 또한, 현재와 과거의 사회적 인종차별과 불평등이 어떻게 의료 이용과 건강 결과에 구조적으로 영향을 미치고 있는지 설명할 것이다. 이러한 격차는 건강데이터에 반영되며, 이러한 데이터를 제대로 해석하려면 격차를 야기하는 근본적인 요인을 이해해야 한다. 우리는 사회적 불평등이 사람들의 개인의 기본 건강 상태를 악화시키는지, 이러한 불평등이 의료 서비스 접근성에 영향을 미치는지, 그리고 인공지능 분석을 포함한 의료 데이터에서 이런 불평등이 어떻게 반영되는지를 논의할 것이다.

인공지능의 가능성을 실현하려는 의료 시스템의 시대로 나아가면서, 이러한 문제는 더욱 중요해지고 있다. 왜냐하면 인공지능 솔루션이 취약 계층을 충분히 반영하지 못한 데이터를 기반으로 결론을 도출할 수 있기 때문이다. 이러한 문제를 해결하려면 현재 가진 데이터를 올바르게 사용하는 방법뿐만 아니라, 향후 더 대표성 있는 데이터를 확보하기 위한 방향성을 제시할 건강형평성 프레임워크가 필수적이다.

25.2 건강 격차에 기여하는 요인

25.2.1 건강 격차와 건강형평성

건강 격차(health disparities)는 사회적으로 취약한 인종, 민족, 그리고 기타 인구 집단과 지역 사회가 경험하는 질병, 부상, 폭력의 부담 또는 최적의 건강상태를 달성할 기회에서 발생하는 예방 가능한 차이로 정의한다[3]. 개인의 건강 상태와 건강 지표의 저하는 여러 요인들이 복합적으로 작용한 결과인 경우가 많다. 의료 격차(Healthcare disparities)는 사회적, 경제적, 환경적 불리함과 밀접하게 관련되어 있으며, 이는 건강 요구나 환자의 선호에 따른 차이로는 설명되지 않는다. 미국 의료 연구 및 품질 관리국(AHRQ)은 의료 격차를 의료 시설과 서비스에 대한 접근성이나 이용 가능성의 차이뿐만 아니라, 연령, 인종, 경제적 자원, 성별 등 사회경제적 특성이나 지리적 요인에 따라 정의된 인구 집단의 질병 발생률과 장애의 차이로 정의한다[4].

예방, 진료, 치료, 건강 결과의 인구 집단 간 격차를 해결하기 위한 실질적인 해결책에 대한 요구가 증가하고 있다. 건강 격차를 해결하려는 노력은 궁극적으로 건강형평성을 달성하는 것을 목표로 하며, 이는 핵심 목표이자 최적의 결과로 간주된다. 건강형평성의 정의는 근본적인 문제를 해결하기 위해 사용할 때 실천적인 접근과 과정에 중점을 둘 수 있고, 윤리적 · 사회적 정의에 초점을 맞추는 경우 철학적인 접근으로 설명될 수 있다. 이 장에서는 두 가지를 모두 포함한 Robert Wood Johnson 재단의 정의를 참고할 것이며 이 정의는 건강형평성을 모두가 최대한 건강할 수 있는 공정한 기회를 가진 상태로 규정한다. 또한 이를 달성하기 위해서는 양질의 의료 서비스에 대한 공정한 접근성을 제공하는 것을 넘어, 빈곤, 차별과 같은 근본적인 건강 장애 요소와 그로 인해 발생하는 일자리 부족, 임금 문제, 교육과 주거 및 안전한 환경의 부족 등의 문제를 해결하는 것이 포함된다[5].

25.2.2 건강 격차에 기여하는 요인들

건강 격차는 사회인구학적, 환경적, 생물학적, 심리사회적, 그리고 구조적 요인들이 복잡하게 상호작용하면서 발생한다. 표 25.1은 개인 건강에 영향을 미치는 다양한 사회적 건강 결정 요인을 분류하고 있다. 대체로 개인의 취약성보다 환경이나 지역 사회 수준에서의 노출이 인구 건강에 미치는 영향이 클 수 있지만 개인 차원에서는 유전적 소인을 포함한 개인적 특성이 환경과 상호작용하여 질병을 유발할 수 있다. 의료 및 임상적 요인은 다양한 건강 결정 요인 중 약 20%만 차지한다[7].

표 25.1은 다양한 건강 결정 요인이 인구 건강에 미치는 영향과 개인의 생애 전반에 걸쳐 건강 지표에 미치는 영향을 설명하는 건강 격차의 프레임워크를 보여준다. 건강 결정 요인은 환자의 위험과 취약성, 그리고 건강 지표와 복잡하고 밀접한 관계를 가질 수 있다.

이 장에서는 건강 격차의 결정 요인을 분석하고, 이를 의료 시스템 및 인공지능 기술과 연관 지어 이해하는 데 초점을 맞춘다. 특히, 의료 시스템 내에서 건강 격차를 유발하는 주요 상호 작용을 중점적으로 다룰 것이다.

그림 25.1은 서로 다른 사회적 속성을 가진 개인 및 집단이 질병에 대한 노출과 취약성, 의료 접근 및 이용, 질병 치료와 결과에서 어떻게 다른 경험을 할 수 있는지를 설명하는 개념적 모델이다. 각각의 요인은 개별적으로도 큰 영향을 미치지만, 전체적인 영향은 단순히 더해지는 것이 아니라, 각 요소가 서로를 증폭하고 악화하며 확대하는 상호 연결된 복잡한 문제의 구조를 형성한다.

인종, 사회경제적 지위, 지리적 위치에 따른 건강 불평등은 사회적 취약 계층이 일반 인구보다 더 열악한 건강 상태와 결과를 겪게 한다. 여러 건강 결정 요인은 질병과 부상에 대한 취약성, 노출, 민감성을 증가시킬 수 있다. 이러한 불평등은 차별적 관행과 자원의 불평등한 배분에서 비롯되며, 이는 고품질 의료에 접근을 제한하는 재정적, 물리적, 사회적 장벽을 형성한다. 구조적 불평등은 정책, 법률, 원칙, 프로토콜, 실무 기준, 연구, 전문 교육과 자격증, 그리고 기관의 관행에 깊이 내재화되어 의료 시스템에 영향을 미친다.

표 25.1 건강 격차 프레임워크: 건강 결정 요인의 영역과 개인 및 인구 건강에 미치는 영향

	영향의 수준			
	개인	대인 관계	지역 사회	사회적
생물학적	생물학적 취약성 및 기전	보호자-아동 상호작용, 가족의 미생물군	지역 사회 질병, 노출, 집단 면역	위생, 예방접종, 병원체 노출
행동적	건강 행동, 대처 전략	가족 기능, 학교/직장 기능	지역 사회 기능	정책과 법률
물리적/구조적 환경	개인 환경	가정 환경, 학교 및 직장 환경	주거 분리, 지역 사회 자원 및 사회적 자본	사회 구조
사회문화적 환경	사회인구통계, 제한된 영어 능력, 문화적 정체성, 차별에 대한 반응	사회적 네트워크, 가족/또래 규범, 대인 차별	지역 사회 규범, 지역 정책, 지역적 구조적 차별	사회적 규범, 구조적 차별
의료 시스템	보험 적용 범위, 건강 문해력, 가치, 신념, 치료 선호도, 편견 및 차별	환자-의료 제공자 관계, 의사 결정	의료 서비스의 가용성, 공중보건, 안전망 클리닉 및 서비스	보건 정책, 의료의 질, 의사 결정의 증거 근거

출처: National Institute on Minority Health and Health Disparities (2017). NIMHD Research Framework. Retrieved from https://www.nimhd.nih.gov/about/overview/research-framework.html. Accessed on 5-26-2021 [6]. NIMHD, a federal agency under the Department of Health and Human Services, does not endorse the content of this text

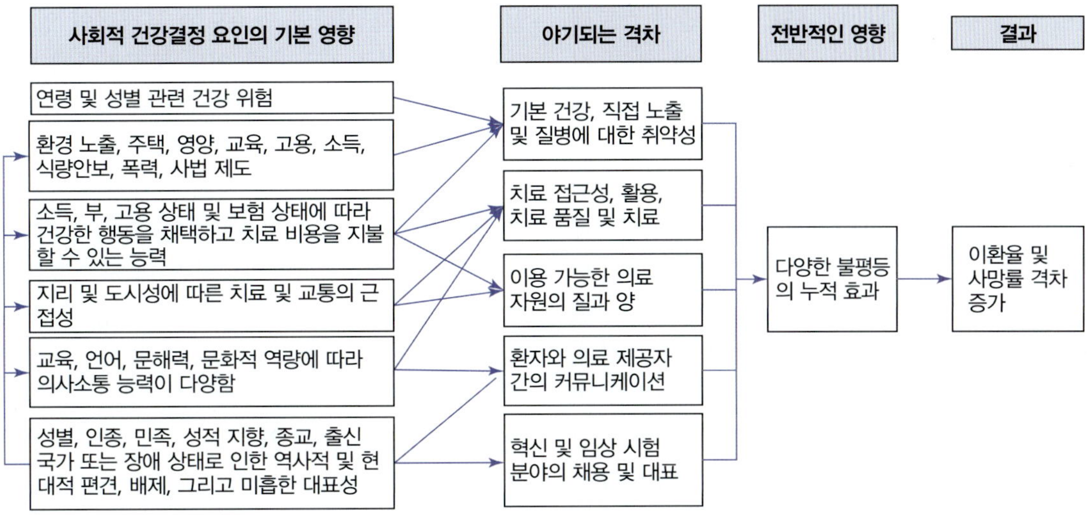

그림 25.1 SDoH와 이로 인한 건강 및 의료 불평등과 관련된 변수

미국 건강형평성 증진을 위한 지역 사회 기반 해결책 위원회는 보고서에서 건강 격차의 주요 요인으로 사회적 건강 결정 요인 9가지를 언급했다[8]. 이 요인들은 교육, 고용, 보건 시스템 및 서비스, 주거, 소득과 자산, 물리적 환경, 공공 안전, 사회 환경, 그리고 교통이다. 위원회는 이 요인들이 상호의존적임을 강조했으며, 많은 요인이 높은 상관관계를 가진다고 했다. 이 사회적 결정 요인들은 서로 상호작용하여 다양한 인구 집단이 의료 시스템과 상호작용하는 방식과 그 상호작용의 질에 영향을 미쳐 궁극적으로 질병 발병률과 사망률의 차이를 초래한다고 밝혔다.

이 장에서는 인종과 인종차별, 지리적 요인, 언어와 문해력, 소득과 자산, 보험 보장과 의료 비용, 그리고 의료 재정과 정책 등 개인, 대인, 기관 수준에서 발생하는 의료 격차의 주요 요인에 초점을 맞출 것이다. 또한 연령, 성별, 성적 지향, 장애 여부, 주거 상태 등 여기에서 깊이 다루지 않은 다양한 요인들이 위의 요인들과 상호작용해 건강 격차를 더욱 심화시킨다.

25.2.3 인종과 인종차별의 영향

인종은 사회적 분류로, 신체적, 사회적, 또는 문화적 특성에 따라 특정 집단을 지배하고 배제하거나 주변화하는 도구로 사용되어 왔다. 미국에서는 수 세기 전 백인 식민주의자들이 흑인과 원주민에 대해 각각 노예화와 강제 이주를 통해 지배 혹은 우위를 유지하려고 했다. 시간이 지나면서 인종에 따른 불평등한 대우는 분리 정책, 선거권 박탈, 주거 지역 차별(redlining), 이민 할당제와 금지, 대규모 투옥과 같은 제도적 정책을 통해 강화되고 법제화되었다. 이러한 정책은 해당 지역 사회에서 교육, 주거, 고용 기회에서의 불평등을 초래했다. 특히 형사 사법 시스템은 소수 집단과 기타 비주류 집단에게 불평등한 처벌을 하거나 벌금을 적용하였다. 이로 인해 2018년 기준, 흑인 남성의 수감률은 백인 남성보다 5.8배 높았으며, 이는 인종에 따른 체포 및 수감의 구조적 불평등을 반영하는 사례이다[9]. 이러한 불평등은 즉각적인 소득 손실과 장기적인 고용 기회 악화로 이어졌다.

인종 차별은 개인적 차원에서 발생할 수도 있고, 구조적 차원에서도 발생할 수 있다. 다양한 인구 건강 연구를 통해 인종차별, 불평등, 사회적 배제가 개인적, 제도적, 또는 구조적 수준에서 정신적 및 신체적 건강에 부정적인 영향을 미친다는 사실을 보고했다[8]. 질병의 조기 발병과 만성질환은 인종·민족 및 사회경제적으로 취약한 집단에서 더 자주 나타나며, 이는 다양한 삶의 경험, 스트레스 요인에 대한 노출, 그리고 대처 자원이나 사회적 건강 결정에 대한 접근성 부족과 밀접한 관련이 있다[10, 11]. 스트레스, 차별, 그리고 인종차별에 의한 장기간의 심리사회적 또는 신체적 스트레스는 질병에 대한 민감성을 높이고, 만성질환의 조기 발병을 촉진해 조기 질병과 사망으로 이어질 수 있다[12, 13].

연구에 따르면, 스트레스와 깊이 뿌리 박힌 사회적 구조와 행동이 생물학적 기전을 통해 건강에 영향을 미칠 수 있다. 일상적으로 겪는 스트레스나 도전 과제는 물론, 사회적 불리함이나 인종차별, 차별, 배제로 인해 형성된 스트레스는 우리 몸의 생리적 스트레스 반응을 반복적으로 촉발할 수 있다.

모든 사람은 어떤 형태로든 스트레스를 경험하지만, 인종차별과 개인적 차별 경험에서 비롯된 스트레스는 생리적 기전과 신항상성(allostasis), 생물학적 경로를 통해 건강과 건강 지표에 큰 영향을 미칠 수 있다[12, 14, 15]. 특히 만성 스트레스는 적절히 관리되지 않으면 고혈압, 심장병, 장애, 조기 사망과 같은 심각한 건강 문제를 유발할 수 있는 위험한 스트레스 형태다.

인구 건강 격차는 다양한 환경과 의료 문제에서 관찰된다. 예를 들어, 2017년 영아 사망률 통계에 따르면, 비히스패닉 백인의 경우 신생아 1,000명당 4.63명이 사망한 반면, 비히스패닉 흑인의 경우 신생아는 1,000명당 10.75명이 사망했다[16]. 당뇨병, 천식, 심장병과 같은 주요 만성질환의 유병률, 중증도 지수, 사망률 모두 유색 인종에게 불균형적 영향을 미치고 있으며, 이는 상당 부분 열악한 기본 건강 상태와 예방 및 기본 의료 서비스에 대한 제한된 접근성 때문이었다[17]. 2014년에 시작된 미시간주의 플린트지역 수질 위기 동안 어린이들이 유독한 수준의 납에 노출된 사례는 환경적 인종차별의 한 예로 언급되며, 이는 흑인 인구를 대상으로 한 심각한 건강 격차를 초래했다[18]. 과거의 정책들은 플린트지역을 이미 경제적으로 취약하게 만들었고, 수질 위기에 대한 시의적절하고 공정한 대응 실패는 인종차별의 영향을 더욱 악화시켜 장기적인 부정적 건강 지표를 초래했다.

연구적 관점에서 보면, 구조적 인종차별은 주요 의료기관의 위치, 환자 인구 통계, 과거의 경험이나 역사적 사건에 기인한 연구에 대한 불신 등 여러 요인으로 인해 임상 시험 등록에 상당한 영향을 미쳤다. 특히 예방의학 임상 시험에서는 위험 집단에 대한 가정이 잘못되면서 일부 집단의 대표성이 과소 평가되기도 했다. 그 결과, 일부 의학지식은 왜곡된 인구 대표성을 기반으로 축적되었다[19]. 1993년 NIH Revitalization Act[20]는 여성과 소수 집단을 임상 시험에 충분히 등록시켜 이들 집단과 관련된 특이한 변수를 적절히 분석할 필요성을 강조했다. 그럼에도 불구하고, 의료 서비스가 충분히 제공되지 않은 흑인(57.5%)이 다수를 차지하는 개인들을 대상으로 최근 설문 조사에 따르면, 다른 인종에 비해 더 열악한 치료를 받고 있다고 인식하는 비율이 흑인 환자에서 백인 환자의 4배에 달했으며, 이들은 임상시험 참여 의향도 훨씬 낮았다[21]. 인종차별, 차별, 그리고 특정 집단이 기회, 임상시험, 약물 연구 또는 사회적 혜택에서 배제되는 것은 건강 격차를 더욱 악화시킨다. 즉, 구조적 인종차별이 건강에 미치는 중대한 영향을 간과할 경우, 건강 불평등과 격차를 완화하거나 해소하는 과정이 더욱 어려워질 수 있다.

구조적 인종차별은 오랫동안 유색 인종 및 기타 소수 집단이 의료 전문가로서 특히 고위직 역할이나 행정 및 연구 단계에서 의사 결정 권한을 가지는 기회를 제한해 왔다. 임상 훈련 기회에 대한 불평등으로 인해 환자와 제공자 간 인종적 불일치는 환자의 신뢰와 만족도에 부정적인 영향을 미칠 수 있다. 환자가 의료 제공자에 의해 불공평하게 대우받는다고 인식하는 경우 인종차별로 인한 스트레스가 심화되고, 의료계에 대한 신뢰가 낮아지며, 이는 향후의 치료 요구도를 감소시키게 되어 결과적으로 건강 지표를 악화시킨다. 노예제도와 분리 정책의 유산, 의료 인종차별의 역사, 그리고 소수 집단 출신 의료진의 부족 등이 의료기관 내 구조적 불평등을 형성했으며, 이는 오늘날까지도 지속적인 건강 및 의료 격차를 심화시키고 있다.

25.2.4 지리적 요인

의료 접근성, 질병 발생률 및 사망률은 지역적 요인에 의해 크게 영향을 받을 수 있다. 지역 기반의 사회경제적 자본이나 빈곤은 건강 상태와 결과를 예측하는 강력한 지표다[22]. 미국에서는 우편번호만 달라도 건강 상태에 큰 차이가 나타난다. 예를 들어 시카고 내 서로 다른 우편번호 지역 간 기대수명 격차는 최대 30년에 달한다[23].

이러한 지역별 차이는 식료품점이나 약국과 같은 필수 서비스에 대한 접근성 등 환경적 요인 및 구조적 요인으로 인해 발생한다. 식료품 사각지대에 거주하는 사람들은 신선한 식료품과 건강한 음식 선택지에 접근할 기회가 적고, 패스트푸드 체인점이 더 많이 분포해 있어 영양 상태가 악화되고 입원 가능성이 증가한다[24]. 약국 사각지대도 도시 지역의 저소득층 지역에서 흔히 볼 수 있는데, 주민들은 약국에서 5마일 이내에 거주하지 않거나 약국에 갈 교통 수단이 없는 경우가 많다. 식료품 사각지대와 약국 사각지대는 주로 흑인이나 히스패닉 인구가 많은 지역에서 더 자주 발견되며[25, 26], 이는 과거에 유색 인종이 거주할 수 있는 지역을 제한했던 거주지 차별과 같은 정책들이 현재도 지역 사회의 구성에 영향을 미치고 있음을 보여준다.

의료 시설과 의료 제공자는 대개 대도시 및 그 인근의 부유한 교외 지역에 집중되어 있다. 농촌 지역에 거주하는 미국인 20%의 경우, 전문의 진료 및 협진을 포함한 의료 제공자가 가까운 거리에 부족한 경우가 많다. 이러한 상황은 보험 보장 여부나 비용 지불 능력과 상관없이 적절한 의료 서비스를 받는 데 어려움을 초래한다[27]. 제공 가능한 의료진과 의료 시설의 부족은 먼 곳에 있는 의료 시설로 이동하는 데 따른 시간적 · 경제적 부담을 가중시켜 접근성 문제를 악화시킨다. 또한, 의료 제공자의 선택 폭이 좁아질수록 다양성이 감소하여, 환자와 의료진 간 의사소통 문제와 환자 만족도에 부정적인 영향을 미칠 수 있다.

낮은 교육 수준, 저소득, 불안정한 주거 환경, 예방 및 의료 서비스에 대한 제한된 접근성, 건강한 음식 부족 등 상호 연관된 사회적 건강 결정 요인들이 결합되어 건강 지표를 악화시키고, 만성질환과 정신 건강 문제의 발생률을 높인다.

25.2.5 문해력과 언어 이해력

언어는 의료 서비스에 있어 중요한 장벽이 된다. 이는 환자와 의료 시스템 간의 거의 모든 상호작용을 복잡하게 만들기 때문이다. 영어를 전혀 못하거나 제한적으로만 이해하는 환자들은 의료 제공자나 관계자와 원활하고 목적에 맞는 소통에 있어서 큰 장애물을 마주하게 된다.

미국의 많은 의료기관이 자주 사용되는 언어에 대해 통역사를 상주시키거나 대기 상태로 두고 있지만, 이는 문제를 완전히 해결할 수는 없다. 효과적인 의사소통을 위해서는 신중한 번역 및 통역 기술이 필요한 경우가 많다. 예를 들어, 스페인어에서 "intoxicado"와 "embarazada"는 영어의 유사 단어인 "intoxicated(취한)"와 "embarrassed(당황한)"이 아니고 각각 "메스꺼운"과 "임신한"이라는 의미를 가진다. 이러한 번역 실수는 임상 환경에서 심각한 오해를 초래할 수 있다[28]. 감정적으로 복잡한 문제를 가진 환자나 진단 또는 치료 요법에 대한 복잡한 설명이 필요한 환자도 불충분한 의사소통으로 인해 치료 결과가 나빠질 위험이 있다.

영어를 잘 구사하거나 의료 제공자와 같은 언어를 사용하는 환자라도, 특히 의료 제공자가 사용하는 전문 용어로 인해 의료 또는 의료 환경에서 이해에 어려움을 겪을 수 있다. 건강 문해력이 낮아 의료 용어에 익숙하지 않은 환자들은 자신에게 설명된 내용을 잘못 이해하거나, 의료 제공자와의 만남 과정에서 좌절감을 느끼고 자신이 존중받지 못한다고 인식할 가능성이 있다. 언어나 건강 문해력이 주요 장애물이 아닌 경우에도 문화적 요인이 의사소통에 장애를 일으킬 수 있다. 특정 주제는 논의하기 어려울 수 있으며, 특정 용어는 사람이나 상황에 따라 다른 의미를 가질 수 있다. 예를 들어, "the clinic"이라는 단어는 미네소타주 로체스터에서는 Mayo Clinic과 같은 고품질 의료 서비스를 상징할 수 있지만, 다른 커뮤니티에서는 단순한 지역 의료 시설을 지칭하거나 낮은 질의 의료 서비스를 의미할 수 있다. 관용어와 속어의 사용은 문화적 맥락에 따라 해석될 수 있으며, 이로 인해 의료진과 환자 간 오해나 부정적인 태도가 형성될 수 있다. 공통된 경험이나 유사한 배경은 서로의 이해를 높일 수 있지만, 구조적인 문제들이 이러한 연결을 방해할 수 있다.

25.2.6 소득과 자산

특히, 저소득층은 정기적인 진료 및 예방 의료 비용의 상승에 영향을 더 크게 받기 때문에 질병이 더 악화된 상태에서 치료를 받는 경우가 많다. 또한, 낮은 교육 수준과 소득은 건강 상태에 직접적인 영향을 미치고, 이는 신체적 · 정신적 건강 결과의 악화와 관련이 있다. 재정적 불안정으로 인한 만성 스트레스는 시간이 지나면서 건강 지표를 악화시킬 수 있고[29], 저소득층이나 육체노동 직종에 종사하는 사람들은 직업적으로 질병이나 부상에 노출될 위험이 높다. 또한, 의료비에는 진료비와 약제비 같은 직접 비용 외에도, 교통수단 부족이나 유급 병가의 부재와 같은 간접적인 비용이 포함된다. 저소득층은 건강 문제로 결근할 경우, 소득 손실이나 실직의 위험이 더 크다.

세대 간 부의 축적과 경제적 이동성은 개인이 필요한 의료 서비스를 감당하거나 더 나은 건강과 밀접한 교육 및 거주지에 접근할 수 있는 능력에 영향을 미친다. 예를 들어, 지난 수십 년간 흑인과 백인 가정 간 소득 격차는 크게 변하지 않았지만, 자산 격차는 더욱 확대되었다. 흑인 자녀를 둔 가정의 자산은 백인 자녀를 둔 가정의 자산의 단 1%에 불과하다[30]. 이 부의 격차는 주택 소유와 교육 부채 같은 사회경제적 요인에 의해 발생하며, 세대 간에 이어지는 경제적 어려움과 건강 악화의 악순환으로 이어질 수 있다. 소득과 부는 기초 건강 상태뿐만 아니라 시간이 지남에 따라 의료 서비스와 건강한 생활 습관에 대한 접근성에도 영향을 미칠 수 있다. 또한 의료비를 지불할 수 있는 능력은 건강보험 가입 여부에 의해 좌우된다.

25.2.7 보험 보장과 의료 비용

1965년, 미국은 메디케어(Medicare)와 메디케이드(Medicaid)로 알려진 사회보장법(Social Security Act) 개정안을 법으로 제정하여, 미국인의 의료 보장에 중대한 영향을 미치는 획기적인 사회 프로그램을 도입했다. 메디케어는 65세 이상 또는 말기 신장 질환이나 장기 장애를 가진 65세 미만의 시민을 대상으로 했으며, 메디케이드는 저소득층 가정과 개인(어린이, 부모, 임산부 포함)을 대상으로 했다. 이 프로그램들은 보건복지부 산하 메디케어·메디케이드 서비스 센터에서 관리하며 수백만 명의 미국인에게 의료 보장의 기회를 제공해 왔다.

2018년에는 65세 미만 미국 인구의 약 3,010만 명, 즉 11.1%가 건강 보험이 없었다[31]. 이는 오바마케어 덕분에 2010년 5,910만 명에 비해서 크게 줄어든 수치이지만[2] COVID-19 팬데믹으로 인한 대규모 실직으로 인해 다시 증가할 것으로 예상된다.

건강 보험 또는 적절한 보험 보장의 부재는 의료 서비스 이용에 있어 주요 재정적 장벽 중 하나이다. 그러나 보험 유무만으로는 문제를 충분히 설명하지 못한다. 예를 들어, 보험이 없는 환자는 "숨겨진 비용(hidden cost)" 문제를 경험할 수 있다. 왜냐하면 보험이 있는 환자는 보험사와 병원/의료 제공자 간의 협상된 요금을 적용받는 반면, 보험이 없는 환자는 동일한 서비스에 대해 정가를 지불해야 할 수 있기 때문이다. 즉, 가장 비용을 감당하기 어려운 환자들이 오히려 더 많은 금액을 청구받을 수 있으며, 공제액이나 본인 부담금뿐만 아니라 전체 치료 비용을 부담해야 한다.

또한, 많은 사람들이 건강 보험을 가지고 있음에도 불구하고 실질적으로는 보장이 충분하지 않다. 이는 환자 스스로가 "자기 건강에 대한 책임을 지게 한다"는 명목으로 인기를 얻은 고액 공제 보험(high-deductible health plans, HDHP) 때문이다. 이러한 보험은 보험 적용을 받기 전에 자기 부담액을 더 많이 지불해야 하기 때문에 저소득층에 큰 타격을 준다[32]. 또는 보험이 필요한 모든 치료를 보장하지 못하기도 한다. 예를 들어, 처방약에 대한 보장이 없고, 정신건강 서비스와 같은 특정 의료 문제에 대해 보장이 전혀 없거나 제한적이다. 저소득층은 메디케어와 같은 정부 지원 보험을 통해 의료 보장을 받을 수 있지만, 메디케어를 수락하는 의료 제공자의 비율이 낮아 의료 제공자 선택권이 제한될 수 있다.

이러한 여러 요인들이 누적되는 경우 필요한 치료가 지연되거나 부분적으로만 이루어지거나, 아예 받지 못하는 결과로 이어질 수 있다. 그 결과, 환자는 질병이 악화된 상태에서야 의료 서비스를 이용하게 되는 경우가 많다.

25.2.8 의료 정책과 재정

개인이 보험이 없거나 진단, 치료, 교통비, 병가 비용을 감당하기 어려운 재정적 문제 외에도, 기관이나 정부, 산업 차원에서 이루어지는 결정이 의료 서비스 접근성에 큰 영향을 미친다.

개인이나 가정에서의 의료비는 일반적으로 필요와 경제적 여건에 따라 결정되지만, 기관 차원의 의료비 지출은 명성, 시장 점유율, 확장 계획 등 다른 요인에 의해 결정될 수 있다. 정부 차원의 의료비 지출은 정치적 이유나 과학적 근거, 또는 필요성 인식에 따라 달라진다. 때로는 의료 비용을 줄이려는 노력에도 불구하고, 고비용 진료가 더 높은 보상을 받는 잘못된 인센티브가 존재하기도 한다. 한 기관이 의료 비용 절감을 위해 특정 서비스를 외주화하는 경우, 전체 의료 비용은 오히려 더 증가할 수 있다.

특히, 기관이나 정부가 내리는 지출 결정에 중요한 역할을 하는 데이터가 모든 지역 사회의 필요를 정확하게 반영하지 못할 수 있다. 이는 매우 중요한 문제이므로, 추후 다시 다룰 예정이다. 많은 정부 및 기관의 정책은 소득, 권력, 서비스의 불평등한 분배를 초래하여 많은 사람들을 빈곤과 건강 악화로 몰아넣는 구조를 형성한다. 이러한 정책들은 보건 격차를 만들어내는 사회적 요인으로 작용한다. 예를 들어, 교육 기준, 학교 선택, 공립학교 재정 지원 방식 등은 공공정책이 연쇄적으로 장기적 영향과 불평등을 야기할 수 있는 것을 보여줄 수 있는 주요 예시이다.

사회 및 보건 정책이 가장 취약한 사람들의 사회적 및 건강 결정 요인을 제대로 해결하지 않으면, 건강 불평등이 더욱 악화될 수 있다. 따라서 건강형평성을 달성하려면, 취약 계층을 위한 맞춤형 개입이 필요하다. 특히 이민 정책은 사람들이 추방에 대한 두려움 때문에 아예 치료를 받지 않게 만드는 등의 매우 심각한 결과를 초래할 수 있다.

동시에, 정부와 기관의 정책은 문제를 악화시키는 대신, 불평등을 해소하고 해결책을 제시하는데 도움이 될 수 있다. 앞서 언급한 오바마케어는 전국적으로 의료 보장을 확대하려는 중요한 노력의 일환이었으며, 많은 반대에도 불구하고 미국 대중에게 큰 관심을 받아왔다.

세계보건기구의 사회적 건강 결정 요인에 관한 글로벌 위원회[33]는 다음과 같은 권고 사항을 제시하였다.

(1) 일상 생활 여건을 개선하고 정책적 영향을 미칠 수 있는 영역에 집중하기
  (a) 여성과 소녀, 그리고 아이들이 태어나는 환경 개선
  (b) 아동 발달과 남녀 교육의 질 향상
  (c) 근로 조건 개선과 사회 안전망 강화
  (d) 노인 돌봄의 강화;

(2) 권력, 자금, 자원의 불평등한 분배 문제 해결하기
  (a) 성별 불평등 해소
  (b) 민간 부문의 책임 강화
  (c) 공공 이익에 기반한 요구에 대한 합의와 투자
  (d) 지역 사회부터 글로벌 기관까지 교육, 고용, 주거, 교통, 건강 등 여러 영역에서 공정하게 적용되는 거버넌스 구축

(3) 문제를 측정하고 이해하며, 조치의 결과를 평가하기

공공 보건 정책은 보건 격차를 해결하는 데 특히 중요하며, 예방과 조기 발견에 중점을 둔다. 이를 통해 질병률, 사망률을 낮추고, 전체 인구의 위험을 줄이며, 예방 가능한 질환의 치료 비용을 절감하는 데 기여한다. 이 접근 방식은 인구 전체를 대상으로 할 때 매우 비용 효율적이지만, 경제적 여유가 부

족한 계층이 가장 먼저 예방적 치료를 소홀히 하는 역설적인 상황이 발생할 수 있다. 급하지 않은 서비스와 치료에 대한 직접 비용이나 보험 공제액을 정당화하는 것은, 더 시급한 다른 요구들이 많은 상황에서 불가능할 수 있다. 일부 의료 기관에서는 무료 검진을 제공하고, 일부 보험에서는 특정 검진 비용을 공제액 없이 전액 보장하지만, 이러한 정책만으로 모든 예방 의료의 장벽을 해결할 수는 없다. 예를 들어, 유급 병가나 필요한 서비스에 대한 지리적 접근성이 부족할 경우, 치료 비용이 전액 보장되더라도 여전히 주요한 장애물이 될 수 있다.

25.3 건강 격차의 복잡한 연결망: COVID-19

앞서 설명한 각각의 불평등 요소들은 취약 계층에 고유한 영향을 미치지만, 이 요소들이 결합될 때 그 영향은 단순히 더해지는 것에 그치지 않는다. 각기 다른 장벽이 서로 상호작용하며 그 영향을 가중하거나 악화시키기 때문이다.

COVID-19 팬데믹 기간 동안 많은 취약 계층이 더 높은 질병률과 사망률을 겪은 것은 건강 격차와 관련된 여러 요인들이 상호작용하며 취약 계층에 미치는 부정적 영향을 가중시키는 대표적인 예이다[34].

여러 요인들은 다음과 같다:

- 더 높은 감염 위험:
  - 밀집된 거주 환경으로 인해 가정 내에서 사회적 거리두기나 자가격리 불가능
  - 대중교통 또는 공용 교통수단 이용 빈도가 높음
  - 수감률 차이와 교도소 내 COVID-19 감염률 증가
- 직업적 노출 위험:
  - 필수 노동자: 요양원 및 병원 근로자, 농업 및 식품 서비스 노동자, 배달 종사자
  - 개인 보호 장비(PPE) 부족
  - 사회적 거리 두기가 어려운 작업: 농업, 육류 가공 공장 등
- 의료 서비스 접근성 부족: 특히 수감자, 이주민, 농촌 지역 주민들
- 만성질환으로 인한 기저 질환율이 높음
- COVID-19로 인한 실직의 더 큰 영향
- 의료 시스템에 대한 불신으로 인해 인종별로 백신 접종 수요에 큰 차이가 발생

이 사례는 근본적인 불평등이 서로 상호작용하고 악화되는 방식을 잘 보여주는 예이지만, 이는 단지 하나의 예일 뿐이다. 예를 들어, 당뇨병이나 심장병과 같은 만성질환의 경우, 지속적인 치료가 필요하게 되면서 가정의 재정에 큰 부담을 주게 된다. 또한 적절한 치료를 받지 못하면 장애로 이어져 의료 서비스에 대한 재정적·물리적 접근성을 더욱 악화시킬 수 있다. 구체적인 상황은 다를 수 있지만, 재정적 또는 기타 장벽으로 인해 치료의 시의성과 효과가 감소되는 상황은 흔히 발생하며, 이는 당뇨병이나 심장병 같은 만성질환뿐만 아니라 다른 일반적인 질환에서도 적용되는 상황이다.

25.4 의료 시스템, 데이터 및 인공지능에 대한 시사점

이 장에서는 주로 인구 집단 내 불평등이 어떻게 발생하는지, 그리고 사회적·환경적 건강 결정 요인이 생물학적 경로와 상호작용하여 건강과 의료에 어떻게 영향을 미치는지를 다루었다. 데이터, 정보 시스템, 인공지능과 관련된 문제는 다른 장에서 더 자세히 다룰 예정이지만, 이 부분에서는 데이터와 인공지능이 보건 시스템과 관리에 미치는 사회적·윤리적 영향을 간단히 짚어보고자 한다.

구조적 차별, 인종차별, 사회적 편견은 건강 접근성, 이용률, 과정 및 결과의 격차를 초래한다. 이러한 문제를 해결하기 위해서는 데이터 기반으로 운영되는 인공지능 및 머신러닝 모델에서도 윤리, 사회 정의, 형평성의 원칙을 반영해야 한다[35]. 또한, 연구 자금 지원 및 출판의 불평등은 건강관리 환경에서 근거와 의사결정을 주도하는 중요한 요인이자 사회 정의 문제로, 우선적으로 해결해야 할 과제이다. 사회적 불평등, 성별 및 인종적 편향은 연구 자금의 우선순위와 지원 방식에 큰 영향을 미쳐 왔다. 이런 오래된 문제를 해결하기 위해, 미국 국립보건원(NIH)은 소수 집단 건강 및 건강 격차 연구에 대한 자원 배분에서 투명성, 책임성, 지속 가능성을 보장하기 위하여 UNITE라는 프로그램을 개발했다[36].

또한, 의료 환경에서 수집되는 데이터는 전통적으로 건강의 사회적 결정 요인(SDoH)과 관련된 중요한 요소들을 충분히 반영하지 못하고 있다. 환자의 요구를 평가하고 해결하는 데 사회적 건강 결정 요인의 중요성이 널리 인식되면서 이러한 상황이 개선될 가능성은 있지만, 더 많은 양의 복잡한 데이터를 수집하고 관리하며 보호하고 해석하는 것은 여전히 큰 도전 과제로 남아 있다.

정확한 데이터를 얻는 데 있어 몇 가지 장벽은 필요한 데이터의 복잡한 특성과 관련이 있다. 특히 미국에서는 인종과 민족 데이터를 수집하고 분류하는 방식이 매우 다양하고 정확

하지 않은 경우가 많다. 예를 들어:

- 인종 데이터의 역사적 맥락—언제, 왜, 어떻게, 누구에 의해, 어떤 목적으로 수집되는지에 따라 달라짐
- 서로 다른 환경에서 인종과 민족을 하나의 변수로 수집할지, 두 개의 변수로 나눠서 수집할지에 대한 차이
- 응답 선택지의 다양성—카테고리화된 선택지가 달라지면서 일관성 없는 데이터 수집 발생
- 데이터 출처의 불일치—환자가 직접 제공한 데이터가 아닌 경우(의료 제공자, 행정 직원 등이 입력한 경우), 다른 출처에서 추측되거나 잘못 유추된 정보일 수 있으며, 환자가 직접 제공한 데이터인지 여부가 거의 표시되지 않음
- 프라이버시 우려로 인해 환자나 기관이 중요한 사회적 건강 결정 요인 데이터를 제공하지 않거나 축소 보고하는 경우
- 정의와 분류 방식에 대한 합의 부족, 특히 다인종 개인의 경우

이러한 데이터 수집의 변동성과 불일치는 인종의 영향을 더 잘 이해하거나 개선 목표를 설정하기 위한 데이터 매핑, 집계, 분석을 어렵게 만든다.

데이터 문제는 단순히 코딩 방식의 정확성, 일관성, 유효성 부족에서 끝나는 것이 아니라, 대표성 있는 데이터 자체가 존재하지 않는 경우도 많다는 점이다. 질병, 치료, 프로토콜, 가이드라인, 표준 진료 방식을 연구하거나 정의하는 데 필수적인 주요 데이터 출처는 대개 임상시험 데이터와 실제 근거(real-world evidence, RWE)에서 비롯된다. 임상시험 데이터는 제한된 환경에서 수집되며, RWE는 전자의무기록(EHR), 보험 청구 데이터, 기타 임상 실무를 반영하는 데이터에서 추출된다. 두 데이터 유형 모두에서 발생하는 근본적인 문제는 건강 격차에 영향을 받는 인구가 충분히 반영되지 않는다는 점이다. 이는 건강 격차를 초래한 기존의 구조적 요인들이 데이터 수집 과정에서도 같은 이유로 제대로 포함되지 않았기 때문이다.

효과적인 인공지능과 분석 모델은 의료 개선에 매우 중요하지만, 이는 이 장에서 논의된 요소들을 포함한 정확하고 포괄적인 데이터를 요구한다. 앞으로 나아가는 과정에서 우리는 이러한 불균형의 원인을 해결하고, 실제 진료 데이터 분석 시 불균형을 어떻게 해결할 수 있을지 이해해야 한다. 동시에 미래의 데이터가 의료 소외 계층을 포함할 수 있도록 적절한 대표성을 보장할 방법을 모색해야 한다.

25.5 결론

우리의 의료 시스템에는 다양한 불평등이 만연하며, 이는 인종, 소득, 보험 가입 여부, 문해력 및 언어, 그리고 질병에 대한 노출과 취약성뿐만 아니라 양질의 의료서비스에 대한 접근성에 영향을 미치는 여러 정책에서 비롯된다. 이러한 다양한 요인들은 기본적인 건강 상태를 악화시키고, 부정적인 치료 결과를 초래한다.

비록 전문 인력의 다양성 확대와 환자의 연구 참여에 있어서는 불평등의 일부개선이 있었지만, 여전히 인종에 기반한 관행이 남아 있으며, 이는 미국에서 흑인, 원주민, 그리고 다른 유색 인종들이 여전히 겪고 있는 건강 불평등을 지속시키고 있다. 의료 시스템에서 나타나는 건강 격차를 해결하기 위해서는 의료 접근과 치료에 대한 장벽을 없애고, 연구 참여를 촉진하며, 의료 데이터와 분석 기술을 개선하고, 소수 인종 집단의 고유한 필요에 맞춘 맞춤형 의료를 제공해야 한다. 이렇게 함으로써 모든 사람에게 양질의 의료 서비스를 제공할 수 있을 것이다.

우리가 인공지능을 활용하여 의료의 복잡한 문제를 해결하려고 할 때, 사회적 불평등의 폐해가 의료 데이터에 어떻게 반영되는지도 이해해야 한다. 편향된 데이터가 인공지능 시스템을 개발하고 학습시키는 데 사용된다면, 이러한 시스템은 의료 불평등을 지속시키거나 오히려 더 악화시킬 수 있다. 의료 불평등을 해결하려면 데이터의 왜곡을 줄이기 위한 전략을 마련하기에 앞서 우리 사회의 근본적인 불평등이 어떻게 의료 격차로 이어지는지 이해해야 한다.

참고문헌

01. Institute of Medicine Committee on Understanding Eliminating Racial Ethnic Disparities in Health Care, Smedley BD, Stith AY, Nelson AR. Unequal treatment: confronting racial and ethnic disparities in health care. Washington, DC: National Academies Press; 2003.

02. Gaffney A, McCormick D. The affordable care act: implications for health-care equity. Lancet. 2017;389(10077):1442–52.

03. Center for Disease Control and Prevention. Health disparities. 2017. www.cdc.gov/aging/disparities/ index.htm.

04. Agency for Healthcare Research and Quality. Disparities. https://www.ahrq.gov/topics/disparities. html.

05. Braveman P, Arkin E, Orleans T, Proctor D, Plough A. What is health equity? and What difference does a definition make? Princeton, NJ: Robert Wood Johnson Foundation; 2017.

06. National Institute on Minority Health and Health Disparities. NIMHD research framework. 2017. https://www.nimhd.nih.gov/about/overview/research-framework. html.
07. Institute of Medicine (US) Committee on Assuring the Health of the Public in the 21st Century. The future of the public's health in the 21st century. Washington, DC: National Academies Press; 2003.
08. National Academies of Sciences Engineering and Medicine. Communities in action: pathways to health equity. Washington, DC: The National Academies Press; 2017.
09. Carson EA. Prisoners in 2018. 2020. https://www.bjs. gov/content/pub/pdf/p18.pdf.
10. Hertzman C. The biological embedding of early experience and its effects on health in adulthood. Ann N Y Acad Sci. 1999;896:85–95.
11. Williams DR, Yan Y, Jackson JS, Anderson NB. Racial differences in physical and mental health: socio-economic status, stress and discrimination. J Health Psychol. 1997;2(3):335–51.
12. Mays VM, Cochran SD, Barnes NW. Race, race-based discrimination, and health outcomes among African Americans. Annu Rev Psychol. 2007;58:201–25.
13. Harrell JP, Hall S, Taliaferro J. Physiological responses to racism and discrimination: an assessment of the evidence. Am J Public Health. 2003;93(2):243–8.
14. Chae DH, Wang Y, Martz CD, Slopen N, Yip T, Adler NE, et al. Racial discrimination and telomere shortening among African Americans: The Coronary Artery Risk Development in Young Adults (CARDIA) Study. Health Psychol. 2020;39(3):209–19.
15. Chae DH, Nuru-Jeter AM, Adler NE, Brody GH, Lin J, Blackburn EH, et al. Discrimination, racial bias, and telomere length in African-American men. Am J Prev Med. 2014;46(2):103–11.
16. Ely D, Driscoll A. Infant mortality in the United States, 2018: data from the period linked birth/infant death file. Natl Vital Stat Rep. 2020;69:1.
17. Centers for Disease Control and Prevention. CDC health disparities and inequalities report — United States, 2013. MMWR. 2013;62(Suppl 3):1–187.
18. Campbell C, Greenberg R, Mankikar D, Ross RD. A case study of environmental injustice: the failure in flint. Int J Environ Res Public Health. 2016;13(10):951.
19. Vyas DA, Eisenstein LG, Jones DS. Hidden in plain sight–reconsidering the use of race correction in clinical algorithms. N Engl J Med. 2020;383(9):874–82.
20. Freedman LS, Simon R, Foulkes MA, Friedman L, Geller NL, Gordon DJ, et al. Inclusion of women and minorities in clinical trials and the NIH Revitalization Act of 1993--the perspective of NIH clinical trialists. Control Clin Trials. 1995;16(5):277–85; discussion 86–9, 93–309.
21. Devlin A, Gonzalez E, Ramsey F, Esnaola N, Fisher S. The effect of discrimination on likelihood of participation in a clinical trial. J Racial Ethn Health Disparities. 2020;7(6):1124–9.
22. Berkowitz SA, Traore CY, Singer DE, Atlas SJ. Evaluating area-based socioeconomic status indicators for monitoring disparities within health care systems: results from a primary care network. Health Serv Res. 2015;50(2):398–417.
23. Gourevitch MN, Athens JK, Levine SE, Kleiman N, Thorpe LE. City-level measures of health, health determinants, and equity to foster population health improvement: the city health dashboard. Am J Public Health. 2019;109(4):585–92.
24. Morris AA, McAllister P, Grant A, Geng S, Kelli HM, Kalogeropoulos A, et al. Relation of living in a "food desert" to recurrent hospitalizations in patients with heart failure. Am J Cardiol. 2019;123(2):291–6.
25. Horowitz CR, Colson KA, Hebert PL, Lancaster K. Barriers to buying healthy foods for people with diabetes: evidence of environmental disparities. Am J Public Health. 2004;94(9):1549–54.
26. Qato DM, Daviglus ML, Wilder J, Lee T, Qato D, Lambert B. 'Pharmacy deserts' are prevalent in Chicago's predominantly minority communities, raising medication access concerns. Health Aff. 2014;33(11):1958–65.
27. Lee LM. Equitable health care and low-density living in the United States. Narrat Inq Bioeth. 2019;9(2):121–5.
28. Price-Wise G. Health Affairs Blog. 2008. https://www.healthaffairs.org/do/10.1377/ hblog20081119.000463/full/. Accessed 2021.
29. Adler NE, Newman K. Socioeconomic disparities in health: pathways and policies. Health Aff. 2002;21(2):60–76.
30. Percheski C, Gibson-Davis C. A Penny on the Dollar: racial inequalities in wealth among households with children. Socius. 2020;6:2378023120916616.
31. Centers for Disease Control and Prevention. Vital signs: health insurance coverage and health care utilization—United States, 2006—2009 and January-March MMWR Morb Mortal Wkly Rep. 2010;59(44):1448–54.
32. Collins S, Rasmussen P, Beutel S, Doty M. The problem of underinsurance and how rising deductibles will make it worse—findings from the Commonwealth Fund Biennial Health Insurance Survey. Issue Brief (Commonw Fund). 2015;13:1.
33. Marmot M, Friel S, Bell R, Houweling TA, Taylor S. Commission on Social Determinants of H. Closing the gap in a generation: health equity through action on the social determinants of health. Lancet. 2008;372(9650):1661–9.
34. Centers for Disease Control and Prevention. Health disparities: race and Hispanic origin–provisional death counts for coronavirus disease 2019 (COVID-19). Atlanta, GA: CDC; 2021. https://www. cdc.gov/nchs/nvss/vsrr/covid19/health_disparities. htm.
35. Dankwa-Mullan I, Scheufele EL, Matheny ME, Quintana Y, Chapman WW, Jackson G, et al. A proposed framework on integrating health equity and racial justice into the artificial intelligence development lifecycle. J Health Care Poor Underserved. 2021;32:300.
36. National Institutes of Health. Unite. 2021. https:// www.nih.gov/ending-structural–racism/ unite.

CHAPTER 26

건강형평성 문제 해결: 편향된 데이터의 원천, 영향 및 완화방안

Addressing Health Equity: Sources, Impact and Mitigation of Biased Data

지은이 **Eileen Koski, Fernando Suarez Saiz, Yoonyoung Park, Brett R. South, Elisabeth Lee Scheufele, and Irene Dankwa-Mullan**

옮긴이 **이세욱**

요약

ABSTRACT

인공지능(artificial intelligence), 머신러닝(machine learning) 및 고급 분석학의 사용은 현재 시스템과 관행이 건강 격차에 어떻게 기여하는지 이해하는 데 중요한 기여를 할 수 있다. 또한 임상 치료에서 공평한 개입, 정책 및 의사 결정에 대한 정보를 준다. 이는 오늘날 의료 시스템의 편향과 그것이 인공지능 시스템을 개발하고 훈련하는데 사용하는 데이터에 어떻게 반영되는지를 이해하고 해결할 때만 가능하다. 이 장에서는 의료 데이터 원천에 대한 개요를 제공하고 다양한 유형의 데이터가 편향될 수 있는 방식을 설명한다. 편향된 데이터가 어떻게 잘못된 결과나 결정으로 이어졌는지에 대한 구체적인 사례를 인용하면서 편향된 데이터의 영향에 대해 논의할 것이며, 특히 건강형평성과 격차에 초점을 맞출 것이다. 그런 다음 데이터를 전향적으로 개선하고 기존 데이터를 사용하고 해석하여 의료 분야의 의사 결정에 정보를 제공하는 방법의 편향을 완화하기 위한 전략과 기술을 설명한다.

키워드

KEYWORDS

- 인공지능(AI)
- 데이터 편향
- 실제 세계 데이터(RWD)
- 머신러닝(ML)
- 건강형평성
- 실제 세계 증거(RWE)

학습 목표

LEARNING OBJECTIVES

- 편향을 정의하고 의사 결정에 영향을 미치는 의료 데이터의 편향 유형 및 원천을 설명한다.
- 임상 시험 데이터의 편향과 편향에 기여하는 요인을 설명한다.
- 청구 데이터, 전자건강기록 및 그 내용을 설명한다.
- 의료 데이터의 편향이 미치는 영향과 인공지능 의료 어플리케이션 개발의 과제를 설명한다.

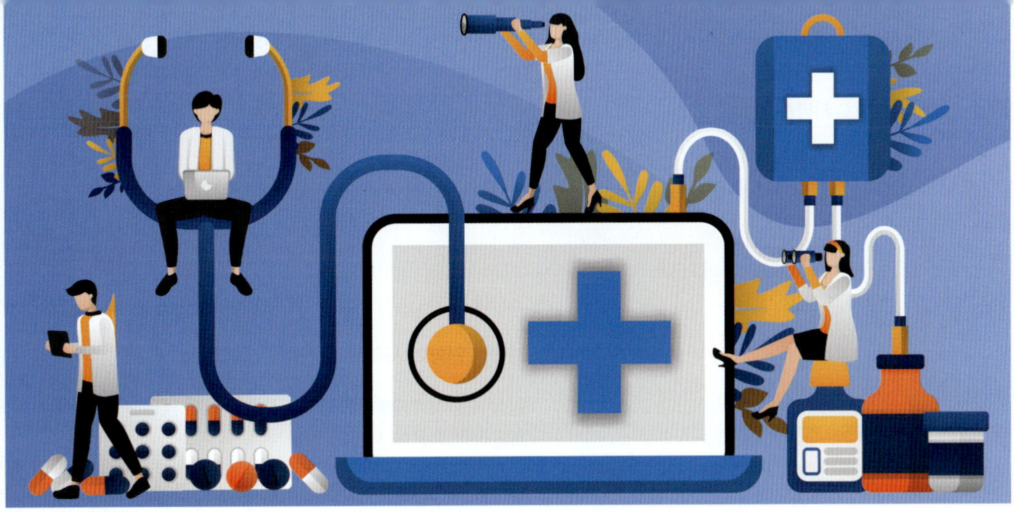

26.1 서론

빅데이터 시대의 인공지능(AI) 및 머신 러닝(ML) 기술과 어플리케이션은 다양한 방식으로 의료 서비스를 발전시킬 수 있는 새로운 통찰력을 생성할 준비가 되어 있다. 인공지능은 의료 서비스 제공의 여러 측면을 변화시키고 결과를 개선하는 연구 혁신을 가능하게 할 수 있는 잠재력을 가지고 있다. 여기에는 잠재적인 치료법을 찾아내도록 질병 경로에 대한 새로운 지식을 발견하는 것이 포함된다. 신뢰할 수 있는 증거에 대한 환자 및 의료 제공자의 접근성 개선, 지리적 변화에 따른 부당한 차이 해결, 궁극적으로 맞춤형 의료 및 정밀 의료에 대한 내용이 포함된다.

안타깝게도 인공지능 도구의 적용은 디지털 격차를 심화시켜 이미 존재하는 건강 격차를 악화시킬 가능성이 있다. 이는 새로운 기술에 대한 접근성이 높은 사람이 혜택을 받거나, 다양한 인구 및 지역의 관련 사회적, 문화적 맥락 또는 특성을 설명하지 못할 수 있는 알고리즘 및 데이터를 기반으로 잘못되거나 편향된 솔루션을 공표하는 등의 다양한 방식으로 발생할 수 있다.

의료 분야에서 인공지능을 구현하고 채택하기 위해서는 먼저 깊이 뿌리내린 구조적 인종 차별, 체계적 편향 및 배제의 영향이 연구, 인구 건강 평가 및 임상 치료를 포함하여 의료 시스템에서 생성된 데이터에 어떻게 반영되는지 이해해야 한다. 인공지능을 사용하여 건강형평성을 증진하려면 의료 서비스 제공에 대한 체계적 편향을 적극적으로 식별, 설명 및 해결하는 방식으로 시스템을 구축하고 배포해야 한다. 이러한 맥락에서 건강형평성 증진에는 사회적, 인구 통계학적, 경제적 또는 지리적으로 정의된 그룹 간의 건강 및 결과에서 피할 수 있는 차이를 식별하고 해결하는 것이 포함된다(WHO Health Equity 2019). 이상적으로 모든 사람은 공정한 건강 잠재력을 발휘할 기회를 가져야 하고, 누구도 이 잠재력을 달성하는 데 불이익을 받아서는 안된다. 건강 불평등을 경험하는 집단에는 인종 및 민족 집단, 빈곤 또는 재정적 어려움을 겪는 집단, 장애인 및 역사적으로 차별 또는 배제를 통해 최적의 건강을 달성하는 데 장벽을 경험한 기타 사회 집단이 포함된다. 의료 인공지능은 사회적 불평등을 근본적으로 없앨 수는 없지만, 이러한 불평등이 의료 서비스 접근, 제공 및 결과에 영향을 미치는 방식을 더 잘 식별, 이해 및 완화하여 건강 격차를 줄이는 데 도움을 줄 수 있다.

26.2 의료 분야에서 편향의 원천

의료 분야의 많은 불균형은 사회적 불평등이 건강, 의료 접근성 및 치료의 질에 미치는 영향을 반영하지만, 우리는 더 미묘한 관행에서 발생하는 다른 편향의 원인이 있음을 인식해야 한다. 우리의 현재 의료 시스템은 수세기에 걸친 신념, 이론, 연구 및 실천의 산물이며, 이는 문화와 사회의 모든 측면을 반영한다. 현대 의학은 과학, 증거 및 실천에 광범위하게 뿌리를 두고 있지만, 어떤 연구 증거가 중요한지, 어떻게 그리고 누구를 위해 새로운 치료법을 개발하는지, 의료 시스템이 치료를 제공하도록 어떻게 구성되어 있는지에 대한 질문은 근본적인 사회적 구조와 신념에 더 깊이 뿌리를 내리고 있으며, 결과적으로 사회적 불평등을 반영한다.

표 26.1은 의료 분야의 의사 결정에 영향을 미치는 편향의 몇 가지 유형과 원인을 요약한 것이다. 예를 들어, 사회적, 역사적, 교육적 편향은 의료 분야에서 인공지능 어플리케이션을 개발하고 훈련하는 데 사용되는 데이터에 영향을 미친다. 이와 동일한 데이터 편향이 의사 결정을 위한 의료 데이터의 모든 사용, 특히 연구 결론, 정책 결정, 제도적 관행, 프로토콜, 지침 및 의료 시스템 설계에 기여함으로써 많은 환자에게 영향을 미칠 수 있는 수준의 의사 결정에 영향을 미친다는 점을 기억하는 것이 중요하다.

이 장에서는 주로 의료 편향의 두 가지 중요한 원인인 교육적 및 경험적 편향과 데이터 관련 편향에 초점을 맞추었다.

표 26.1 의료 결정 및 관리에 영향을 미치는 인공지능 데이터 세트의 편향의 유형 및 원천

편향의 유형		편향의 원천
명시적	역사적 편향	건강에 대한 신념과 데이터에 반영되는 연구, 임상시험, 의학 지식에 존재하는 역사적, 제도적 편향
		과학적 편향과 사회적 불평등을 반영할 수 있는 연구 방법, 결과 및 해석
		임상 시험이 다양하지 않거나 포괄적이지 않은 경우 임상 시험에 기반한 임상 진료에 대한 과학적 근거의 일반적인 적용에 제한이 있을 수 있음
	교육적 편향	학업 및 훈련 프로그램의 근거를 모든 인구에 대해서 적용하기는 제한적임
		환자 결과와 품질 관리를 위한 제도적 성과의 지속적인 개선을 위해 의료 제공 프로세스에서 자주 사용되는 의료 시스템과 지식 생성 및 재적용은 데이터 품질과 다양성이 손상될 경우 편향의 원인이 될 수 있음
	인간 편향 – 측정 편향, 대표 편향, 문화 및 인구 편향	건강형평성에 대한 시각 없이 데이터 세트 구축 및 분석
		자신의 문화와 배경을 바탕으로 무엇이 옳고 그른지에 대한 판단이나 고정관념을 만드는 것
		환자의 질병에 대한 언어적 해석
		의도적 또는 비의도적인 문화적 편향 및 인종, 민족, 조상, 출신 국가, 종교적 신념 또는 이해에 대한 차별
		사회적으로 불리하거나 소외된 지역 사회에 불균형적으로 영향을 미치는 건강 데이터의 오용
	내재된 데이터 편향	건강 데이터의 격차, 예를 들어 전자건강기록의 누락되거나 불완전한 데이터로 인해, 더 완결된 데이터를 가진 집단이 선호됨
		환자 전자 의료/건강 데이터 및 행정 청구 데이터들이 의사 결정 지원을 위한 알고리즘을 생성하고 의료 시스템에 대한 품질 관리 지표 및 성능 벤치마크를 생성하는 데 점점 더 많이 사용되고 있음
		이러한 데이터 원천은 의료 관리를 위한 기록, 추출 및 번역의 제한이나 오류로 인해 모든 환자의 치료 활용 및 결과를 정확하게 반영하지 못할 수 있음. 또한 의료 추적, 보고 및 관리에 사용되는 전자건강기록 및 기타 의료 데이터가 완전하고 정확하지 않으며 환자의 요구에 부합하지 않을 수 있음. 어떤 경우에는 보상 또는 성과급에 따라 더 높은 데이터의 품질과 완전성을 보임
	데이터 세트 편향 – 데이터 집계 편향, 샘플링 편향	데이터 라벨링, 처리, 표본 선택, 모델 구조
	알고리즘 편향	코호트 다양성 부족
		훈련 데이터의 대표성 부족
암묵적	데이터 비가시성	차별적인 결과를 유발할 수 있는 특정 중요한 모집단 또는 결과에 대한 데이터 부족
	데이터 공감	데이터를 구성하는 사람, 장소 및 기타 사회 인구통계학적 요인에 대한 지식과 경험의 부족
		요인, 데이터 원천 및 실제 세계 증거 또는 영향에 대한 지식이 부족하여 편향을 인식하고 분석을 최적화할 수 없음
	관찰자 편향	무의식적으로 또는 의식적으로 자신의 기대와 편향을 인공지능/머신러닝 데이터 구축 과정에 투영

분명히 밝혀지겠지만, 위에 열거된 편향의 원천은 서로 깊이 관련되어 있으므로, 다음 부분에서 전부는 아니지만 많은 부분을 다룰 것이다.

26.2.1 교육적 및 경험적 편향

임상의와 연구자들은 훈련을 받은 장소, 배운 내용, 관찰한 내용을 조합하여 배운다. 이러한 관행은 환자를 치료하는 가장 좋은 방법에 대한 지식과 신념으로 흡수되는 교육적, 경험적 편향을 초래한다. 문제는 그러한 지식과 신념이 차별적 태도나 경험 부족으로 인해 다른 인구 집단이나 다른 상황에서 어떻게 적용되는지에 대한 잘못된 가정을 포함할 때 발생한다. 이로 인해 의식적 또는 무의식적 편향에 근거한 잘못된 개념

이 부정적이거나 좋지 않은 결과를 초래하는 잘못된 치료 결정으로 이어져 원래의 편향이 영속되는 해로운 악순환이 발생할 수 있다.

예를 들면, Schulman 등[1]은 의사들에게 관상 동맥 심장 질환의 확률과 흉통의 적절한 치료를 연령에 따라 추정하도록 요청하고, 환자와의 비디오 인터뷰에서 제공된 증상 및 운동 스트레스 검사 결과를 제시하도록 요청했다. "환자들"은 인종과 성별을 제외한 세 가지 유형의 흉통 중 하나와 동일한 직업, 보험 적용 범위, 기타 주요 병력 등에 대한 동일한 대본을 받은 배우였다. 그 결과, 관상 동맥 심장 질환의 가능성을 추정하는 데 있어 임상의의 편향이 분명히 나타났는데, 이는 여성의 경우 가능성을 더 낮게 추정하였고, 심장 카테터 삽입술을 의뢰한 것도 여성인 경우와 흑인인 경우에 더 낮았다. 특히 흑인 여성은 유사한 임상 양상에도 불구하고 백인 남성보다 심장 카테터 삽입 의뢰율이 현저히 낮았다. 이 연구는 실제 환자를 대상으로 하지는 않았지만, 이 연구 결과는 일상적인 진료 과정에서 내려진 결정에 영향을 미치는 일반적인 태도를 반영했으며, 세대와 인종에 따라 존재하는 질병 발생 수준에 대한 잘못된 가정은 진단 검사 감소, 치료 지연 또는 감소, 궁극적으로 더 나쁜 결과로 이어졌다. 이러한 유형의 피해의 순환(cycle of harm)은 IOM의 기념비적인 간행물인 *불평등한 치료: 의료 내 인종 및 민족간 격차에 맞서며*[2]에 자세히 설명되어 있다.

임상적 치료의 제공은 치료 권고안을 알리기 위해 잠정적이고 차등적인 진단을 내리는 단순한 문제가 아니기 때문에, 치료 조정 및 관리 측면에서 반영될 수 있는 교육적 및 경험적 편향은 결과에 영향을 미치고 불균형에 기여할 수 있다. 여기에는 다양한 인종 및 사회경제적 지위의 환자에 대한 의료진의 태도가 포함될 수 있다[3]. 환자가 들은 것을 이해할 수 있는 능력과 치료에 순응할 수 있는지에 대한 가정은 다양한 사회경제적 상황이나 문화적 관행 및 신념을 가진 환자에 대한 제한된 이해나 노출을 포함한 내재된 고정관념과 편견에 기반되었을 수 있다.

의료 분야의 편향이 인공지능 시스템을 훈련하는 데 사용되는 데이터에 어떻게 반영되는지, 그리고 전문가들이 이러한 시스템을 어떻게 보는지에 대해 논의할 때, 우리는 항상 사회적 구조, 관행 패턴, 그리고 이러한 편향이 내재된 과학적 증거 및 맥락을 고려해야 한다. 인공지능 시스템이 내린 특정 결론 또는 권장 사항의 이면에 있는 논리는 근본적인 편향을 이해할 수 있도록 해당 시스템의 의도된 최종 사용자에게 적합한 용어로 설명할 수 있어야 한다. 인공지능 어플리케이션에는 임상의와 연구자부터 환자와 소비자, 정책 입안자, 운영 및 행정 직원에 이르기까지 매우 다양한 배경을 가진 이해관계자와 사용자가 있다. 각 집단에는 설명 가능성에 대한 서로 다른 요구 사항이 있으며, 이는 시스템 선택, 평가 또는 테스트 및 일상적인 사용과 같은 상황에 따라 달라진다. 의료 분야에서 인공지능을 사용하면 의료의 다양한 측면을 변화시킬 수 있는 새로운 발견과 가능성이 밝혀지기를 희망하지만, 진정으로 혁신적인 아이디어가 나오려면 우리는 그 아이디어가 만들어지는 가정과 편향의 영향과 그 기반이 되는 데이터를 인식해야 한다.

26.2.2 데이터

대부분의 인공지능과 마찬가지로, 의료 인공지능은 숫자, 범주형 및 텍스트 기반 데이터, 이미지, 오디오 및 기타 형식과 같이 기계가 읽을 수 있는 데이터에 대해 훈련된다. 건강형평성을 증진하기 위해 인공지능을 구체적으로 사용하는 방법을 고려하기 전에, 먼저 우리 사회의 과거와 현재의 불평등이 의료 시스템과 그에 따른 데이터에 어떻게 반영되는지, 그리고 그것이 인공지능에 어떤 영향을 미치는지 이해할 필요가 있다. 사용 컨텍스트와 기본 데이터 자체를 모두 이해하는 것은 의료 분야의 인공지능 어플리케이션을 개발하고 배포하는 방법을 이해하는 데 매우 중요하다.

역사적으로 디지털 건강 데이터에는 임상 시험 데이터, 청구 자료, 영상, 처방 데이터 및 검사 결과와 같은 전자 의료 데이터가 포함되었다. 이러한 데이터는 종종 신중하게 선별되고 검증되지만, 일반적으로 환자 건강의 선택된 측면에 대한 정보의 하위 집합만 제공한다. 예를 들어, 임상 데이터는 특정 과학적 질문에 초점을 맞추고 있으며 일반적으로 사전 정의된 기간 동안 제한된 모집단만 다룬다. 이 섹션에서는 의료 분야의 다양한 주요 데이터 원천과 관련된 특정 문제를 설명한다.

26.2.2.1 임상시험 데이터

임상시험은 특정 질문에 답하고 새로운 지식을 창출하기 위해 수행되는 연구 조사이다. 임상시험에는 제공된 중재와 임상시험 과정에서 수집된 데이터의 일관성을 보장하기 위해 항상 신중하게 정의된 프로토콜을 사용한다. 대규모 무작위 대조 임상시험은 특히 중재 효능과 관련하여 의학적 증거를 생성하는 데 있어 표준으로 간주되는 경우가 많다. 임상시험 데이터 세트는 일반적으로 잘 선별되어 있으며 임상시험 및 장기 추적 과정에서 비교적 완전하고 일관성이 있다.

임상시험 적격성에는 상세하고 복잡한 포함 및 제외 기준이 포함된다. 모집된 환자는 참여하기 위한 적절한 인구통계학적 및 의학적 요구 사항을 가지고 있어야 하지만, 참여를 방

표 26.2 임상 시험 참여율의 편향에 기여하는 요인

요인 분류	원천	예
구조적	시험 설계	포함 및 제외 기준
	등록	등록 장소 및 등록자 선택
	의식	정보는 어디서, 어떻게, 누구에 의해 누구에게 제공되는가?
		부족한 자원을 가진 집단에서 결핍되었을 수 있는 임상 시험에 대해 배울 수 있는 자원. 예: 제한된 컴퓨터 접근 환경
		지역의료기관과 대학병원에서의 의료 제공의 차이
	물류 장벽	교통 문제, 필수 방문에 대한 유급 병가 부족
태도적	의사소통 장벽	임상시험 참여의 잠재적 이점을 이해하는 데 있어 의사소통 장벽
	불신	부정적인 경험이나 역사적 학대로 인한 불신

해하거나 임상시험 결과를 평가하기 어렵게 만드는 특성이 없어야 한다. 예를 들면 많은 임상시험에서 다른 질병이 결과에 미치는 잠재적 교란 효과를 줄이기 위해 중증 또는 다발성 동반 질환이 있는 환자를 제외한다.

일반적으로 임상시험이 과학적으로 타당한 결과를 도출할 수 있도록 광범위한 노력을 기울이고 있지만, 시스템적 편향과 개인적 편향 모두 소수 집단 및 기타 소외된 집단의 임상시험 등록에 상당한 영향을 미쳤다. 1993년 제정된 NIH 활성화법[4]은 여성과 소수민족을 모두 충분한 숫자로 등록하여 특정 관련성이 있는 변수를 적절하게 분석해야 할 필요성을 명시적으로 논의했다. 그럼에도 불구하고, 의학적으로 소외된 다수의 흑인(57.5%)을 대상으로 임상 시험에 참여할 의향이 있는지 최근 조사한 결과, 백인보다 4배나 많은 흑인 환자가 자신의 치료가 다른 인종에 비해 열악하다고 생각하는 것으로 나타났고, 이 그룹은 임상시험과 관련하여 참여 가능성 점수가 매우 낮았다[5]. 그 결과, 의학 지식은 잠재적으로 편향된 인구 집단을 연구하는 것을 기반으로 발전하는 경우가 많다. 이러한 지식이 과소 대표된 인구 집단에 적용될 때, 때때로 편향되어 있고 해당 인구 집단에 중요한 영향을 미치는 요인을 간과한 것으로 밝혀진다.

편향의 구조적 원천은 종종 연구가 수행되는 방식에 깊이 내재되어 있고, 많은 사람들은 자신이 편향의 원천을 어떻게 나타내는지 의식적으로 인식하지 못할 수 있음을 이해하는 것이 중요하다. 예를 들어, 주요 학술 연구 센터는 임상시험에 대해 배우고 참여할 수 있는 자원을 보유할 가능성이 더 높은 부유한 인구 집단에 서비스를 제공하는 경우가 많다. 역사적 학대와 부정적인 개인적 경험으로 인해 야기된 불신은 특히 흑인들이 임상시험에 참여하기를 꺼리는 원인이 될 수 있다. 연구자의 경우, 임상 시험 데이터의 적격성 및 분석을 둘러싼 통계적 방법론에 대한 학습된 신뢰는 연구 집단의 다양성이 부족함에도 불구하고 자신의 연구 결과가 얼마나 광범위하게 적용될 수 있는지에 대한 잘못된 보안, 자신감 또는 확신을 부여할 수 있다. 표 26.2는 임상시험에서 대표성 부족의 원인이 되는 일부 요인이 요약되어 있다.

환자 모집에 있어 불충분한 다양성의 영향은 특정 치료가 특정 인구 집단에 미치는 영향에 대한 근거 부족으로 인해 장소 및 등록자 선택 편향이 의학적으로 관련된 불확실성을 초래할 수 있다. 이는 생리적인 요인으로 인해 발생할 수도 있고 기본 건강 또는 연구 프로토콜의 모든 측면을 준수할 수 있는 능력에 영향을 미치는 구조적 요인과 관련이 있을 수도 있지만, 건강 신념 또는 기타 요인도 주어진 치료의 결과에 부정적인 영향을 미칠 수 있다.

26.2.2.2 실제 세계 데이터

임상시험 데이터와는 달리 "실제 세계 데이터(Real-World Data)" 또는 "실제 세계 증거(Real-World Evidence)"는 일상적인 의료 상호 작용 과정에서 수집된 데이터와 증거를 반영하며, 많은 사람들은 이것이 이론적인 치료 제공의 구성과는 달리 의학이 실제로 어떻게 시행되고 환자가 실제로 치료를 받는지를 나타낸다고 가정한다. 특정 수준의 치료가 제공되도록 하기 위한 진료 지침과 치료 표준이 있지만 치료의 광범위한 다양성에 기여하는 많은 요인이 있다. 데이터는 환자가 언제, 어디서, 어떻게 진료를 받는지에 대해 다음과 같은 특성을 반영한다. 환자 특성(예: 인구학적 특성, 동반 질환, 지불 능

력), 의료제공자 특성(예: 교육, 경험, 전문 분야) 및 치료 환경(예: 1차 의원, 병원). 그 결과 실제 세계 데이터 및 증거의 모든 측면에 반영되는 "일상적인 치료"에는 엄청난 변동성이 있다.

게놈 데이터, 장치(예: 심박 조율기, 인슐린 펌프, 스마트 워치)의 센서 데이터, 설문 조사 및 채팅방의 환자 감정 데이터와 같이 점점 더 중요해지고 있는 실제 데이터의 추가 소스가 있지만, 행정 청구 데이터 및 전자 건강/의료 기록은 오늘날 인공지능 알고리즘 개발에 사용할 수 있는 실제 세계 데이터의 주요 원천이다.

26.2.2.3 행정 청구 데이터

행정 청구 데이터의 상당 부분은 20년 넘게 전자 형식으로 제공되어 왔으며 일부 대규모 데이터 세트에는 수억 명의 환자에 대한 수십 년 분량의 데이터가 포함되어 있다. 청구 데이터의 해석 가능성에는 잘 알려진 한계가 있는데, 이는 주로 임상 상황에 대한 제한된 정보 집합만 포함하기 때문이기도 하지만, 뿐만 아니라 시간이 지남에 따라 진단과 서비스가 얼마나 정확하며 일관되게 코딩되었는지에 대해서도 마찬가지이다. 그러나 건강 격차에 대해 논의할 때 청구 데이터의 가장 중요한 속성 중 하나는 보험이 적용되는 환자에게 발생한 의료 비용을 반영한다는 것인데, 이는 보험에 가입되지 않은 환자는 과소 대표되어 건강 상태 및 의료 서비스 요구에 대한 잘못된 결론을 내릴 수 있음을 의미한다.

26.2.2.4 전자 건강/의료 기록 데이터

최근 의료 서비스 제공자 및 보건 센터에서 전자 건강/의료 기록(EHRs/EMRs; electronic health/medical records)을 널리 채택한 이후, 임상 진료 기록은 보다 포괄적이고 종단적인 환자 데이터를 제공하는 더 쉽게 사용할 수 있는 소스가 되었다. 일관성 없는 코딩, 자유 텍스트 임상 노트 및 기타 문제로 인해 EHR/EMR 데이터를 사용할 때 기술적인 문제가 발생하는 경우가 많지만, 근본적인 문제는 거의 모든 의료 데이터 원천이 마찬가지로, 데이터 원천이 생성되고 구현된 목적과 환경 모두에 내재된 편향을 반영한다는 것이다.

환자의 상태나 행동에 기여하는 요인을 이해하는 데 필요할 수 있는 사회 경제적 데이터는 종종 사용할 수 없거나 정확하지 않다. 특히 돌봄에 대한 접근성, 음식과 주거의 질, 사회적 지지, 가구 구성 및 부양가족/노인 돌봄의 책임, 이동 수단 등과 같은 건강의 사회적 결정 요인은 일반적으로 고려 대상이 아니다.

이는 이러한 시스템이 다음과 같은 몇 가지 주요 편향과 가정을 반영한다는 것을 의미한다.

- 활용도는 다음을 가정하는 의료적 필요를 반영한다.
  - 보살핌이 필요한 사람들은 보살핌을 받을 수 있는 재정적 자원이 있다.
  - 보살핌이 필요한 사람들은 접근 가능한 치료 옵션이 있다.
- 관심 기간의 모든 관련 진단 및 치료 데이터는 전자건강기록에 반영되며, 이는 치료의 연속성에 대한 일부 척도를 가정한다.
  - 치료에 큰 격차가 없다.
  - 동일한 의사, 그룹, 클리닉 또는 병원, 모든 치료가 동일한 EHR에 반영된다.
- 환자에 대한 충분한 정보는 치료에 대한 구조적 장벽을 인식하기 위해 기록에서 사용될 수 있다.

또한 어떤 데이터를 수집하고 기술할 것인지에 대한 결정에는 환경과 건강의 복잡한 상호 작용과 정체성에 대한 사회적 구성의 뉘앙스를 이해하는 전문가와의 협의가 포함되어야 한다. 예를 들어, 인종, 성별 또는 민족이 기록될 때, 데이터의 유효성에 대한 가장 근본적인 질문은 그 정보가 환자에 의해 제공되었는지 관찰자에 의해 제공되었는지의 여부일 수 있다. 이것은 현실이 제한된 양식이 허용하는 것보다 더 복잡할 때 더 명확하다.

26.3 편향된 데이터의 영향

데이터 원천이 어떻게 편향될 수 있는지 인식하는 것만으로는 충분하지 않다. 우리는 또한 그것이 왜 중요한지 이해해야 한다. 특히 내재된 편향이 연구, 임상 치료, 의료 분야에서 인공지능 시스템을 개발하고 배포하는 데 데이터가 사용되는 방식, 그리고 궁극적으로 환자에게 미치는 영향을 이해하는 것이 중요하다. 의료 불균형의 맥락에서 의료 데이터의 편향은 대부분 소외된 집단의 과소 대표에서 비롯된다. 과소 대표의 근본적이고 직접적인 원인은 다양하며 빈곤, 위치, 접근성 감소, 불신, 선택적 채용, 차별적 관행 및 이러한 요인과 기타 요인 간의 복잡한 상호 작용을 포함한다. 결과 데이터에 미치는 영향은 특정 상황, 근본적인 건강 상태, 요구, 경험 및 차별적 결과가 적절하거나 정확하게 반영되지 않아 정보에 입각한 의사 결정이 잘못되어 영향을 받는 집단에 부정적인 영향을 미칠 수 있다.

Obermeyer 등의 영향력 있는 연구[6]에서는 의료 비용을 의료 요구에 대한 대용물로 사용하고 이후에 미래 비용을 줄이기 위해 권장되는 자원 할당을 사용하는 알고리즘의 영향을 설명한다. 이 경우 편향은 비용 예측 변수를 식별하기 위한 알고리즘 학습 레이블의 결과로 발생했다. 비용 예측은 정확하고 편향되지 않았지만 데이터의 근본적인 인종적 편향으로 인해 비용은 의료 수요를 평가하는 원하는 결과에 대한 부적절한 대용물이었다. 이 알고리즘은 의료 이용률이 높을수록 더 큰 필요성을 반영한다는 결론을 내렸다. 이것은 전적으로 논리적으로 보일 수 있지만, 실제 활용이 모든 집단에 걸쳐 필요한 치료를 제공하고 접근할 수 있는 균일한 능력을 추론했다는 사실을 설명하지 않는다. 알고리즘의 목표는 필요에 따라 자원을 할당하는 것이었기 때문에, 이러한 편향은 치료에 대한 더 높은 수준의 접근을 제공할 수 있는 환자(주로 백인)가 그렇지 못한 환자(주로 흑인)보다 낮은 수준의 질병 부담으로 그러한 자원을 받을 가능성이 있음을 의미한다. 다시 말해, 주어진 필요 수준에 대해 이 알고리즘은 가장 덜 필요할 수 있는 사람들에게 가장 많은 지원을 할당했을 것이다.

연구 위치는 과소 대표의 또 다른 잠재적인 원인이다. 프레이밍햄 심장 연구(Framingham Heart Study)는 심혈관 질환의 위험 요인을 이해하는 데 크게 기여한 주요 종단 연구이다. 이 연구는 주로 매사추세츠 주 프레이밍햄에서 수행되었는데, 이는 지역 의사들의 열광적인 반응과 매사추세츠 종합병원과 하버드 의과대학의 심장 전문의들과의 근접성 때문이었다[7]. 프레이밍햄은 유럽계 백인이 대부분인 중산층 공동체였다. 이 연구는 1948년에 첫 번째 환자를 등록했으며 등록자, 자손[7], 2002년에 모집을 시작한 세 번째 자손 자녀 집단을 계속 추적하고 있다[8]. 이 연구가 원래 백인이 압도적으로 많았다는 사실을 다루기 위해 1994년 옴니 1 코호트와 10년 후 옴니 2 코호트는 프레이밍햄의 소수 민족 거주자를 모집했다. 그럼에도 불구하고 실제로 심혈관 질환의 위험을 예측하는 데 사용되는 채점 시스템인 프레이밍햄 심장 점수(Framingham Heart Score)는 나중에 흑인 환자에서 백인 환자만큼 성능이 좋지 못한 것으로 나타났으며, 위험을 과대평가하거나 과소평가하는 것으로 나타났다[9].

편향된 임상 시험 데이터는 결과에 영향을 미칠 수 있는 집단의 뉘앙스를 반영하지 않을 수 있다는 점에서 치료 권장 사항에 영향을 미친다. 이러한 인구 집단에서 치료의 효능 또는 부작용의 위험에 대한 의미는 많은 환자가 노출된 지 오랜 시간이 지난 후에야 시판 후 감시 중에 분명해질 수 있다.

중요한 고려 사항은 연구에 인종 기반 변수 또는 알고리즘을 사용할지 여부일 수 있다. 최근 NEJM 논문은 임상 예측 모델에서 변수 "인종"을 사용하는 것이 문제가 있는 것으로 입증된 다양한 예를 설명했다. 많은 경우, 변수 "인종" 자체가 아닌 인종과 높은 상관관계가 있는 다른 변수들이 실제 예측 변수 였을 수 있다[10]. 근본적인 불균형과 기타 배제 요인이 의료 데이터에 반영되는 한, 데이터 자체에서 모든 편향 요인을 제거할 수 있는 완벽한 해결 방안은 없을 수 있다. 그러나 향후 편향되지 않은 데이터를 생성하고 이미 보유하고 있는 데이터의 편향을 해결할 수 있는 접근 방식과 기술이 있다.

26.4 데이터 편향 해결

임상시험과 실제 데이터를 모두 원래 의도하지 않았던 분석 목적(2차 데이터 사용)에 사용하는 데에는 상호운용성 또는 공통 데이터 모델의 부족, 공통 환자 식별자의 부족, 코딩 표준의 다양한 적용 및 일반 데이터 품질로 인해 많은 기술적 문제가 존재한다. 부유한 인구에게 서비스를 제공하는 기관이 더 나은 데이터 관리 도구를 제공할 수 있기 때문에 이러한 데이터 품질 측면이 사회적 불평등의 영향을 받을 수 있음을 인식하지만 데이터 품질의 이러한 측면에 특별히 초점을 맞추지는 않을 것이다. 우리는 알고리즘에서 소수 집단을 과소대표하거나 잘못 대표하는 데이터를 사용하여 그들에게 영향을 미치는 의사 결정 결과에 부정적인 영향을 미치는 데 내재된 보다 근본적인 편향에 초점을 맞추었다.

데이터 편향을 해결하는 프로세스를 지원하기 위해 세 가지 고유한 구성 요소가 설명되어 있다.

1. *편향 이해*—데이터 세트에서 편향의 존재를 인식하고, 편향의 원천을 식별하고, 편향이 결과 인공지능 알고리즘을 기반으로 프로그램의 유효성, 적용 가능성 및 효율성에 영향을 미칠 수 있는 사회적 또는 시스템적 조건을 어떻게 반영하는지 결정할 수 있는 프로세스이다.
2. *편향 완화*—인공지능 및 분석 알고리즘과 관련된 모든 단계와 프로세스에서 편향의 영향을 제거하거나 줄이기 위해 고안된 접근 방식 및 기술이다. 여기에는 수집, 전처리, 처리 및 특히 인공지능 개발에 사용되는 방법의 해석이 포함된다.
3. *편향 설명*—이 방법론은 알려진 편향, 특히 완화되거나 제거될 수 없는 편향을 설명하는 전략을 의미하므로 편향을 이해하고 완화하려는 노력의 결과에 크게 의존한다. 여기에는 편향을 인식하고 데이터를 수집하고, 인공지능 모델의 잠재적 편향을 설명하고 설명 가능한 인공지능 "결정" 또는 결과를 지원하는 것이 포함된다[11].

분석 및 인공지능의 맥락에서 데이터 모델링의 편향을 완전히 해결하려면 알고리즘이 사용될 시스템의 기대치와 결과를 자세히 정의해야 한다. 이는 부분적으로 데이터 세트의 구축 및 분석을 알리고 궁극적으로 기본 데이터의 명적 및 암묵적 편향을 식별하고 해결하는 것이 결과에 어떤 영향을 미칠 수 있는지 이해하기 위한 것이다. 데이터 수집의 공정성 정의에도 영향이 있다. 최근 몇 년 동안 여러 정의가 제안되었지만 중요한 것은 시스템 개발자가 편향의 원인을 식별하고 해결해야 할 필요성을 인식하는 것이다. 인공지능 알고리즘에서 기대되는 것이 무엇인지 명확하게 정의하고, 더 중요한 것은 사회적으로 인식되는 관점에서 그러한 프로세스의 사용자와 소비자의 기대와 요구를 이해하고 해결하는 것이다.

임상 환경에서는 데이터, 알고리즘 및 해석에서의 편향의 결과가 특히 중요하다. 역사적으로 임상 실습에서 널리 알려지고 수용되는 일부 모델과 결과는 처음부터 성별이나 인종에 따라 편향된 것으로 나타났다. 임상 환경에서 편향의 원천은 Fitgerald 등에 의해 잘 연구되었다[12]. 이 체계적 고찰에서 저자는 암묵적인 편향이 임상 치료에 어떻게 만연되어 있고 사회 전반에 존재하는 편향을 단순하게 반영하는지를 설명한다. 그리고 더 나아가 진단과 치료 결정 사이의 편향의 상관관계를 기술하고 있다. 그들의 연구는 또한 공평성에 대한 표준 규범이 없으며 그러한 규범이 의료에 적용되는 정도가 일관되지도 않고 충분히 광범위하지도 않다는 것을 시사한다.

Leavy 등은[13] 인공지능 훈련 데이터의 편향 원천에 대한 더 많은 통찰력을 제공한다. 그들은 데이터는 단순히 사회에 존재하는 편향을 반영한 것일 뿐이며 편향을 완전히 제거하는 것은 불가능하다고 주장한다. 또한 인식과 투명성을 위해 기술, 사회 및 데이터 거버넌스 솔루션이 어떻게 필요한지 설명한다. 아이러니하게도 객관성의 불가능성을 인정하는 것은 다양한 방법으로 편향을 통제하고 완화하려는 우리의 노력에 긍정적인 영향을 미칠 수 있다. 데이터 증강, 재측정, 재추출 및 재균형을 포함하는 방법은 데이터 생성 및 수집의 객관성이 부족하다는 점을 인식하기 때문에 가능하다. 이러한 접근 방식은 인공지능 알고리즘 생성에 인종, 성별 및 사회정의 개념을 통합하여 알고리즘 편향을 줄이는 것으로 나타났다.

완벽하게 대표하는 데이터가 달성 불가능한 목표는 아니지만, 데이터 편향을 일으키는 해결 가능한 근본적인 문제를 해결하기 위해 노력하는 것이 중요하다. 예를 들어, 임상 시험에서 소수의 대표성을 늘리려면 향후 임상 시험은 그러한 참여를 요구하거나 최소한 촉진하도록 구성되어야 한다. 여러 가지 방법이 이미 다른 이유에 의한 환자 모집을 보완하는 데 사용되었으며, 이는 소수 대표성을 늘리는 데도 맞추어 사용할 수 있다. 예를 들면 다음과 같다.

1. 성별 목표와 유사한 등록 다양성 목표
2. 연구 참여에 재정적 혹은 물류적 장벽이 있는 잠재적 등록자를 지원한다. (예: 교통비 지원, 모바일 혹은 지역별 후속 방문 장소 제공, 유급 병가가 없는 환자를 위한 일반 근무 시간 이외의 방문)
3. 소외된 공동체에 대한 보다 광범위하고 사려 깊은 지원

그러나 실수로 새로운 편향의 원인이 유입되는 것을 방지하려면 이러한 전략을 신중하게 고려해야 한다. 예를 들어, 원격의료는 참여에 금전적 시간적 장벽이 있는 환자의 후속 방문을 가능하게 하는 비용 및 시간 효과적인 방법일 수 있다. 그러나 이러한 전략을 특정 환자 그룹에 우선적으로 적용하면, 특히 후속 상호 작용의 질이 결과에 영향을 미치는 경우 새로운 편향의 원인이 될 수도 있다.

26.5 더 넓은 관점

데이터, 분석 및 인공지능의 편향은 데이터가 생성되는 사회 역사적 맥락이나 알고리즘이 설계되고 테스트 되는 곳에 존재하는 근본적인 편향과 별개로 존재하지 않는다. 의료 서비스 제공에 있어서 편향의 영향은 인종/민족, 사회경제적 지위, 성별, 체중, 사람면역결핍 바이러스 상태 및 장애를 포함한 다양한 환자 특성과 관련하여 의사와 간호사의 행동 모두에 대해 잘 기술되어 있다[12]. 대인 편향의 영향에 대한 의문이 제기되어왔지만, 대인 편향이 임상 행동과 의사 결정에 영향을 미친다는 충분한 증거가 있다.

편향을 해결하고 완화하기 위한 전제 조건은 데이터 원천, 컨텐츠, 역사적 맥락 및 결과가 건강형평성 향상과 어떻게 연계되는지에 대한 인식이다. 일반적으로 인식은 개인과 조직 또는 기관 모두의 수준에서 이루어져야 한다. 이를 위해서는 다양성, 포용성, 형평성을 높이기 위한 광범위한 노력과 통합된 국제적, 다문학적, 기능적 접근 방식이 필요하다. 편향을 완화하기 위한 높은 수준의 전략에는 다음이 포함된다: 조직 수준 문화의 변화 및 교육에 대한 의지; 개인 수준에서의 반성, 성찰 및 반고정관념적 사고; 개인과 조직 모두의 참여가 필요한 의도적인 다양성, 문화적 호기심, 겸손, 멘토링 및 후원. 인공지능 및 머신 러닝에서는 데이터 수집 및 알고리즘 설계의 편향이 단기, 중기, 장기적 결과를 초래할 수 있으며 그 결과들은 Challen 등이 자세히 설명한 각각 다른 해결책이 필

요하다는 점도 인식해야 한다[14].

26.5.1 단기적인 해결책

단기적으로, 실무자들은 이전 경험이 현재 적용할 수 없거나 현재에는 불충분하다고 간주되는 *분포 변화*를 고려해야 한다. 이러한 변화에는 데이터와 데이터의 맥락이 모두 포함된다. 결국 훈련 데이터와 사용 데이터 사이에 불일치가 발생하게 된다. 이는 빠르게 변화하는 의료 공간, 특히 질병에 대한 이해에 있어 실제 진료의 변화 또는 임상 패러다임 변화의 맥락과 특히 관련성이 있다. 실제로 이는 암에 대한 새롭고 계속 진화하는 표적 치료법과 면역 치료법의 경우 또는 최근 COVID-19 팬데믹으로 볼 수 있는 의료 서비스 제공의 맥락의 변화에서 분명하게 드러난다.

두 번째로 *영향에 대한 둔감성*이 존재한다. 간단히 말해서 인공지능/머신러닝 시스템은 해당 시스템이 제공하는 결정이나 답변에 영향을 미치는 척도를 적용하지 않는다. 예를 들어, 인공지능 시스템과 임상의 모두 피부 병변을 진단하는데 어려움을 겪는 것으로 나타났다. 하지만 일반적으로 인간 평가자는 "과도하게 조심" 하는 경향이 있으며 악성을 의심하는 경우가 더 많다. 전반적으로 임상의가 더 부정확하다고 말할 수 있지만, 의사 결정의 영향을 고려할 때 임상의가 내리는 계산을 무시해서는 안된다. 머신러닝 모델의 정확도는 실제 시나리오에서의 결정이 개인 또는 사회에 미치는 영향을 설명하지 않는 정확도 측정 항목과 관련하여 측정되는 경우가 많다.

잠재적인 편향의 또 다른 단기적 원인은 *블랙박스 의사 결정*으로 알려진 것이다. 보다 현대적이고 정교한 인공지능 기술의 잠재적인 한계 중 하나는 해당 알고리즘이 제공하는 답변이 본질적으로 입력 데이터의 맥락에서 쉽게 설명될 수 없다는 것이다. 대부분의 시스템에서 이 문제는 관리하기 어렵고 모델의 신중한 설계와 분석이 필요하다. 특히 임상 환경에서 일반적으로 그렇듯이 입력값이 안정적이지 않은 경우에는 더욱 그러하다. 마지막으로 단기적 원인의 범주에는 *안전하지 않은 고장 모드*가 있다. 이는 앞서 설명한 분포 변화 및 영향에 대한 둔감성과 같은 단기 결과의 맥락에서 이해되며 시스템 예측을 피해야 하는 상황을 나타낸다. 입력 데이터, 알고리즘 또는 제공되는 답변에 대한 신뢰도가 낮기 때문이다.

26.5.2 중기적인 해결책

중기적으로는 임상의, 데이터 과학자, 시스템 설계자, 알고리즘 개발자 및 인공지능에 사용될 데이터 수집, 큐레이팅 및 관리와 관련된 모든 수준의 사람들이 *자동화 안주*에 대해 고려해야 한다. 실무자의 관점에 동의하는 경향이 있는 인공지능 시스템이 제공하는 답변이 채택되고 신뢰되며 자신의 선입견을 반박하는 답변을 배제하는 "확증 편향" 시나리오에 특별한 주의를 기울여야 한다. 자동화라는 맥락에서 임상의는 다른 정보의 원천에 둔감해지고 예측이나 지침을 의심 없이 받아들이게 되어 확증적이거나 모순되는 증거를 지속적으로 추구하지 못하게 되고, 극단적인 경우 의사 결정의 책임을 인공지능 시스템에 전가할 위험이 있다. 임상의와 자동화된 커뮤니케이션을 하는 모든 형태들과 마찬가지로 인공지능이 경고에 대한 피로를 유발하는 또 하나의 기여자가 될 위험도 있다.

고려해야 할 또 다른 중기적인 결과는 앞서 언급한 것처럼 오래된 관행과 자기 충족적 예측의 *강화 위험*이다. 예를 들어, 약물 리콜 혹은 신약 승인에 따른 갑작스러운 임상 진료의 변화는 보다 이전의 데이터로 훈련되어 더 이상 최선의 치료를 나타내지 않는 시스템에 의한 치료 추천은 무의미하게 만들 수 있다.

26.5.3 장기적인 해결책

장기적인 해결책은 주로 임상 환경에서 지속적인 학습, 적응형 또는 완전히 자율화된 시스템으로 설명되었지만, 이러한 시스템은 배포하기가 어렵다[15]. 제1형 당뇨병 환자에 대한 치료를 극적으로 향상시킬 수 있는 인슐린 펌프와 같이 이미 한동안 성공적으로 사용된 일부 폐쇄 루프 장치들이 있다. 그러나 많은 잠재적 적용 분야들을 살펴보면, 수신된 새 데이터의 양, 원천 또는 품질의 예상치 못한 변화로 인해 발생할 수 있는 위험한 결정이나 권장 사항을 조정하는 데 엄청난 양의 지속적인 관리가 필요하다.

예를 들어 지속적인 학습 모듈에서는 관찰된 진단 또는 권고 패턴을 검증하거나 의문을 제기할 수 있는 새로운 결과를 고려하기 위해 훈련 데이터를 지속적으로 업데이트 해야 하므로 이를 터무니없게 만들 수 있는 면밀한 관리가 필요하다. 현재 FDA가 승인한 대부분의 인공지능/머신러닝 알고리즘은 입력 데이터 세트가 "잠겨" 있으므로 예상되는 출력값이 알려져있다. FDA는 최근에야 실시간 최적화를 수행하도록 설계된 연속 학습 또는 적응형 알고리즘을 고려하기 시작했고[16], 이는 연속 학습 모델에 대한 FDA 승인이 단기적으로는 실용적이거나 실현 가능하지 않을 수 있음을 의미한다[17].

이러한 시험대로 인해 지속적인 학습 또는 적응형 인공지능과 관련된 잠재적 편향의 장기적인 영향을 고려하는 것은 시기상조일 수 있다. 그러나 앞서 설명한 많은 문제와 마찬가지로, 이러한 장치가 예를 들어 더 나은 보험 적용 범위를 가진 환자와 같이 좁은 집단의 환자에게만 사용할 수 있는 경우, 이런 경험을 통해 얻은 데이터는 다른 집단에 의해 사용될 때 직면할 모든 문제들을 반영하지 못할 수 있고 결과적으로 편향될 수 있다.

26.6 결론

의료 분야의 과제에 인공지능을 적용하는 것은 데이터를 분석하여 패턴을 식별하고 그로부터 의미를 도출하는 알고리즘과 같은 도구의 개발 및 사용을 기반으로 한다. 이는 임상 시험을 통해 테스트할 수 있는 인과관계나 치료 효과에 대한 가설을 도출하거나, 다양한 집단이나 개인이 특정 치료나 환경 노출에 어떻게 반응할 수 있는지에 대한 더 나은 이해로 이어질 수 있다. 어떤 경우에는 인간의 의사결정을 강화하거나 인간의 오류를 줄여 진단 및 치료 결정의 정확성을 향상시키는 데 사용될 수 있다. 또한 잠재적으로 광범위한 영향을 미치는 정책 결정에 영향을 미칠 수 있다.

그러나 인공지능 시스템은 데이터를 기반으로 구축되었으며, 의료 데이터는 우리 사회의 근본적인 편향을 반영한다. 건강 격차의 경우 편견은 서로 관련된 여러 원인, 특히 인공지능 시스템을 개발하고 훈련하는 데 사용되는 임상 시험 및 기타 데이터의 원천에서 소수 집단을 과소대표 하는 것에서 발생한다. 편향은 또한 데이터, 특히 "실제 세계" 데이터가 어떻게 해석될 수 있는지 또는 사용 가능한 데이터에서 관심 있는 개념이 어떻게 파생되거나 추론될 수 있는지에 대한 잘못된 가정으로 인해 발생할 수 있다. 그러한 잘못된 가정은 모든 인구의 필요와 상황을 적절하게 다루지 못하는 결론과 결정으로 이어질 수 있다.

편견을 완화하려면 데이터 수집, 인공지능 알고리즘 설계 및 배포의 모든 측면에 주의를 기울여야 한다. 이는 편향의 원천과 동인에 대한 인식에서 시작되지만, 사용될 기술과 그것이 배포될 사회적 맥락에 대한 이해도 필요하다. 각 상황에 가장 적합한 해답의 세트가 식별되도록 각각의 구현을 전체적으로 검토할 필요가 있다.

고급 분석 및 인공지능의 가장 유망한 측면 중 하나는 데이터 자체의 복잡성이나 기존부터 내려오던 가정으로 인해 연구자와 임상의에게 명확하지 않았던 패턴을 밝혀낼 수 있는 잠재력이다. 이는 과소대표가 역사적 이해 부족에 기여했던 의료 격차를 해결한다는 맥락에서 특히 중요하다. 그러나 편향에 대한 인식과 이해가 달성되고 완화 전략이 적용될 때 임상 진료 및 전체 의료 시스템을 보다 포용적이고 공평한 관행으로 이동할 수 있는 모든 인구에 대한 새로운 통찰력의 인식을 촉진할 수 있다.

참고문헌

01. Schulman KA, Berlin JA, Harless W, Kerner JF, Sistrunk S, Gersh BJ, et al. The effect of race and sex on physicians' recommendations for cardiac catheterization. N Engl J Med. 1999;340(8):618–26.
02. Institute of Medicine Committee on U, Eliminating R, Ethnic Disparities in Health C, Smedley BD, Stith AY, Nelson AR. Unequal treatment: confronting racial and ethnic disparities in health care. Washington, DC: National Academies Press; 2003.
03. Marcelin JR, Siraj DS, Victor R, Kotadia S, Maldonado YA. The impact of unconscious bias in healthcare: how to recognize and mitigate it. J Infect Dis. 2019;220(220 Suppl 2):S62–73.
04. Freedman LS, Simon R, Foulkes MA, Friedman L, Geller NL, Gordon DJ, et al. Inclusion of women and minorities in clinical trials and the NIH Revitalization Act of 1993--the perspective of NIH clinical trialists. Control Clin Trials. 1995;16(5):277–85; discussion 86–9, 93–309.
05. Devlin A, Gonzalez E, Ramsey F, Esnaola N, Fisher S. The effect of discrimination on likelihood of participation in a clinical trial. J Racial Ethn Health Disparities. 2020;7(6):1124–9.
06. Obermeyer Z, Powers B, Vogeli C, Mullainathan S. Dissecting racial bias in an algorithm used to manage the health of populations. Science. 2019;366(6464):447–53.
07. Mahmood SS, Levy D, Vasan RS, Wang TJ. The Framingham Heart Study and the epidemiology of cardiovascular disease: a historical perspective. Lancet. 2014;383(9921):999–1008.
08. Splansky GL, Corey D, Yang Q, Atwood LD, Cupples LA, Benjamin EJ, et al. The Third Generation Cohort of the National Heart, Lung, and Blood Institute's Framingham Heart Study: design, recruitment, and initial examination. Am J Epidemiol. 2007;165(11):1328–35.
09. Gijsberts CM, Groenewegen KA, Hoefer IE, Eijkemans MJ, Asselbergs FW, Anderson TJ, et al. Race/ethnic differences in the associations of the Framingham risk factors with carotid IMT and cardiovascular events. PLoS One. 2015;10(7):e0132321.
10. Vyas DA, Eisenstein LG, Jones DS. Hidden in plain sight−reconsidering the use of race correction in clinical algorithms. N Engl J Med. 2020;383(9):874–82.
11. Ntoutsi E, Fafalios P, Gadiraju U, Iosifidis V, Nejdl W, Vidal ME, et al. Bias in data-driven artificial intelligence systems—an introductory survey. Wiley Interdiscipl Rev Data Min Knowl Discov. 2020;10(3):e1356.
12. FitzGerald C, Hurst S. Implicit bias in healthcare professionals: a systematic review. BMC Med Ethics. 2017;18(1):19.

13. Leavy S, O'Sullivan B, Siapera E. Data, power and bias in artificial intelligence. arXiv. 2020:200807341.
14. Challen R, Denny J, Pitt M, Gompels L, Edwards T, Tsaneva-Atanasova K. Artificial intelligence, bias and clinical safety. BMJ Qual Saf. 2019;28(3):231–7.
15. Parikh RB, Teeple S, Navathe AS. Addressing bias in artificial intelligence in health care. JAMA. 2019;322:2377.
16. Lee CS, Lee AY. Clinical applications of continual learning machine learning. Lancet Digit Health. 2020;2(6):e279–e81.
17. Amodei D, Olah C, Steinhardt J, Christiano P, Schulman J, Mané D. Concrete problems in AI safety. arXiv. 2016:160606565.

CHAPTER 27

미래의 의료 서비스 분석 시스템: 1부–최종목적지는 어떤 모습일까?

A Future Health Care Analytic System: Part 1—What the Destination Looks Like

지은이 **Stephen Bandeian, Christopher P. Tompkins, and Ashwini Davison**
옮긴이 **김태림**

요약

ABSTRACT

이 장과 다음 장에서는 건강과 의료를 개선하기 위해 공유된 국가 자원을 통한 포괄적인 분석 시스템을 개발하기 위한 협력적 계획을 제안한다. 최대의 효과를 내기 위해서는 이러한 분석 시스템으로 부터 소규모 시골 진료소에서부터 대규모 지역 의료 시스템에 이르기까지 수만 개의 다양한 환경에 걸쳐 통합적인 분석을 제공해야 한다.

이러한 시스템은 개인이 응당 여러 가지 질병과 치료를 받을 수 있다는 단순하고도 명료한 이유 때문에 반드시 포괄적인 형태를 띠어야 한다. 이 장에서는 건강과 의료의 다양성과 복잡성을 포괄하는 간단한 개념적 틀을 제시한다. 이를 통해 이 프레임워크는 포괄적인 시스템을 구축하는 작업을 극도로 단순화하고 시스템이 일관성 있고, 이해하기 쉽고, 투명하며, 신뢰할 수 있고, 효율적이며 지속 가능한 방식으로 핵심 정보를 제공하도록 한다. 이 장에서는 왜 이러한 시스템이 필요한지, 왜 국가단위의 협력적 노력이 가장 좋은 방법인지, 그리고 시스템은 어떻게 작동할지에 대한 세 가지 기본적인 질문을 다룬다.

다음 장에서는 시스템 구성 요소에 대한 추가적인 세부 사항을 제공하고 개발을 위한 로드맵을 그린다.

학습 목표

LEARNING OBJECTIVES

- 포괄적인 분석 시스템이 어떻게 건강관리를 개선하는 데 도움이 되는지 이해하기
- 여기에서 제안된 건강과 건강관리의 고수준 개념 모델을 이해하고 평가하기
- 필요한 능력, 개념, 구성 요소를 이해하기
- 여기서 논의된 개념이 독자의 작업에 어떻게 적용될 수 있는지 고려하기

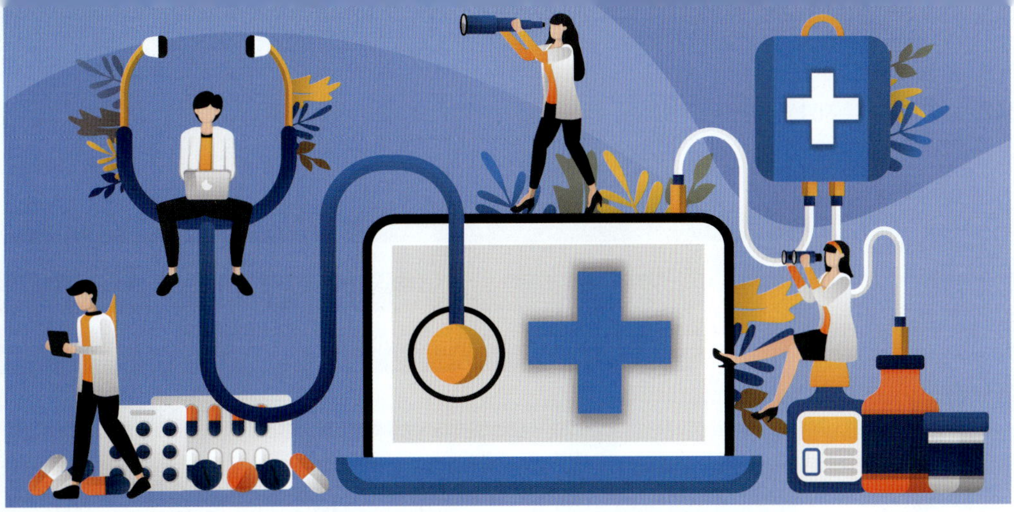

27.1 서론

27.1.1 개요

전자 형태의 임상 데이터 캡처가 거의 보편화되고, 자가 보고 환자 데이터의 가용성이 증가하며, 분석을 위한 관찰 데이터의 대규모 사용이 발전함에 따라 의료 서비스를 혁신할 수 있는 의료 분석 '혁명'의 바탕이 마련되었다. 여기에서 설명하는 '**미래 분석 시스템**'은 이러한 추세의 정점을 반영하며, 진정으로 혁신적인 시스템이다.

이 장은 2010년 당시 의료연구 및 품질기관(Agency for Healthcare Research and Quality, AHRQ) 소장이었던 캐롤린 클랜시 박사가 의학연구소의 자문 패널에 의뢰하여 의료연구 및 품질기관에서 시작한 작업을 반영한 것이다.[1] 그림 27.1은 2010년 발표 자료로, 여전히 실현 가능성에 대한 모델 역할을 하고 있다. 그림 27.2는 역시 의료연구 및 품질기관에서 작업한 것으로, 미래 분석 시스템의 통합 구성 요소가 핵심 '분석 환자 이력'에서 어떻게 제공될 수 있는지를 보여준다. 이 통찰이 가능하도록 하는 핵심은 잘 설계된 '분석적 환자 이력'에 따른 건강과 의료서비스에 대한 고차원적 개념 모델이 포괄적인 분석 시스템의 개발을 단순화하고 뒷받침할 수 있다는 것이다.

최근 몇 년간, 임상 데이터를 수집하고 정리하는 데 큰 진전이 있다. 이러한 데이터의 가치는 COVID-19 팬데믹 동안 입증되었다. 국가 COVID 코호트 협력(National COVID Cohort Collaborative, N3C), OMOP 및 PCORnet 공통 데이터 모델과 같은 이니셔티브들이 미래의 분석 인프라 기반을 마련하는 데 도움을 주고 있다.[2]

이러한 진전은 인상적이지만, 더 빠른 진전을 위해서는 더 중요한 메시지가 있을 수 있다. 겸손한 마음으로 이 말을 전한다. 다양한 환경에서 매우 영민하고 헌신적인 수 천명의 사람들이 헬스케어 분석 혁명에 중요한 기여를 하고 있다. 우리가 이 활동을 종합적이고 상세하게 볼 수는 없지만, 여기 제시된 많은 아이디어들이 공유된 목표에 보다 빠르게 도달하는 데 도움이 될 것이라고 믿는다.

이 장에서는 새로운 임상 지식과 역량을 개발하기 위한 **연구**와 기존 지식과 역량의 활용을 개선하기 위한 **응용 임상 분석**을 지원하는 시스템을 구축하기 위한 접근 방식을 제안한다. 상호 보완적이기는 하지만 이러한 사용 사례는 핵심적인 측면에서 차이가 있다. 연구는 지속적인 시스템을 요구하지 않고 종종 일회성 프로젝트를 통해 수행되는 반면, 응용 임상 분석은 일상적인 진료 제공과 긴밀하게 연계되어야 하며, 이를 위해 **지속적인 시스템이 필요**하다.

이 장에서는 시스템이 중앙집중식, 분산식, 또는 연합식이어야 하는지, 데이터 요구 사항이 있어야 하는 지와 같은 중요한 질문들에 대한 답을 제공하지 않는다. 이러한 질문들로 인해 프로토타입 시스템 개발 작업이 지연되어서는 안 된다고 생각하며, 이러한 작업이 진행됨에 따라 개발 관계자뿐만 아니라 더 많은 이해관계자 커뮤니티가 새로운 통찰력을 얻고 장단점을 객관적으로 평가할 수 있게 될 것이다. 법률적 표현을 빌리자면 이러한 질문들은 아직 '결정할 수 있는 단계'가 아니다.

27.1.2 맥락

우리는 새롭게 이용 가능한 방대한 양의 환자별 데이터를 어

[1] Bandeian S, Clinical Analytic Model, Council on Health Care Economics and Policy, Princeton Conference XV, 2008. https://heller.brandeis.edu/council/pdfs/2008/ Steve-Bandeian.pdf; Bandeian, S, Clinical analytic model – project overview, 2014, unpublished paper presented to an informal Institute of Medicine advisory panel. Papers related to the Clinical Analytic Model are available upon request.

[2] National COVID Cohort Collaborative (N3C), https:// covid.cd2h.org/n3c; OMOP Common Data Model, https://www.ohdsi.org/data-standardization/the-common-data-model/; PCORnet Common Data Model, https:// www.pcornet.org.

분석 수준/치료 단위

- 환자의 월
- 질병 위험 수준 월
- 질병 에피소드 + 합병증
- 질병 에피소드
- 질병 에피소드 월
- 질병 에피소드 월
- 질병 하위 에피소드 월
- 임상 목표/하위 목표
- 연장 중재
- 임상 이벤트
- 임상 중재
- 서비스(청구 코드)
- 단계

분석 수준별 보고 차원

- 환자의 월
  - 연령 / 성별 / 거주지
  - 가족 구조 / 가족 역할
  - 보험 출처 / 유형
  - 연도/월
  - 임상의
- 질병 위험의 달
  - 대상 질병
  - 위험 수준
  - 개입 상태
  - 연도/월
  - 임상의
- 질병 에피소드
  - 질병
  - 시작/종료 날짜/기간
  - 담당 임상의
  - 완료 상태
  - 하위 에피소드 시퀀스
- 질병 하위 에피소드
  - 설명
  - 시작/종료 날짜/기간
  - 임상의
  - 완료 상태
  - 시력, 단계, 심각도
  - 합병증
- 임상 목표/하위 목표
  - 목표/하위 목표
  - 시작/종료 날짜/기간
  - 임상의
  - 해상도 상태
  - 해결 시간
  - 개입 순서
- 확장된 개입
  - 확장 개입 유형
  - 시작/종료 날짜/기간
  - 임상의
  - 완료 상태
- 임상 이벤트
  - 임상 이벤트 유형
  - 시작/종료 날짜
  - 설정
  - 임상의
  - 시설
- 임상 개입
  - 임상 개입 유형
  - 개입 날짜
  - 임상의
  - 설정

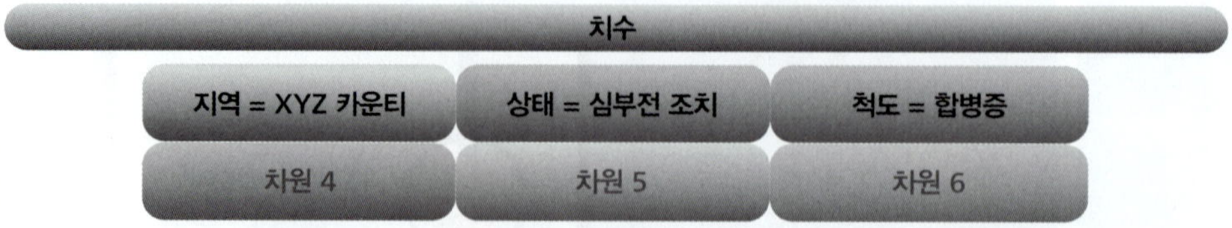

	실제 가치-XYZ 카운티			예상 가치(국가)		
합병증	에피소드당 합병증	합병증당 비용	합병증당 RVU	에피소드당 합병증	합병증당 비용	합병증당 RVU
심방 세동	#.##	$	##.#	#.##	$	##.#
색전성 뇌졸중	#.##	$	##.#	#.##	$	##.#
저칼륨 혈증	#.##	$	##.#	#.##	$	##.#
출혈	#.##	$	##.#	#.##	$	##.#

- 분석 모델을 사용하면 질병 또는 치료의 여러 단계에서 치료를 개선할 수 있는 기회를 파악할 수 있다.
- 분석 수준은 환자/월별 요약 기록부터 단일 임상 개입 또는 단계까지 다양하다.
- 기회는 결과, 프로세스 또는 리소스 사용 측정값의 유의미한 차이로 식별된다.
- 차이는 실제 값과 예상 값 또는 모범 사례 값 사이의 델타로 계산된다.
- 인구, 의료 보험, 제공자(병원, 그룹 진료, 의사 등) 또는 개입 또는 개입의 혼합 또는 순서에 따라 차이가 보고될 수 있지만, 통계적으로 유효한 비교를 위해 사례 수가 충분하지 않을 수 있다.
- 사용자는 치료 수준을 확인하고 특정 질병에 대한 개입 유형과 같이 더 낮은 수준까지 세분화 하여 분석 할 수 있다.
- 각 치료 단위에 대해 책임을 지는 의료진이 지정된다. 시설 기반 임상 이벤트의 경우에도 해당 시설이 식별된다.
- 임상 문제와 하위 문제는 환자 치료 요구 사항을 일련의 작업과 개입으로 연결되는 하위 작업으로 구성된다.
- 모형에는 차원 세트와 보고 그리드가 있다. 차원은 행 또는 열 머리글로 선택할 수 있으며 차원 내의 특정 값을 선택하여 사례를 필터링할 수 있다. 숫자 그리드에 하나 이상의 측정값을 표시할 수 있다.
- 심부전 환자의 합병증 유형은 행에, 실제/예상 합병증 비율 및 비용은 열에 있다.
- 차원 및 측정값은 여백의 텍스트 상자에 더 자세히 표시된다. 대부분의 차원은 다단계다. 예를 들어 환자 거주지는 지역, 주, 카운티 또는 도시로 보고할 수 있다.
- 여기에 표시된 분석은 등록자, 의료 제공자, 진단 또는 서비스 차원에 관련 속성을 첨부하는 것만으로 크게 확장할 수 있다. 이러한 속성은 외부 데이터 원천에서 가져오거나 청구/환자 데이터에서 계산할 수 있다.

공급자 보고 차원

- 임상의
  - 이름
  - 스페셜티
  - 위치
  - 제휴
- 시설
  - 이름
  - 유형
  - 위치
  - 제휴
  - 침대 크기
  - 교육 상태
  - 기타

조치

- 결과
  - 사망률
  - 증상 / 장애
  - 질병 위험
  - 질병 발생률
  - 질병 유병률
  - 질병 지속 시간
  - 심각도, 단계 또는 심각도
  - 합병증
  - 진단 수율
- 치료 과정
  - 진단 시간
  - 치료 시간
  - 기타 자원
- 사용
  - 사용률
  - 치료 단위당 RVU
  - 치료 단위당 비용
- 실제와 예상치 비교
  - 가능한 모범 사례 규범
- 요금은 다양한 분석 수준의 측정값을 결합
  - 월별 환자당 신규 질병 발생 건수
  - 에피소드당 입장객 수
  - 연장 개입당 방문 횟수
  - 그 외 다양한 순열

비교 유형

- 실제 전용
- 실제와 예상 실제와
- 모범 사례 비교

예상 요금의 변동

- 국가, 지역 또는 커뮤니티
- 현재 환자 상태 또는 질병 발병 시점의 환자 상태를 반영
- 기타

그림 27.1 미래 분석 시스템의 모형

떻게 최선으로 활용할 것인가라는 의학 역사상 새로운 문제에 직면해 있다. 지난 반세기 동안 의학 발전의 패러다임은 새로운 의학 지식을 저널 논문, 교과서, 학회, 임상 지침을 통해 전파하는 것 목표로 특정 데이터 수집, 정의 및 방법을 통해 세심하게 설계된 임상 연구를 진행하는 것 이였다. 이 작업은 오늘날의 **근거 기반 의학**의 기초를 구축했다. 이제는 과학적 근거가 이전보다 일상 치료 과정에 더 밀접하게 접목되는 **증거 기반 의료 제공 시스템**이라는 새로운 패러다임을 구축할 기회이다.

이의 성공을 위해서는 건강 관련 연구에서 개발된 풍부한 방법, 통찰력, 지식 및 동료 평가와 투명성의 중요한 가치를 바탕으로 구축되어야 한다. 동시에, 운영 분석을 위한 규모와 범위를 달성하기 위해, 서로 다른 방법과 정의를 가진 별개의 프로젝트에 대해 작업하는 별도의 팀 세트가 아닌 동일한 커뮤니티에 의해 협력적으로 구축된 공유 기획으로 헬스케어 분석을 바꾸어야 한다. 협력적인 작업은 공유된 용어, 정의, 개념, 모델 및 방법을 가진 합의를 바탕으로 한 계획을 중심으로 조직되어야 한다. 이 방향으로 고무적인 움직임이 이미 있다.

우리의 전망은, 연구 및 응용 임상 분석 분야는 상호 보완적이고 서로 강화되어야 한다는 것이다. 응용 임상 분석에 필요한 다양한 데이터 원천의 통합, 데이터의 표준화, 정의 및 방법론은 연구 분석을 촉진할 것이며, 이러한 연구의 결과는 임상 관리 분석을 정보 제공하고 지시하는 데 사용될 수 있다.

27.2 왜 포괄적인 헬스케어 분석 시스템이 필요한가?

미국은 다른 선진 사회들에 비해 기대수명이 낮고 의료 비용이 훨씬 높다.[3] 이러한 결과는 무수한 특정 의사 결정과 치료

[3] Commonwealth Fund, U.S. Health care from a global perspective, 2019: higher spending, worse outcomes?, January 2020.

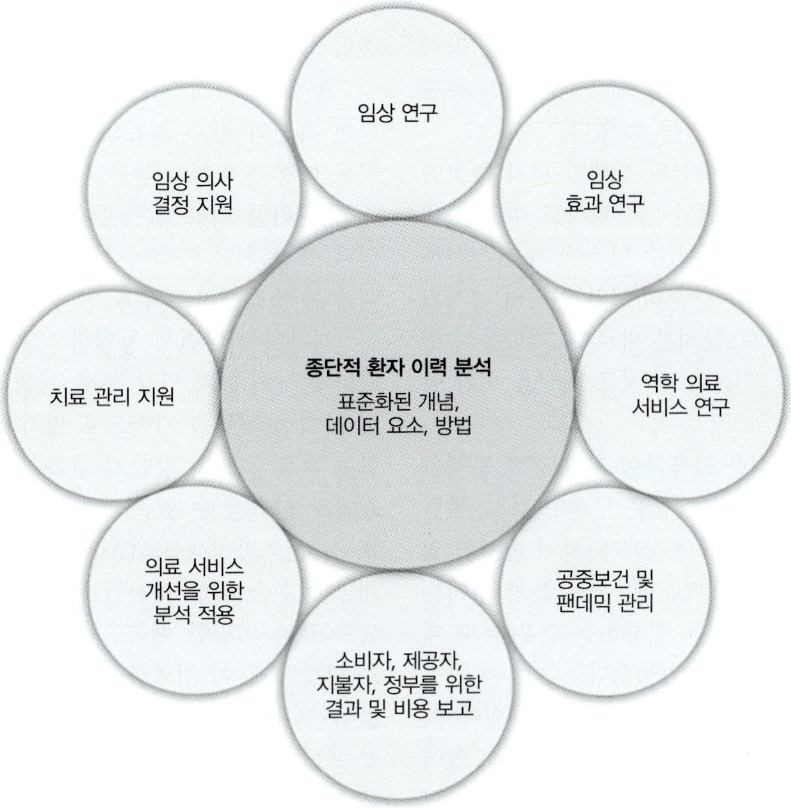

그림 27.2 미래 통합 분석 시스템이 중심이 되는 환자 이력 분석

과정에 의해 정해진다. 이를 변화시키려면, 개혁은 이러한 결정과 치료 과정을 개선해야 한다. 다른 측면에서도 개혁은 필요하지만, 환자, 의사, 간호사, 지불자, 공중보건 관리자 및 기타 정부 기관은 개선을 위해 좀 더 나은, 그리고 좀 더 적시의 **운영 정보**가 필요하다. 가시적인 영향을 미치려면 **응용 임상 분석**이 대규모로 필요할 때마다 이러한 결정과 과정에 정보를 제공할 수 있어야 한다. 이것이 지속적인 헬스케어 분석 시스템이 필요한 이유이다.

이 장은 헬스케어를 최적화하기 위해 답해야 할 다양한 구체적인 질문들을 예상하고 체계적으로 답하는 **헬스케어 분석 시스템**을 구축하는 접근 방법을 제안한다. 이 시스템은 조직적이고 (자동화 가능한) 방식으로, 투명하고 신뢰할 수 있으며, 방법론적 엄격함과 정보 보안에 대한 통상적인 규범을 준수하는 방식으로 작동한다. 이러한 접근 방식은 이 장에서 제안된 개념적 틀에 의해 가능해진다.

대부분의 필요한 방법론과 기술은 이미 존재하며, 헬스케어 분석 시스템을 개발하고 배치하는 비용은 최적화되지 않은 건강 및 건강 관리로 인한 발생하는 재정적 및 인적 비용에 비해 상대적으로 작다. 또한, 27.2.2절에서 논의된 바와 같이, 개발이 완전히 개발된 헬스케어 분석 시스템이 어떻게 구현 될지에 대한 포괄적인 이해를 바탕으로 이루어질 경우, 성공 가능성이 더 높고, 더 빠르며, 비용이 적게 든다.

이 장과 다음 장에서 제안된 제안들은 예시이지 반드시 따라하는 지침은 아니다. 이러한 유형의 이니셔티브가 성공하기 위해서는 기능, 디자인, 방법론이 관련 전문가들과 분야의 리더들 사이의 대략적인 합의를 반영해야 한다. 여기서는 구체적이고 이해하기 쉬운 미래상을 제공하기 위해 논의의 기초를 제안한다. 다음 장에서는 미래 분석 시스템의 구성 요소에 대한 추가적인 세부 정보와 현재 상태에서 미래 상태로 점진적으로 나아가는 현실적이고 달성 가능한 로드맵을 제공한다.

27.2.1 종합적인 의료 서비스 분석 시스템을 구축하는 것이 어떻게 도움이 될까?

포괄적인 시스템은 임상의들이 분석 지원 없이 할 수 있는 것에 한계가 있고, 환자 관련 문제가 좁은 학문 기반의 경계를 넘어서기 때문에 필요하다. 분석은 여러 가지 방법으로 전문가의 경험과 판단을 지원할 수 있다.

체계적인 진료 개선—첫째, 전통적으로 임상의들은 환자의 진료실 방문이나 병원 체류 동안 얻을 수 있는 정보에 기반한 제한된 환자 경험을 가져왔다. 이 관점은 대면 진료 나 원격진료여부와 관계없이 모든 만남에서 얻은 데이터를 약국 데이터 및 스마트폰 앱으로 수집된 자가 보고 데이터와 통합하면 이러한 관점을 보다 완전하게 만들 수 있다.[4]

하지만 전자건강기록을 통해 수집된 상세한 환자 정보만으로는 충분하지 않다. 아무리 숙련된 임상의라도 수많은 데이터포인트를 통해 잠재적으로 발생할 수 있는 결과를 정확하게 예측하는 데 한계가 있다. 이는 단순히 인간 인지의 한계가 있기 때문이다. 이와 대조적으로, 분석은 바로 그 역할을 수행할 수 있도록 개발될 수 있다. 이를 통해 치료 개선을 위한 이니셔티브를 지원할 수 있다.

또한 임상 관리자들은 분석을 사용하여 환자 진료 문제를 식별하고 개선할 수 있다. 이러한 문제들은 무작위 기회, 복합적인 환자 사례, 또는 치료의 숨겨진 문제로 환자의 불량한 결과나 높은 비용이 발생할 수 있기 때문에, 정식 분석 없이는 이러한 문제를 감지하기 어렵다. 이를 분류하는 것은 환자 데이터를 기반으로 한 분석을 통해서만 가능하다.

분석 시스템은 일차 예방에서 급성기 진료 및 재활에 이르는 진료 과정의 각 단계에서 개선의 기회를 식별할 수 있어야 한다. 예를 들어, 고관절 골절의 경우 골절을 예방할 수 있는지, 수술 합병증을 줄일 수 있는지, 재활을 더 효과적으로 할 수 있는지, 진료 과정의 각 단계에서, 다양한 배경을 가진 환자들이 비슷한 진료를 받고 있는지, 비용 절감의 기회가 있는지와 같은 질문에 대한 답이 되는 정보는 모든 유형의 질병이나 부상에 대한 모든 진료 단계에 대해 사용할 수 있어야 한다. 잠재적인 개선 사항을 파악할 수 있는 지역, 국가, 모범 사례 벤치마크를 사용할 수 있어야 한다. 또한, 의료 서비스의 진정한 차이가 아니라 단순히 데이터와 방법의 차이를 반영하는 일관성 없는 결과를 피하기 위해 측정 지표는 질병, 환경, 치료 전반에 걸쳐 일관성을 유지해야 한다.

최종 사용자마다 제공하는 의료 서비스를 개선하는 데 사용할 수 있는 분석에 대한 서로 다른 관점을 제공받게 된다. 예를 들어, 산부인과, 응급실, 외과, 종양학 및 재활팀은 각각 관련 데이터를 볼 수 있다. 공중보건 공무원, 소비자 및 지불인도 관련 요약 데이터에 액세스할 수 있다. 각 역할 기반 뷰는 내부적으로 일관된 더 크고 포괄적인 분석 집합의 하위 집합이 될 것이다.

환자를 위한 개별화된 치료 및 조언—둘째, 의사가 아무리 지식이 풍부하고 경험이 많고 숙련되어 있어도 환자의 임상적, 사회적 상황과 관련된 수많은 데이터 요소와 알려진 치료의 위험 및 이점을 통합하여 환자가 직면한 위험과 과제를 종합적으로 평가하기는 어렵다.

향후 분석 시스템에서는 환자의 의료 및 사회적 기록의 관련 측면과 향후 치료의 세부 사항을 예측모델에 통합하여 치료 합병증 위험이 높은 환자를 식별하고, 이러한 위험을 완화하기 위한 치료 대안이나 지원 치료를 식별 및 평가할 수 있다. 또는 치료 공백이나 부작용 위험이 높은 외래 환자를 분석을 통해 식별하고 추후 연락을 위해 중요표시를 할 수 있다.

시간이 지나면서 동일한 아키텍처가 점점 더 정교해짐에 따라 환자의 현재 임상 문제, 동반 질환, 건강 관련 행동, 가족 및 사회적 지원을 기반으로 일치하는 개별 환자에 대한 진단 또는 치료 옵션의 장단기 결과 가능성에 대한 통계적으로 유효하고 신뢰할 수 있는 추정치를 지원할 수 있다. 한 가지 예로 미국 외과의사협회(American College of Surgeons)에서 개발한 수술 위험 계산기가 있다.[5] 미래의 분석 시스템의 주요 목표는 이러한 예측을 포괄적인 범위의 질환과 치료법으로 확장하고, 이 정보를 진료실이나 병상에서 필요할 때 사용할 수 있도록 하여 환자와 의료진이 환자의 임상적 특성(위험성 포함)과 명시된 선호도에 따라 환자에게 가장 적합한 옵션을 선택할 수 있도록 지원하는 것이다.

임상 효과 연구 및 기타 건강 관련 연구—셋째이자 마지막으로 임상의가 검사나 치료(또는 그 순서)의 상대적 효과를 판단하는 것은 어렵다. 이론적으로는 이러한 문제들은 무작위 임상시험을 통해 다루어질 수 있지만, 이러한 연구는 물류, 비용, 시간, 윤리적 문제 등으로 인해 일부 문제에만 적합하다. 환자 중심 결과 연구소(Patient Centered Outcomes Research Institute)는 관찰 데이터를 사용하여 성공적인 임상 효과 연구 이니셔티브를 조성해 왔다.[6] 여기에서 제안한 몇 가지 사항은 이러한 노력을 촉진하고 확장하는 데 도움이 될 수 있다. 역학 등 다른 건강 관련 연구 결과도 임상의가 일상적인 임상 업무를 뒷받침하는 확률과 인과 관계에 대한 이해를 높이는 데 도움이 될 수 있다.

27.2.2 포괄적인 개념 모델에 기반한 계획적이고 협력적인 노력이 필요한 이유

우리는 집단적으로 새로운 여정을 시작하고 있다. 그렇다면 로드맵은 어디에 있을까? 어떻게 하면 길을 잃지 않고 목적지에 도착할 수 있을까? 이 경우 로드맵은 건강과 의료 서비스에 대한 우리의 공통된 이해에서 바로 직접적으로 도출된다.

[4] See for example, initiatives by the regional health information exchange for Maryland and the District of Columbia at https://www.crisphealth.org.

[5] American College of Surgeons, Surgical Risk Calculator, https://riskcalculator.facs.org/RiskCalculator/.

[6] Patient-Centered Outcomes Research Institute, https://www.pcori.org.

수수께끼는 없다. 이정표는 간단하고 잘 알려져 있다. 이 장과 다음 장에서는 의료 및 의료 분석 커뮤니티 내에서 검토, 수정 및 합의를 거쳐 이러한 랜드마크를 기반으로 로드맵 초안을 제공할 것이다.

이해할 수 있는 이유로, 분석가들은 때때로 특정 질문에 맞는 더 큰 질문군을 해결하려고 시도하지 않고 좁게 정의된 질문을 해결하는 데 집중한다. 그 결과, 여러 그룹이 동일한 질문(또는 질문 집합)을 좁게 이해되는 방식으로 해결하면 일관성 없는 이론, 방법 및 범주를 사용하여 포괄적인 전체를 구성할 수 없는 부분적인 솔루션이 많이 중복될 수 있다. 또한 불필요한 노력의 중복도 발생할 가능성이 높다. 더욱이 개별 환자에게는 여러 가지 의학적 문제가 있을 수 있고 다양한 유형의 치료가 필요할 수 있다는 점을 기억하는 것이 중요하다. 따라서, 목표가 지속적인 환자 치료와 긴밀히 통합된 포괄시스템을 구축하는 것이라면, 분절된 노력은 효과적이지 않다.

분석을 통해 의료 서비스를 개선하는 데 필요한 것이 무엇인지 포괄적으로 이해하는 계획부터 세우는 것이 낫다. 이 장의 부제가 '최종 목적지는 어떤 모습일까'인 이유가 바로 여기에 있다. 우리는 현재 기술과 건강 및 헬스케어의 기본 원리에 대한 현재의 이해를 감안할 때 미래의 헬스케어 분석 시스템이라는 목적지가 우리의 손에 안에 있다고 믿는다. 또한 차선책인 건강 및 의료 서비스의 높은 인적, 경제적 비용과 이를 가능하게 하는 기술이 결합되어 우리가 제시한 비전이 향후 10년 내에 어딘가에서 현실이 될 것이라고 믿는다. 필요한 것은 이해와 결의, 계획과 자원을 공유하는 것이다.

27.3 성공적인 시스템을 위해 필요한 것은 무엇일까?

미래 분석 시스템의 궁극적인 목표는 연구와 응용 임상 분석을 통해 건강과 헬스케어를 개선하고, 기존 지식과 방법의 일상적 사용을 개선시키는 데 도움을 주는 것이다. 논리적으로 볼 때, 의료 서비스를 개선하기 위해서는 먼저 시스템이 **사전 예방이나 치료**에서 다른 방법보다 더 나쁜 건강을 초래하는 문제를 식별할 수 있어야 한다. 또한 진료에서 관찰된 문제점을 잠재적으로 치료 가능한 원인까지 추적하여 진료 개선에 도움을 줄 수 있어야 한다. 이를 위해 시스템은 개인 수준에서 건강과 의료 서비스를 정확하게 표현하는 것으로 시작해야 하며, 치료의 필요성, 차선책 및 치료의 사례, 근본 및 중재 원인을 식별할 수 있어야 한다. 27.3.1절에서는 논리적 요건을, 27.3.2절에서는 통합 시스템에 대한 요건을 설명한다. 표 27.1은 이러한 요건을 요약한 것이다.

27.3.1 높은 수준의 논리적 요구 사항

27.3.1.1 환자, 임상의 및 기타 참가자

환자와 임상의는 건강 및 의료 서비스의 주요 '행위자'이다. 그 결과, 이들의 행동과 결정은 포괄적인 시스템의 핵심이다. 동시에 이 두 행위자 모두 환자와 가족, 지역 사회, 임상의가 근무하는 지역 전달 시스템이라는 더 큰 맥락의 영향을 받는다. 이 둘 모두 지불자와 정부의 영향을 받는다.

27.3.1.2 건강, 건강 문제, 건강 결과

시스템은 건강 및 치료의 건강 결과를 측정할 수 있어야 한다. **건강**은 개인의 **건강 문제**가 수명과 일상적 웰빙에 미치는 '궁극적인' 영향으로 정의하고 측정할 수 있다.[7] '**건강 문제**'는 새로운 질환 또는 현재 진행 중인 질환의 발병 위험 또는 현재 진행 중인 질환이 과도하게 연장되거나 악화되거나 합병증을 초래할 수 있는 식별 가능한 위험으로 정의할 수 있다. 건강 문제의 높은 수준의 분류는 표 27.1에 나와 있다. 건강 조정 기대수명(Health adjusted life expectancy, HALE)은 개인의 모든 건강 문제를 하나의 기대수명 및 일상적 웰빙 추정치로 통합하는 건강의 표준 척도이다.[8] 이는 분석 시스템의 중요한 구성 요소이며 다음 장에서 더 자세히 설명할 것이다. 건강 문제는 또한 세분화된 수준에서 건강 및 건강 결과를 측정하는 기초가 된다.

건강 관리는 공중보건, 의료 제공자, 돌봄 관리 또는 자가처치[9]를 통해 건강 문제에 대처하는 모든 개입으로 정의될 수 있다[1]. 건강 관리 자체는 광범위하고 보편적인 관심을 가지는 여러 결과 영역을 가지고 있다(표 27.2). 진료의 문제는 기존 임상 지식과 역량을 더 잘 활용하여 하나 이상의 높은 수준의 결과가 개선될 수 있는 상황으로 정의될 수 있다. 예를

[7] World Health Organization (WHO), Definition of Health, https://www.who.int/about/who-we-are/frequently-asked-questions. The definition of health proposed for analytic purposes does not include the WHO's phrase '…a state of complete physical, mental and social well-being…' for the immediate future due to practical issues of measurement. However, in keeping with WHO's Global Burden of Disease, the phrase disability in the proposed definition includes functional disabilities caused by emotional or behavioral symptoms.

[8] WHO defines HALE as the "… average number of years that a person can expect to live in 'full health'… taking into account years lived in less than full health due to disease and/or injury". https://www.who.int/healthinfo/statistics/indhale/en/.

[9] AHRQ, Care management: implications for medical practice, health policy, and health services research, https://www.ahrq.gov/ncepcr/care/coordination/mgmt.html.

표 27.1 시스템 구성 요소

개념적 프레임워크

- **환자, 임상의 및 기타 참가자**
- **건강, 건강 문제 및 건강 결과**
- **치료 선택, 치료 단위 및 치료 과정**
- **차선책 치료 및 근본 원인 및 매개 원인**

환자 이력 분석 건강 문제 및

건강 결과

- 질병이나 부상을 초래하거나 치료를 방해할 수 있는 **위험 요인**(유전, 사회경제, 행동 등)
- **상태**(신규 또는 진행 중인 질병 및 부상)
- **상태 단계**(제어, 시력 또는 단계의 변화)
- **상태 관리 불량**(증상, 합병증 또는 혈압 상승과 같은 중간 결과)

치료 단위 및 프로세스(건강 문제 해결을 위한)

- **주요 임상 작업**(진료에 필요한 높은 수준의 단계)
- **여러 날에 걸친 임상 개입**(치료 에피소드)
- **임상적인 이벤트**(입원 또는 외래 진료)
- **1일 임상 개입**(검사 또는 치료)
- **서비스 또는 '마이크로** 스텝'(개입의 구성 요소)

임상 논리, 방법론 및 데이터

- 정제된 임상 범주 및 입증된 인과 관계
- 소스 데이터에서 분석적 환자 이력을 채우기 위한 조회 테이블과 알고리즘
- 명시된 질문에 답하기 위해 '국소적인' 일반적 개념 및 분석 모델
- 부적절한 결과 및 치료의 매개 원인과 예측 인자를 정량화하기 위한 계산된 측정치
- 부적절한 결과 및 치료의 가능한 근본 원인일 수 있는 의료진, 환자, 지역 보건 시스템 및 커뮤니티 특성
- 일반적 분석 모델과 분석적 환자 이력을 입력으로 사용하여 명시된 질문에 답하기 위한 자동화된 통계 및 데이터 과학 알고리즘

표 27.2 건강 관리의 결과

- **건강 결과**–수명과 웰빙을 위협하는 건강 문제에 대한 건강 관리의 영향
- **리소스 사용**–치료 단위의 활용도 및 비용
- **환자와 가족의 간병 부담**
- **형평성**–동일한 임상 문제 세트에 대해 교차 하위 집단을 사용하여 비교 가능한 결과 및 리소스 사용
- 환자의 자율성과 존엄성 존중

들어, 암 검진 수검률이 낮은 취약 계층에 대한 지원은 건강 결과, 자원 사용, 건강형평성을 개선할 수 있다(표 27.3).

치료의 건강 결과는 개인의 건강 문제들의 변화로 정의하고 측정할 수 있다. 개인의 건강 문제에 대한 치료의 전반적인 또는 '궁극적인' 효과는 그 결과로 나타나는 개인의 건강 조정 기대수명의 변화로 확인할 수 있다.

임상의는 일반적으로 보다 세부적인 용어로 생각한다. 두 번째 또는 **임상 결과**는 새로운 상태 또는 기존 상태의 중요한

표 27.3 치료가 건강에 미치는 영향 측정

(이 분류는 미국 예방 서비스 실무 위원회의 권고 사항을 분류하는 데 사용한 체계와 유사하다. 자세한 내용은 다음을 참고: Jonas, D, et al., Evaluating evidence on intermediate outcomes: considerations for groups making healthcare recommendations, American journal of preventive medicine, 54. S38-S52, 2018; https://doi.org/10.1016/j. amepre.2017.08.033)

치료가 건강에 미치는 영향은 다음의 변화로 측정할 수 있다.

- **궁극적인 건강 결과**–개인의 기대수명 및 일상적 웰빙의 변화(HALE 또는 유사한 측정치)
- **두 번째 또는 임상적 결과**–새로운 상태 또는 기존 상태의 변화수명 또는 웰빙에 직접적인 영향을 미치는 것
- **중간 건강 결과**–임상 결과와 연관된 검사 및 기타 상태 관리 지표의 유리하거나 불리한 변화

변화에 해당한다. **중간 건강 결과**는 새로운 상태의 시작이나 기존 상태의 변화를 유발하거나 이와 연관되는 혈압이나 지질 수준과 같은 상태 조절 또는 질병 활동에 대한 테스트 또는 기타 지표다. 예를 들어, 뇌졸중과 같은 두 번째 건강 결과는 고혈압과 같은 중간 결과를 통제하지 못함으로써 촉발될 수 있다.

27.3.1.3 주요 임상 과제, 치료 단위, 치료 선택 및 치료 과정

건강 문제는 일반적으로 초기 진단 또는 일회성 또는 지속적인 치료와 같은 일련의 일반적인 높은 수준의 **주요 임상 과제** 또는 치료 단계를 성공적으로 완수해야 한다(그림 27.3 및 27.4). 주요 과업은 성공적인 치료를 위해 반드시 수행해야 하는 것을 지정하는 것이지 수행 방법을 지정하는 것이 아니다. 주요 과업에는 초기 진단, 치료 계획, 급성 또는 만성 치료, 지원 또는 재활 치료가 포함된다.

이러한 작업 또는 단계를 완료하기 위해 특정 **치료 단위**가 제공된다.[10] 때로는 작업을 완료하기 위해 다른 치료 단위가 사용될 수 있다. 그런 경우에는 의료진과 환자가 **치료 방법을 선택**해야 한다. 그 결정 후에는 선택된 치료 단위를 제공하기 위한 **치료 과정**이 시작된다. 각 치료 단위는 차례로 각 하위 구성요소에 대한 일련의 과정을 가지며 이러한 프로세스가 완료되면 치료 단위가 완성된다. 완료된 치료 단위가 건강 문

[10] A unit of care is a service or medication or set of related services and medications provided for its own value in accomplishing a task, not as a supporting component of another unit. For example, a glucose test to monitor care for a diabetic patient is a distinct unit of care, while a routine pre-operative glucose test may be thought of as a supporting component of the surgery.

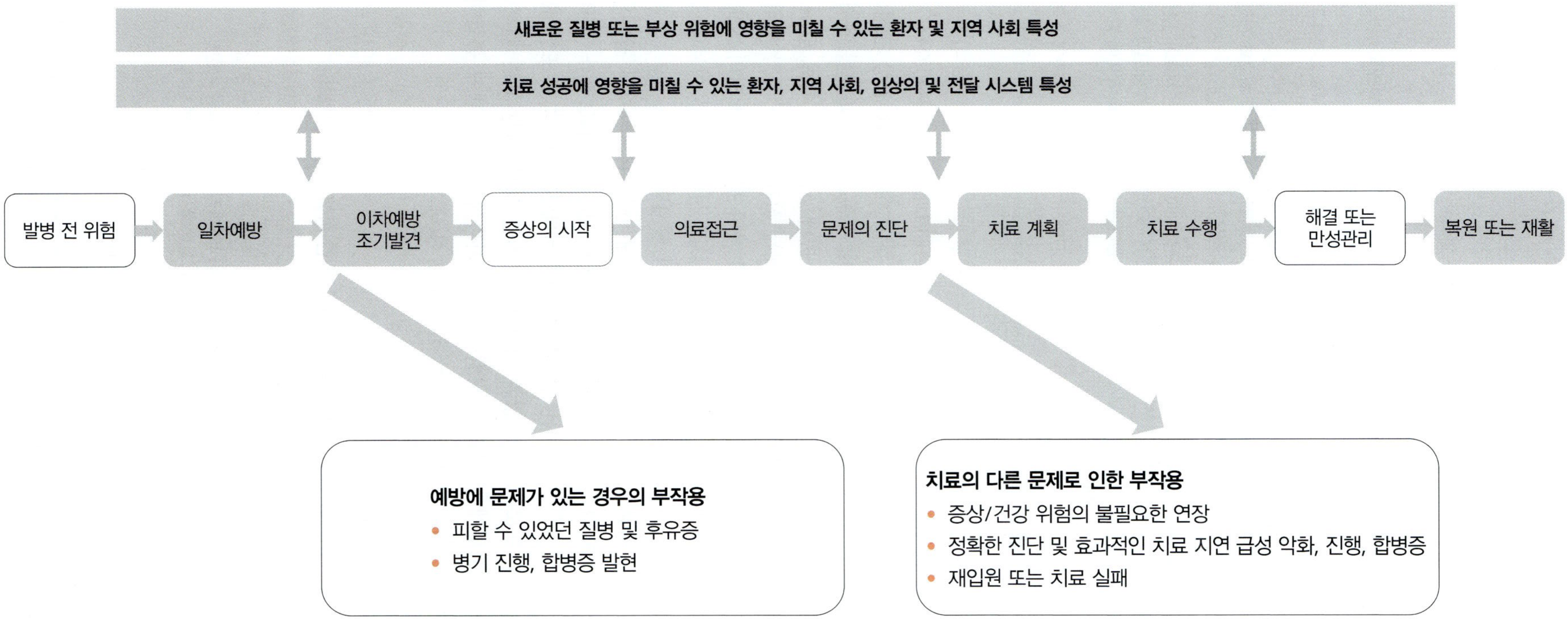

- 이 다이어그램은 질환의 '라이프사이클'과 그 치료법, 주요 단계별 치료에서 발생하는 문제로 인한 부작용을 요약한 것이다.
  - **조건 단계**는 조건 수명 주기의 단계에 해당하며 투명한 상자 안에 표시됨(자세한 내용은 다음 장 참조).
  - **주요 임상 작업**은 진료의 주요 단계에 해당하며 음영 처리된 상자로 표시됨.
- 아래쪽으로 기울어지는 화살표는 치료상의 문제를 나타내며, 이러한 문제로 인해 발생할 수 있는 피할 수 있는 건강상의 부정적인 결과를 가리킴.
- 발병에서 해결 또는 통제까지의 직선 경로는 치료에 문제가 없고 그로 인한 부작용이 없는 최상의 시나리오에 해당함.
- 상단의 두 개의 음영 막대는 피할 수 있는 부작용의 '근본 원인'에 해당함.
  - 첫 번째 막대는 예방할 수 있었던 새로운 질병이나 부상을 초래할 수 있는 근본 원인을 보여줌.
  - 두 번째 막대는 최적의 결과가 아닌 결과를 초래할 수 있는 치료 문제의 근본 원인을 보여줌.
- 양방향 화살표는 질병이나 치료와 관련된 중단이 개인의 개인 및 사회경제적 상황에도 영향을 미칠 수 있음을 나타냄.

그림 27.3 부적절한 결과와 의료 서비스, 상황 및 주요원인

치료에서의 주요 과업	치료에서 역할과 책임	
	환자	임상의
의료 서비스 이용	• 새로운 문제가 발생하면 즉시 진료 예약을 하거나 의료진에게 연락 예약 지키기	• 진료에 대한 접근성 확보 • 환자 전화 분류를 위한 직원 제공
문제 진단하기	• 치료 중 새로 발생하거나 변화하는 증상 또는 문제에 대해 임상의와 적시에 소통	• 환자와 소통하여 정보 도출 및 신뢰 구축 • 필요한 경우 검사 또는 상담 추천 • 새로운 질병이나 새로운 치료 문제를 신속하고 정확하게 파악
'올바른' 치료법 선택하기	• 제안된 임상 계획에 대해 질문하고 우려 사항을 표현하여 임상의가 상호 합의된 치료 계획을 개발할 수 있도록 지원	• 필요한 경우 의뢰 또는 상담 추천 • 환자에 대한 상세한 이해와 임상 최고의 진료를 바탕으로 한 치료 계획을 권장
성공적인 치료 수행	• 치료 계획, 특히 가정에서의 자기관리를 이해하고 준수 • 후속 방문, 검사 및 의뢰를 유지 • 처방에 따라 약을 복용 • 약물 치료 또는 자기관리 또는 증상 변화또는 기타 새로운 문제 발생 시 즉시 전달	• 해당 임상 규범에 따라 수술 또는 치료와 같은 서비스를 성공적으로 수행 환자와의 의사소통, 검사 결과 및 컨설턴트 • 보고서를 포함하여 정기적인 진료 사이에 발생하는 문제에 주의를 기울임 • 환자 치료에 관여하는 다른 임상 팀원들과 소통하고 조율

그림 27.4 주요 치료 업무에 대한 환자 및 임상의의 역할과 책임

제와 작업에 의해 정의된 필요를 성공적으로 해결하면, 치료의 다음 단계로 진행할 수 있다. 그렇지 않으면, 다음 단계로 넘어가기 전에 다른 치료 단위가 사용될 수 있다.

예를 들어, 새로운 **건강 문제**인 가벼운 가슴 통증이 있는 사람을 고려해 보자. 이 새로운 문제는 필요한 **주요 임상 작업**(초기 진단)을 '유발'한다. 이 작업을 수행하기 위해 여러 검사가 가능할 수 있다. 이 중에서, 특정 검사 또는 **치료 단위**가 선택된다. 선택되면, 검사를 진행하기 위한 **치료 과정**이 시작된다. 검사를 통해 관상동맥 질환을 확진하면 다음 단계는 치료를 선택하고 실행하는 것이다; 검사 결과가 부정적이라면 다른 검사가 시행할 수 있다.

따라서 건강 문제, 주요 과제, 치료의 선택, 단위 및 프로세스는 불가분의 관계에 있으며 이 장과 다음 장에서 그렇게 표현된다. 진료 프로세스는 치료 단위(또는 그 구성 요소)를 제공하기 위한 명시적 또는 암묵적 '레시피'이다. **명시적 프로세스**는 모범 사례 지침, 프로토콜 또는 환자의 차트에 기록된 치료 계획일 수 있다. **암묵적 프로세스**는 치료 단위를 생성하기 위해 제공되는 서비스의 세트, 순서 및 타이밍이다. 명시적 프로세스와 암묵적 프로세스(실제로 제공된 치료 기준) 간의 차이는 치료 과정의 문제를 나타낼 수 있다. 또한 더 나은 결과를 가져오는 것으로 나타난 모범 사례와의 차이는 결과를 개선할 수 있는 좋은 기회를 나타낸다.

이러한 요소는 표 27.4에 나와 있다. 새로운 또는 지속적인 **건강 문제**는 중첩된 프레임워크의 맨 위에 있다. 이 문제는 개인의 건강을 유지하거나 개선하기 위해 어떤 유형의 개입이 필요함을 '유발'한다. 두 번째 수준은 불필요한 지연이나 비용 없이 성공적으로 완수해야 하는 **주요 임상 과제** 또는 높은 수준의 단계이다. 세 번째 수준은 특정 과제를 해결하기 위해 선택되며 '**치료 과정**'을 통해 제공되는 '**치료 단위**'이다. 프레임워크의 네 번째 수준에는 실제로 제공된 각 서비스 또는 단계와 명시적 프로세스에 따라 필요한 각 서비스 또는 단계에 대한 기록이 포함되며, 실제 서비스 제공 여부와 명시적 프로세스에 따른 예상 날짜가 명시되어 있다.

이 프레임워크와 데이터 구조는 사전 정의된 프로세스의 편차를 식별하고 이러한 편차가 의료 결과 및 리소스 사용에 미치는 영향을 분석하는 데 도움이 된다. 또한, 확립된 프로세스가 없는 경우 이 구조를 통해 임상 효과 연구를 통해 모범 사례를 식별한 다음, 이를 분석 시스템에 통합하여 표준화된 모범 사례로 활용할 수 있다.

표 27.4 치료 조직을 위한 중첩된 프레임워크

1. **건강 문제**(건강 위험, 증상 또는 상태)
    2. **주요 임상 과제**(건강 문제를 해결하기위해 필요)
        3. **치료의 선택, 단위 및 과정**(작업 수행을 위한)
            4. **실제 서비스 / 과정에서 예상 진행 단계**

예시

1. **흉통**(새로운 건강 문제)
    2. **진단 평가**(주요 임상 과제)
        3. **방사선 동위 원소를 이용한 운동부하검사**(치료의 선택, 단위 및)
            4. **이미지 해석**(실제 서비스/예상 단계)

이 프레임워크는 '문제 중심 의료 기록'(Problem oriented medical record, POMR)을 반영한다. **건강 문제**는 문제 중심 의료 기록의 '문제'와 상관관계가 있다. 주요 작업과 치료 단위는 문제 중심 의료 기록 프레임워크 내의 '**치료 계획**'에 해당한다[2]. 여기서 제안된 프레임워크는 일반적이므로 자동화될 수 있는 포괄적인 분석 시스템을 지원한다.

27.3.1.4 부적절한 치료

건강 관리 문제는 기존 임상 지식이나 방법을 더 잘 활용함으로써 결과를 개선할 수 있는 상황에 해당한다. 이것은 두 가지 결론을 내포한다. 첫째, 부적절한 치료는 제공된 치료 유형(**선택**)과 수행 방식(**과정**)과 관련이 있다. '잘못된' 치료가 선택되거나 '올바른' 치료가 제대로 수행되지 않으면 건강 관리가 부적절하게 된다. '올바른' 치료는 환자와 치료 의료진이 공동으로 이해하는 환자의 건강 문제와 개인적 상황에 가장 적합한 치료이다. 두 번째 결론은 치료의 문제에 대한 근본적인 원인과 매개 원인은 일반적으로 환자와 의료진(또는 그들의 사회적 또는 건강 관리 맥락)의 행동이나 특성으로 거슬러 올라갈 수 있다는 것이다. 왜냐하면 건강 관리는 주로 이러한 참여자들과 관련이 있기 때문이다.

그림 27.3은 치료의 문제가 어떻게 상태의 예방이나 치료의 모든 단계에서 부적절한 결과를 초래할 수 있는지를 보여준다. 그림 27.4는 이러한 치료 단계에 대한 의료진과 환자의 역할과 책임을 보여주며, 그림 27.5는 이러한 책임과 관련된 부적절한 결과의 근본적인 원인과 매개 원인을 보여준다. 이러한 배경을 바탕으로, 치료 중의 문제는 어떻게 식별될 수 있

광범위한 카테고리	차선책 결과
부적절한 건강 및 비용 결과 (잠재적인 건강 및 비용 영향이 있을 수 있음)	• 예방 가능한 질병의 발병 • 질병의 늦은 발현(예방 가능한 부작용 포함) 급성 악화(응급 치료가 필요함) 또는 • 질병 진행 질병 및 치료 합병증 • 재입원/치료 실패
잠재적으로 피할 수 있는 초과 단가(유사한 저비용 대안을 사용할 수 있는 경우 더 비싼 치료 사용)	• 비용이 적게 드는 설정이 똑같이 안전/효과적일 때 비용이 더 많이 드는 설정 사용 • **대안이 동등한 안전성이나 효과성을 가질 때 더 비싼 서비스 또는 약물을 사용** • 더 저렴한 공급자가 동등한 접근성이나 안정성을 가질 때 더 비싼 공급자를 사용
잠재적으로 피할 수 있는 치료 단위 (비용 영향만)	• 예상되는 순이익이 거의 없는 치료 사용

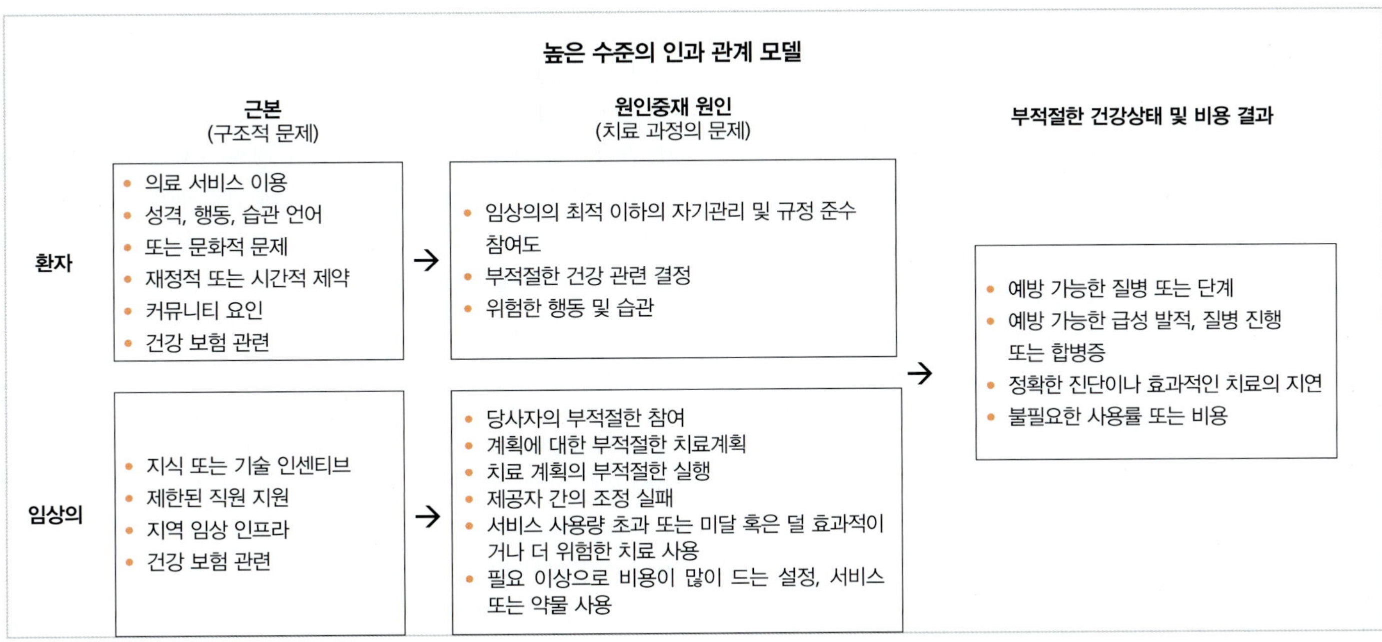

그림 27.5 부적절한 결과의 유형과 근본 및 매개 원인

표 27.5 부적절한 치료를 식별하는 세 가지 방법

비교

- 응급 치료의 필요성, 증상 또는 합병증과 같은 **임상적 또는 '2차적' 결과**
- 혈압 상승 또는 당화혈색소 수치와 같은 **중간 건강** 결과와 같이 부정적인 임상 결과를 유발하거나 이와 연관된 **중간 건강 결과**
- 임상 결과와 연관된 진단 또는 치료 지연, 낮은 순응도 등과 같은 **치료 프로세스**

당뇨병 치료의 문제를 식별하는 세 가지 방법 비교...

- **당뇨병 합병증 발생률**(두 번째 결과)
- **당화 헤모글로빈 수치**(중간 결과)
- **복약 순응치**(치료 과정)

을까? 이러한 문제들은 치료의 선택이나 과정을 제외하고 비교 가능한 환자 하위 그룹 간의 비교를 통해 식별될 수 있다. 세 가지 주요 유형의 비교가 이루어질 수 있다.

첫째, 임상 결과를 비교할 수 있다. 이 방법은 더 나쁜 결과를 가진 하위 그룹을 직접적으로 식별하지만, 불리한 결과가 드물거나 여러 해에 걸쳐 천천히 발전하는 경우 실제 운영(비연구) 사용에는 실용적이지 않을 수 있다(표 27.5).

두 번째 접근 방식은 임상 결과를 예측하거나 임상 결과와 상관관계가 있는 중간 결과를 비교하는 것이다. 이 접근 방식은 방금 설명한 단점이 없고 교정 조치의 목표를 제시하지만 두 가지 한계가 있다. 첫째, 모든 조건에서 혈압 수치와 유사한 중간 결과가 존재하지 않는다. 둘째, 중간 마커가 중요한 임상 결과와 인과적으로 관련이 있다는 잘 통제된 연구의 증거 또는 그러한 믿음에 대한 매우 강력한 임상적 근거가 있어야 한다.

세 번째 접근 방법은 치료 과정을 비교하는 것이다. 과정이 임상적으로 중요하다고 생각되는 방식과 다를 경우, 치료에서 문제가 발생할 수 있다. 과정 비교는 특정 문제를 목표로 하는 교정 개입을 할 수 있다는 강력한 장점이 있지만, 과정 측정은 임상 결과를 예측하는 데 유효함이 연구나 설득력 있는 임상 논리를 통해 검증되어야 한다. 과정 비교를 위해, 명시적 또는 암묵적 기준이 실제 및 예상 치료를 비교하는 데 사용된다. 이 기준은 인정된 최고의 진료, 계산된 통계적 기준, 또는 환자의 전자건강기록(EHR)에 환자의 의사나 다른 승인된 임상 직원에 의해 기록된 환자의 의도된 치료 계획의 형태일 수 있다.

현재 널리 사용되는 과정 측정 지표들은 유용하긴 하지만, 체계적인 프레임워크에 적합하지 않아 유지 및 구현의 복잡성을 더한다는 점에서 다소 맞지 않는 것처럼 보인다[3]. 이 장과 다음 장에서 제시된 주요 작업과 하위 작업에 대한 개념적 프레임워크는 치료 과정의 측정을 체계화하는 데 사용될 수 있다. 실제로, 체계화, 검증, 그리고 포괄적인 과정 측정 세트의 창출은 미래 분석 시스템의 주요 목표이자 주요 기여가 될 것이다. 이러한 과정 측정이 일상적으로 받아들여지고 사용되기 위해서는 의료 서비스 제공자 커뮤니티에서 이러한 측정 지표가 단순히 행정적 요구 사항을 충족하기 위한 일상적인 목록의 암기식 항목이 아니라 개선을 위한 중요하고 유용한 보조 도구로 인식되어야 한다.

27.3.1.5 부적절한 치료의 원인, 매개 원인 및 결과

그림 27.3과 27.5는 부적절한 결과의 고차원 분류와 근본 및 매개 원인의 고차원 모델을 개략적으로 보여준다. 예방 가능한 상태의 근본 원인은 환경, 직업, 커뮤니티 요인, 개인이나 가족 요인, 행동, 습관, 태도로 거슬러 올라갈 수 있다. 지속적인 상태에 대한 부적절한 치료의 근본 원인은 환자, 의료진, 커뮤니티, 지역 제공 요인의 부분적으로 중첩되는 세트로 거슬러 올라갈 수 있다. 사회적 결정 요인과 기타 근본 원인은 공개 데이터에서 얻을 수 있으며, 치료와 관련이 있다면 전자건강기록 시스템에서 환자 수준에서 수집할 수 있다. 부적절한 건강 결과의 매개 원인은 환자와 의료진의 선택, 행동, 과정에 해당하며 이는 직접적으로 건강 관리와 결과에 영향을 미친다. 이는 위에서 설명한 바와 같이 근본 원인에 의해 영향을 받는다. 그림 27.4는 치료에서 환자와 의료진의 역할과 책임을 요약하고, 그림 27.5는 환자와 의료진의 공동 선택과 과정이 매개 원인으로서 결과에 어떻게 영향을 미치는지 보여준다.

전자건강기록 데이터를 기반으로 한 계산된 측정치는 이러한 매개 원인을 특성화하고 결과에 미치는 영향을 분석하는 데 사용될 수 있다. 예를 들어, 천식과 같은 만성 상태의 외래 관리를 고려해 보자. 급성 악화나 질병 진행을 피하기 위해 환자와 의료진은 장기적으로 긴밀하게 협력해야 한다. 적절한 약물을 선택하고, 매일 사용하며, 예정된 후속 방문을 지키고, 집에서의 문제에 대해 의사소통하고 대응하는 것은 모두 성공적인 치료에 중요하다. 이러한 각각에 대한 계산된 측정치는 부정적인 결과의 중요한 예측 지표 및 매개 원인이 될 것이다.

부적절한 치료의 근본적 및 매개 원인에 대한 이해는 건강 서비스 연구의 전통적인 포커스였다. 여기서 제안된 핵심 차이점은 이제 연구 기반의 통찰력과 방법이 지속적으로 업데이트되는 시스템에 내장될 수 있으며, 이 시스템은 전국 수천 개의 설정에서 치료를 개선하는 데 도움이 될 수 있다는 것이다. 체계적인 접근 방식은 광범위한 문제에 걸쳐 치료를 개선하는 데 도움이 되는 원인 정보를 조직, 큐레이션, 검증 및 사

용한다. 또한, 지속적인 분석은 원인 논리의 반복적인 개선을 안내하고 우선 순위를 정한다. 이러한 개선은 시스템의 새 버전에 통합될 수 있다. 간단히 말해, 이 분야에서 중요한 진전을 이루기 위해서는 근본적 및 매개 원인, 건강 문제 및 결과, 이용 및 과정 측정 등 모든 분석 요소가 통합된 시스템 내에서 분석을 위해 사용 가능해야 한다. 분산되거나 사일로화된 접근 방식은 존재하는 전체 가치를 획득할 수 없다.

27.3.2 상위 레벨 시스템 요구 사항

분석 시스템에는 단일 프로젝트에 필요한 요구 사항 외에 추가 요건이 있다. 표 27.1에는 시스템 구성 요소가 요약되어 있으며 자세한 내용은 다음 장에서 설명하겠다.

27.3.2.1 통합되고 포괄적인 시스템

시스템은 모든 건강 및 건강 관리 측면에 걸쳐 잘 확립된 공중보건 및 임상 개념과 자연스럽고 편안하게 부합하는 일관된 개념적 틀과 용어를 가져야 한다. 이것은 시스템이 신뢰할 수 있고 지속 가능하며 이해하기 쉬운 방식으로 다양한 중요한 질문에 일관된 답변을 제공하기 위한 기본적인 요소이다.

또한, 최대한의 혜택을 제공하기 위해, 시스템은 범위와 영역에서 포괄적이어야 한다—모든 건강 위협과 건강 개선 또는 유지를 위한 모든 개입, 그리고 개별 사례에서 효과적이고 적절한 개입의 영향을 무디게 할 수 있는 모든 요인을 포함해야 한다. 이 아이디어는 먼저 전체 질문 범위에 잘 맞는 논리적 구조를 개발한 다음, 시스템의 연속적인 버전에서 점진적으로 구조를 채우는 것이다.

27.3.2.2 특정 건강 문제에 '국한될 수 있는' 일반화된 개념적 및 원인 모델

포괄적인 분석 범위를 지원하려면 시스템은 매우 구체적이고 임상적으로 의미 있는 용어로 정의된 특정 이슈와 문제에 '국한'될 수 있는 일반개념, 정의, 방법을 사용하여 건강 및 의료 서비스에 대한 범용적인 개념 및 인과 관계 모델을 기반으로 해야 한다. 표준화된 분석 환자 이력과 함께 사용하면 이 접근 방식을 자동화하여 특정 최종 사용자가 질문을 하기 전에도 다양한 중요한 질문에 답할 수 있다.

예를 들어, 질병이나 부상 또는 그 치료의 합병증 위험을 증가시키는 요인을 식별하기 위한 고차원 개념적 프레임워크는 적절하게 구조화된 입력 데이터와 알고리즘을 사용하여 모든 질병, 부상, 치료에 적용될 수 있다. 그 결과는 원인 요인에 대한 임상 지식을 확장하고, 마이크로부터 매크로에 이르기까지 모든 조직적 치료 수준에서 합병증 및 그 원인에 대한 사후 분석을 지원하며, 개별 환자를 위한 예방적 개입을 목표로 하는 예측 모델을 지원하는 데 사용될 수 있다. 이러한 접근을 통해, 다양한 분석처럼 보이는 것들을 자동화될 수 있는 단일 고차원 분석 세트로 줄일 수 있다.

표 27.6 분석 사용 사례 및 관련 상위 수준 질문

A. 일반 건강 및 의료 관련 연구[14]
- **무슨 일이 있었으며 어떻게 비교 되는가?** (설명)
- **인과 관계란 무엇인가?** (인과 관계 추론)
- **어떤 일이 일어날지 예측할 수 있는가?** (환자 수준 예측)

B. 제도적 개선 기회 파악
- 결과는 어떻게 비교되는가? 결과가 문제를 시사하나?
- 부정적 결과의 원인을 파악할 수 있는가?
- 인과 관계를 확인하고 정량화할 수 있는가?
- 이러한 차이의 원인 중 수정 가능한 것이 있는가?
- 이러한 수정이 결과에 미칠 수 있는 영향은 무엇인가?

C. 개별화된 환자 지원 및 조언 제공
- 이 환자는 부작용 위험이 높은 환자인가? 그렇다면 그러한 위험을 어떻게 피하거나 완화할 수 있는가?
- 특정 임상 옵션이 이 환자의 치료 결과 및 치료 부담에 미치는 단기 및 장기적인 영향은 무엇인가?

27.3.3 분석 시스템이 답변할 질문

건강과 의료 서비스를 개선하기 위해 답해야 할 구체적인 질문은 많지만, 이러한 질문은 표 27.6에 나열된 작은 수준의 '메타' 질문의 구체적인 사례에 해당한다. 이는 잘 설계된 시스템이 어떻게 일관성 있고, 이해하기 쉽고, 지속 가능하고, 효율적인 방식으로 중요한 질문에 답할 수 있는지 설명하는 데 도움이 된다.

이 접근 방식을 이해하는 한 가지 방법은 특정 질문에 대답하는 데 사용될 분석 모델링 파일의 구성 요소를 개략적으로 그려보는 것이다. 기본 구성 요소는 관심 있는 연구 코호트 또는 분석 단위의 회원들에 대한 분석 기록 또는 '관찰'과 관심 있는 결과, 연구 대상인 요인 및 공변량이나 교란변수를 정의하는 변수들이다. 다음 섹션에서는 표 27.6b, c에 나와 있는 분석 사용 사례와 질문들을 어떻게 다룰 수 있는지 보여준다.[11]

[11] Research questions in Table 27.6a can be answered in a similar manner, but with greater customization. Lessons from research then can be used to expand the set of questions that are answered in a more structured manner in Table 27.6b, c.

27.3.3.1 체계적인 개선을 위한 실행 가능한 기회 식별(표 27.6b)

식별의 첫 단계는 '비교 가능한' 사례들의 결과를 비교하는 것이다. 예를 들어, '생물학적' 요인이 합병증에 영향을 줄 가능성이 있는 면에서 완전히 비교 가능한 경우, 병원 간의 재입원율 차이는 치료 과정의 문제를 시사할 수 있다. 이러한 '생물학적' 요인에는 치료되고 있는 질병이나 부상의 특성, 제공된 치료 및 결과에 영향을 줄 수 있는 지속적인 동반 질환(유전 포함)이 포함되지만, 재입원율에 기여할 수 있는 치료 과정의 표지는 제외된다. 따라서 생물학적 요인으로 설명되지 않는 결과의 모든 변동은 치료 과정, 관찰되지 않은 생물학적 요인, 또는 우연 때문일 것이다.

분석의 다음 단계는 결과에 영향을 줄 수 있는 치료 과정 변수를 추가하는 것이다. 이러한 추가 변수들이 결과에 대한 설명되지 않은 변동을 줄인다면, 과정 문제가 재입원율 차이에 기여할 가능성이 높다. 추가 분석은 특정 과정이 결과에 미치는 영향을 정량화하고 관찰되지 않은 교란변수가 잘못된 인과 효과를 초래할 수 있는 범위에 한계를 둘 수 있다.[12]

과정 문제가 결과에 중요한 인과적 영향을 미친다면, 다음 단계는 식별된 문제의 가능한 근본 원인을 식별하는 것이다. 예를 들어, 천식의 급성 악화를 예방하는 데 중점을 둔 연구를 고려해 보면, 과정 분석은 약물 준수를 중요한 매개 원인으로 식별할 수 있다. 이 경우, 다음 질문은 천식에서 약물 준수가 불량할 수 있는 요인을 식별하는 것이다. 유사한 방법이 치료 과정의 식별된 문제의 근본 원인을 식별하는 데 사용될 수 있을 것이다.

그림 27.3과 27.5는 피할 수 있는 건강 결과 또는 비용의 매개 및 근본 원인을 체계적으로 식별하는 데 사용할 수 있는 높은 수준의 인과 모델에 대한 개요를 제공한다. 건강 결과 또는 비용을 개선하기 위해 진료소, 병원 및 의료 시스템에서 가능한 시정 개입을 체계적으로 식별하는 것은 여기에 설명된 인과 관계 분석에 의해 뒷받침될 수 있다.

각각의 과정이나 매개 원인은 환자나 의료진이 필요한 행동을 수행하는 데 영향을 줄 수 있는 하나 이상의 구조적 문제나 '근본 원인'으로 거슬러 올라갈 수 있다.[13] 환자에 대한 근본 원인으로는 재정적 장벽, 직장 및 가족 압박, 언어 장벽, 또는 기타 사회적 또는 행동적 요인이 포함된다. 의료진에 대한 근본 원인으로는 교육, 지식, 기술, 동기부여, 임상 지원 또는 조직적 문제, 또는 지역 건강 관리 시스템의 격차가 있다. 그림 27.5는 피할 수 있는 부정적 결과와 비용의 범주를 정의하고 매개 원인과 근본 원인(예: 과정과 구조)으로 부적절한 결과를 추적하는 고차원 인과 모델을 제시한다.

27.3.3.2 개별화된 환자 지원 및 조언 제공(표 27.6c)

고위험환자 식별—분석을 통해 부정적 결과의 고위험 환자를 식별할 수 있다. 의사와 치료 관리자는 이러한 환자에게 특별한 관심을 집중할 수 있다. 분석은 또한 각 식별된 환자에 대한 위험의 가장 중요한 원인을 식별할 수 있다. 그러면 환자 중심의 개입은 이러한 원인에 초점을 맞출 수 있다. 여기서는 관련 분석의 세부 사항을 제공하지 않는다. 중요한 점은 이러한 분석이 제안된 미래 분석 시스템에 의해 용이해질 것이라는 것이다.

고급 임상 의사 결정 지원—미래의 분석 시스템은 고급 환자 중심의 임상 의사 결정 지원(clinical decision support CDS) 시스템을 지원할 것이다.[14] 고급 시스템은 환자에게 '심각한' 또는 '중대한' 위험이 포함된 상황에서 치료 옵션의 단기 및 장기 영향을 예측할 수 있다. 따라서 이러한 시스템은 정확성, 검증, 동료 검토 및 투명성 측면에서 가능한 가장 높은 기준을 준수해야 한다.[15]

여기서 제안된 접근 방식은 임상 판단을 인공지능으로 대체할 수 없다. 오늘날 우리는 잘 설계된 연구에 기반한 임상적 판단에 의존하고 있다. 이것이 근거 기반 의학의 핵심이다. 유일한 변화는 미래 분석 시스템이 미래의 근거 기반 의학의 기초가 되는 잘 설계된 연구의 수와 범위를 크게 확장할 수 있으며, 시스템이 비교 가능한 환자에 대한 관찰된 결과에 환자와 의료진의 특성을 매칭하여 치료를 위한 개별화된 환자 결과의 예측을 지원할 것이다.

---

[12] See references at Footnote 16.

[13] This framework is consistent with Donabedian's well-known 'structure – process – outcomes' paradigm, Donabedian A, The quality of care: How can it be assessed? JAMA. 260 (12): 1743 – 8, 1988. The framework also is consistent with a more general causal inference methodology and framework, developed a statistical and data science perspective. See Imbens GW, Rubin DB, Causal Inference for Statistics, Social, and Biomedical Sciences: An Introduction, 2015; Rosenbaum P, Observation and Experiment: An Introduction to Causal Inference, 2019; and Pearl J, et al., Causal Inference in Statistics, 2016.

[14] Office of the National Coordinator (ONC) for health information technology, Clinical Decision Support, https://www.healthit.gov/topic/safety/clinical-decision-support; National Academy of Sciences, Clinical Decision Support, 2018; Sutton RT, et al. An overview of clinical decision support systems: benefits, risks, and strategies for success, npj Digit. Med. 3, 17 (2020). https://doi.org/10.1038/s41746-020-0221-y.

[15] The Food and Drug Administration intends to regulate some categories of CDS because of potential risks to patients. See https://www.fda.gov/regulatory-information/ search-fda-guidance-documents/clinical-decision-support-software. Also see International Medical Device Regulators Forum, IMDR Software as a Medical Device, Possible Framework for Risk Categorization, and Corresponding Considerations, 2014, which the FDA cites, http://www.imdrf.org/docs/imdrf/final/technical/ imdrf-tech-140918-samd-framework-risk-categorization-141013. pdf.

또한 이러한 분석은 완전히 투명하고 이해하기 쉬워야 한다. 임상의가 권위 있는 권위 있는 학술지에 발표된 연구 결과를 읽은 후의 지금과 마찬가지로 배경이 되는 연구와 온디멘드 예측을 완전히 이해하고 유창하고 편안하게 사용할 수 있도록 의학적 용어와 개념이 핵심 구성 요소가 되어야 한다. 이는 의료진과 환자 모두가 관련 문제를 이해하도록 하는 데 중요하다.

27.4 결론

오늘날 기술은 임상 데이터를 개별 환자와 의료 서비스를 체계적으로 개선하는 데 필요한 정보로 변환하기 위해 존재한다. 안전한 웹 기반 도구는 일관된 지표를 제공하여 다양한 사람들의 요구를 동시에 충족시킬 수 있다. 다양한 수준의 세부 정보 및 요약에 대한 액세스를 제어하여 개별 사용자가 알아야 하는 정보만 볼 수 있도록 할 수 있다. 사용자는 환자와 일선 의사 및 간호사부터 병원, 의료기관, 의료보험의 임상 관리자 및 의료 책임자, 보험사 및 의료보험, 지역, 지방 또는 국가 공무원까지 다양할 수 있다. 예를 들어, 당뇨병 환자, 당뇨병 환자를 돌보는 의사와 간호사, 적절한 관리자 및 공중보건 공무원은 모두 각 사용자의 요구와 관련이 있고 신뢰성을 보장하기 위해 제한적으로 제공되는 당뇨병 치료의 비용과 품질에 대해 자세히 설명하는 동일한 지표를 볼 수 있다. 이러한 종류의 도구는 제도적 개선을 촉진할 수 있을 것이다.

이 장과 다음 장에서 제시된 간단한 개념적 프레임워크와 분석용 환자의 기록은 건강과 건강 관리의 다양성과 복잡성을 함축적으로 보여준다. 그 결과 포괄적인 분석 시스템 개발에 필요한 작업은 예상보다 더 쉽게, 빠르게, 그리고 훨씬 낮은 비용으로 성공적으로 완수할 수 있다. 또한 이러한 접근 방식은 결과 시스템이 일관되고 이해하기 쉬우며 투명하며 신뢰 가능하며 지속 가능한 방식으로 주요 정보를 제공하도록 보장한다.

더 어려운 과제는 이러한 리소스를 어떻게 구성하고 제공할지, 어떤 조건으로 제공할지에 대한 합의를 도출하는 것이다. 또 다른 어려운 문제는 고급 구현에 필요한 데이터를 어떻게 확보하고 한데 모을 것인가 하는 것이다. 우리 중 한 명(반데안)이 건강보험 청구 데이터를 사용하여 분석에 힘을 실어주는 것으로 좋은 출발을 했다. 그러나 의사와 환자가 중요한 의사 결정을 내릴 때 정보를 신뢰할 수 있으려면 임상 데이터가 필요하다. 또한 많은 질문에 대해 수백만 건의 환자 기록을 모아 다양한 질병과 치료법에 대한 강력한 추정치를 지원해야 한다. 어떻게 할 수 있을까?

의사와 함께 통계적으로 유효한 치료 옵션 추정치를 바탕으로 치료 옵션을 논의할 수 있는 미래를 상상해 보라. 심각한 질병을 앓고 있는 가족이라면 누구나 원할 수 있는 일이 아닐까?

우리는 많은 가능성에 직면해 있고 미래로 향하는 많은 경로를 가지고 있다고 말할 수 있다. 이 경우 미래는 분명해 보인다. 분석은 의료 서비스의 일상적인 구조에 포함될 것이다. 50년 전만 해도 이런 일은 불가능했다. 함께 뜻을 모은다면 5~10년 후에는 의사와 간호사가 데이터에 대한 액세스 없이 의료 서비스를 제공한다는 것을 상상하기 어려울 것이다. 문제를 파악하고 해결하기 위해 비공식적인 수단에 계속 의존하기에는 의료 서비스의 이해관계가 너무 커졌다. 동시에 데이터 수집 비용이 하락하고 기술 덕분에 데이터 수집 범위가 확대됨에 따라 역사상 처음으로 광범위한 분석 구현이 가능해질 것이다.

불확실한 것은 우리가 미래로 가는 길과 그 시간이 얼마나 걸릴지이다. 여기에는 많은 문화적, 사회적 문제가 얽혀 있다. 아마도 미국이 먼저 미래 국가에 도달할 수도 있고 그렇지 않을 수도 있다. 의료 서비스 분석 전략을 추진하지 않고도 의료 서비스 품질과 비용에 관한 국가적 목표를 달성하리라는 것은 기대하기 어렵다.

국가적으로 우리는 보건의료와 관련하여 중대한 도전에 직면해 있다. 분석 시스템은 일선 임상의부터 국가 정책 입안자에 이르기까지 의료 서비스 시스템의 모든 참여자에게 앞으로 나아갈 방향에 대한 공유된 이해와 상세하고 포괄적이며 일관된 시각을 제공하는 데 도움이 될 수 있다.

이상적으로는 정책의결권자들은 공유되고 포괄적인 분석 인프라의 국가적 가치를 고려해야 한다. 이점에 대한 합의가 이루어지면 이해 관계자와 정책 당국은 함께 협력하여 이 비전의 실현을 가속화해야 한다.

참고문헌

01. Fineberg HV. Public health and medicine where: the twain shall meet. Am J Prev Med. 2011;41(4 Suppl 3):S149–51. https://doi.org/10.1016/j. amepre.2011.07.013.

02. Weed L. Medical records that guide and teach. N Engl J Med. 1968;278(11):593–600. https://doi. org/10.1056/NEJM196803142781105.

03. Wilensky G. The need to simplify measuring quality in health care. JAMA. 2018;319(23):2369–70. https:// doi.org/10.1001/jama.2018.6858.

CHAPTER 28

미래의 의료 서비스 분석 시스템(2부): 필요한 것과 이를 완수하기

A Future Health Care Analytic System (Part 2): What is Needed and 'Getting It Done'

지은이 **Stephen Bandeian, Christopher P. Tompkins, and Ashwini Davison**
옮긴이 **김태림**

요약

ABSTRACT

이 장과 이전 장에서는 국가의 보건 및 의료 서비스를 개선하는 데 도움이 되는 공유 국가 자원으로서 포괄적인 분석 시스템을 개발하기 위한 공동의 이니셔티브를 제안한다. 이 장에서는 시스템의 요구사항 및 시스템 구성 요소에 대한 자세한 내용과 개념부터 초기 버전의 완성까지 진행되는 단계에 대한 높은 수준의 요약을 제공한다.

시스템의 핵심 '구성 요소'는 환자 수준에서 예방, 질병, 진단 및 치료의 실제 과정을 충실히 반영하되 분석에 필요한 개념과 상호 관계를 구성하는 '분석적 환자 기록'이다. 이 접근 방식은 건강 결과, 자원 사용, 형평성에 대한 포괄적이고 체계적인 측정을 지원하고 치료의 문제와 그 근본 및 매개 원인을 식별하는 데 도움이 된다.

제안된 시스템을 구축하는 데 필요한 핵심 초기 단계는 여기에서 제안된 일반적인 접근 방식과 그러한 시스템의 가능한 이점에 대해 이해 관계자와 자금 지원 기관으로부터 합의를 확보하는 것이다. 다음 단계는 개념 증명 프로토타입을 만든 다음, 바로 사용할 수 있는 초기 버전을 만들고, 지원되는 분석을 확장하고 개선하는 반복적인 개선 작업을 거치는 것이다.

학습 목표

LEARNING OBJECTIVES

- 지속적인 치료 개선을 위한 연구 및 응용 분석을 지원하기 위한 미래 시스템의 구성 요소를 이해한다.
- 성공을 위한 광범위한 협업과 동의, 미래 분석 시스템의 요소에 대한 합의, 계획적이고 조율된 단계적 개발의 필요성을 이해한다.

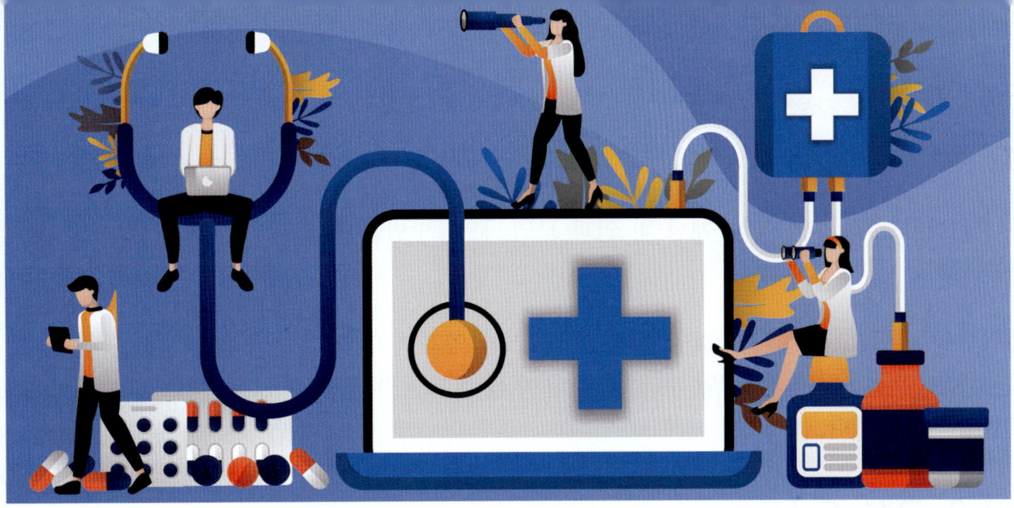

28.1 서론

28.1.1 이 장의 개요

이전 장에서는 포괄적인 분석 시스템을 구축하기 위한 협업 이니셔티브의 근거를 제시하고 이점과 높은 수준의 요구 사항에 대한 개요를 제공했다. 이 장의 28.2절에서는 제안된 미래 시스템이 잘 고려되고 합의에 이르는 협력적 논의의 기초가 될 수 있음을 강조하기 위해 요구조건에 대한 추가적인 세부 정보를 제공한다. 28.3절에서는 초기 프로토타입을 구축한 후 작업 시스템을 구축하기 위한 단계별 로드맵을 제시한다.

28.1.2 이전 장의 요약

수년 동안 여러 연구에서 미국의 의료 서비스 품질이나 비용에 문제가 있음을 확인했다.[1] 우리 시스템은 이러한 발견에 거의 대응할 수 없는 것으로 보인다. 구조적 개혁과 새로운 인센티브가 필요할 수도 있지만, 의사, 간호사, 행정가, 환자, 고용주, 지불자, 공중보건 공무원, 정책 입안자 모두가 비용과 결과를 최적화하기 위해 더 나은 정보에 즉시 액세스할 수 있어야 한다.[2] 연구도 중요하지만, 국가적 추세에 대한 '변화'를 위해 필수적인 것은 지역 의료 환경에서 실행 가능한 정보를 쉽게 이용할 수 있도록 하는 것이다. 의료 서비스가 제공되는 현장에서만 의료 서비스를 개선할 수 있다. 이를 위해서는 지속적인 분석 시스템이 필요하다.

의료 서비스를 최대한 개선하기 위해서는 아래와 같은 미래의 분석 시스템이 필요하다:

- 일상적인 치료 프로세스와 긴밀하게 통합되어 프로세스 개선, 치료 관리 및 임상의와 환자의 공동 의사 결정을 위한 '온라인' 지원을 제공
- 환자, 의료진, 병원, 의료 시스템, 지역, 주, 국가 등 다양한 수준의 의사 결정 및 진료 프로세스와 관련된 정보에 액세스할 수 있도록 함
- 방법론적으로 건전하고, 신뢰할 수 있으며, 피어 리뷰를 거치고, 투명하고, 신뢰할 수 있는 방식으로 광범위한 질문에 답할 수 있는 지속적이고 지속 가능한 시스템으로 구현
- 환자는 종종 동시에 여러 문제와 치료를 받기 때문에 전체 범위의 의료 문제 및 치료에 걸쳐 포괄적이고 통합적이며 내부적으로 일관성 유지

시스템은 점진적으로 아래와 같이 할 수 있어야 한다:

- 개인 또는 집단 수준 또는 미시적 수준에서 거시적 수준에 이르는 다양한 의료 서비스 제공 위치에서 건강 결과, 자원 사용, 형평성 및 기타 치료 결과를 측정
- 부적절한 치료 사례 및 개선 기회, 관련 문제의 원인, 가능한 시정 개입의 영향을 식별하고 측정
- 치료 관리 또는 기타 위험 완화를 위한 고위험 환자 식별
- 환자의 특성과 환자의 임상 이력을 반영한 치료 옵션에 대한 예상 건강 결과의 신뢰할 수 있는 추정치를 제공하여 임상의와 환자의 공동 의사 결정을 지원
- 의학의 근거 기반 확대를 위한 연구 지원

이러한 원칙에 따라 논리적으로 아래와 같은 세 가지 높은 수준의 요구 사항이 따른다:

- 소스 데이터 및 구성 요소는 분석 추론의 유효성 또는 일반화 가능성을 손상시키는 잘 알려진 편향의 원인을 최소화할 수 있도록 규모, 범위 및 유형이 충분해야 함.
- 구성요소는 광범위한 분석을 지원할 수 있도록 사용 사례별로 독립적으로 설계되어야 함.

---

[1] See e.g., E. A. McGlynn, S. M. Asch, J. Adams, et al. The quality of health care delivered to adults in the United States. N Engl J Med 2003; 348:2635 – 2645.

[2] One commonly discussed reform, pay-for-performance, cannot succeed without a new generation of information tools both to rank performance and to help providers identify the steps they need to take to improve.

- 시스템이 이해할 수 있고 지속 가능한 일관되고 포괄적인 결과를 도출하려면 정의, 개념 및 인과 모델, 분석 방법을 통합하는 것이 필수적임.

통합 프레임워크, 계획, 전국적인 협업 프로세스가 없다면 의료 서비스 분석은 복잡하고 '알 수 없는' 비용이 많이 드는 '바벨탑'이 될 수 있다.

28.2 구성 요소

여기에 설명된 구성 요소는 토론과 합의를 위한 기초로 사용되며, 이후 수정을 통해 향후 분석 시스템 개발을 위한 로드맵으로 활용될 것이다.

28.2.1 건강 관리의 결과

진료 개선을 돕기 위해 미래의 분석 시스템은 보편적인 관심과 중요성이 있는 의료 결과를 정의하고 측정할 수 있어야 한다(표 28.1).[3]

28.2.1.1 건강 결과

개인의 '최적의' 건강이란 조기 사망이나 장애를 초래할 수 있는 건강 위험, 증상, 상태 또는 합병증과 같은 지표가 없는 상태로 정의할 수 있다. 따라서 개인, 코호트 또는 집단 수준에서 이러한 '건강 지표'를 식별하고 집계하여 건강의 측면(건강 자체는 아님)을 측정할 수 있다.

건강 위험, 증상, 상태 또는 합병증이 건강에 미치는 영향은 세부적인 특성에 따라 달라진다 (시간이 지남에 따라 달라질 수 있음). 예를 들어, 발목 골절은 세부적인 특성에 따라 간단하고 쉽게 치료할 수 있는 것부터 복잡하고 치료하기 어려운 것까지 다양하다. 또한 심부전과 같은 단일 환자 상태는 급성 가역적 발적이 있을 수 있으며 시간이 지남에 따라 점진적으로 악화될 수 있다.

영향은 지속 기간에 따라 달라진다. 다른 모든 것이 동일하다면, 지속 기간이 긴 위험, 증상 또는 상태는 지속 기간이 짧은 유사한 위험보다 건강에 미치는 영향이 더 클 것이다.

위험, 증상 또는 상태를 정량화하고 특성화하는 것(예: 집단 내 심부전 환자 수)은 여러 가지 목적으로 중요하다. 그러나 이러한 접근 방식은 불완전하다. 건강에 미치는 영향이 각각 다른 수천 개의 '건강 지표'가 있다. 따라서 측정 및 비교를 위해서는 각 마커를 장수와 웰빙에 미치는 영향에 대한 공통의 척도에 매핑하는 것이 도움이 된다.

건강 조정 기대수명(health adjusted life expectancy, HALE)은 여러 건강 문제의 수명과 웰빙 영향을 단일 건강 척도로 결합하여 이러한 기준을 제시한다.[4] 따라서 건강 조정 기대수명을 사용하면 개인 또는 집단을 다른 사람보다 '더 건강하다' 또는 '더 아프다'로 특성화할 수 있으며, 다른 방법으로는 할 수 없다. 이러한 이유로 건강 조정 기대수명은 궁극적으로 인구의 건강을 측정하고 개선하는 데 도움을 주거나[5] 질병이나 치료가 장수와 웰빙에 미치는 영향을 측정하기 위한 향후 분석 시스템에 포함되어야 한다. (의료 서비스 제공자 조직은 건강 조정 기대수명을 사용하여 개선의 우선순위를 정할 수도 있다.)

28.2.1.2 임상 자원의 사용

질병이나 부상에 대한 자원 사용은 병원 입원과 같은 관련 치료 단위를 계산하는 것만으로도 확인할 수 있다. 치료 단위는 특정 진단 또는 치료 요구를 해결하기 위한 개별 서비스 또는 관련 서비스 집합으로 정의할 수 있다. 따라서 치료 단위는 공복 혈당 검사부터 당뇨병 검사, 모든 지원 요소를 포함한 수주간의 화학 요법 과정에 이르기까지 다양할 수 있다. 해결하고자 하는 질문에 따라 적절한 치료 단위는 28.2.2.3절에서 설명한 대로 '미시적'에서 '거시적'까지 다양할 수 있다.

표 28.1 분석 사용 사례 및 관련 상위 수준 질문

- **건강 결과** - 위험, 상태 및 후유증이 수명과 웰빙에 미치는 영향
- **자원의 사용** - 치료 단위의 활용도 및 비용
- 환자와 가족을 위한 **재정적 및 기타 간병 부담**
- **형평성** - 동일한 임상 문제 세트에 대해 하위 집단 간에 유사한 결과 및 자원 사용량 비교
- 환자의 자율성과 존엄성 **존중**

---

[3] The set of five health care related outcomes presented here overlap with the 'triple aim' of the Institute for Healthcare Improvement, http://www.ihi.org/Engage/Initiatives/TripleAim/Pages/default.aspx.

[4] The World Health Organization (WHO) defines HALE as the "··· average number of years that a person can expect to live in 'full health'··· taking into account years lived in less than full health due to disease and/or injury". https://www.who.int/healthinfo/statistics/indhale/en/; A related approach, the 'global burden of disease is used by the Institute for Health Metrics and Evaluation (IHME) for yearly surveys of disease burden by country; http://www.healthdata.org/gbd/about.

[5] Bushnik T, Tjepkema M, and Martel L, Health-adjusted life expectancy in Canada, 2018. https://www150.statcan. gc.ca/n1/pub/82-003-x/2018004/article/54950-eng.htm. A HALE measure also has been implemented in the US on person/year basis including all symptoms and conditions reported for each person/year with claims data as input; Blue Cross Blue Shield Health Index, https://www. bcbs.com/the-health-of-america/health-index.

치료 단위를 세는 것은 중요하고 도움이 되지만, 단위마다 사용되는 자원이 매우 다양하다. 따라서 치료 단위를 공통의 기준으로 매핑할 수 있는 방법이 다시 한번 필요하다. 가장 확실한 선택은 비용이다. 비용을 측정하는 가장 좋은 방법은 지불자가 인정하는 서비스의 단가나 '허용된' 비용과는 무관한 '표준화된' 비용을 사용하는 것이다[1].

28.2.1.3 환자, 가족 또는 간병인의 간병 부담

이러한 부담은 치료의 중요한 결과이며, 치료 부담은 그 자체로 중요하고 능력과 부담 사이의 불일치로 인해 과정의 실패와 부작용으로 이어질 수 있기 때문에 광범위한 임상 상황에서 이러한 부담을 측정하고 예측할 수 있도록 향후 분석 시스템에 포함되어야 한다. 환자의 본인 부담 의료 비용은 청구 데이터를 통해 (불완전할 수도 있지만) 측정할 수 있다. 시간과 부담에 대한 다른 척도를 조사하고, 필요한 경우 새로운 척도를 개발하여 분석 시스템 계획에 통합해야 한다.[6]

28.2.1.4 형평성

형평성은 잠재적으로 불이익을 받을 수 있는 하위 집단과 일반 인구 간의 건강 결과 또는 자원 사용을 비교하여 측정할 수 있다. 이는 데이터 세트에 잠재적으로 불리한 하위 인구를 안정적이고 유용하게 식별할 수 있고 교란변수에 대한 적절한 제어가 있는 요소가 포함되어 있는 경우 수행할 수 있다. 이러한 요소는 현재 임상 데이터에서 어느 정도 포착되고 있지만 개선이 우선 되어야 한다.

28.2.1.5 존엄성의 존중, 환자의 자율성

이 다섯 번째 측정 영역인 의료 서비스는 측정하기 위해 전문적인 데이터 수집이 필요하다. 의료연구 및 품질기관(AHRQ)의 의료 서비스 제공자 및 시스템에 대한 소비자 평가(Consumer Assessment of Healthcare Providers and Systems, CAHPS)에는 잘 설계되고 검증된 질문이 직접적으로 포함되어 있다.[7] 이러한 접근 방식을 더 광범위한 임상 사례로 확장하고 향후 분석 시스템에 포함하여 지속적으로 존중과 관련된 문제를 파악하고 아래에 설명된 대로 의사-환자 간 의사소통 문제로 인한 부정적 결과의 잠재적으로 시정 가능한 원인을 식별해야 한다.

[6] Burden of care questionnaires have been developed. See for example Eton D, et al., Development and Validation of the Patient Experience with Treatment and Self-Management (PETS): A Patient-Reported Measure of Treatment Burden, Qual Life Res. 2017; 26(2): 489 – 503. Published online 2016 Aug 26. https://doi.org/10.1007/s11136-016-1397-0.

[7] https://www.ahrq.gov/cahps/index.html.

28.2.2 분석을 위한 기본 입력으로 표준화된 종단적 환자 이력 제공

미래 분석 시스템의 핵심 요소는 분석에 최적화된 표준화되고 개인정보가 보호되는 환자 기록이다(표 28.2). **이 분석 환자 이력**은 특정 사용 사례에 지나치게 초점을 맞추지 않고 임상적으로 의미 있는 용어로 개인의 건강 및 의료 기록에 대한 세부 정보를 충실하게 나타낸다. 각 분석 사용 사례마다 고유한 요구 사항이 있기 때문에 다중 기능은 불가능하다.

분석 환자 기록은 OMOP 공통 데이터 모델에 기반한 데이터와 같이 세분화된 임상 데이터에서 제공되며,[8] 이러한 데이터를 이해하기 쉽고 분석하기 쉬운 환자 기록으로 생성한다. 지원 알고리즘은 소스 데이터를 임상의와 환자가 관찰한 실제 이벤트를 반영하는 일련의 '**분석 구조**'로 정리한다. 그런 다음 이러한 구문을 쿼리하여 포괄적인 질문 집합에 응답할 수 있다.

앞서 언급했듯이 최적의 건강이란 조기 사망이나 장애를 초래할 수 있는 위험, 증상 또는 상태가 없는 상태로 정의할 수 있다. 따라서 개인의 건강은 이러한 측면에서 평가할 수 있다. 건강 관리란 개인의 위험, 증상 및 상태와 이를 예방, 진단 또는 치료하기 위한 치료 단위 및 치료 과정의 상호 섹션을 의미한다.

표 28.2 분석 환자 이력

건강 문제 및 건강 결과(그림 1)
- **건강 요약** - 정의된 기간 동안 개인의 건강 문제를 반영하는 건강 조정 기대수명
- 질병이나 부상을 초래하거나 치료를 방해할 수 있는 **위험 요인**(유전, 사회경제, 행동 등)
- 질환의 **발병 전 위험도**
- **상태**(신규 또는 진행 중인 질병 및 부상)
  - 상태에 대한 **작업 진단**
- **상태 상태**(제어, 시력 또는 단계의 변화)
- 질환의 **증상, 소견 및 합병증**

치료 단위 및 프로세스(그림 2)
- **주요 임상 작업**(진료에 필요한 높은 수준의 단계)
- **여러 날에 걸친 임상 개입**(치료 에피소드)
- **임상 이벤트**(입원 또는 외래 진료)
- **단기간 임상개입**(검사 또는 치료)
- **서비스 또는 '마이크로 스텝'**(개입의 구성 요소)

[8] Observational Medical Outcomes Partnership (OMOP) Common Data Model, https://www.ohdsi.org/data-standardization/the-common-data-model/.

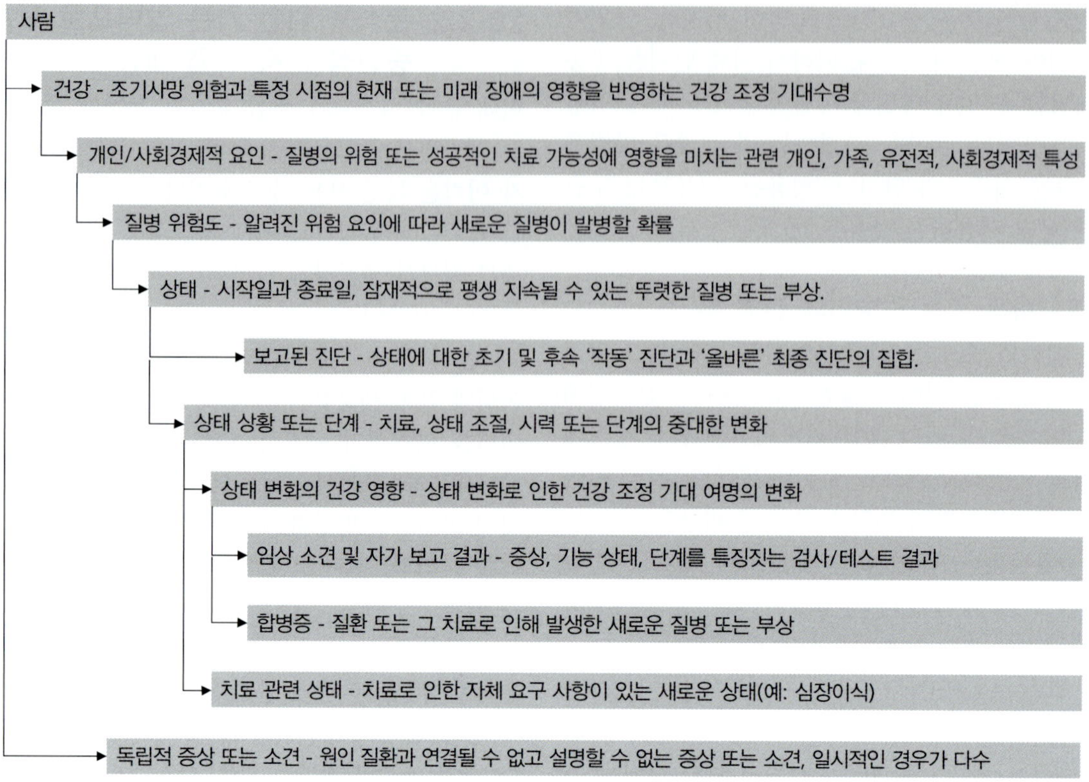

그림 28.1 개인의 건강 및 건강 문제 추적

28.2.2.1 개인의 건강 문제 추적

분석 환자 이력의 첫 번째 구성 요소(그림 28.1 참조)는 시간이 지남에 따라 변화하는 개인의 건강 상태를 결정하는 건강 문제를 캡처하는 표 세트이다. 새롭거나 변화하는 건강 문제는 일반적으로 치료가 필요하거나 치료를 변경해야 할 필요성을 야기한다.

'**사람**' 테이블에는 데이터 집합의 각 사람에 대해 하나의 레코드가 암호화되어 있다. 식별자, 생년월일(및 사망일). 암호화된 식별자를 통해 분석 환자 기록의 다른 모든 테이블을 연결할 수 있다. '**건강 요약**' 기록에는 해당 기간 동안 개인의 추정 건강 조정 기대수명(HALE)과 함께 1인당 하나의 기록이 기간별로 포함된다. 개인의 건강 조정 기대수명 계산은 그림 28.1[9]의 여러 요소에 따라 달라진다. 개인의 건강 조정 기대수명 계산과 관련된 요소 중 하나라도 변경되면 해당 개인에 대한 새 기록이 추가된다. 예를 들어, 당뇨병이 잘 조절되지 않거나 새로운 암 진단을 받으면 개인의 건강 조정 기대수명이 감소하고 이후 해당 위험을 성공적으로 치료하면 다시 증가한다.

'**개인/사회경제적 요인**' 표에는 새로운 질환의 위험이나 성공적인 치료 가능성에 영향을 미칠 수 있는 환자 특성이 정리되어 있다. 이러한 위험에 영향을 미칠 수 있는 요인에는 연령, 성별, 가족 구조, 유전, 가족 병력, 직업적 노출, 사회경제적 요인, 개인 행동 등이 있다.

'**질병 위험도**' 표는 개인이 가지고 있는 각 질병에 대한 계산 가능한 위험을 기록하며, 해당 기간 동안의 질병 발병 확률을 포함한다. 예를 들어, 이 시스템은 프레이밍험(Framingham) 역학적 위험 모델을 바탕으로 각 개인의 심장 질환 위험을 포함할 것이다.[10] 시간이 지남에 따라, 시스템의 데이터 테이블에 의해 지원되는 역학 연구는 다른 조건들에 대한 새로운 '프레이밍험 타입' 모델을 개발하는 데 사용되며 기존 모델들을 정제하는 데에도 활용된다.

'**상태**' 테이블에는 환자/상태당 하나의 기록이 포함된다. 각 기록은 질병 또는 부상의 개별 사례에 해당한다. 완전히 해결된 상태와 진행 중인 상태 모두 포함된다. 각 레코드에는 특정 상태 진단(ICD-10 또는 기타 코딩 사용), 상태의 해결 또는 진행 여부를 나타내는 표식, 발병 및 회복 날짜, 최초 및 가장 최근 발생 날짜 등의 속성이 포함된다.

---

9 Full discussion of the calculations needed for granular and personalized HALE estimates are beyond the scope of this chapter.

10 Framingham Heart Study, https://framinghamheartstudy. org. Framingham prediction models were integrated into the prototype analytic system that one author of this paper (Bandeian) developed while at AHRQ; documentation available upon request.

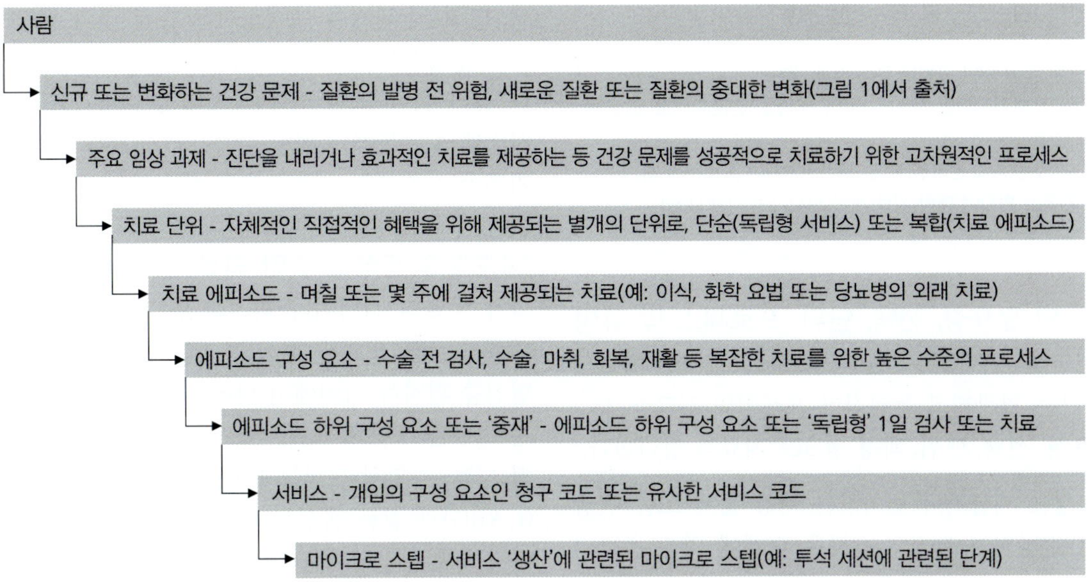

그림 28.2 분석에 적합한 임상적으로 의미 있는 치료 단위로 서비스 구성하기

'**상태 상황**' 표는 질병이나 부상의 상태가 시간에 따라 변할 수 있다는 사실을 반영하며, 각 질병 에피소드를 그러한 변화에 해당하는 연속적인 상태 단계나 시간 구간으로 세분화한다. 상태의 변화는 치료를 반영할 수 있다. 예를 들어, 골절이 수리 전이나 후의 상태일 수 있다. 만성질환의 경우, 상태 변화는 치료 또는 질병 관리, 급성도, 또는 단계의 중요한 변화를 반영할 수 있다. 이러한 상태 변화는 건강(그리고 따라서 건강 조정 기대수명)에 독특한 영향을 미치며, 또한 구별되는 치료나 자원 필요성을 가진다. 따라서, 질병 상태의 변화는 제공되는 치료를 재평가하고 잠재적으로 변경할 필요성을 촉발할 수 있다.

'**임상 소견**' 표는 관찰된 날짜에 조건과 관련된 각 증상, 검사 결과 또는 기타 소견에 대한 기록을 포함한다. 이러한 소견의 중요한 변화는 새로운 질병 단계를 '유발'하는 근거가 되며, 이는 질병 상태 표에 새로운 기록으로 반영된다. 예를 들어, 휴식 시 새로운 호흡곤란 증상(지지되는 소견과 함께)은 이전의 '잘 조절된' 심부전 단계를 종료하고 새로운 '급성 악화' 단계를 시작한다.

'**합병증**' 표에는 각 합병증과 가능한 원인(상태 또는 치료법)에 대해 하나의 기록과 해당 원인에 대한 가능성이 포함되어 있다.[11] 예를 들어, 심부정맥 혈전증은 합병증으로서 이전의 고관절 치환술 또는 심부전과 관련이 있을 수 있다. 각 원인에 대한 가능성은 부분적으로 시기에 따라 달라질 수 있다. 따라서 고관절 치환술 직후에 DVT가 발생하면 고관절 치환술이 원인일 가능성이 높고, 수술 후 6개월 또는 12개월이 지나면 가능성이 낮아진다. 이를 통해 DVT의 가장 가능성이 높은 원인을 파악할 수 있다. 이러한 구조로 인해 합병증 표는 상태 또는 치료가 건강과 자원 사용에 미치는 총 직간접적 영향을 정량화할 수 있는 방법을 제공하므로 광범위한 분석 질문에 유용하다.

'**작업 진단(Working diagnosis)**' 표는 제시된 증상 및 소견 세트에 대한 각 보고된 작업 진단(정확한 최종 진단 포함)에 대한 하나의 기록을 가진다. 각 보고된 작업 진단은 가장 가능성 있는 진단에 대한 시점별 임상 판단을 반영한다. 더 많은 데이터가 제공됨에 따라, 현재의 작업 진단은 변경될 수 있다. 예를 들어, 약점, 피로, 그리고 노력 시 호흡곤란과 같은 증상이 5월 1일에 심부전으로 보고된다고 가정해 보자. 한 달 후인 6월 1일에, 추가 정보를 바탕으로 임상의들이 실제로는 구속성 심낭염이라고 결론지었다고 가정한다. 작업 진단표는 이 조건에 대해 두 개의 기록을 가질 것이다. 하나는 5월 1일부터 5월 31일까지 심부전에 대한 것이고, 다음 기록은 6월 1일부터 시작하여 성공적인 수술로 끝나는 구속성 심낭염에 대한 것이다. 이는 지연되거나 잘못된 진단의 사례를 식별하고, 이러한 지연이나 오류로 인한 건강 위험, 증상 및 자원 사용을 측정하는 데 도움이 된다.

---

[11] The linkage between causes and complications can be more complex than that presented here. Specifically, a condition or treatment may trigger a chain of complications. For example, pneumonia → sepsis → shock → stroke. Such a chain of complications can be derived from the complications table and can be made part of the analytic history.

표 28.3 치료 선택 또는 과정 평가를 위한 규범

- 공식적으로 인정된 증거 기반 규범을 통해 결과 개선
- 결과를 개선한다고 여겨지지만 근거 기반이 부족한 전문적으로 인정된 규범
- 비교에 유용할 수 있는 통계 분석을 통해 개발된 벤치마크(또는 모델)이다.
- 환자의 병력에 기록된 환자에 대한 치료 계획(환자가 동의한 내용)

28.2.2.2 치료의 필요성, 선택, 단위, 프로세스 및 규범

환자 이력 분석의 두 번째 주요 구성 요소는 포괄적인 범위의 분석을 뒷받침하는 일관되고 논리적인 프레임워크(그림 28.2 및 28.4)로 **필요성**, **선택**, **단위**, **과정** 및 **표준치료**를 정리한다.

- **치료의 필요성**은 새롭거나 변화하는 건강 문제 또는 건강 문제에 대한 전반적인 과정의 새로운 단계에 의해 촉발되는 표준 또는 기대치이다.
- **치료 선택**은 건강 문제를 해결하기 위해 특정 치료 단위를 선택할 때 이루어진다.
- **치료 단위**는 특정 건강 문제를 직접 해결하기 위해 제공되는 서비스 또는 약물(또는 이들의 통합 세트)을 말한다(다른 치료 단위의 보조 구성 요소가 아님).
- **치료 과정**은 건강 문제를 해결하기 위해 필요하거나 선택한 치료 단위를 생성하는 데 사용되는 서비스 또는 단계의 설정, 순서 및 타이밍을 말한다.
- **표준치료**는 치료의 필요성과 치료의 선택 및 과정을 명시하며 실제 치료와 예상 치료를 비교할 수 있는 근거가 된다(표 28.3).

이전 장에서 논의한 바와 같이, 필요를 해결하기 위한 치료가 제공되지 않거나 '잘못된' 치료가 제공되거나 '올바른' 치료가 선택되었지만 치료 과정의 문제로 인해 제대로 제공되지 않는 경우를 부적절한 치료라고 한다. 증거 기반 또는 전문적으로 승인된 규범은 필요, 선택 및 프로세스에 대한 지침을 제공한다. 예를 들어, 미국 예방 서비스 태스크포스(United States Preventive Services Task Force)에서 수립한 규범은 유방암 검진 및 관상동맥 질환의 일차 예방에 대한 필요성, 진료 방식 및 과정을 명시하고 있다.[12] 실제 진료는 이러한 기대치와 비교할 수 있다. 인정된 근거 기반 또는 전문적 규범이 없는 경우 통계적 규범을 사용할 수 있다. 또한 환자의 병력에 기록된 치료 계획은 의료진 또는 환자에게 기인한 차이를 식별하고 구분하는 데 기준이 될 수 있다.

향후 분석 시스템의 주요 목표는 다음과 같다. 치료의 선택, 단위 및 과정을 특성화하고 건강 결과 및 자원 사용에 미치는 영향을 결정한다. 이를 통해 공식적으로 인정받을 수 있는 증거 기반 모범 사례를 계속 늘려나가고, 이를 이후 치료 시스템의 반복에 통합할 수 있다. 여기서 제안하는 시스템 아키텍처는 이러한 노력을 촉진하기 위한 것이다.

28.2.2.3 분석을 위한 의료 단위 및 프로세스 조직화

환자 치료의 선택이나 과정과 관련된 다양한 질문에 답하기 위해서는 잘 설계된 분석 프레임워크가 필요하다. 예를 들어, 협심증 환자들 사이에서 나타나는 부정적인 결과들을 분석하는 경우를 생각해 보자. 치료의 선택에 대한 분석에서는 의학적 치료, 경피적 관상동맥 중재술(PCI), 또는 관상동맥우회술(CABG)과 같은 옵션이 중요하다. 환자의 특성에 따라, 특정 환자에게는 경피적 관상동맥 중재술 대신 관상동맥우회술를 선택했더라면 더 좋은 결과가 있었을 수도 있고, 그 반대의 경우도 있다. 또한, 치료 과정의 실패가 있을 경우 결과도 불만족스러울 수 있다. 따라서 적절한 절차에 대한 부적합한 결과의 가능한 원인을 파악하기 위해서는, 수술 전 검사, 마취, 수술 자체 또는 수술 후 치료와 같은 절차의 하위 구성요소들을 평가해야 한다. 따라서 그림 28.2에서 보여주듯이, 미시적에서 거시적, 간단한 것부터 복잡한 것까지, 종합적인 치료 단위 및 과정이 필요하다.

이를 이해하기 위해, 복잡한 치료 단위를 제공하는 과정과 비행기와 같은 복잡한 제조 제품을 조립하는 과정과의 유사성을 고려해 보자. 이러한 작업들은 비행기(전체로서)가 비행기 날개, 엔진 나셀, 착륙 장치와 같은 위계적으로 중첩된 하위 조립체들의 최종 조립임을 인식함으로써 단순화된다. 각각의 상위 수준 하위 조립체는 점점 작아지는 다수의 중첩된 하위 조립체들을 가진다. 산업에서 조립체와 그 하위 조립체 및 부품을 구성하는 데 사용되는 논리적 데이터 구조는 '계층적 자재 명세서'[13]라고 불린다. 이와 동일한 데이터 구조는 단순한 단일 구성 요소 과정인 맥박 산소측정 테스트의 조립을 지원하는 것뿐만 아니라, 복잡한 다중 일, 다중 구성 요소 과정인 CABG 절차의 조립을 지원할 수도 있다(그림 28.3 참조).

이 비유를 계속하면, 비행기의 경우 하위 조립체에서의 실패가 전체 비행기의 실패로 이어질 수 있다. 마찬가지로, 치료 과정의 하위 구성요소에서의 문제는 효과성을 저하시키거나 합병증을 유발하거나 비용을 증가시킬 수 있다. 여기서 제안된 구조는 미래의 분석 시스템이 치료의 어떤 하위 구성요

---

[12] https://uspreventiveservicestaskforce.org.

[13] See http://en.wikipedia.org/wiki/Bill_of_materials for an article describing the structure and uses of a 'bill of materials' table.

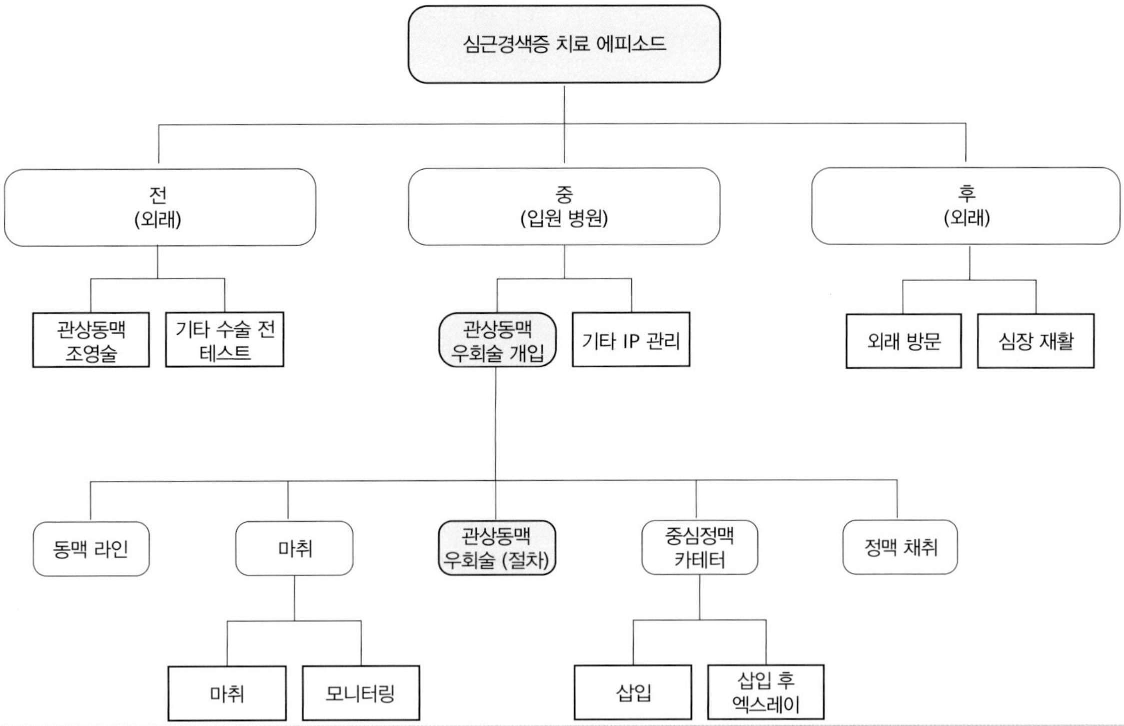

- 서비스 계층 구조의 최상위 수준(여기에 표시되지 않음)은 **상태 단계**('협심증')에 대한 **주요 임상 작업**('치료')으로, 여기에는 경피적 관상동맥 중재술(PCI), 관상동맥 우회 수술(CABG) 등 협심증에 대한 상위 범주의 치료법이 포함되어 있다.
- CABG 치료 에피소드는 입원 전, 입원 중, 입원 후 치료 단위의 최종 집합체이며, 각 에피소드에는 수술 전에 치료를 안내하기 위해 제공되는 관상동맥 조영술 또는 퇴원 후 회복을 촉진하기 위한 심장 재활과 같은 하위 구성 요소가 포함된다.
- CABG 중재술에는 CABG 시술 자체뿐만 아니라 마취 및 중심정맥카테터와 같은 수술 중 제공되는 지원 구성 요소도 포함되며, 언급된 대로 하위 구성 요소도 포함된다.
- 중심정맥카테터와 같은 하위 구성 요소는 중심정맥카테터와 그 구성 요소를 식별하는 로직을 개발한 후 중심정맥카테터 개입을 독립적인 개입으로 또는 다른 외과적 치료의 보조 구성 요소로 다른 상황에서 사용할 수 있다는 의미에서 '중복사용 가능'하다는 점에 유의해야 한다.

그림 28.3 중첩된 하위 조립 세트의 '최종' 조립형태 로서의 관리 단위

소에 대한 실제와 예상 과정 단계 사이의 차이를 식별하고, 이러한 차이가 건강 결과와 자원 사용에 미치는 영향을 분석할 수 있도록 할 것이다.

치료의 단위와 과정은 그림 28.2에서 보여지는 중첩되고 계층적인 데이터 테이블 세트에 조직되어 있다. '**신규 또는 변화하는 건강 문제**' 테이블은 이 계층 구조에서 최상위에 위치한다. 이 테이블은 의료 기록에서의 문제 목록과 유사하며, 치료가 필요함을 나타낸다. 새로운 또는 변화하는 건강 문제가 그림 28.1에 나타난 데이터 요소에 의해 식별됨에 따라 새로운 기록이 발생하고, 이 새로운 기록의 추가는 **주요 임상 과제** 테이블에 하나 이상의 높은 수준의 작업을 추가하도록 한다.

주요 임상 과제 테이블은 환자, 건강 문제 및 과제당 하나의 기록을 포함한다. 주요 과제는 다양한 건강 문제에 걸쳐 적용 가능한 고수준의 과정 표준이다. 각 기록에는 건강 문제와 과제를 설명하는 속성, 과제의 시작 및 종료 날짜, 담당 의료진 및 시설, 그리고 성공적인 완료에 대한 표시가 포함되어 있다. 다양한 건강 문제에 대한 제안된 일반적인 과제들은 표 28.4에 나타나 있다.

주요 과제는 무엇이 이루어져야 하는지를 명시하지만, 그것이 어떻게 이루어져야 하는지는 명시하지 않는다. 따라서 과제는 치료의 단위가 선택되어야 하는 맥락을 제공하며, 일단 선택되면 해당 단위에 대한 치료 과정이 시작된다. 예를 들어, 협심증 환자의 경우 치료(예: 의학적 치료, 경피적 관상동맥 중재술 또는 관상동맥우회술)에 대한 선택이 필요하며, 일단 선택되면 치료 과정이 시작된다. 따라서 **주요 임상 과제** 테이블의 기록은 **치료 단위** 테이블의 기록에 연결되며, 이는 과제를 수행하는 데 사용된 치료의 단위와 과정을 식별한다.

주요 임상 작업은 서비스의 적절성 또는 부작용을 정의하는 데 도움이 되는 컨텍스트도 제공한다. 비슷한 폐렴 환자 두 명을 생각해 보자.

표 28.4 건강 문제 관리의 주요 과제 제안

건강 위험의 경우
- 위험 식별
- 위험 완화(백신 접종, 교육, 위험 관리)
- 조기 진단 및 검사

신규 또는 진행 중인 상태의 경우
- 초기 치료 접근성
- 문제 진단(필요한 경우 테스트 및/또는 의뢰)
- 치료 추천 및 계획, 환자 교육
- 치료 수행(의료진 또는 자택에서 환자)
- 후속 조치, 모니터링 및 재평가(필요한 경우)
- 필요한 경우 치료 지속 또는 수정
- 필요한 경우 재활 또는 복원

예를 들어, 한 환자가 초기 진단을 위해 가슴 흉부 방사선 촬영을 찍었고, 다른 환자가 항생제 치료 후 가슴 흉부 방사선 촬영을 찍었다고 가정해 보자. 첫 번째 환자의 흉부 방사선 촬영은 도움이 되지만, 두 번째 환자의 흉부 방사선 촬영은 그렇게 도움이 되지 않는다. 이러한 판단을 위해서는 흉부 방사선 촬영을 맥락에 두는 것이 필요하다. 마찬가지로, 부적합한 결과의 원인을 식별할 때 맥락은 매우 중요하다. 예를 들어, 암 치료의 합병증은 치료 계획의 문제나 치료 행정의 문제에 의해 발생할 수 있다.

'**치료 단위**' 표에는 건강 문제에 대한 주요 임상 과제를 수행하기 위해 제공되는 각 개별 치료 단위에 대한 기록이 포함되어 있다. 치료 단위의 특징은 더 큰 치료 단위의 지원 구성 요소가 아니라 직접적인 혜택을 위해 제공된다는 것이다. 예를 들어, 혈당 검사는 환자의 당뇨병 치료를 위해 제공되는 경우 별개의 치료 단위이지만, 단순히 수술을 위한 수술 전 검사의 일상적인 구성 요소로 제공되는 경우에는 그렇지 않다(후자의 경우, 검사는 수술을 위해 제공되는 것이 아님). 치료 단위는 복잡한 며칠간의 에피소드부터 간단한 단일 서비스까지 다양하며, 지원 구성 요소와 프로세스는 그림 28.2에 표시된 연계성을 통해 식별할 수 있다.

'**치료 에피소드**' 표에는 환자, 상태, 주요 작업 및 치료 유형당 하나의 기록이 있다. 이러한 에피소드는 수술, 치료, 재택 간호, 보행 보조기 등 여러 날에 걸쳐 제공되는 모든 치료에 대한 유용한 분석 단위이다. 만성질환의 관리. 예를 들어 유방암의 경우 초기 치료가 가장 중요한 과제이다. 여기에는 수술, 화학 요법, 방사선 요법 및/또는 호르몬 요법에 대한 여러 치료 에피소드가 포함될 수 있다(그림 28.4). 각 에피소드에 대한 기록에는 관련된 치료, 서비스 장소, 첫 번째 및 마지막 서비스 날짜, 담당 임상의 및 시설을 식별하는 속성이 있다. 이 표에는 치료가 제공된 상태 및 주요 임상 과제와 포함된 서비스에 대한 링크도 포함되어 있다.

심장 수술은 수술 자체를 1일 개입으로, 수술 전과 수술 후 며칠 또는 몇 주 동안 제공되는 지원 개입(또는 서비스)을 포함하는 치료 에피소드(그림 28.3)로 표현할 수 있다. 수술 에피소드는 수술에 대한 절차 코드(이 경우 관상동맥우회술)로 촉발할 수 있다. 치료 에피소드는 일련의 물리 치료 또는 화학 요법 주입과 같이 반복되는 일련의 '촉발' 서비스로 식별할 수 있다. 지원 구성 요소 또는 하위 구성 요소 또는 에피소드는 사전 정의된 기간 내에 일반적으로 사용되는 지원 구성 요소를 식별하는 조회 테이블을 통해 에피소드에 연결된다. 에피소드의 구성 요소 및 하위 구성 요소와 그 시기를 분석하고 이러한 구성 요소 및 하위 구성 요소를 해당 표준과 비교하여 에피소드 내의 치료 과정 문제를 식별할 수 있다.

'**에피소드 구성 요소**' 테이블에는 다음이 포함된다. 에피소드당 레코드 및 예상 구성 요소. 예상되는 주요 구성 요소는 에피소드 유형에 따라 다르며 해당되는 경우 프로세스 규범을 통합한다. 기록 속성에는 처음 및 마지막으로 포함된 서비스의 날짜와 시간, 관련 프로세스 규범이 충족되었는지 여부를 나타내는 플래그가 포함된다. 표 28.5는 수술 에피소드에 대한 템플릿을 보여준다. 예를 들어, 고관절 치환술의 경우 심부정맥혈전증 예방은 고관절 치환술의 예상 구성 요소로 포함되며 해당 치료가 제공된 경우 해당 치료에 대한 기록에 연결된다.

만성질환에 대한 외래 치료 에피소드에는 지속적인 평가 및 모니터링, 후속 방문, 교육 및 약물 사용과 순응도를 위한 주요 구성 요소가 포함된다. 이전 장의 그림 28.4에 요약된 바와 같이, 임상의와 환자는 특히 만성질환의 지속적인 외래 진료에 대해 공동의 책임을 가지고 있다. 따라서 환자의 전자의무기록에 기록된 환자의 치료 계획은 실제 치료를 비교하는 표준으로 사용될 수 있다. 이를 통해 후속 방문, 검사 및 의뢰 예약, 약물 처방전 작성 등 환자가 치료 계획 권장 사항을 따르거나 따르지 않은 사례를 식별할 수 있다. 이러한 각 항목에 대한 준수율은 해당 질환에 대한 외래 진료의 주요 구성 요소에서 계산 및 요약할 수 있다. 또한 서면으로 작성된 치료 계획 및 의사 처방전을 관련 치료 표준과 비교하여 치료 계획의 적절성을 평가할 수 있다.

'**임상 이벤트**' 테이블은 병원 입원, 응급실 방문, 외래 절차, 또는 기타 외래 방문마다 하나의 기록을 포함하며, 설정, 날짜, 제공자, 주요 진단 및 주요 서비스와 같은 특성에 대한

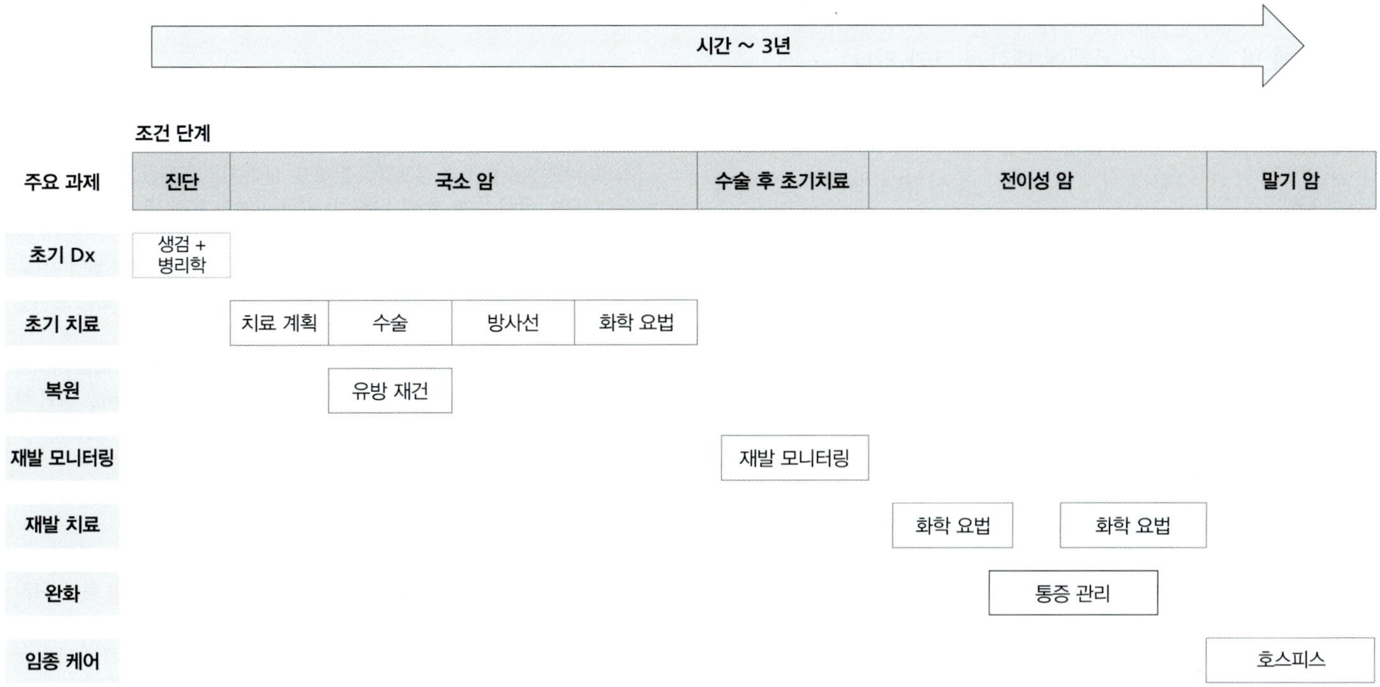

- 의료 서비스에는 특정 임상 문제를 해결하는 것이 포함된다. 이러한 문제는 상태, 상태 단계 및 주요 임상 작업의 측면에서 정의할 수 있다.
- 질환 단계로 표현되는 질환에 대한 임상적 요구는 시간이 지남에 따라 변화한다. 유방암의 경우 첫 번째 단계인 '진단'은 암의 가능성이 있지만 확진되지 않은 시기를 의미한다. 이 단계의 니즈는 진단 평가에 중점을 둔다. 상태 단계는 시간이 지남에 따라 변화할 수 있는데, 예를 들어 완치를 목적으로 하는 초기 치료가 완료되면 환자의 상태 또는 단계는 '보조 치료'가 되며, 환자가 질병이 재발할 경우 이 단계도 변화한다.
- 주요 임상 과제는 상태 단계와 사용 가능한 치료법에 따른 특정 치료 요구를 반영한다. 유방암의 주요 임상 과제는 왼쪽 상자에 표시되어 있다.
- 과제를 달성하는 데 필요한 특정 진단 또는 치료적 개입은 상태, 단계 및 잠재적으로 적합한 개입에 따라 다르다. 이러한 개입은 위 그림과 같이 치료 에피소드 또는 1일 임상 개입으로 표시된다.

그림 28.4 유방암 치료 설명: 상태 단계, 주요 임상 과제 및 치료 에피소드

속성을 가지고 있다.[14] 대부분의 치료가 해당 사건과 관련되어 있는 경우, 예를 들어 폐렴으로 인한 병원 입원, 입원 또는 외래 절차, 또는 응급실 방문과 같은 경우, 사건은 분석의 유용한 단위가 된다. 반면, 외래 방문은 보다 다양한 특성을 가질 수 있다.

'**하위 구성 요소**' 또는 '**임상 개입**' 표에는 환자당, 개입당, 날짜당 하나의 기록이 포함된다. 중재는 별개의 검사 또는 치료에 해당하며 모든 지원 서비스(하루 동안 제공된 서비스)를 연결한다. 중재를 구성하는 데 있어 핵심은 주 서비스와 보조 서비스를 구분하는 것이다. 예를 들어, 심장 핵 스트레스 검사에는 **1차** 서비스(검사 해석)와 **지원** 서비스(운동 감독 및 기술 서비스)가 포함된다. 각 중재 기록에는 일련의 속성이 있을

표 28.5 수술 에피소드의 주요 구성 요소

전처리 평가 및 계획
필요성을 확인하고 최적의 치료 선택 및 접근 방식을 파악하기 위한 평가 및 검사
다음과 같은 이유로 인한 수술 위험을 평가하기 위한 평가 및 테스트
관련 없는 동반 질환
치료 중 관리
수술 또는 치료 자체
마취, 시설 서비스, 약물 또는 소모품과 같은 치료 자체의 보완적 구성 요소
관리할 검사, 모니터링 및 지원 치료
치료의 예상되는 부작용
치료 합병증 예방을 위한 검사 또는 서비스
치료 후 관리
복구 모니터링 및 관리를 위한 평가 및 테스트
수술 후 통증 또는 수술 상처 관리와 같이 치료로 인해 예상되는 부작용에 대한 수술 후 관리
다음과 같은 합병증 예방을 위한 수술 후 치료
하지 수술 후 심부정맥 혈전증
기능 회복을 위한 재활 치료
치료 관련 증상 또는 합병증 관리

14 Special logic, such as a service hierarchy, may be needed to identify the principal intervention. This is particularly true for surgery when multiple surgical procedures are performed during the same operation. Alternatively, the surgery can be labeled as a concatenation of the two procedures, e.g., valve replacement with coronary artery bypass grafts.

뿐만 아니라 치료 계층 구조의 다른 표와 해당 중재가 제공된 건강 문제 및 주요 치료 과제에 대한 링크가 있다.

치료 에피소드, 개입, 서비스 간의 관계를 설명하기 위해 '중심정맥카테터'라는 개념을 도입한다(그림 28.3). 중심정맥카테터 두 가지 상황에서 사용된다. 중심정맥카테터 그 자체로 중환자를 모니터링하고 관리하는 데 사용될 수 있다. 이러한 맥락에서 중심정맥카테터는 독립적인 **임상 개입**이다. 그러나 중심정맥카테터는 수술 중 환자를 모니터링하기 위해 심장수술의 보조 장치로 사용되는 경우가 많으며, 수술을 위해 제공되지 않았을 가능성이 높으므로 이 경우 수술의 보조 **하위 구성 요소**로 식별해야 한다.

중심 정맥 카테터도 마찬가지로 자체적인 지원 서비스 세트를 가지고 있다. 예를 들어, 카테터 삽입 후 종종 수행되는 가슴 흉부 방사선 촬영은 적절한 위치를 확인하기 위해 사용된다. 이 경우, 가슴 흉부 방사선 촬영은 독립적인 임상적 이점 없이 지원 서비스로 사용된다. 반면에, 폐렴을 진단하는 데 도움을 주기 위해 제공되는 경우 가슴 흉부 방사선 촬영은 독립적인 임상적 이점을 가진 별도의 개입이다.

'**서비스**' 테이블은 계층 구조에서 다음 단계로, 서비스당 하나의 기록을 포함한다. 청구 데이터의 경우, 이는 고유한 청구 항목에 해당한다. 서비스 기록에는 식별 속성이 포함되며, 해당 서비스를 포함하는 개입에 대한 링크와 서비스가 개입의 주요 구성 요소인지 여부를 나타내는 표시가 있다(위 참조).

'**마이크로-스텝**' 테이블은 특정 서비스의 미세 수준 구성 요소를 포함하며, 치료 과정의 매우 세분화된 분석에만 유용하다. 예를 들어, 복잡한 드레싱 변경은 전체 과정에서 일련의 마이크로-스텝으로 구성될 수 있다. 이 요소는 우선 순위가 낮으며, 연기되어야 한다.

요약하자면, 이 절에서 제시된 구조는 치료를 임상적으로 의미 있고 표준화된 구조로 체계화하며, 필요성, 선택, 과정 및 표준치료를 통합한다. 이러한 구조는 다양한 건강 문제와 치료 단위에 걸쳐 실제와 예상 치료 사이의 차이가 건강 결과 및 자원 사용에 미치는 영향을 분석할 수 있게 한다.

28.2.2.4 분석적 환자 병력 구성

크게 보면, 행정 데이터든 임상 데이터든 입력 데이터에서 분석 환자 기록을 조합하는 프로세스에는 개인에 대한 모든 입력 기록을 분류하고 질병, 부상 또는 치료 단위의 단일 인스턴스에 해당하는 기록은 연결하고 다른 인스턴스에 해당하는 기록은 분리하여 보관하는 작업이 포함된다. 이 프로세스는 궁극적으로 범주, 관계 및 관계에 대한 확률을 지정하는 일련의 조회 테이블에 의해 제어된다.

표 28.6 큐레이션된 카테고리 및 관계

- 최적의 세부 수준에서 분석을 지원하는 다단계 조건 및 서비스 카테고리 세트
- 상태를 진단, 모니터링, 완화 또는 치료하는 데 일반적으로 사용되는 서비스 및 약물 범주를 통해 상태와의 연계 및 상태 확인을 지원한다.
- 상태 조절, 급성 악화, 질병 단계 및 기타 가능한 상태 변화에 대한 임상 기준
- 질병의 영향과 치료의 성공 여부를 측정하기 위한 임상 및 환자 보고 결과
- 일련의 증상 또는 소견에 대한 감별 진단을 통해 작업 진단과 최종 진단을 연결
- 기본 및 지원 서비스 구축을 위한 기본 및 지원 서비스 가능한 지원 서비스를 기본 서비스에 연결할 수 있는 기간과 지원 서비스가 제공되는 '하위 작업'의 사양이 포함된 치료 단위
- 증상을 식별하고 연결하기 위한 임상 기준 또는
- 원인 질환에 대한 합병증 또는 가장 가능성이 높은 원인을 식별하기 위해 시간 의존적 확률로 치료법
- 새로운 질병 또는 부상 위험과 잠재적으로 관련된 환자 및 지역 사회 특성
- 차선책 치료의 위험과 관련이 있을 수 있는 임상의 및 의료기관 특성, 환자 및 지역 사회 특성

28.2.2.5 정리된 개념, 범주, 그리고 관계들

자체 가치로서의 참고 자료뿐만 아니라 환자 이력을 구성하는 수단으로서, 중요한 범주와 관계들은 선별되고 검증되어야 한다. 표 28.6은 이러한 일부를 나열하였다. 이러한 조회 테이블을 구성하는 것은 데이터 마이닝을 통해 '후보' 관계들을 식별하고 임상의들에 의한 검증을 촉진시킬 수 있다. 광범위하고 잘 개발된 개념, 어휘, 그리고 측정 기준들의 초기 세트가 있긴 하지만, 추가적인 수정과 보완이 필요할 것으로 예상된다.[15] 이러한 작업은 치료 과정과 연계된 건강 전문 직종과 같은 분야에서 중요할 수 있다. 격차를 식별하고 우선 순위를 정하는 인벤토리가 중요할 것이다. 추가 사항들은 점진적으로 통합될 수 있다(그림 28.5 참조).

28.2.3 지원되는 분석 범위

환자 병력 분석이 어떻게 포괄적인 범위의 중요한 질문에 답할 수 있는지 설명하기 위해, 치료 개선 기회를 식별하기 위한 '일반적인' 분석의 개요를 제공하는 것이 도움이 된다. 이러한 분석에는 일반적으로 '**...의 인과 관계는 무엇인가?**'라는 질문이 포함된다. 이 질문은 각 기록이 연구 코호트의 구성원(또는 병원 체류와 같은 다른 분석 단위)에 해당하는 데이터 파일을 구축하고 분석함으로써 답변할 수 있다. 이 데이터에는 연구되고 있는 결과, '치료'(또는 연구되고 있는 다른 요인의 효

---

15 ONC, Interoperability Standards Advisory (ISA), https://www.healthit.gov/isa/about-isa.

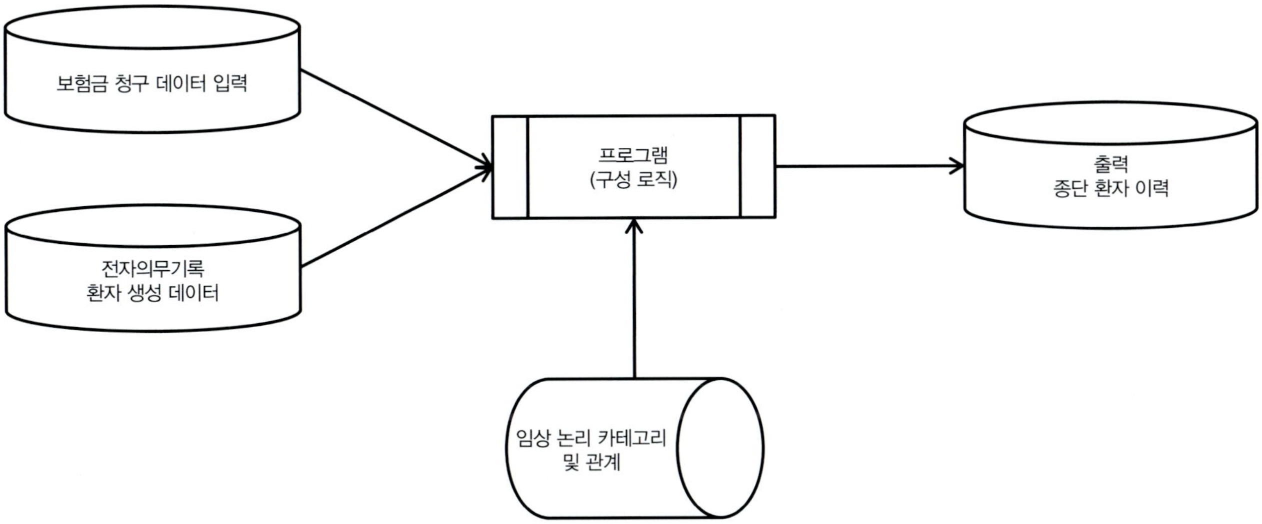

- 입력 데이터는 핵심 종단 환자 기록에 해당하는 일련의 데이터 테이블로 변환된다. 예를 들어, 상태 및 치료 에피소드, 이벤트 및 중재에 대한 데이터 테이블이 구성된다.
- 모델 구성 및 관계의 구축은 모델 구성과 구성 간의 가능한 관계를 식별하는 일련의 임상 논리 테이블을 활용하는 프로그램에 의해 제어된다. 확률 통계는 두 개 이상의 관계가 잠재적으로 유효한 경우 가장 가능성이 높은 관계를 식별하는 데 사용할 수 있다.

그림 28.5 분석적 환자 병력 구성 프로세스의 개괄적인 개요

과), 그리고 결과에 영향을 줄 수 있는 혼란 요인에 대한 변수들이 포함된다.

예를 들어 심부전과 관련된 합병증에 대한 약물의 효과에 대한 연구를 생각해 보자. 연구 코호트는 12개월 동안 심부전을 앓은 환자로 정의할 수 있다. 결과는 폐부종과 같은 심부전 관련 합병증의 발생으로 정의할 수 있다. 치료 코호트는 약을 투여받은 코호트 내 구성원으로 정의할 수 있다. 교란 요인에는 심장 기능, 사용 중인 다른 약물, 심부전 발작 또는 합병증의 과거 병력, 동반 질환, 인구 통계 및 사회적 결정 요인이 포함될 수 있다. 이러한 모든 변수는 분석 환자 이력에서 얻을 수 있다. 이러한 프레임워크와 이 장과 이전 장에서 제시된 분석 요소의 범위와 깊이를 고려할 때, 분석 환자 이력을 입력으로 사용하여 광범위한 중요한 질문을 체계적으로 분석할 수 있다는 것은 분명하다.

이러한 연구가 유효하고 일반화 가능한 결과를 가지고 성공적으로 완료될 수 있는지는 연구에 사용된 환자 이력이 다음 조건을 충족하는지 여부에 달려 있다:

- 특히 임상적으로 중요한 영향을 줄 수 있는 혼란 요인을 포함하여, 설명된 모든 필수 요소로 분석 기록을 정의하는 데 필요한 충분한 정보를 포함하는지 여부,
- 통계적 추론을 위한 충분한 관측치를 포함하는지 여부,
- 그리고 추론의 일반화를 지원하기 위한 충분히 대표적인 관측치 세트를 포함하는지 여부

이러한 주의 사항은 유효하지만 체계적인 계획과 프로젝트의 중요성을 간과하는 측면도 있다. 관찰 데이터를 사용하여 의료 서비스를 개선하려는 모든 노력에서 앞의 글머리 기호에 나열된 모든 문제를 해결해야 한다. 여기서 제안하는 접근 방식에만 해당되는 문제는 없다. 데이터 격차를 완전히 파악하려면 반드시 해결해야 한다. 의료 분석의 잠재적 이점에 대해 잘 알고 있다. 그러나 우리는 종합적인 분석 시스템을 구축하기 위해 충분한 자금이 지원되고, 잘 계획되고, 조율되고, 협력적인 노력을 기울이는 것이 최선의 방법이라고 믿는다. 이 길을 가로막는 근본적인 지식의 장벽은 없다. 이상적인 데이터를 확보하는 것이 프로토타입 시스템 개발을 시작하는 데 필수 요건은 아니다. 오히려 데이터 개선의 우선순위를 파악하고 그러한 노력에 활력을 불어넣는 데 필요한 것은 바로 프로토타입이다.

28.3 실행하기

의료 서비스 및 의료 정보학 생태계는 미국을 비롯한 전 세계에서 복잡하고 다양하다. 의료 정보학에 초점을 맞춘 지역 의료 서비스 전달 시스템에서 엄청난 활동이 이루어지고 있다. 그리고 공식적, 비공식적 협업이 등장하고 있다. 그렇다면 시

작 질문은 다음과 같다: 여기에 제시된 아이디어 중 일부가 이러한 이니셔티브의 리더에게 공감을 줄 수 있을까? 그렇다면 계획된 협업 방식으로 공유된 접근 방식을 개발하는 것이 가치가 있을까?

비공식적으로 생태계를 살펴본 결과, 현재 활동은 지역 전자의무기록시스템에서 데이터를 추출 및 정리하고 지역 우선순위를 해결하는 데 초점을 맞추고 있다고 생각한다. 일부 기관에서는 OMOP 또는 PCORnet 데이터 모델과 같은 임상 데이터에 대한 표준 데이터 모델을 사용하여 공동 연구를 진행하고 있다. 그러나 정보학 커뮤니티는 여기에 설명된 바와 같이 포괄적이고 운영 지향적이며 지속적인 분석 시스템을 위한 접근 방식을 모색하는 초기 단계에 있을 수 있다.

그렇다면 첫 번째 단계는 논의의 기초로서 미래 분석 시스템에 대한 일관된 비전을 수립하는 것이다. 이것이 우리가 여기에 쓴 두 장의 목적이다. 다음 단계는 의료 서비스 정보학 및 분석 분야의 사고 리더를 참여시켜 개념적 프레임워크에 대한 합의를 도출하는 것이다. '입장권'은 앞으로 나아가기 위한 기초가 될 수 있는 합의 프레임워크를 만드는 데 도움을 주겠다는 약속이 될 것이다. 여러 국가 기관들이 이러한 유형의 프로세스를 주최하고 촉진할 수 있다.

합의 개발 과정에서 모든 조건, 진료 유형 및 진료 환경 전반에서 건강 및 의료 결과를 개선할 수 있는 실행 가능한 기회를 식별할 수 있는 미래 분석 시스템을 개발하기 위한 계획으로 사용될 수 있는 합의 프레임워크가 있는 한, 이 장의 모든 단어, 모든 아이디어 및 전시물은 수정의 대상이 될 수 있다.

물론 계획의 다음 단계로 넘어가기 전에 실현 가능성과 유용성 측면에서 신뢰를 구축하는 것이 현명한 계획의 기본 원칙이다. 따라서 첫 번째 단계로 3년 이내에 프로토타입을 완성할 것을 제안한다. 이를 위해서는 인력, 기술 환경, OMOP 데이터 모델과 같은 표준 형식의 비식별화된 임상 데이터에 대한 액세스가 필요하다. 프로젝트 팀은 위에서 설명한 합의 프로세스에서 도출된 자문 패널의 지원과 안내를 받게 된다.

행정 데이터를 사용하는 저자 간의 사전 공동 작업과 OMvOP 및 PCORnet 모델을 기반으로 한 행정 데이터 구조와 임상 데이터 간의 유사성 덕분에 제안된 3 년 기간 내에 성공적인 프로토 타입이 가능할 것으로 확신한다. 프로토타입 개발과 동시에 향후 3년 동안의 두 번째 계획이 개발될 것이다. 이상적으로는 5년 이내에 여기에 설명된 미래 분석 시스템의 초기 버전이 전국적으로 의료 서비스를 개선하는 데 도움이 될 수 있을 것이다. 연속적인 반복을 통해 데이터 원천, 데이터 요소 및 방법론이 추가되므로 몇 년 내에 여기에 설명된 완전한 시스템이 현실화될 것이다. 이 시간표는 신뢰와 지원 수준에 따라 조정된 병렬 개발 프로세스를 통해 더 빨라질 수 있다.

이전 장의 시작 부분에서 언급했듯이, 우리는 여기서 많은 중요한 결정 사항들에 대해 모두 대답하려고 하지는 않는다. 시스템이 중앙 집중식이어야 할까, 분산형이어야 할까, 아니면 연합형이어야 할까? 데이터 요구사항이 있어야 할까?우리는 이러한 질문들이 프로토타입 개발 작업을 지연시켜서는 안 된다고 생각한다. 이러한 작업이 진행됨에 따라, 개발에 관여하는 사람들뿐만 아니라 더 큰 이해관계자 커뮤니티도 새로운 통찰력을 얻게 되며, 이러한 상충 관계를 보다 객관적으로 평가할 수 있게 될 것이다.

28.4 종합적 시스템을 위한 '일반적' 분석 프레임워크 요약

몇 년 내에 종합적인 시스템을 개발하는 것은 불가능한 과제처럼 보일 수 있다. 그러나 그렇지 않다. 핵심은 건강 관리의 복잡성과 다양성이 모든 상태와 치료를 포괄하는 간단한 '일반적' 프레임워크로 표현될 수 있다는 것을 인식하는 데 있다. 여기 주요 요소들이 있다:

- **건강 문제**란 개인의 기대수명이나 웰빙을 위협하는 위험 또는 상태를 말한다.
- **건강 관리**란 공중보건, 의료 서비스 제공자, 간병 관리 또는 환자 또는 가족의 자기관리를 통해 건강 문제를 해결하기 위한 모든 개입 또는 치료 단위이다.
- **건강 관리의 필요성**은 새로운 또는 변화하는 건강 문제로 인해 촉발되며, 필요한 **치료 단위**는 **문제와 치료의 주요 단계**(예: 예방, 진단, 치료 등)에 따라 달라진다.
- **치료 단위**는 단순한 '독립형' 서비스부터 복잡한 통합 서비스(지원 구성 요소 포함)까지 다양하며, (보조 구성 요소가 아닌) 직접 혜택을 제공하기 위한 것이다.
- **치료 과정**은 치료 단위의 구성 요소의 설정, 순서 및 타이밍에 해당하며 실제로 제공되는 진료에 사전 정의되거나 암시적으로 포함될 수 있다.
- **부적절한 건강 상태 및 건강 관리**
  - 건강 문제를 **예방하지 못하거나**, **식별하지 못하거나**, 현재의 지식과 역량을 고려할 때 가능한 한 안전하고 신속하며 효율적으로 **해결하거나 통제하지 못하는** 경우
  - 환자의 임상 이력을 고려할 때 필요에 대해 적절한 치

료가 제공되지 않거나(**접근성**), '잘못된' 치료가 제공되는 경우(**선택**) 또는 '올바른' 치료가 제대로 제공되지 않는 경우(**과정**)가 있다.

- **접근성, 선택, 또는 과정의 부적절함의 원인**은 환자, 가족, 또는 커뮤니티의 특성이나 임상의, 진료소, 또는 전달 시스템의 특성, 혹은 이러한 특성들 간의 상호작용으로 거슬러 올라갈 수 있다.

이 프레임워크는 완전히 일반적인 것으로, 특정 건강 문제, 치료 단위 또는 치료 과정, 차선책 결과의 원인이 나열되어 있지 않는다. 따라서 이 프레임워크는 건강과 의료 서비스를 개선할 수 있는 모든 잠재적 기회에 적용할 수 있으며, 포괄적이고 통합적인 분석 시스템을 개발하는 작업을 획기적으로 간소화할 수 있다.

28.5 결론

의료 서비스를 어떻게 개선할 수 있을까? 의사와 간호사가 미시적인 수준에서 문제가 어디에 있는지 알지 못한다면 어떻게 의료 서비스를 개선할 수 있을까? 그 밖에 누가 의료 서비스를 개선할 수 있을까? 개선 노력이 효과가 있는지 어떻게 알 수 있을까? 의사와 간호사가 진행 상황을 판독할 수 없다면 어떻게 알 수 있을까? 개선 노력이 제대로 진행되고 있는지 누가 확인할 수 있을까?

이러한 질문에 대한 답은 간단하다. 가장 큰 혜택을 제공하려면 소규모 시골 진료소에서부터 대규모 지역 의료 시스템에 이르기까지 수만 개의 환경에서 의사와 간호사를 돕기 위해 분석이 의료 서비스 제공에 긴밀하게 통합되어야 한다. 또한 분석은 개인이 여러 가지 질병과 치료법을 조합하여 사용할 수 있다는 단순한 이유 때문에 포괄적이어야 한다.

다음은 세 가지 결론이다. 첫째, 여기에 설명된 개념은 건강과 의료의 기본 구조와 논리를 반영한다. 서로 다른 맥락에서 서로 다른 단어가 사용될 수 있지만, 어떤 포괄적인 분석 시스템이 개발되더라도 실질적으로 동일한 개념과 상호 관계를 포함할 것이다. 물론 여기에 표현된 구조나 개념에 간극이나 오류가 있을 수 있지만, 이는 대화와 합의를 통해 쉽게 식별, 조정 또는 수정할 수 있다.

둘째, 개발 프로세스는 실행 가능하다. 많은 요소는 저자 중 한 명이 의료연구 및 품질기관에 근무하는 동안 이전 작업에서 프로토타입을 만들었다. 또한 각 질병, 부상, 검사, 치료 또는 기타 치료에는 고유한 특성과 상호 관계가 있지만 이러한 특성은 임상 로직 룩업 테이블 세트의 데이터 항목으로 지정할 수 있다. 따라서 이러한 참조표를 통해 모든 조건과 치료 유형에 적용되는 일반 아키텍처를 차별화할 수 있다. 또한 임상 데이터를 분석 환자 기록에 입력으로 매핑하는 데 필요한 알고리즘은 프로그래밍 및 검증이 비교적 간단하다.

셋째, 실행 가능한 통찰을 제공하는 데 필요한 분석이 몇 가지 높은 수준의 '메타 질문'에 포함되어 있기 때문에, 분석적 환자 병력을 입력값으로 활용하여 통계적인 분석과 인과적 분석을 부분적으로 자동화 할 수 있다. 이를 통해 건강과 의료의 전체 스펙트럼에 걸쳐 수천 가지 중요한 질문에 대한 유효한 추론을 도출할 수 있도록 지원할 것이다.

이 책의 제안은 오늘날 의료 분석에 종사하는 많은 팀의 노력을 인정하고, 지원하고, 촉진하기 위한 것이다. 협업 계획에 대한 합의가 이루어지고, 사용 가능한 리소스가 충분하며, 개발에 사용할 수 있는 임상 데이터가 충분하다면 몇 년 안에 종합적인 분석 시스템의 프로토타입을 개발할 수 있을 것이다. 그 시점부터 지원과 발전은 점점 더 빠른 속도로 이어질 것이다.

여기에 설명된 미래의 분석 시스템 유형은 2050년 이전에 전 세계 대부분 지역에서 다양한 형태로 널리 사용될 것이다. 현재의 기술은 이를 가능하게 할 것이다. 그리고 이와 관련된 인간적 이익은 이러한 가능성을 피할 수 없게 만든다.

참고문헌

01. Centers for Medicare & Medicaid Services. CMS standardization methodology for allowed amount, vol. 7. Baltimore, MD: Centers for Medicare & Medicaid Services; 2018. p. 2006–18.

CHAPTER 29

건강정보기술, 정보학과 윤리

HIT, Informatics and Ethics

지은이 David L. Meyers
옮긴이 허세진

요약

ABSTRACT

보건 정보의 영역이 급속도로 성장하면서, 역사적으로 집중되었던 의료 기록, 개인 건강 정보의 수집, 조직, 저장, 배포, 관리를 넘어서는 윤리적 질문들이 제기되고 있다. 이제 정보가 정책에 중요한 영향을 미치고 전체 건강 및 의료 분야 내에서 목표를 실현하기 위한 행동을 가능하게 하는 끝없는 역할과 관련하여 선과 악 또는 옳고 그름에 대한 행동, 즉 윤리의 영역에서 질문이 제기되고 있다. 각 영역은 자체적인 윤리적 도전을 제시하며, 이들 간의 다양한 조합과 상호작용과 관련된 다른 도전들도 있을 것이다. 건강정보학은 이제 거의 모든 건강 및 건강 관리 관련 활동의 중심이며 그 중요성은 앞으로 더욱 커질 것이다. 건강 정보 전문가는 데이터의 개발, 사용 및 관리와 유용한 정보로의 전환을 촉진하는 동시에 어느 기업이라도 광범위하게 존재하는 잠재적 위험을 인식해야 한다. 윤리에 대한 지식이 그러한 작업을 알리는 데에 필수적이다.

키워드

KEYWORDS

- 윤리
- 생명윤리학
- 정보학
- 도덕 공정성
- 정의
- 유해
- 이익 자율성
- 윤리강령

학습 목표

LEARNING OBJECTIVES

- 정보학 및 윤리에 대한 몇 가지 고려 사항을 정의한다.
- 생명윤리학 평가에 사용되는 프레임워크를 설명할 수 있다.
- 생명윤리학 구조에서 e-헬스의 역할을 분석한다.

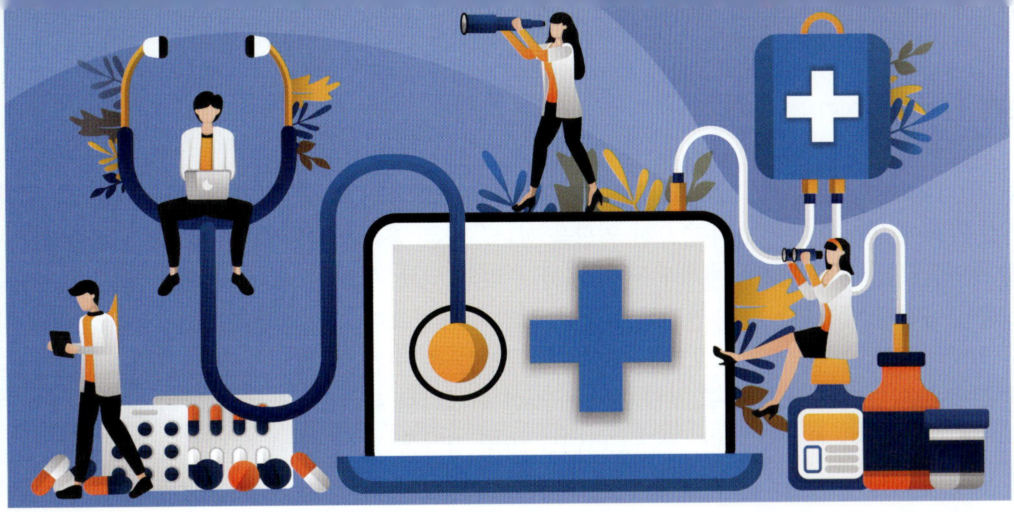

29.1 미국 의료서비스: 배경

COVID-19 팬데믹은 현재 전 세계 거의 모든 지역에 영향을 미치고 있으며 미국은 발병률, 이환율 및 사망률 측면에서 가장 큰 타격을 입은 국가 중 하나이며 질병으로 인해 600,000명 이상이 사망했다. 이는 의료 및 헬스케어 사업의 취약성과 비효율성을 드러냈으며, 예상하지 못했던 것은 아니더라도 적극적으로 대처하지 못했다. 대유행 이전에 인식된 문제에는 질병 예방보다는 치료에 초점을 맞춘 불충분한 공중보건 자원과 계획이 포함된다. 다른 요인으로는 의료 자원에 대한 접근의 격차와 불평등, 높은 비용, 보험에 가입하지 않은 많은 사람들과 개인 및 사회의 건강을 반영하는 많은 지표에서의 저조한 성과가 있다. 많은 사람들이 대유행으로 인해 의료서비스의 조직과 제공에 절실히 필요한 개선이 이루어질 것으로 기대하고 있으며, 이를 위한 노력은 확대되고 있는 추세로 가까운 미래에 점차 증가할 것으로 보인다. 건강정보학은 이러한 변화의 핵심 역할을 하게 될 것이다.

미국 의료서비스의 현재 상태에 대한 설명은 경제의 보건 관련 부분에 대한 정보학과 윤리의 역할을 고찰할 때 유용하게 쓰일 것이다. 미국 질병통제예방센터(CDC)[1]의 데이터는 보건 부문이 미치는 막대한 범위와 영향을 반영하며, 2017년에는 거의 3조 5천억 달러에 달했고 2020년에는 약 4조 달러에 이를 것으로 추산하였다. 이는 미국 전체 국내총생산(GDP)의 거의 18%에 해당하며 1인당 평균 연간 의료비 지출은 ~1만 700달러에 해당한다. 2017년 총 금액 중 약 2조 9600억 달러 (약 85%)가 개인의 건강 관리에 지출되었으며, 주로 병원 치료, 약물, 전문 진료 센터 및 의원 방문에 사용되었다. 이러한 총 지출과 1인당 지출은 미국과 자주 비교되는 경제협력개발기구(OECD) 회원국인 11개국을 포함한 다른 선진국의 지출 보다 월등히 많다[2, 3]. 또한 의료 부문은 미국 전체 인력 고용의 약 12%를 차지한다.[4, 5]

미국에서는 노인 대상 유방암 검진, 독감 예방 접종과 같은 예방 조치의 비율이 역사적으로 높은 반면에 인구 건강에 대한 다른 많은 지표들은 상당히 낮은 성과를 보여준다. 예를 들어, 기대수명, 자살률, 약물 사용 장애, 비만, 만성질환 부담, 의사 방문 및 적시 진료 접근성 등이 모두 비교적 선진국보다 좋지 않다. 유사하게, 미국에서는 당뇨병, 고혈압 등 예방 가능한 질병으로 인한 피할 수 있는 사망 및 입원 비율이 더 높았다.[6] 다른 관심 분야인 임신과 관련된 주산기 질병 (이환율) 및 사망 (사망률), 아동 복지 및 사망 영역에서도 미국은 다른 선진국들 보다 성적이 저조하였다[1].[7] 미국에서 진행중인 COVID-19 팬데믹으로 인해 대유행 첫 6개월 만에 기대 수명이 1년 단축되는 등 이런 측정치의 일부의 악화를 보이고 있다[2].

따라서 다음과 같은 질문을 던져야 한다. “이러한 통계 수치를 바탕으로, 미국 국민의 건강과 복지 문제의 원인과 해결책은 무엇인가?” 원인은 광범위하고 깊다. 체계적이고 구조적인 불공정 즉, 주택, 영양, 교육, 고용, 의료서비스에 대한 접근

1 미국 질병통제예방센터(Centers for Disease Control and Prevention) 국립보건통계센터(National Center for Health Statistics), 미국, 2018, 표 42. 의료비 지출, 2017. https://www.cdc.gov/nchs/ fastats/health-expenditures.htm. 2021년 1월 17일에 참고.

2 Tikkanen, R 및 Abrams, MK. 글로벌 관점에서 본 미국 의료 서비스, 2019: 더 많은 지출, 더 나쁜 결과? (커먼웰스 펀드, 2020). https://doi. org/10.26099/7AVY-FC29입니다. 2021년 1월 15일에 참고.

3 2021년 1월 21일 기준 현재 OECD 회원국. http://www.oecd.org/about/document/list-oecd-member 국가.htm.

4 주요 산업 부문별 고용, 2019, 표 2.1. 미국 노동부 노동통계국(Bureau of Labor Statistics), 미국 노동부 https://www.bls.gov/emp/tables/employment-by-major 산업 부문.htm. 2021년 1월 17일에 참고.

5 이 데이터는 2021년 1월 미국에서 처음 확인된 코로나19 범데믹 이전의 상황을 반영하며, 이는 의료 서비스의 전반적인 이용과 서비스 유형 및 의료 지출에 큰 영향을 미쳤다.

6 Cf 각주 5.

7 질병통제예방센터(CDC). (2020). *임신 사망률 감시 시스템*. https:// www.nichd.nih.gov/health/topics/factsheets/maternal-morbidity-mortality#f1 . 2021년 1월 20일에 참고.

등 "건강의 사회 결정적 요인"과 같은 조건은 취약한 인구의 건강 악화에 의심할 여지없이 중요한 역할을 한다.[8] 다른 중요한 요인들로는 특히 제2차 세계대전 이후[3] 우리의 의료 시스템이 어떻게 발전했는지와 연관이 있는데, 건강과 예방보다는 질병에 초점을 맞추거나, 치료를 제공하는 다양한 주체 간의 협력이 원활하지 않고, 자금 조달 모델에 속한 인센티브 등 기타 여러 가지와 관련이 있다. 최근 COVID-19의 경험을 통해 인구의 상당수가 마스크 의무 착용과 백신 접종 요청에 꺼리는 반응을 보이는 것이 드러났다: 이러한 태도는 질병 발병률을 지속시키거나 악화시키는 결과를 낳았다. 전반적인 진전이 이루어지고는 있지만, 과학에 근거한 권고에 대한 회의론과 불신은 미래에 개인과 인구의 건강 결과를 악화시킬 수 있다.

물론 의료 서비스 자체의 질이 중요한 역할을 하며 상당한 개선이 필요한 것으로 밝혀졌다. 미국 국립의학원(National Academy of Medicine, NAM)에서 1999년 "To Err Is Human"으로 시작된 미국 내 의료 서비스의 질과 안전성을 조사한 일련의 획기적인 보고서[4]에 따르면 의료 서비스를 받는 과정에서의 에러가 환자의 사망 및 기타 피해에 크게 기여한다. 그 보고서에서는 그러한 에러로 인한 사망률이 연간 44,000명에서 98,000명으로 추산되었다. 그 후의 일부 연구에서는 그 수가 더 높은지 더 낮은지에 대해 논란이 있었으며, 실제 숫자는 알려지지 않았지만 예방할 수 있는 피해가 상당하다는 데 의견이 일치한다. 최초 및 후속 미국 국립의학원 보고서에서 해결책이 제안되었지만, "안전하고, 효과적이며, 환자 중심적이고, 시기적절하고, 효율적이며, 공평한" 의료 서비스를 만들기 위한 긴박감과 강력한 합의 권고에도 불구하고 진전은 더뎠다.[5]

미국 국립 과학 아카데미 외에도 공학 및 의학, 많은 정부 기관 및 비정부 단체가 의료 서비스를 개선하기 위한 사명에 동참했으며 이러한 노력에 중요한 영향을 미쳤다. 특히 중요한 기관으로는 연방 의료 연구 및 품질 관리국(Agency for Healthcare Research and Quality, AHRQ), 국가 품질 포럼(National Quality Forum, NQF), 의료 개선 연구소(Institute for Healthcare Improvement, IHI) 및 의료 인증 기관인 합동 위원회(The Joint Commission, TJC)가 있다.

지금쯤이면 당신은,"윤리와 건강정보학에 대한 논의의 서문으로 이 모든 정보를 검토하는 것이 무슨 의미가 있는가?"라는 질문을 스스로에게 할지도 모른다. 그 이유는 지역 사회에 거주하는 개인의 건강에서 환자가 의료 기관과 만나는 지점, 국가 및 국제 수준의 공공 정책에 이르기까지 건강 및 보건 서비스에 대한 전체 접근 방식의 미래가 건강정보학의 데이터, 도구 및 방법론에 크게 의존할 것이기 때문이다.

윤리, 도덕에 대한 이해와 평가 그리고 그것이 수행에 미치는 영향은 적어도 고대 그리스 의사 히포크라테스 시대 이래로 건강 관리에서 특별한 의미를 지니며, 그의 선서는 환자에 대한 의사의 의무를 확인하고 이를 이행하기 위한 특정 행동 기준을 정의했다.[9] 그 선서의 많은 요소들은 현재 보건 의료 서비스 업무를 수행하는 개인과 기관, 임상의, 건강정보학 전문가, 경영자, 건강 계획가, 건강 관리 제품 및 서비스 업체, 보건 정책 입안자, 연구자 및 교육자의 업무 지침으로 삼고 있다. 또한 윤리는 건강정보학의 핵심 역량 중 하나이다.[10]

29.2 정보학과 윤리학의 연계

영리 단체든 비영리 단체든 건강 관련 서비스를 제공하는 단체는 조직의 존재 이유를 설명하는 사명, 비전 및 가치 선언문에 따라 운영된다. 거의 모든 경우에, 선언문들은 환자들, 아프거나 잠재적으로 아플 수 있는 사람들의 그러한 의도에 초점에 둔다. 아프고 부상당한 사람들에 대한 봉사는 이러한 단체의 활동의 주요 원동력이다. 이는 직접적인 환자 서비스에서만 나타나는 것은 아니다. 연구, 교육, 공중보건 및 기타 분야도 유사한 가치의 영향을 받는다. 건강 및 건강 관리와 관련된 분야에서 일하고자 하는 개인에 대해서도 마찬가지라고 할 수 있다. 대부분은 건강, 질병 및 부상자에 대해 건강 증진, 직접적인 치료 제공, 연구, 교육, 건강 정책 및 기타 관련 분야에 봉사 정신을 가지고 있다. 이러한 정신의 밑바탕은 봉사를 받는 사람들의 이익을 우선시 하는 특정한 행동 표준과 기대치이다. 윤리학은 도덕성, 도덕, 옳고 그름에 대한 도덕적 개념에 대한 우리의 이해가 행동으로 어떻게 변환되는지에 대한 연구이다.

미국 의료 정보학 협회(American Medical Informatics Association, AMIA)는 의료 정보학을 "인간의 건강과 의료 서비스 제공을 개선하기 위해 데이터, 정보 및 지식을 사용하는 방법에 대한 과학"으로 정의하며, 이러한 목표를 달성하기 위해 컴퓨터, 인지 및 사회 과학에 초점을 맞추기 위해 건강정

---

8 질병통제예방센터(CDC). https://www.cdc.gov/socialdeterminants/about.html.

9 히포크라테스의 맹세. http://classics.mit.edu/Hippocrates/하마.html. 2021년 1월 28일에 참고.

10 타이, J. 건강정보학—건강정보학 *핵심 역량 이해*. HIMSS.org/Resources/건강정보학. 2021년 2월 10일에 참고.

보기술에 의존한다.[11]

최근 수십 년 동안 정보의 수집 및 관리가 모든 건강 및 건강 관리 관련 활동의 중요한 부분이라는 것이 분명해졌지만, 해당 정보의 성격도 극적으로 변화하고 확장되었다. 전자건강기록은 더 이상 환자의 건강 기록을 보관하는 단순한 저장소가 아니라 고품질의 안전한 의료 서비스 제공을 촉진, 향상 및 개선하기 위한 디지털 정보 및 통신 기술의 복합체를 의미하는 eHealth의 기초이다. eHealth는 또한 전자건강기록의 데이터가 연구 및 교육의 기초가 될 수 있음을 인정한다. 이러한 극적인 변화로 인해 건강정보학 전문가의 역할은 주로 임상 전자 기록에 대한 기술적 지원 역할에서 전체 의료 기업의 엔진인 전자건강기록 데이터베이스의 모든 측면을 관리하는 관리자의 역할로 바뀌었다.

또한, 해당 분야는 행정 및 경영 관리, 계획 및 공공 정책, 그리고 이러한 활동에 사용되는 다양한 기술이 어떻게 설계, 개발 및 적용되는지를 다루는 기관에게도 중요하다.[12] 윤리적 문제를 고려하기에 적합한 eHealth 기준에 속하는 정보학 분야의 포괄적이지만 완전하지는 않은 목록은 다음과 같다[6]:

- 임상 보조 자원들: 의사결정 지원, 예후 점수 시스템, 인공지능, 전자 처방, 디지털 오더 입력, 이미지 보관 및 검색
- 전자건강기록의 구조, 내용, 접근성, 보안 및 개인 정보 보호
- 건강정보학 및 기술 도구에 대한 정부 규제
- 정보통신 기술과 의사소통
- 전문가와 환자를 위한 자원으로서의 인터넷
- 실험실, 방사선학 및 기타 진단 및 치료 자원의 구조와 관리
- 모바일 건강 자원
- 제공자–임상의/환자 관계
- 건강, 웰빙 및 건강 관리를 위한 원격 기술(원격의료, 웨어러블 및 웹 지원 의료기기)
- 연구 및 교육
- 로보틱스, 디지털/가상 친구
- 안전, 품질 및 치료 평가
- 전문 자격증
- 소셜 네트워킹
- 환자의 건강 정보 관리
- 인공지능 도구
- 소프트웨어 엔지니어링
- 건강 정보 교환, 메가 데이터 수집 및 사용
- "가상 병원"과 "미래 병원"
- 전산생물학
- 재무설계를 포함한 제도관리

또한 의료 정보학은 국가 안보를 포함한 정부 및 공공 정책에서 더 큰 역할을 하도록 확장되고 있다. 현재의 COVID-19 팬데믹은 이 질병의 국제적 영향을 보여주며, SARS-CoV-2 원인 병원체의 기원을 파악하고 확산 원인을 파악하기 위한 노력의 중요성이 계속되고 있다. 각 국가는 이 질병과 역사를 통틀어 존재했던 다른 질병들에 대해서도 영향과 질병 관리에 대해 공통적이고 경쟁적인 이해관계를 가지고 있다. 이러한 상이한 이해관계는 확산 경향을 가진 질병, 주로 전염성 질병의 모든 측면을 완전히 이해하려는 노력에 있어 협력과 협력 부족에 영향을 미친다. 한편, 코로나 바이러스는 국가 안보뿐만 아니라 국가 및 세계 경제에도 영향을 미칠 수 있는 더 강력하고 우려스러운 변종으로 변이하고 있다.

COVID-19 팬데믹이 맹위를 떨치는 동안, 2020년 12월 수많은 미국 정부 기관과 민간 기업의 정보 시스템에 대한 심각한 보안 침해가 드러났다. 피해 규모가 어느 정도인지는 아직 온전히 파악되지 않았지만, 미국 국립 보건 연구소의 건강정보시스템이 마비된 것으로 보고되었다.[13] 이러한 침해와 의료 기관의 정보 시스템에 대한 "해킹"의 증가는 개인, 집단 및 사회 건강 정보의 보안 및 개인 정보 보호에 대한 취약성과 위협을 지적하며, 잠재적으로 광범위하게 경제적, 정치적으로 영향을 미칠 수 있다.

29.3 윤리학 101

앞서 언급했듯이 윤리는 도덕성에 대한 연구와 옳고 그름에 대한 도덕적 개념에 대한 우리의 이해가 행동으로 어떻게 변환되는지를 포괄하는 일반적인 용어다. 윤리학에는 수많은 하위 범주가 있다. *규범 윤리학*은 우리가 무엇을 *해야 하고* 왜 해야 하는지 결정하는 데 사용되는 규범, 규칙 및 원칙을 추구한다. *실천윤리학이나 응용윤리학*은 규범, 규칙, 원칙을 사용하여 전문적, 공적 정치 및 제도적 영역에서 특정 사례나 문제

11 미국 의료 정보학 협회(American Medical Informatics Association). 정보학이란 무엇입니까? https://www.amia.org/fact-sheets/what-informatics. 2021년 2월 5일에 참고.

12 국제 의료 정보학 협회. 건강정보학 전문가를 위한 윤리, IMIA 강령, 그 의미 및 시사점 (2016). https://imia-medinfo.org/wp/ wp-content/uploads/2019/08/Handbook-for-revised-Code-of-Ethics.pdf .

13 젤러, 에릭; 라야삼, 레누카; ↑ Ward, Myah (2020년 12월 17일). 가장 큰 비결: 우리가 알고 있는 것과 모르는 것. 정치가. 2020년 12월 19일에 액세스.

를 해결한다[7].

생명 윤리학은 건강 및 보건 의료를 포함한 생물학 및 생물학적 시스템과 관련된 분야에서 직면하는 도덕적 문제를 해결하기위한 지침을 제공하는 한 실천 윤리의 영역에 있다. 생명 윤리학은 1946~1947년 뉘른베르크 전쟁 범죄 재판에서 나치 포로 실험이 폭로되고 난 이후 미국 및 기타 지역의 다른 연구 환경에서 부적절한 행위가 후속 보고되면서 인간에 대한 연구 수행에 대한 우려가 커짐에 따라 20세기 중반에 발생했다.[8, 9] 또한 유전학, 분자생물학 및 신경과학의 발전으로 인해 낙태, 안락사, 장기 이식, 연구 대상자의 권리 및 정보에 입각한 동의와 같은 주제에 대한 종교 및 대중의 토론이 촉발되었다[10]. 1970년대 후반까지 의사에 대한 전통적인 윤리 규범과 지침이 환자의 권리, 형평성 및 불공정, 연구 관행, 이해상충, 공중보건 문제, 그리고 1970년대 후반에 이르러서는 의료 제공의 기업화와 같은 문제를 적절하게 다루지 않는다는 것이 명백해졌다.

생명 윤리학 평가를 수행하고 윤리적 판단을 내리는 것, 즉 올바른 행동 방침을 결정하는 데 사용되는 여러 가지 틀 또는 도덕적 이론적 구성이 있다[11]. 오늘날 가장 일반적으로 사용되는 것들은 원칙주의, 결과주의/공리주의, 의무론, 권리/의무, 미덕 윤리 및 관련 돌봄 윤리를 포함한다. 덜 빈번하게 사용되는 것은 공동체주의, 결의론 등이다. 특정 문제나 상황을 해결하기 위해 선택한 프레임워크는 다른 프레임워크와 비교되는 다른 종착점 또는 윤리적 결과로 이어질 수 있다는 점에 유의해야 한다. 특정 상황에서는 이러한 프레임워크를 해당 사실과 결과에 적용하는 데 영향을 미칠 수 있는 뉘앙스가 분명히 있다.

원칙주의는 오늘날 윤리적 딜레마를 평가하고 해결하는 데 가장 중요한 접근 방식 중 하나이다. 그것은 1970년대 후반에 이 방법을 처음 공표한 후로 널리 받아들여진 Beauchamp와 Childress[12]의 연구에서 파생되었다. 프레임워크의 이름이 파생된 네 가지 윤리 원칙과 이를 이행하는 데 필요한 조치는 다음과 같다.[14]

1. *자율성의 원칙*—개인의 최선의 이익을 얻기 위한 자유로운 행동을 방해하는 것을 방지하고 (의사결정 능력이 부족한 사람과 같은 특수한 조건 하에서 특정 제약을 허용함) 적절한 정보를 제공하고, 교육하고, 격려하고, 필요한 경우 의사결정을 용이하게 하는 데 도움을 줌으로써 개인을 존중해야 한다.
2. *선행의 원칙*—환자의 복지를 적극적으로 증진하고 환자에게 최선의 이익이 되는 일을 함으로써 환자에게 유익을 주기 위해 행동해야 한다.
3. *악의 없음의 원칙*—위해를 직접 방지하거나, 위해의 위험을 최소화하거나, 잠재적으로 유해한 조건을 제거 또는 개선하도록 해야 한다.
4. *정의의 원칙*—혜택과 부담을 제공할 때 관련 없는 특성에 따라 차별 없이 공정하고 공평하게 대우해야 한다.—평등이 아니라 형평성임.

결과주의와 공리주의는 둘 다 행위의 결과를 행위의 정당성으로 결정짓는 것으로 보는 관련 틀이다. 행동은 결과적으로 좋은 결과와 나쁜 결과의 전체 균형에 따라 옳거나 그름이 된다. 공식화, 의도, 역사 및 기타 관심사는 행위의 정당성과 아무런 관련이 없다. JS Mill과 다른 사람들이 묘사한 것처럼 원래 형태에서 추구된 선은 행복이었고 종종 쾌락과 동일시되었다. 결과주의적 틀은 결과가 활용 가능한 대안보다 더 나은지 여부에 의해서만 행위의 정당성을 판단한다. 그렇다면 맞다. 공리주의자들은 행위가 최대 다수의 최대 이익을 달성하는지 여부에 따라 행위의 정당성을 판단한다. 이러한 프레임워크는 즐거움이 목표가 아닌 많은 상황에 적용된다. 오히려, 적절한 행동 방침을 고려할 때 다른 선(들)이 필요할 수 있다. 원하는 선의 세부사항은 주장과 성취해야 할 결과에 영향을 미칠 수 있다. 공중보건은 종종 공리주의 이론에 의존하는 것으로 간주된다.

의무론(deontology)은 의무 또는 의무를 의미하는 그리스어 단어에서 파생되었다. 이 프레임워크는 행위의 정당성을 결정하기 위해 결과를 고려하지 않는다. 이 틀에 대한 엄밀한 설명은 18세기 독일 철학자 임마누엘 칸트에 의해 명료하게 표현된 바 있다. 그의 접근 방식의 본질은 우리에게 옳은 일을 하려는 열망을 전가시키며, 이는 결국 우리가 옳은 일이 무엇인지 알도록 요구한다. 칸트의 공식화에 따르면, 도덕 규칙 또는 "격언"은 무엇이 옳고 그른지에 대한 지침이다. 이러한 격언은 종교, 통치, 제도와 같은 외부 세력에서 비롯될 수도 있고, 무엇이 옳은지에 대한 우리의 본질적인 관념에서 우리의 지성을 사용하여 도출될 수도 있다. 더욱이, 우리는 규칙의 도덕적 정당성을 존중해야 한다는 의무감에서 규칙에 따라 행동해야 하며, 다르게 행동할 때의 결과에 대한 두려움 때문에 행동해

[14] 정보학은 제도적/기업적 세계에 존재하며 생명윤리뿐만 아니라 비즈니스 세계의 윤리, 때때로 이러한 영역은 경쟁을 통해 올바른 행동을 선택하는 데 어려움을 겪는다.

야 한다. 칸트는 요구되는 행동의 이유에 대한 자신의 개념을 "정언 명령"이라고 명명했다. 정언 명령의 핵심을 충족시키기 위해서는 규칙이 보편적인 것으로 받아들여져야 하며, 모든 사람이 모든 상황에서 예외 없이 규칙을 따를 것을 요구해야 한다. 예를 들어, "거짓말하지 마십시오"는 보편적인 것으로 간주된다. 우리는 언제 누구를 믿어야 할지 결코 알 수 없기 때문에 거짓말이 용인되는 세상을 원하지 않을 것이다. 물론 "거짓말하지 말라"는 격언에 대한 유명한 도전이 있다. 총을 쏜 남자가 메리의 집에 와서 존이 집에 있느냐고 묻고는 "총을 쏘겠다"고 말하는 상황을 생각해 보라. 존은 집에 있지만, 메리는 존을 보호하기 위해 "아니오"라고 대답한다. 그러한 거짓말은 용납될 수 있는가?

칸트는 또한 다른 사람이나 사람들을 그 *자체*로 존경과 존엄을 받을 자격이 있는 것으로 취급하기보다는 오로지 우리(또는 다른 사람들)의 목적을 위한 수단으로 취급하는 방식으로 행동하는 것을 금지하는 정언 명령의 또 다른 공식을 공표했다. 이 특별한 의미는 개인의 자율성에 대한 존중의 원칙을 지지하는 것으로 해석되어 왔다.[15]

의무론에서 파생된 윤리적 의사결정을 위한 또 다른 유용한 틀은 **권리와 의무**의 고려에 기초한 틀이다. 권리의 개념은 의무의 개념과 불가분의 관계에 있다. 권리는 요구할 수 있는 것으로, 그 요구를 인정하는 기관이나 단체는 그 요구를 가진 사람에게 그것을 이행할 의무가 있는 것을 말한다. 권리는 자연법을 포함한 다양한 출처에서 유래할 수 있다. 즉, 권리 보유자의 일부 속성으로 인해 고유한 권리가 있다. 예를 들어, 인간이라는 사실만으로 그 지위에 따른 타고난 권리가 주어진다고 해석되어 왔다. 자연법 개념은 아리스토텔레스부터 아퀴나스, 칸트에 이르기까지, 그리고 더 최근의 사상가들에 의해 명확히 설명되어왔다. 이 이론의 특징은 개인, 권리 보유자 및 청구인이 최우선이라는 것이다. 권리는 종종 긍정적이거나 부정적인 것으로 구성된다. 긍정적 권리는 의무자, 예를 들어 개인, 국가 혹은 다른 어떤 실체로부터 무언가를 받을 권리를 부여한다. 반면 부정적 권리는 주장의 방해, 폐지 또는 침해로부터의 자유를 요구한다.

서양 전통의 덕 윤리학은 기원전 350~450년경에 살았던 플라톤과 그의 제자 아리스토텔레스, 스토아 학파(기원전 200년경 이후) 및 기타 철학자를 포함한 고대 그리스 철학자들의 아이디어에서 파생되었다. 도덕적 행위의 기원, 본질 및 이유에 대한 그들의 탐구는 오늘날까지 영향을 미쳤다. 아리스토텔레스의 *니코마코스 윤리학*은 이러한 고대 개념의 시금석 중 하나이다[13]. 그 시대의 그것과 다른 관련 작업의 원래 원동력은 "좋은 삶"이 무엇을 의미하는지, 그리고 어떻게 살아야 하는지를 이해하는 것이었다. 그러한 고찰을 통해 무엇이 훌륭한 성품과 도덕적 행동을 구성하는지에 대한 질문에 대한 답을 얻었다. 간단히 말해서, 아리스토텔레스는 덕이 있는 것이 "행복", 즉 번영이나 복지로 번역되는 에우다이모니아(eudaimonia)를 달성하는 데 필수적이라고 주장했다. 덕이 있다는 것은 인내, 겸허, 정의, 용기, 의로움, 친절, 재치, 관대함, 절제 등 특정한 품성의 자질을 키우고 소유하는 것을 의미했다.[16] 덕이 있는 사람은 또한 단지 특정한 품성을 소유하는 것이 아니라 덕이 있는 사람이 되기를 바라는 동기가 있어야 했다. 적절한 동기에 따라 특성을 소유하고 행사하려는 개인은 좋은 성격을 갖게 될 것이며, 결과적으로 올바른 행동을 인도하는 올바른 결정을 내릴 것이다. 덕 윤리 개념은 서구 사회에만 국한된 것이 아니라는 점에 유의해야 한다. 예를 들어, 기원전 5~6세기에 살았던 공자의 미덕에 기초한 윤리는 초기 아시아 부족 집단인 주나라(周, 기원전 1045~256년)의 지도자 계급에게 기대되는 문화적 가치에서 파생되었다[14].

덕 윤리학에서 출발한 **돌봄 윤리** 이론은 20세기 후반에 발전하여 의학, 간호 및 관련 보건 분야의 본질에 내재된 돌봄 개념에서 철학적 기반으로 삼아 해당 전문가의 행동에 영향을 미친다. 이러한 돌봄은 공감, 연민, 신뢰, 충실 등의 특성을 통합하는 미덕으로 간주된다. 길리건(Gilligan)과 다른 사람들은 돌봄 윤리가 도덕적 사고에 대한 태도의 성별 차이를 나타내는데, 여성은 필요를 고려하고 다른 사람을 돌봄으로써 반응하는 경향이 있는 반면, 남성은 더 큰 권리와 정의를 강조하는 경향이 있다고 주장했다. 물론 이러한 모드는 각 성별에 고유하거나 특정한 것이 아니며 겹치는 부분이 많다. 윤리적 판단과 의사결정이 이루어지는 환경에서 다양한 이론적 모델을 적용하면 윤리적 갈등을 해결하는 데 도움이 될 수 있다[15].

공동체주의는 개인의 이익보다 공동체의 이익을 우선시하는 윤리적 의사결정의 또 다른 틀이다. 이러한 접근법은 개인의 복지와 개인의 정의에 대한 고려보다 공동체의 복지를 중시하는 문화에서 볼 수 있다. 사적 영역과 공적 영역에는 뚜렷한

---

15 보샹, T. 각주 17 참조. 367쪽. 및 Beauchamp TL, Rauprich O. (2015) Principlism. 에서: 10 H. (eds) 글로벌 생명 윤리 백과 사전. 스프링거, 참. https://doi.org/10.1007/978-3-319-05544-2_348-1.

16 각 미덕은 아리스토텔레스의 공식에서 행동의 "평균"으로 간주되며, 그는 각 미덕에 대한 결핍과 과잉으로 악덕을 확립했다. 예를 들어, 용기의 미덕(평균)은 비겁함의 악덕(결핍) 및 무모함의 악덕(과잉)과 대조된다.

경계가 없다.

윤리적 분석과 의사결정을 위한 다른 틀들—계산학, 페미니스트 윤리학 등—이 윤리적 의사결정에 유용한 접근법을 제공하지만, 여기서는 더 이상 논의하지 않겠다. 의료 윤리에 대한 많은 접근법에 대한 훌륭한 검토는 Sugarman과 Sulmasy가 편집한 텍스트에서 찾을 수 있다[16].

29.4 의사 서약

윤리를 검토하기 위해 일반적으로 사용되는 몇 가지 틀을 검토했으니 이제 선서와 윤리 강령으로 돌아가 보자. 앞서 언급했듯이 우리에게 내려온 의사의 행동 표준은 고대 그리스에서 히포크라테스 학파의 학생들에게 요구되는 히포크라테스 선서와 함께 처음 공포되었다. 그 맹세는 두 부분으로 나뉜다. 첫 번째 부분은 학생이 부모를 대하듯이 교사를 대하고, 생계를 나누고, 교사의 자녀에게 기술을 가르치고, "의학의 법칙에 대한 규정과 맹세에 묶인 사람들"에게만 기술을 가르침으로써 교사와 직업을 존중하는 방법을 설명한다. 두번째 부분은 환자에 대한 책임과 개인의 성실성을 정의하고, 환자에 대한 이익과 해로움 방지에 전념하고, 의사의 기술 범위를 넘어서는 행동을 포기하며, 치료 과정에서 알게 된 "외부에는 언급해서는 안 되는" 사항을 비밀로 유지할 것을 약속하는 것이다.[17]

그 맹세는 모호해졌고 대체로 16세기에 독일 학자들이 접하기 전까지는 수 세기 동안 알려지지 않았다. 당시의 종교적 영향에 따라, 그리스 신들에 대한 언급은 그리스도교 용어로 대치되었으며, 유럽의 일부 의과 대학에서는 졸업생을 위해 수정된 용어를 서서히 채택했다. 다양한 버전의 맹세의 사용과 확산은 제2차 세계 대전 이후 견인력을 얻을 때까지 몇 세기에 걸쳐 점점 줄어들다가 쇠퇴했다. 나치 의사들이 자행한 공포에 대응하여 세계 의학 협회는 의사들이 취해야 할 전통적인 가치를 상기시키기 위해 의과대학생들에게 개정된 히포크라테스 선서의 사용을 장려했다. 고대 히포크라테스 선서의 언어는 더 이상 의료 실천에 대한 헌신을 표현하는 데 선호되는 형식은 아니지만, 2018년에 발표된 미국과 캐나다 의과대학을 대상으로 한 설문조사에 따르면 응답한 111개 미국 학교 중 99%가 의사 경력을 시작할 때 졸업식 또는 기타 행사에서 선서를 시행했다[17]. 모든 맹세는 적어도 원본의 교훈과 감정 중 일부를 따랐다.

[17] 참조[5].

29.5 윤리강령

윤리 강령은 권위 있는 개인이나 단체가 초안을 작성한 이상과 규칙에 대한 진술로, 직업이나 그룹의 가치와 행동을 안내하기 위한 것이다. 지정된 지침은 긍정적이거나 부정적이거나 또는 둘 다일 수 있다. 의사를 위한 최초의 알려진 윤리 강령 중 하나는 서기 1000년 중반 현재의 중국에서 유래되었다. 유럽 전통에서 처음으로 기록 된 윤리 강령은 1555년 왕립 의사 대학(Royal College of Physicians) 이 회원들을 위해 만든 것으로 생각된다. 의사 윤리 강령의 현대적 개념은 1803년에 출판된 토마스 퍼시벌 경의 개념으로 대표된다. *"의료 윤리 또는 의사와 외과 의사의 전문적 행위에 적합한 제도 및 계율 강령"*이라는 제목의 퍼시벌 강령은 자신이 의사나 외과 의사라고 주장하는 사람(사실상 항상 남성)에게 적용되도록 의도되었고 환자, 의료진 동료 및 일반 대중에 대한 의무를 명시했다. 그것은 병원, 의사 진료 및 약제사에도 적용 가능했다. 윤리 외에도 몇 가지 법적 문제도 다루었다.[18]

퍼시벌의 의료 윤리 강령은 곧 대서양을 넘어 뉴잉글랜드의 의사 조직에서 부분적으로 채택되어 전문직 관리 및 의사 회원간의 분쟁 해결에 사용되었다. 이후 수십 년에 걸쳐 뉴욕 주 의학 협회, 볼티모어 시 의학-수술 협회, 그리고 1847년 조직 회의에서 미국 의학 협회(AMA)에서 환자에 대한 도덕적 의무를 설명하는 조항을 채택했다. 그 후 150년 동안 미국 의학 협회 강령과 이를 기반으로 한 원칙은 2001년에 마지막으로 개정된 현재의 9가지 원칙에 도달하기 위해 수많은 수정과 변경을 거쳤다.[19]

20세기 중반 이래로 수많은 보건 관련 전문 학회 및 협회와 국제 비정부 기구는 전문직 활동을 윤리적으로 실천하기 위한 노력의 필요성을 인식하고 윤리 강령 또는 윤리적 실천 지침을 공포했다. 1847년 미국 의학 협회 강령 외에도 뉘른부르크 연구 윤리 강령(1947), 세계 의학 협회(1949), 미국 간호사 협회(1950), 컴퓨팅 기계 협회(1966), 미국 병원 협회(1974), 미국 의료 경영자 대학(1995), 국제 의료 정보학 협회(International Medical Informatics Association, IMIA, 2003), 미국 의료 정보학 협회(American Medical Informatics Association, AMIA, 2007), 건강 정보 관리 시스템 학회 행동 강령(2020)이 포함된다.

이 건강 관리 강령의 많은 주제 윤리 및/또는 행위는 히

[18] 베이커, 로버트 참조. "의료 코드와 선서." 생명 윤리, Bruce Jennings 편집, 4판, vol. 4, Macmillan Reference USA, 2014, pp. 1935–1946. 게일 eBook, https://www.gale.com/apps/doc/CX3727400387/GVRL?u=balt85423&sid=GVRL&xid=b97dad72

포크라테스 선서에 명시된 사상과 의무, 특히 환자를 향한 선의로 행동하고 피해를 피하거나 예방하며, 개인정보를 보호하고, 의료 서비스 제공에서 얻은 정보의 기밀성을 보호하는 것을 반영한다.

정보학의 윤리적 표준은 전자건강기록(EHR)의 중심성과 종종 취약한 환자 또는 해당 기록의 내용을 구성하는 피험자의 개인 정보 보호, 기밀 유지 및 복지 이익 때문에 중요하다. 의료 정보학의 윤리 강령은 법적 원칙과는 별개로 윤리적 원칙에 기반을 두고 있으며, 윤리는 단순한 법적 요구 사항보다 인권과 도덕적 의무에 기초한 더 높은 행동 기준을 요구할 수 있을 것이다.[19]

국제 의료 정보학 협회와 미국 의료 정보학 협회는 건강정보학 전문가에 대한 윤리 강령을 공포한 두 가지 중요한 전문 조직이다. 강령은 그들의 업무에 적용되는 윤리적 의무와 기대치를 명시한다.[20, 21, 22] 이 규범은 각 조직의 구성원에게 구체적으로 적용되는 동시에 일반적인 건강정보학 전문가의 행동 표준으로도 사용된다.

강령의 목적은 다음과 같다: (1) 윤리적 지침을 제공한다; (2) 전문적 행위를 측정하는 원칙을 설명한다; (3) 건강정보학 전문가의 행동을 안내해야 하는 윤리적 고려 사항을 대중에게 알린다. 규범은 명확하고, 모호하지 않으며, 업무 과정에서 발생하는 많은 윤리적 문제에 쉽게 적용할 수 있어야 하며, 빠르게 변화하는 정보학 환경에 적응할 수 있도록 유연해야 한다. 또 다른 목적은 환자, 개인 및 기관 의료 제공자, 행정가, 보험사, 정부 기관, 연구원, 교육자 등을 포함하여 건강 및 의료 서비스 제공과 관련된 다양한 당사자 간의 관계를 촉진하는 것이다.

많은 윤리 규범의 구조에 따라, 건강정보학 전문가가 관심을 갖는 규범은 규범의 목적과 강령 작성의 근거를 설명하는 일반적인 진술로 시작되며, 그 다음에는 의무와 예상되는 행동 및 행동의 기초를 형성하는 기본 원칙에 관한 진술이 이어진다.

국제 의료 정보학 협회 강령은 위에서 인용한 보샹(Beauchamp)과 차일드리스(Childress)의 네 가지 기본 원칙, 즉 자율성(auton-omy), 선행(beneficence), "불법행위 금지(non-malfeasance)"[23] 및 정의(justice)를 구체적으로 참조하고 통합하며, 여기에 근본적인 것으로 간주되는 두 가지 원칙, 즉 불가능성과 원칙을 추가한다. 불가능성의 원칙은 존재하는 조건 하에서 그렇게 할 수 있는 한 네 가지 기본 원칙을 고수할 것을 요구한다. 청렴의 원칙은 의무가 있는 사람은 최선을 다해 그 의무를 이행할 것을 요구한다.

국제 의료 정보학 협회 강령은 기본 원칙에서 일반 원칙을 도출하고 이를 다음과 같이 정의한다.

1. **정보 프라이버시 및 처리 원칙**은 개인 정보 보호에 대한 개별 환자 또는 피험자의 권리와 "수집, 저장, 접근, 사용, 통신, 조작 및 처분"을 포함하여 [자신의] 개인 건강 정보 취급의 모든 측면을 통제할 권리를 명시한다.
2. **개방성의 원칙**은 1에 인용된 모든 활동과 관련하여 [자신의] 정보가 어떻게 처리될 것인지 알 수 있는 개인의 권리를 주장한다.
3. **보안 원칙**은 개인의 정보가 손실, 잘못된 취급, 무단 접근, 사용, 변경 및 전송으로부터 모든 "합리적이고 적절한 수단"에 의해 보호될 것을 요구한다.
4. **접근 원칙**은 방해받지 않는 접근권과 정확성, 완전성 및 관련성과 관련하여 기록을 수정할 수 있는 권리를 부여한다.
5. **정당한 침해의 원칙**은 타인이나 사회의 합법적이고 적절하며 관련된 요구가 있는 경우 원칙 1에 명시된[자신의] 기록에 대한 개인의 절대적 통제에 대한 예외를 설정한다.
6. **최소 침해 원칙**은 원칙 1에 명시된 개인 정보 보호 권리에 대한 침해가 영향을 받는 개인 또는 주체의 권리에 대한 간섭을 최소화하는 방식으로 발생할 수 있도록 요구한다.
7. **책임 원칙**은 원칙 5에 의해 부여된 통제권 침해에 대해 개인이나 대상에게 시의적절하고 적절한 정당성을 부여할 것을 요구한다.

이러한 원칙은 건강정보학 전문가가 기록 및 기타 건강정보학 전문가 책임 영역에 대해 정당한 이해 관계를 갖고 있을 수 있는 다양한 이해관계자 그룹에 대한 의무를 이행하기 위한 윤리적 행동 규칙을 생성한다. 규칙에 대한 간략한 요약은 다음과 같다. 자세한 내용은 위에 인용된 각 윤리 강령 및 관련 설명 문서에서 확인할 수 있다[5, 16, 17].

---

[19] 미국 의학 협회. 윤리 강령 2001 이하 참조. https://www.ama-assn.org/delivering-care/ethics/code-medical-ethics-overview를 참조하십시오. 2021년 2월 3일에 참고.

[20] 국제 의료 정보학 협회. 건강정보학 전문가를 위한 윤리 강령. 2016. https://imia-medinfo.org/wp/imia-code-of-ethics/. 15 액세스 2021년 2월.

[21] 국제 의료 정보학 협회. 건강정보학 전문가를 위한 윤리-IMIA 강령, 그 의미 및 의미. 2016. https://imia-medinfo.org/wp/wp-content/uploads/2019/08/Handbook-for-revised-Code-of-Ethics.pdf. 2021년 1월 21일에 참고.

[22] 미국 의료 정보학 협회. AMIA의 직업 및 윤리 행동 강령 2018. https://academic.oup.com/jamia/article/25/11/1579/5134082. 2021년 1월 11일에 액세스.

[23] IMIA 강령은 특히 "불법 행위 금지"라는 용어를 사용하는데, 이는 타인에 대한 위해를 방지하기 위한 의무로 정의된다. 이것은 Beauchamp와 Childress가 사용한 "악의가 없음"의 정의와 동일하다.

이러한 원칙에서 파생된 특정 규칙은 여러 범주의 이해관계자 그룹, 즉 환자 또는 피험자 (이러한 용어에는 승인된 대표도 포함), 동료 및 기타 의료 종사자, 의료 서비스 제공과 관련된 기관 및 기업, 사회, 그리고 마지막으로 정보학 전문가로서의 자신에 대한 윤리적 행동을 정의한다.

환자/피험자 중심 의무의 경우 건강정보학 전문가가 의무적으로 준수해야 하는 몇 가지 핵심 요소가 있다.

1. 환자는 다음에 대해 알 권리가 있다.
   (a) 개인 건강 정보를 수집, 취급 및 통신하기 위한 시스템 및 프로세스가 존재한다.
   (b) 이러한 수집, 취급 및 통신은 자발적이고 정보에 입각한 동의가 있는 경우에만 수행될 수 있다.
   - 이 조항에는 법이나 기타 상황에 따라 요구되는 예외가 있을 수 있으며, 이 경우 예외가 허용되는지 여부와 방법을 결정하기 위해 독립적인 근거에 따라 그 필요성을 평가한다. 환자는 그러한 조치와 결과에 대해 통보를 받게 된다.

   (c) 건강 관리 과정에서 기록이 확립되고 유지되며 이를 알게 된다.
   - 누가 기록을 작성했으며 어디서 어떻게 유지될 것인가?
   - 기록에 무엇을 보관하고 어떻게 얻을 것인가;
   - 정보의 목적;
   - 누가 접근할 수 있고 누구에게 이를 전달할 것인지;
   - 유지 기간;
   - 그 정보의 궁극적 성격.

   (d) 그들은 자신이 선택한 플랫폼을 사용하여 자신의 개인 건강 기록을 생성, 관리 및 유지할 권한이 있다.
   (e) 정보의 취급 및 사용에 대해 오해하지 않을 것이다.
   (f) 그들은 출처에 관계없이 자신이 제공했거나 자신을 대신하여 생성된 정보에 접근하고, 검토하고 수정할 권리가 있다.
   (g) 정보의 안전, 신뢰성, 보안 및 기밀성은 해당 법률, 규정, 정책 및 표준을 준수하는 것과 마찬가지로 매우 중요하다.
   (h) 개인 건강 기록의 부적절한 사용 및 공개는 심각한 피해를 입을 수 있는 심각한 문제이다.
   (i) 보안, 개인 정보 보호 또는 기밀성 위반이 발생한 경우.
2. 건강정보학 전문가는 개인 건강 정보, 개인 식별 정보 및 기타 생체 의학 정보가 관련 법률, 정책 및 표준에 따라 안전하고 신뢰할 수 있으며 기밀이 유지되는 방식으로 수집 및 처리되도록 해야 한다.
3. 건강정보학 전문가는 관련 법률이나 허용된 관행을 위반하거나 환자가 공개에 대해 들은 내용과 일치하지 않는 방식으로 개인 건강 정보, 개인 식별 정보 또는 기타 생체 의학 데이터를 고의로 공개해서는 안된다.

건강정보학 전문가가 필요로 하는 **동료, 팀원 및 기타 의료 전문가에 대한 의무**에는 다음이 포함된다.

1. 해당 의료 전문가가 환자 치료, 연구 및 교육 분야에서 업무를 수행할 수 있도록 적절하게 보조하고 지원한다.
2. 전자건강기록에 적시에 안전하게 접근할 수 있도록 보장한다.
3. 데이터, 개인 건강 정보 또는 기타 정보 처리와 관련하여 사전에 지정된 의무 이행을 저해할 수 있는 시스템, 프로세스 및 기타 요인에 대한 문제를 식별하고 동료에게 조언한다.
4. 이러한 문제를 예상하고 적시에 대응할 수 있도록 시정 조치 계획을 마련한다.
5. 그러한 문제가 발생할 경우 적시에 효과적인 해결책을 마련한다.

건강정보학 전문가 리더는 자신이 감독하는 사람들에 대해 효과적이고 윤리적으로 지도할 수 있는 자신의 능력을 확인하고 다른 사람들의 그러한 행동을 촉진하기 위한 특별한 의무가 있다. 그들은 그들이 감독하는 사람들에게 윤리적 가치의 모범을 보이고 전달해야 한다.

기관, 고용주, 비즈니스 파트너 및 고객에 대한 의무와 관련하여 건강정보학 전문가는 해당 단체에 대한 자신의 의무를 이해하고 이행해야 하며, 해당 단체가 다양한 구성원, 무엇보다도 환자에 대해 갖는 의무를 인식해야 한다. 뿐만 아니라 일반 대중, 규제 기관, 정부 기관, 주주, 공급 업체 및 기타 사람들에게도 적용된다. 이러한 이러한 의무에는 다음이 포함된다.

1. 유능함, 근면, 성실성 및 충성심을 가지고 행동한다.
2. 윤리적으로 민감한 보안 문화를 촉진한다.
3. 모든 정보학 관련 활동에 대해 가능한 최고 수준의 품질 표준을 구현하고 유지한다.
4. 최적의 해결 방법을 찾기 위해 신중한 대응이 필요한 잠재

적 또는 실제 갈등을 예측하고 인식한다.

5. 정책이나 관행이 윤리적 또는 법적 의무, 환자와의 계약 또는 합의를 위반할 수 있는 경우에 조언한다.
6. 의도했거나 의도하지 않은 불리한 결과를 피하거나 최소화하기 위해 매우 복잡한 환경에서 변화와 혁신의 잠재적이고 실제적인 결과를 인식한다.
7. 개입이 필요한 상황에 신속하게 대응하기 위해 그러한 변화를 모니터링한다.
8. 필요에 따라 건강정보학 전문가, 의료 전문가 및 기타 사람들을 위한 정보학 교육 서비스를 담당한다.
9. 전문적인 직무를 수행할 때 객관적이고 편견 없는 방식으로 행동하기 위해 노력한다.

사회적 의무에는 지역 사회에서 기관의 역할을 촉진하는 것과 관련된 것뿐만 아니라 세계 인권 선언, 헬싱키 선언, 벨몬트 선언과 같은 협정과 원칙을 준수하는 인간 피험자 연구 및 보호와 관련된 의무가 포함된다.[24] 건강정보학 전문가는 다음을 충족해야 한다.

1. 지역 사회 및 더 큰 사회에 대한 의료 서비스의 계획 및 비전에 사용되는 데이터의 윤리적이고 적절한 수집 및 처리를 촉진한다.
2. 연구 환경에서는 기관 윤리 위원회(Institutional Review Board, IRB), 공급업체 및 기타 자료와 같은 연구를 관리하는 문서에 구체적으로 포함되지 않은 경우에도 동료 및 피험자에 대한 주의 의무를 행사한다.
3. 연구 결과를 계획, 수행, 분석 및 보고할 때 사회와 개인의 이익 사이에서 균형을 유지한다.
4. 새로운 지식의 적시 전파에 기여한다.
5. 항상 정직하고 성실하게 행동한다.
6. 환자 신원을 익명화하거나 보호하는 등의 도구를 사용하여 개인 건강 정보에 대한 적절한 보호 장치가 마련되어 있는지 확인한다.

마지막으로, 건강 정보 전문가로서의 **자기 존중 의무**에는 다음이 필요하다.

1. 윤리적이고 전문성 있게 행동한다.
2. 평생 학습에 대한 역량과 헌신을 유지한다.
3. 건강 및 건강 관리를 개선하기 위해 증거 기반 방법론을 사용한다.
4. 이해 상충을 방지한다.
5. 동료의 명예를 훼손하지 않는다.
6. 직업에 대해 긍정적으로 생각하도록 행동한다.

이러한 강령에 명시된 의무는 정보학 전문가의 높은 행동 표준을 반영한다는 것을 알 수 있다. 그러나 건강정보학 전문가에 부과된 의무 중 상당수가 실제로 건강정보학 전문가 업무와는 거리가 먼 사무직 및 기타 일선 직원에 의해 수행된다는 점은 주목할 가치가 있다. 치료에 대한 일반적인 동의를 얻은 사무원은 종종 환자에게 서명을 요청하는 양식의 자세한 정보를 알지 못하며, 강령에 명시된 시스템, 프로그램, 장치, 환자 기록의 수집 및 취급을 설명하는 데 필요한 세부 사항과 뉘앙스를 설명하는 데 시간을 할애하지 않는다. 이러한 의무가 심각하게 받아들여져야 한다면, 건강정보학 전문가는 필요에 따라 취약하고 불안한 시기의 환자 또는 대리인과 실제로 관계를 맺는 사람들이 자신의 책임을 이행할 수 있고 실제로 수행할 수 있도록 "보장"하기 위해 상당한 노력을 기울여야 한다. 이러한 직원들은 사실상 건강정보학 전문가의 대리인이므로 따라서 이러한 특정 직무 책임에서 동일한 윤리적 기준을 수행할 의무가 있다.

또 한 가지 짚고 넘어가야 할 점은 서로 다르거나 경쟁하는 가치와 목표를 가진 당사자의 최선의 이익을 위해 행동하려고 할 때 건강정보학 전문가측의 의무 이중성으로 인해 갈등이 발생하는 경우이다. 그러한 상황에서, 위에서 설명한 다양한 윤리적 플랫폼을 고려하면 윤리적 갈등을 해결하는 데 효과적인 접근법을 제공할 수 있다.

이 몇 가지 사례는 현재와 미래에 우리가 직면한 윤리 및 정보학 분야에 큰 기회와 도전이 있음을 보여준다. 몇 가지를 더 고려해 보자.

29.6 미래 전망

건강정보학 전문가에 요구되는 윤리적 의무에 대한 이해를 바탕으로, eHealth 영역의 다양한 활동 범위에서 제시되는 몇 가지 기회와 과제를 고려해 보겠다. 위에서 언급한 미국 국립 의학원 연구에서 의료 품질의 6가지 영역, 즉 의료는 **안전**

[24] 유엔. 세계인권선언. (1948). https://www.jus.uio.no/lm/un.universal. Declaration.of.Human.Rights.1948/Portrait.A4.pdf. 세계 의학 협회. 헬싱키 선언 – 인간을 대상으로 하는 의학 연구의 윤리 원칙. (2013), https://www.wma.net/what-we-do/medical-윤리/헬싱키 선언/. 생물 의학 및 행동 연구의 인간 피험자 보호를 위한 미국 국가 위원회(US National Commission for the Protection of Human Subjects of Biomedical and Behavioral Research). 벨몬트 보고서: 연구 대상 인간 보호를 위한 윤리적 원칙 및 지침. (1979). https://www.hhs.gov/ohrp/ regulations-and-policy/belmont-report/index.html. 2021년 2월 1일에 액세스.

하고, 효과적이며, 환자 중심적이고, 시기 적절하고, 효율적이며, 공평해야 한다.[25] 이러한 것들은 우리가 아직 온전히 달성하지 못한 목표들을 계속 나타내고 있다.

개별 요소는 확실히 의료 오류로 인한 피해에 중요한 기여자이지만 위에 인용된 미국 국립 의학원 보고서는 시스템 요소가 개별 요소보다 수준 이하의 성과, 오류, 품질 및 안전성 저하에 훨씬 더 큰 역할을 한다고 결론지었다. 그들의 결론은 "모든 수준에서 의료 시스템을 보다 안전하게 설계함으로써 사람들이 잘못된 일을 하기는 더 어렵게 만들고 올바른 일을 하기는 더 쉽게 만들면 실수를 가장 잘 예방할 수 있다"는 것이었다.[26] 확실히, 전자건강기록은 치료의 질에 영향을 미칠 수 있는 엄청난 잠재력을 지닌 광범위하고 중요한 시스템 요소이며, 따라서 개선의 주요 초점이 되어야 한다.

의사결정의 자율성은 개인의 자기결정권 행사에 중요하지만, 건강정보학의 영역에서는 선의, 비악의, 정의의 기본 원칙이 의료의 질과 안전성을 향상시키고 우리의 최우선 과제 중 하나인 혜택과 부담 제공에 있어 공정하고 공평한 대우를 실현하는 데 더 큰 영향을 미칠 것이다. 문제는 이를 실현하기 위해 건강정보기술의 자원을 어떻게 적용할 것인지를 결정하는 것이다. 확실히, 2009년 HITECH(경제 및 임상 건강을 위한 건강정보기술)법과 같은 연방법을 통해 전자건강기록의 광범위한 사용을 달성하라는 명령을 내리는 원동력 중 하나는 그러한 기술이 환자의 건강을 개선할 것이라는 믿음이었다. 또한 대량의 데이터에 대한 접근을 통해 문제를 식별하고 치료 시스템의 설계 및 기능을 개선하기 위한 노력을 안내할 수 있을 뿐만 아니라 환자와 인구 집단의 통계 데이터를 통해 질병 및 관련 문제의 패턴을 밝힐 수 있을 것으로 예상되었다.

ONC (Office of the National Coordinator for Health Care Technology)는 건강 정보 기록의 다음과 같은 이점을 나열한다.[27]

- 진료 현장에서 **환자에 대한 정확한 최신 정보** 제공 가능
- 환자 기록에 빠르게 접근하여 보다 **조정되고 효율적인 치료** 가능
- 환자 및 다른 의사들과 **전자 정보의 안전한 공유**
- 의료 서비스 제공자가 환자를 보다 효과적으로 **진단하고, 의료 오류를 줄이고, 안전한 치료를 제공할 수 있도록 지원**
- 환자와 제공자의 상호 작용 및 의사 소통, **의료 편의성 향상**
- 보다 안전하고 **신뢰할 수 있는 처방 가능**
- **읽기 쉽고 완전한 문서**와 정확하고 간소화된 코딩 및 청구를 촉진하는 데 도움이 됨.
- 환자 데이터의 **개인 정보 보호 및 보안** 강화
- 공급자의 **생산성 향상** 지원 및 **일과 삶의 균형**
- 공급업체가 **효율성을 개선하고 비즈니스 목표를 달성할 수 있도록 지원**
- 서류 작업 감소, 안전성 향상, 테스트 중복 감소 및 상태 개선을 통해 **비용 절감**

이러한 각각의 추정적 이점에 대해, 실제 상황은 기껏해야 부분적인 성취 중 하나이다. 이것은 특히 의사들에게 실망감을 안겨 주었다. 전자건강기록에서 "정확하고 최신의 완전한 정보"의 문제를 고려해보라. 수많은 연구에서 전자건강기록의 여러 유형의 정보가 정확하지 않다는 것을 보여주었다—약물 목록[18], 진단[19], 복사 및 붙여 넣기한 문서[28] 및 기타 여러 정보[20]. 오류와 관련하여, 의료과실 청구의 기술 관련 요인을 조사한 보고서에 따르면 전자건강기록은 상당한 수의 의료 오류와 자주 연관되어 있는 것으로 나타났다[21, 22].

전자건강기록은 현재 미국 의료 환경의 거의 90%에서 사용되고 있다. 불완전하거나 사용성이 좋지 않거나 오류를 유발하기 쉬운 부분은 수정해야 하지만 인센티브는 최종 사용자나 환자에게 유리하지 않다. 전자건강기록의 복잡성과 독점적 성격으로 인해 공급업체는 지적 재산에 대해 많은 통제권을 가지고 있으며 종종 고객과 환자에게 해를 끼칠 수 있다. 계약은 사용자가 수정할 수 있는 항목에 대해 엄격한 제한을 가했으며 공급업체를 변경하는 데 드는 비용은 일반적으로 그러한 조치를 고려하기에는 너무 크다. 이러한 문제로 인해 가장 최근의 것 중 하나인 2016년 21세기 치료 법 중 하나인 입법 구제책이 마련되었다. 이는 전자 건강 정보의 접근, 교환 및 사용의 용이성을 달성하기 위해 의학 연구를 장려하고 건강과 관련된 모든 활동에 걸쳐 치료를 개선하기 위해 가장 최근의 2016년 21세기 치료법(Twenty-First Century Cures Act of 2016)을 포함한다.

이 법의 주요 속성은 환자의 관점과 경험에 초점을 맞춘다는 것이다. 이 법의 시행에 적용 되는 규정을 명시한 최종 규칙은 2021년 4월에 발효되었다. 병원은 법률을 준수하고 사용자/환자 친화적인 구성 요소를 구현하기 위해 열심히 노력

---

25 Cf 참조[3] 및[4].

26 Cf 기준[3].

27 국가 조정관실. 전자건강기록의 이점은 무엇입니까? (2019) https://www.healthit.gov/faq/what-are-advantages-electronic-health-records. 2021년 2월 26일에 액세스함.

28 미국 국립표준기술연구소(National Institute of Standards and Technology). 전자건강기록 사용에서 '복사 및 붙여넣기' 기능 검토. 2017 https://nvlpubs.nist.gov/nistpubs/ir/2017/NIST. IR.8166.pdf.

하고 있다. 이는 반경쟁적 관행을 제한하고 공급업체에 표준화 및 상호운용성을 개선하도록 요구함으로써 소프트웨어 공급업체에 매우 중요한 영향을 미칠 것이다. 또한 환자가 구조적 또는 구조화 되지 않은 모든 전자 건강 정보에 무료로 접근할 수 있도록 하는 기능을 전자건강기록에 통합하도록 요구한다. 이러한 접근은 스마트폰 앱 및 기타 환자용 도구를 통해 쉽게 사용 할 수 있도록 하여 모바일 경제에 대한 참여를 장려한다. 일부 예외를 제외하고는 의료 IT 시스템, 환자 및 제공자 간의 데이터 교환을 차단하는 것에 대한 구체적인 금지 사항이 있다.

이러한 기능은 환자의 건강 정보에 대한 접근을 촉진하기 위한 건강 정보 전문가의 윤리적 의무 이행을 용이하게 할 것이다. 환자 포털은 이러한 접근을 위한 출발점이었지만, 환자의 경험상 사용하기가 번거롭고 환자가 이용할 수 있는 정보가 제한적이며 적시성이 부족한 것으로 판명되어 원래의 약속을 충족하지 못했다[23]. 21세기 치료법(21 Century Cares Act)은 이러한 결함을 해결하는 것을 목표로 한다.

위에 나열된 건강 정보 기록의 특성과 환자, 임상의, 관리자 및 건강 정보 전문가가 판단한 차선의 성능에 기여하는 기타 특성을 고려할 때, 설계자, 공급업체 및 우리 모든 사용자는 윤리 강령에 명시되어 있는 많은 윤리적 근거와 실천적 근거에 따라 개선을 옹호해야 한다. 건강정보학 전문가가 윤리적 의무를 이행할 수 있도록 전자건강기록 기능을 특정하게 만드는 데 필요한 변화를 달성하기 위해서는 비즈니스 가치와 비즈니스 윤리에 의존할 수 없다. 건강정보학 전문가의 이러한 가치는 설계에서 구매, 기능, 보안 및 개인 정보 보호에 이르기까지 모든 수준에서 전자건강기록에 관한 의사결정에 참여하도록 유도해야 한다. 예상 목표와 비교하여 전자건강기록 성능을 자주 평가해야 하며 문제를 의사결정자와 공급업체에 전달하여 필요한 개선을 이루도록 해야 한다.

윤리적 의무와 관심의 또 다른 영역은 환자 건강 기록의 개인 정보 보호 및 기밀 유지와 관련 여부에 관계없이 정보 시스템의 보안과 관련된다. 1996년에는 의료 시스템의 효율성과 효과성을 개선하기 위해 건강 보험 양도 및 책임에 관한 법률(Health Insurance Portability and Accountability Act)이 제정되었다. 개인 건강 정보 PHI 및 개인 식별 정보 PII에 대한 보안을 강화하기 위해 개인 정보 보호가 법률에 통합되었다. 미국 개인 정보 보호법은 건강 정보 관리에 있어서 중요하면서도 도전적인 발전이었지만, 최근 몇 년 동안 외부인이 병원 정보 시스템에 침투하는 형태로 건강 정보 보안에 대한 새로운 위협이 발생했다. 나쁜 의도는 종종 시스템이 다시 작동할 수 있도록 몸값을 지불하는 대가로 병원 활동을 방해하는 것으로 보이는 경우가 많지만, 의료 기록에 대한 외부 접근 및 오용 가능성은 여전히 우려 사항으로 남아 있다. 우리의 윤리적 의무를 이행하려면 환자의 이익을 위한 정보시스템의 보안 개선을 위한 지속적인 경계와 혁신이 필요할 것이다.

데이터 윤리와 관련하여 이것을 고려하라. 대부분의 의료 기관은 운영 및 계획 과정에서 발생하는 IT 및 정보 문제를 관리하는 방법을 해결해야 하는 필요성에 직면해 있다. 조직 전체의 재무, 관리, 품질 등 데이터 처리는 전자건강기록에서 발생하는 것과 동일한 보안, 개인 정보 보호, 무결성, 유용성 및 가용성 문제를 다루는 정책 및 절차를 준수해야 한다. 몇 가지 예는 다음과 같다. (1) 의료기관과 분석 또는 상업적 목적으로 익명화된 환자 데이터에 대한 접근을 요청하기 위해 비즈니스 관계를 구축하려는 외부 조직의 요청에 어떻게 응답해야 하는지; (2) 기관 내 및 기관 간 환자 결과를 비교하기 위해 건강 정보 교환 또는 기타 외부 저장소의 정보를 관리하고 사용하는 방법; (3) 연구 프로젝트에서 획득한 데이터의 적절한 관리와 관련된 기관 윤리 위원회(IRB)의 질문에 답변하는 방법; (4) 환자 또는 기타 중요한 데이터를 완전히 익명화하거나 비식별화하는 것이 가능한지 고려하고, 그렇다면 어떻게 해야하는지. 그리고 더 중요한 것은 그렇지 않은 경우 진행 방법이다. 이 모든 것에는 윤리적 의미를 가지고 있으며 조직은 이러한 종류의 문제를 해결하기 위한 정책과 절차를 개발해야 한다. 건강정보학 전문가는 이러한 종류의 문제에 대한 정책 개발을 지원하기 위해 자신의 한계와 추가 전문가를 모집 및 소집해야 하는 시기를 알아야 하며, 데이터 무결성 위원회와 같은 내부 리소스를 구축해야 한다.

외교 정책 및 국가 안보에 영향을 미치는 신기술 영역에서, 최근 외국 정부 소유의 회사와 실험실 서비스 계약에 따라 외국 소유의 상업적 실험실 이익이 취득한 개인 건강 정보를 보호하는 방법에 대한 질문이 제기되었다. '60분'에 보도된 바와 같이, 미국에서 COVID-19 첫 사례가 확인된 직후, 중국 정부 및 공산당과 연계된 중국의 대형 생명공학 기업은 워싱턴 주와 계약을 맺어 워싱턴 주에서 코로나 검사를 시행하기 위해 공격적인 노력을 기울였다.[29] 외국 정부가 이처럼 잠재적으로 방대한 미국인의 생체 정보 풀에 접근할 가능성이 있다는 사실은 미국 국방 및 정보 기관 내에서 생체 데이터가 국가 안보에 중대한 영향을 미칠 것이라고 추측하면서 경각심을 불러일으켰다. 이 제안은 거절되었지만, 이 사건은 과거에는 고려되지 않았던 규모로 건강 정보의 프라이버시와 보안에

[29] CBS 60분. 미국인의 의료 미래를 통제하려는 중국의 움직임. https://www.cbsnews.com/news/biodata-dna-china-collection-60-minutes-2021-01-31/

대한 우려를 계속 불러일으켰다.

COVID-19 팬데믹은 그동안 무시되거나 제한된 범위에서만 활용되었던 진료에 대한 접근성을 확대하기 위한 다양한 접근 방식을 열었다. 원격의료 사용이 폭발적으로 증가하면서 건강정보학 전문가가 기술의 유용성, 보안 및 효율성을 조정하고 개선하는 데 도움을 줄 수 있는 기회와 과제가 생겼다. 원격의료의 윤리적 문제에 대한 최근의 포괄적인 검토는 이 영역에 대한 지침을 제공한다[24].

인공지능, 원격의료, 유전체학, 단백질체학, 등 미래의 의료기관이 직면하게 될 새로운 기술, 새로운 질병, 혁신 및 단순한 인간 행동[30]으로 인해 제기되는 윤리적 문제에 대해 할 말이 훨씬 더 많다. 미생물학, 로봇공학, 예측 분석, 특히 효율성과 효능을 향상시키는 동시에 고품질의 치료를 보장한다. 우리가 이러한 문제에 대한 경험을 쌓아감에 따라 윤리적, 정보학적 의미가 더 명확해지고 문제를 해결하는 방법에 대한 이해도 더욱 명확해질 것으로 기대된다. 이러한 문제를 해결하는 방법에 대한 우리의 이해, 우리의 시금석은 항상 환자에게 가장 이익이 되는 것이어야 한다.

마지막으로 2020~2025년 연방 정보 기술 전략 계획[31]은 예측 가능한 미래에 대한 우선 순위와 목표를 설명한다. 환자 중심 치료를 기본 원칙으로 언급하면서 이 계획의 초점은 환자가 "의료서비스 제공자와 함께 자신의 건강을 더 잘 통제하고, 건강 행동을 개선하고, 만성질환을 관리하고, 의사결정을 공유하고, 양방향 데이터 교환을 통해 의사소통 할 수 있도록" 권한을 부여하는 것이다. 이는 향후 5년 동안 건강정보기술 및 건강정보학 전문가에 대한 연방 정부의 로드맵이자 그 이후의 서막 역할을 할 것이다.

29.7 결론

정보학과 정보 기술은 20년 전 미국 국립 의학원 보고서에 명시된 목표, 즉 의료 서비스가 안전하고, 효과적이며, 환자 중심적이고, 시의적절하고, 효율적이고, 공평해야 한다는 목표를 달성하는 데 핵심적인 역할을 한다. 이는 아무리 강조해도 지나치지 않으며, 건강정보학 전문가가 환자와 사회에 결과적으로 혜택을 가져다 주는 데 중요한 역할을 한다는 점은 분명하다. 21세기 의료 분야에서 주목을 받고 있는 많은 진보와 혁신은 새로운 윤리적 문제를 제기하거나 오래된 문제를 새롭고 다른 방식으로 바라볼 것을 요구할 것이다. 우리는 유용한 새로운 도구와 아이디어를 우리의 무기에 통합해야 할 의무가 있지만, 그 혜택에는 의심할 여지 없이 위험이 따를 것이다. 윤리는 진화하는 의료 시스템과 환자의 요구를 충족시키기 위한 최선의 선택을 내리는 데 도움이 될 것이다.

[30] 외과 레지던트 30명이 장기를 떼어낸 채 포즈를 취한 사진과 부적절한 댓글을 찍어 인스타그램에 올렸다. 병원에서 조사 중이다. 갬블, M. 수술실의 인스타그램 사진은 Spectrum Health에서 조사를 촉구한다. Becker's Hospital Review(베커의 병원 리뷰). 게시일 : 2021-03-15. https://www.beckershospitalreview.com/hospital-physician-relationships/instagram-photos-in-or-prompt--investigation-at-spectrum-health.html?origin=BHRE&utm_source=BHRE&utm_medium=email&utm_content=newsletter&oly_enc_id=8242A8835812D8S

[31] 건강정보기술 국가 코디네이터 사무소. 2020-2025 연방 보건 IT 전략 계획. https://www.healthit.gov/sites/default/files/page/2020-10/Federal%20Health%20IT%20Strategic%20Plan_2020_2025.pdf.

참고문헌

01. Thakrar A, et al. Child mortality in the US and 19 OECD comparator nations: a 50-year time-trend analysis. Health Aff. 2018;37(1):140–9. https://doi. org/10.1377/hlthaff.2017.0767 . Accessed 20 Jan 2021.

02. Andrasfaya T, Goldman N. Reductions in 2020 US life expectancy due to COVID-19 and the dispropor−tionate impact on the Black and Latino populations. Proc Natl Acad Sci U S A. 2021;118:1–6. https://doi.org/10.1073/pnas.2014746118.

03. Magee M. Code blue: inside America's medical industrial complex. 1st ed. New York, NY: Atlantic Monthly Press; 2019.

04. Committee on Quality of Health Care in America; Institute of Medicine. To err is human: building a safer health system. Washington, DC: National Academy Press; 1999. https://nap.nationalacademies. org/resource/9728/To-Err-is-Human-1999-report-brief.pdf.

05. Committee on Quality of Health Care in America; Institute of Medicine. Crossing the quality chasm: a new health system for the 21st century. Washington, DC: National Academy Press; 2001. Chapter 1. http://www.nap.edu/catalog/10027/crossing-the-quality-chasm-a-new-health-system-for-the.

06. Goodman K. Addressing ethical issues in health information technology. Camb Q Healthc Ethics. 2015;24:252–4.

07. Beauchamp T, Childress JF. Principles of biomedical ethics. 7th ed. Oxford: Oxford University Press; 2012. Chapter 1.

08. Beecher HK. Ethics and clinical research. NEJM. 1966;274:1354–60.

09. Butler B. The Tuskegee Syphilis study. J Nepal Med Assoc. 1973;65:345–8.

10. Jonsen ARI. History of. In: Jennings B, editor. Bioethics, vol. 1. 4th ed. New York, NY: Macmillan; 2014. p. 331–6. Gale eBooks, https://www.gale.com//apps/doc/CX3727400084/GVRL?u=balt85423&sid=GVRL&xid=52d8ab89. Accessed 10 Feb 2021.

11. Beauchamp T, Childress JF. Principles of biomedical ethics. 7th ed. Oxford: Oxford University Press; 2012. Chapter 10.

12. Beauchamp T, Childress JF. Principles of biomedical ethics. 7th ed. Oxford: Oxford University Press; 2012.

13. Aristotle. XIX. Nichomachean ethics (Loeb Classical Library). 2nd ed. Cambridge, MA: Harvard University Press; 1990. Rackham, H, trans.

14. Sellmann JD. Confucian ethics. In: Christensen K, Levinson D, editors. Encyclopedia of modern Asia, vol. 2. New York, NY: Charles Scribner's Sons; 2002. p. 156–7. Gale eBooks, https://www.gale.com/apps/doc/CX3403700715/GVRL?u=balt85423&sid=GVRL&xid=e2deec1a. Accessed 23 Feb 2021.

15. Beauchamp T, Childress JF. Principles of biomedical ethics. 7th ed. Oxford University Press; 2012. Chapter 2.

16. Sugarman J, Sulmasy DP. Methods in medical eth–ics. 2nd ed. Washington, DC: Georgetown University Press; 2010.

17. Scheinman SJ, Fleming P, Niotis K. Oath taking at U.S. and Canadian Medical School Ceremonies: his–torical perspectives, current practices, and future con–siderations. Acad Med. 2018;93(9):1301–6. https://doi.org/10.1097/ACM.0000000000002097.

18. Tamblyn R, Poissant L, Huang A, Winslade N, Rochefort CM, Moraga T, Doran P. Estimating the information gap between emergency depart–ment records of community medication compared to on-line access to the community-based pharmacy records. J Am Med Inform Assoc. 2014;21(3):391–8. https://doi.org/10.1136/amiajnl-2013-001704. PMID: 23956015; PMCID: PMC3994851.

19. Bell SK, Delbanco T, Elmore JG, et al. Frequency and types of patient-reported errors in electronic health record ambulatory care notes. JAMA Netw Open. 2020;3(6):e205867. https://doi.org/10.1001/jamanetworkopen.2020.5867.

20. AHIMA Work Group. Integrity of the healthcare record: best practices for EHR documentation (2013 update). J AHIMA. 2013;84(8):58–62. (extended web version).

21. Graber ML, Siegal D, Riah H, Johnston D, Kenyon K. Electronic health record–related events in medical malpractice claims. J Patient Saf. 2019;15(2):77–85. https://doi.org/10.1097/PTS.0000000000000240.

22. ECRI Institute. ECRI Institute PSO Deep Dive: Health Information Technology. Plymouth Meeting, PA: ECRI Institute; 2012.

23. Lyles CR, Nelson EC, Frampton S, Dykes PC, Cemballi AG, Sarkar U. Using electronic health record portals to improve patient engagement: research prior–ities and best practices. Ann Intern Med. 2020;172(11 Suppl):S123–9. https://doi.org/10.7326/M19-0876. PMID: 32479176; PMCID: PMC7800164.

24. Kaplan B. Revisiting health information technol–ogy ethical, legal, and social issues and evaluation: telehealth/telemedicine and COVID-19. Int J Med Inform. 2020;143:104239. https://doi.org/10.1016/j.ijmedinf.2020.104239. PMID: 33152653; PMCID: PMC7831568.

CHAPTER 30

간호 정보학자와 미국 의료 시스템에 다가오는 변혁

Nurse Informaticists and the Coming Transformation of the U.S. Healthcare System

지은이 **Mark Hagland**
옮긴이 **유준상**

요약

ABSTRACT

금문교 건설로부터 의료계가 마주한 수많은 도전에 이르기까지, 이들 모두는 비전, 기획, 자금조달, 그리고 노고를 필요로 한다. 전례 없는 도전인 판데믹에 한발자국 한발자국 앞서기 위한 노력의 일환으로, 의료계는 임상 혁신을 활용하고 있다. 의료 서비스는 기존과 다르게 제공되어야 한다. 기존의 비효율성과 비용 구조로는, 같은 결과만 얻게 될 것이다. 간호사, 특히 전문화된 간호 정보학자들은, 환자와 가족, 그리고 다학제 의료 전달 체계 전반을 연결하는 핵심적인 역할을 수행할 것이다.

키워드

KEYWORDS

- 간호정보학
- 임상 변혁
- 변혁
- 효율성

학습 목표

LEARNING OBJECTIVES

- 임상 변혁에 정보학이 어떻게 도움을 주는지 분석할 수 있다.
- 간호 정보학자의 역할을 설명할 수 있다.

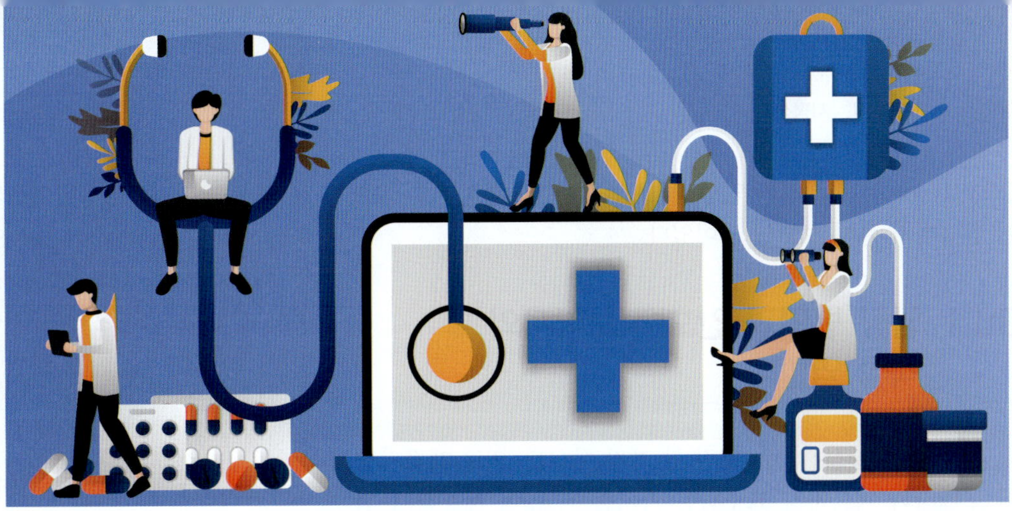

인류는 항상 도전을 극복하기를 열망해 왔다. 수십년의 비전, 토론, 기획, 자금 조달, 노고 끝에 1937년 5월에 마침내 건설된 샌프란시스코의 금문교 건설의 역사를 통해 이를 알아보자.

History.com에 따르면[1], "1849년에 시작된 골드러시의 광풍이 끝난 이후, 투자자들은 샌프란시스코 만의 북쪽 땅과 샌프란시스코의 접근성이 향상되면 부동산 가치가 향상될 것이라는 것을 알게 되었다. 곧이어, 샌프란시스코 반도와 마린 카운티 남단을 연결하는 400피트 깊이의 해협에 다리 건설 계획이 수립되었다. 비록 이 아이디어가 1869년까지 거슬러 올라가지만, 이 제안은 1916년이 되어서야 비로소 본격적으로 시작되었다. 공학을 전공한 샌프란시스코 불레틴(San Francisco Bulletin)의 기자 James Wilkins는, 주 경간이 기존의 다리보다도 두 배 긴 3000피트인 현수교를 제안하였다. Wilkins의 아이디어는 당시로서는 충격적인 1억 달러의 비용이 소요될 것으로 추정되었다. 샌프란시스코의 도시공학자인 Michael M. O'Shaughnessy는 다리 공학자들에게 이보다 적은 금액으로 다리를 건설할 수 있는지 묻기 시작했다."

History.com에 따르면, "결국 O'Shaughnessy와 [엔지니어 Joseph] Strauss는 주 경간이 4000피트 이상인 현수교를 2500~3000만 달러라는 실용적 범위 내에서 건설할 수 있다고 결론지었다. 하지만 건설 계획은 법적 문제를 포함한 다양한 반대를 마주하고 있었다. 그리고 대부분의 장애물이 해결되었을 때, 1929년의 대공황이 시작되었다. 수천명의 건설 노동자가 참여(추락으로 11인 사망)하여 4년 4개월이 걸린 이 다리가 완성되었을 때 3500만 달러(현 화폐가치로 환산 시 5억 1400만 달러)가 소요되었다. 완공된 다리는 거대한 흥분을 불러일으켰다. 매일 2000만 대의 차량이 남쪽으로 통과하는 것뿐만 아니라, 전 세계에서 사랑받는 샌프란시스코의 상징이 되었다. 다리를 상상하는 것만으로는 충분하지 않다. 실제 다리를 건설하는 데는 놀라운 비전, 기획, 자금조달, 그리고 노고를 필요로 했다.

나는 2020년 *Healthcare Innovation*의 5/6월 호의 사설에서 금문교 건설에 대해 다루었고[2], 이 교훈은 현재의 미국 헬스케어 시스템에도 여전히 적용 가능하다. 더 나아가, COVID-19 팬데믹의 영향은 헬스케어의 양에서 가치로의 전환에 대한 논의를 심화시켰는데, 이는 헬스케어의 구매자와 지불자들의 건강 관리 제공자들에 대한 불만이 점차 증가하던 시점에, 병원, 의료 그룹, 그리고 건강 시스템이 심각한 재정적 부담을 감당해야 했기 때문이다.

실제로, 시카고에 기반을 둔 컨설팅 회사 Kaufman Hall은 2020년 8월에 출판된 800개 이상의 병원 데이터를 기반으로 작성된 보고서인 "National Hospital Flash Report"에서 2020년의 첫 7개월 동안 병원 운영 마진은 2019년 동기에 비해 96% 급락했다고 보고했다. 11월 30일에도 역시 상황은 어두웠다. Kaufman Hall은 팬데믹 8개월이 지난 후, CARES Act (Coronavirus Aid, Relief, and Economic Security Act)에서 제공된 연방자금 지원을 제외하면 1월부터 10월까지의 중위 병원 운영 마진 지수가 −1.6%였다. 연방 자금을 포함하면 중위 병원 운영 마진 지수는 2.4%였다. CARES Act로부터의 자금을 제외하면, 병원 운영 마진은 연초 대비(year-to-date, YTD) 69.4% (6.0 %p) 하락하였고, 전년 동기 대비(year-over-year, YOY)은 9.2% (1.4 %p) 하락하였다. 연방 지원금을 포함하면, 연초 대비 병원 운영 마진은 18.7% (1.7%p) 감소했으며, 2019년 10월 대비 8.5% (1.2 %p) 하락하였다.

사실, 팬데믹이 재정적 안전성을 유지하기 위해 고군분투하느라 이미 어려움을 겪고 있던 미국 병원들을 강타하고 있었지만, 의료 구매자와 제공자들에게 가치 기반 지불로 나아가기를 요구되고 있었다. 우리 사회가 고령화와 만성질환의 증가라는 이중의 문제에 직면하고 있음에도 불구하고, 지불자와 구매자들은 의료 제공자들이 고품질의, 더 신뢰할 수 있는 치료를 더 낮은 비용으로 제공하도록 점점 더 강하게 요구하고 있다. 메디케어의 보험 분석가들은 현행 미국의 총 의료비 지출이 현재 3.3조 달러에서 향후 7년 내에 거의 6조 달러로, 증가율이 61%에 달할 것으로 예측했다. 심지어 이 예측은

COVID-19 위기로 인한 임상, 치료제공, 운영, 재정상 어려움이 발생하기 전에 보고된 것이었다.

30.1 임상 변혁과 간호 정보학자의 핵심 역할

지난 몇 년간 확실히 명확해진 한 가지 사실은, 의료 제공자들이 구매자와 지불자가 요구하는 가치를 더 많이 제공하기 위해서는 집중적이고 심층적인 임상 변혁이 필요하다는 것이다. 이는 치료 제공 과정의 전면적인 개편을 의미하며, 보다 효율적이고 비용 효과적으로 개선하고 환자 결과를 향상시키기 위해 필요하다. 나의 첫 번째 저서인 2008년 "*의료의 역설과 필수 조건*"을 연구하면서, 켄터키주 조지타운에 있는 도요타 자동차 공장을 방문하였다. 이 공장의 관리자와 직원들이 가장 광범위한 과정에서 가장 구체적인 과정까지 공장 내의 모든 단계를 얼마나 철저하게 분석했는지는 명백했고, 검토되지 않은 부분은 단 하나도 없었다.

반면, 미국의 병원과 의원 대부분의 프로세스는 아직도 효율성과 최적의 운영에 대해 철저히 분석된 바 없다. 그럼에도 불구하고, 미국 의료에서 가장 혁신적인 변화의 잠재력이 있는 것은 핵심 환자 진료 전달 과정이다. 최근 몇 년 동안 매우 분명해진 것은 임상 정보학자들—정보학에 대한 교육과 관심을 가진 간호사, 의사, 약사들이 임상 변혁에서 중요한 역할을 하게 될 것이라는 점이다. 임상 정보학자들은 임상 경영자 및 침상 의료진과 협력하여, 변혁을 달성하는 데 필요한 깊은 변화를 만들어가고 있다.

30.2 범 국가적 의료기관에서 일어나는 임상 변혁

데이터와 분석기술이 임상 변혁을 지원하기 위해 활용될 때, 놀라운 결과를 만들 수 있다. 미국의 의료전달 체계 전반에서 수많은 혁신의 사례가 보고되고 있다. 2016년, *Healthcare Informatics*(현 *Healthcare Innovation*)는 피닉스 교외의 스코츠데일에 기반을 둔 의료 그룹인 "Scottsdale Health Partners (SHP)를 치료 관리 업무에 데이터 활용한 공로로 연례 혁신상 프로그램에 2등 수상자로 선정하였다. 2016년 10월, 부 편집장인 Heather Landi는[3]" 의사가 주도하는 임상 통합 네트워크인 SHP는 2012년 창립되었으며, 애리조나 스코츠데일 커뮤니티 전반에 걸쳐 35,000명의 환자를 진료하는 700명의 의료진 그룹으로 빠르게 성장하였다. SHP는 115명의 1차 진료 의사와 그 외 다양한 진료과의 전문의들로 구성되어 있다. 또한 SHP는 또한 Medicare Shared Savings Program (MSSP)의 Accountable Care Organization (ACO) 프로그램에도 참여하고 있다. 스코츠데일 지역의 의료 서비스 혁신에 초점을 맞춘 조직으로서, 현지 병원에 입원한 환자들과 그들의 주치의 사이의 간극을 좁히는 것은 SHP의 케어 관리 프로그램의 핵심적 구성요소이다."라고 적었다.

Landi는 "데이터 기반의 다학제적 접근의 결과로, SHP는 건강정보기술 솔루션을 활용하여 치료 조정 프로그램을 효율화 하였다. 이를 통해 진료 코디네이터들이 실시간으로 환자를 모니터링하고, 하루에 더 많은 환자를 진료할 수 있게 되어, 환자 치료의 적정성을 보장하였다. 더욱 인상적인 것은, 환자들의 재입원율을 낮췄다는 것이다. SHP의 재입원율은 9% 미만으로 애리조나주 평균인 15%에 비해 낮다. 불필요한 환자의 입원을 피하기 위한 이들의 혁신적 접근방식에 대해 Healthcare Informatics의 편집자들은 SHP팀을 HCI 2016 혁신상의 2위 수상팀으로 선정했다."고 기술했다. *Healthcare Informatics*는 2019년 1월에 *Healthcare Innovation*으로 이름이 변경되었다.

SHP의 최고전략책임자 Tiffany Nelson (M.D.)는 "우리가 재입원율을 낮추는 데 성공한 크게 성공한 이유는, 주치의에게 실시간으로 입원해있는 환자의 상태를 실시간으로 알려줄 수 있었기 때문이다. 그 결과, 환자는 적시에 그들의 주치의를 만나고, 적절한 후속조치가 계획되는데, 이로 인해 병원 재입원을 예방하도록 돕는다"라고 Landi에게 말했다. Landi는 "그리고 진료 조정은 주로 임상적 기능이지만, SHP의 경영진은 이 시스템이 데이터의 품질에 전적으로 의존한다는 점을 발견하였다"고 적었다. "현재 네 곳의 SHP에 소속된 전환 진료 매니저들이 Honor Health 시스템 내의 세개 스코츠데일 병원과 한개 환자들과 급성기 이후 시설의 환자들을 담당하고 있으며, 추가로 15명의 진료 코디네이터들이 1차 의료기관의 의사들과 협력하고 있다. SHP가 처음 진료 관리 프로그램을 구축하기 시작했을 때, 경영진은 외래 환자 관리 전문가를 위해 설계된 적절한 도구가 보건 IT 시장에 부족하다는 점을 알게 되었다." "일차 의료기관 의료제공자들의 가장 큰 불만은 자신의 환자들이 병원에 입원했는지조차 모른다는 점이었다. 병원으로부터 차트 요약이나 어떤 정보도 받기가 매우 어려웠고, 퇴원 요약을 받더라도 팩스로 전송되어 지연되었다. 이는 흔히 일어나는 문제이며, 주치의에게 실시간 정보를 제공해야 한다는 것을 깨달았다"라고 Nelson 박사는 Landi에게 말했다. 또한, 병원의 구식 시스템에 의존하는 것은 불편한 문서 작업과 수작업 절차로 이어져 진료 관리자들을 좌절하게 하고 효율성에 영향을 주었다. 환자에 대한 적절한 정보를 얻기 위해 진료 관리 직원들은 30분에서 45분이 걸렸다."라고 넬슨 박사는 증언했다. SHP 경영진이 보건 정보 교환(HIE) 솔루션을 사용해 자체 환자 명부를 구축하는 작업은 데이터가 정확하게 필터링되어 명부가 정확하도록 하는 데 중요한 역할을 했다. 바로 이러한 작업이 전국의 환자 진료 조직에서 진행되고 있으며, 미국 의료 제공 시스템의 변화를 이끄는 원동력이 되고 있다.

30.3 간호 정보학자의 고유의 역할

이와 관련하여, 2016년 Sue Atkinson (R.N.) Chartis Group(시카고)의 부소장은 "간호 정보학자들은 고유한 역할을 가지고 있으며, 임상 실무와 기술을 통합하는 그들의 능력으로 인해 그들의 역할의 중요성은 더욱 부각된다."라고 *Healthcare Informatics* 부편집장 Heather Landi에게 말했다[4]. Colorado 주 Aspen에 기반을 둔 Atkinson은 Chartis Group의 임상 실무 역량 향상팀의 리더이고, "궁극적으로 환자 케어 향상을 위한 기술을 최대한 활용하기 위해, 임상 전문성, 정보통신기술에 대한 지식 및 이 둘을 통합할 수 있는 능력은 반드시 갖추어야 하는 핵심 역량이다."라고 말했다.

시카고에 기반을 둔 컨설팅 회사 Witt/Kieffer가 발표한 최신 간호 정보학 및 그들의 동료들에 대한 설문조사에 따르면, 응답자 중 51%는 그들의 조직에 CNIO가 있다고 답했으며, 이는 Witt/Kieffer가 2011년 실시한 유사한 설문보다 82% 증가된 수치이다. 5년 전의 같은 설문 조사에서, 응답자 중 28%만이 CNIO가 있다고 답하였다. 더하여, 올해 설문 조사의 응답자 네 명 중 한 명(24%)은 해당 역할에 채용계획이 있다고 보고하였다.

"이번 설문 조사 결과에서 놀라운 것은, 그 역할이 점차 주류가 되고 있으며, 5년 전보다 더 많은 조직이 CNIO를 고용하였거나, 고용할 생각이 있다는 것이다." 라고 일리노이 주 Oak Brook에 기반을 둔 Witt/Kieffer의 대표이자 IT 실무의 공동 리더인 Chris Wierz (R.N)은 말했다. Wierz는 그녀의 의료 IT 커리어 초창기의 자신의 직함이 컴퓨터 간호사였음을 지적하며, "우리는 정말 많은 발전을 이뤘다."고 덧붙였다.

30.4 CNIO의 숫자와 범위의 지속적인 성장과 확장

간호 정보학자들은 미국의 환자 치료 조직에서 최고 간호정보학 책임자(Chief Nursing Informatics Officers, CNIOs)뿐만 아니라 정보학 관련 고위직에 임명되며, 수와 책임 측면 모두에서 지속적으로 성장하고 있다. 실제로 HIMSS 2020 간호 정보학 인력 조사(Nursing Informatics Workforce Survey)에서는 다음과 같은 사항을 발견하였다[5].

"CNIO 및 간호 정보학 고위직의 역할은 지속적으로 넓어지고 있어, 응답자의 41%는 그들의 기관에서 공식적 직함을 가지고 있다고 보고하였다. 2020년 응답자의 10%는 임상 정보학 관리자 직책을 가지고 있으며, 이는 2017년의 1%에 비해 크게 증가한 수치이다. 이사(director)급 직원은 7%에서 11%로 증가하였다. 여전히 다수의 응답자는 간호 정보학 전문가(nursing informatics specialist)의 직함을 가지고 있었으며, 이는 2017년 20%에 비해 소폭 상승한 수치이다. 올해에는 보고체계에도 유의한 변화가 관찰되었는데, 주로 IT계(48%)에 보고하였던 그간의 흐름에 반하여, 40%는 간호부에, 12%는 질관리 부서에, 9%는 운영부서에 보고한다고 응답하였다."

그 외 HIMSS 2020 간호 정보학 인력 조사의 주요 발견은 다음과 같다.

- 교육 및 훈련: 교육 및 훈련은 계속해서 간호 정보학자의 우선과제이며, 2020년에는 정규교육이 유의하게 증가되었다. 간호 정보학 분야 석사 또는 박사학위 소지한 응답자의 비율은 2017년 31%에서 37%로 증가하였다. 간호 정보학 분야 인증을 받은 사람의 비율은 2017년 20%에서 2020년에 25%로 증가하였다. 2020년 조사에서 새롭게 추가된 항목인 EMR 업체/공급자 인증 보유자는 15%였다. 직장 내 교육(On-the-job training)을 받은 응답자의 비율은 54%로, 2014년 58%, 2017년 56%에 이어 지속적으로 하락 추세이다.
- 인증: 어떤 형태든 인증을 보유한 응답자는 2017년 49%에서 2020년 58%로 크게 증가했다. 2020년 새로운 질문에 대해, 응답자들은 인증을 받는 주요 이유로 신뢰성 및 시장가치 제고 (49%), 개인적 만족 (45%)으로 답변했다. 이러한 답변은 인증 인식 가치에 대한 질문에서도 상위를 차지했으며, 개인적인 만족(81%)이 신뢰성과 시장성 향상(78%)보다 높았다. 인증은 응답자의 경력에 상당히 큰 영향을 미치는 것으로 다시 한번 확인되었다. 인증이 경력에 미치는 영향에 대한 평균적 평가는 7점 만점에 5.14점으로, 2017년 4.96점에 비해 높아졌다.
- 정보학 경력: 응답자의 31%는 간호정보학 분야에서 10년 이상의 경력을 보고하여, 2017년과 같았다. 하지만, 1년 미만의 경력을 보유한 사람의 비율은 2017년 8%에서 2020년

14%로 증가하였다. 현재 역할에서 5년 이상 근무한 응답자의 수도 2017년 31%에서 38%로 증가하였다.

이러한 광범위한 추세 중의 일부로, "주요 의료시스템 및 Scottsdale Institute의 회원 기관에서 CNIOs의 역할을 수행하는 8명의 간호 리더들이 2018년 4월 27~28일에 '변화 관리 및 임상 혁신 최적화'에 대해 논하기 위해 스코츠데일에서 만났다." 고 Duncan Moore가 Healthcare Informatics 2018년 7월호에서 보도하였다[6]. "그들은 멘토링, 여성들이 IT 리더십 역할을 더 많이 수행하도록 격려, 병원 내 협력의식, 일회성 독립 앱의 확산 억제, 재무적 압박 대처 및 이 그룹의 성장과 같은 주제를 논의하였다. 이 보고서는 그들의 논의 내용 및 통찰을 수록하였다."

Moore가 그의 보고서에서 인용한 사람들 중에는 South Dakota의 Sioux Falls에 위치한 Avera Health의 최고 임상 정보 책임자 Judy Blauwet (R.N.)이 있었다. Blauwet은 그녀의 기관에 대해 언급하며 "우리는 질 관리 측면에서 탁월하지만, 비용 최적화는 항상 고려대상이다. 효율성 측면에서 간호 문서 작성에는 큰 변동성이 있다."라고 지적하였다. Moore는 "그녀의 병원에서 사용하고 있는 EHR은 간호사들이 기록을 하는 동안, 뒷단에서 그들을 추적하는 도구를 가지고 있다. 그들은 문서화의 질과 효율성에 집중하고 있다."고 언급하였다. "그녀는 전국에서 발표된 벤치마크 데이터를 사전 조사의 시작점으로 활용할 계획이다."라는 그녀의 말을 인용하여 "간호 만족도를 포함하는 것을 생각하지 못했는데, 안 할 이유가 있을까?" 라고 적었다.

한편, Brewer에 위치한 Eastern Maine Health System에서, 시스템 부사장이자 CNIO인 April Giard는 그녀의 조직이 "모든 데이터를 수집하고 개선의 여지가 큰 문제를 규명하여 월별 대시보드를 통해 알려준다"고 언급하였다. 예를들어, 지난해 Eastern Maine은 간호사의 기록 방식에 변동을 주었다. "우리는 우리의 NICU 간호사들이 전미 평균에 비해 훨씬 많은 시간을 EMR 기록 작성에 사용하고 있다는 것을 확인하였다… 재교육을 시행한 후, 개선된 것을 볼 수 있었다. 시스템 CNIO로서, 중재를 수행하는 것보다 더 중요하다는 것을 이해하는 것이 중요하다. 중재는 가장 쉬운 부분이다. 우리가 어떻게 사용하는지를 평가하는 것이 중요하다. 우리는 어떻게 개선과 변화의 최전선에 서 있는지 보장할 것인지, 그것이 어떻게 잘 사용되고 있는지 확인하는가? 이 부분이 바로 CNIO가 진정한 가치를 더할 수 있는 부분이다." 라고 Giard는 말했다.

또한, Moore는 그의 보고서에서 "CNIO들은 그들의 조직 내에서 다른 업무들을 수행하는 가운데 변화의 주도자로서의 역할도 맡았다."고 적었다. 복잡한 조직 내에서의 변화 주도는 그 역할만의 특별한 대인관계 기술을 필요로 한다. 몇몇 병원에는 변화에 저항하는 리더들이 집중되어 있는 곳이 있을 수 있다." 그는 뉴욕시의 New York-Presbyterian 병원을 인용하며, 이러한 문제에 대응하기 위해서는 "우리는 그들(변화에 저항하는 리더)에게 메시지를 보내는 법을 코치하기 위해 전략적으로 행동해야 한다. 그래서 그들이 '병원 정책이니 그대로 해!'라고 말할 수 없게 해야 한다. 이건 당신이 그 자리에서 원하는 것이 아닐 것이기 때문이다."

다가오는 미래에는 더 큰 잠재력이 있다. 2020년 11월 12일에 올라온 팟캐스트[7]에서 HIMSS의 임상 정보학 디렉터인 Tammy Kwiatkowski는 이와 관련해 이렇게 말했다. 그녀는 Doctor Nurse Dan Weberg와 대화하고 있었는데, 그는 자신을 "저자, 도발자, 그리고 Trusted Health의 임상 혁신 책임자"로 소개하며, 일반적으로 다른 곳에서 듣지 못하는 깊은 이야기를 공유한다.

Dan Weberg이 "간호정보학이라는 전문 분야가 근래 성장하고 있는 이유가 무엇이라고 생각하느냐"고 묻자, Kwiatkowski는 말했다. "만약 당신이 우리의 과거의 작업과 역사에 대해 논해보자는 것이라면, 2009년에 제정되어 의료 전달 체계 전반에 걸쳐 상호운용성을 지원하는 EHR 도입을 촉진한 HITECH 법을 살펴봐야 한다." "점점 더 많은 조직이 연결되고 있다. 그리고 정보학의 팽창과 강화를 통해, 자신의 경력을 성장시키고, 의료 시스템 전반에 걸쳐 정보학을 활용하려는 간호사들의 엄청난 잠재력을 감안한다면, 정보학에 대한 수요는 계속해서 성장하고 진화할 것이다."라고 말했다.

결국, 미국의 의료전달체계의 선구자들은 이 시스템을 변혁하기 위한 전진의 필요성에 널리 동의하고 있으며, 그 근간에는 임상 혁신이 의료 전달 체계의 개혁의 핵심적 요소가 될 것이라는 광범위한 합의가 있다. 그 아래에는 어떤 요소가 더 있을까? 의료진 및 경영진과 협업을 강조하며, 임상 과정과 운영을 깊숙히 파악하는 "엔진 룸" 역할로서, 간호정보학자들을 포함한 임상 정보학자가 보여주는 리더십에 대한 광범위한 수요가 존재한다. 혁신의 결과물은 샌프란시스코의 금문교만큼 장관은 아닐지도 모르나, 이에 못지않게 중요하다. 우리 의료 시스템의 미래가 여기에 달려있으며, 그들의 노력으로 시스템은 크게 발전할 것이다. 이것을 미국 의료의 미래를 향한 빛나는 다리로 생각해 보라.

Mark Hagland는 Healthcare Innovation(구 Healthcare Informatics)의 편집장이다. 1989년부터 의학 전문 기자로 활동하고 있으며, Productivity Press에서 출판된 2권

의 책, "Paradox and Imperatives in Health Care (2008, Jeffrey C. Bauer, Ph.D. 공저) 및 Transformative Quality: The Emerging Revolution in Health Care Performance (2009)의 저자다. 또한 의료 정책, 운영, 의료의 질, 프로세스 개선, 정보기술 전략 주제와 관련한 10,000여 개의 기사를 출판하였다. 그는 1997년 캘리포니아의 IPA 현상 보도로, National Institute for Health Care Management의 네 번째 Annual Health Care Journalism Award를 포함한 언론상을 수상하였다. 또한 그는 American Society of Healthcare Publication Editors로부터 다수 수상한 바 있으며, 2008년 Epic Systems Corporation에 대한 의료 산업의 첫 번째 포괄적 프로파일로 2009년 최우수 특집기사 금상을 수상하였다. 현재 시카고에서 거주하며 일하고 있다.

참고문헌

01. History.com: "Golden Gate Bridge Is Born". https://www.history.com/this-day-in-history/golden-gate-bridge-is-born.

02. What's the New Golden Gate Bridge in U.S. Healthcare's Future? Healthcare Innovation, May/June 2020. https://www.hcinnovationgroup.com/home/article/21138506/whats-the-new-golden-gate-bridge-in-the-us-healthcare-systems-future. Accessed 20 May 2020.

03. The 2016 Healthcare Informatics Innovator Awards: second place winner—Scottsdale Health Partners. Healthcare Informatics, September/October 2016. https://www.hcinnovationgroup.com/policy-value-based-care/article/13026310/the-2016-healthcare-informatics-innovator-awards-second-place-winnerscottsdale-health-partners. Accessed 5 Oct 2016.

04. CNIOs Go Strategic. Healthcare Informatics, September/October 2016. https://www.hcinnova-tiongroup.com/population-health-management/article/13027622/cnios-go-strategic. Accessed 20 Oct 2016.

05. HIMSS. 2020 Nursing Informatics Workforce Survey. https://www.himss.org/resources/himss-nursing-informatics-workforce-survey.

06. Scottsdale Institute 2018: CNIOs managing change and optimizing clinical innovation. Healthcare Informatics, July/August 2018 issue. https://www.hcinnovationgroup.com/clinical-it/article/13030561/scottsdale-institute-2018-cnios-managing-change-and-optimizing-clinical-innovation. Accessed 24 July 2018.

07. TrustedHealth Blog. Episode 42: what nurse leaders need to know about informatics. https://www.trusted-health.com/the-handoff-podcast/tammy-kwiatkoski. Accessed 12 Nov 2020.

CHAPTER 31

보건 시스템의 미래: 의료 지능

The Future of Health Systems: Health Intelligence

지은이 **John S. Silva, Marion J. Ball, Mark Polyak, and Gabriela Mustata Wilson**
옮긴이 **정규환**

요약 ABSTRACT

이 장에서는 현재의 시스템에서 '뉴노멀'에서 성공할 시스템으로 전환하는 데 필요한 근본적인 접근 방법들에 대해 설명한다. 이를 위해 의료 시스템에 이미 영향을 미치고 있는 변화와 신흥 기술들을 살펴본다. 저자들은 COVID-19 이후 진화하는 생태계가 **의료 지능** 도구를 필요로 하며, 이 도구들은 시의적절하고 유용한 통찰을 제공할 것이라고 제안한다. 이러한 통찰은 소셜 미디어, 익명화된 금융, 이동성 및 사물인터넷(IoT) 데이터를 포함한 다양하고 급속하게 확장되는 데이터 원천에서 추출될 것이다. 저자들은 '뉴노멀' 시스템이 인터넷과 같은 복합 적응 시스템(Complex Adaptive System, CAS) 프레임워크를 기반으로 구축되어야 하며, 이는 21세기에 요구되는 유연성과 확장성을 다루기 위함이라고 말한다. 또한, 의료 정보학 커뮤니티가 직면한 일부 도전 과제들을 설명한다. 또한 **의료 지능** 도구가 현재의 의료 생태계에서 '넥스트 노멀'의 성공적인 시스템 세트로의 진화를 지원하는 방법을 제시한다. 이 장은 공중보건 및 개인을 지원하는 **의료 지능**의 예시 사례들과 함께 결론 맺는다. 사용자들은 이러한 도구에 항상 접근 가능하며, 더욱 시의적절하고 실행 가능한 통찰력을 갖게 될 것이다.

키워드 KEYWORDS

- 의료 지능
- COVID-19
- 실시간 통찰력
- 복합 적응 시스템
- 의료 정보학
- 의료 생태계
- 사회적 건강 결정요소
- 공중보건 지능
- 스마트 하이브리드 층

학습 목표 LEARNING OBJECTIVES

- 설명된 헬스케어에 대한 비전을 복합 적응형 시스템의 관점에서 설명 가능하다.
- 의료 지능의 요소에 대해 설명 가능하다.

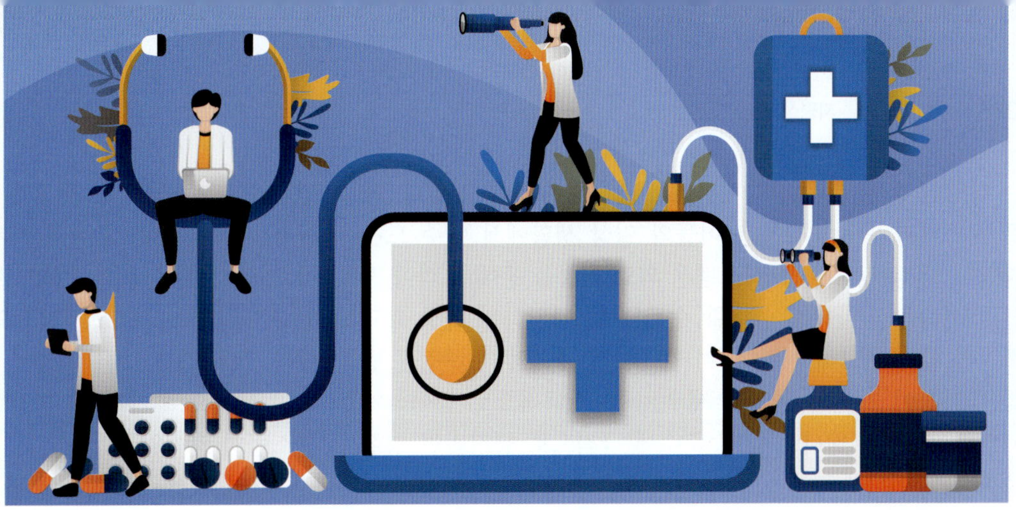

31.1 서론

2015년에 출간된 HIMS 네 번째 판에서 우리는 21세기 의료 정보 시스템을 위한 복합 적응 시스템(CAS)[1] 구조 프레임워크와 이 모델이 21세기 성공에 왜 중요한지 설명했다[1]. 예를 들어, 인터넷은 거의 모든 글로벌 경제 부문을 변화시키고 산업과 정치에 '사회적 힘'을 도입한 복합 적응 시스템이다. 웹의 적응적 행동은 클라우드 컴퓨팅의 매우 빠른 개발과 채택에서 나타난다. 적응적 플랫폼으로서, 웹은 Google Analytics, 웹 회의 시스템, Teams, Zoom, GoTo Meeting, Skype 등과 같이 쉽게 이용할 수 있는 상당히 견고한 버전의 무료 소프트웨어 제품들을 만들어냈다. 결과적으로, 오늘날 사용자들은 필요할 때 어디서나, 언제나, 어떻게든 필요한 정보에 접근하고 **학습 곡선 없이도**, 즉 인터넷 시간에 따라 유용한 거래를 할 수 있기를 기대한다(높은 가치/높은 사용성). 오늘날 사용자들은 '연결'할 때 이런 경험을 기대한다. 의료 생태계도 이런 규칙에 맞춰 배워야 한다. 그러나 아직까진 그렇지 않다!

HIMS 5판은 현재 존재하는 전자 의무 기록(EHR) 시스템의 많은 구성 요소에 대해 자세히 설명한다. 이 장에서는 EHR과 그 구성 요소가 가까운 미래에 어떻게 진화할지, 그리고 EHR 외부의 시스템이 기존의 틀을 벗어난 의료 서비스 제공을 어떻게 지원할지에 대해 다룬다. 중요한 점은 이 장에서 새로운 다중 전문가 의료 생태계의 핵심 구성 요소인 **의료 지능**에 대해 설명하는 것이다. **의료 지능**은 중요한 상황과 문제에 대한 총체적인 인사이트를 제공한다. 이는 다른 산업에서 경쟁 우위를 위해 수행하는 것과 유사한 데이터 기반 의사결정을 지원한다[2]. 이러한 시기적절한 인사이트는 의사결정권자가 계획하고 대응할 때 도움이 된다. 또한 의사결정의 영향에 대한 피드백을 적시에 제공한다.

블룸버그는 "2020년의 코로나 바이러스 팬데믹과 같은 경제적 충격은 몇 세대에 한 번씩만 찾아오며, 영구적이고 광범위한 변화를 가져온다"고 말했다[3]. 2020년 한 해 동안 의료 시스템은 COVID-19 이전 외래 환자 수의 최대 34.5%, 입원 환자 수의 19.5%를 잃었다[4]. 미국 병원 협회에서 추산한 총 재정적 손실은 3,230억 달러에 달했다. 그 결과, COVID-19 팬데믹으로 인해 병원과 진료소에서 지역 사회와 가정으로 치료의 중심이 이동하는 속도가 빨라졌다. 이러한 변화는 병원을 넘어선 다학제적 팀 접근 방식을 수용한 새로운 의료 서비스 제공 모델을 촉진했다. 의료진과 다른 사람들에 대한 노출 위험을 줄이기 위해 대면 진료는 원격의료 방문으로 전환되었다. 이러한 원격의료 방문은 열렬한 호응을 얻었다. 운전을 하거나 대중교통을 이용하거나 임상의의 진료를 기다릴 필요가 없기 때문에 훨씬 더 편리하다[5]. 도시와 농촌 지역 모두에서 원격의료 이용률이 크게 증가하여 2019년 10월 의료 청구의 0.2%에서 2020년 10월에는 6%로 증가했다. 이러한 증가는 전국적으로 보면 무려 2937% 증가한 수치이다[6]. 급성 치료 중인 환자의 경우, 원격의료 플랫폼을 통해 환자 가족은 가족 및 사랑하는 사람들과 대화할 수 있었다[5].

저자들은 곧 개인이 EHR 및 기타 의료 데이터 저장소와는 독자적이지만 상호 운용되는 건강의 사회적 결정 요인(SDOH) 데이터를 비롯한 중요한 정보에 대한 총체적인 기록을 유지하게 될 것이라고 제안한다. 개인의 입장에서는 사회적, 개인적, 재정적, 웰빙, 건강 또는 예방 활동에 대한 결정을 내리기 위해 언제 어디서나 **의료 지능**이 필요하다[7]. 개인의 접근 지점은 병원 방문이나 의료진과의 상호작용에만 국한되지 않는다. 그 대신, 그들의 접근 지점은 그들이 어디에 있든, 무엇을 하든 항상 그들과 함께하며 그들의 결정과 행동을 지원한다[8]. 이들은 학습 과정 없이도 유용한 거래를 할 수 있

1 복합 적응 시스템은 높은 수준의 적응력을 특징으로 하며, 변화에 직면했을 때 성공하고 번성할 수 있는 능력을 제공한다. 이러한 시스템은 적응력이 뛰어나고, 의사소통이 가능하며, 협력적이고, 전문화되어 있고, 공간적, 시간적으로 구성되어 있으며, 종종 이전보다 더 탄력적이고 효과적인 새로운 구성 요소들과 함께 재생산된다. (Wikipedia, 복합 적응 시스템, 2020/12/28 액세스).

는 다양한 소셜 네트워크 채널에서 활발히 활동하고 있다. 의료 시스템과의 상호작용은 이들의 일상 생활에서 아주 드문 일이다. 건강 및 웰니스 시스템은 **의료 지능**을 통해 고객이 자신의 선택을 명확하게 이해할 수 있도록 지원하는 가장 효과적인 방법을 재고해야 한다. 이러한 사전 예방적 지능 접근 방식은 고객이 자신의 계획을 세우는 데 적극적으로 참여하게 되므로 건강 및 웰니스 플랜 준수에 극적으로 긍정적인 영향을 미칠 것이다.

COVID-19 팬데믹은 COVID-19이 전반적으로 취약 계층과 소수자 커뮤니티에 미치는 영향(확진자 및 사망률 증가, 경제, 식량, 주거 불안정, 실업, 사회적 고립 등)을 여실히 드러냈다[9]. 모든 수준에서 SDOH 데이터의 부족이 분명하게 드러났다. 그 결과, 수많은 의료 시스템에서 SDOH 데이터와 소셜 미디어 채널의 관련 데이터를 EHR 시스템에 빠르게 통합하고 있다[10]. COVID-19 팬데믹은 이러한 다양한 데이터 흐름을 통합하는 것이 개인 및 인구 수준의 필요에 적합한 공평한 전략을 개발하고 구현하는 데 필수적이라는 것을 보여주었다. 개인은 이미 가정, 개인, 지역 사회의 의료 또는 건강 센서, 신속 진단 기기, 수많은 소셜 미디어 통로, 사물인터넷(IoT, [11])을 통한 수많은 웨어러블/고정형 기기의 스트리밍 데이터 등 다양한 정보 소스를 사용하고 있다. 2022년까지 성인의 25% 이상이 액세서리나 센서를 착용할 것으로 예상된다[12]. 다양한 데이터 흐름이 빠르게 확장되고 있을 뿐만 아니라, 엄청난 양의 데이터가 의료 생태계에 도전이 되고 있다. 2013년 웹에는 4제타바이트(4×10^{21})의 데이터가 저장된 것으로 추정되는 반면, 2020년에는 약 40제타바이트(40×10^{21})의 데이터가 저장되어 2년마다 두 배씩 증가하고 있다. 이에 비해 헬스케어 생태계는 2011년에 약 150엑사바이트(1.5×10^{18}), 2020년에 2.3제타바이트(2.3×10^{21})를 생성한 것으로 추정된다[13].

한 가지 핵심 과제는 이렇게 이질적이고 빠르게 확장되는 데이터 원천을 모두 하나로 모으는 방법이며, 이 중 다수는 EHR 시스템 외부에 있다. 우리는 인터넷과 같은 접근 방식, 즉 의료 생태계와 동시에 진화하는 복잡한 적응형 시스템 아키텍처가 필요하다고 생각한다. 마틴은 "복합 적응 시스템(CAS)은 많은 개별 부품 또는 에이전트로 구성된 시스템으로, 에이전트가 외부의 통제 없이 '상향식'으로 '단순한 규칙'을 배포한 결과로서 패턴이 나타날 수 있다."라고 설명하며 CAS는 '자기조직화' 시스템이라고 말한다. "의료 서비스에서 '단순한 규칙'은 환자의 웰빙과 전문가의 기능을 최적화하기 위한 노력을 포함한다. CAS 시스템의 요소가 변경되면 시스템은 적응하거나 반응한다. 복합 적응 시스템의 행동은 시스템의 요소인 내부(예: 전문가 및 관리자) 및 외부 에이전트(예: 환자, 가족, 사회)가 여러 가지 교란, 변화, 상호 의존성을 가지고 있기 때문에 본질적으로 예측할 수 없고 비선형적일 수 있다."[14]. 스티븐스는 자신의 팀이 겪은 경험을 이렇게 설명했다. "COVID-19은 미국의 의료 서비스가 희귀하고 비결정적인 사건으로 가득 찬 복잡한 적응 시스템이라는 사실을 고통스럽게 일깨워주었다"([15]).

이러한 접근 방식을 통해 의료 시스템, 데이터 스트림, 도구가 모든 의료 생태계 참여자에게 시의적절한 건강 정보를 제공할 수 있다. 이러한 접근 방식은 개인, 의료 종사자, 의료 시스템, 지역 사회, 주, 국가를 관리하는 사람 모두를 포괄해야 한다. 요컨대, 이러한 기술은 병 치료에서 가정이나 직장에서의 자기 건강 및 자기 관리로 이동하는 상시 치료 지원의 새로운 시대를 열어가고 있다.

31.2 의료 정보학

전통적인 의료 시스템은 병에 걸리면 환자가 되어 치료를 받는다는 질병 치료 모델을 기반으로 한다. 심도 있는 디지털화를 통해 의료 생태계가 진화함에 따라 이 모델은 사람 중심의 웰니스/예방 모델로 전환되고 있다[16]. 데이터의 복잡성과 양이 증가하고 새로운 의료 수요에서의 접근성이 부족해지면서 의료 종사자와 개인에게 관련성 있고 유용한 정보를 제공하는 EHR의 능력이 악화되고 있다. 가정으로의 이동은 병원에서 '멀리 떨어진' 이러한 장소에서의 EHR 사용을 더욱 복잡하게 만들 것이다. CMS의 최근 발표[17]에 따르면 '재택 의료'는 가정에서 임상의가 주도하는 전통적인 진료 방식을 사용하더라도 환자를 치료하는 중요한 새로운 방식이라고 한다. 2021년 1월 캘리포니아 의료재단[18]의 '재택 의료의 시대 도래' 보고서에서는 문헌 검토를 통해 재택 의료를 위한 네 가지 모델을 개발했다. 의료 정보학 커뮤니티에서 특히 관심을 보인 이 보고서의 저자들은 대부분의 재택 모델에 다학제적 팀의 의료진이 배치되어 있다고 설명했다. 여기에는 의사, (임상전담간호사(PA), 전문간호사, 진료 코디네이터, 간호사, 사회복지사, 숙련된 치료사, 지역 보건 종사자, 보조원, 행동 건강 치료사 등이 포함되었다. 이 중 한 모델만이 원격 환자 모니터링과 원격의료를 모델의 필수 요소로 포함했고, 나머지 세 모델은 전화 통화에 의존했다. CMS 노력 외에도 가정에서 IoT 장치와 센서[19]를 사용하여 거주자의 건강과 활동을 모니터링하는 여러 노력이 있다[20]. 따라서 우리는 의료 환경이 전통적인 환경에서 벗어나고, 다학제적 의료 종사자들이 사람들을 지원하고, 이러한 새로운 관행을 지원하는 기술 기반이 진화하는 '뉴노멀'을 건설적으로 다루는 일을 의료 정보학 커뮤니티에 기대한다. 여러 전문가로 구성된 팀으로 이동함에 따라 팀이 효과적이고 효율적으로 운영될 수 있도록 전문가 간 실무 및 교육(IPE)에 대한 수요가 증가했다[21]. 문제는 의료 정보 시스템이 어떻게 개인(일명 환자)과 모든 팀원에게 적시에 정보를 제공할 수 있는가 하는 것이다. **의료 지능**은 의료 정보학 기술 인프라의 '핵심'이 되어야 하는 접근 방식이자 도구 모음으로, 아래에서 다룬다.

31.3 의료 지능

COVID-19 팬데믹은 지역 사회, 국가, 글로벌 차원에서 더 나은 도구와 더 나은 협업이 필요하다는 것을 보여주었다. 기존의 의료 서비스 시스템은 원격의료 서비스의 급속한 확장에도 불구하고 엄청난 수의 환자들로 인해 과부하가 걸렸고 상당한 매출 손실을 입었다. 이러한 환경에서 살아남기 위해서는 여러 데이터 원천을 유연하게 개발 및 통합하고 관련 분석을 적용하여 의사결정권자와 개인이 필요로 하는 정보를 생성해야 한다. 둘 다 해결해야 하는 중요한 문제를 이해하는 데 정확하고 시기적절한 인사이트를 제공하려면 **의료 지능**이 필요하다. 또한 이러한 **의료 지능** 시스템은 해당 인구집단에 대한 반응이 효과적인지 확인하기 위해 반응들을 모니터링해야 한다.

의료 지능은 다양한 데이터 스트림을 수집하고 분석하여 의사결정권자가 특정 문제에 대한 보다 효과적이고 효율적인 계획과 대응을 수립하는 데 사용할 수 있는 관련성 있고 시기적절한 제품을 구축하는 일반적인 접근 방식이다. 그 결과 의사결정권자가 상황에 대응하고 모니터링할 수 있는 데이터 기반 의사결정 접근 방식이 탄생한다. 또한 개인이 자신의 건강과 웰빙에 대해 정보에 입각한 데이터 기반 의사결정을 내릴 수 있도록 정보를 제공해야 한다. **의료 지능**은 비교적 새로운 용어이지만, 군대는 '지능'을 사용하여 적이 무엇을 어떻게 할 수 있는지 파악한 다음 가장 효과적이고 효율적인 대응을 위해 관련 정보를 제공해 왔다. **의료 지능**에 대한 '공식적인' 정의는 없지만, 대부분의 설명에는 의사결정자가 특정 질문이나 문제에 대해 데이터 기반 의사결정을 내릴 수 있도록 지원하는 여러 관련 데이터 원천/스트림, 여러 분석 도구, 지식 기반 결과 종합이 포함된다.

CDC는 **의료 지능**을 '효과적인 대응을 위한 조기 발견이라는 구체적인 목표를 가지고 데이터에서 지식 합성을 거쳐 행동으로 옮기는 과정'으로 정의한다[22]. 기존의 공중보건 감시 방법은 발생한 사건에 대한 사후 관찰에 의존해 왔기 때문에, 대부분의 감시 기법에서는 사람들이 병에 걸리기 전에 이를 파악해야 했다. 팬데믹이나 자연재해가 발생했을 때 신속하게 대응하고 '플러그 앤 플레이' 모드로 작동하려면 기존 감시 데이터를 검색어, 소셜 미디어, 비식별화된 사람의 움직임, 소셜 인텔리전스, 크라우드소싱에서 얻은 다차원 데이터와 병합해야 한다. 소셜 미디어 모니터링, 인공지능, 딥 러닝(AI/DL)은 여러 데이터 스트림과 적절한 분석을 결합하면 잠재적 또는 초기 질병 발생을 식별하는 데 도움이 될 수 있는 혁신적이고 변혁적인 도구이다[23].

다음 예는 **의료 지능**이 카운티 공중보건 부서에 COVID-19 사례 증가에 대한 조기 경고를 제공하는 방법을 보여준다.

1. **이동성 데이터 분석**: 익명화된 휴대폰 데이터를 분석하여 사회적 거리두기 준수에 대한 카운티 수준의 평가를 제공했다[24]. 사회적 거리두기가 감소한 카운티는 자가격리 준수율이 감소한 것으로 추정되었다. 2020년 11월에 비해 2020년 12월에 예방격리 준수율이 감소한 카운티가 더 많았는데, 이는 해당 카운티의 인구가 더 많이 이동하고 사회적 거리두기를 준수하지 않았음을 의미한다. 최근 논문에 따르면 사회적 거리두기 미준수와 사회적 거리두기 감소 후 약 1주일 후의 COVID-19 확진자 증가율 사이에 강한 상관관계가 있는 것으로 나타났다[25]. 이러한 정보는 공중보건부가 해당 카운티의 사회적 거리두기가 악화될 때, 즉 사람들이 더 많이 이동하고 집에 머물지 않을 때를 파악하는 데 필수적이다. 이러한 카운티는 확진자 증가를 예상할 수 있으므로 접촉자 추적, 입원 증가, 자원 수요 증가, 그에 따른 사망자 증가에 대비할 수 있다.
2. **소셜 미디어 모니터링**: 소셜 미디어 모니터링은 소셜 미디어 청취 또는 소셜 미디어 측정이라고도 하며, 유용한 인사이트를 제공하고 특정 주제에 대한 사람들의 태도를 이해하는 데 도움이 될 수 있는 주제와 언급을 식별하는 데 도움이 되는 강력한 도구이다. 소셜 미디어 정서에 대한 보다 심층적인 분석과 사람들이 가장 많이 언급한 주제에 대한 인사이트를 제공할 수 있다. 이 데이터는 2020년 12월부터 2021년 1월까지 텍사스 주에서 수집되었다[26]. 정부 대응 주제 카테고리에서 가장 많이 언급된 주제는 백신 개발이었다. 정부 대응 주제에 대한 긍정적 또는 부정적 감정을 평가한 결과, 백신 개발에 대한 긍정적인 의견이 89%로 가장 많았고, 학교 폐쇄가 가장 부정적인 의견(80%)을 차지한 것으로 나타났다. 이러한 데이터는 의사결정권자가 소셜 미디어에서 어떤 주제가 유행하고 있는지, 시민들의 인식은 긍정적인지 부정적인지를 이해하는

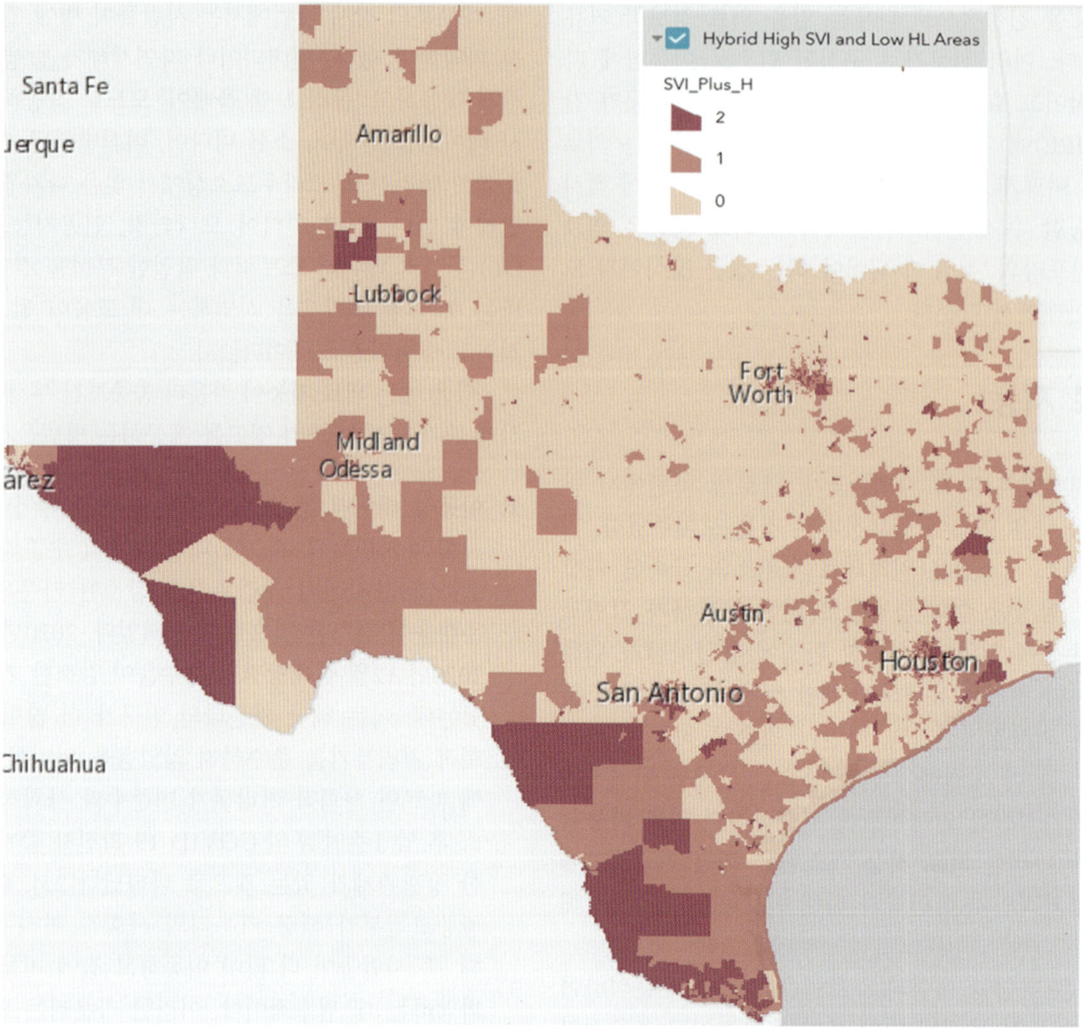

그림 31.1 텍사스 주. 진한 빨간색-SVI >0.8와 H.L. 0-234가 모두 충족됨, 분홍색-SVI 또는 H.L. 기준 중 하나가 충족됨. 황갈색—두 기준 모두 충족되지 않음.

데 매우 중요하다.

3. 알링턴에 위치한 텍사스 대학교의 다학제 의료 정보학 센터는 업계와 협력하여 보건 인텔리전스 아틀라스(HIntel-Atlas)를 개발했다. 이는 기존의 감시 데이터와 다차원 데이터를 병합하여 공중보건 의사결정권자에게 정보를 제공하고 백신 준비 및 배포를 위한 노력을 지원하는 **의료 지능** 핵심 도구이다. HIntel-Atlas의 구현 방법과 관련 사용 사례에 대한 자세한 내용은 다른 곳에서 확인할 수 있다[27]. HIntel-Atlas는 처음에 대규모 카운티를 위해 설계되었다. 텍사스 내 다른 지역과 미국의 다른 지역으로 확장되었으며, 모든 데이터 원천은 공개적으로 이용 가능한 사이트에서 사용되었고 포함되었다: CDC 사회적 취약성 지수(SVI), 의료 취약 지역 및 인구, 빈곤 수준, 건강 이해도 데이터, 교통 데이터, COVID-19 사례 수 등이 포함된다. 높은 SVI(취약성 지수 >0.8)와 낮은 건강 문해력(건강 문해력 수준, 0-235, 전국 사분위수)을 결합한 스마트 하이브리드 계층이 포함된 대시보드를 생성하여 텍사스 주 전체로 HIntel-Atlas를 빠르게 확장했다. 이러한 스마트 하이브리드 레이어는 주 전체(그림 31.1)와 텍사스 남동부의 대규모 인구 지역(그림 31.2)에 대해 생성되었다. 사용자는 HIntel-Atlas를 통해 관심 있는 카운티, 우편번호 및 인구조사 구역 수준에 대해 동일한 레이어를 확대하여 표시할 수 있으므로 의사결정권자가 동일한 맵 내에서 큰 그림과 지역 상황을 볼 수 있다. 진한 빨간색 영역은 SVI와 건강 문해력이 동시에 발생하여 위험도가 가장 높은 지역을 나타낸다. 연한 빨간색 음영 영역은 한 가지 기준만 충

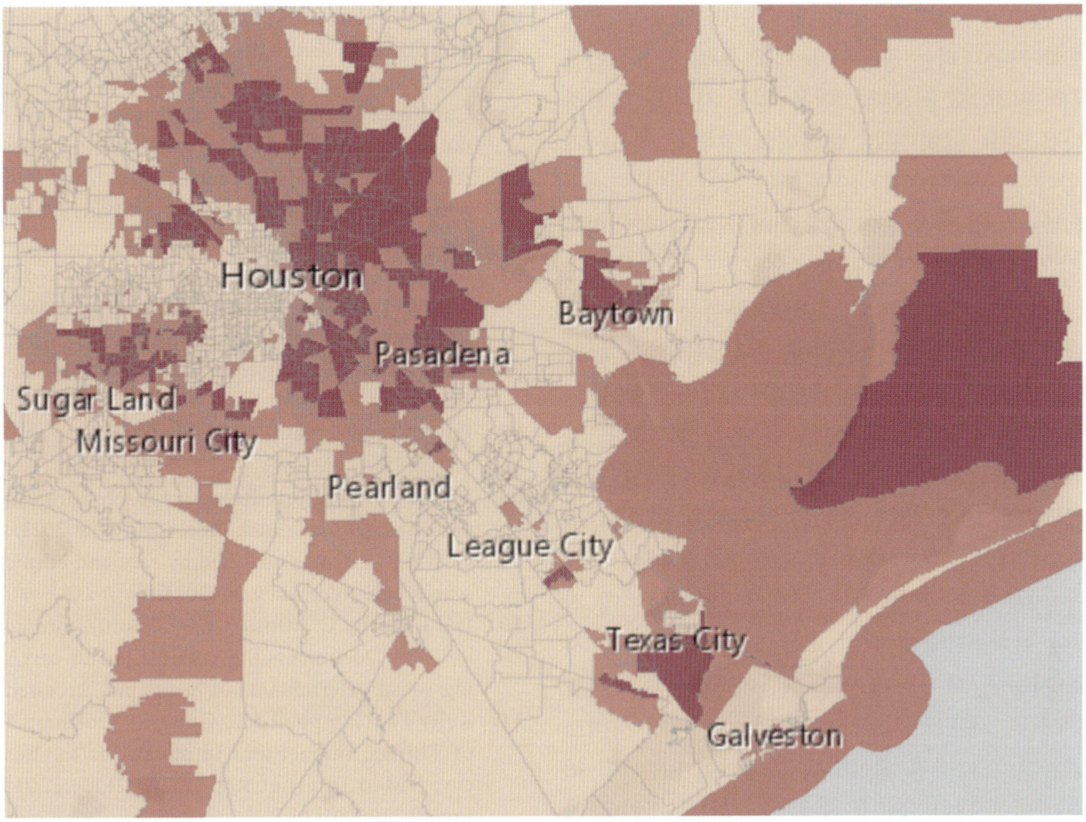

그림 31.2 텍사스 동남부. 진한 빨간색–SVI >0.8와 H.L. 0-234가 모두 충족됨, 분홍색–SVI 또는 H.L. 기준 중 하나가 충족됨. 황갈색—두 기준 모두 충족되지 않음.

족한 지역, 황갈색 영역은 취약성이 없는 지역을 나타낸다. 이러한 유형의 시각화는 정보를 깔끔하게 정리하고 의사결정권자가 관심 있는 영역에 집중할 수 있도록 도와준다.

이러한 사례들은 COVID-19 팬데믹을 위해 구축되었다. HIntel-Atlas는 이번 사태에 적합한 데이터 원천을 통해 다른 질병 발생, 전염병 또는 팬데믹에 대해서도 유사한 **의료 지능**을 제공할 수 있다.

31.4 결론 및 향후 과제

COVID-19 팬데믹은 기존 감시 데이터와 검색 쿼리의 다차원 데이터를 병합하는 하이브리드 감시 시스템의 필요성을 보여주었다. 이 시스템은 의사결정권자가 지역, 주, 국가 차원에서 COVID-19 활동을 계획하고 모니터링하는 데 필요한 정보를 융합한 스마트 하이브리드 **의료 지능** 계층을 사용했다. 카운티, 학교, 주에서는 '핫스팟' 위치를 보고하거나 식별하기 위해 여러 대시보드를 만들었다. 이러한 임시 대시보드는 어떠한 일이 일어났는지를 표시했다. 커뮤니티는 의사결정권자에게 시기적절하고 전체적인 인사이트를 제공하는 스트리밍 데이터 원본에서 파생된 실시간 인사이트로 전환해야 했다. **의료 지능** 접근 방식이 자리를 잡으면서 각 사용자의 필요에 따라 자동화된 인사이트를 생성하는 것을 상상할 수 있다. 이러한 인사이트에는 대응 및 복구를 위한 적절한 데이터 기반 권장 사항 목록과 함께 예상 결과를 예측하는 모델이 포함된다. 그런 다음 HIntel-Atlas는 예상 결과와 비교하여 현재 상황을 모니터링하여 대응이 예상대로 수행되지 않을 경우 사용자에게 경고할 수 있다. 사용자는 상시 접속할 수 있는 액세스 포인트를 확보하고 보다 시기적절하고 실행 가능한 인사이트를 얻을 수 있다.

이 장에서 설명하는 접근 방식은 복잡한 적응형 시스템 모델을 사용하여 의료 시스템의 진화를 촉진할 것을 제안한다. 의료 정보학 커뮤니티는 CDC의 사회적 취약성 지수 같은 공개적으로 이용 가능한 관련 데이터 원천과 도구 및 분석의 표준화를 촉진해야 한다. 커뮤니티 전체가 **의료 지능**에 대한 노력을 위한 공통의 출발점을 갖게 될 것이다. 공중보건 기관과 의료 정보학 커뮤니티는 공동의 노력을 통해 컨소시엄을 구성하여 데이터 원천, 도구, 분석, 대응 권장 사항을 협업하고 공유하여 다음 주요 발병 또는 팬데믹의 영향을 완화하거나 중단할 수 있다. 또한, COVID-19 팬데믹 기간 동안 드러난 끔찍한 사회적 불평등을 해결하기 위해 전체 커뮤니티가 힘을 합칠 때 이와 같은 접근 방식이 성공할 수 있다고 믿는다.

앞으로 보건정보학 커뮤니티와 그 하위 분야는 복잡계 적응 시스템 모델을 사용하여 지원 및 적응 리더십을 통해 '뉴노멀' 보건 생태계를 아래로부터 위로 형성하는 데 도움을 주는 것이 필수적이다[14]. 스티븐스와 동료들은 복잡성 과학을 사용하여 팬데믹을 비결정론적 사건으로 이해하고 어떠한 도구를 이용하여 COVID-19에 대한 대응을 지원해야 하는지 이해하려 했다[15]. 마지막으로, 커뮤니티는 표준화된 데이터 원천과 상호 운용 가능한 도구 및 대응 조치를 개발하는 데 적극적으로 나서야 한다. 이렇게 하면 모든 의사결정권자가 시의적절한 **의료 지능** 인사이트에 액세스하여 대응을 지원할 수 있다. 마찬가지로, 새로운 치료 모델에서 개인에게 서비스를 제공하는 기관은 스트리밍 데이터를 포함하여 EHR 및 비 EHR 소스의 데이터에 대한 표준을 수립해야 한다. 개인은 건강 또는 웰니스 관련 결정을 내리는 동안 관련 건강 정보에 액세스할 수 있을 것이다.

복습 문제

01. 의료 지능이란 무엇인가?

부록: 복습 문제 정답 및 해설

문제 1: 정답

의료 지능은 네트워크로 연결된 여러 전문가로 구성된 의료 생태계의 중요한 구성 요소이다. 이 솔루션의 목표는 중요한 상황과 문제에 대한 총체적인 인사이트를 제공하고, 의사결정자가 계획하고 대응할 때 도움이 되는 인사이트를 적시에 제공할 뿐만 아니라 결정과 행동의 영향에 대한 피드백을 적시에 제공함으로써 데이터 기반 의사결정을 지원하는 것이다. [서론 중에서]

참고문헌

01. Silva JS, Ball MJ. Engineering the next generation of health systems. In: Weaver C, et al., editors. Healthcare information management systems. 4th ed. New York: Springer-Verlag; 2015. p. 461–76.

02. Provost J, Fawcett T. Data science and its relationship to big data and data-driven decision making. Big Data. 2013;1(1):51–9. https://doi.org/10.1089/big.2013.1508.

03. Curran E, Jamrisko M, et al. Ten ways Covid-19 has changed the world economy forever (yahoo.com). Accessed 30 Dec 2020.

04. AHA report on lost revenues 2020. https://www.aha.org/system/files/media/file/2020/06/aha-covid19-financial-impact-report.pdf. Accessed 2 Mar 2021.

05. Bakalar R. Telemedicine: its past, present & future. In: Healthcare information management systems: cases, strategies, and solutions. New York, NY: Springer; 2016.

06. Fair Health. Monthly telehealth regional tracker | FAIR Health. Accessed 3 Feb 2021.

07. Empowered patients–The Medical Futurist. Accessed 8 Mar 2021.

08. Meditation and mindfulness apps continue their surge amid pandemic | TechCrunch. Accessed 7 Mar 2021.

09. COVID-19 deaths analyzed by race and ethnicity — APM Research Lab. Accessed 5 Jan 2021.

10. Lee J, Korba C. https://www2.deloitte.com/content/dam/Deloitte/us/Documents/life-sciences-health-care/us-lshc-addressing-social-determinants-of-health.pdf. Accessed 2 Feb 2021.

11. Kelly JT, Campbell KL, Gong E, Scuffham P. The Internet of Things: impact and implications for health care delivery. J Med Internet Res. 2020;22(11):e20135. https://doi.org/10.2196/20135.

12. Wearables 2019–Insider intelligence trends, forecasts & statistics (emarketer.com). Accessed 8 Mar 2021.

13. https://techjury.net/blog/big-data-statistics/#gref. Accessed 5 Nov 2020.

14. Martin CM. Complex adaptive systems approaches in health care—A slow but real emergence? J Eval Clin Pract. 2018;24(1):266–8. https://doi.org/10.1111/jep.12878.

15. Stevens P, et al. Healthcare's earthquake: Lessons from complex adaptive systems to develop Covid-19-responsive measures and models | Catalyst non-issue content (nejm.org). Accessed 10 Mar 2021.

16. What we believe in – The Medical Futurist mission statement. The Medical Futurist. Accessed 8 Mar 2021.

17. Where innovation is happening | CMS Innovation Center. Accessed 13 Jan 2021.

18. Ritchie C, et al. Medical Care at Home Comes of Age. Medical Care at Home Comes of Age (chcf.org). Accessed 13 Jan 2021.

19. Nazir N, et al. Internet of things for healthcare using effects of mobile computing: a systematic literature review. Wireless Commun Mobile Comput. 2019;2019:5931315.

20. Healthcare Is Coming Home With Sensors And Algorithms–The Medical Futurist. Accessed 8 Mar 2021.

21. Hubner. IPE chapter in N.I.

22. Public Health Intelligence in Practice (who.int). Accessed 4 Mar 2021.

23. Aiello A, et al. Social media and internet-based disease surveillance for public health. Annu Rev Public Health. 2020;41(1):101–18.

24. Ipsos Biosurveillance Atlas, 20-03-59_bioatlas_v6_0. pdf (ipsos.

com) Accessed 14 Jan 2021.

25. Gao S, Patz J. Association of mobile phone location data indications of travel and stay-at-home mandates with COVID-19 infection rates in the U.S. JAMA Netw Open. 2020;3(9):e2020485. https://doi.org/10.1001/jamanetworkopen.2020.20485.

26. Ipsos Biosurveillance Atlas. Ipsos Biosurveillance Atlas: COVID-19 Monitoring | Ipsos. Accessed 19 Oct 2021.

27. Wilson G, et al. Health intelligence atlas: a Core tool for public health intelligence. Appl Clin Inform. 2021;12:944–53.

CHAPTER 32

미래를 위한 건강 IT—기술(만)이 전부는 아니다

Health IT for the Future – It Isn't (Just) About the Technology

지은이 Stephanie L. Reel and Steven F. Mandell
옮긴이 최종수

요약

ABSTRACT

Healthcare Information Management Systems의 제5판을 마무리하며, 이 중요한 시기에 Johns Hopkins Health Institutions에서 건강 IT의 확장을 이끈 두 명의 동료에게 건강 IT의 미래 방향에 대한 생각을 제시해달라고 부탁했다. 이들의 고찰은 비슷한 기관에서 동료들과 나눈 비공식적 토론의 결과로, 기술의 힘과 범위가 늘어남에 따라 미래에는 기술을 가장 잘 활용하는 방법에 대한 기본적인 고려사항과 질문들로 돌아가야 한다는 것을 보여준다.

키워드

KEYWORDS

- 건강정보기술
- 미국 의료
- 발전

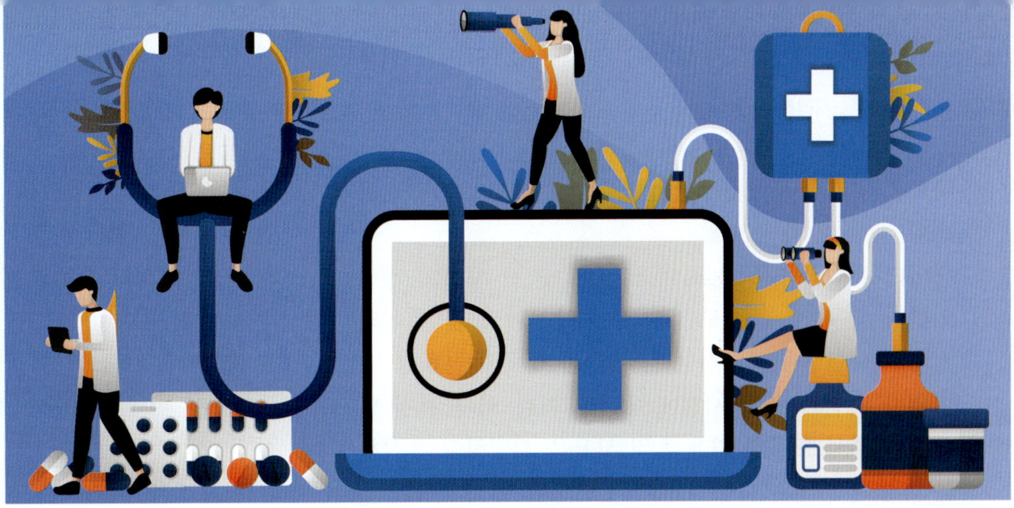

32.1 소개

1991년부터, 이 책은 다섯 판에 걸쳐 미국의 의료 절차를 개선하는 데 어떻게 정보기술(IT)이 사용될 수 있는지를 설명해 왔다. 그동안 IT의 존재감과 역할은 의료뿐만 아니라 일상 생활 속에서 기하급수적으로 증가했다. 지난 10년 동안 네트워크로 연결된 인증 전자 건강 기록 기술(Certified electronic health record technologies, CEHRT)이 널리 채택되었으며 환자 치료, 인구 건강, 임상 및 비즈니스 분석, 의료비 청구 및 연구와 같은 모든 의료 분야와 연계되었다. 의료 정보 기술(HIT), 전자건강기록(EHR) 및 개인 건강 정보의 "새로운" 보편화로 인해 이전에 실현 불가능했거나 탐구되지조차 않았던 규모로 의료 프로세스를 개선하고 확대하는 새로운 기회들이 만들어지고 있다. 이에 따라 의료 및 헬스 IT가 여기서 어디로 나아갈지에 대한 자연스러운 질문들이 떠오른다.

미국 의료에 대한 몇 가지 기본적 추정/주장은 아래와 같다:

1. 어떤 의료 정보 기술이든 그 목적은 다음과 같아야 한다:

   - 의학의 임무와 의료 과학, 발견 및 연구의 문화를 지원하기
   - 환자 및 기타 이해 관계자들의 개인 정보 보호, 안전 및 이익을 보장하기
   - 의료 데이터 및 거래의 최고 품질 보장하기 – 정확성, 최신성, 완전성, 관련성
   - 환자 및 기타 이해 관계자들이 CEHRT 의무 환자 포털을 통해 정보를 적절히 적시에 효율적으로 접근할 수 있도록 보장하기
   - 다양한 분야 간 이해 관계자들 간의 효율적이고 효과적이며 공정한 협력에 힘을 실어주기
   - 데이터 공유, 사용 및 혁신을 위해 유연성 및 사용 편의성을 제공하기
   - 최적의 의사 결정과 대응을 위해 이해 관계자들에게 적시에 적절한 데이터와 인식 제공하기
   - 시스템을 다른 의료 기술과 통합하여 상호 운용 가능하도록 만들기

2. 의료 이해 관계자들은 점차 다양해질 것이다:

   - 환자들은 다음과 같은 건강 정보와 기술에 대해 다차원적인 차이와 요구사항을 가질 것이다: 언어/문해력, 건강 정보 이해 능력, 의학적 지식, 치료/건강 정보 접근과 기술적 능력 및 의존도.
   - 마찬가지로 의료 종사자들도 건강과 분야 전문 지식 및 기술 친숙도에 관해 언어/문해력, 건강 정보 이해 능력 및 건강에 대한 문화적 역량의 차이가 있어서, 업무에 필요한 다양한 유형과 수준의 교육 및 지원이 필요할 것이다.
   - 의료 데이터와 그에 대한 접근 및 사용이 점차 복잡해짐에 따라, 다른 이해관계자들 (동종 의료 종사자, 의료 기술자, 행정 및 비즈니스 직원 등)은 환자별 데이터의 적절한 (안전한, 기술적인, 행정적인, 윤리적인 및 합법적인) 접근 및 처리를 위한 사용자별 교육이 필요할 것이다.
   - 공통된 건강 정보 요구 사항을 가진 집단, 공동체 및 문화는 여러가지 목적으로 다양한 구성원들 간의 의사 소통과 협업을 강화하는 도구에 접근이 필요할 것이다.

3. 현재 새로운 문제들이 나타나고 있으며, 다음과 같은 필요성들이 생길 것이다:

   - 신속하고 효율적이며 혁신적인 해결책을 위해 협력을 촉진할 유연하고 적응성 있으며 수정 가능한 정보 기술과 데이터 모델 및 구조를 설계할 필요성
   - 소비자들의 변화하는 특성과 요구사항에 빠르게 적응할 수 있는 선택 절차의 필요성

- 빠르고 엄격하며 오류를 용납하지 않는 시행 절차의 필요성
- 데이터 통합을 지원하고 미국 전역 및 전 세계의 정밀의학과 인구 및 공중보건을 지지하는 협력 및 데이터 기반 의사결정을 조성하는 기술 기반 재단의 필요성
- 필요한 시점과 조치 시점에 데이터 기반 의사 결정 및 데이터 분석 도구의 가용성 및 사용을 지원하고 촉진하는 공통된 관례와 사용자 문화의 필요성
- 구독 서비스, 소프트웨어/플랫폼 서비스(SaaS/PaaS) 솔루션 및 기타 분산 판매 시스템을 지원하는 공통된 기술과 비즈니스 인프라, 오너십 모델 및 펀딩 접근 방식의 필요성

여기서, 우리는 문제와 질문들을 제기한다:

1. 어떻게 디지털 격차를 줄일 수 있는가?

광대역 인터넷 접근성은 빠르게 인간의 기본적인 필요성이 되고 있다. 그러나 이것은 골고루 분포된 적이 없으며, 2020/2021년 대유행에 의해 확실히 두드러졌다[1]. 124,000 개의 폐쇄된 학교에서 5,500만 명 이상의 미국 학생들이 인터넷을 통해서만 교육에 접근할 수 있었으나[2], 그중 1,200만 명은 집에서 인터넷으로 교육을 받지 못했을 것으로 추정된다. 게다가, 광대역 인터넷 접근성은 건강의 지표로도 언급되었다[3]. 따라서, 보다 공평한 광대역 인터넷 접근성이 필수적이다[4].

주(state) 수준에서: 의료 제공자와 기관들 및 기타 단체들이 법률적 차원에서 광대역 인터넷 접근을 위한 활동에 어떻게 참여 및 장려해야 할까? 디지털 격차를 줄이고 교육적, 경제적 및 건강 차원에서 지역 사회에 전반적인 이익을 제공하기 위해 공공 및 민간 이해 관계자들을 제휴시키는 것이 가능한가? 저가의 광대역 인터넷 접근을 널리 퍼뜨림으로써 가능한 온라인 교육과 고용 및 원격진료를 통한 보다 나은 임상적 및 사회적 건강을 통해 문해력과 학업 성취를 촉진할 수 있다.

연방(federal) 수준 및 그 이상에서: 의료 제공자 및 병원, 보험업자 및 기술 리더들이 디지털 격차를 줄이기 위해 어떻게 연방 가이드라인과 표준 및 재정적 지원을 위해 협업하여 로비할 수 있을까? 정치적 환경이 양당의 지원을 기대하기에는 너무 적대적인가?

2. 의료 정보 기술의 비용은 어떻게 지불되어야 할까? 또는 어떻게 지불될까?

의료 정보는 현재와 미래 의료의 화폐이다. 정보 기술은 시스템과 네트워크의 효율성을 향상시킴으로써 시간과 거래 비용을 절감시킨다—특히 소규모 의료 제공자 단체와 권리 박탈된 환자들에게 있어서, 정보 기술은 그 정보가 활용될 기반이다.

정부가 소외된 이해 관계자들을 지원하기 위해 새로운 네트워크 기술 서비스의 비용을 부담해야 하는가? 아니면 이 비용은 이해 관계자들의 공동체가 부담해야 하는가? 의학적 연구와 발견의 미래가 기술 서비스 및 인프라(데이터 관리, 데이터 정리, 상호운용성 및 고급 분석)에 대한 투자에 의존하고 있고 앞으로도 의존할 것임을 감안할 때, 대학 및 학술 의료 센터들은 이러한 발견을 정의하고 민주화하는 데 어떤 역할을 해야 하는가? 정부는 모든 이들에게 동등한 접근성을 보장해 주어야 하는가? 연방 통신 위원회가 향상된 5G 서비스를 지원하기 위해 중대역 셀룰러 주파수 대를 수십억 달러에 경매할 때[5], 더 적은 비용으로 더 많은 사람에게 접근성을 보장하기 위해 일부는 확보되어야 하는가? (보건 데이터에 한정되지 않는) 정보에 대한 접근은 인간의 빼앗을 수 없는 권리인가[6]?

3. 혁신은 어떻게 관리될 것인가?

의료 애플리케이션 시장이 계속해서 확대됨에 따라, 새로운 (임상 및 IT) 지식과 역량을 적시에, 광범위하며, 유용하고, 안전한 방식으로 통합하고 보급할 수 있는 "메가시스템"의 역량은 어떻게 관리될 것인가[7]? 통합이 혁신을 억제하는가, 아니면 혁신을 필요로 하는가[8]? 의학과 정보 기술[9](인공지능[10], 로봇 공학/사물인터넷[11], 나노 기술[12], 양자 컴퓨팅 포함)이 진화함에 따라, 의료와 학계 및 산업 이해 관계자들이 주도하는 연구, 개발 및 혁신 (그리고 그에 따라 생성되는 지적 재산)은 공중보건 및 비즈니스 수준에서 어떻게 관리될 것인가?

4. 의료에 대한 접근이 어떻게 영향을 받고 개선이 될 것인가?

환자 관리 및 인구 건강이라는 핵심 가치를 잃지 않고 최고의 생산성을 위해 기술 주도의 의료 변화가 어떻게 이루어질 것인가[13]? 누가 환자들이 가장 공평한 방식으로 치료를 받을 수 있도록 다양한 수준에서 환자 권리를 지지할 것인가? 이러한 질문들은 다양한 분야(정책/경제학[14], 윤리학[15], 비즈니스[16] 등)를 아우르며, 이 분야들 모두 대표되어야 한다.

5. 의료 인프라 및 자산은 어떻게 보호될 것인가?

사이버보안은 의료를 포함한 모든 분야에서 급속하게

성장하고 진화하고 있는 문제이다[17]. 연방 및 민간 의료와 정보 보증에 대한 운영 정보 표준은 새로운 위협을 맞서고 뛰어넘기 위해 어떻게 진화해야 하는가[18]? 이러한 질문들은 복잡하며, 고정적인 표준 및 운영 절차를 넘어서고, 모든 이해 관계자들과 관련이 있다. 개인 정보와 보안, 유출에 대해 대중(시민으로서 그리고 환자로서)의 “새롭고” “현실적인” 기대는 무엇이 될 것인가? (피할 수 없는) 데이터 유출 및 손실로부터 복구하기 위해 어떤 대안(재정, 절차, 정책, 보험 등)[19, 20]이 필요한가?

6. 인센티브가 조율될 (그리고 유지될) 수 있는가?

열린 의료 시장에서 기술에 대한 투자를 완전히 재정적으로 조율하는 것은 불가능하지는 않을지라도 어렵다. 의료 기관과 제공자(와 제공자 단체), 환자들 간에 비용, 위험, 손해 및 자원을 공유하는 것이 가능한가? 가치 기반 지불 정책[21], 즉 성과에 대한 지불이 건강 보험 및 의료 관례의 인센티브를 어떻게 변화시키고 있는가? 이러한 새로운 모델은 어떻게 주(state), 연방 및 지역 수준에서 의료, 건강 데이터 인프라 및 정책을 (계속해서) 재구성하여[22] 원격의료와 같은 강력한 의료 기술의 사용과 보급을 촉진하게 될까?[23] 2020년 대유행의 요구는 무엇을 할 수 있는지 보여주는 사례로 작용했다[24, 25].

7. 임상 연구/시험은 어떻게 동화 및 촉진될 것인가?

2020년 대유행 동안 “파우치 효과(Fauci Effect: 전 미국 대통령 수석 의료자문관 Anthony Fauci 박사가 COVID-19 팬데믹 동안 보여준 성과의 영향으로 의대 지원자 수가 증가한 현상)”[26]로 인해 의대 지원자 수가 증가하였다. 소비자들은 과학, 연구 및 발견에 대해 큰 관심을 갖게 되었다. 이러한 과학 및 의학에 대한 관심의 증가로 인해 연구자들과 인간 피실험자들이 더 많은 활동을 보이게 될까? 이러한 상황이 다른 인구군들 사이에서 어떻게 다를까[27, 28]? 미국에서는, 임상시험 정보를 대중에게 공개하기 위한 정보 및 법률적 인프라가 연방 수준에서 수많은 조사자 주도의 임상 실험 집단들에 의해 수립되었다[29]. 민간 산업과 연방/공공/학술기관의 협력은 특히 치료법 및 상품의 연구와 개발, 마케팅에 있어서 어떻게 발전해 나갈 것인가? 새로운 치료법 및 임상시험에 대한 접근이 환자들에게 공평해질 것인가? 건강 정보의 이용 가능성은 2020년 대유행 동안에 보여졌듯이 대중에게 권고된 치료법에 대한 빠르게 진화하는 데이터 정보의 투명성 및/또는 공정한 표현을 증가 혹은 감소시킬 것인가[30]?

8. 치료와 자원을 할당하는 데 있어 윤리적 원칙은 무엇인가?

2020년 대유행 동안에, 많은 자원(장비, 약, 백신, 의료 인원)은 수요가 변동을 거듭함에 따라 (리더십은 지역부터 국제까지 다양한 수준에서 어려운 결정을 만들어야 했다) 배급 제도를 필요로 했다. 공정한 것은 무엇인가? 기술, 시스템, 정보 및 정책이 의료 배급의 공정성을 보장하기 위해 어떻게 효율적으로 사용될 수 있는가[31-35]?

9. 어떻게 번아웃을 완화시키고 인력의 회복탄력성을 유지할 수 있는가?

변화로 인한 피로와 의료진의 번아웃은 2020년 대유행 기간에 발생한 것처럼 특히 장기간의 전 세계적 긴장 상황에서 (사직 등의 이유로) 직원 수 감소를 통해 의료 인력을 크게 감소시킬 수 있다[36]. 이 현상은 다른 높은 스트레스/높은 환자 사망률의 상황[37]과 일반적인 의료 상황[38, 39]에서도 관찰되었다. 기술이 과부화된 의료진과 보건 관련 전문직들의 스트레스 및 치료 부담을 완화하기 위해 도움을 제공할 수 있는가? 문제를 적절히 발견하고 해결하기 위해서 어떤 다른 접근 방식이 필요할까[40]? 번아웃과 탄력성 관리와 관련해 다른 고 스트레스 업계[41]로부터 배울 점은 무엇인가? 전 세계에 수천 명의 직원을 두고 있는 상업적 의료 회사들은 자사 직원들을 안전하게 교육하고 번아웃 및 임상 오류를 방지하기 위해 어떤 노력을 해야 하는가?

10. 의료 기술의 성공을 어떻게 정의할 것인가?

의료 기술에 있어서 품질의 관점들은 무엇인가[42]? 몇 가지 떠오르는 속성들로는 투명성, 불가시성, 성능, (기밀성과 청렴성, 데이터 이용 가능성, 기능성) 보장, 업무를 지원하는 유용성 및 비용, 파트너십 및 공동 혁신의 문화, 발견, 그리고 이해 관계자들을 위한 상호 존중이 있다[43]. 하지만 속성들은 기술을 넘어선다. 이러한 관점들이 어떻게 시스템과 CIO[46]와 CMIO[47] 및 CNIO[48] 들이 평가될 수 있는 유용한 지표로서 의료의 질 (안전[44], 효과, 환자 중심성, 적시성, 효율 및 공평성)[45]과 관련이 있는가?

앞날을 예상하고, 과거를 되돌아보며 (개인적 관점):

우리 산업에서 지금은 놀라운 시기이다. 헬스 IT 전문가들이 “지시받는 사람(order-taker)”이었던 매우 초창기를 돌이켜 보면 말이다. 우리는 컴퓨터를 사용하여 데이터를 처리하고, 요금을 징수하고, 비용을 이해하며, 우리 사용자들의 가장 기본적인 요구 사항을 충족시키는 방법을 배우고 있었다. 우리는 의미 있는 대화를 위해 “테이블”에 초대될 방법을 찾고 소속감을 촉진시키는 것을 희망하고 있었다! 우리는 초대받고, 포함되고, 참여하며, 존중받기를 갈망했다. 그렇게 단순한 시기였다…

그러나 상황이 변했다. 기술의 밝은 전망과 "데이터의 민주화"는 우리에게 힘을 실어 주고, 깨우침을 주며, 활력을 불어넣었다. 그리고 기대 또한 진화하였다. 우리 "사용자"들은 우리의 협력자가 되었다. 우리의 공급업체들은 우리의 파트너가 되었다. 우리의 솔루션은 구석구석 스며들었고, 어디에나 있으며, 내장되어 있다. 안전의 과학은 우리가 다르게 생각하도록 만들었고, 서비스에 대한 헌신은 우리가 다르게 일하도록 만들었다. 우리는 더 이상 "지시받는 사람(order taker)"이 아닌, 혁신가들이 되었다. 우리는 아픈 아이나, 겁먹은 아버지, 벅찬 기초 과학자, 혹은 지치고 걱정하는 임상의사의 관점에서 세상을 바라보며 우리의 영향력을 확대하였다. 우리는 대차 대조표 뿐만 아니라 만성질환의 부담을 고려하는 것을 배웠으며, 재무 보고서뿐만 아니라 가족에도 집중하는 법을 배웠다. 우리는 치료 팀의 귀중하며 눈에 띄는 구성원으로 성장했다. 우리는 데이터 과학자, 솔루션 아키텍트, 그리고 신뢰받는 협력자로 성장했다. 이러한 변화들이 목적을 제공해주었다.

그러나 아직 할 일이 많이 남아 있다. 우리는 안전하게 널리 공유된 정보를 사용하여 치료에 대한 정보를 제공하고 치료를 개선하며 더 나은 결과를 제공할 수 있도록 노력해야 한다. 인구 건강부터 정밀 의학까지, 우리는 여러 데이터 스트림의 통합을 계속해서 고집하여 우리가 더욱 현명한 결정을 내릴 수 있도록 하고, 더 의미 있고 시기적절한 개입을 가능하게 해야 한다. 우리는 실질적인 진전을 이루고 있으며, 더 많은 일을 해야 한다. 우리는 정말로 탁상에 앉을 "권리를 얻었다"—모든 테이블에 앉을 권리 말이다. 믿기 힘들 정도로 신나는 자리이다!

참고문헌

01. Lee NT. What the coronavirus reveals about the digital divide between schools and communities. Brookings Institute, Mar 17, 2020. https://www.brookings.edu/ blog/techtank/2020/03/17/ what-the- coronavirus- reveals- about- the- digital- divide- be- tween- schools- and- communities/. Accessed 26 July 2021.

02. Education Week. 2020. Map: coronavirus and school closures. April 6. https://www.edweek.org/ew/ section/multimedia/ map-coronavirus- and- school- closures. html. Accessed 25 June 2021.

03. Benda NC, Veinot TC, Sieck CJ, Ancker JS. Broadband internet access is a social determinant of health! Am J Public Health. 2020;110(8):1123–5. https://doi.org/10.2105/ AJPH.2020.305784.

04. Pew Charitable Trusts. Broadband access initiative. https:// www.pewtrusts.org/en/projects/broadband-access- initiative. Accessed 25 June 2021.

05. US Federal Communications Commission. FCC seeks comment on mid-band spectrum auction, News Release, Mar 17, 2021. https://www.fcc.gov/ document/fcc-seeks- comment- mid-band- spectrum- auction. Accessed 26 July 2021.

06. Organization of American States. The right of access to information, 2009. http://www.oas.org/dil/access_ to_information_ iachr_guidelines.pdf. Accessed 26 July 2021.

07. HL7 FHIR. SMART application launch framework implementation guide release 1.0.0. Boston Children's Hospital and HL7, 2018. http://www.hl7. org/fhir/smart-app- launch/. Accessed 6 July 2021.

08. Koppel R, Lehmann CU. Implications of an emerging EHR monoculture for hospitals and healthcare systems. J Am Med Inform Assoc. 2015;22(2):465–71. https://doi.org/10.1136/amiajnl-2014- 003023; Epub 2014 Oct 23.

09. National Institutes of Health Office of Strategic Coordination. The common fund. July 2021. https:// commonfund.nih.gov/. Accessed 6 July 2021.

10. IBM. What is artificial intelligence in healthcare? IBM, 2021. https://www.ibm.com/topics/artificial-intelligence- healthcare. Accessed 6 July 2021.

11. Pradhan B, Bharti D, Chakravarty S, Ray SS, Voinova VV, Bonartsev AP, Pal K. Internet of things and robotics in transforming current-day healthcare services. J Healthc Eng. 2021;2021:9999504. https://doi. org/10.1155/2021/9999504.

12. Shi J, Kantoff PW, Wooster R, Farokhzad OC. Cancer nanomedicine: progress, challenges and opportunities. Nat Rev Cancer. 2017;17(1):20–37. https://doi. org/10.1038/nrc.2016.108; Epub 2016 Nov 11.

13. Harrison KL, Taylor HA. Organizational values in the provision of access to care for the uninsured. AJOB Empir Bioeth. 2016;7(4):240–50.

14. Venkataramani AS, O'Brien R, Whitehorn GL, Tsai AC. Economic influences on population health in the United States: toward policymaking driven by data and evidence. PLoS Med. 2020;17(9):e1003319. https://doi.org/10.1371/journal.pmed.1003319.

15. DeCamp M, Pomerantz D, Cotts K, Dzeng E, Farber N, Lehmann L, Reynolds PP, Sulmasy LS, Tilburt J. Ethical issues in the design and implementation of population health programs. J Gen Intern Med. 2018;33(3):370–5. https://doi.org/10.1007/ s11606-017- 4234- 4; Epub 2017 Dec 18.

16. Wasfy JH, Ferris TG. The business case for population health management. Prim Care. 2019;46(4):623– 9. https://doi. org/10.1016/j.pop.2019.07.003; Epub 2019 Jul 31.

17. Kruse CS, Frederick B, Jacobson T, Monticone DK. Cybersecurity in healthcare: a systematic review of modern threats and trends. Technol Health Care. 2017;25(1):1–10.

18. Bhuyan SS, Kabir UY, Escareno JM, Ector K, Palakodeti S, Wyant D, Kumar S, Levy M, Kedia S, Dasgupta D, Dobalian A. Transforming healthcare cybersecurity from reactive to proactive: current status and future recommendations. J Med Syst. 2020;44(5):98.

19. Farringer DR. Maybe if we turn it off and then turn it back on again? Exploring health care reform as a means to curb cyber attacks. J Law Med Ethics. 2019;47(4_suppl):91–102.
20. He Y, Aliyu A, Evans M, Luo C. Health care cybersecurity challenges and solutions under the climate of COVID-19: scoping review. J Med Internet Res. 2021;23(4):e21747. https://doi.org/10.2196/21747; Erratum in: J Med Internet Res. 2021 Apr 28;23(4):e29877.
21. Teisberg E, Wallace S, O'Hara S. Defining and implementing value-based health care: a strategic framework. Acad Med. 2020 May;95(5):682–5. https://doi. org/10.1097/ ACM.0000000000003122.
22. HHS.gov. HIPAA and COVID-19. Ongoing website. https:// www.hhs.gov/hipaa/for-professionals/ special-topics/ hipaa-covid19/ index.html. Accessed 6 July 2021.
23. HHS.gov. TELEHEALTH.HHS.GOV – For patients, for providers. July 2021. URL: https://telehealth.hhs. gov/. Accessed 6 July 2021.
24. Coronavirus Aid, Relief, and Economic Security Act or the CARES Act. Public Law 116–136, 116th Congress, 2020.
25. American Rescue Plan Act of 2021. Public Law No: 117-2, 117th Congress, 2021.
26. Marcus J. 'Fauci Effect' drives record number of medical school applications. NPR, Dec 7, 2020. https://www.npr. org/2020/12/07/942170588/fauci-effect- drives- record- number- of- medical- school- applications. Accessed 29 June 2021.
27. Cobb EM, Singer DC, Davis MM. Public interest in medical research participation: differences by volunteer status and study type. Clin Transl Sci. 2014;7(2):145–9. https://doi.org/10.1111/ cts.12142; Epub 2014 Jan 23.
28. Gerido LH, Tang X, Ernst B, Langford A, He Z. Patient engagement in medical research among older adults: analysis of the health information National Trends Survey. J Med Internet Res. 2019;21(10):e15035. https://doi.org/10.2196/15035.
29. US National Library of Medicine. ClinicalTrials.gov. https:// clinicaltrials.gov/. Accessed 6 July 2021.
30. US Food and Drug Administration. Coronavirus (COVID-19) | Drugs, ongoing content, 2021. https:// www.fda.gov/drugs/ emergency-preparedness- drugs/ coronavirus-covid- 19- drugs. Accessed 6 July 2021.
31. Emanuel EJ, Persad G, Kern A, Buchanan A, Fabre C, Halliday D, Heath J, Herzog L, Leland RJ, Lemango ET, Luna F, McCoy MS, Norheim OF, Ottersen T, Schaefer GO, Tan KC, Wellman CH, Wolff J, Richardson HS. An ethical framework for global vaccine allocation. Science. 2020;369(6509):1309–12. https:// doi.org/10.1126/science.abe2803; Epub 2020 Sep 3.
32. Moosa MR, Luyckx VA. The realities of rationing in health care. Nat Rev Nephrol. 2021;17(7):435–6. https://doi.org/10.1038/ s41581-021- 00404- 8; Epub 2021 Feb 15.
33. Mun F, Hale CM, Hennrikus EF. A survey of US hospitals' criteria for the allocation of remdesivir to treat COVID-19. Am J Health Syst Pharm. 2021;78(3):235–41. https://doi.org/10.1093/ ajhp/ zxaa391.
34. Harris J. Combatting Covid-19. Or, "All Persons Are Equal but Some Persons Are More Equal than Others?". Camb Q Healthc Ethics. 2021;30(3):406– 14. https://doi.org/10.1017/ S096318012000095X.
35. Sharma S, Kawa N, Gomber A. WHO's allocation framework for COVAX: is it fair? J Med Ethics. 2021. https://doi. org/10.1136/medethics-2020- 107152; Epub ahead of print.
36. Prasad K, McLoughlin C, Stillman M, Poplau S, Goelz E, Taylor S, Nankivil N, Brown R, Linzer M, Cappelucci K, Barbouche M, Sinsky CA. Prevalence and correlates of stress and burnout among U.S. healthcare workers during the COVID-19 pandemic: a national cross-sectional survey study. EClinicalMedicine. 2021;35:100879. https://doi. org/10.1016/j.eclinm.2021.100879.
37. Marchal B, De Brouwere V, Kegels G. Viewpoint: HIV/ AIDS and the health workforce crisis: what are the next steps? Tropical Med Int Health. 2005;10(4):300– 4. https://doi.org/10.1111/ j.1365-3156.2005.01397. x.
38. Bodenheimer T, Sinsky C. From triple to quadruple aim: care of the patient requires care of the provider. Ann Fam Med. 2014;12(6):573–6. https://doi. org/10.1370/afm.1713.
39. Antonsdottir I, Rushton CH, Nelson KE, Heinze KE, Swoboda SM, Hanson GC. Burnout and moral resilience in interdisciplinary healthcare professionals. J Clin Nurs. 2022;31(1-2):196–208. https://doi. org/10.1111/jocn.15896.
40. Kreitzer MJ. Voices of nurses during the Covid- 19 pandemic: a call to action. Creat Nurs. 2021;27(2):88–93. https://doi. org/10.1891/ CRNR-D- 21- 00005.
41. Williams G. The 25 most stressful jobs. US News and World Report, March 15, 2021. https://money.usnews. com/careers/company-culture/ slideshows/the-most- stressful- jobs. Accessed 13 July 2021.
42. Ronan B. 12 critical metrics for IT success. CIO United States, Aug 3, 2015. https://www.cio.com/ article/2955777/12-critical-metrics- for- it- success. html. Accessed 26 July 2021.
43. Esdar M, Hübner U, Thye J, Babitsch B, Liebe JD. The effect of innovation capabilities of health care organizations on the quality of health information technology: model development with cross-sectional data. JMIR Med Inform. 2021;9(3):e23306.
44. Alotaibi YK, Federico F. The impact of health information technology on patient safety. Saudi Med J. 2017;38(12):1173–80.
45. Agency for Healthcare Research and Quality. Six domains of healthcare quality, 2018. https://www. ahrq.gov/talkingquality/ measures/six-domains. html. Accessed 13 July 2021.
46. Lago C, Trueman C. 5 qualities that make a good CIO. CIO United States, Jan 8, 2019. https://www.cio. com/article/3297378/5-qualities- that- make- a- good- cio. html. Accessed 26 July 2021.
47. Leventhal R. The 6 C's of being a successful CMIO. Healthcare innovation, Jan 13, 2020. https:// www.hcinnovationgroup. com/policy-value- based- care/ health-it- leadership/ article/21121030/the-6- cs- of- being- a- successful- cmio. Accessed 26 July 2021.
48. Kirby SB. Informatics leadership: the role of the CNIO. Nursing. 2015;45(4):21–2.

찾아보기

Index

한글 찾아보기

ㄱ

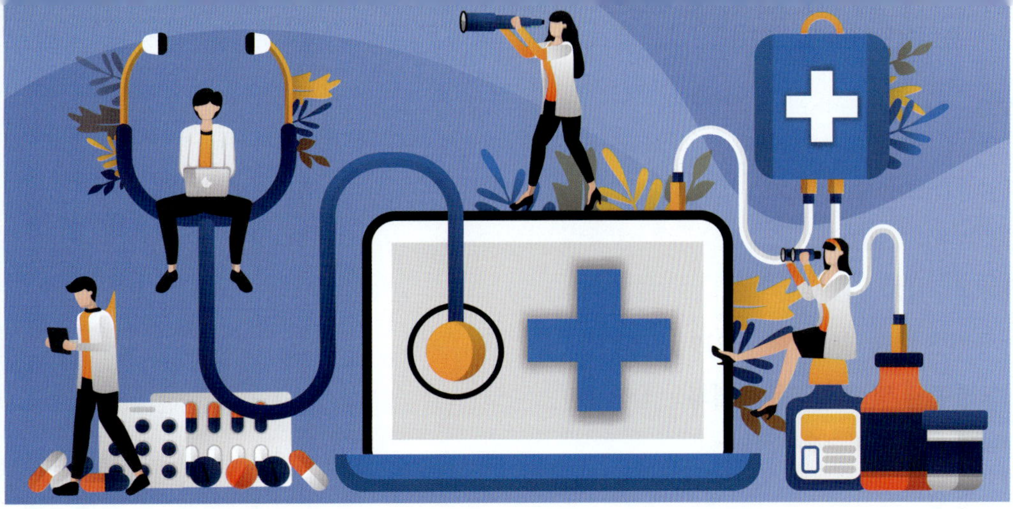

ㅈ

영문 찾아보기

A

B

C

D

E

S

T

U

V

W

Y

Z

기타

의료정보 관리 시스템 5판 사례, 전략 그리고 해법

Healthcare Information Management Systems Cases, Strategies, and Solutions

5판 1쇄 : 2025년 5월 16일

저　　자 : Joan M. Kiel, George R. Kim and Marion J. Ball
역　　자 : 삼성서울병원
발 행 인 : 유성권
편 집 장 : 이재선
기　　획 : 신선희
마 케 팅 : 김호철, 최성규, 김진형, 정명한, 김모란, 한태수, 노예련, 임예설, 김지현, 박수경, 윤정아
판　　형 : 215 × 275 mm

출 판 사 : **범문에듀케이션**
주　　소 : 서울시 양천구 목동서로 211 범문빌딩 (우 07995)
전　　화 : 02) 2654-5131　　팩　　스 : 02) 2652-1500
홈페이지 : www.medicalplus.co.kr

등　　록 : 제 2011-000001호
I S B N : 979-11-5943-483-9 (93510)
편집 · 디자인 : (주)우일미디어디지텍

* 역자와 합의 하에 인지를 생략함.
* 잘못된 책은 교환하여 드립니다.